MANUAL PRÁTICO de IMUNIZAÇÕES

Grupo
Editorial
Nacional

O GEN | Grupo Editorial Nacional – maior plataforma editorial brasileira no segmento científico, técnico e profissional – publica conteúdos nas áreas de ciências da saúde, exatas, humanas, jurídicas e sociais aplicadas, além de prover serviços direcionados à educação continuada e à preparação para concursos.

As editoras que integram o GEN, das mais respeitadas no mercado editorial, construíram catálogos inigualáveis, com obras decisivas para a formação acadêmica e o aperfeiçoamento de várias gerações de profissionais e estudantes, tendo se tornado sinônimo de qualidade e seriedade.

A missão do GEN e dos núcleos de conteúdo que o compõem é prover a melhor informação científica e distribuí-la de maneira flexível e conveniente, a preços justos, gerando benefícios e servindo a autores, docentes, livreiros, funcionários, colaboradores e acionistas.

Nosso comportamento ético incondicional e nossa responsabilidade social e ambiental são reforçados pela natureza educacional de nossa atividade e dão sustentabilidade ao crescimento contínuo e à rentabilidade do grupo.

MANUAL PRÁTICO de IMUNIZAÇÕES

Isabella Ballalai

Diretora da Sociedade Brasileira de Imunizações (SBIm), 2023/2024. Presidente do Departamento Científico de Imunizações e Membro do Departamento Científico de Saúde Escolar da Sociedade de Pediatria do Estado do Rio de Janeiro (SOPERJ). Membro do Comitê Técnico Assessor em Imunizações (CTAI) do Programa Nacional de Imunizações (PNI). Diretora Médica do Grupo Vaccini de Clínicas de Vacinação.

Editores associados

Flavia Bravo

Médica. Especialista em Pediatria pela Sociedade Brasileira de Pediatria (SBP). Membro da SBP e da Sociedade Brasileira de Imunizações (SBIm).

Lessandra Michelin

Médica Infectologista. Especialista em Infectologia pela Universidade Federal de Ciências da Saúde de Porto Alegre (UFCSPA) e Infectologia Hospitalar pela Sociedade Brasileira de Infectologia, Associação de Medicina Intensiva Brasileira (SBI-AMIB). Mestre e Doutora em Biotecnologia pela Universidade de Caxias do Sul (UCS), RS. Professora Titular de Doenças Infecciosas e Parasitárias na UCS, RS. Membro da SBI, da Sociedade Brasileira de Imunizações (SBIm), da European Society for Paediatric Infectious Diseases (ESPID) e da European Society of Clinical Microbiology and Infectious Diseases (ESCMID).

Rodrigo Schrage Lins

Médico. Especialista em Infectologia pelo Hospital Naval Marcílio Dias. Mestre em Ciências pelo Instituto Nacional de Infectologia Evandro Chagas (INI)/Fiocruz. Doutorando em Ciências pela Universidade de Caxias do Sul (UCS), RS. Professor Auxiliar da Faculdade de Medicina da Universidade Estácio de Sá. Presidente da Sociedade de Infectologia do Estado do Rio de Janeiro (SIERJ).

3ª edição

gen | GUANABARA KOOGAN

- A autora deste livro e a editora empenharam seus melhores esforços para assegurar que as informações e os procedimentos apresentados no texto estejam em acordo com os padrões aceitos à época da publicação, *e todos os dados foram atualizados pela autora até a data do fechamento do livro*. Entretanto, tendo em conta a evolução das ciências, as atualizações legislativas, as mudanças regulamentares governamentais e o constante fluxo de novas informações sobre os temas que constam do livro, recomendamos enfaticamente que os leitores consultem sempre outras fontes fidedignas, de modo a se certificarem de que as informações contidas no texto estão corretas e de que não houve alterações nas recomendações ou na legislação regulamentadora.

- Data do fechamento do livro: 28/02/2023.

- A autora e a editora se empenharam para citar adequadamente e dar o devido crédito a todos os detentores de direitos autorais de qualquer material utilizado neste livro, dispondo-se a possíveis acertos posteriores caso, inadvertida e involuntariamente, a identificação de algum deles tenha sido omitida.

- **Atendimento ao cliente: (11) 5080-0751 | faleconosco@grupogen.com.br**

- Capa: Bruno Sales
- Editoração eletrônica: Anthares
- Ficha catalográfica

B155m
3. ed.

Ballalai, Isabella
Manual prático de imunizações / Isabella Ballalai ; colaboradores Akira Homma ... [et al.]. - 3. ed. - Rio de Janeiro : Guanabara Koogan, 2023.
: il.

Inclui bibliografia e índice
ISBN 978-85-277-3861-3

1. Imunização - Manuais, guias, etc. 2. Vacina - Manuais, guias, etc. 3. Vacinação - Manuais, guias, etc. I. Homma, Akira. II. Título.

23-82463 CDD: 614.47
CDU: 614.47

Meri Gleice Rodrigues de Souza - Bibliotecária - CRB-7/6439

Colaboradores

Akira Homma
Médico-Veterinário. Especialista em Gestão, DT & Inovação Imunobiológicos (Bio-Manguinhos/Fiocruz). Doutor em Ciências pelo Departamento de Medicina Preventiva da Faculdade de Medicina da Universidade de São Paulo (USP).

Alberto dos Santos de Lemos
Médico Infectologista pela Universidade Federal do Rio de Janeiro (UFRJ). Mestre em Doenças Infecciosas pela UFRJ. Pesquisador e Docente do Laboratório de Pesquisa em Imunização e Vigilância em Saúde do Instituto Nacional de Infectologia Evandro Chagas (INI)/Fiocruz. Preceptor do Serviço de Doenças Infecciosas e Parasitárias do Hospital Universitário Clementino Fraga Filho (HUCFF)/UFRJ. Membro da Câmara Técnica de Doenças Infecciosas e Controle de Infecção Hospitalar do Conselho Regional de Medicina do Estado do Rio de Janeiro (CREMERJ). Membro da Comissão de Ensino e Residência Médica da Sociedade Brasileira de Infectologia (SBI).

Alejandro Claudio Lepetic
Médico. Especialista em Infectologia pela Fundación del Centro de Estudios Infectológicos (FUNCEI) e Certificado pela Academia Nacional de Medicina. Membro Fundador da Sociedad Latinoamericana de Medicina del Viajero (SLAMVI). Membro da Sociedade Internacional de Medicina do Viajante (ISTM). Diretor de Assuntos Médicos e Pesquisa Clínica para Vacinas da GSK Brasil.

Alexander Roberto Precioso
Pediatra. Pharmacovigilance Lead at Coalition for Epidemics Preparedness Innovations (CEPI). Ex-Diretor da Divisão de Ensaios Clínicos e Farmacovigilância do Instituto Butantan. Especialista em Pediatria pelo Instituto da Criança do Hospital das Clínicas da Faculdade de Medicina da Universidade de São Paulo (FMUSP). Doutor em Medicina pelo Departamento de Pediatria da FMUSP. Membro da Comissão Permanente de Assessoramento em Imunizações da Secretaria de Saúde do Estado de São Paulo. Ex-Membro da Câmara Técnica de Assessoramento em Imunização do Ministério da Saúde.

Ana Karolina Barreto Berselli Marinho
Médica. Especialista em Imunologia Clínica e Alergia pelo Hospital das Clínicas da Faculdade de Medicina da Universidade de São Paulo (FMUSP). Mestre e Doutora em Ciências pela FMUSP. Docente do Curso de Medicina da Universidade Nove de Julho. Membro da Associação Brasileira de Alergia e Imunologia (ASBAI) e da Sociedade Brasileira de Imunizações (SBIm).

Ana Paula Neves Burian
Médica. Especialista em Pediatria e Infectologia Pediátrica pelo Hospital Infantil Nossa Senhora da Glória, Vitória (ES). Professora Adjunta de Pediatria do Hospital Infantil Nossa Senhora da Glória, Vitória (ES). Coordenadora do Centro de Referências para Imunobiológicos Especiais (CRIE) de Vitória (ES). Membro do Departamento de Infectologia Pediátrica da Sociedade Espiritossantense de Pediatria (SOESPE). Membro da Comissão Técnica para Revisão de Calendários Vacinais da Sociedade Brasileira de Imunizações (SBIm).

Analíria Moraes Pimentel
Médica, Pediatra e Infectologista. Mestre em Medicina Tropical pela Universidade Federal de Pernambuco (UFPE). Doutora em Medicina Tropical do Centro de Ciências da Saúde (CCS) da UFPE. Professora Adjunta do Departamento de Doenças Infecciosas e Parasitárias da Faculdade de Ciências Médicas da Universidade de Pernambuco (UPE). Membro da Sociedade Brasileira de Imunizações (SBIm) em Medicina do Viajante e em Imunizações da Sociedade Brasileira de Pediatria (SBP).

Antonia Maria da Silva Teixeira
Enfermeira. Especialista em Epidemiologia e Saúde Pública pela Universidade Federal do Rio Grande do Norte (UFRN). Mestre em Saúde Coletiva pelo Instituto de Saúde Coletiva da Universidade Federal da Bahia (ISC-UFBA).

Beatriz de Castro Fialho
Economista. Responsável pela Inteligência Competitiva do Instituto de Tecnologia em Imunobiológicos (Bio-Manguinhos/Fiocruz). Mestre e Doutora em Engenharia de Produção, com foco em Gestão da Inovação, pelo Instituto Alberto Luiz Coimbra de Pós-Graduação e Pesquisa de Engenharia, da Universidade Federal do Rio de Janeiro (COPPE-UFRJ). Professora do Mestrado Profissional de Tecnologia em Imunobiológicos (MPTI) de Bio-Manguinhos/Fiocruz.

Carla Magda Allan Santos Domingues
Epidemiologista. Especialista em Epidemiologia pela Universidade de São Paulo (USP), pela Universidade do Sul da Flórida (USF), EUA, e pela Universidade Johns Hopkins, EUA. Mestre em Saúde Pública pela USP. Doutora em Medicina Tropical pela Universidade de Brasília (UNB). Consultora Temporária da Organização Panamericana da Saúde.

Cecilia Maria Roteli Martins
Médica. Especialista em Ginecologia e Obstetrícia pela Federação Brasileira das Associações de Ginecologia e Obstetrícia (Febrasgo). Mestre e Doutora em Medicina pela Universidade Estadual de Campinas (Unicamp). Professora Colaboradora da Fundação Faculdade de Medicina do ABC. Membro da Febrasgo, ABPTGIC capítulo SP.

Claudio Barsanti
Médico pela Faculdade de Ciências Médicas da Santa Casa de São Paulo. Residência Médica em Pediatria no Instituto da Criança do Hospital das Clínicas da Faculdade de Medicina da Universidade de São Paulo (HC-FMUSP). Especialista em Pediatria, em Terapia Intensiva Pediátrica e em Emergência Pediátrica. Mestre pela Escola Paulista de Medicina da Universidade Federal de São Paulo (EPM-Unifesp). Doutor em Medicina pela Faculdade de Ciências Médicas da Santa Casa de São Paulo. Responsável pela UTI Pediátrica do Hospital Santa Marcelina. Coordenador do Programa de Residência Médica em Pediatria do Hospital Santa Marcelina. Presidente da Comissão de Ética Médica do Hospital Santa Marcelina. Presidente da Sociedade de Pediatria de São Paulo (SPSP) triênio 2016/2019. Segundo Vice-Presidente da SPSP triênios 2019/2022 e 2022/2025. Presidente do Núcleo de Estudos de Direitos da Criança e do Adolescente da SPSP. Advogado, com atuação em Direito Médico, na defesa dos médicos e dos profissionais de saúde. Sócio-Diretor do Escritório Barsanti, Vazquez Advogados.

Cristina Possas
Pesquisadora e Professora Titular em Saúde Pública pela Fiocruz. Especialista em Epidemiologia pela Università degli Studi di Milano, Itália. Mestre em Ciências Sociais pela Universidade Estadual de Campinas (Unicamp). Doutora em Saúde Pública pela Escola Nacional de Saúde Pública Sérgio Arouca (ENSP)/Fiocruz. Pós-Doutorado em Saúde Internacional pela Harvard University School of Public Health, Boston, EUA. Professora Titular da Fiocruz. Membro do Takemi Program in International Health da Harvard University, como Takemi Fellow, e do Editorial Board do Journal of Preventive Medicine and Public Health, Korea.

Elena Caride
Bióloga pela Universidade Santa Úrsula. Mestre e Doutora em Química Biológica pela Universidade Federal do Rio de Janeiro (UFRJ). Tecnologista em Saúde Pública em Bio-Manguinhos/Fiocruz. Gerente do Programa de Vacinas Virais da Vice-Diretoria de Desenvolvimento Tecnológico da Bio-Manguinhos/Fiocruz.

Eliane Matos dos Santos
Médica. Especialista em Infectologia Pediátrica pelo Instituto de Puericultura e Pediatria Martagão Gesteira, da Universidade Federal do Rio de Janeiro (UFRJ). Mestre em Ciências pela Escola Nacional de Saúde Pública Sérgio Arouca (ENSP)/Fiocruz. Doutora em Epidemiologia em Saúde Pública pela ENSP/Fiocruz. Professora Adjunta do Departamento de Pediatria da Universidade do Estado do Rio de Janeiro (UERJ). Membro do Comitê de Infectologia da Sociedade de Pediatria do Estado do Rio de Janeiro (SOPERJ).

Elvira Alonso Lago
Médica Pediatra. Especialista em Pediatria pelo Hospital da Companhia Siderúrgica Nacional (CSN) e em Gastropediatria pelo Instituto de Puericultura e Pediatria Martagão Gesteira, da Universidade

Federal do Rio de Janeiro (UFRJ). Analista de Inovação e Operações Farmacêuticas em Bio-Manguinhos/Fiocruz. Membro da Sociedade Brasileira de Pediatria (SBP).

Esper Georges Kallás
Médico Infectologista. Mestre e Doutor em Infectologia pela Universidade Federal de São Paulo (Unifesp). Professor Associado de Imunologia Clínica e Alergia do Departamento de Clínica Médica da Faculdade de Medicina da Universidade de São Paulo (FMUSP). Coordenador do Programa de Pós-Graduação em Alergia e Imunopatologia da FMUSP. Professor Adjunto da School of Medicine and Health Sciences da The George Washington University. Membro da Diretoria da Sociedade Brasileira de Imunologia.

Eugenia Maria Marques Araujo
Especialista em Pediatria pela Sociedade Brasileira de Pediatria (SBP).

Evelin Placido dos Santos
Enfermeira. Especialista em Saúde Indígena pela Universidade Federal de São Paulo (Unifesp) e em Pneumologia Sanitária pela Escola Nacional de Saúde Pública Sérgio Arouca (ENSP)/Fiocruz. Mestre em Ciências da Saúde pela Escola de Enfermagem da USP (EEUSP). Membro da Comissão de Ética, Imunização do Viajante e Informações e Orientações da Sociedade Brasileira de Imunizações (SBIm). Presidente da SBIm regional São Paulo.

Felipe Moreira Ridolfi
Médico Infectologista pelo Instituto Nacional de Infectologia Evandro Chagas (INI)/Fiocruz. Mestre em Ciências e Doutorando pelo Programa de Pós-Graduação em Pesquisa Clínica em Doenças Infecciosas do INI/Fiocruz. Membro da Sociedade Brasileira de Infectologia (SBI).

Flávio de Oliveira Czernocha
Pediatra pela Universidade do Estado do Rio de Janeiro (UERJ). Especialista em Infectologia Pediátrica pelo Hospital Municipal Jesus, RJ. Membro do Departamento Científico de Imunizações da Sociedade de Pediatria do Estado do Rio de Janeiro.

Guido Carlos Levi
Infectologista. Especialista em Infectologia pelo Conselho Federal de Medicina (CFM). Doutor em Infectologia pela Universidade Estadual de Campinas (Unicamp). Membro da Sociedade Brasileira de Imunizações (SBIm).

Jacy Amaral Freire de Andrade
Médica. Especialista em Infectologia pela Sociedade Brasileira de Infectologia (SBI), Associação Médica Brasileira (AMB). Mestre e Doutora em Medicina Interna pela Universidade Federal da Bahia (UFBA). Professora Titular de Doenças Infecciosas e Parasitárias da UFBA. Membro da Sociedade Brasileira de Imunizações (SBIm), do Corpo Editorial da Revista SBIm, da SBI, do Grupo de Trabalho de Atualização do Manual do Centro de Referência de Imunobiológicos Especiais (CRIE/Ministério da Saúde) e da Equipe de Ensino e Capacitação do Hospital de Transição Clínica Florence (Reabilitação e Cuidados Paliativos).

Jordana Vaz Hendler Bertotto
Médica Pediatra. Especialista em Pediatria e Emergência Pediátrica pelo Hospital de Clínicas de Porto Alegre (HCPA). Mestre em Saúde da Criança e do Adolescente pela Universidade Federal do Rio Grande do Sul (UFRGS).

José Geraldo Leite Ribeiro
Médico. Especialista em Pediatria pela Fundação Hospitalar do Estado de Minas Gerais (FHEMIG). Mestre em Medicina Tropical. Professor Emérito da Faculdade de Ciências Médicas de Minas Gerais. Vice-Presidente da Sociedade Brasileira de Imunizações (SBIm) de Minas Gerais.

José Roberto Goldim
Biólogo. Mestre em Educação pela Universidade Federal do Rio Grande do Sul (UFRGS). Doutor em Medicina (Clínica Médica) pela UFRGS. Professor Titular da Escola de Medicina da Pontifícia Universidade Católica do Rio Grande do Sul (PUC-RS). Chefe do Serviço de Bioética do Hospital de Clínicas de Porto Alegre (HCPA).

Juarez Cunha
Médico. Especialista em Pediatria e Intensivismo Pediátrico pelo Hospital de Clínicas de Porto Alegre (HCPA). Membro da Sociedade Brasileira de Imunizações (SBIm) e da Sociedade Brasileira de Pediatria (SBP).

Luis Carlos Rey
Médico Pediatra. Especialista em Infectopediatria pela Escola Paulista de Medicina da Universidade

Federal de São Paulo (EPM-Unifesp). Mestre e Doutor em Pediatria pela EPM-Unifesp. Professor Associado 2 do Departamento de Saúde da Mulher e da Criança da Universidade Federal do Ceará (UFC). Membro da Sociedade Brasileira de Pediatria (SBP) e da Sociedade Brasileira de Imunizações (SBIm).

Luís Claudio Vazquez Barsanti
Graduando do Segundo Ano de Medicina pela Faculdade de Ciências Médicas da Santa Casa de São Paulo.

Luiza Helena Falleiros Arlant
Médica Pediatra Infectologista. Especialista em Infectologia Pediátrica pela Sociedade Brasileira de Pediatria (SBP) e pela Associação Médica Brasileira (AMB). Doutora em em Medicina pela Universidade Federal de São Paulo (Unifesp). Professora Adjunta Doutora Coordenadora do Departamento de Saúde da Criança da Faculdade de Medicina da Universidade Metropolitana de Santos, São Paulo. Membro do Departamento de Infectologia Pediátrica da SBP, do Comitê de Infectologia da Sociedade de Pediatria de São Paulo (SPSP), do Comitê de Vacunas y Biologicos de la Sociedad Latinoamericana de Infectologia Pediátrica (SLIPE) e do Núcleo Assessor Permanente de Passados Presidentes do SLIPE.

Maisa Kairalla
Médica. Especialista em Geriatria pela Sociedade Brasileira de Geriatria e Gerontologia (SBGG). Professora Colaboradora da Disciplina de Geriatria e Gerontologia da Universidade Federal de São Paulo (Unifesp). Presidente da Comissão de Imunização da SBGG. Membro do Núcleo de Geriatria do Hospital Sírio Libanês (NAGe).

Marco Aurelio Palazzi Sáfadi
Médico. Especialista em Pediatria e em Infectologia Pediátrica pela Sociedade Brasileira de Pediatria (SBP). Mestre em Pediatria pela Universidade Federal de São Paulo (Unifesp). Doutor em Medicina pela Faculdade de Ciências Médicas da Santa Casa de São Paulo. Professor Adjunto da Faculdade de Ciências Médicas da Santa Casa de São Paulo. Membro da SBP, da Sociedade de Pediatria de São Paulo (SPSP), da Sociedade Brasileira de Infectologia (SBI), da European Society for Paediatric Infectious Diseases (ESPID), da World Society for Pediatric Infectious Diseases (WSPID) e do Comitê de Vacunas y Biologicos de la Sociedad Latinoamericana de Infectologia Pediátrica (SLIPE).

Maria Angela Wanderley Rocha
Médica. Especialista em Infectologia Pediátrica. Mestre em Medicina Tropical pela Universidade Federal de Pernambuco (UFPE). Professora Adjunta e Regente da Disciplina de Doenças Infecciosas e Parasitárias da Faculdade de Ciências Médicas da Universidade de Pernambuco (UPE).

Maria de Lourdes de Sousa Maia
Médica Infectologista e Sanitarista. Coordenadora da Assessoria Clínica do Instituto de Tecnologia em Imunobiológicos (Bio-Manguinhos/Fiocruz) e do Projeto Pela Reconquista das Altas Coberturas Vacinais. Especialista em Saúde Pública e Planejamento em Saúde pela Escola Nacional de Saúde Pública Sérgio Arouca (ENSP)/Fiocruz e em Medicina Tropical pelo Instituto de Medicina Tropical de São Paulo. Mestre em Pesquisa Clínica pelo Instituto Nacional de Infectologia Evandro Chagas (INI)/Fiocruz. Membro da Rede Fiocruz de Pesquisa Clínica (RFPC), da Rede Nacional de Pesquisa Clínica (RNPC), da Sociedade Brasileira de Imunizações (SBIm) e Grupo de Trabalho de Vacinas e Imunizações do Conselho Regional de Medicina do Estado do Rio de Janeiro (CREMERJ).

Maria Vitoria Hadland Seidl
Médica Pediatra, Alergista e Imunologista. Graduada em Medicina pela Universidade Federal do Rio de Janeiro (UFRJ). Residência Médica em Pediatria pela Universidade do Estado do Rio de Janeiro (UERJ). Especialista em Alergia e Imunologia pelo Instituto Fernandes Figueira (IFF)/Fiocruz. Ex-Membro da Assessoria Clínica de Bio-Manguinhos/Fiocruz.

Marion Burger
Médica pela Universidade Federal do Paraná (UFPR). Especialista em Pediatria pela UFPR e pela Sociedade Brasileira de Pediatria (SBP). Especialista em Infectologia Pediátrica pela Universidade Federal de São Paulo (Unifesp) e pela SBP. Doutora em Diagnóstico Molecular em Microbiologia pela Ruprecht-Karls Universität Heidelberg. Pós-Doutorado pela UFPR como Bolsista Recém-Doutor do CNPq (até 2000), com o desenvolvimento e a implantação de métodos moleculares para diagnóstico

de doenças infecciosas de importância em Saúde Pública no Laboratório Central do Estado do Paraná (LACEN-PR). Professora da Escola de Medicina da Pontifícia Universidade Católica do Paraná (PUC-PR). Membro da Sociedade Brasileira de Imunizações (SBIm) e da SBP. Coordenadora da Divisão de Agravos Agudos Transmissíveis do Centro de Epidemiologia da Secretaria Municipal da Saúde (CE-SMS) de Curitiba, PR.

Mayra Martho Moura de Oliveira
Enfermeira. Mestre em Tecnologia de Imunobiológicos pela Bio-Manguinhos/Fiocruz. Doutoranda em Enfermagem pela Universidade Federal de São Paulo (Unifesp). Diretora da Sociedade Brasileira de Imunizações (SBIm).

Mirian Martho de Moura
Enfermeira. Especialista em Saúde Pública pela Faculdade de Saúde Pública da Universidade de São Paulo (USP). Membro da Sociedade Brasileira de Imunizações (SBIm).

Mônica de Araújo Álvares da Silva
Médica. Especialista em Alergia e Imunologia e Pediatria pela Associação Brasileira de Alergia e Imunologia (ASBAI) e pela Sociedade Brasileira de Pediatria (SBP). Diretora da Sociedade Brasileira de Imunizações (SBIm) regional Distrito Federal.

Mônica Levi
Médica. Especialista em Pediatra, com residência no Hospital do Servidor Público Estadual (HSPE) de São Paulo. Especialista em Pediatria pela Sociedade Brasileira de Pediatria (SBP). Membro da Diretoria da Sociedade Brasileira de Imunizações (SBIm).

Mônica Lopez Vazquez
Médica pela Faculdade de Ciências Médicas da Santa Casa de São Paulo. Residência Médica em Ginecologia e Obstetrícia pela Irmandade da Santa Casa de São Paulo. Mestre e Doutora em Medicina pela Faculdade de Ciências Médicas da Santa Casa de São Paulo. Professora Assistente Doutora da Faculdade de Ciências Médicas da Santa Casa de São Paulo. Coordenadora da Disciplina de Propedêutica Ginecológica e Obstétrica e Saúde Integral da Mulher da Faculdade de Ciências Médicas da Santa Casa de São Paulo. Presidente da Comissão de Óbitos da Irmandade da Santa Casa de Misericórdia de São Paulo. Advogada, atuando em Direito Médico, na defesa dos médicos e dos profissionais de saúde. Sócia-Diretora do Escritório Barsanti, Vazquez Advogados.

Natalia Pasternak Taschner
Bióloga. Doutora em Microbiologia pela Universidade de São Paulo (USP). Professora Adjunta da Columbia University (EUA). Professora Convidada da Fundação Getúlio Vargas (FGV). Membro do Committee for Skeptical Inquiry (CSI, EUA), da American Society of Microbiology (ASM, EUA) e da National Association of Science Writers (NASW, EUA).

Patricia de Mattos Guttmann
Médica. Especialista em Pediatria pela Universidade Federal do Rio de Janeiro (UFRJ). Especialista em Infectologia Pediátrica pela UFRJ. Membro da Sociedade Brasileira de Imunizações (SBIm) e do Comitê de Imunização da Sociedade de Pediatria do Estado do Rio de Janeiro (SOPERJ).

Patrícia Soares Pereira da Silva
Química Industrial. Especialista em Vigilância Sanitária pela Universidade Estácio de Sá. Membro da Assessoria de Assuntos Regulatórios de Bio-Manguinhos/Fiocruz.

Reinaldo de Menezes Martins (*in memoriam*)
Médico Pediatra. Doutor em Medicina Tropical pelo Instituto Oswaldo Cruz/Fiocruz. Membro da Academia Brasileira de Pediatria. Consultor Científico de Bio-Manguinhos/Fiocruz. Membro do Comitê Técnico Assessor em Imunizações do Ministério da Saúde.

Renato de Ávila Kfouri
Médico. Especialista em Pediatria pela Sociedade Brasileira de Pediatria (SBP). Mestre em Pediatria pela Universidade Federal de São Paulo (Unifesp). Diretor da Sociedade Brasileira de Imunizações (SBIm). Presidente do Departamento de Imunizações da SBP. Membro da Câmara Técnica Assessora do Programa Nacional de Imunizações (PNI).

Ricardo Becker Feijó
Médico. Residência Médica em Pediatria pelo Hospital de Clínicas de Porto Alegre (HCPA). Especialista em Hebiatria pela Sociedade Brasileira de Pediatria (SBP). Mestre em Clínica Médica pela Universidade Federal do Rio Grande do Sul (UFRGS). Doutor em Clínica Médica pela UFRGS. Professor Associado de Pediatria da Faculdade de Medicina

da UFRGS. Chefe da Unidade de Adolescentes do HCPA. Membro do Comitê de Calendários Vacinais da Sociedade Brasileira de Imunizações (SBIm).

Ricardo M. Machado
Jornalista. Especialista em Marketing pela Universidade Gama Filho e em Comunicação Corporativa pela Fundação Getúlio Vargas (FGV). Diretor da Ricardo Machado Assessoria de Comunicação (Magic-RM) e Coordenador de Comunicação da Sociedade Brasileira de Imunizações (SBIm).

Roberto Audyr Barbosa da Silva
Especialista em Pediatria pela Sociedade Brasileira de Pediatria (SBP). Membro da Sociedade Brasileira de Imunizações (SBIm) e da SBP.

Rosana Carla de Freitas Aragão
Mestre em Saúde da Criança pela Universidade Federal de Pernambuco (UFPE). Professora Assistente da Disciplina de Doenças Infecciosas e Parasitárias da Faculdade de Ciências Médicas (FCM) da Universidade de Pernambuco (UPE). Especialista em Pediatria pela Sociedade Brasileira de Pediatria (SBP). Residência Médica em Pediatria pelo Instituto Materno Infantil de Pernambuco (IMIP).

Rosane Cuber Guimarães
Biomédica. Especialista em Biologia Molecular pela Universidade de Brasília (UnB). Mestre em Bioquímica pela Universidade Federal do Rio de Janeiro (UFRJ). Doutora em Vigilância Sanitária pela Fiocruz. Professora Associada do Mestrado Profissional de Bio-Manguinhos/Fiocruz. Membro da Parenteral Drug Association (PDA) e da Farmacopeia Brasileira.

Rui Moreira Braz
Epidemiologista. Especialista em Epidemiologia e Controle da Malária pela Universidade de Mato Grosso (UFMT). Especialista em Saúde Coletiva pela Universidade de Brasília (UnB). Mestre em Saúde Pública pela Escola Nacional de Saúde Pública Sérgio Arouca (ENSP)/Fiocruz. Doutor em Medicina Tropical pela UnB. Trabalha no Programa Nacional de Imunizações (PNI) – CGPNI/DEIDT/SVS/MS.

Sheila Barros Matsuoka
Farmacêutica. Especialista em Vigilância Sanitária pela Pontifícia Universidade Católica de Goiás (PUC-GO). Mestre em Tecnologia de Imunobiológicos pelo Instituto de Tecnologia em Imunobiológicos de Bio-Manguinhos/Fiocruz.

Solange Dourado de Andrade
Médica Pediatra. Especialista em Infectologia Pediátrica pelo Centro de Apoio, Ensino e Pesquisa em Pediatria da Universidade de São Paulo (CAEPP-USP). Doutora em Medicina Tropical e Doenças Infecciosas pela Universidade Estadual do Amazonas (UEA). Professora Adjunta do curso de Medicina da Universidade Nilton Lins. Membro da Sociedade Brasileira de Imunizações (SBIm) e da Sociedade Brasileira de Pediatria (SBP).

Tânia Cristina de Mattos Barros Petraglia
Médica. Especialista em Pediatra pela Sociedade Brasileira de Pediatria (SBP). Mestre em Medicina, área de concentração Doenças Infecciosas e Parasitárias, pela Universidade Federal Fluminense (UFF). Professora de Pediatria da Universidade Estácio de Sá. Presidente do Departamento de Infectologia da Sociedade de Pediatria do Estado do Rio de Janeiro (SOPERJ). Membro do Departamento de Imunizações da SOPERJ, do Grupo de Trabalho do Conselho Regional de Medicina do estado do Rio de Janeiro (CRM-RJ) e do Comitê Técnico Assessor de Imunizações do governo do estado do Rio de Janeiro. Titular da Academia de Medicina do Estado do Rio de Janeiro (ACAMERJ).

Tânia do Socorro Souza Chaves
Médica. Especialista em Infectologia pelo Programa de Residência Médica do Instituto de Infectologia Emilio Ribas, Secretaria de Saúde do estado de São Paulo. Mestre e Doutora em Ciências pelo Programa de Pós-Graduação do Departamento de Doenças Infecciosas da Faculdade de Medicina da Universidade de São Paulo (USP). Professora Adjunta da Faculdade de Medicina da Universidade Federal do Pará (UFPA). Docente do curso de Medicina do Centro Universitário do Pará (CESUPA). Membro da Sociedade Brasileira de Infectologia (SBI). Coordenadora do Comitê de Medicina de Viagem. Membro da Sociedade Brasileira de Imunizações (SBIm), Representante Regional, Pará. Membro e Presidente da Sociedad Latinoamericana de Medicina del Viajero (SLAMVI).

Tatiana Guimarães de Noronha
Médica. Especialista em Pediatria e Infectologia Pediátrica pela Universidade Federal do Rio de Janeiro (UFRJ). Mestre em Saúde Pública pela Escola Nacional

de Saúde Pública Sérgio Arouca (ENSP)/Fiocruz. Doutora em Epidemiologia pela ENSP/Fiocruz. Professora Adjunta de Pediatria da Faculdade de Medicina da Universidade Federal Fluminense (UFF). Membro da Assessoria Clínica de Bio-Manguinhos/Fiocruz.

Valeria Cavalcanti Rolla
Médica. Especialista em Doenças Infecciosas e Parasitárias pelo Hospital Antônio Pedro, Universidade Federal Fluminense (UFF). Doutora em Biologia Parasitária pelo Instituto Oswaldo Cruz. Pesquisadora do CNPq. Membro da Sociedade Brasileira de Infectologia (SBI).

Vanessa de Oliveira Prevedello
Médica pela Universidade do Grande Rio (Unigranrio). Pediatra pela Universidade do Estado do Rio de Janeiro (UERJ).

Wilson Bucker Aguiar Junior
Engenheiro Químico. Mestre em Tecnologias de Processos Químicos e Bioquímicos pela Escola de Química da Universidade Federal do Rio de Janeiro (UFRJ). Professor Adjunto da Pontifícia Universidade Católica do Rio de Janeiro (PUC-RJ). Membro da Bio-Manguinhos/Fiocruz – Gerente de Projetos Industriais e Tecnologista Sênior.

Agradecimentos

Agradeço a todos que contribuíram com tempo, dedicação e conhecimento para a publicação de mais esta edição do *Manual Prático de Imunizações*. Pessoas incansáveis na missão de proteger a população por meio da vacinação.

Muito obrigada a todos vocês!

Isabella Ballalai

Apresentação

Na última edição do *Manual Prático de Imunizações*, tratávamos das transformações sociais e científicas que haviam ocorrido a uma velocidade inacreditavelmente maior nos últimos 20 anos em relação aos séculos passados. Nesse período, fomos da descoberta de oceanos e lagos em Marte ao sequenciamento do genoma de um neandertal, com 10 milhões de vezes mais DNA do que o sequenciado em 1997. Nanotecnologia, informática, inteligência artificial, robôs-cirurgiões, telemedicina, exoesqueletos... A humanidade avançou na busca de curas e melhor qualidade de vida.

Então, veio a pandemia de covid-19 e, com ela, desafios impostos por uma grave emergência de saúde pública e as consequentes transformações de toda sorte. O desconhecimento sobre o vírus e a doença, o medo de morrer e a ansiedade por um tratamento e por vacinas levaram a uma corrida por respostas imediatas, o que favoreceu o cenário da desinformação. O fenômeno da "infodemia" se instalou de imediato, e notícias falsas se espalharam mais rápido e facilmente do que o próprio SARS-Cov-2, mostrando-se igualmente perigosas e causando danos que podem deixar mais sequelas do que a própria covid-19, segundo a Organização Mundial da Saúde (OMS).

Por um lado, assistimos à superação da Ciência em sua missão de entregar vacinas contra covid-19 em tempo recorde e, por outro, o crescimento, a estruturação e o fortalecimento do movimento antivacinação, inclusive na América Latina, onde sempre foi fraco. De acordo com o The Center for Countering Digital Hate – uma organização não governamental (ONG) sem fins lucrativos que busca interromper a arquitetura do ódio e da desinformação *online* –, em outubro de 2020, os membros da indústria antivacinista se reuniram durante conferência para planejar sua estratégia: minimizar os riscos da covid-19, subverter os especialistas em saúde (os que estariam em melhor posição para ajudar a mitigar a crise) e impedir a vacinação contra a doença de todas as maneiras, principalmente amplificando possíveis dúvidas sobre efeitos colaterais.

No entanto, apesar de toda a campanha contra as vacinas para covid-19, o brasileiro mostrou que confia na vacinação como modo de se proteger de doenças infecciosas e, assim que disponíveis as vacinas, aderiu a elas, o que possibilitou que fôssemos o país com uma das maiores coberturas vacinais entre adultos.

Em termos de saúde pública, nada ainda se compara ao que nos foi possível depois da conquista da água potável, da descoberta da penicilina e do desenvolvimento das vacinas, e a vacinação contra a covid-19 mostrou, mais uma vez, a efetividade e a segurança das vacinas no controle de surtos, epidemias e pandemias.

No entanto, o que aconteceu com nossa cobertura vacinal de rotina? A tendência de crescente hesitação – considerada uma das dez maiores ameaças globais à saúde humana –, já identificada desde 2015, ganha força diante de múltiplos fatores que a pandemia impôs, inclusive a interrupção do acesso durante o tempo de quarentena, em que ficamos mais em casa e as escolas se mantiveram fechadas.

Em 2020, 2021 e 2022, observamos as piores taxas de coberturas vacinais para todas as vacinas recomendadas a crianças desde os anos 1980. Infelizmente, as conquistas do passado e os grandes avanços do presente não são suficientes para garantir um futuro tranquilo. O Brasil, em 2023, ainda é considerado um país endêmico para o sarampo e classificado pela Organização Pan-Americana de Saúde (OPAS) como de altíssimo risco para o retorno da paralisia infantil.

Sabemos dos riscos que esse cenário traz para a população, mas também conhecemos as ferramentas para reconquistar as altas coberturas vacinais. O conhecimento está entre as importantes medidas para que nós, profissionais da saúde, possamos atuar em prol dela. Nas universidades, nos centros de pesquisas, nos balcões de cada clínica ou na mesa de atendimento de cada sala pública de vacinação espalhada por este imenso Brasil, absolutamente nada será conquistado em termos de prevenção que não passe antes pela informação e pela educação.

Com esse espírito, reeditamos este manual, um guia que reúne, de maneira prática, temas relacionados à prevenção de doenças infecciosas e que pretende contribuir para a formação dos profissionais da saúde no que tange a recomendações das vacinas, boas práticas e enfrentamento da hesitação vacinal, oferecendo ao leitor uma compreensão ampla sobre as imunizações e os programas voltados aos diferentes grupos de pessoas.

Isabella Ballalai

Prefácio à 3ª edição

"Uma característica minha:
eu não sou fácil de desistir."

Reinaldo de Menezes Martins (*in memoriam*)

Dr. Reinaldo Martins foi um dos ícones da vacinação no Brasil, sempre muito engajado e comprometido com a saúde pública brasileira. Este livro representa, em grande medida, sua preocupação com a disseminação do conhecimento.

Agradeço aos organizadores desta terceira edição do *Manual Prático de Imunizações* – Isabella Ballalai, Flavia Bravo, Lessandra Michelin e Rodrigo Schrage Lins – pelo convite para escrever este prefácio. Esses profissionais de grande competência, sapiência, experiência e conhecimento oferecem ao público um livro que indica o grau de importância, profundidade, densidade e abrangência de assuntos, trazendo detalhes e informações atuais sobre cada tema abordado. É um livro que reúne mais de 85 profissionais conhecidos e respeitados da área de vacinas e vacinações. O fato de a segunda edição ter se esgotado de maneira rápida mostra que a obra teve receptividade pelos profissionais de saúde em geral, sobretudo os que que labutam na área de imunizações.

Manual Prático de Imunizações é uma fonte completa de importantes informações sobre vacinas e vacinações e chega em um momento também muito importante, pois a maioria dos países do mundo, incluindo o Brasil, enfrenta baixas coberturas vacinais, o que provoca risco de retorno de doenças já eliminadas pelas vacinações, como é o caso da poliomielite e do sarampo, o qual já voltou. A situação é tão grave que a Organização Mundial da Saúde (OMS), em 2019, considerou a *hesitação vacinal* como um dos problemas mais impactantes em saúde pública mundial. Todos sabem que é muito importante vacinar *o indivíduo* – mulher grávida, bebê, criança, adolescente, adulto, idoso –, mas é também imprescindível vacinar toda a população e obter altas coberturas vacinais para alcançar a imunidade "de rebanho"; afinal, a proteção coletiva evita que o agente infeccioso imunoprevenível se instale.

O leitor encontrará neste livro uma abordagem sistêmica que abrange todas as questões envolvidas nas atividades de vacinas e vacinações. Ele é estruturado em cinco partes, contemplando os seguintes temas: na *Parte 1, Bases das Imunizações*, são descritas questões sobre o desenvolvimento e a produção de vacinas, além de outras abordagens importantes para a vacinação, como sistema de dados sobre vacinação no Brasil; monitoramento e vigilância; e construção de indicadores da vacinação. Traz também informação sobre os direitos e as responsabilidades legais em imunização, bem como a legislação brasileira para os serviços de imunização. Imunologia e vacinas e avaliação da resposta vacinal são temas fundamentais para todos que trabalham na área. Essa parte do livro termina com escritos sobre imunoglobulinas e suas indicações. Na *Parte 2, Boas Práticas em Imunização*, as boas práticas são exigências legais e devem ser adotadas e aplicadas em todas as atividades, inclusive em vacinas e vacinações. Abordam-se importantes questões que devem ser do conhecimento dos profissionais da área, como ética das vacinações e atendimento ao cliente, discutindo, analisando e expondo as responsabilidades no relacionamento cliente/profissional. Também está incluído o tema "técnicas de aplicação", a fim de minimizar a dor das injeções, além de um conteúdo sobre eventos adversos, vigilância e notificação. Essa parte traz ainda outro assunto muito importante para manter e garantir a qualidade das vacinas: conservação, armazenamento e transporte de imunobiológicos. Na *Parte 3, Confiança em Vacinas*, temas como hesitação vacinal, antivacinismo e comunicações que provocam a desconfiança da população com relação às vacinas são abordados, mostrando que é preciso ter estratégias próprias e especializadas para combater esses problemas. Além disso, a comunicação científica e a conscientização sobre vacinas são fundamentais para os profissionais de saúde. Na pandemia, vivenciamos uma situação que foi denominada *infodemia* pela enormidade de dados que foram divulgados pela mídia escrita, falada e mesmo em publicações de artigos científicos. Houve inúmeras informações falsas que serviram para criar desconfiança na população sobre as vacinas. Contudo, essa desconfiança está sendo vencida à medida que a cobertura vacinal da covid-19 vai aumentando, incluindo a vacinação em crianças, e que ocorre importante queda de casos graves e mortes pela doença. A *Parte 4, Doenças Imunopreveníveis e Imunização*, trata especificamente de 23 vacinas que estão no mercado internacional e uma no fim do processo de aprovação pela Food Drug and Administration (FDA) e pela comunidade europeia. Ela aborda, de maneira geral, a doença, o agente etiológico e as vacinas, com dados atualizados sobre vários aspectos e detalhes científicos sobre as características imunológicas, biológicas e tecnológicas, além dos modos de utilização. A *Parte 5, Programas de Vacinação*, contempla aspectos da política de vacinação, como os critérios de introdução de uma vacina no Programa Nacional de Imunização (PNI), a trajetória do PNI e os esquemas de vacinação em crianças, adolescentes, adultos homens e mulheres, idosos, não imunodeprimidos com doenças crônicas e seus contactantes, pacientes imunodeprimidos e viajantes, bem como vacinação ocupacional e bioterrorismo.

Esse conteúdo e os inúmeros artigos com informações específicas sobre vacinas e vacinações conferem ao leitor uma visão global da área. Pela maneira como está desenvolvido e escrito, possibilita uma leitura fácil e muito proveitosa. Com isso, esta obra será uma contribuição inestimável para a saúde pública, sistematizando um conjunto de conhecimentos sinergicamente, valorizando a prevenção das doenças imunopreveníveis, evitando doenças e mortes, e aumentando a qualidade de vida da população brasileira.

Akira Homma

Prefácio à 2ª edição

Esta segunda edição, tão próxima da primeira, tem duas justificativas: o grande dinamismo da área de imunizações, que torna imprescindíveis atualizações frequentes, e a excelente receptividade da edição anterior. Tenho a convicção de que esta edição seguirá a mesma trajetória da primeira.

Gabriel Oselka
Professor Associado do Departamento de Pediatria da Faculdade de Medicina da Universidade de Sao Paulo (FMUSP).

Prefácio à 1ª edição

Nesses tempos de enorme facilidade de acesso a informações científicas, imagino uma discussão sobre o uso de vacinas em que alguém argumenta: "Bem, no livro de..., ...afirma que...". É possível que alguns interlocutores, especialmente os mais jovens, contra-argumentem – "Livro? A edição é de que ano? Eu vi um artigo da revista 'X' publicado ontem na internet..." – e talvez pensem: "Livro-texto? Como fonte de argumentos em uma discussão? Que coisa retrô!".

Como sou do tempo em que livro-texto tinha um lugar especialíssimo na formação acadêmica, permito-me algumas reflexões, as quais exponho a seguir. Essa grande facilidade de acesso à informação, geralmente na forma dos "últimos papers" publicados, não estará também criando uma perversa distorção? Não estaremos privilegiando o conhecimento específico (sempre bom) em detrimento de uma visão mais ampla (também sempre boa)?

Posto de outra forma, o atrativo do "novíssimo" não está sendo feito ao mesmo tempo em que se relega conhecimento mais amplo (ou, para usar uma palavra em voga, contextualizado)? Não se estará diminuindo, e muito, o contingente daqueles que são capazes de discutir, no caso de uma vacina X, por exemplo, não apenas sua eficácia Y, mas como ela se insere em um programa amplo de imunizações, como tem impacto sobre a epidemiologia da doença que visa prevenir e como comparar o custo da doença prevenida com a da vacinação, entre outros aspectos?

Como já deve estar muito claro, continuo acreditando que os bons livros-textos possuem um importante papel na formação de profissionais e na sua constante atualização.

Neste livro, Ballalai e os autores convidados apresentam uma visão abrangente (sem ser exageradamente detalhista) das doenças imunopreveníveis e de como utilizar adequadamente seja individualmente as vacinas disponíveis hoje, seja no âmbito de um programa de saúde pública. Vejo, por isso, com muita satisfação a publicação desta excelente obra, que representa uma adição significativa em um campo do conhecimento cada vez mais dinâmico e complexo.

Gabriel Oselka
Professor Associado do Departamento de Pediatria da Faculdade de Medicina da Universidade de São Paulo (FMUSP).

Sumário

Parte 1

Bases das Imunizações

Isabella Ballalai

1

Desenvolvimento e Produção de Vacinas

Reinaldo de Menezes Martins (*in memoriam*) • Akira Homma • Elena Caride
Rosane Cuber Guimarães • Wilson Bucker Aguiar Junior
Tatiana Guimarães de Noronha • Eliane Matos dos Santos
Patrícia Soares Pereira da Silva • Sheila Barros Matsuoka
Alexander Roberto Precioso • Maria de Lourdes de Sousa Maia

INTRODUÇÃO

As vacinas exploram a capacidade extraordinária do sistema imunológico humano altamente evoluído de responder e lembrar-se de encontros com antígenos patogênicos. Até pouco tempo, elas eram aplicadas predominantemente em pessoas sadias, em uma realidade epidemiológica de baixa incidência de doenças, pois a maioria das doenças infecciosas graves já estaria controlada pela própria aplicação das vacinas em larga escala. No entanto, essa realidade mudou com a ocorrência da pandemia de covid-19, quando tanto pessoas sadias como as com doenças de base e/ou imunocomprometidas passaram a ser populações prioritárias para a imunização. Sendo assim, o monitoramento dos eventos adversos em todas as populações-alvo passou a ser um desafio ainda maior, não somente pela agilidade de ação requerida, mas também para contribuir com o estabelecimento de altas coberturas vacinais. Destaca-se que coberturas vacinais elevadas são importantes para o enfrentamento de patógenos emergentes, como foi o caso do SARS-CoV-2, e para a manutenção das demais doenças infecciosas imunopreveníveis sob controle ou para evitar a sua reintrodução, como é o caso da poliomielite.

De maneira geral, os princípios ativos que compõem as vacinas são derivados de organismos vivos, atenuados ou inativados. No entanto, vacinas mais modernas foram desenvolvidas a partir de antígenos vacinais obtidos por engenharia genética. Atualmente, obtêm-se vacinas de subunidades proteicas, expressas em sistemas celulares de procariotos ou eucariotos – as partículas semelhantes a vírus (VLPs, do inglês *virus like particles*), de vetores virais e, mais recentemente, com base em ácidos nucleicos (DNA ou RNA mensageiro [mRNA]).

Para o licenciamento de uma vacina, os estudos clínicos são indispensáveis para a obtenção de dados e evidências consistentes sobre segurança, imunogenicidade e eficácia dessa vacina. Ainda assim, estudos pós-comercialização (*post-marketing*) são necessários, pois eventos adversos raros às vezes só são percebidos quando a vacina é aplicada em larga escala. Na mesma linha, muitas vacinas de doenças raras, como a meningite meningocócica, são licenciadas após estudos de imunogenicidade a partir de correlatos de proteção, e a eficácia só é apurada após a comercialização.

Em razão dessa complexidade, a indústria de vacinas é caracterizada por longos ciclos de produção, com controles de qualidade extremamente rigorosos, que duram cerca de 75% do tempo do ciclo total de fabricação. As atividades de desenvolvimento e produção são objeto de uma regulação estrita, que segue recomendações internacionais e nacionais. No Brasil, essa regulação fica a cargo da Agência Nacional de Vigilância Sanitária (Anvisa).

Nas últimas décadas, a tendência tem sido de fusões entre empresas produtoras, visando aumentar os recursos financeiros e tecnológicos, além de atender às exigências regulatórias crescentes. Nos EUA, por exemplo, o número de empresas produtoras de vacinas diminuiu, e o desenvolvimento de novos produtos no mundo é feito por um oligopólio de empresas multinacionais de grande porte: Sanofi Pasteur, Merck, GlaxoSmithKline, Novartis, Janssen, AstraZeneca e Pfizer, a "Big Pharma".

O custo para desenvolvimento de uma nova vacina é estimado em mais de 500 milhões de dólares, devido ao aumento das complexidades tecnológicas e das exigências regulatórias e éticas, à demonstração da eficácia e segurança da vacina e aos processos de produção mais complexos. Enquanto vacinas licenciadas mais recentemente são vendidas a preços altos e dão retornos financeiros enormes, como as novas conjugadas contra pneumococos, meningite meningocócica ACWY e sorotipo B, hesper-zóster e aquelas contra papilomavírus humano (HPV, do inglês *human papiloma virus*), as vacinas tradicionais são vendidas a preços baixos, tornando-as pouco atraentes para as grandes multinacionais. Isso permitiu o avanço de empresas de países emergentes, como a Índia, que é hoje o maior fornecedor de vacinas para a Organização Mundial da Saúde (OMS), Fundo das Nações Unidas para a Infância (Unicef) e outras organizações internacionais.

Os produtores de vacinas dos países em desenvolvimento tornaram-se, assim, importantes fornecedores e organizaram-se em uma entidade denominada Developing Countries Vaccine Manufacturers Network (DCVMN), da qual fazem parte o Bio-Manguinhos/Fundação Oswaldo Cruz (Fiocruz) e o Instituto Butantan. Nos últimos anos, os produtores da DCVMN atenderam à maior parte das necessidades mundiais de vacinas. No entanto, os valores auferidos pela "Big Pharma" são muito superiores aos da DCVMN, pois ela fornece novas vacinas cujos preços são muito mais elevados.

Além das empresas da "Big Pharma" e da DCVMN, as empresas de biotecnologia de pequeno e médio porte são de grande importância para o desenvolvimento de novos produtos. Elas fazem a ponte entre as instituições acadêmicas/de pesquisa e as grandes empresas multinacionais. Concentram suas atividades em desenvolvimento pré-clínico e estudos clínicos até a fase II. Uma vez que disponham de um produto ou processo promissor, fazem parcerias ou são adquiridas por empresas de grande porte, que dispõem de recursos para o pleno desenvolvimento e a comercialização do produto ou processo.

A OMS coordena o sistema de pré-qualificação de vacinas, que consiste em análise e avaliação da qualidade do produto e de sua adequação para uso, incluindo inspeções por grupos de peritos em várias áreas da produção e análise de suas características, como termoestabilidade e formas de apresentação. Se o produto for aprovado, possibilita aos produtores fornecer essas vacinas pré-qualificadas para organismos internacionais, como o Unicef e o Fundo Rotatório de Vacinas da Organização Pan-Americana de Saúde (OPAS), criado em 1979, um mecanismo que tem possibilitado disponibilizar vacinas de boa qualidade aos países da América Latina. A vacina da febre amarela de Bio-Manguinhos é pré-qualificada pela OMS, permitindo seu fornecimento para as Agências das Nações Unidas, como Unicef, OMS e OPAS.

Vários mecanismos têm sido concebidos e colocados em prática para aumentar a disponibilidade de vacinas a preços acessíveis aos países mais pobres. Um dos mais importantes é a Global Alliance for Vaccines and Immunization (GAVI), uma aliança público-privada criada em 2001 para disponibilizar vacinas aos países subdesenvolvidos. Os produtores dos países em desenvolvimento também estão estabelecendo parcerias e transferências de tecnologia com as grandes multinacionais. O Brasil, utilizando o poder de compra do Estado, pôde atrelar as compras iniciais das novas vacinas à transferência de tecnologia, o que está permitindo diminuir o tempo entre a descoberta de novas vacinas e sua utilização em larga escala, como aconteceu com as vacinas pneumocócica conjugada, rotavírus, HPV e covid-19 (para essa vacina em especial, ver o Capítulo 2).

Um exemplo marcante é o desenvolvimento e a utilização de uma nova vacina conjugada contra meningococo A na África, a um custo de

60 milhões de dólares, sem incluir o custo da fabricação, por meio de uma parceria entre a OMS e várias organizações internacionais, com financiamento inicial da Fundação Bill & Melinda Gates e produção da vacina pelo Serum Institute of India. Milhões de crianças e jovens já foram vacinados contra meningite A no cinturão de meningite da África, com impacto imediato na incidência da doença.

Ao lado da água potável, as vacinas são a maior conquista da saúde pública mundial, permitindo a erradicação da varíola, a quase erradicação da poliomielite, o controle de doenças como difteria, tétano, coqueluche, *Haemophilus influenzae* tipo b (Hib), sarampo, rubéola e hepatite B, e a perspectiva de controle das doenças meningocócicas e pneumocócicas. Ainda assim, restam grandes desafios a serem vencidos. Há necessidade de uma vacina mais eficaz para tuberculose e coqueluche, além do desenvolvimento de novas vacinas para dengue, zika, síndrome da imunodeficiência adquirida (AIDS, do inglês *acquired immunodeficiency syndrome*), malária, esquistossomose, leishmaniose, bronquiolite pelo vírus sincicial respiratório (VSR) e outras doenças de grande prevalência no Brasil e em outros países.

Outro problema é o desenvolvimento de vacinas para as "doenças órfãs", ou seja, doenças graves e raras, cujo pequeno público-alvo as torna pouco atrativas para as empresas produtoras de vacinas, como é o caso do vírus Ebola ou do parvovírus B19, que causa anemia grave ou morte fetal em pessoas com anemia falciforme, talassemia e outras doenças hemolíticas.

Além das vacinas profiláticas exemplificadas anteriormente, deve-se ressaltar a pesquisa e o desenvolvimento de vacinas terapêuticas que podem causar um grande impacto em doenças como esclerose múltipla e alguns tipos de câncer. Comprometimentos políticos, novas tecnologias e mecanismos criativos de financiamento são necessários para responder a esses desafios.

A pandemia de covid-19, declarada em março de 2020 pela OMS, mudou profundamente alguns dos paradigmas existentes em relação às vacinas, sobretudo nas atividades de desenvolvimento tecnológico, produção e acesso. Houve um enorme investimento de alto risco inédito de governos e instituições de apoio ao desenvolvimento tecnológico e das vacinas covid-19 de maneira acelerada, com utilização de plataformas clássicas e novas, incluindo as abordagens de tecnologia genômica, como as vacinas de mRNA, que transformaram de forma decisiva o panorama das tecnologias de vacinas e regulação sanitária. Em menos de 1 ano, uma vacina foi desenvolvida e autorizada para uso emergencial na população geral do Reino Unido, em dezembro de 2020.

DESENVOLVIMENTO DE VACINAS

Nos primórdios do desenvolvimento de vacinas, com Edward Jenner e Louis Pasteur, a abordagem utilizada era empírica, onde observou-se que patógenos com virulência reduzida e até bactérias patogênicas mortas agiam como vacinas. Essa descoberta permitiu o desenvolvimento de vacinas de patógenos totais atenuados e inativados, iniciadas pelo trabalho de Louis Pasteur e Robert Koch.

O desenvolvimento de vacinas tem se baseado em escolhas racionais desde meados do século XX, quando a imunologia avançou a ponto de distinguir a proteção mediada por anticorpos e células. Depois desse ponto, vacinas foram desenvolvidas racionalmente por estudos de proteção em animais e estudo clínicos para avaliação de segurança, imunogenicidade e eficácia.

O desenvolvimento de novas vacinas caminhou lado a lado com os ciclos de inovação na ciência, como o entendimento sobre os mecanismos por trás de infecções mortais, o isolamento e o cultivo dos agentes patogênicos em laboratório, os avanços na cultura de tecidos e células e, finalmente, a revolução da tecnologia do DNA recombinante. Foram as novas descobertas científicas e tecnológicas das últimas décadas que levaram a um avanço mais rápido na vacinologia. Atualmente, há enorme aceleração do conhecimento científico básico, avanço dos procedimentos tecnológicos e novas plataformas biotecnológicas, com significativa evolução no processo de obtenção de novas vacinas.

O desenvolvimento de vacinas é bastante complexo e demorado. O tempo para desenvolver e introduzir uma vacina no mercado é, em geral, de 10 a 15 anos e, para cada sucesso, existem muitos fracassos, na maioria das vezes nos estágios pré-clínicos e na fase I de estudos clínicos. A previsão de tempo entre a concepção da vacina e o seu registro é difícil, pois envolve questões produtivas, regulatórias e institucionais. A forma do processo é piramidal (Figura 1.1). Até a pandemia de covid-19, a vacina desenvolvida mais rapidamente

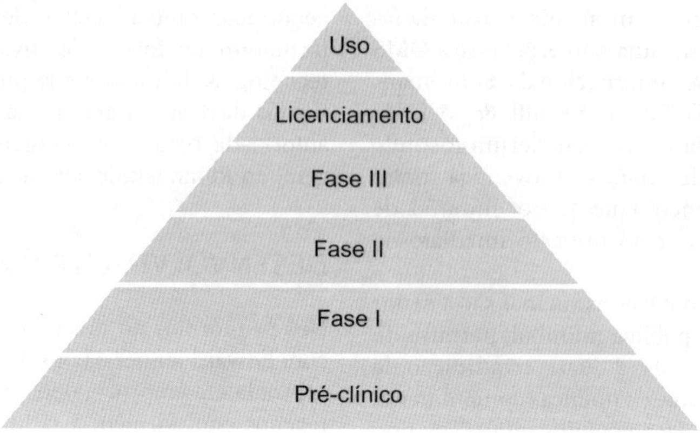

Figura 1.1 Desenvolvimento piramidal de uma vacina.

foi a contra Ebola. Mesmo assim, somente após 5 anos de estudos a vacina Ervebo, produzida pela Merck e usando um vetor viral, recebeu aprovação pelas agências regulatórias. Graças a novas tecnologias, foi possível o desenvolvimento e a implementação de uma vacina contra Ebola em tão pouco tempo. A experiência adquirida nesse caso forneceu lições importantes no processo regulatório, clínico e de fabricação que puderam ser aplicadas ao SARS-CoV-2 e a outros patógenos epidêmicos.

Em geral, o risco maior de fracasso da vacina é assumido pelas empresas de biotecnologia de pequeno e médio porte, que estão envolvidas nos estágios iniciais de desenvolvimento. Porém somente as grandes empresas têm estrutura e recursos financeiros e tecnológicos para programar e executar as fases finais do processo. Mesmo assim, a probabilidade de sucesso dos projetos de desenvolvimento tecnológico envolvendo vacinas tem declinado de forma drástica, de 0,22% em 2005 para apenas 0,01% em anos recentes. Esse declínio não tem sido compensado pelo aumento no número de projetos.

O desenvolvimento das vacinas teve inúmeros avanços marcantes. O primeiro, obtido por Edward Jenner, consistia em utilizar um microrganismo de proveniência não humana para conferir imunidade cruzada satisfatória para o ser humano, com virulência muito menor. Assim, foi desenvolvida a vacina varíola a partir da varíola da vaca.

A inativação (ou atenuação) por processos físicos e químicos e o procedimento de passagens em animais foram desenvolvidos por Pasteur, que, utilizando esses métodos, elaborou as vacinas contra o cólera das galinhas, o antraz e a raiva. A inativação pelo formaldeído deu origem a muitas vacinas, como as tradicionais contra difteria, tétano, coqueluche e, depois, as diversas vacinas virais, como a inativada contra poliomielite.

A metodologia de atenuação do vírus por passagens sucessivas em cérebros de camundongos, posteriormente em tecidos embrionários de camundongos cultivados *in vitro* e finalmente em embriões de ovos de galinha, com e sem tecido nervoso, foi desenvolvida por Theiler para a obtenção da vacina febre amarela.

O desenvolvimento da vacina contra o bacilo Calmette-Guerín (BCG) utilizou uma combinação de estratégias: uma cepa de menor virulência para o ser humano (*Mycobacterium bovis*) e, a seguir, a atenuação adicional pela passagem em meios de cultura sucessivos.

A cultura de células *in vitro* por Enders, Weller e Robbins, em 1949, abriu um novo horizonte. Desde então, surgiram várias vacinas virais obtidas por essa metodologia, sendo a primeira a de poliomielite, seguida pelas de sarampo, caxumba, rubéola e varicela. Finalmente, a obtenção de vacina da hepatite B pela produção de HBsAg clonado em células de levedura, em 1986, abriu caminho para as vacinas obtidas por engenharia genética. Nessa mesma linha, foram obtidas as vacinas contra HPV. Vacinas quiméricas, utilizando como base (*backbone*) o vírus da vacina da febre amarela, com substituição de genes de envelope por genes de outros flavivírus, permitiram a obtenção de vacinas vivas contra encefalite japonesa.

Outros progressos relevantes foram as vacinas de polissacarídeos de Hib, meningococos e pneumococos conjugados a proteínas, permitindo a obtenção de vacinas com imunogenicidade potente e duradoura. Mais recentemente, a "vacinologia reversa", que parte da análise do genoma para identificar prováveis antígenos, permitiu obter uma vacina meningococo B. Uma das expectativas dessa nova abordagem é a diminuição do tempo para o desenvolvimento de vacinas.

Métodos mais novos de desenvolvimento de vacinas utilizam tecnologia de DNA recombinante, onde o antígeno vacinal pode ser produzido como uma subunidade, como a vacina de hepatite B, ou mesmo formando VLPs, expressas em células de mamíferos, insetos ou leveduras. As VLPs são partículas virais ocas e sem material genético do vírus. A vacina recombinante contra HPV utiliza essa tecnologia. Plasmídeos também podem ser usados para clonagem de genes de interesse (vacinas de DNA) ou mesmo para a síntese de mRNA, que podem ser usados diretamente como antígenos vacinais. Apenas vacinas para covid-19 foram licenciadas utilizando essas últimas duas tecnologias. Os virossomos, compostos de membranas lipídicas e proteínas de envelope viral e produzidos em cultura de células, são utilizados em uma das vacinas contra hepatite A. Muitas outras formas de veiculação de antígenos estão em estudo.

Até recentemente, a resposta farmacêutica a doenças infecciosas emergentes e bioterrorismo fora caracterizada pela abordagem "um bicho, uma droga" (do inglês "*one bug, one drug*"), onde contramedidas médicas específicas, como vacinas e terapias, são desenvolvidas, registradas e implantadas caso a caso. No entanto, nos últimos anos, foram desenvolvidas plataformas tecnológicas que podem acelerar o desenvolvimento, a aprovação e a produção de várias vacinas a partir de um único sistema. Se a tecnologia de desenvolvimento e produção usada puder ser aplicada no desenvolvimento e na produção de uma miríade de outras vacinas, usando alguma estrutura conservada, ela pode ser classificada como plataforma. Essas plataformas tecnológicas usam um "módulo" para entregar um gene sintético que codifica um antígeno indutor de imunidade. Como exemplo de plataformas tem-se mRNA sintético (nanopartículas), vetor viral, DNA e vetor bacteriano. Uma vez desenvolvida e licenciada a vacina para um patógeno, o desenvolvimento da próxima com a mesma plataforma tecnológica requer apenas a substituição do gene sintético. O investimento em plataformas tecnológicas permite que uma mesma área de produção seja usada para uma nova doença-alvo com mudanças mínimas no processo de produção e controles de qualidade, reduzindo o investimento necessário para construir e manter fábricas. A Coalition for Epidemic Preparedness Innovations (CEPI) é uma parceria global lançada em 2017 para acelerar o desenvolvimento de vacinas contra doenças infecciosas emergentes através do investimento em plataformas tecnológicas, além de promover testes de segurança e prova de conceito.

A utilização de vegetais (plantas inteiras ou células) manipulados geneticamente para a produção de antígenos é uma plataforma tecnológica em desenvolvimento que, se bem-sucedida, tem potencial de inúmeros benefícios, como a produção de antígenos em larga escala e em pouco tempo. Plantas inteiras, como o tabaco, atuam como biorreatores na produção de proteínas recombinantes, com baixo custo e sem risco de contaminações com proteínas de origem animal. A utilização de vegetais foi mais explorada para o desenvolvimento de biofármacos, como taliglucerase alfa produzida em células de cenoura e comercializada como ELELYSO®, um agente terapêutico para a doença de Gaucher tipo 1.

Os adjuvantes têm sido muito importantes para melhorar a imunogenicidade das vacinas. O mais antigo e até hoje o mais usado é o sal de alumínio, empregado nas vacinas contra difteria, tétano, coqueluche, hepatite B, pneumocócica conjugada e uma das vacinas contra HPV. Outros adjuvantes em uso são o ASO_4 (monofosforil lipídio A + hidróxido de alumínio), empregado em uma das vacinas contra HPV, e produtos com esqualeno (ASO_3 e MF59), utilizados em algumas vacinas contra influenza. Muitos outros adjuvantes estão em estudo, e a preocupação com eventos adversos, especialmente autoimunidade, tem diminuído a velocidade do progresso nessa área. Adjuvantes e novas formas de apresentação de antígenos têm o potencial de direcionar a resposta imune para a resposta humoral, celular ou equilibrada (humoral e celular), de acordo com as características desejadas da vacina em desenvolvimento. Portanto, trata-se não apenas de uma questão de melhoria quantitativa da resposta imunológica, mas também da existência de fenômenos qualitativos.

Após a descoberta, o antígeno protetor, natural ou recombinante, deve passar pela prova do conceito, ou seja, por provas *in vitro*, *in vivo* ou uma combinação das duas. É necessária a produção de dados mostrando a capacidade imunogênica da descoberta, além da segurança, com provas de inocuidade em animais de laboratório dentro de estudos pré-clínicos. Após a demonstração da prova de princípio do uso do antígeno como vacina *in vivo*, os pesquisadores precisam desenvolver os processos produtivos dessa vacina, bem como seus controles de qualidades.

Durante todas as etapas do desenvolvimento de vacinas, devem ser adotadas as normas estabelecidas nas Boas Práticas de Laboratório (BPL) e nas Boas Práticas de Fabricação (BPF) para a produção dos lotes para estudos clínicos e, posteriormente, para a produção de vacinas. A Anvisa é responsável pela aprovação do plano de desenvolvimento clínico, dos protocolos de cada ensaio clínico, da aprovação das instalações de produção e do registro do produto para utilização.

As normas de biossegurança devem estar presentes e efetivamente implementadas em todas as fases de desenvolvimento e produção. Elas são avaliadas e aprovadas pela Comissão Técnica Nacional de Biossegurança (CTNBio).

PRODUÇÃO DE VACINAS

Nos últimos anos, a atividade de produção de vacinas para uso humano vem se tornando cada vez mais complexa e custosa, em razão do aumento da complexidade tecnológica e, sobretudo, das novas exigências das autoridades regulatórias internacionais e nacional – no Brasil, a Anvisa. Esse fato decorre do grande impacto produzido pelos programas de imunização, resultando na erradicação mundial da varíola e na iminente erradicação da poliomielite. O controle de algumas doenças imunopreveníveis aumentou as preocupações em relação às reações adversas, sobretudo as mais graves, muito raras, que ocorrem com as vacinações. Consequentemente, as autoridades regulatórias passaram a exigir especificações muito mais rigorosas em todas as atividades relacionadas com a produção de vacinas.

As vacinas são produtos biológicos complexos, com processos de fabricação e controle de qualidade demorados e supervisionados regularmente do início ao fim. Os controles de qualidade representam até 70% da duração total da fabricação. A produção bem-sucedida de vacinas de alta qualidade requer padronização internacional de matéria-prima, produção e testes de controle de qualidade. De tempos em tempos, as instituições e empresas são auditadas pelas agências nacionais e internacionais para avalição dos resultados de produção e enquadramento nas especificações. Todos os componentes, processos de fabricação, metodologias de teste, reagentes e padrões devem estar em conformidade com os padrões definidos para BPF. Esses fortes requisitos de qualidade envolvem sistemas de qualidade farmacêutica robustos, medidas e procedimentos de garantia de qualidade, diversos controles de qualidade em cada etapa, infraestrutura adequada e separação de atividades para garantir a identidade, a pureza, a esterilidade, a eficácia e a segurança da vacina.

Nesse contexto, os procedimentos de registro tornaram-se mais rigorosos, havendo necessidade de documentação mais completa, com informações sobre a qualificação dos profissionais envolvidos na produção e no controle de qualidade; dados e evidências laboratoriais, como caracterização antigênica, pureza do antígeno, formulação e termoestabilidade acelerada e real; consistência de produção; garantia de rastreabilidade e integridade de dados em todas as etapas, além dos procedimentos de garantia de qualidade. Também se elevaram as complexidades e as exigências em relação aos estudos pré-clínicos e clínicos. Exige-se que os insumos, os produtos intermediários e o produto final tenham maior especificação técnica e certificados, o que determinou a busca de fornecedores de maior gabarito técnico e de custo mais elevado. Os lotes experimentais para estudos clínicos devem ser produzidos em laboratórios que atendam às normas de BPF.

As exigências em relação às áreas laboratoriais também foram modificadas, elevando muito as qualificações, na tentativa de garantir o desenvolvimento das atividades de produção em ambientes de alta segurança biológica. Alguns exemplos de exigências em relação à edificação de produção são: material de construção de alta qualidade e específicos, de forma a não produzir partículas no meio ambiente; controle de temperatura e umidade do ar; ar ambiental filtrado por filtros absolutos que detenham partículas de 0,22 μ; gradiente de pressão de ar de áreas mais limpas para menos limpas; barreiras separando as áreas; fluxo de material e de pessoal unidirecional; produção industrial de água tipo injetável; vapor limpo; pressão com ar filtrado; e esterilização de todos os resíduos laboratoriais. Um aspecto importante é a exigência de validação de todas as instalações, equipamentos, processos e metodologias utilizadas na produção, controle e garantia de qualidade.

O resultado do aumento das exigências e requerimentos regulatórios, além da elevada complexidade tecnológica de novas vacinas, foi o grande aumento dos investimentos requeridos para modernização de plantas de produção existentes e implantação de novas.

Para fazer frente a essa nova situação e ter uma atividade de produção autossustentável, é essencial a gestão profissional de todas as atividades de produção, com utilização plena e contínua da sua capacidade instalada e uma concepção de produção em escala industrial, permitindo a manufatura de grandes lotes de vacina. Com isso, é possível aumentar a eficiência das operações de produção e diminuir a carga das operações de produção, controle e garantia de qualidade.

Na produção da vacina, há a massa do antígeno vacinal e o processamento vacinal. Para antígenos bacterianos, eles podem ser, por exemplo, células inteiras (*B. pertussis*), proteínas detoxificadas (*C. tetani* e *C. diphtheriae*), antígenos polissacarídicos simples (*N. meningitidis, S. pneumoniae*), antígenos polissacarídicos conjugados (Hib, *S. pneumoniae, N. meningitidis*) e proteínas purificadas (*B. pertussis* acelular).

Com grande simplificação, o fluxograma de produção de vacinas bacterianas é apresentado na Figura 1.2.

A produção de vacinas virais pode ser exemplificada, da maneira sintética, com a vacina da febre amarela. Do início da operação até a obtenção da vacina pronta para uso, são aproximadamente 4 meses de operação. A vacina da febre amarela é produzida ininterruptamente na Fiocruz desde março de 1937, o que permitiu o controle dessa enfermidade no Brasil e em muitos outros países da América Latina e da África. O Bio-Manguinhos exporta a vacina, pré-qualificada pela OMS, para cerca de 75 países.

Etapas de produção de vacinas

A vacina da febre amarela pode ser usada como exemplo da produção de vacinas:

- *Recebimento de ovos embrionados livres de patógenos específicos (SPF, do inglês* specific pathogen free*) galados (fecundados) e pré-inoculação*: limpeza, desinfecção e controle de qualidade dos ovos; incubação a 37,5°C +/– 0,5°C por 9 dias
- *Inoculação do ovo embrionado*: preparação do inóculo vírus-semente de trabalho; abertura de orifício de inoculação; inoculação na cavidade vitelínica do vírus semente; selagem do orifício de inoculação; incubação dos ovos por 3 dias a 37°C +/– 0,5°C
- *Coleta do embrião*: controle de qualidade dos ovos embrionados (viabilidade); abertura da calota da casca do ovo embrionário; coleta de embriões em um recipiente triturador; trituração do embrião
- *Preparo da suspensão viral primária estabilizada*: centrifugação do embrião triturado; coleta da suspensão embrionária; adição de 50% v/v do termo estabilizador de vacina – essa suspensão é chamada concentrado viral

A atividade de produção de vacinas para uso humano pode ser resumida, basicamente, em cinco grandes componentes:

1. Existência de recursos humanos com diferentes especializações, formação específica sólida, longo treinamento *in situ* e com domínio da tecnologia de produção da vacina.
2. Estrutura organizacional de produção, incluindo todas as atividades necessárias, como administração central desenvolvendo atividades de planejamento, compras e manutenção técnica.
3. Existência de instalações específicas e equipamentos para as diferentes atividades envolvidas na produção de uma vacina que tenham as características técnicas de BPF e normas estabelecidas pela Anvisa e aprovadas pelas instituições locais.
4. Além das instalações de produção, instalações em separado de controle e garantia de qualidade.
5. Existência de estrutura voltada para inovação e desenvolvimento de tecnologias, para dar suporte tecnológico às melhorias e incorporar novas tecnologias.

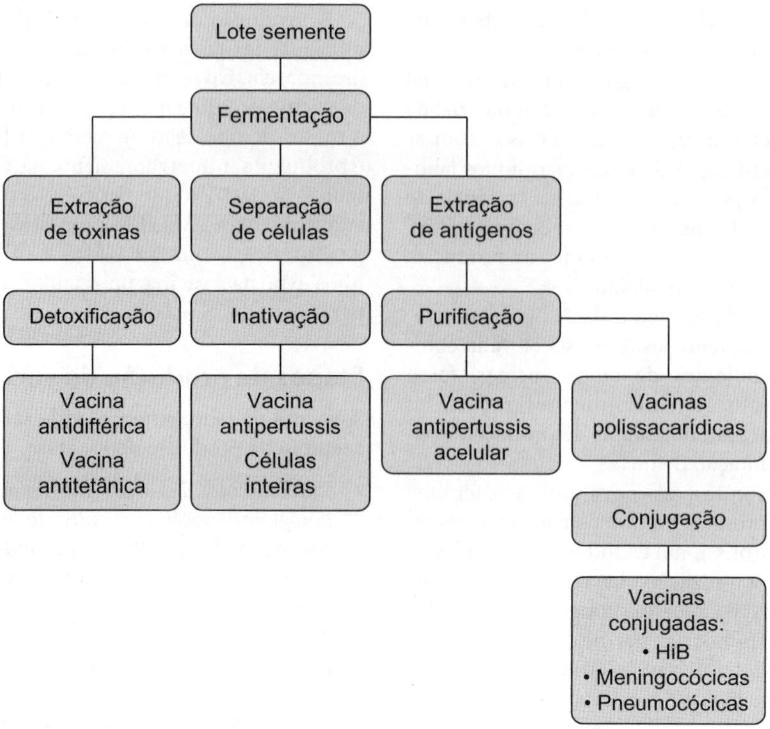

Figura 1.2 Fluxograma de produção de vacinas bacterianas.

estabilizado; coleta de amostra para controle de qualidade de processo congelamento em forma *shell-freezing* (em camadas) a –70°C

- *Formulação da vacina*: o concentrado viral aprovado em controle de qualidade é descongelado rapidamente e transferido para um frasco de 20 ℓ; adição do termoestabilizador na proporção 1:10, para preparo da vacina formulada para envase; coleta de amostras para controle de qualidade de processo
- *Envase e liofilização*: a formulação final é envasada em frascos para conter 5 ou 10 doses; o frasco com a vacina envasada é transferido para uma câmara de liofilização; operação de liofilização (congelamento, vácuo, secagem, operação com duração aproximada de 60 horas); coleta de amostras para controle de qualidade do produto final e estocagem da vacina liofilizada em câmaras frias a 4°C
- *Controle de qualidade do produto final*: amostras da vacina liofilizada são submetidas às provas de controle de qualidade internas
- *Rotulagem e empacotamento*: depois da aprovação no controle de qualidade interno, são realizadas as operações de rotulagem e empacotamento, e a vacina retorna à estocagem em câmaras frias a 4°C
- *Liberação para uso da vacina*: amostras da vacina rotuladas são enviadas para o Instituto Nacional de Controle de Qualidade em Saúde (INCQS), para provas de controle de qualidade.

Em todas as etapas de produção, o controle da qualidade é realizado pelos departamentos de controle e garantia de qualidade do produtor. Após essas verificações, o produto passa ainda pelo INCQS para liberação de seu uso. O INCQS é o braço técnico-laboratorial da Anvisa.

Deve-se ressaltar que todos os lotes de qualquer vacina produzida no Brasil, ou importados pelo Programa Nacional de Imunizações (PNI), são avaliados pelo INCQS antes de sua liberação. A análise é documental para todos os lotes, e a retestagem é feita por amostragem. Seu armazenamento na Coordenação de Armazenamento e Distribuição (COADI), em Guarulhos (SP), e seu transporte em condições especificadas de rede de frio garantem o fornecimento de vacinas de qualidade adequada aos serviços de saúde pública de todo o país.

Esse processo, extremamente minucioso e trabalhoso, resulta em uma vacina que custa 15 centavos de dólar por dose. Somente uma instituição comprometida com o serviço público poderia cumprir essa missão.

ESTUDOS CLÍNICOS

A ética e as Boas Práticas Clínicas (BPC) são os dois pilares que orientam as pesquisas clínicas. A Resolução nº 466, de 12 de dezembro de 2012, que revogou a Resolução nº 196 de 1996, do Conselho Nacional de Saúde (CNS), do Ministério da Saúde (MS), aprova diretrizes e normas regulamentadoras de pesquisas envolvendo seres humanos. A Resolução diz o seguinte:

> *DOS ASPECTOS ÉTICOS DA PESQUISA ENVOLVENDO SERES HUMANOS*
>
> *As pesquisas envolvendo seres humanos devem atender aos fundamentos éticos e científicos pertinentes.*
>
> *III. 1 – A eticidade da pesquisa implica em:*
>
> *a) respeito ao participante da pesquisa em sua dignidade e autonomia, reconhecendo sua vulnerabilidade, assegurando sua vontade de contribuir e permanecer, ou não, na pesquisa, por intermédio de manifestação expressa, livre e esclarecida;*
>
> *b) ponderação entre riscos e benefícios, tanto conhecidos como potenciais, individuais ou coletivos, comprometendo-se com o máximo de benefícios e o mínimo de danos e riscos;*
>
> *c) garantia de que danos previsíveis serão evitados; e*
>
> *d) relevância social da pesquisa, o que garante a igual consideração dos interesses envolvidos, não perdendo o sentido de sua destinação sócio-humanitária.*

Para que uma pesquisa clínica tenha boa qualidade, são necessários um embasamento científico e um desenho de estudo adequado. As instalações e equipamentos precisam ser apropriados, os controles de qualidade precisam ser atuantes e o financiamento precisa ser garantido.

A equipe deve ter capacidade técnica, conhecer e ser bem treinada nos procedimentos do protocolo e em BPC e conhecer as normas e regulamentos que regem as pesquisas clínicas. Os participantes devem ser bem-informados sobre os seus direitos, ter assegurada a confidencialidade dos seus dados e dispor dos meios para ter a sua saúde protegida. Os dados do estudo precisam ser arquivados em ótimas condições físicas e de segurança ambiental e com garantia de confidencialidade de pelo menos 5 anos.

Os estudos clínicos podem ser de diferentes fases, mas geralmente cumprem a seguinte ordem: fases I, II e III. Em situações de emergência em saúde pública, como a pandemia causada pelo SARS-CoV-2, é possível o desenvolvimento clínico acelerado, com certa sobreposição dessas etapas, sem prejuízo a requisitos mínimos de qualidade, segurança e eficácia acordados entre órgãos reguladores nacionais e internacionais. Após o término do desenvolvimento clínico (em geral, ensaios clínicos de fase III), o pedido de registro do produto pode ser submetido à Anvisa. Ensaios clínicos pós-licenciamento podem ser indicados e são classificados como estudos de fase IV. No entanto, no Brasil, segundo a Anvisa, ensaios clínicos de fase IV envolvendo vacinas e ensaios que objetivem avaliar a eficácia e a segurança para fins de registro ou renovação são considerados, para fins regulatórios, como ensaios clínicos fase (Resolução da Diretoria Colegiada [RDC] nº 09/2015). Além de ensaios clínicos pós-registro, avaliações de efetividade e impacto após a utilização de vacinas em larga escala, isto é, em situações de "vida real", podem ser indicadas e conduzidas com diferentes metodologias de pesquisa.

As instâncias éticas locais (Comitês de Ética em Pesquisa [CEPs]) e, em algumas situações, a Comissão Nacional de Ética em Pesquisa (CONEP), além da Anvisa, devem participar do desenvolvimento da pesquisa clínica, desde sua aprovação até o relatório conclusivo. Todo ensaio clínico com vacinas precisa ser aprovado pelo CEP e pela Anvisa (para fins de registro ou alteração pós-registro). Em situações especiais, é necessária também a aprovação pela CONEP. Os protocolos e os documentos do estudo devem ser submetidos à apreciação da CEP, e em alguns casos da CONEP, via Plataforma Brasil (http://aplicacao.saude.gov.br/plataformabrasil/login.jsf), base nacional e unificada de registros de pesquisas envolvendo seres humanos para todo o sistema CEP/CONEP.

A responsabilidade de um comitê de ética na avaliação da pesquisa biomédica é ajudar a salvaguardar a dignidade, os direitos, a segurança e o bem-estar de todos os sujeitos de pesquisa atuais e em potencial, com atenção especial aos estudos que envolvem pessoas vulneráveis.

A RDC nº 36, de 25 de julho de 2013, que trata de estudos clínicos de fase I, II, III e IV, preconiza que, após as aprovações ética e regulatória, deve-se registrar a pesquisa clínica na base de dados do Registro Brasileiro de Ensaios Clínicos (http://www.ensaiosclinicos.gov.br/).

As BPC são uma série de guias e regulamentos que definem as responsabilidades dos patrocinadores, investigadores e instituições envolvidas em estudos clínicos. O manual para BPC, da Conferência Internacional de Harmonização (ICH), de 1996, orienta as BPC dos países da América do Norte, da Europa e o Japão. Na América Latina, o documento correspondente, e não conflitante com o anterior, é o "Documento das Américas", de 2006, preparado e publicado pela OPAS, com participação do Brasil.

A legislação internacional e brasileira sobre as pesquisas clínicas é ampla, e a sua apresentação detalhada foge aos limites deste capítulo. O leitor interessado deve buscar informações nos *sites* do CNS e da Anvisa. O Documento das Américas também pode ser obtido na internet.

Para resumir, pode-se dizer que as pesquisas clínicas devem ter por base o livre consentimento e a adequada informação dos participantes, transparência e capacidade técnica da equipe de pesquisa, com rigoroso cumprimento da legislação em vigor determinada pela Anvisa e das normas éticas, oriundas do CNS do MS.

PROCESSO DE REGISTRO DE VACINAS

A Anvisa foi criada pela Lei nº 9.782, de 26 de janeiro de 1999, que define o sistema nacional de vigilância sanitária. É o órgão supremo no âmbito de registro e comercialização de produtos, substâncias e serviços de interesse para a saúde e é responsável pela fiscalização das BPF de medicamentos (que incluem as vacinas), registro de produtos biológicos, alterações pós-registro, revalidação de registro, procedimentos para condução dos estudos de estabilidade, bulas, embalagem, importação e controle de qualidade. De acordo com a Lei nº 6.360/1976, nenhum produto, inclusive importado, pode ser industrializado, exposto à venda ou entregue ao consumo sem ser registrado no MS. Essa mesma lei também define que os estabelecimentos precisam obter as devidas licenças sanitárias necessárias para exercer as atividades que se propõem. Os estabelecimentos que pretendem fabricar vacinas precisam possuir a Autorização de Funcionamento de Medicamentos emitida pela Anvisa e a Licença de Funcionamento emitida pelos órgãos sanitários das unidades federativas em que se localizem.

Os procedimentos de registro são mais rigorosos para os produtos biológicos novos (medicamento que contém molécula com atividade biológica conhecida, ainda não registrado no Brasil) e exigem um dossiê completo, que inclui a caracterização integral do produto e a descrição detalhada da produção, demonstrando a consistência na manufatura do medicamento, além de evidências de segurança e eficácia clínicas, evidenciadas por meio de estudos clínicos de fases I, II e III.

A regulamentação sanitária teve início no Brasil colonial, por volta de 1808, com o objetivo de efetuar o controle sanitário dos produtos a serem comercializados e consumidos, além de combater a propagação de doenças e epidemias. Desde então, o sistema sanitário foi se aperfeiçoando, sendo criado em 1920 o Departamento Nacional de Saúde Pública (DNSP). Foi de grande importância a promulgação da Lei nº 6.360, de 23 de setembro de 1976, a qual dispôs sobre a vigilância sanitária dos medicamentos, drogas, insumos farmacêuticos, entre outros. Também foi de grande valor a promulgação da Lei nº 6.437, de 20 de agosto de 1977, que estabeleceu as infrações à legislação sanitária federal e suas respectivas sanções. Ao longo da evolução do sistema de vigilância sanitária, a população pôde consumir e receber medicamentos e serviços de saúde cada vez mais adequados, com qualidade, eficácia e segurança garantidas.

Para o registro de um medicamento biológico, é necessário atender à legislação sanitária brasileira, citada a seguir:

- Lei nº 6.360, de 23 de setembro de 1976: dispõe sobre a vigilância sanitária a que ficam sujeitos os medicamentos, as drogas, os insumos farmacêuticos e correlatos, cosméticos, saneantes e outros produtos e dá outras providências

- RDC nº 55, de 16 de dezembro de 2010: dispõe sobre o registro de produtos biológicos novos e produtos biológicos e dá outras providências
- RDC nº 301, de 21 de agosto de 2019: dispõe sobre as Boas Práticas de Fabricação de medicamentos
- RDC nº 413, de 20 de agosto de 2020: dispõe sobre a realização de alterações e inclusões pós-registro, suspensão e reativação de fabricação e cancelamentos de registro de produtos biológicos e dá outras providências
- RDC nº 412, de 20 de agosto de 2020: dispõe sobre os procedimentos e as condições de realização de estudos de estabilidade para registro ou alterações pós-registro de produtos biológicos e dá outras providências
- RDC nº 47, de 08 de setembro de 2009: estabelece regras para elaboração, harmonização, atualização, publicação e disponibilização de bulas de medicamentos para pacientes e para profissionais de saúde
- RDC nº 60, de 12 de dezembro de 2012: dispõe sobre os procedimentos no âmbito da Anvisa para alterações de textos de bulas de medicamentos e dá outras providências
- RDC nº 71, de 22 de dezembro de 2009: estabelece regras para a rotulagem de medicamentos
- RDC nº 61, de 12 de dezembro de 2012: dispõe sobre os procedimentos no âmbito da Anvisa para alterações de rotulagens de medicamentos e dá outras providências
- RDC nº 81, de 05 de novembro de 2008: dispõe sobre o Regulamento Técnico de Bens e Produtos Importados para fins de vigilância sanitária
- RDC nº 234, de 17 de agosto de 2005: dispõe que a importação de produtos biológicos em sua embalagem primária e o produto biológico terminado, sujeitos ao Regime de Vigilância Sanitária, somente poderá ser efetuada pela empresa detentora do registro e legalmente autorizada para importar medicamentos pela Anvisa.

A Anvisa mantém relação de cooperação com outras agências regulatórias, trocando conhecimentos, dados de farmacovigilância, alertas sanitários e informações dos entes regulados, além de buscar harmonização quanto à legislação e conceitos sanitários.

Após publicação no Diário Oficial da União da concessão do registro de um medicamento, sua validade será de 10 anos, podendo ser solicitado pedido de renovação de registro por igual período. Mesmo após a concessão, o produto continua sob monitoramento por meio do sistema de farmacovigilância, sendo possível identificar e quantificar casos de reações adversas anteriormente não identificadas durante os estudos clínicos.

O detentor do registro de um medicamento pode submeter o seu produto à pré-qualificação da OMS. Uma vez aprovado, o medicamento passa a ser qualificado pela organização, podendo fazer parte da lista de medicamentos que suprem campanhas e países atendidos pela OMS.

CONSIDERAÇÕES FINAIS

Neste capítulo, pretendeu-se mostrar que o desenvolvimento e a produção de vacinas é um procedimento altamente complexo e que segue exigências muito rigorosas para que produtos eficazes e seguros sejam disponibilizados à população. Os resultados falam por si só, com o controle de muitas doenças infecciosas que outrora eram verdadeiros flagelos.

A produção e o fornecimento de vacinas para o PNI é uma questão de segurança nacional e o fornecimento de vacinas a preço acessível para os países mais pobres é uma ação humanitária de primeira grandeza.

BIBLIOGRAFIA

Black S, Bloom DE, Kaslow DC, Pecetta S, Rappuoli R. Transforming vaccine development. Semin Immunol. 2020;50:101413.

Bloom DE, Black S, Rappuoli R. Emerging infectious diseases: A proactive approach. Proc Natl Acad Sci. 2017;114(16):4055-9.

CIOMS/WHO Working Group on Vaccine Pharmacovigilance. Definition and application of terms for vaccine pharmacovigilance. Geneva: CIOMS/WHO; 2012.

Council for International Organizations of Medical Sciences. International ethical guidelines for biomedical research involving human subjects. Geneva: CIOMS; 2002.

Douglas RG, Samant VB. The vaccine industry. In: Plotkin SA, Orenstein WA, Offit PA. Vaccines. 6. ed. Philadelphia: Saunders Elsevier; 2013.

Jadhav S, Datla M, Kreeftenberg H, Hendriks J. The Developing Countries Vaccine Manufacturers' Network (DCVMN) is a critical constituency to ensure access to vaccines in developing countries. Vaccine. 2008;26:1611-5.

Plotkin SA. History of vaccine development. New York: Springer; 2011.

Pollard AJ, Bijker EM. A guide to vaccinology: from basic principles to new developments. Nat Rev Immunol. 2021;21(2):83-100.

Rappuoli R, De Gregorio E. Novel Immunologic Adjuvants. UK: Future Medicine; 2011.

Rappuoli R, Mandl CW, Black S, De Gregorio E. Vaccines for the twenty-first century society. Nat Rev Immun. 2011;11:865-72.

Singh M, Srivastava IK. Development of vaccines. New Jersey: Wiley; 2011.

Speck D. Aspects spécifiques de la production dans le domaine des vaccins. Ann Pharm Franç. 2009;67: 213-8.

Stephens P. Vaccine R&D: Past performance is no guide to the future. Vaccine. 2014;32:2139-42.

WHO, Unicef, World Bank. State of the world's vaccines and immunization. 3. ed. Geneva: World Health Organization; 2009.

Wilson P. Giving developing countries the best shot: an overview of vaccine access and R & D. Geneva: Oxfam International; 2010.

2

Desenvolvimento e Produção de Vacinas contra Covid-19

Elena Caride • Eliane Matos dos Santos • Maria Vitoria Hadland Seidl
Elvira Alonso Lago • Beatriz de Castro Fialho

INTRODUÇÃO

Até 21 de março de 2022, mais de 470,85 milhões de casos de infecção pelo SARS-CoV-2 foram notificados no mundo, 6,08 milhões de vidas perdidas.[1] Com o prolongamento da pandemia e a adoção não sistemática e não homogênea entre as nações de medidas de saúde pública, como o uso de máscaras, distanciamento social, testagem em massa e rastreamento de contatos, novas "ondas" de infecção vêm sendo diariamente sinalizadas em vários países, em grande parte associadas ao surgimento de novas variantes. Enquanto vários deles já iniciaram a suspensão de medidas preventivas, o Diretor Geral da Organização Mundial da Saúde (OMS) destacou recentemente que a pandemia ainda não acabou, sendo necessário expandir a vacinação de maneira equitativa e homogênea, inter e intrapaíses e regiões, e manter as ações de vigilância.[2]

As vacinas vêm sendo apontadas desde o início da pandemia como uma das medidas mais importantes para minimizar o agravamento da doença, reduzir a taxa de transmissão e possivelmente controlar a pandemia. Porém, vacinas candidatas, mesmo tendo sido desenvolvidas e registradas em tempo recorde para uso emergencial, não vêm sendo aplicadas de maneira homogênea internamente aos países e menos ainda entre os países. Embora, até agosto de 2022, mais de 200 países tenham iniciado a vacinação contra covid-19 e mais de 71,36% da população mundial tenha recebido ao menos a primeira dose da vacina, apenas 14,75% em países de baixa renda receberam a primeira dose.[3] Além da iniquidade no acesso a vacinas, outros fatores levantam preocupação sobre a cobertura vacinal necessária para alcançar o controle da pandemia: em vários países, além da hesitação relacionada com a vacina em importantes parcelas da população, muitas pessoas não retornam para a segunda ou terceira doses do esquema primário; ademais, há nações que já discutem em que medida será necessária a quarta dose e para quais grupos.

Desde a autorização de uso emergencial das primeiras vacinas contra covid-19 até a primeira quinzena de março de 2022, já haviam sido registradas 32 vacinas (excluídas as duplas contagens de produtos registrados por diferentes fabricantes licenciados) em diferentes países, das quais 11 obtiveram autorização da OMS,[4] e várias outras vacinas ainda estão em fase de estudos clínicos.

Embora as vacinas sejam, de fato, uma das estratégias mais importantes no contexto da pandemia da covid-19 e que todas as vacinas atualmente em uso no mundo tenham atingido os parâmetros do *target product profile* (TPP) estabelecidos pela OMS, elas variam em termos de eficácia e efetividade, bem como em relação aos eventos adversos que vêm sendo identificados, principalmente aqueles que não foram identificados na fase 3 de estudos clínicos. Ao mesmo tempo, com o prolongamento da ocorrência de casos no mundo em "ondas" subsequentes de maneira simultânea e/ou intercalada entre os países, novas variantes têm surgido, o que aumenta a preocupação sobre quando poderá ser declarado o fim da pandemia.[5]

Não obstante, e certamente mais importante que as diferenças entre as vacinas, é o fato de a vacinação ser um dos principais fatores que tem contribuído para diminuir o impacto negativo da pandemia, salvando vidas, reduzindo os casos de hospitalização e progressivamente possibilitando o retorno não somente da atividade econômica, mas também da convivência entre as pessoas com mais segurança.

ROTAS TECNOLÓGICAS DE DESENVOLVIMENTO E PRODUÇÃO DAS VACINAS CONTRA COVID-19

Como discutido no Capítulo 1, as vacinas normalmente exigem anos de pesquisa e testes antes de chegar à clínica, mas, em 2020, os cientistas embarcaram em uma corrida para produzir, em tempo recorde, vacinas seguras e eficazes contra covid-19. Segundo o Grupo de Prospecção Bio-Manguinhos/Fiocruz, com base em dados extraídos de AdisInsight, 2021; WHO, 2021 e Evaluate Vantage, 2021, em 2 anos, mais de 30 vacinas foram aprovadas mundialmente (para uso emergencial ou registro definitivo). Até agosto de 2022, já havia mais de 100 vacinas em ensaios clínicos com humanos, das quais cerca de 50 estavam nos estágios finais dos testes. Outras 75 vacinas estão em estudos com animais (pré-clínicos). O processo de desenvolvimento de uma vacina é bastante complexo e, para cada sucesso, existem muitos fracassos, na maioria das vezes nos estágios pré-clínicos e na fase 1 de estudos clínicos. Para vacinas contra covid-19 não foi diferente e muitos projetos foram abandonados nesse caminho. O grande sucesso do desenvolvimento para vacinas contra covid-19 de forma rápida e segura se deve a alguns fatores:

- Cooperação: muitas instituições e empresas se uniram para combinar *expertises* e tecnologias
- Investimento financeiro: muitas oportunidades de financiamento privados e governamentais e apoio de instituições aceleradoras como Covax[a]
- Rotas alternativas para o desenvolvimento acelerado: paralelismo entre as etapas de desenvolvimento clínico da vacina e escalonamento do processo produtivo
- Registro emergencial das vacinas (*fast track*) por meio de uma submissão continuada de dados: reuniões mais frequentes com as agências regulatórias para discutir o plano de desenvolvimento do medicamento e envio da documentação por sessões para análise de dados antecipada, de forma a garantir a coleta de dados apropriados necessários para a aprovação do medicamento
- Ciência e tecnologias desenvolvidas ao longo dos últimos 20 a 30 anos: a família de coronavírus já havia migrado de animais para pessoas duas vezes nos últimos 20 anos, causando epidemias de SARS-CoV (síndrome respiratória aguda grave) em 2002 e MERS-CoV (síndrome respiratória do Oriente Médio) em 2012, o que gerou o desenvolvimento de conhecimentos sobre a patologia dessas doenças, bem como vacinas que chegaram a fases clínicas em humanos
- Diferentes tecnologias exploradas para o desenvolvimento das vacinas: diversas instituições e empresas utilizaram o seu conhecimento e suas plataformas tecnológicas para desenvolver vacinas contra covid-19; o destaque foi o uso de tecnologias inovadoras e de rápida obtenção de moléculas (antígenos), como as plataformas de vetores virais (p. ex., adenovírus) e mRNA.

A seguir serão descritas as características de cada tecnologia e as principais vacinas registradas para covid-19. De maneira simplificada, do ponto de vista de maturidade tecnológica, as vacinas podem ser agrupadas em: 1. clássicas; 2. vacinas desenvolvidas com base em proteínas obtidas por tecnologia de DNA recombinante; e 3. vacinas desenvolvidas por meio de tecnologias inovadoras.

[a]O Covax Facility é uma aliança internacional conduzida pela OMS, entre outras organizações, com o objetivo de acelerar o desenvolvimento e a produção de vacinas contra covid-19 e garantir o acesso igualitário à imunização em todo o mundo. Mais de 150 países aderiram à iniciativa. A admissão do Brasil, assinada em 25 de setembro de 2020, inclui o acesso a 42,5 milhões de doses.

Vacinas virais desenvolvidas por meio de tecnologias clássicas

Nesse grupo estão as atenuadas e as inativadas. O desenvolvimento dessas vacinas baseou-se em abordagem empírica, que consistia em isolar, inativar e injetar os microrganismos causadores de doenças como imunógeno.

Vacinas atenuadas

São aquelas em que o vírus se encontra ativo, porém sem capacidade de produzir a doença (p. ex., caxumba, febre amarela, poliomielite oral [VOP], rubéola, sarampo, varicela). Raras vezes esses vírus podem reverter para a forma selvagem e causar a doença. Essas vacinas são contraindicadas para imunodeprimidos e gestantes. A denominação "atenuada" deve-se ao fato de os vírus passarem por um processo no qual sua virulência é reduzida a níveis considerados seguros para a aplicação clínica (vacinação). O método mais utilizado para obter vírus atenuados baseia-se em promover infecções sequenciais de vírus patogênicos em culturas celulares *in vitro*, em ovos embrionados, ou até mesmo em animais (no caso de vacinas muito antigas). O que se obtém após a série de passagens são cepas virais menos virulentas (atenuadas), as quais sofreram mutações genéticas pontuais que comprometem o funcionamento de fatores virais necessários à patogenicidade, sem, no entanto, gerar prejuízos à capacidade "replicativa" do vírus. Essas mutações pontuais também podem ser obtidas por meio de técnicas de biologia molecular, atenuando-se geneticamente cepas patogênicas. A atenuação também pode ser alcançada por meio da retirada de fragmentos maiores do genoma do vírus; essas vacinas são classificadas como vacina geneticamente atenuadas e consideradas inovadoras.

Quando aplicado no corpo de um indivíduo, o vírus atenuado é capaz de se replicar, porém de maneira lenta, sem causar maiores danos ao organismo. A prolongada exposição ao vírus durante a lenta replicação viral induz uma resposta imune responsável por desencadear a produção de células de memória (linfócitos B e T), as quais garantem o estabelecimento de imunidade contra o vírus em questão. Vacinas atenuadas não dependem do uso de adjuvantes (componentes que ajudam na estimulação do sistema) e, em geral, estabelecem uma resposta imunológica de longo prazo.

Apenas uma vacina viva atenuada para covid-19 chegou à fase clínica de desenvolvimento: a Codagenix desenvolveu uma vacina atenuada geneticamente para a covid-19, chamada Covi-Liv®, por meio da desotimização de códons. No processo, os pesquisadores da Codagenix reescreveram os genomas dos vírus, introduzindo centenas de mutações extras.

Vacinas inativadas

Nesse tipo de vacina, o vírus é inativado por agentes químicos e/ou físico. As vacinas inativadas não chegam a "imitar" a doença como as atenuadas, o que fazem é "enganar" o sistema imune, o qual entende que o agente infeccioso morto representa perigo real e, como resposta, desencadeia o processo de proteção. São vacinas sem risco de causar infecção em pessoas imunodeprimidas ou em gestante e seu feto. Exemplos de vacinas inativadas: poliomielite injetável (VIP), hepatite A e raiva. Por trabalhar com patógenos completamente incapacitados de provocar sintomas de uma doença, as vacinas inativadas, que de modo geral são formuladas com adjuvantes (componentes que ajudam na estimulação do sistema), tendem a ter esquemas vacinais multidoses e em alguns casos geram imunidade de curta duração, sendo necessárias doses de reforço. No caso do SARS-CoV-2, grandes quantidades de vírus precisariam ser cultivadas, geralmente em células Vero, sob condições de nível de biossegurança 3 (BSL3), além de serem necessários testes extensivos de segurança para garantir que os vírus foram totalmente inativados. Exemplos de vacinas inativadas aprovadas para covid-19 incluem: CoronaVac®, desenvolvida pela Sinovac Biotech e produzida no Brasil pelo Instituto Butantan; além de duas vacinas desenvolvidas e fabricadas pela Sinopharm com os Institutos de Produtos Biológicos de Pequim e de Wuhan, a Covaxin®, produzida pela Bharat Biotech na Índia, e a QazVac®, produzida pelo Instituto de Pesquisa para Problemas de Segurança Biológica do Cazaquistão; entre outras. No Brasil, a vacina CoronaVac® foi implementada na rotina de vacinação de adultos e de crianças de 3 a 17 anos.

Vacinas virais com base em proteínas obtidas por tecnologia de DNA recombinante

Nesse grupo estão as vacinas com base em proteínas: subunidades, VLP (do inglês *virus like particles*) e peptídeos.

O desenvolvimento de técnicas de biologia molecular permitiu aos pesquisadores projetar vacinas de uma forma totalmente racional e desenvolver vacinas para doenças que não podiam ser combatidas usando tecnologias clássicas. As vacinas com proteínas obtidas por tecnologia de DNA recombinante podem ser constituídas de subunidades proteicas, partículas semelhantes a vírus (VLP) ou mesmo fragmentos de proteínas, peptídeos, produzidos sinteticamente.

Vacinas de subunidades

Podem ser obtidas por engenharia genética, como a vacina para hepatite B e a vacina preventiva para infecções com vírus do papiloma humano (HPV), mas algumas vacinas de subunidade ainda são obtidas a partir do patógeno inteiro e fracionadas por tratamentos químicos (p. ex., *influenza*). Vacinas de subunidade recombinantes são obtidas a partir da informação genética do patógeno, usando proteínas que representem antígenos relevantes para a proteção. Hoje é possível produzir proteínas recombinantes por meio de sistemas de expressão heteróloga usando outros microrganismos, como bactérias, leveduras, células de mamíferos, insetos e até mesmo vegetais.

Vacinas de partículas semelhantes a vírus

As VLPs consistem em proteínas virais dispostas em uma estrutura lipídica (nanopartícula) necessárias para formar uma partícula semelhante a vírus, porém não têm o genoma viral e as proteínas não estruturais. Vacinas desse tipo têm recebido interesse crescente nos últimos anos devido ao seu bom perfil de segurança e alto potencial imunogênico. São mais estáveis e menos sujeitas à degradação quando comparadas às vacinas de proteína tradicionais.

Vacinas de peptídeos

São frequentemente vacinas sintéticas e reproduzem regiões antigênicas (epítopos) das proteínas naturais de patógenos. Essas vacinas são muito específicas, o que minimiza os riscos de reações alérgicas ou autoimunes; no entanto, são moléculas muito instáveis no organismo humano, podendo gerar uma baixa resposta imune.

No caso da covid-19, muitas vacinas candidatas com base em proteína recombinante contra SARS-CoV-2 estão atualmente em desenvolvimento; baseiam-se na expressão da proteína spike ou da região RBD (do inglês *receptor-binding domain*) da proteína spike. Algumas vacinas desse tipo já foram aprovadas, como: a NVX-CoV2373 (também conhecida como Covovax® ou Nuvaxovid®), produzida pela Novavax nos EUA; a EpiVacCorona®, produzida pelo Vector Institute da Rússia; a Abdala/CIGB-66®, produzida pelo Centro de Engenharia Genética e Biotecnologia de Cuba; e a Soberana 2, ou PastoCoVac®, produzida pela Finlay Vaccine Institute de Cuba. A Medicago, com sede no Canadá, parcialmente financiada pela fabricante de cigarros Philip Morris, desenvolveu uma vacina, a Cofivenz®, com base em VLP e produzida em plantas e tabaco; é a primeira vacina aprovada em plataforma vegetal.

Vacinas virais desenvolvidas por meio de tecnologias inovadoras

Tecnologias inovadoras foram desenvolvidas e exploradas para estabelecer plataformas tecnológicas que permitem não só uma melhor apresentação de antígenos, mas principalmente aumento na velocidade de desenvolvimento, aprovação e produção de uma vacina. Nesse grupo estão as vacinas de vetores virais e as vacinas de ácidos nucleicos.

Vacinas de vetores virais

Consistem em um vírus recombinante (vetor viral) – muitas vezes não relacionado com a doença para a qual se desenvolve a vacina – frequentemente atenuado para reduzir sua patogenicidade, no qual os genes que codificam o(s) antígeno(s) do patógeno foram clonados usando técnicas de DNA recombinante. As vacinas de vetor viral podem ser replicativas ou não replicativas. As replicativas infectam células nas quais o antígeno da vacina é produzido. Podem também carregar o antígeno da vacina na superfície da partícula viral gerada durante a infecção celular, sendo capazes de infectar novas células. As não replicativas inicialmente entram nas células e produzem o antígeno da vacina usando a maquinaria celular, mas nenhuma nova partícula de vírus é formada. Como as vacinas de vetor viral resultam na produção de antígeno endógeno, as respostas imunes, humoral e celular são estimuladas sem a necessidade de uso de adjuvantes na sua formulação. Uma possível desvantagem é que alguns desses vetores são afetados e parcialmente neutralizados pela imunidade do vetor preexistente. Isso é contornado pelo uso de tipos de vetores que são raros em humanos ou são derivados de vírus de animais.

A plataforma de vetor viral vem sendo estudada há bastante tempo, havendo cinco abordagens diferentes: os vetores virais replicativos; vetores virais não replicativos, vetores virais de ciclo único; e vetores virais multissegmentados. Os seguintes tipos de vetores virais são conhecidos: retrovírus e lentivírus, adenovírus, poxvírus, alfavírus, arenavírus, herpes-vírus, flavivírus, paramixovírus; rhabdovírus (Sasso *et al.*, 2020). Cada um deles apresenta vantagens e desvantagens. Esses vetores vinham sendo desenvolvidos principalmente como sistema de liberação em terapia celular e posteriormente começaram a ser pesquisados também no desenvolvimento de vacinas. Entre os principais tipos de vetores virais que estão sendo estudados, tanto em vacinas quanto em medicamentos, estão os vetores adenovírus associados e os vetores de adenovírus. As vacinas com base em adenovírus são uma tecnologia relativamente nova, todavia, já existem vacinas aprovadas para ebola, por exemplo. Vários candidatos à vacina de vetor não replicativo foram desenvolvidos e aprovados para SARS-CoV-2, como a vacina ChAdOx1 nCoV-19 ou Covishield® (com base em um chimpanzé), desenvolvida pela universidade de Oxford/AstraZeneca e produzida pela AstraZeneca e pela Fiocruz, pela Janssen (usando um vetor viral humano com base em AdV26), pela CanSino (AdV5) e pela Gamaleya Research Institute (Sputnik V, Ad5/Ad26). No Brasil, as vacinas da Fiocruz e da Janssen foram implementadas na rotina de vacinação de adultos.

Vacinas de ácidos nucleicos

Podem consistir em vacinas com DNA ou mRNA e podem ser adaptadas rapidamente quando novos vírus surgem, razão pela qual foram uma das primeiras vacinas contra covid-19 a entrar em testes clínicos.

Vacinas de DNA consistem em uma construção de DNA sintético que codifica o antígeno da vacina. Para a absorção eficiente do construto nas células, a injeção deve ser seguida por eletroporação. Após a absorção nas células, o antígeno da vacina é expresso a partir do DNA pela translocação nuclear do DNA e transcrição em mRNA, usando a maquinaria celular. Vacinas de DNA são uma plataforma poderosa e promissora para desenvolvimento e produção de imunizantes de forma rápida e flexível. Durante o surto anterior de SARS e MERS, vacinas de DNA induziram uma resposta imune produzindo anticorpos neutralizantes documentados em ensaios clínicos. Atualmente existe apenas uma vacina de DNA aprovada para covid-19, a ZyCoV-D®, fabricada pela indiana Zydus Lifesciences.

Já as vacinas com base em mRNA não precisam passar pela fase de translocação para o núcleo da célula, onde o mRNA é usado diretamente pela célula como molde para produção do antígeno vacinal. O desenvolvimento de vacinas de mRNA já estava em curso há décadas, mas obstáculos como a estabilidade térmica, estratégia de entrega e questões acerca da segurança dessa geração de vacinas só recentemente foram superados. Nesse contexto, a pandemia do SARS-CoV-2, como agravo de saúde pública sem precedentes, criou uma oportunidade inesperada para que a tecnologia demonstrasse a sua promessa. Uma molécula transportadora é necessária para permitir a entrada do mRNA nas células; nanopartículas lipídicas são mais comumente usadas. A encapsulação do RNA em envoltório lipídico aumenta a sua estabilidade e garante a viabilidade da vacinação utilizando vacinas de RNA. As nanopartículas lipídicas, além de aumentarem a estabilidade da molécula, garantem a entrega do mRNA no citoplasma celular, culminando na expressão do antígeno de interesse.

Apesar do enorme avanço alcançado em termos de estabilidade, essas vacinas ainda exigem baixas temperaturas de armazenamento (–80 a –20°C), se forem necessários longos períodos de estocagem, o que restringe a logística de distribuição. As vacinas de mRNA contra covid-19 mais bem-sucedidas até o momento (Pfizer e Moderna) também lançaram mão de modificações na sequência original de nucleosídios (substituições por resíduos de pseudouridina) para minimizar a ativação de respostas imunológicas inatas, reduzir a reatogenicidade da vacina e favorecer a expressão do antígeno de interesse. Vacinas com base em ácido nucleico induzem resposta imune humoral e celular, mas doses múltiplas são necessárias. Como vacinas para covid-19 aprovadas, têm-se as vacinas da Pfizer/BioNTech® (BNT162b2) e Moderna® (mRNA-1273), as quais já foram implementadas em vários países, inclusive no Brasil (Pfizer) para adultos, adolescentes e crianças de 5 a 11 anos. Ainda existem outras vacinas em desenvolvimento clínico usando plataforma de mRNA, como as vacinas da CureVac, Arcturus e HDT em colaboração com o instituto Senai e a Cimatec no Brasil.

ENSAIOS CLÍNICOS DE VACINAS CONTRA COVID-19

As vacinas passam por várias fases de desenvolvimento e testes – geralmente há três fases para os ensaios clínicos, com a última destinada a avaliar a capacidade do produto de proteger contra doenças, o que é chamado "eficácia". Todas as fases avaliam a segurança. A última fase, a fase 3, geralmente é realizada em um grupo com grande número de pessoas, normalmente dezenas de milhares. Depois disso, a vacina precisa passar por uma revisão pela autoridade reguladora nacional, a qual decidirá se a vacina é segura e eficaz o suficiente para ser aprovada.

No passado, as vacinas foram desenvolvidas por meio de uma série de etapas consecutivas, o que levava muitos anos. Agora, dada a necessidade urgente de vacinas contra covid-19, investimentos financeiros sem precedentes e colaborações científicas mudaram a forma como as vacinas são desenvolvidas. Isso significa que algumas das etapas do processo de pesquisa e desenvolvimento vêm acontecendo paralelamente, mantendo rígidos padrões clínicos e de segurança (Figura 2.1). Por exemplo, alguns ensaios clínicos avaliaram várias vacinas ao mesmo tempo. Quanto mais vacinas em desenvolvimento concomitantemente, mais oportunidades para o sucesso em curto prazo.

O compromisso financeiro e político permitiu que o desenvolvimento acelerado de uma vacina ocorresse. No entanto, isso não torna os estudos clínicos das vacinas para covid-19 menos rigorosos.[6] A realização de ensaios clínicos durante uma pandemia apresenta desafios. É difícil prever onde e quando os surtos ocorrerão e preparar os locais de teste para coincidir com a prontidão da vacina para o teste. Em uma situação de alta mortalidade, as populações podem não aceitar ensaios randomizados e controlados com grupos placebo; embora outros métodos possam ser cientificamente viáveis, eles normalmente não são tão rápidos e os resultados podem ser mais difíceis de interpretar.[7]

As estratégias de desenho de ensaios devem ser adaptadas ao contexto da doença, ao surto específico, ao cenário local e à vacina candidata a ser avaliada. Embora os ensaios na população geral sejam generalizáveis para uma população mais ampla, as populações de alto risco podem ser direcionadas para maximizar o poder do ensaio. Além disso, a demonstração da eficácia da vacina, normalmente por meio de um estudo de fase 3, é fundamental para o registro e para ajudar a informar os formuladores de políticas sobre os usos potenciais das vacinas. A eficácia da vacina é uma medida individual dos efeitos da vacina, definida como a redução proporcional da incidência da infecção-alvo em participantes vacinados comparados a controles; geralmente, a eficácia da vacina é igual a um menos o risco, probabilidade ou razão de risco, com 100% de eficácia correspondendo à incidência zero em pessoas vacinadas. A demonstração da eficácia é especialmente importante para que uma primeira vacina seja registrada contra um patógeno específico.

Na Tabela 2.1 são apresentados dados dos estudos clínicos para registro das vacinas contra covid-19 aprovadas no Brasil.

Após o registro das vacinas, outros estudos clínicos foram desenvolvidos, com o objetivo de analisar a duração da imunidade, a administração com outras vacinas, os esquemas homólogos comparados aos heterólogos.

No cenário da pandemia de covid-19, o sistema ético regulatório também passou por adaptações. Em maio de 2020, a Comissão Nacional de Ética em Pesquisa (Conep) lançou algumas orientações para condução de pesquisas clínicas e atividade do Sistema Comitês de Ética em Pesquisa (CEP)/Conep, durante a pandemia provocada pelo coronavírus SARS-CoV-2, entre elas, autorização, em caráter excepcional, para realizar reuniões por meio de videoconferência

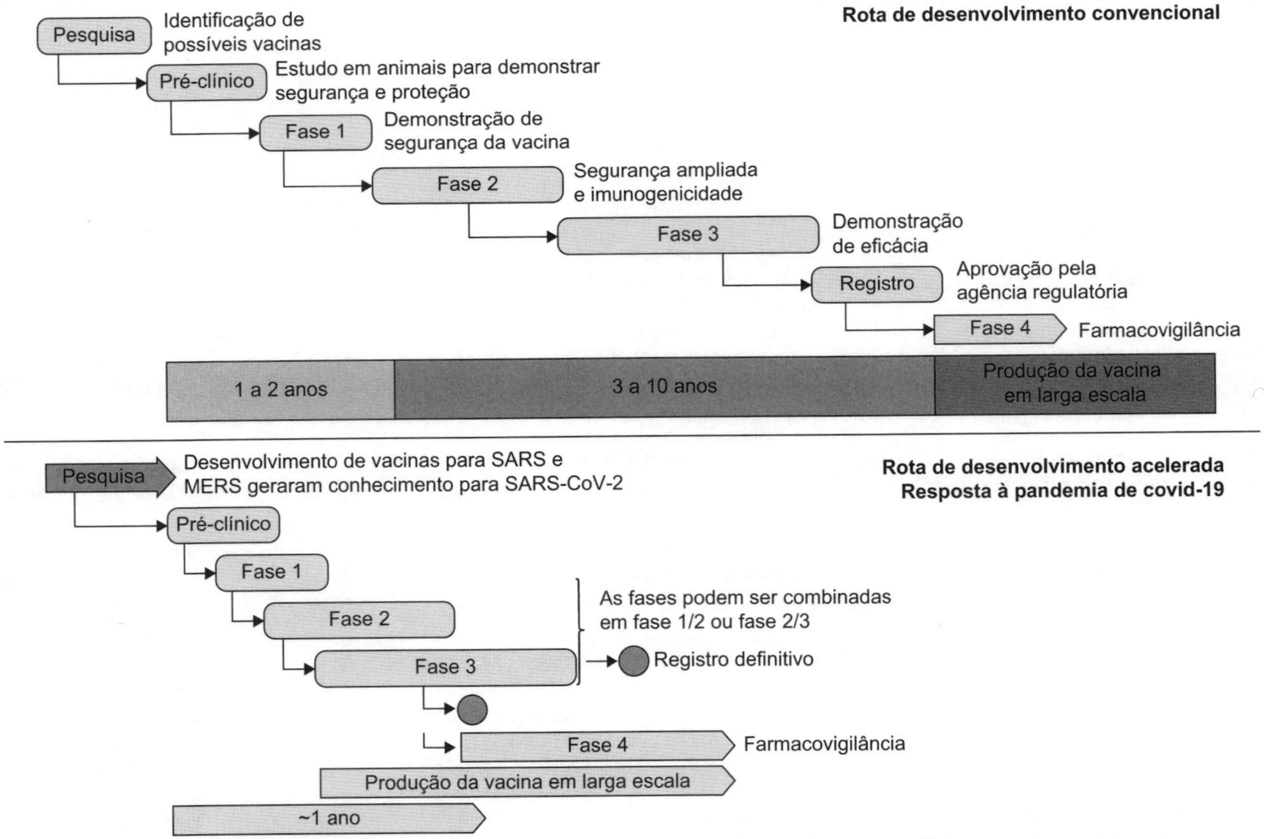

Figura 2.1 Desenvolvimento de vacinas tradicionais usando um paradigma pandêmico. Nota: isso pode levar 15 anos ou mais, começando com uma longa fase de descoberta e experimentos pré-clínicos exploratórios. Na etapa seguinte, são realizados experimentos pré-clínicos e estudos toxicológicos mais formais, bem como processos de produção e controle de qualidade. Após o sucesso dessa fase, segue-se para os estudos clínicos de fases 1, 2 e 3. Se a eficácia e segurança da vacina forem demonstradas, finalmente ela é licenciada, iniciando-se a produção em larga escala. O desenvolvimento de vacinas para covid-19 seguiu um cronograma acelerado. Inclui-se também a esse risco a produção muito precoce em escala comercial, antes mesmo do estabelecimento da prova de conceito clínica. Devido ao conhecimento adquirido com o desenvolvimento inicial de vacinas para SARS-CoV e MERS-CoV, a fase de descoberta foi omitida. As fases clínicas foram desenvolvidas paralelamente ou combinadas, e os ensaios de fase 3 foram iniciados após a análise interina dos resultados das fases 1 e 2. O grande paradigma pandêmico exigiu grande risco financeiro para desenvolvedores e fabricantes, sem saber se a vacina candidata seria segura e eficaz. (Adaptada de Krammer, 2020; Lurie et al., 2020.[7,8])

Tabela 2.1 Características dos ensaios clínicos de fase 3 das vacinas aprovadas no Brasil.

Fabricante (vacina)	Regime de doses	Tamanho do ensaio	Eficácia	Desfechos clínicos	Duração da fase 3	Resultados por desfechos clínicos	Referência bibliográfica
Pfizer-BioNTech (BNT162b2®)	2 doses (21 dias de intervalo)	43,548	95%	Covid-19 sintomática e teste RT-PCR para covid-19 positivo	Até 24 meses após 2ª dose	95,3 a 100% eficaz em prevenir doença grave, segundo critérios do CDC e FDA	Tregoning et al. (2021)
AstraZeneca University of Oxford (Vaxzevria®)	2 doses (intervalo mediano de 29 dias; a maioria dos participantes recebeu a 2ª dose entre 26 e 36 dias (95,7 e 95,3%, respectivamente) após a 1ª dose	17.178 26.212	55% com intervalo entre doses menor que 6 semanas 81% com intervalo entre doses maior que 12 semanas	Covid-19 sintomática	12 meses após a 2ª dose	100% eficaz contra covid-19 sintomática grave ou crítica	Tregoning et al. (2021)
Johnson & Johnson (Ad26. COV2-S®)	1 dose	44.325	66%	Covid-19 sintomática e teste RT-PCR para covid-19 positivo	25 meses e 27 meses após 1ª dose	85,4% eficaz contra doença grave/crítica acima de 28 dias da vacinação	Sadoff et al. (2022)
Gamaleya (Sputnik V®)*	2 doses (21 dias de intervalo)	19.866	91,6% (92% 1 dose)	Covid-19 sintomática e teste RT-PCR para covid-19 positivo	6 meses após 1ª dose	Sem dado disponível em junho/2021	Jones e Roy (2021).
Sinovac Biotech (CoronaVac®)	2 doses (14 dias de intervalo; 14 ou 28 dias de intervalo no Chile)	2,263 (Chile); 10,214 (Turquia); 12,688 (Brasil); 12,221 (Índia); 1.620 (Indonésia)	50,65 (Brasil); 56,5% (Chile); 65,30% (Indonésia); 78% (Brasil); 83,5% (Turquia); 77,8% (Índia)	Covid-19 sintomática, Covid-19 virologica-mente confirmada ocorrendo 2 semanas após 2ª dose e até 1 ano após 1ª dose	6 a 12 meses após 1ª dose	51% eficaz contra SARS-CoV-2 sintomático; 100% eficaz contra doença grave; 100% eficaz contra hospitalização 14 dias após a 2ª dose	Tanriover et al. (2021) Duarte et al. (2021) Fadlyana et al. (2021)

*Produto com autorização para importação excepcional. CDC: Centers for Disease Control and Prevention; FDA: Food and Drug Administration; RT-PCR: transcrição reversa seguida de reação em cadeia da polimerase (do inglês *reverse transcription polymerase chain reaction*); SARS-CoV-2: síndrome respiratória aguda grave. (Adaptada de Tregoning et al., 2021; Sadoff et al., 2022; Jones e Roy, 2021; Tanriover, 2021; Duarte et al., 2021; Fadlyana et al., 2021.[10-15])

ou aplicativo *web* de videochamada e orientações para procedimentos em pesquisas com qualquer etapa em ambiente virtual.[9] Isso permitiu maior agilidade na avaliação dos protocolos clínicos e demais documentos. Dentre as orientações, tem especial atenção o envio imediato dos protocolos referentes às pesquisas relacionadas com SARS-CoV-2, solicitando análises em caráter de urgência, com tramitação especial na Conep. Os protocolos clínicos que não se enquadravam nos critérios estabelecidos pelas normativas foram recomendados à constituição de câmaras técnicas virtuais nos CEPs locais, com análise/deliberação priorizada (em média 7 dias) como força-tarefa quanto aos estudos relacionados com SARS-CoV-2. Para os ensaios clínicos, foram estabelecidos trâmites excepcionais, como tramitação de emendas concomitantes à implementação de modificações/alterações no protocolo de pesquisa, visando à segurança dos participantes da pesquisa, minimizando, por exemplo, a interrupção no tratamento.

As normativas vigentes não permitem a perda de qualidade ou de proteção do participante. As alterações e exceções realizadas não modificaram as boas práticas clínicas (BPC), sendo necessário manter todas as proteções éticas e de qualidade, como o grupo controle, a fundamentação em estudos prévios, comitê independente de monitoramento de segurança e encaminhamento de eventos adversos, dentre tantos outros que já faziam parte das BPCs. Além disso, foram exaradas orientações aos pesquisadores frente à situação de emergência, possibilitando formas alternativas ao processo de consentimento para os estudos realizados em pacientes afetados pela covid-19, consentimento por meios digitais, consentimento em plataforma eletrônica e consentimento gravado (por telefone ou aplicativo de comunicação).

Nesse cenário, foi fundamental o monitoramento dos projetos pelos órgãos regulatórios, além da realização de estudos de pós-comercialização e farmacovigilância. A farmacovigilância tem como objetivo zelar pelo cuidado e pela segurança dos pacientes, certificando o uso seguro e racional dos produtos médicos, a partir de monitoramento dos eventos adversos e de contribuições para a avaliação contínua dos benefícios relacionados com o uso desses produtos. Dessa forma, a farmacovigilância faz uma avaliação contínua para assegurar que os benefícios do produto são maiores que os riscos por eles causados. Essa é a definição da Agência Nacional de Vigilância Sanitária (Anvisa), que ressalta também a importância de promover a compreensão e a capacitação em farmacovigilância.

A avaliação da Anvisa para autorização temporária de uso emergencial foi feita caso a caso, decidida pela Diretoria Colegiada. Para a decisão, a Anvisa considerou os dados apresentados, a população-alvo, as características do produto, os resultados dos estudos pré-clínicos e clínicos e a totalidade das evidências científicas disponíveis relevantes para o produto. Essas últimas são os resultados provisórios de um ou mais ensaios clínicos que atendessem aos critérios de eficácia e segurança para o uso pretendido, devendo os benefícios da vacina superar seus riscos, de forma clara e convincente, considerando os critérios técnicos.

Ademais, para a decisão da Anvisa, a empresa deveria avalizar as adequações das informações de fabricação e estabilidade, para garantir a consistência da qualidade da vacina, conforme requisitos técnicos atuais. Não obstante, a Anvisa poderia exigir o cumprimento de requisitos adicionais, considerando as características intrínsecas a cada vacina e o contexto nacional.[16]

VACINAS PARA COVID-19 E EFICÁCIA CONTRA AS VARIANTES DE PREOCUPAÇÃO

Os vírus mudam constantemente por meio de mutações; às vezes, essas mutações resultam em uma nova variante do vírus. Algumas variantes surgem e desaparecem, ao passo que outras persistem. Quando uma célula humana é infectada, o SARS-CoV-2 se replica e durante a sua replicação ocasionalmente comete pequenos erros de cópia do seu genoma, as chamadas mutações. Um grupo de vírus que compartilha o mesmo conjunto herdado de mutações distintas é chamado "variante". Novas variantes de SARS-CoV-2 continuarão a surgir e diversas organizações de saúde pública monitoram o aparecimento dessas variantes para classificá-las e entender a sua patogenicidade. Algumas variantes se espalham com mais facilidade e rapidez do que outras, o que pode levar a mais casos de covid-19. Mesmo que uma variante cause doença menos grave em geral, um aumento no número total de casos pode causar um aumento nas hospitalizações, sobrecarregar mais os recursos de saúde e potencialmente levar a mais mortes. Com relação ao Brasil, a Fiocruz, por meio da Rede Genômica, conduz iniciativas para decodificar e monitorar a evolução do SARS-CoV-2. Os dados e as modelagens realizados por essas iniciativas podem contribuir para a discussão tanto de medidas não farmacológicas como em relação ao desenvolvimento de vacinas e a vacinação no país. Entre maio e o início de novembro de 2021, foram detectadas cinco novas variantes de preocupação (VOC, do inglês *variants of concern*) do SARS-CoV-2, a Alfa, Beta, Delta, Gama e Ômicron. Outras variantes, como Lambda e Um, passaram a ser classificadas pela OMS como variantes de interesse (VOI, do inglês *variants of interest*). Alguns estudos estimaram a eficácia das principais vacinas contra as VOCs. A eficácia para as variantes Alfa, Beta, Gama e Delta contra infecção grave foi alta.[17] Com relação à cepa Ômicron,[18] que acumula o maior número de mutações na proteína spike dentre todas as variantes, estudos preliminares de laboratório descobriram que duas doses da vacina contra covid-19 não são suficientes para impedir uma infecção sintomática. Trabalhos demonstraram que a imunização primária com duas doses da vacina ChAdOx1nCoV-19® ou BNT162b2® forneceu proteção 40% menor contra a doença sintomática causada pela variante Ômicron. Um reforço com BNT162b2 ou mRNA-1273 após o esquema primário com a ChAdOx1 ou BNT162b2 aumentou substancialmente a proteção em cerca de 80%. Com base nesses achados, alguns países, incluindo o Brasil, estão dando às pessoas doses de reforço para aumentar a imunidade. Também vale a pena notar que a variante Ômicron não apresenta mutações em porções de seu genoma que são alvos da imunidade adquirida por vacina, como as células T. Essas células fazem parte da segunda linha de defesa do corpo e geralmente são mais difíceis de escapar dos vírus. Embora as células T não possam prevenir a infecção, elas ajudam a proteger contra doenças mais graves e morte.

PERSPECTIVAS

Havia uma esperança de que a imunidade de rebanho freasse a pandemia, pois diferentes estudos descreveram que, se 60 a 70% da população obtivesse imunidade por meio de vacinações ou exposição anterior ao vírus, ocorreria redução na circulação do vírus. Todavia, vários fatores, como a hesitação vacinal, o surgimento de novas variantes e a chegada tardia de vacinas para crianças, têm dificultado o processo de ganho de imunidade de grupo. Segundo os epidemiologistas, é pouco provável que o SARS-CoV-2 seja erradicado: o cenário mais provável é que o novo coronavírus se tornará endêmico, o que significa que continuará a circular em bolsões da população global nos próximos anos. O fracasso em erradicar o vírus não significa, entretanto, que a morte, a doença e/ou o isolamento social continuarão como na atualidade. O futuro dependerá muito do tipo de imunidade que as pessoas adquirem por meio da infecção ou da vacinação e de como o vírus evolui. É provável que o vírus seja eliminado em algumas regiões, ao passo que continuará a circular em outras, trazendo o risco de reintrodução se a cobertura vacinal e as medidas de saúde pública não forem boas o suficiente. O vírus permanece, mas, uma vez que as pessoas desenvolvem alguma imunidade a ele, seja por meio de infecção natural, seja por meio da vacinação, elas não apresentarão sintomas graves. O vírus teria como principal alvo as crianças, grupo em que continuaria a circular, causando infecção leve. Além disso, a eliminação de SARS-CoV-2 é improvável sem uma imunização ampla das crianças, que podem ser vetores de transmissão assintomática.

As vacinas desenvolvidas para covid-19 usam abordagens tecnológicas não replicativas, e a imunidade gerada pelas vacinas parece ser de curta duração. Nesse cenário, a imunização terá de ser recorrente, a fim de manter o *status* imune da população alto o suficiente para diminuir a circulação do vírus e consequentemente a geração de variantes. É provável que o cenário seja análogo ao do sarampo, ainda endêmico em partes do mundo com imunização insuficiente. Em 2018, um ressurgimento global matou mais de 140 mil pessoas. Uma situação semelhante pode surgir com o SARS-CoV-2 se as pessoas recusarem as vacinas.

Décadas de experiências de vacinas infantis documentam que, mesmo com alta cobertura, suficiente para eliminar doenças e infecções em quase todos os indivíduos, a proteção de pessoas não vacinadas pela imunidade de rebanho não é garantida quando ocorrem reintroduções. A manutenção dos benefícios dos programas de vacinação para covid-19 exigirá não apenas o monitoramento da duração da imunidade, mas também a vigilância local contínua para infecções em populações vacinadas, bem como o rastreamento das taxas de cobertura vacinal dentro da comunidade, para que as lacunas possam ser preenchidas rapidamente.

O futuro do SARS-CoV-2 também dependerá da sua capacidade de replicação em reservatórios animais. O SARS-CoV-2 provavelmente originou-se em morcegos, mas pode ter passado para as pessoas por meio de um hospedeiro intermediário. O vírus pode infectar facilmente muitos animais, incluindo gatos, coelhos e *hamsters*, e se mostrou infeccioso em *visons*, em fazendas na Dinamarca e na Holanda, onde aconteceram surtos. Nesses surtos, o vírus também foi transmitido de visons para pessoas. Se o vírus for capaz de se estabelecer em uma população de animais selvagens será muito difícil de controlar sua circulação e reemergência.

Ainda não se sabe se a evolução do SARS-CoV-2 será acelerada pelo aumento da imunidade ou se a circulação reduzida do vírus (que se espera ocorrer como consequência da vacinação) pode retardar o acúmulo de mutações. Caso o SARS-CoV-2 se torne endêmico e continue a evoluir, cenários de revacinação precisam ser previstos e podem requerer que a revacinação seja com uma vacina com base nas variantes circulantes mais prevalentes. No momento, é muito difícil prever a frequência com que as revacinações serão necessárias e recomendadas para grupos de risco específicos ou para a população em geral. Uma importante lição aprendida sobre a evolução dos vírus da gripe é que várias linhagens do mesmo vírus podem coexistir e cocircular, o que resultou na decisão de usar vacinas quadrivalentes. A cocirculação de diferentes linhagens de SARS-CoV-2 na mesma ou em diferentes áreas geográficas pode complicar as decisões sobre quais linhagens merecem incorporação em novas vacinas e se essas vacinas precisarão evoluir para formatos multivalentes.

Diante do apresentado neste capítulo, destacam-se abaixo as principais lições aprendidas com o desenvolvimento acelerado de vacinas para covid-19:

- Investimento em ciência e tecnologia é a base do sucesso para obter vacinas em curto prazo
- Plataformas de obtenção rápida de antígeno foram estabelecidas a partir da evolução do conhecimento científico
- Infraestrutura de escalonamento e produção estabelecidas e ampliadas rapidamente
- O que parece "novo" para a sociedade vem sendo estudado há décadas pela ciência
- Alternativas de aprovação regulatória (emergencial) são possíveis sem renunciar à segurança
- Parcerias são fundamentais para acelerar o desenvolvimento de vacinas
- O investimento financeiro é necessário para acelerar o desenvolvimento e a produção de vacinas
- Embora a imunologia da proteção contra a covid-19 seja complexa, a proteção pode ser prevista por meio de respostas de anticorpos
- A eficácia contra doenças graves pode ser menos dependente de anticorpos neutralizantes e mais dependente de uma resposta celular
- A duração da imunidade, principalmente em idosos, cai ao longo do tempo, sendo necessária vacinação de reforço
- Esquemas heterólogos de vacinação mostraram segurança e imunogenicidade aumentada em relação a esquemas homólogos.

Há ainda muito o que se avançar não somente no desenvolvimento de vacinas para covid-19, mas também, e de maneira crítica, em ações que assegurem o acesso a essas vacinas globalmente. Com relação às lacunas no desenvolvimento de novas gerações de vacinas, é importante focar em vacinas que gerem imunidade de longa duração – dentre as várias modalidades vacinais, as vacinas vivas atenuadas têm sido consideradas as mais eficazes, pois replicam de perto uma infecção natural sem o ônus da doença. Pesquisadores já discutem a possibilidade de desenvolvimento de vacinas atenuadas para a covid-19, como alternativa para aumentar a longevidade da resposta imune. Com relação ao acesso, destaca-se a necessidade de medidas para reduzir a desigualdade no mundo em relação à cobertura vacinal, visto que tiveram sucesso limitado. A discrepância na distribuição das vacinas covid-19 em todo o mundo representa um desafio sobre o impacto da vacinação para controlar a pandemia em curso. A maioria dos países desenvolvidos encomendou doses de vacina, mas os países de baixa renda não conseguiram garantir quantidades suficientes, como os países da África, o que prolonga a crise sanitária mundial e a possibilidade de geração de novas variantes. O aumento da capacidade de produção mundial é outro aspecto de igual importância, dentre os quais destaca-se a discussão sobre a renúncia a proteções e propriedade intelectual para patentes industriais, a transferência de tecnologia para permitir que mais fabricantes de vacinas possam ofertar doses, bem como a criação de capacitações tecnológicas e industriais nos países em desenvolvimento e menos desenvolvidos. Por último, e não menos importante, o uso de dose fracionada das vacinas – de modo análogo ao que foi realizado para a epidemia de febre amarela na África, onde 1/5 da dose foi usada para vacinação da população com sucesso –, poderá no futuro próximo ampliar o acesso à imunização. Nessa esteira, diversos estudos testam a possibilidade do uso de doses reduzidas das vacinas para covid-19.

AGRADECIMENTOS

Agradecemos a todos os membros que compõem a Rede de Prospecção de Bio-Manguinhos para covid-19, em especial aos profissionais que estavam envolvidos diretamente na discussão sobre vacinas: Diana Praia Borges, Ana Carolina dos Reis Albuquerque Cajaraville, Ana Rodrigues de Andrade, Camila Faria Magalhães, Hugo Garcia Tonioli Defendi, Letícia Kegele Lignani, Marcos da Silva Freire, Ivna Alana Silveira, Livia Rubatino de Faria, Marisol Simões, Monique Menegaci Barbosa, Patrícia Cristina da Costa Neves, Renata Carvalho Pereira, Renata Tourinho Santos e Stephanie Almeida da Silva e Akira Homma. Eles contribuíram para a construção de conhecimento ao longo das discussões, da coleta, do tratamento e do enriquecimento dos dados, o que possibilitou escrever este capítulo.

REFERÊNCIAS BIBLIOGRÁFICAS

1. John Hopkins University (JHU). COVID-19 Dashboard. JHU [Internet cited 2022 oct 15]. Disponível em: https://coronavirus.jhu.edu/map.html.
2. United Nations. Misinformation that Omicron is 'the last COVID-19 variant' fuelling uptick worldwide: WHO. 2022. UN [Internet cited 2022 oct 16]. Disponível em: https://news.un.org/en/story/2022/03/1114062.
3. Our World in Data. COVID-19 Data Explorer. Our World in Data [Internet cited 2022 15 oct]. Disponível em: https://ourworldindata.org/explorers/coronavirus-data-explorer.
4. United Nations International Children's Emergency Fund (UNICEF). COVID-19 Vaccine Market Dashboard. Unicef [Internet cited 2022 oct 16]. Disponível em: https://www.unicef.org/supply/covid-19-vaccine-market-dashboard.
5. Callaway E. Beyond Omicron: what's next for COVID's viral Evolution. Nature. News Feature. 2021 [Internet cited 2022 oct 15]. Disponível em: https://www.nature.com/articles/d41586-021 a 03619-8.
6. World Health Organization (WHO). Design of vaccine efficacy trials to be used during public health emergencies – points of considerations and key principles. WHO [Internet cited 2022 oct 16]. Disponível em: https://www.who.int/docs/default-source/blue-print/working-group-for-vaccine-evaluation-(4th-consultation)/ap1-guidelines-online-consultation.pdf.
7. Lurie N, Saville M, Hatchett R, Halton J. Developing covid-19 vaccines at pandemic speed. N Eng Med J. 2020;382(21):1969-73. doi: 10.1056/NEJMp2005630.
8. Krammer F. SARS-CoV-2 vaccines in development. Nature. 2020;586:516-27. doi: 10.1038/s41586-020-2798-3.
9. Tregoning JS, Flight KE, Higham SL, Wang Z, Pierce BF. Progress of the covid-19 vaccine effort: viruses, vaccines and variants versus efficacy, effectiveness and escape. Nat Rev Immunol. 2021;21:626-36. doi:/10.1038/s41577-021-00592-1.
10. Sadoff J, Gray G, Vandebosch A, Cárdenas V, Shukarev G, Grinsztejn B et al. Final analysis of efficacy and safety of single-dose Ad26.COV2.S. N Engl J Med. 2022;386:847-60. doi: 10.1056/NEJMoa2117608.
11. Jones I, Roy P. Sputnik V covid-19 vaccine candidate appears safe and effective. Lancet. 2021;397(10275):642-3. doi: 10.1016/S0140-6736(21)00191-4.
12. Tanriover MD, Doğanay HL, Akova M, Güner HR, Azap A, Akhan S et al. Efficacy and safety of an inactivated whole-virion SARS-CoV-2 vaccine (CoronaVac): interim results of a double-blind, randomized, placebo-controlled, phase 3 trial in Turkey. Lancet. 2021;398(10296):213-22. doi: 10.1016/S0140-6736(21)01429-X.
13. Duarte LF, Gálvez NMS, Iturriaga C, Melo-González F, Soto JA, Schultz BM et al. Immu-

ne profile and clinical outcome of breakthrough cases after vaccination with an inactivated SARS-CoV-2 vaccine. Front Immunol. 2021;12. doi=10.3389/fimmu.2021.742914.

14. Fadlyana E, Rusmil K, Tarigan R, Reza A, Susantina R, Prodjosoewojo S et al. A phase III, observer-blind, randomized, placebo-controlled study of the efficacy, safety, and immunogenicity of SARS-CoV-2 inactivated vaccine in healthy adults aged 18-59 years: an interim analysis in Indonesia. Vaccine. 2021;39(44):6520-8. doi:10.1016/j.vaccine.2021.09.052.
15. Ministério da Saúde. Ofício Circular nº 24/2020/CONEP/SECNS/MS. Errata ao documento de orientações aos Comitês de Ética em Pesquisa – protocolos de pesquisa relativos à covid-19, emitido na data de 03/11/2020. CNS; 2020 [Internet cited 2022 oct 15]. Disponível em: http://conselho.saude.gov.br/images/comissoes/conep/documentos/CARTAS/SEI_25000.052556_2020_64.pdf.
16. Agência Nacional de Vigilância Sanitária (Anvisa). Guia sobre os requisitos mínimos para submissão de solicitação de autorização temporária de uso emergencial, em caráter experimental, de vacinas covid-19. Anvisa [Internet cited 2022 oct 15. Disponível em: https://www.gov.br/anvisa/pt-br/centraisdeconteudo/publicacoes/medicamentos/publicacoes-sobremedicamentos/guia-sobreos-requisitos-minimos-parassubmissao-de-solicitacao-de-autorizacao-temporaria-de-uso-emergencial-em-carater-experimental-de-vacinas-covid-19.
17. Nasreen S, Chung H, He S, Brown KA, Gubbay JB, Buchan SA et al. Eficácia das vacinas covid-19 contra a infecção sintomática por SARS-CoV-2 e resultados graves com variantes preocupantes em Ontário. Nat Microbiol. 2022;7:379-85. doi: 10.1038/s41564-021-01053-0.
18. Andrews N, Stowe J, Kirsebom F, Toffa S, Rickeard T, Gallagher E et al. Covid-19 vaccine effectiveness against the Omicron (B.1.1.529) variant. N Engl J Med. 2022;386:1532-46. doi: 10.1056/NEJMoa2119451. Epub ahead of print. PMID: 35249272; PMCID: PMC8908811.

BIBLIOGRAFIA

Agência Nacional de Vigilância Sanitária (Anvisa). Notificação de evento adverso: tudo o que você precisa saber. Anvisa [Internet cited 2022 oct 15]. Disponível em: https://www.gov.br/anvisa/pt-br/assuntos/noticias-anvisa/2021/notificacao-de-evento-adverso-tudo-o-que-voce-precisa-saber.

De Gregorio E, Rappuoli R. From empiricism to rational design: a personal perspective of the evolution of vaccine development. Nat Rev Immunol. 2014;14:505-14. doi: 10.1038/nri3694.

Gebre MS, Brito LA, Tostanoski LH, Edwards DK, Carfi A, Barouch DH. Novel approaches for vaccine development. Cell. 2021;184(6):1589-603. doi: 10.1016/j.cell.2021.02.030.

Ministério da Saúde. Conselho Nacional de Saúde (CNS). Comissão Nacional de Ética em Pesquisa (Conep). Norma Operacional CNS n. 001 de 2013. Organização e funcionamento do Sistema CEP/Conep e procedimentos para submissão, avaliação e acompanhamento do desenvolvimento da pesquisa envolvendo seres humanos no Brasil.CNS [Internet cited 2022 oct 15]. Disponível em: http://conselho.saude.gov.br/images/comissoes/conep/documentos/NORMAS-

Ministério da Saúde. Orientação para condução de pesquisas e atividades dos Cep durante a pandemia provocada pelo coronavírus SARS-CoV-2 COVID-19). 2020. Disponível em: http://conselho.saude.gov.br/images/comissoes/conep/documentos/NORMAS-RESOLUCOES/SEI_MS_-_0014765796_-_Comunicado.pdf

Plotkin S. History of vaccination. Proc Natl Acad Sci USA. 2014;111(34):12283-7. doi: 10.1073/pnas.1400472111.

Pollard AJ, Bijker EM . A guide to vaccinology: from basic principles to new developments. Nat Rev Immunol. 2021;21:83-100. doi: 10.1038/s41577-020-00479-7.

Rahman MM, Masum MHU, Wajed S, Talukder A. A comprehensive review on COVID-19 vaccines: development, effectiveness, adverse effects, distribution and challenges. Virus Dis. 2022; 33: 1-22. doi: 10.1007/s13337-022-00755-1.

Sasso E, D'Alise AM, Zambrano N, Scarselli E, Folgori A,. Nicosia A. . New viral vectors for infectious diseases and cancer. Semin Immunol. 2020; 50: 101430. doi: 10.1016/j.smim.2020.101430.

Strugnell R, Zepp F, Cunningham A, Tantawichien T. Vaccine antigens. Perspectives in Vaccinology. 2011;1(1):61-88. doi: 10.1016/j.pervac.2011.05.003.

World Health Organization (WHO). Coronavirus disease (COVID-19): Vaccine research and development. WHO. 2021 [Internet cited 2022 oct 16]. Disponível em: https://www.who.int/news-room/questions-and-answers/item/coronavirus-disease-(covid-19)-vaccine-research-and-development.

3

Legislação Brasileira para Serviços de Imunização

Evelin Placido dos Santos • Isabela Ballalai

INTRODUÇÃO

A imunização é uma história de sucesso global de saúde e desenvolvimento, salvando milhões de vidas todos os anos. As vacinas reduzem os riscos de contrair doenças, trabalhando com as defesas naturais do corpo para criar proteção.

Hoje, há vacinas para prevenir mais de 20 doenças que ameaçam a vida, ajudando pessoas de todas as idades a viver por mais tempo e com mais saúde. Por ano, a imunização evita 3,5 a 5 milhões de mortes por doenças como difteria, tétano, coqueluche, gripe e sarampo.

A imunização é um componente-chave da atenção primária à saúde e um direito humano indiscutível, além de um dos melhores investimentos em saúde que o dinheiro pode comprar. As vacinas também são fundamentais para a prevenção e o controle de surtos de doenças infecciosas. Elas sustentam a segurança sanitária global e são uma ferramenta vital na batalha contra a resistência antimicrobiana.

No entanto, apesar do tremendo progresso, a cobertura de vacinação vem caindo nos últimos anos, chegando, em 2020/21, a patamares não vistos desde os anos 1980. A pandemia da covid-19 e as interrupções associadas têm, nos últimos 2 anos, sobrecarregado os sistemas de saúde, com 23 milhões de crianças perdendo a vacinação em 2020 – 3,7 milhões a mais que em 2019 e o maior número desde 2009.

A vacinação é a estratégia mais segura e efetiva para proteger a humanidade de doenças potencialmente fatais. As vacinas estão entre os maiores avanços em saúde e desenvolvimento global. Por mais de dois séculos, reduziram com segurança doenças como poliomielite, sarampo e varíola, ajudando as crianças a crescerem saudáveis. Elas salvam mais de cinco vidas a cada minuto. Graças aos esforços de imunização em todo o mundo, as crianças podem andar, brincar, dançar e aprender. As crianças vacinadas se saem melhor na escola, com benefícios econômicos que se espalham por suas comunidades. Hoje, estima-se que as vacinas sejam um dos meios mais econômicos de promover o bem-estar global.

Apesar desses benefícios de longa data, os baixos níveis de imunização persistem. Cerca de 20 milhões de crianças perdem as vacinas que salvam vidas anualmente. As crianças de baixa renda e marginalizadas, muitas vezes as mais necessitadas de vacinas, continuam sendo as menos propensas a tomá-las. Muitas vivem em países afetados por conflitos, em áreas remotas ou onde a doença permanece endêmica. As baixas taxas de imunização também comprometem o progresso nas áreas de saúde e bem-estar materno-infantil.

Em 2019, a Organização Mundial da Saúde (OMS) declarou a hesitação vacinal como uma das principais ameaças à saúde pública. Embora seja tão antiga quanto a própria vacinação, a natureza do desafio continua a mudar com o cenário social. Hoje, a hesitação vacinal e a "infodemia" que ela alimenta são os principais fatores da subvacinação em todo o mundo.

A pandemia da covid-19 é um lembrete, trágico e sombrio, de como os surtos de doenças podem prejudicar vidas e meios de subsistência, com efeitos devastadores na educação, na saúde mental, na proteção e no bem-estar geral das crianças.

VACINAS NA REDE PÚBLICA

De acordo com as recomendações da OMS para a introdução de novos imunobiológicos aos programas de imunizações de cada país, é preciso seguir determinados critérios para que o sucesso seja alcançado. Entre os principais pontos que devem ser considerados, destacam-se:

- A eficácia e a segurança da vacina
- A incidência da doença no país
- Os resultados de impacto da doença-alvo demonstrados pela vigilância em saúde pública
- A relação custo-efetividade da introdução do imunobiológico
- A sustentabilidade do programa.

O último ponto citado é fundamental para que haja credibilidade e sucesso. Para isso, além da garantia de previsão orçamentária, é preciso elaborar uma estratégia para o suprimento, a estruturação da cadeia de frio e a logística de distribuição e aplicação. É também muito importante que haja treinamento das equipes de ponta.

Em 2022, o Programa Nacional de Imunizações (PNI) completou 49 anos – um programa do qual todo brasileiro deve se orgulhar. As principais vacinas consideradas de evidente custo-efetividade e custo-benefício para a saúde pública estão incorporadas aos calendários do PNI, e as coberturas vacinais, em geral, alcançam os 90%. Além disso, as vacinas ainda não incluídas na rotina estão disponíveis para grupos de maior risco nos Centros de Referência para Imunobiológicos Especiais (CRIE).

De acordo com o Ministério da Saúde (MS):

> *Em um país como o nosso – de dimensões continentais e mais de 200 milhões de habitantes –, erradicar ou manter sob controle todas as doenças que podem ser erradicadas ou mantidas sob controle por meio de vacinas é uma missão que dignifica o PNI e enche de orgulho todo cidadão brasileiro.*

O sucesso do PNI se dá pelo fato de esse programa não se limitar ao número de vacinas disponibilizadas para a população, pois tem como objetivo o alcance de altas coberturas vacinais e, portanto, o controle das doenças infecciosas.

No entanto, como acontece em todo o mundo, do ponto de vista público, nem sempre é possível oferecer todas as vacinas para toda a população; por isso, vacinas e grupos prioritários precisam ser definidos e, na medida do possível, expandidos. Vale ressaltar que, para o Brasil atual, um dos principais fatores limitantes da oferta pública de vacinas é a produção mundial desses imunobiológicos que, aparentemente, não vem acompanhando a crescente demanda internacional.

VACINAS NA REDE PRIVADA

A oferta do serviço de vacinação na rede privada possibilita que imunobiológicos licenciados sejam disponibilizados e recomendados para crianças, adolescentes e adultos. Além disso, é complementar o oferecimento de vacinas novas à população ainda não assistida pela rotina do PNI, tornando-se, assim, uma forma de ampliação dos grupos que podem se beneficiar da vacinação.

Cuidados fundamentais

- Todas as vacinas são termossensíveis e precisam ser armazenadas e distribuídas adequadamente dentro de uma cadeia de frio eficiente. Para garantir a qualidade das vacinas distribuídas, se faz necessária a regulamentação da atividade, tanto no serviço público, como no privado
- A sala de vacinação é classificada como área semicrítica e deve ser destinada exclusivamente à administração dos imunobiológicos, considerando os diversos calendários de vacinação existentes. A área semicrítica é aquela que apresenta risco menor de transmissão de agentes infecciosos, mas que, mesmo assim, precisa de todo o cuidado para que não haja contaminação. Na sala de vacinação, é importante que todos os procedimentos desenvolvidos promovam a máxima segurança, reduzindo o risco de contaminação para os indivíduos vacinados, assim como para a equipe de vacinação
- Atualmente no Brasil, os serviços de vacinação devem ser organizados e norteados pelo referencial da Resolução da Diretoria Colegiada

(RDC) nº 197, de 26 de dezembro de 2017, que tem por objetivo estabelecer os requisitos mínimos para o funcionamento dos serviços que realizam a atividade de vacinação humana

- Também devem ter como referencial os padrões de qualidade e de boas práticas de funcionamento, em cumprimento às orientações previstas a seguir:
  - RDC nº 50, de 21 de fevereiro de 2002, que dispõe sobre o Regulamento Técnico para planejamento, programação, elaboração e avaliação de projetos físicos de estabelecimentos assistenciais de saúde
  - RDC nº 63, de 25 de novembro de 2011, que dispõe sobre os requisitos para a garantia da qualidade dos processos do serviço de saúde e a prevenção dos riscos à saúde do usuário final e do meio ambiente
  - RDC nº 222, de 28 de março de 2018, que regulamenta as boas práticas de gerenciamento dos resíduos de serviços de saúde e dá outras providências

Tabela 3.1 Classificação dos serviços de imunização humana segundo a Classificação Nacional de Atividades Econômicas (CNAE).

CNAE 2.0		
Hierarquia		
Seção	Q	Saúde humana e serviços sociais
Divisão	86	Atividades de atenção à saúde humana
Grupo	863	Atividades de atenção ambulatorial executadas por médicos e odontólogos
Classe	86.30-5	*Atividades de atenção ambulatorial executadas por médicos e odontólogos* Esta classe contém subclasses, detalhadas a seguir
Subclasses	86.30-5/01	Atividade médica ambulatorial com recursos para realização de procedimentos cirúrgicos
	86.30-5/02	Atividade médica ambulatorial com recursos para realização de exames complementares
	86.30-5/03	Atividade médica ambulatorial restrita a consultas
	86.30-5/04	Atividade odontológica
	86.30-5/06	Serviços de vacinação e imunização humana
	86.30-5/07	Atividades de reprodução humana assistida
	86.30-5/99	Atividades de atenção ambulatorial não especificadas anteriormente
Notas explicativas sobre a classe 86.30-5		
Esta classe compreende: • As atividades de consultas e tratamento médico prestadas a pacientes que não estão sob regime de internação, como atividades realizadas em consultórios, ambulatórios, postos de assistência médica, clínicas médicas especializadas ou não, policlínicas, consultórios privados em hospitais, clínicas de empresas, bem como atividades exercidas no domicílio do paciente • As atividades de unidades móveis fluviais equipadas apenas de consultório médico e sem leitos para internação • As atividades de consultas e tratamento odontológico exercidas em consultórios privados, ambulatórios, clínicas odontológicas, consultórios odontológicos em hospitais e em clínicas de empresas, bem como no domicílio do paciente • *Os serviços de vacinação e imunização humana* • As atividades de reprodução humana assistida, quando realizadas em unidades independentes de estabelecimentos hospitalares • As atividades prestadas por médicos autônomos ou constituídos como empresas individuais e que exercem a profissão em consultórios de terceiros ou em unidades hospitalares, inclusive os anestesistas • As atividades de atenção ambulatorial não especificadas anteriormente. Esta classe compreende também: • Os postos de saúde pública • As atividades de unidades móveis terrestres equipadas com consultório odontológico • As atividades de unidades móveis fluviais equipadas com consultório odontológico. Esta classe não compreende: • Os laboratórios de prótese dentária (32.50-7) • As atividades de atendimento em pronto-socorro e unidades hospitalares para atendimento a urgências (86.10-1) • As atividades de profissionais da área da saúde, exceto médicos e odontólogos (86.50-0) • As atividades de práticas integrativas e complementares em saúde humana (86.90-9).		

Adaptada de CONCLA, 2014.

- Manuais técnicos do PNI
- Regulamentações estatuais e municipais que podem ter exigências singulares.

PRINCIPAIS LEIS, DECRETOS E PORTARIAS NACIONAIS ENVOLVIDOS COM A APLICAÇÃO DE VACINAS NA REDE PRIVADA NO BRASIL

Lei nº 6.259, de outubro de 1975. Dispõe sobre a organização das ações de Vigilância Epidemiológica, sobre o PNI, estabelece normas relativas à notificação compulsória de doenças, e dá outras providências.

Lei nº 6.360, de 23 de setembro de 1976. Dispõe sobre a vigilância a que ficam sujeitos os medicamentos, as drogas, os insumos farmacêuticos e correlatos, cosméticos, saneantes e outros produtos.

Portaria nº 802, de 8 de outubro de 1998. Institui o sistema de controle e fiscalização em toda cadeia dos produtos farmacêuticos.

Portaria Conjunta Agência Nacional de Vigilância Sanitária (Anvisa)/Fundação Nacional de Saúde (FUNASA) nº 01, de 2 de agosto de 2000. O objetivo principal é regulamentar a atividade, de forma que sejam respeitadas as normas de conservação e aplicação de imunobiológicos.

RDC nº 50, de 21 de fevereiro de 2002. Dispõe sobre o Regulamento Técnico para planejamento, programação, elaboração e avaliação de projetos físicos de estabelecimentos assistenciais de saúde.

RDC n° 320, de 22 de novembro de 2002. Dispõe sobre deveres das empresas distribuidoras de produtos farmacêuticos. A resolução diz respeito à necessidade de garantir o controle e a fiscalização em todas as etapas pelas quais os produtos farmacêuticos passam, inclusive acompanhar e monitorar o cumprimento das normas sanitárias nas distribuidoras, a fim de detectar irregularidades, produtos falsos ou de procedência suspeita. O controle do fluxo de medicamentos também é considerado nessa resolução.

Resolução do Conama nº 358, de 29 de abril de 2005. Dispõe sobre o tratamento e a disposição final dos resíduos de serviços de saúde.

Portaria nº 1.602, de 17 de julho de 2006. Institui em todo o território nacional os calendários de Vacinação da Criança, do Adolescente, do Adulto e do Idoso.

RDC nº 44, de 17 de agosto de 2009. Dispõe sobre Boas Práticas Farmacêuticas para o controle sanitário do funcionamento, da dispensação e da comercialização de produtos e da prestação de serviços farmacêuticos em farmácias e drogarias, e dá outras providências.

RDC nº 42, de 25 de outubro de 2010. Dispõe sobre a obrigatoriedade de disponibilização de preparação alcoólica para fricção e antissepsia das mãos pelos serviços de saúde do país, e dá outras providências.

RDC nº 63, de 25 de novembro de 2011. Dispõe sobre os Requisitos de Boas Práticas de Funcionamento para os Serviços de Saúde.

RDC nº 15, de 15 de março de 2012. Dispõe sobre requisitos de boas práticas para o processamento de produtos para a saúde e dá outras providências. Esse Regulamento tem o objetivo de estabelecer os requisitos de boas práticas para o funcionamento dos serviços que realizam o processamento de produtos para a saúde, visando à segurança do usuário e dos profissionais envolvidos.

RDC nº 36, de 25 de julho de 2013. Institui ações para a segurança do paciente em serviços de saúde, e dá outras providências.

RDC nº 53, de 14 de novembro de 2013. Altera a RDC nº 36, artigo 12.

Lei nº 13.021, de 11 de agosto de 2014. Dispõe sobre o exercício e a fiscalização das atividades farmacêuticas.

RDC nº 40, de 26 de agosto de 2015. Define os requisitos do cadastro de produtos médicos.

RDC nº 197, de 26 de dezembro de 2017. Dispõe sobre os requisitos mínimos para o funcionamento dos serviços de vacinação humana.

RDC nº 222, de 28 de março de 2018. Dispõe sobre a regulamentação das Boas Práticas de Gerenciamento dos Resíduos de Serviços de Saúde, e dá outras providências.

ORGANIZAÇÃO DOS SERVIÇOS DE IMUNIZAÇÃO SEGUNDO A LEGISLAÇÃO VIGENTE

O MS exige que todos os estabelecimentos de saúde sejam cadastrados em uma única plataforma, independentemente se públicos, privados, conveniados, pessoa física ou jurídica. Esse cadastro é conhecido por Cadastro Nacional de Estabelecimentos de Saúde (CNES), que é um número que identifica o estabelecimento de saúde. Além disso, deve estar devidamente licenciado para esta atividade pela autoridade sanitária competente. Para tanto, é necessário providenciar e manter no serviço de vacinação, em local de fácil acesso e atualizados, os seguintes documentos:

- Cadastro Nacional de Pessoa Jurídica (CNPJ) do serviço de vacinação
- Licença de funcionamento ou alvará de funcionamento concedido pela prefeitura do município
- Licença sanitária fornecida pela vigilância sanitária do município especificamente para atividade de vacinação humana, contendo permissão para a prestação do serviço sob regime de vigilância sanitária
- Planta baixa do serviço
- Certificado de Responsabilidade Técnica (CRT) fornecido pelo conselho profissional da respectiva unidade da federação
- Formulários para notificação de eventos adversos pós-vacinação, erros em vacinação e relatórios de inquéritos de investigação
- Manuais disponibilizados pelo MS para consulta dos profissionais envolvidos.

Além dos itens citados, recomenda-se que outros documentos também fiquem à disposição:

- Certificado de desratização e dedetização
- Relação dos imunobiológicos utilizados
- Notas fiscais de distribuição dos imunobiológicos em arquivo
- Certificado de manutenção e limpeza do ar-condicionado
- Contrato com a empresa de coleta e descarte dos resíduos sólidos de saúde
- Calendário Nacional de Vacinação do Sistema Único de Saúde (SUS) fixado em local visível, para informar sobre as vacinas às quais a população tem acesso gratuito nas Unidades Básicas de Saúde (UBS)
- Procedimentos Operacionais Padrão (POP) que descrevem as rotinas e procedimentos a serem realizados no serviço de vacinação, que minimamente devem ser sobre:
  - Cadeia de frio e situação de emergência em caso de falta de energia
  - Técnicas de aplicação de vacina
  - Notificação de eventos adversos
  - Situações de emergência na sala de vacinação
  - Gerenciamento de resíduos
  - Estabelecer um Plano de Gerenciamento de Resíduos Sólidos de Saúde (PGRSS)
  - Rotina de capacitação e treinamento do departamento de Recursos Humanos (RH).

Estrutura

Os estabelecimentos que realizam serviços de vacinação devem dispor de instalações físicas adequadas para as atividades de acordo com a RDC nº 50, de 21 de fevereiro de 2002, ou regulamentação que venha a substituí-la, e ser dotados, no mínimo, dos seguintes itens obrigatórios: área de recepção dimensionada de acordo com a demanda e separada da sala de vacinação, sanitários separados da sala de vacinação e sala cuja área mínima seja de 6 m^2, embora se recomende uma área média a partir de 9 m^2.

É necessário cumprir as seguintes especificidades e condições em relação ao ambiente e às instalações de acordo com a RDC nº 50, o Manual de Normas e Procedimentos para Vacinação de 2014 e o Manual de Rede de Frio de 2017:

- A sala deve ter uma área mínima de 6 m^2; porém recomenda-se uma área média a partir de 9 m^2 para a disposição adequada dos equipamentos e dos mobiliários e o fluxo de movimentação em condições ideais para a realização das atividades
- Piso e paredes lisos, contínuos (sem frestas) e laváveis
- Portas e janelas pintadas com tinta lavável
- Portas de entrada e saída independentes, quando possível
- Teto com acabamento resistente à lavagem
- Bancada feita de material não poroso para o preparo dos insumos durante os procedimentos
- Pia para a lavagem dos materiais
- Nível de iluminação (natural e artificial), temperatura, umidade e ventilação natural em condições adequadas para o desempenho das atividades

- Sala de vacinação mantida em condições de higiene e limpeza
- Pia específica para uso dos profissionais na higienização das mãos antes e depois do atendimento ao usuário, com torneira de acionamento automático
- Dispensador para sabão líquido e para papel-toalha próximos da torneira, para facilitar o acesso
- Algodão hidrófilo e respectivo recipiente
- Caixa coletora de material perfurocortante com suporte, de fácil acesso, para o profissional realizar o descarte seguro, garantindo a segurança dos usuários e do profissional
- Depósitos com tampa e pedal com identificação para resíduos infectantes e comuns
- Tomada exclusiva para cada equipamento elétrico, com um metro de distância do chão
- Espaço que proporcione privacidade
- Equipamentos de refrigeração utilizados exclusivamente para conservação de vacinas, soros e imunoglobulinas
- Suprimento de energia elétrica, como gerador de energia e dispositivos de alarme nos equipamentos
- Nos locais com grande demanda de população, duas salas com comunicação direta, sendo uma para triagem e orientação do usuário e outra para administração dos imunobiológicos.

Equipamentos da cadeia de frio

Os equipamentos aplicáveis à cadeia de frio devem ser apropriados e com garantia de segurança sanitária, cadastrados na Anvisa e submetidos periodicamente aos procedimentos de manutenção e calibração. O uso de equipamentos que não atendem aos critérios de qualidade e segurança para o armazenamento das vacinas implicará o aumento significativo de riscos de segurança.

Para identificar se o equipamento tem registro vigente na Anvisa, deve-se acessar o *site* portal.anvisa.gov.br, selecionar o *link* "Produtos para Saúde", bloco "Assuntos"; em seguida, selecionar o *link* "Consulta a Registro", bloco "Serviços", e informar o "Nome do Produto" no campo adequado (p. ex., "Câmara").

Profissionais do serviço de vacinação

Todos os profissionais envolvidos no serviço de vacinação devem estar legalmente habilitados, com formação superior ou técnica e com suas competências atribuídas por lei, de acordo com seu conselho de classe.

Equipe técnica e responsabilidades

A equipe que realiza a vacinação precisa conhecer seu papel e suas responsabilidades, além de estar capacitada de modo a conhecer as vacinas, suas indicações e contraindicações, os diferentes esquemas de doses, a faixa etária do público-alvo dos diferentes calendários de vacinação e os protocolos de cadeia fria. Também precisa estar apta a lidar com a investigação de possíveis eventos adversos e atendimentos a eles, seja na urgência ou não.

Responsabilidades da equipe

Responsabilidades do responsável técnico

De acordo com o Manual de Normas e Procedimentos para Vacinação de 2014, o responsável técnico é encarregado de:

- Supervisionar ou monitorar o trabalho desenvolvido na sala de vacinação e o processo de educação permanente da equipe
- Avaliar a adesão dos seus usuários, utilizando ferramentas como o sistema informatizado
- Estabelecer estratégias para convocação do cliente ou de vacinação extramuros para ampliar cobertura vacinal
- Planejar as atividades de vacinação, monitorar e avaliar o trabalho desenvolvido de forma integrada ao conjunto das demais ações da unidade de saúde
- Garantir atendimento com perícia, acurácia e responsabilidade
- Fiscalizar a atuação profissional de sua equipe
- Definir procedimentos
- Elaborar e gerenciar a atualização dos POPs
- Garantir que os POPs estabelecidos sejam seguidos
- Supervisionar equipe
- Delegar tarefas
- Gerenciar crises
- Contar com o número de profissionais habilitados necessários para desenvolver as atividades diárias de acordo com a demanda
- Realizar a vigilância epidemiológicas dos eventos adversos pós-vacinação, incluindo a notificação, monitoramento e conclusão.

Responsabilidades do profissional da sala de vacina habilitado

- Ter habilidade para aplicar todos os procedimentos relacionados à vacinação
- Avaliar a situação vacinal de cada usuário e orientar sobre todas as vacinas indicadas
- Acolher o usuário e demonstrar segurança
- Realizar a triagem corretamente, garantindo melhor adesão e segurança do usuário
- Prover, periodicamente, as necessidades de material e de imunobiológicos
- Manter as condições preconizadas de conservação dos imunobiológicos
- Utilizar os equipamentos de forma a preservá-los em condições de funcionamento
- Dar destino adequado aos resíduos da sala de vacinação
- Atender e orientar os usuários com responsabilidade e respeito
- Registrar todos os dados referentes às atividades de vacinação para a manutenção
- Promover a organização e monitorar a limpeza da sala de vacinação
- Atuar em situações de emergência de acordo com o protocolo médico estabelecido.

Educação permanente dos profissionais no serviço de vacinação

A RDC nº 197, de 26 de dezembro de 2017, recomenda a instituição de uma rotina de supervisão profissional e de um programa de educação permanente em serviço para o desenvolvimento contínuo dos profissionais e para que estejam habilitados a desenvolver as atividades de vacinação, tendo o espaço de trabalho como princípio educativo. As atividades de capacitação devem ser registradas contendo data, horário, carga horária, conteúdo ministrado, nome e a formação ou capacitação profissional do instrutor e dos profissionais envolvidos nos processos de vacinação.

O programa de educação permanente deve prever a capacitação periódica dos profissionais habilitados que atuam na sala de vacina nos seguintes temas relacionados à vacinação:

- Conceitos básicos de vacinação: o conteúdo deve subsidiar conhecimento para execução do calendário de vacinação utilizado
- Conservação, armazenamento e transporte: este tema deve detalhar o cuidado com os imunobiológicos durante todas as etapas da cadeia de frio e os cuidados e medidas a serem tomados frente às possíveis intercorrências e trabalhar com questões que retratem a realidade de atuação do profissional
- Preparo e administração segura de vacinas: é muito importante que todos os profissionais possam ser preparados para essa atividade, para conhecer os frascos de vacinas, a nomenclatura dos componentes vacinais, os cuidados no preparo de cada imunobiológico e o modo de ser aplicado segundo a via de administração
- Gerenciamento de resíduos sólidos de saúde: toda sala de vacina produz resíduos sólidos de saúde, que necessitam de manipulação e tratamento adequado. Todos os profissionais devem ser treinados para realizar o gerenciamento desses resíduos de acordo com o PGRSS, conforme dispõe a resolução nº 222 da Anvisa, sobre o tratamento e a disposição final dos resíduos dos serviços de saúde
- Registros relacionados à vacinação: realizar adequadamente esses registros que podem ser distintos em cada serviço. Essas informações devem estar acessíveis aos usuários e autoridades sanitárias
- Processo para investigação e notificação de eventos adversos pós-vacinação e erros de vacinação: os profissionais devem realizar a notificação, ser capazes de identificar o evento adverso e o erro a ser notificado, atuar frente ao evento adverso e estabelecer estratégias para evitar erros de vacinação que foram notificados
- Calendário Nacional de Vacinação do SUS e da Sociedade Brasileira de Imunizações (SBIm) vigente: os profissionais devem ser capacitados periodicamente para executar os calendários de vacinação, considerando as mudanças de esquemas vacinais e inclusão de novas vacinas
- Medidas para controle de infecção: este tema deve ser abordado como parte importante do processo de imunização, com ênfase na higienização das mãos
- Emergência na sala de vacinação: todos os profissionais devem estar preparados para atuar frente às intercorrências relacionadas à vacinação, de acordo com o protocolo de atendimento de emergência estabelecido pelo

serviço. As intercorrências devem ser noticiadas conforme determinações do MS e pactuações com a secretaria de saúde do município.

Vacinação extramuros

Apenas estabelecimentos de saúde licenciados para realizar o serviço de vacinação, desde que autorizados pelo órgão local competente pelas ações de vigilância, podem efetuar a vacinação extramuros. Esta atividade está vinculada a um estabelecimento licenciado e se circunscreve ao seu município e deve executar as atividades considerando a legislação vigente da unidade da federação e do município onde a vacinação vai ser realizada.

Vacina válida

A Lei nº 6.259, de 30 de outubro de 1975, que dispõe sobre a organização das ações de vigilância epidemiológica e sobre o PNI, além de estabelecer normas relativas à notificação compulsória de doenças, dando também outras providências, estabelece em seu Art. 5º:

> *O cumprimento da obrigatoriedade das vacinações será comprovado através de atestado de vacinação.*
> *§ 1º O atestado de vacinação será emitido pelos serviços públicos de saúde ou por médicos em exercício de atividades privadas, devidamente credenciados para tal fim pela autoridade de saúde competente.*

A Portaria nº 1.602, de 17 de julho de 2006, define, em seu Art. 4º, os serviços aptos a aplicar vacinas e reconhecidos pelo MS. Vacinas aplicadas por serviço não credenciado pela Anvisa não são consideradas válidas, conforme o disposto no Art. 5º da Lei nº 6.529/1975.

> *Art. 4º O cumprimento das vacinações será comprovado por meio de atestado de vacinação emitido pelos serviços públicos de saúde ou por médicos em exercício de atividades privadas, devidamente credenciados para tal fim pela autoridade de saúde competente, conforme o disposto no Art. 5º da Lei nº 6.529/1975.*

A Portaria nº 1.498, de 19 de julho de 2013, que redefine o Calendário Nacional de Vacinação, o Calendário Nacional de Vacinação dos Povos Indígenas e as Campanhas Nacionais de Vacinação, no âmbito do PNI, em todo o território nacional, também considera a Lei nº 6.529, de 30 de outubro de 1975, em suas prerrogativas.

DISTRIBUIÇÃO DE VACINAS

De acordo com a Portaria nº 802, de 8 de outubro de 1998, entre outras obrigações, os distribuidores de medicamentos e vacinas têm o dever de fornecer produtos farmacêuticos apenas a empresas autorizadas/licenciadas a dispensar esses produtos no Brasil (Art. 13º da Portaria nº 802, de 8 de outubro de 1998). Entende-se que empresas autorizadas/licenciadas a dispensar vacinas são as que oferecem serviços de vacinação cumpridores da Portaria Conjunta Anvisa/Funasa nº 01, de 2 de agosto de 2000, e licenciados pela vigilância sanitária municipal para a aplicação das vacinas.

> Fabricantes e distribuidores de medicamentos e vacinas fazem parte do segmento envolvido na produção, na distribuição, no transporte e na armazenagem de medicamentos e estão sujeitos ao controle da VISA (Art. 10º da Portaria nº 802, de 8 de outubro de 1998). As vacinas não podem ser dispensadas ao paciente por serviços não capacitados legalmente para isso, pois essa prática impediria o controle técnico necessário para a qualidade e a segurança do ato.

Sabe-se que imunobiológicos são produtos biológicos derivados de materiais vivos humanos, animais, vegetais ou de microrganismos utilizados na cura, na prevenção e no tratamento de doenças em seres humanos. Sabe-se também que as vacinas são imunobiológicos compostos por suspensão de microrganismos patogênicos, mortos ou atenuados, os quais, quando introduzidos em um organismo, têm a finalidade de provocar a formação de anticorpos contra determinado agente infectante.

As vacinas são produtos termolábeis, isto é, se deterioram depois de determinado tempo quando expostos a variações de temperaturas inadequadas à sua conservação. Cada exposição de uma vacina à temperatura acima de 8°C resulta em alguma perda de potência, tendo por consequência um efeito cumulativo irreversível em sua eficácia. Além disso, para a maioria das vacinas, o congelamento causa perda completa de potência.

Portanto, regras para a conservação e aplicação de vacinas são essenciais para que seja assegurado o ambiente ideal (cadeia de frio) e, assim, permitir que todos os imunobiológicos administrados mantenham suas características iniciais, a fim de conferir imunidade. Essa é uma das finalidades da fiscalização necessária às atividades desse setor da rede privada.

Além de fiscalizar a conservação das vacinas e, portanto, garantir a qualidade do produto aplicado no paciente, a normatização da atividade possibilita que doses aplicadas nos serviços privados sejam reconhecidas e possam ser consideradas para a cobertura vacinal no Brasil.

Todos os cuidados previstos nas leis e portarias que regem a atividade de vacinação no país são importantes para que seja garantida a qualidade e a responsabilidade pela vacinação. O Brasil se destaca no âmbito internacional, não só pela excelência de seu PNI, mas também por ser um dos poucos países a normatizar e fiscalizar a atividade privada de vacinação, o que resulta no profissionalismo e na estruturação de sua rede privada de vacinação.

CONSIDERAÇÕES FINAIS

Todos os cuidados previstos nas leis e portarias que regem a atividade de vacinação no país são importantes para que garantir a qualidade e a responsabilidade pela vacinação. A legislação estadual e municipal deve ser considerada para implantação e execução dos serviços de saúde para além das mencionadas neste texto. O Brasil se destaca internacionalmente, não só pela excelência de seu PNI, mas também por ser um dos poucos países a normatizar e fiscalizar a atividade privada de vacinação, o que resulta no profissionalismo e estruturação de sua rede privada de vacinação.

BIBLIOGRAFIA

Brasil. Lei nº 13.021, de 8 de agosto de 2014. Dispõe sobre o exercício e a fiscalização das atividades farmacêuticas. Brasília, DF; 2014. Disponível em: http://www.planalto.gov.br/ccivil_03/_ato2011-2014/2014/lei/l13021.htm.

Brasil. Lei nº 6.259, de 30 de outubro de 1975. Dispõe sobre a organização das ações de Vigilância Epidemiológica, sobre o Programa Nacional de Imunizações, estabelece normas relativas à notificação compulsória de doenças, e dá outras providências. Brasília, DF; 1975. Disponível em: http://www.planalto.gov.br/ccivil_03/leis/l6259.htm.

Brasil. Lei nº 6.360, de 23 de setembro de 1976. Dispõe sobre a Vigilância Sanitária a que ficam sujeitos os medicamentos, as drogas, os insumos farmacêuticos e correlatos, cosméticos, saneantes e outros produtos, e dá outras providências. Brasília, DF; 1976. Disponível em: http://www.planalto.gov.br/ccivil_03/leis/l6360.htm.

Brasil. Ministério da Saúde. Institui em todo o território nacional, os calendários de vacinação da criança, do adolescente, do adulto e do idoso. Brasília, DF; 2006. Disponível em: https://bvsms.saude.gov.br/bvs/saudelegis/anvisa/2002/res0050_21_02_2002.html.

Brasil. Ministério da Saúde. Nota Técnica GRECS/GGTES nº 01/2018. Perguntas e Respostas – RCD 197/2017 (serviços de vacinação). Brasília, 19 de fevereiro de 2018.

Brasil. Portaria Conjunta Anvisa/Funasa nº 01, de 2 de agosto de 2000. Estabelece as exigências para o funcionamento de estabelecimentos privados de vacinação, seu licenciamento, fiscalização e controle, e dá outras providências. Brasília, DF; 2000. Disponível em: https://sbim.org.br/legislacao/35-portaria-conjunta-anvisa-funasa-n-01.02de-agosto-de-2000.

Centers for Disease Control and Prevention. Epidemiology and Prevention of Vaccine-Preventable Diseases. 14th ed. Washington D.C. Public Health Foundation, 2021. Disponível em: https://www.cdc.gov/vaccines/pubs/pinkbook/index.html.

Comissão Nacional de Classificação. CNAE 2.0. Disponível em: https://concla.ibge.gov.br/images/concla/documentacao/CNAE20_Subclasses_Introducao.pdf.

Diário Oficial da União. Resolução da Diretoria Colegiada – RDC nº 320, de 22 de novembro de 2002. Dispõe sobre deveres das empresas distribuidoras de produtos farmacêuticos. Disponível em: https://bvsms.saude.gov.br/bvs/saudelegis/anvisa/2002/rdc0320_22_11_2002.html#:cercade:text=de%20 sua%20 publica%C3%A7%C3%A3o.-,Art.,Art.

Ministério da Saúde. Manual de Normas e Procedimentos para Vacinação/Ministério da Saúde, Secretaria de Vigilância em Saúde, Departamento de Vigilância das Doenças Transmissíveis. Brasília: Ministério da Saúde, 2014. 176 p. Disponível em: https://bvsms.saude.gov.br/bvs/publicacoes/manual_procedimentos_vacinacao.pdf.

Ministério da Saúde. Manual de Rede de Frio do Programa Nacional de Imunizações/Ministério da Saúde, Secretaria de Vigilância em Saúde, Departamento de Vigilância das Doenças Transmissíveis. 5. ed. Brasília: Ministério da Saúde, 2017. 136 p. Disponível em: https://bvsms.saude.gov.br/bvs/publicacoes/manual_rede_frio_programa_imunizacoes_5ed.pdf.

Ministério da Saúde. Portaria nº 1.498, de 19 de julho de 2013. Redefine o calendário nacional de vacinação, o calendário nacional de vacinação dos povos indígenas e as campanhas nacionais de vacinação, no âmbito do Programa Nacional de Imunizações (PNI), em todo o território nacional. Brasília, DF; 2013. Disponível em: https://bvsms.saude.gov.br/bvs/saudelegis/gm/2013/prt1498_19_07_2013.html.

Ministério da Saúde. Portaria nº 802, de 8 de outubro de 1998. Institui o sistema de controle e fiscalização em toda a cadeia dos produtos farmacêuticos. Brasília, DF; 1998. Disponível em: https://bvsms.saude.gov.br/bvs/saudelegis/anvisa/1998/prt0802_08_10_1998.html.

Ministério da Saúde. Resolução da Diretoria Colegiada – RDC nº 222, de 28 de março de 2018. Regulamenta as boas práticas de gerenciamento dos Resíduos de Serviço de Saúde e dá outras providências.

Ministério da Saúde. Resolução da Diretoria Colegiada – RDC nº 50, de 21 de fevereiro de 2002. Dispõe sobre o regulamento técnico para planejamento, programação, elaboração e avaliação de projetos físicos de estabelecimentos assistências de saúde. Brasília, DF; 2002. 125 p. Disponível em: https://bvsms.saude.gov.br/bvs/saudelegis/anvisa/2002/res0050_21_02_2002.html.

World Health Organization. Principles and considerations for adding a vaccine to a national immunization programme From Decision To Implementation And Monitoring. Geneva: WHO, 2014. Disponível em: file:///C:/Users/Evelin/Documents/MANUAIS/2022/9789241506892_eng.pdf.

4

Vacinação no Brasil: do Monitoramento e Vigilância dos Dados à Construção dos Indicadores e Resultados

Antonia Maria da Silva Teixeira • Rui Moreira Braz

INTRODUÇÃO

O Programa Nacional de Imunizações (PNI), integrante do Sistema Único de Saúde (SUS), tem como missão proteger a população contra doenças preveníveis por vacinas. O propósito é reduzir casos, internações e óbitos, controlar, eliminar e erradicar doenças por meio das vacinas. Em parceria com representações dos gestores estaduais e municipais, define as políticas de vacinação nacional tendo como principal porta de entrada do usuário do PNI a sala de vacina, estrutura da Atenção Primária a Saúde (APS), e complementarmente os Centros de Referência para Imunobiológicos Especiais (CRIEs).[1]

A disponibilidade dos dados sobre vacinação no país é relativamente recente. Os primeiros registros disponíveis são relativos ao ano de 1980 até meados da década de 1990. Foram obtidos a partir das Secretarias Estaduais de Saúde (SES), em planilhas com dados consolidados de doses que completam o esquema vacinal para as vacinas da criança ofertadas àquela época: vacina Bacilo de Calmette-Guérin (BCG), dose única; a vacina poliomielite oral (VOP), três doses; difteria, tétano e coqueluche (DTP), três doses; e vacina monovalente contra sarampo, uma dose. Porém, essas planilhas não constam nos arquivos oficiais do PNI.

A informatização dos dados de vacinação só ocorreu a partir de 1994, acompanhando a crescente expansão do PNI, e representa um requisito fundamental para auxiliar no planejamento das ações e na tomada de decisão, possibilitando a oferta de dados mais ágeis aos técnicos, gestores e à população.

O primeiro sistema de informação informatizado foi o Sistema de Informação de Avaliação do Programa de Imunizações (SIAPI), desenvolvido em uma parceria com o Departamento de Informática do Sistema Único de Saúde (Datasus), entre os anos de 1993 e 1994. Foi implantado gradualmente no país, iniciando-se pelas Unidades Federadas e, em seguida, descentralizado, englobando as regionais de saúde e os municípios; a cobertura completa de todos os municípios ocorreu no fim do ano de 1998.

Ao longo dos anos, o sistema de informação vem sendo aperfeiçoado para atender às necessidades do PNI, em seus diferentes campos de gestão, desde a aquisição de produtos aos resultados da vacinação.

O SIAPI coletava dados exclusivamente relativos à vacinação. O mecanismo de coleta dava-se por local de ocorrência da vacinação, independentemente do local de residência do vacinado. O antigo sistema disponibilizava relatórios por qualquer instância de gestão (municipal, estadual e nacional), o que permitia avaliar o desempenho da vacinação desde a sala de vacina, tomando por base as variáveis doses aplicadas por tempo, lugar, idade, dose do esquema vacinal; além disso, possibilitava monitorar os indicadores de CVs por tipo de vacinais e grupo-alvo, taxa de abandono (TA) de vacinação e homogeneidade de CVS entre municípios de cada unidade federada, a partir de relatórios emitidos pelo sistema.

As limitações do SIAPI consistiam em: coletar dados de modo agregado, não identificando o indivíduo nem sua procedência; e não permitir avaliar duplicidade de doses, esquemas vacinais individuais incompletos e/ou faltosos; dentre outras variáveis. Isso poderia comprometer a análise dos resultados.[2,3]

A partir do ano de 2010, foi desenvolvido e progressivamente implantado o Sistema de Informação do Programa Nacional de Imunizações (SIPNI), que inovou no mecanismo de coleta dos dados, passando a ser feita por indivíduo vacinado e sua procedência. Representou um avanço importante na possibilidade de melhorar a qualidade da informação e no monitoramento individual da situação vacinal. Diferentemente do SIAPI, que permitia instalação do aplicativo somente nas esferas municipal e estadual, o SIPNI foi desenvolvido para ser utilizado *on-line* ou *off-line*, diretamente na sala de vacina, foco da ação de vacinação.[2] O novo sistema permite de forma ascendente o monitoramento da vacinação por indivíduo, a análise e avaliação dos dados pelas distintas instâncias gestoras, com acesso por meio de *login* e senha, desde a sala de vacina até a esfera nacional. A disponibilização dos dados em âmbito nacional, independentemente do sistema de informação, é feita por meio de relatórios com dados agregados disponibilizados no aplicativo Tabnet, acessando o *site* http://sipni.datasus.gov.br, que disponibiliza dados agregados por município, unidade federada e em âmbito nacional, permitindo avaliar o desempenho da vacinação, tomando por base as variáveis: doses aplicadas por imunobiológico, tipo de dose do esquema vacinal, tempo, lugar, idade, além de fornecer relatórios de coberturas vacinais, incluindo indicadores relativos à TA de vacinação e homogeneidade de CVs.

Avançando na capacidade de atenção à saúde da população, o PNI passou a oferecer no início da década de 2000, para os portadores de condições clínicas especiais, vacinas não disponibilizadas na rotina das salas de vacina no contexto da APS. Paralelamente, e em consonância ao avanço na tecnologia da informação, foi desenvolvido o Sistema de Informação de Referência para Imunobiológicos Especiais (SICRIEs), com o objetivo de disponibilizar aos gestores dados com identificação do indivíduo usuário do CRIE (acesso pelos gestores), fundamental para monitorar o seguimento do cidadão com condição especial de saúde e necessidade de indicação e acompanhamento médico.

Além dos dados sobre vacinados, outros sistemas foram desenvolvidos na década de 1990 para subsidiar a gestão do Programa: o Sistema de Informação de Eventos Adversos Pós-Vacinais (SIEAPV), que coletava dados de indivíduos com possíveis eventos relacionados com a vacinação. Por sua característica, o SIEAPV é um sistema de informação de apoio à vigilância epidemiológica e requer a coleta de dados individualizados para permitir a investigação adequada e conclusão do caso. Inicialmente, o SIEAPV teve implantação limitada às Unidades Federadas, onde ocorria a digitação. Entretanto, coletava dados de todos os municípios que informassem alguma ocorrência atribuída à vacinação, sendo alimentado a partir de uma ficha com dados de identificação do indivíduo, caracterizando os prováveis eventos adversos e os exames realizados no processo de investigação.

A partir do desenvolvimento do módulo no SIPNI já na década de 2010, foi desenvolvido um novo módulo *on-line* do SIEAPV, substituindo o módulo anterior. Mais recentemente, os registros de eventos adversos estão em transição para o aplicativo e-SUS notifica (https://notifica.saude.gov.br/).

Foram ainda desenvolvidos, na década de 2000, o Sistema de Informação de Estoque e Distribuição de Imunobiológicos (SIEDI) e o Sistema de Informação de Apuração dos Imunobiológicos Utilizados (SIAIU). O primeiro foi substituído por um módulo de imunização compondo o Sistema de Informação de Insumos Estratégicos em Saúde (SIES); e o segundo passou a compor o SIPNI. Este último tem como propósito subsidiar o gerenciamento da movimentação dos imunobiológicos utilizados no PNI, nas salas de vacinas, possibilitando a avaliação de: doses utilizadas; perda técnica, representada pelo número de doses de vacina perdidas após a abertura do frasco; e a perda física, que é a quantidade de doses perdidas em frascos fechados de cada produto.

É importante destacar que cada sistema de informação foi desenvolvido em diferentes plataformas, portanto são incompatíveis entre si, o que representa limitações para a integração das bases de dados, particularmente no que tange à integração dos registros de vacinados, além das constantes mudanças em cada sistema. Por exemplo: não havia a possibilidade de compatibilizar um registro de EAPV com um registro de vacinado no SICRIE, ou no SIAPI. Da mesma forma, dados do sistema legado não são incorporados ao novo sistema, dificultando, por vezes, a aceitação do usuário ao novo sistema.

Foi por esses motivos e com o propósito de minimizar as limitações relacionadas com a informatização e unificação de dados que o Sistema de Informação do Programa Nacional de Imunizações (SIPNI) foi desenvolvido. Esse sistema, além de inovar no aspecto da coleta de dados por indivíduo e procedência, agregou na mesma base de dados os demais sistemas, sendo composto de distintos módulos: registros de vacinados, seja na atenção primária, seja no CRIE; além de movimentação de imunobiológicos e de eventos adversos. Cabe destacar que o SIEDI não foi incorporado ao SIPNI, passando a fazer parte do SIES (Figura 4.1).

Cabe destacar que, como parte do processo de evolução e desenvolvimento dos sistemas de informação em imunizações, em 1998, teve início o registro eletrônico das doses aplicadas nas campanhas de vacinação contra poliomielite, por meio do SIAPI e, posteriormente, das outras campanhas de vacinação ocorridas no país. Em 2005, foi desenvolvido um módulo *on-line* para registro das campanhas contra poliomielite. Três anos depois, em 2008, foi desenvolvido um módulo *on-line* para o registro de dados da campanha de vacinação com as vacinas dupla viral e tríplice viral como parte do plano para eliminação da rubéola, inovando com a criação do vacinômetro, um instrumento gráfico em formato de seringa graduada em porcentagem, o que possibilitou aos gestores, trabalhadores de saúde e o público em geral monitorar o avanço da vacinação.

O vacinômetro, disponibilizado por instância gestora até o nível de município, apresentava, à medida que eram digitados os dados de doses aplicadas no sistema de informação, qual a cobertura vacinal (CV) para aquele momento. Essa

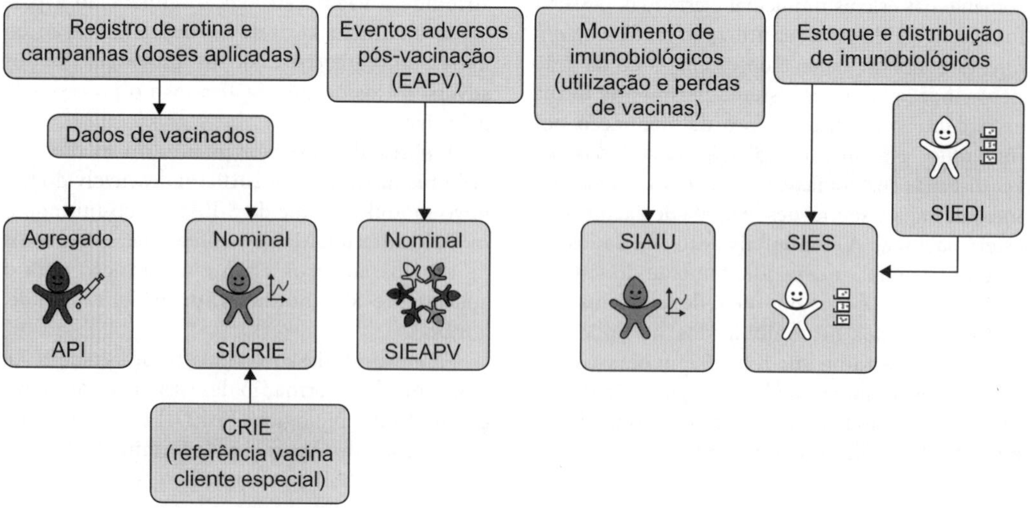

Figura 4.1 Esquematização dos sistemas de informação do Programa Nacional de Imunizações.

ferramenta passou a ser utilizada em todas as campanhas de vacinação no país, como meio de monitorar o avanço da cobertura vacinal. O diferencial em relação à campanha contra a poliomielite é a figura em forma de uma gota de vacina, mantendo o símbolo que representa a mascote da vacinação, o Zé Gotinha. O acesso aos dados de vacinação em campanhas é universal, disponível em http://pni.datasus.gov.br, até o ano de 2014, ou http//:sipni.datasus. gov.br, a partir de 2015.

Vale destacar que, com o desenvolvimento do SIPNI, foram iniciados os registros de dados individualizados das doses de vacinas aplicadas, e, enquanto caminhava o processo de implantação do registro individualizado no país, manteve-se o registro no Sistema de Informação de Avaliação do Programa Nacional de Imunizações versão em Web (SIAPIweb) naqueles serviços em que não estava implantado o SIPNI. Destaca-se que para a transição do sistema de dados agregados para registro nominal, foi desenvolvido outro sistema, o SIAPIWeb, com acesso exclusivamente *on-line*.

Em 2011, pós-campanha de "seguimento" com a vacina tríplice viral, estratégia de vacinação que faz parte do plano nacional de eliminação do sarampo e rubéola, foi desenvolvido um módulo para o registro do Monitoramento Rápido de Coberturas Vacinais (MRC). O módulo MRC passou a ser utilizado após a realização de outras campanhas, por exemplo, pós-campanhas de multivacinação. Permite a avaliação da situação vacinal de determinado grupo-alvo para determinada(s) vacina(s).

O módulo de MRC era desenvolvido com as especificidades relativas a cada vacina, constando campos disponíveis para o registro das doses que eram administradas em pessoas encontradas sem a adequada situação vacinal. Com isso, foi possível, além de analisar a situação vacinal pós-campanha, avaliar o resgate de não vacinados pela relação entre não vacinados e doses aplicadas no MRC.

No ano de 2019, teve início a reformulação do SIPNI, com a finalidade de modernizar as plataformas e as funcionalidades do sistema, além de disponibilizar a caderneta eletrônica de vacinação e atender às novas estratégias de Governo Eletrônico (eGOV), da Política Nacional de Informação em Saúde (e-Saúde), combinadas às orientações da Organização Mundial da Saúde (OMS) para o Registro Nominal de Vacinação Eletrônico (RNVe). Nesse mesmo ano, houve a integração das bases de dados de vacinação do Sistema de Informação da Atenção Básica (e-SUS-APS) com o SIPNI, pelo processo *Extract Transform Load* (ETL).[4]

A partir de 2020, foi desativado o módulo de coleta de dados agregados, feita no APIWeb, nas atividades de vacinação de rotina. A partir de então, somente dados individuais identificados nominalmente por local de aplicação da vacina e local de residência do vacinado foram registrados nos sistemas de informação. Os registros podem ser feitos de modo *on-line* e *off-line* no eSUS-APS nas Unidades Básicas de Saúde (UBS) vinculadas à APS e no SIPNI em outras unidades de saúde que não estão vinculadas à APS, além de sistemas próprios, que, por sua vez, devem fazer a migração dos dados para o SIPNI, o que sem dúvida representou um avanço em relação aos sistemas anteriores.

MONITORAMENTO E AVALIAÇÃO DOS DADOS DE VACINAÇÃO

Para a avaliação do impacto da vacinação, os Programas de Imunizações (PI) devem utilizar como subsídios os indicadores de desempenho da vacinação e da vigilância epidemiológica das doenças imunopreveníveis objetos de atenção do PI, a fim de tomar decisão fundamentada na informação oportuna e de qualidade.

A vigilância das coberturas vacinais (VCV) é uma proposta de monitoramento dos dados de vacinação que vai além do acompanhamento da CV. É um processo que se inicia a partir do local onde os dados são gerados até a produção de indicadores que direcionem as ações de vacinação.

Define-se por VCVs um conjunto de ações que compreende o monitoramento dos dados sobre vacinação, a "investigação" dos "determinantes" ou fatores de "risco" da situação que é objeto de investigação e análise, com o intuito de fornecer subsídios para a intervenção oportuna com firmes bases técnicas. Toma como referência os princípios da vigilância epidemiológica, adotando os termos "vigilância" e "investigação", com o propósito de identificar situações de risco para intervir.[5]

Objetivos da vigilância das coberturas vacinais

A VCV é um processo que deve ser compartilhado entre os entes federativos envolvidos com os PIs com o objetivo de:

- Avaliar a qualidade dos dados de vacinação relativos ao registro
- Monitorar os dados por tipo de vacinas, esquema vacinal e grupo-alvo
- Monitorar o alcance das metas estabelecidas pelo PNI para cada vacina
- Monitorar a tendência temporal das CV, da homogeneidade de coberturas e taxas de abandono por tipo de vacinas e grupos-alvos
- Identificar fatores de risco determinantes dos resultados encontrados
- Identificar fatores de risco de ocorrência de doenças imunopreveníveis
- Avaliar adesão da população-alvo à vacinação por tipo de vacinas
- Estabelecer critérios de risco de ocorrência de doenças estimado com base nos indicadores de desempenho da vacinação e definir prioridades de intervenção
- Avaliar o impacto das intervenções.

Processo de vigilância das coberturas vacinais

As ações de "vigilância" desenvolvidas em cada esfera gestora devem ser complementares e realizadas de forma articulada, corrigindo falhas e preenchendo lacunas para garantir maior efetividade das ações. É necessário que os profissionais envolvidos com a vacinação, do registro, análise e a disseminação dos dados, conheçam quais são e como são construídos os indicadores de desempenho da vacinação e essencialmente os elementos que são utilizados para compor cada fração, tendo em vista que, a partir do monitoramento desses dados, é possível identificar fatores que influenciem e modifiquem os resultados.

Qualidade dos dados e construção dos indicadores de imunizações

A qualidade dos dados assume um papel preponderante na produção de uma informação confiável e é determinada a partir do momento que eles são gerados até o uso para produzir a informação. Deve ser vista como um componente importante dentro da gestão do PI. Nesse contexto, o papel do município é primordial, visto ser o ente federado executor da ação de vacinação e do registro de vacinação. A sala de vacina é o ponto inicial para produzir informação de qualidade. Porém, de acordo com a estrutura organizacional dos serviços, o primeiro contato do usuário ocorre na triagem, momento em que o cidadão será direcionado para o atendimento que buscou no serviço. O profissional deve estar apto a coletar os dados mínimos necessários de identificação desse usuário para o adequado registro.

O vacinador e o registrador devem, com todo rigor e primando pela qualidade, avaliar os dados coletados de identificação do indivíduo, como filiação, endereço completo, data de nascimento, dentre outros. Devem também complementar a coleta de dados, vacinar e proceder o registro do imunobiológico com informações relativas a: lote, dose do esquema vacinal e aprazamento da próxima dose; outrossim, quando for indicado, segundo as normas do PI, é necessário alterar no sistema o aprazamento, permitindo a vacinação oportuna e o registro adequado.

No registro, deve-se evitar o uso de abreviaturas, para reduzir a chance de erros por homônimos ou uso de siglas, em especial aquelas que não são de domínio comum. Isso se torna potencialmente mais difícil de ser consertado se a entrada de dados no sistema de informação não é feita no ato da vacinação, principalmente em sistemas informatizados que não permitem a correção após a transmissão do registro para a base nacional.

O registrador deve ser devidamente qualificado para essa função. É importante conhecer, ou ter à mão, informações básicas sobre: os esquemas vacinais indicados para cada imunobiológico, número e classificação das doses; população-alvo da vacinação para consultas e esclarecimento de dúvidas. Outrossim, é importante estar alerta para identificar informações inconsistentes e corrigir, se necessário, antes da digitação.

Metas e indicadores de desempenho da vacinação

O cumprimento das metas de vacinação é uma condição necessária para o alcance dos objetivos dos PIs. Para tanto, é fundamental que os profissionais de saúde de modo geral e em particular os responsáveis pela vacinação tenham conhecimento do esquema básico de vacinação, a população-alvo a ser vacinada para cada vacina e quais são as metas estabelecidas pelo PNI.

O PNI, com base em estudos que definem a eficácia, efetividade e segurança da vacina, bem como o número de doses necessárias para promover a imunidade, além dos objetivos da vacinação: controle, eliminação, erradicação ou redução de casos graves e mortes pela doença, estabelece metas para o alcance de CVs de determinadas vacinas em determinados grupos-alvos. Estabelece ainda os parâmetros operacionais para o monitoramento da adesão da população-alvo da vacinação ao programa regular de vacinação.

Para a maioria das vacinas que compõem o calendário nacional de vacinação, a meta de CV foi estabelecida em 95% da população-alvo. São exceções a essa regra as metas de CV para as vacinas: BCG e rotavírus humano (VRH), com meta de 90%; meningocócicas e papiloma vírus humano (HPV), definidas em 80% da população-alvo (adolescentes); *influenza* e contra a covid-19, com metas estabelecidas em 90% da população-alvo (Tabela 4.1).

Os indicadores de avaliação do desempenho da vacinação podem estar relacionados com a estrutura do PNI, por exemplo: a proporção de vacinadores por salas de vacinas; proporção de salas de vacinas por população. Outrossim, podem estar diretamente relacionados com os resultados da vacinação. Pelo menos três indicadores de resultados devem ser estratégicos e objetos de monitoramento: CVs, a homogeneidade de coberturas e a TA de vacinação (Tabela 4.2).

Os indicadores guardam relação entre si quanto aos dados que os compõem e os resultados, diferindo quanto aos elementos utilizados para sua estimativa. Altas TAS refletem baixas CVs; baixa homogeneidade de coberturas entre municípios ou entre vacinas refletem baixas CVs. No entanto, baixas CVs não indicam necessariamente altas TAs; nesse caso, a população-alvo sequer buscou o serviço para iniciar o esquema vacinal, portanto não houve abandono. O indicador de CV e o indicador de homogeneidade de coberturas têm relação com a população-alvo para o cálculo das CV, ao passo que para a TA utilizam-se doses iniciais e doses finais do esquema vacinal, não dependendo de dados populacionais para o cálculo.

Idealmente, não deveria ocorrer abandono do esquema vacinal. No entanto, isso pode ocorrer por diferentes razões, por exemplo, morte do indivíduo antes de completar o esquema vacinal ou contraindicação da vacinação da dose subsequente por ocorrência de evento adverso supostamente atribuído à dose anterior. Nesses casos, espera-se que a TA seja baixa (menor que 5%). Todavia, é comum encontrar valor negativo, o que expressa, em geral, má qualidade dos dados, uma vez que, para essa situação, o número de últimas doses é maior do que o número de primeiras doses do esquema vacinal.

Esquematicamente, os indicadores são representados pela fórmula de cálculo:

Total da população-alvo:

CV = nº de últimas doses que completam o esquema vacinal × 100

Tabela 4.1 Regras de negócio utilizadas para o numerador e denominador para cálculo das coberturas vacinais do calendário nacional de vacinação.

Vacina/grupo-alvo	Numerador/dose para CV	Fonte-denominador	Meta CV
BCG: dose única (DU), < 1 ano	DU	SINASC	90%
Hepatite A: 1ª dose (D1), 1 ano	D1	SINASC	95%
Hepatite B: dose (0 até 30 dias de vida)	D	SINASC	95%
VRH: 2ª dose (D2), < 1 ano	D2 VRH + D2 VRH pentavalente	SINASC	90%
Pneumocócica 10-valente (Pneumo-10): 2ª (D2), < 1 ano	D2 Pneumo-10V + D2 Pneumo-13V	SINASC	95%
Pneumocócica 10-valente (Pneumo-10): 1º reforço (R1), 1 ano	R1 Pneumo 10V + R1 Pneumo13V	SINASC	95%
Meningocócica C conjugada (Meningo C): 2ª dose (D2), < 1 ano	D2 Meningo C + D2 Meningo ACYW	SINASC	95%
Meningocócica C conjugada (Meningo C): 1º reforço (R1), 1 ano	R1 Meningo CC + R1 MenACWY	SINASC	95%

(continua)

Tabela 4.1 Regras de negócio utilizadas para o numerador e denominador para cálculo das coberturas vacinais do calendário nacional de vacinação. (*continuação*)

Vacina/grupo-alvo	Numerador/dose para CV	Fonte-denominador	Meta CV
Meningocócica ACWY conjugada (MenACWY) (11 a 12 anos)	D + R1 + R2 Meningo ACYW (qualquer dose)	IBGE ou SVS	80%
Difteria + tétano + caxumba + hepatite B + *Haemophilus Influenzae tipo b* – Penta (DTP + HB + Hib): 3ª dose (D3), < 1 ano	D3 Penta (DTP + HB + Hib) + D3 Hexavalente (DTP + HB + Hib + VIP)	SINASC	95%
SCR: 1ª dose (D1), 1 ano	D1 SCR + D1 quadrupla viral/ tetraviral (SCR + VZ) + D1	SINASC	95%
SCR: 2ª dose (D2), 1 ano	D2 SCR + DU SCR + VZ + D2 Quadruplaviral (SCR + VZ)	SINASC	95%
Varicela: 1ª dose (D1), 1 ano	D1 varicela + DU SCR + VZ + D1 tetraviral/quadrupla viral/ (SCR + VZ)	SINASC	95%
Varicela (4 anos)	D2 varicela + D2 SCR + VZ + D2 Tetraviral/Quadruplaviral/ (SCR + VZ)	IBGE ou SVS	95%
DTP: 1º reforço (R1), 1 ano	R1 DTP + R1 DTPa + R1 Penta + R1 Hexavalente + R1 Penta inativada (DTPa + Hib + VIP)	SINASC	95%
DTP: 2º reforço (4 anos)	R2 DTP + R2 DTPa + R2 dTpa + R2 Penta + R2 DTP + HB + Hib + VIP + R2 DTP+ Hib + VIP Penta inativada	População IBGE ou SVS	95%
dT em gestante (esquema completo)	D2 dT + D2 dTpa + R1 dT + R1 dTpa (gestante)	SINASC	95%
dTpa (gestante com pelo menos 1 dose de dTpa)	D1 dTpa + D2 dTpa + D3 dTpa + R1 dTpa (gestante)	SINASC	95%
FA: 1ª dose (D1), < 1 ano	D fracionada FA + DI FA + D1 FA + DU FA	SINASC	95%
FA: 1º reforço (R1), 4 anos	R1 FA + REV FA	IBGE ou SVS	95%
VIP 1, 2 e 3: 3ª dose (D3), 1 ano	D3 VIP + D3 VOP + D3 esquema VIP/ VOP + D3 DTP + HB + Hib + VIP + D3 DTPa + Hib + VIP	SINASC	95%
VOP: reforço (R1), 1 ano	R1 VIP + R1 VOP + R1 esquema sequencial VIP/VOP + R1 DTP + HB + Hib + VIP + R1 DTPa + Hib + VIP	População SINASC	95%
VOP: 2º reforço (R2), 4 anos	R2 VIP + R2 VOP + R2 esquema sequencial VIP/VOP	População IBGE ou SVS	95%
Papilomavírus humano 6, 11, 16 e 18 – recombinante (HPV quadrivalente): 2ª dose (9 a 14 anos)	D2 HPV	IBGE ou SVS	80%
Influenza (grupos prioritários)	D1 *influenza*	SINASC, IBGE ou SVS	90%

BCG: Bacilo de Calmette-Guérin; dT: difteria e tétano; DTP: difteria, tétano e *pertussis*; DTPa: difteria, tétano e *pertussis* acelular (infantil); dTpa: difteria, tétano e *pertussis* acelular (adulto); DU: dose única; D1: 1ª dose; D2: 2ª dose; D3: 3ª dose; FA: febre amarela; HB: hepatite B; Hib: *Haemophilus Influenzae tipo b*; HPV: papilomavírus humano; IBGE: Instituto Brasileiro de Geografia e Estatística; R1: 1ª dose de reforço; R2: 2ª dose de reforço; REV: revacinação; SCR: tríplice viral; SINASC: Sistema de Informações sobre Nascidos Vivos; SVS: Secretaria de Vigilância em Saúde; VIP: vacina poliomielite inativada; VOP: vacina poliomielite oral; VZ: varicela-zóster; VRH: rotavírus humano. (Adaptada do Capítulo 1 do Guia de Vigilância em Saúde/MS.[6])

Tabela 4.2 Tipos e definição dos indicadores de desempenho da vacinação.

Indicadores	Definição
Cobertura vacinal	Estima a proporção da população-alvo vacinada com determinada vacina em determinado local e tempo. É calculada utilizando no numerador o total de doses que completam o esquema vacinal de cada vacina e, no denominador, a estimativa da população-alvo, multiplicando-se por 100
Taxa de abandono	Estima a adesão do usuário ao PI. Aplica-se para vacinas de esquemas multidoses. É medida em percentual e indica o percentual de usuários que não completaram o esquema vacinal
Homogeneidade de CV	Estimada em relação ao total de localidades geográficas, ou entre vacinas na mesma localidade que alcançaram a meta de coberturas
Entre localidades	Estima a proporção de localidades que atingiu a meta de cobertura vacinal para uma ou mais vacinas selecionadas. Aplica-se a qualquer localidade, por exemplo: bairros, distritos, municípios, estados ou países
Entre vacinas	Estima a proporção de vacinas que atingiu a meta de cobertura vacinal em relação ao total de vacinas selecionadas em uma determinada localidade. Igualmente aplica-se a qualquer localidade, por exemplo: bairros, distritos, municípios, estados ou países

CV: cobertura vacinal; HCV: homogeneidade de cobertura vacinal.

Total de municípios:

HCV por localidades[a] = nº de localidades com CV ≥ meta × 100

Total de vacinas avaliadas:

HCV por vacinas = nº de vacinas com CV ≥ meta × 100

Total de primeiras doses:

TA = (nº de primeiras doses – nº de últimas doses do esquema vacinal) × 100

A Tabela 4.3 apresenta, resumidamente, as metas de CVs e de homogeneidade de coberturas e os parâmetros para análise dos indicadores de desempenho de resultados do PI.

Por sua natureza, os indicadores são dinâmicos, gerados por um processo contínuo de coleta de dados e que podem sofrer mudanças no curso do tempo, em curto espaço de tempo ou em médio e longo prazo, daí a importância de monitorar. A partir da análise sistemática desses indicadores, é possível intervir oportunamente na organização, no planejamento e no controle das atividades, contribuindo para a efetividade dos PIs em qualquer instância de gestão.

Cada indicador reflete os dados dos componentes que geraram cada fração que o compõe. Quanto mais qualidade dos dados coletados, mais confiáveis são as informações produzidas. Por exemplo, os erros de registro na identificação do indivíduo vacinado ou da dose aplicada podem comprometer o numerador, doses registradas sem a idade da pessoa vacinada impedem de atribuir à dose ao grupo-alvo da vacinação para o cálculo dos indicadores. Erros nas estimativas populacionais utilizadas como denominador com sub ou sobrerregistro de nascimentos comprometem a integridade dos dados. Dependendo da magnitude dessas condições, subestimam ou superestimam-se os resultados e, por consequência, induzem planejamento equivocado das ações. Além da superestimação ou subestimação do denominador ou do numerador, dados incompletos, inconsistentes, irregulares ou inoportunos geram informações e análises equivocadas para o planejamento e a tomada de decisão.

Por exemplo, a falta do registro do endereço do usuário do serviço ou registro incorreto, ou incompleto, dificulta localizar a pessoa para a qual é indicada uma busca ativa. Outrossim, isso interfere nos indicadores de CV e de homogeneidade de cobertura, porquanto esses indicadores são calculados a partir do município de residência do vacinado. A falta do registro de lote de vacinas administradas dificulta a associação de um possível evento adverso ao lote do produto; por sua vez, a presença de um número não esperado de um evento, ou um evento inusitado ocorrido em indivíduos que receberam doses de um mesmo lote do produto, pode indicar a associação de maior reatogenicidade ao respectivo lote desse produto.

[a]Distritos, bairros, municípios, estados, país.

Tabela 4.3 Metas de coberturas vacinais e de homogeneidade de coberturas e parâmetros para análise dos indicadores.

CV – tipos de vacinas e metas	Homogeneidade de CV e metas	TA e parâmetros (%)
• BCG; rotavírus; *influenza*, vacinas contra SARS-Cov2: 90% • HPV e Meningite C ou ACWY em adolescentes: 80% • Demais vacinas: 95%	• Entre municípios:* 70% dos municípios com coberturas vacinais ≥ meta de CV estabelecida para cada vacina • Entre vacinas:** 100% das vacinas com CV ≥ meta de CV estabelecida para cada vacina	• Alta: ≥ 10% • Média: ≥ 5 < 10% • Baixa: < 5%

*A Organização Pan-Americana da Saúde (OPAS) preconiza homogeneidade de 95% para as vacinas do calendário da criança. **Programa de Qualificação das Ações de Vigilância em Saúde preconiza 100% de homogeneidade de cobertura para as vacinas penta, poliomielite, pneumocócica (< 1 ano) e tríplice viral com D1 (1 ano de idade). BCG: bacilo de Calmette-Guérin; CV: cobertura vacinal; HPV: papilomavírus humano; TA: taxa de abandono. (Adaptada de Coordenação Geral do Programa Nacional de Imunizações. Elaborada com base na NI 2020.)

A população-alvo, fonte de dados para compor o denominador na construção dos indicadores de desempenho da vacinação, é oriunda dos Sistemas de Informações (SI) de base demográfica, como estimativas do Instituto Brasileiro de Geografia e Estatística (IBGE), aplicadas à população a partir de 2 anos, e do Sistema de Informações sobre Nascidos Vivos (Sinasc), do Ministério da Saúde, disponível para a criança menor de 1 ano e de 1 ano. Já os dados para compor o numerador são obtidos dos Sistemas de Informação em Saúde (SIS), que coletam dados de doses de vacinas aplicadas a partir de sistemas de informação do SIPNI, e-SUS APS e sistemas próprios, compondo a base nacional de vacinados. Esses dados são hospedados no *site* do Datasus com acesso universal em sipni.datasus.gov.br.

Os denominadores dos indicadores de desempenho relativos às vacinas do calendário da criança, por exemplo, dependem dos dados da base nacional do Sinasc, que costuma ter um atraso de, em média, 2 anos para serem disponibilizados, o que, para alguns municípios, pode comprometer os resultados das CVs. Além disso, a qualidade e quantidade dos registros de nascimentos dependem da capacidade de cada município em captar todos os nascimentos, preencher a Declaração de Nascidos Vivos (DNV) e registrar oportunamente no Sinasc. Dados do Sinasc desatualizados, subcoletados ou subregistrados podem afetar os resultados das CVs, subestimando-as ou superestimando-as. Podem ainda comprometer as estimativas da necessidade de doses de vacinas com base na população-alvo, particularmente em municípios com pequenas populações.

Os dados do IBGE, censitários ou de estimativas populacionais em períodos intercensitários, também podem comprometer os resultados, em razão do espaçamento entre os censos, que deve ocorrer a cada 10 anos; ou, ainda, a falta de atualização das estimativas anuais em períodos intercensitários interfere nas CVs visto que não refletem a realidade da dinâmica demográfica, particularmente em pequenas populações.

O PNI utiliza ainda como denominador para estimar CVs dados de outras estimativas obtidas de distintas fontes. Nas campanhas de vacinação de *influenza* e covid-19, utiliza-se no denominador para estimar as CVs nos povos indígenas dados obtidos do Departamento de Saúde Indígena do Ministério da Saúde (DESAI/MS). Por exemplo, para os trabalhadores da saúde, utiliza-se indicador composto de doses aplicadas de vacina *influenza* do ano anterior; para aqueles a partir de 60 anos, utilizam-se dados do banco do Cadastro Nacional de Estabelecimentos de Saúde (CNES). Para outros grupos populacionais-alvos, as estimativas são oriundas de pesquisas ou levantamentos feitos por diferentes instituições, por exemplo: no grupo de portadores de comorbidades, obteve-se como fonte para compor o denominador dados do IBGE, Diretoria de Pesquisas, Coordenação de Trabalho e Rendimento, Pesquisa Nacional de Saúde, de 2019.

Com o avanço da tecnologia da informação (TI), os sistemas de informação cada vez mais são desenvolvidos a fim de facilitar o acesso aos dados, tanto pelos usuários do sistema como pela população geral. Isso também se aplica aos sistemas de informação do PNI. Por exemplo, houve avanços importantes na velocidade da informação, o que facilitou a entrega dos dados para gestores e outros interessados.

Com o auxílio do geoprocessamento foi facilitado o mapeamento das informações por áreas geográficas de interesse. Contudo, a tecnologia não elimina os problemas decorrentes da concepção do sistema, às vezes equivocada, com erros de regras de negócio ou manuseio inadequado do sistema pelo usuário (p. ex., coleta ou registro inadequados), o que representa um desafio para a construção de um indicador confiável.

Desde o ano de 2020, todos os registros de vacinação no país são feitos de forma individualizada, com exceção da campanha contra *influenza*. No entanto, para a avaliação de séries históricas, avaliar a tendência das coberturas, comparar dados no tempo, é necessário avaliar dados do passado, quando ainda eram agregados.

Vale destacar que, a partir de 2010, parte dos serviços de vacinação substituiu o uso do sistema de dados agregados (SIAPI) pelo sistema nominal (SIPNI), e outra parte manteve-se com o sistema de base agregada até 2019, além de outra parte dos serviços públicos ou privados de vacinação com sistemas de informação próprios transmitindo dados para a base nacional. Todos os dados são consolidados em um grande banco de dados e disponibilizados no sítio eletrônico do Datasus com acesso de domínio público. Essa variedade de modalidades de coleta, registro e transmissão, por diversos fatores, constituíram-se em desafios para manter a qualidade dos dados.

Por exemplo, a coleta de dados não individualizados, agregados por ocorrência da vacinação, por não identificar o vacinado nem a sua procedência e, da mesma forma, por não identificar a duplicidade de registro de doses, pode trazer distorção dos dados de CV tanto para o município que recebeu o usuário como daquele de residência do usuário. Outrossim, registros enviados fora do prazo, subcoleta dos dados (vacinação foi feita mas não foram coletados os dados), ou subregistro de dados (vacinação foi feita, os dados foram coletados, mas não foram registrados no SIPNI ou no e-SUS AB, duplicidade do indivíduo decorrente de erros de nomes (por uso de abreviaturas ou homônimos, data de nascimento) superestimam o numerador. Ainda, erros nas estimativas populacionais do IBGE ou do Sinasc comprometem a qualidade da informação em distintos atributos como a integridade, regularidade, oportunidade, consistência, coerência e completude, destacando-se a importância da aplicação da VCV sistematicamente para monitorar esses atributos; a VCV é tão mais efetiva quanto mais capilarizada for (Tabela 4.4).

MÉTODOS DE AVALIAÇÃO DA SITUAÇÃO VACINAL

O monitoramento dos resultados da vacinação pode ser feito por distintos métodos de avaliação, todos igualmente importantes e adequados para determinadas situações. O mais usual é o método administrativo, também chamado "método indireto". Nesse método, são utilizadas duas fontes de dados de natureza distinta para medir o indicador: doses aplicadas que completam o esquema vacinal registradas no SIPNI e as estimativas populacionais em determinado local e tempo.

Tabela 4.4 Significado dos atributos de qualidade de dados.

Atributos	Significado
Integridade/ representatividade	Particularidade ou condição do que está inteiro; inteireza, do que não foi alvo de diminuição. Por exemplo, o banco de dados do SIPNI contém todos os registros de vacinados de todos os municípios do Brasil
Completude	Característica, particularidade ou condição daquilo que é ou se apresenta de modo completo, perfeito. Por exemplo, todos os campos da ficha de registro do vacinado estão preenchidos adequadamente (sem campos em brancos ou ignorados)
Regularidade	Característica do que é constante, estável, contínuo. Por exemplo, transmissão dos dados de vacinação diariamente, semanalmente ou mensalmente, sem interrupção
Oportunidade	Característica do que é oportuno, ocorre no tempo adequado. Por exemplo, dados de vacinação contra covid-19 *on-line* e para registro *off-line* até 48 h da vacinação transmitidos para Rede Nacional de Dados em Saúde (RNDS)
Consistência/ coerência	Congruência, compatibilidade. Por exemplo, os registros de doses aplicadas de vacinas estão de acordo com as recomendações do calendário de vacinação. O contrário representa uma incoerência, por exemplo, registro de doses aplicadas anterior à data do nascimento

Em geral, os sistemas de informações informatizados (SIIs), por meio de regras de negócio definidas em sua concepção, disponibilizam os relatórios com os indicadores de imunizações já calculados. O método administrativo é considerado o mais usual e de fácil obtenção. O PNI, em geral, disponibiliza esses dados para acesso universal no sítio eletrônico do Datasus (http://sipni.datasus.gov.br/tabnet). Podem ser visualizados por área geográfica, tipo de imunobiológico, grupo-alvo e períodos de tempos.

O usuário que opera diretamente o sistema de informação pode acessar no mesmo sítio eletrônico (http://sipni.datasus.gov.br/vacinação), por meio de *login* e senha, os dados individualizados com as variáveis relacionadas com o vacinado, imunobiológico, tempo e serviço. Com isso, é possível explorar a qualidade dos dados com mais profundidade, aplicando a VCV na perspectiva de intervir oportunamente, seja na qualidade, seja na quantidade dos dados produzidos.

No entanto, a despeito de o sistema de informação disponibilizar dados já trabalhados, na maioria das vezes prontos para uso, é importante que questões básicas sejam de conhecimento de todos os envolvidos com a imunização. Entender desde a construção à utilização desses dados para a tomada de decisão. Já foi visto que o denominador do indicador de CV é a população-alvo que deve ser alcançada ao longo de um período de tempo. Na prática, a população-alvo total do ano é dividida em 12 avos, obtendo-se dessa divisão a população mensal a ser vacinada. O ideal é atingir 100% da população-alvo mensal, acumulada mês a mês, e anual, ou no mínimo a meta que está estabelecida para a CV.

Avaliação de coortes de vacinados

Além do método administrativo convencional de avaliação das CVs para crianças menores de 1 ano e de 1 ano, o PNI adota a avaliação de CV a partir de coortes de vacinados, para população de 2 anos ou mais. Esse método caracteriza-se por definir, em um momento determinado, qual o quantitativo de pessoas vacinadas com as doses que completam o esquema vacinal (ou dose de interesse) ao longo de um período, definindo o ano inicial e final do período (geralmente a partir do ano que há disponibilidade dos dados e finalizando no ano que está em curso).

Para a construção do indicador de CV de coortes, selecionam-se as doses aplicadas por idade ano a ano do período avaliado. O cálculo é feito aplicando-se no numerador a soma de doses que completam o esquema vacinal, acumuladas ano a ano, independentemente de qual idade tinha o vacinado quando recebeu a dose da vacina dentro do período avaliado. O denominador é composto de total da população-alvo na idade do ano final da avaliação.

Essas coberturas não estão disponibilizadas no sítio eletrônico. O cálculo é feito a partir de um algoritmo (*script*) automatizado aplicando-se uma regra para as doses que devem constar cálculo das CVs das coortes. Para cada idade, somam-se as doses aplicadas na idade em anos anteriores e computadas para a idade no momento da avaliação. Em geral, é aplicado para estimar as CVs de grupos de vacinados nos quais as CVs não estão disponíveis no Tabnet.

Conforme já abordado, os indicadores de desempenho da vacinação podem sofrer influências de vários fatores. Para validar os dados administrativos, PIs podem lançar mão de outros métodos de avaliação de CV, classificados como métodos diretos de avaliação, que se valem da estatística para sua aplicação.

O método direto de avaliação da situação vacinal é assim denominado por obter o denominador e numerador, para estimar a CV, da mesma fonte de dados – o registro do indivíduo-alvo da avaliação, obtido a partir do comprovante de vacinação. O denominador é representado pelo total de indivíduos que foi "avaliado" e o numerador é composto do total desses indivíduos que no momento da avaliação (entrevistados) foram encontrados vacinados, aplicando-se o fator de multiplicação 100. Essa modalidade de avaliação tem em comum o domicílio do indivíduo incluído na amostra e o comprovante da situação vacinal como fontes para a coleta de dados.

Inclui-se nesse método o Inquérito de Coberturas Vacinais (ICV) também chamado "Inquérito Domiciliar", e, embora não sejam caraterizados propriamente como um método de avaliação de cobertura vacinal, estão incluídos também o MRC, o censo vacinal e a varredura, consideradas estratégias de supervisão da situação vacinal em determinadas localidades.

O ICV utiliza a estatística para definir uma amostra representativa da população-alvo. Tem a vantagem de traduzir a real CV, por oferecer condições de produzir informações não disponíveis no SIPNI, por exemplo, sobre: desigualdades sociais, aceitação da população (ou não) dos serviços de saúde e razões da não vacinação. Ademais, o ICV não depende de estimativas de população.

Operacional e economicamente, é um método mais custoso. Requer pessoal qualificado para sua aplicação, critérios bem-definidos desde a seleção até a análise dos resultados, o trabalho de campo é feito no âmbito dos domicílios incluídos na amostra, a coleta de dados deve ser feita por pessoal treinado na metodologia, exige maior tempo para a análise e disponibilidade dos resultados. Conforme dito, tem a vantagem de refletir a real CV, sendo representativo da população-alvo desde que seja mantido o rigor metodológico da seleção da amostra e da coleta dos dados. Representam um retrato daquele momento (prevalência pontual).

O MRC, censo vacinal e a varredura, também conhecida como operação limpeza, utilizam a mesma fonte de dados para compor o denominador. Nesses, a avaliação deve ser acompanhada do resgate de não vacinados, vacinando-os com a dose do esquema vacinal não identificada no comprovante de vacinação. Ressalta-se que, nessa ocasião, o entrevistado que foi vacinado compõe o denominador, porém não é incluído no numerador, visto que, no momento da entrevista, foi identificado como "não vacinado".

O MRC é uma modalidade de avaliação da situação vacinal desenvolvido pela OPAS aplicado desde a década de 1990 para avaliar CVs contra doenças em processo de eliminação. Assemelha-se ao ICV quanto ao mecanismo de coleta de dados, por ser feita no domicílio, diferindo quanto ao método de seleção da amostra, que, por não ser probabilística, não é representativa da população-alvo geral.

No Brasil, o método da OPAS foi adaptado, utilizando como referencial para a definição da amostra o número de salas de vacinas do local e a população-alvo do MRC. É recomendado aplicar a partir de uma intensificação da vacinação, geralmente pós-campanhas. No entanto, por se tratar de uma atividade de supervisão local, deve ser feito em qualquer tempo e para qualquer vacina e grupo-alvo. É extremamente útil para identificar e resgatar não vacinados, melhorando a CV e a homogeneidade de coberturas.

A seleção da amostra é feita a partir da divisão da população-alvo do MRC do município pelo número de salas de vacinas. O número de entrevistados em cada MRC é obtido do resultado da divisão da população-alvo pelo número de sala de vacinas no município. Por convenção, definiu-se que corresponde ao número de setores a contemplar o MRC, definidos aleatoriamente adotando os critérios definidos na Tabela 4.5. Cada setor deve avaliar a situação vacinal de, no mínimo, 25 pessoas.

É necessário que, nos municípios, em especial naqueles mais populosos, sejam incluídas intencionalmente áreas nas quais é reconhecida ou sugestiva de haver fatores que possam contribuir para uma baixa CV e que não foram sorteadas, como áreas: de difícil acesso geográfico, de pobreza, de risco (violência), desassistidas de serviços de vacinação, com intenso fluxo migratório e/ou população flutuante, dentre outras. No entanto, recomenda-se que as localidades (quadras e ruas) dentro desse setor escolhido intencionalmente sejam selecionadas aleatoriamente.[7]

O censo vacinal é um levantamento da situação vacinal de determinada localidade, não tem uma amostra definida da população a ser avaliada. Trata-se de uma avaliação cujo objetivo principal é conhecer a realidade da situação vacinal de determinada localidade e resgatar não vacinados. Tanto no MRC, por não manter o rigor estatístico na seleção da amostra, como no censo vacinal, os resultados obtidos são específicos para a localidade (setor) onde foi feita a coleta dos dados e não

Tabela 4.5 Definição da amostra para o monitoramento rápido de coberturas vacinais.

População-alvo dividida pelo nº de salas de vacinas (resultado da divisão)	Nº de entrevistados por setor	Total de pessoas a entrevistar no município
< 1.000	25	25 × nº de salas de vacinas
1.000 < 5.000	50	50 × nº de salas de vacinas
5.000 < 10.000	75	75 × nº de salas de vacinas
≥ 10.000	100	100 × nº de salas de vacinas

Fonte: Guia de Vigilância Epidemiológica, 2021, Vigilância das Coberturas Vacinais/SVS/MS.[6]

extrapolam os resultados para a população-alvo total. A área a ser avaliada pode ser selecionada por conveniência, por exemplo, em locais densamente povoados, periferias e locais de difícil acesso aos serviços de saúde e, por conseguinte, com grande chance de apresentarem baixas CVs.

A varredura, ou operação limpeza, é comumente aplicada diante da ocorrência de surtos de doenças imunopreveníveis sob vigilância. Regra geral, baseia-se no levantamento da situação vacinal de determinado grupo-alvo em áreas selecionadas orientadas pela situação epidemiológica. Os critérios de seleção de área e amostra a ser aplicada em cada uma dessas modalidades são definidos em protocolos específicos elaborados para cada situação.

Regras de negócio para cálculo dos indicadores de imunizações por tipo de vacinas

Considerando a variedade de vacinas com mesmos componentes e esquemas vacinais distintos e, ainda, que os serviços públicos e privados utilizam vacinas com os mesmos componentes ou componentes semelhantes, é necessário que sejam definidos requisitos para subsidiar os desenvolvedores dos sistemas de informação informatizados e os avaliadores no contexto dos serviços, no que diz respeito à construção de indicadores de desempenho da vacinação.

Esses requisitos são comumente denominados "regras de negócio". Para cada vacina ou produto imunobiológico, as regras constituem-se em elementos fundamentais para o adequado desenvolvimento do sistema e para a produção da informação, sobretudo no quesito relativo à qualidade dos dados.

Nesse cenário, configura-se uma dificuldade para a construção das "regras de negócio": a despeito de o calendário de vacinação do serviço público ser amplo e disponibilizar produtos desde a criança ao idoso, com pelo menos 19 vacinas (em relação principalmente ao calendário da criança), os serviços privados de vacinação oferecem alguns produtos que não constam do elenco de vacinas oferecidas no serviço público, entretanto, com componentes semelhantes aos produtos que são oferecidos pelo PNI. São exemplos as vacinas: hexavalente, constituída de componentes contra difteria, tétano, coqueluche, infecções por *Haemophilus Influenzae B*, hepatite B e poliomielite; a meningocócica ACWY; e a rotavírus pentavalente.[6]

Entretanto, doses de vacinas administradas, independentemente da natureza do serviço de vacinação, se público ou privado, devem constar no SIPNI e ser contabilizadas para compor o esquema vacinal e a construção dos indicadores de imunizações. Aqui, configura-se outro fator que dificulta a construção das "regras de negócio": a despeito de ser regulamentado o funcionamento das salas de vacinas, ainda não é conhecido o quantitativo exato de serviços privados que realizam atividade de vacinação. No entanto, esses serviços privados, de acordo com as normas sanitárias, devem registrar as doses aplicadas no SIPNI, para inclusão no esquema vacinal e quando se aplicar no cálculo das CVs. Diante disso, cabe aos municípios identificar os serviços privados de vacinação e orientar quanto ao cumprimento das resoluções da Agência Nacional de Vigilância Sanitária (Anvisa) quanto ao registro de vacinação.

Ressalta-se que a Resolução da Diretoria Colegiada (RDC) da Anvisa – RDC nº 197 de 26 de dezembro de 2017 – dispõe sobre os requisitos mínimos para o funcionamento dos serviços de vacinação humana, aplicada a todos os serviços de vacinação (Seção II); ademais, na Seção V, artigo 15 definiu que compete aos serviços de vacinação registrar as informações no cartão de vacinação e no sistema de informação definido pelo Ministério da Saúde.

Resultados da vacinação

A análise das CVs no período de 2015 a 2021 para as vacinas do calendário da criança mostrou que o ano de 2015 teve o melhor desempenho comparado aos anos subsequentes, sobretudo as vacinas indicadas para menores de 1 ano. Observou-se no referido ano coberturas adequadas – maior ou igual à meta – para a maioria das vacinas disponíveis para esse grupo-alvo. Foi exceção a CV da vacina pneumocócica 10-valente, que ficou em 94,2% e da vacina febre amarela, que esteve em 43%; essa última deve ser analisada com cautela, uma vez que a vacina não teve sua expansão completada em todos os municípios brasileiros, a exemplo de parte dos municípios de alguns estados do nordeste.

Houve variação nos índices registrados com acentuado decréscimo no período para todas as vacinas, destacando-se um discreto aumento dos índices de CV no ano de 2018 para a maioria das vacinas comparado ao ano de 2017. Em 2018, as vacinas BCG, rotavírus e pneumocócica 10-valente em menores de 1 ano de idade alcançaram as metas, retomando a queda no ano seguinte. A vacina BCG historicamente teve a CV mais elevada; esteve acima de 100% em 2015, mantendo-se acima da meta (90%) até 2018. A partir de 2019, porém, esteve entre 86,6% (2019) e 67,1% (2021). No ano de 2021, as CVs mantiveram-se com índices abaixo de 70% da população-alvo, exceto a vacina pneumocócica 10-valente, que alcançou 71,2% da população alvo (dados preliminares).

Com relação à vacina penta, os índices de CVs decresceram de 96,3% em 2015 para 70,8% em 2019 (queda de 25,5%), aumentando em 2020 para 77%, com queda em 2021 para 68,1%. Cabe destacar que foi a única vacina com elevação no índice, crescendo 9% em 2020 comparado a 2019. A queda e o crescimento nos índices de coberturas para essa vacina são explicados pelo desabastecimento ocorrido no 2º semestre de 2019 e o reabastecimento do produto em 2020, respectivamente, recuperando parcela da demanda reprimida.

Com relação às crianças de 1 ano, as CVs, em geral, são mais baixas comparadas aos índices alcançados no grupo das crianças menores de 1 ano. Isso reflete a perda de seguimento da criança no cumprimento do calendário de vacinação. A exceção foi para as coberturas da vacina hepatite A em 2015 e para a primeira dose (D1) de tríplice viral nos anos de 2015 e 2016. Para as demais vacinas, as coberturas estiveram abaixo da meta. Destacou-se com maior percentual de queda (33,5%) a cobertura de 1º reforço da vacina DTP, crescendo em 2020, explicando-se pela mesma razão já referida para a vacina penta (Tabela 4.6).

A homogeneidade de coberturas por tipo de vacinas ao longo do mesmo período decresceu de modo progressivo, assim como o número de municípios que alcançaram coberturas adequadas para as diferentes vacinas do calendário da criança.

O cenário apresentado é relacionado com os municípios que alcançaram as CVs, dos 5.570 municípios brasileiros, para a vacina (2021). Para a vacina hepatite B em crianças até 30 dias de vida, a despeito da recomendação simultânea com a BCG e a hepatite B (HCV), esteve ao redor da metade dos municípios com CV adequada para a BCG, refletindo a não adoção da simultaneidade de vacinação. A vacina poliomielite (terceira dose), em 2015, teve CV adequada em 61% dos municípios decrescendo para 26% em 2021. Já a vacina tríplice viral (D1) em crianças de 1 ano, em que pese a ocorrência de surtos de sarampo desde 2018, caiu de 58,7% dos municípios com CV ≥ 95% para 29,2% dos municípios (Tabela 4.7).

Com relação à TA de vacinação, avaliada para as vacinas poliomielite e penta, esquema de três doses, com aplicações recomendadas simultaneamente, observou-se perda importante do seguimento da criança no programa regular de vacinação no 1º ano de vida. A diferença entre o número de primeiras e terceiras doses da vacina poliomielite variou em torno de 59 mil doses em 2016 para 276 mil doses em 2015, mantendo-se acima de 160 mil doses nos demais anos. A TA de vacinação variou de 2,1% (baixa) em 2016 a 8,9%, em 2015, classificada como taxa média nos demais anos (≥ 5% < 10%).

Com relação à vacina penta, a diferença no número de primeiras e terceiras doses em cada ano no período ficou acima de 190 mil doses. Em todos os anos, a TA esteve classificada entre média e alta. Em 2017, do total de 2,8 milhões de crianças que iniciaram o esquema vacinal, somente 2,5 milhões receberam a terceira dose. A diferença no número de D1 e D3 ficou em mais de 367 mil crianças, com uma TA de vacinação de 12,8% (alta). No entanto, a maior TA foi verificada em 2020, com 13,1% de evasão do programa, a despeito de, nesse mesmo ano, ter sido observado um aumento de 9% nas CVs para essa vacina. Ressalta-se que 2,5 milhões de crianças iniciaram e somente 2,2 milhões completaram o esquema vacinal. A diferença no ano do total de terceiras doses em relação às primeiras doses ficou em 338 mil doses.

Comparando os dados entre as duas vacinas recomendadas simultaneamente, observou-se no período que os valores são próximos para as três doses do esquema vacinal, embora, em geral, mais baixos para a vacina penta. As TAs para essa vacina foram mais elevadas e podem ser explicadas, em parte, pelo desabastecimento da vacina em diferentes períodos no curso desses anos.

Quando comparados os números de doses registradas em 2015 para cada vacina, a diferença

Tabela 4.6 Coberturas vacinais, incremento nas coberturas e diferenças em pontos percentuais* por tipo de vacinas do calendário da criança menor de 1 ano – Brasil, 2015 a 2021.**

Imunobiológicos	Coberturas vacinais							Incremento nas coberturas (%)			Diferenças pontos percentuais nas coberturas – referência 2015		
	2015	2016	2017	2018	2019	2020	2021	2019/2015	2020/2019	2021/2020	2019	2020	2021
BCG ≤ 30	105,08	95,55	97,98	99,72	86,67*	74,03*	67,19*	−17,5	−14,6	−9,2	−18,4	−31,05	−37,89
Hepatite B	90,93*	81,75*	85,88*	88,4*	78,57*	63, 69*	60,29*	−13,6	−18,9	−5,3	−12,4	−27,24	−30, 64
Rotavírus	95,35	88,98*	85,12*	91,33	85,4*	77,19*	68,39*	−10,4	−9,6	−11,4	−10	−18,16	−26,96
Meningo C	98,19	91,68*	87,44*	88,49*	87,41*	78,46*	68,81*	−11	−10,2	−12,3	−10,8	−19,72	−29,37
Penta	96,3*	89,27*	84,24*	88,49*	70,76*	77,13*	68,17*	−26,5	9	−11,6	−25,5	−19,17	−28,12
Pneumo 10	94,23*	95*	92,15*	95,25	89,07*	81,24*	71,28*	−5,5	−8,8	−12,3	−5,2	−12,99	−22,95
Pólio	98,29	84,43*	84,74*	89,54*	84,19*	76,05*	67,71*	−14,4	−9,7	−11	−14,1	−22,25	−30,58
Febre amarela	46,31*	44,59*	47,37*	59,5*	62,41*	57,2*	56,04*	34,8	−8,3	−2	16,1	10,89	9,73
Hepatite A	97,07	71,58*	78,94*	82,69*	85,02*	75,02*	65,01*	−12,4	−11,8	−13,3	−12	−22,05	−32,06
Pneumo 10 (1º ref)	88,35*	84,1*	76,31*	81,99*	83,47*	71,34*	63,92*	−5,5	−14,5	−10,4	−4,9	−17,01	−24,43
Meningo C (1º ref)	87,85*	93,86*	78,56*	80,22*	85,78*	75,82*	66,19*	−2,4	−11,6	−12,7	−2,1	−12,04	−21,66
Pólio (1º ref)	84,52*	74,36*	73,57*	72,83*	74,62*	68,32*	58,1*	−11,7	−8,4	−15	−9,9	−16,2	−26,42
DTP (1º ref)	85,78*	64,28*	72,4*	73,27*	57,08*	76,12*	61,2*	−33,5	33,3	−19,6	−28,7	−9,66	−24,58
Tríplice viral D1	96,07	95,41	86,24*	92, 61*	93,12*	79,57*	71,49*	−3,1	−14,6	−10,2	−2,9	−16,5	−24,58
Tríplice viral D2	79,94*	76,71*	72,94*	76,89*	81,55*	62,82*	50,06*	2	−23	−20,3	1,6	−17,12	−29,87

BCG: Bacilo de Calmette-Guérin. DTP: tríplice bacteriana (difteria, tétano e *pertussis*); D1/D2: 1ª/2ª dose; ref: reforço. Destaque com asterisco nos números para CV < meta (90% BCG e rotavírus e 95% demais vacinas), fundo branco para incremento (queda ou elevação nos índices de CV > 10%) e fundo cinza-escuro para diferenças percentuais > 10 nos períodos observados. Valores negativos expressam o percentual de queda e positivos percentual de aumento no período considerado. (Fonte: sipni.datasus.gov.br, acesso em 03/03/2022, preliminares.)

Tabela 4.7 Homogeneidade de coberturas por tipo de vacinas no Brasil, 2015 a 2021.*

Ano	BCG	Hepatite B < 30 dias	Meningocócica C	Rotavírus	Pneumocócica 10	Poliomielite	Penta (DTP/HB/Hib)	Tríplice viral (D1)
2015	54,9	27,7	65,5	71,3	60,7	61,6	64	58,7
2016	44,6	19	54,3	60	59,5	43,1	50,5	58,6
2017	51,9	25,4	48,7	53,8	56	44,3	43,5	44,9
2018	59	34,1	54	67,5	63,2	54,1	53,5	55,2
2019	43,4	24,3	46,6	53,2	48,9	39,8	22,4	56
2020	30	13,1	39,5	46,2	43,1	37,6	41,5	42,9
2021	19,8	9,9	23,1	29,2	26	23,1	24,2	29,2

*Dados 2021 preliminares. BCG: Bacilo de Calmette-Guérin; DTP: tríplice bacteriana (difteria, tétano e *pertussis*); HB: hepatite B; Hib: *Haemophilus influenzae B*; D1: 1ª dose. (Elaborada com dados extraídos do sítio http://tabnet.datasus.gov.br/.)

para as primeiras doses ficou ao redor de 1 milhão de doses e um pouco menor em relação às demais doses do esquema vacinal (Tabela 4.8).

CONSIDERAÇÕES FINAIS

Desde o ano de 2016, de acordo com os dados disponíveis no SIPNI, são observadas quedas nos índices de CVs para as vacinas do calendário da criança. Diversos fatores podem ser atribuídos a essas quedas, como o desconhecimento do calendário de vacinação e problemas decorrentes da transmissão de dados dos diferentes sistemas de informação sobre vacinação.

Soma-se a esses fatores o advento da pandemia de covid-19, declarada no Brasil em março de 2020, acentuando a queda, o que se manteve em 2021. Dentre outros fatores, estão: recomendações de medidas de isolamento social, sobrecarga dos serviços de saúde, prioridade para a vacinação contra covid-19, requerendo a reorganização das ações nas unidades para atender às demandas decorrentes da gravidade do quadro sanitário vigente, com elevada incidência de casos e mortes por covid-19.

Em contrapartida, não pode ser desconsiderado o risco de recrudescimento de doenças já eliminadas ou controladas com vacinas no país. Esse cenário requer que sejam empreendidos esforços adicionais para resgatar os elevados índices de CVs observados no Brasil anteriormente, garantindo que não seja revertido o impacto no perfil epidemiológico de morbimortalidade decorrentes de doenças imunopreveníveis no país.

Esforços estão sendo empregados para conhecer as causas da queda nas CVs. Isso é importante, mas só terá sentido se forem implementadas estratégias com base nos resultados observados. Conhecer sobre o calendário de vacinação é fundamental, bem como aplicar a VCC, monitorando e avaliando a qualidade dos registros oportunamente para identificar problemas decorrentes da não adesão da população-alvo, do abandono de vacinação.

O PNI tem *expertise* na aplicação da metodologia do MRC. Esse método é antigo e vem sendo recomendado mais intensamente como estratégia nacional de resgate de não vacinados a partir de 2008, pós-campanha nacional de vacinação para a eliminação da rubéola. Mostrou-se extremamente útil no resgate de não vacinados naquele momento, sendo oficialmente recomendado no país em 2012 com ampla adesão dos municípios, particularmente nos anos de 2012 e 2013, pós-campanhas de multivacinação. Aos poucos, foi perdendo a adesão dos municípios e necessita ser resgatado e aplicado na vacinação de rotina. Não menos importante é a necessidade de estabelecer parcerias com organizações governamentais e não governamentais, historicamente envolvidas com a imunização, para definir estratégias de intervenção conjuntas para reconquistar as altas CVs.

Práticas outrora adotadas, como a busca ativa de não vacinados, a vacinação de porta em porta e as lições aprendidas com a recente campanha de vacinação contra a covid-19, aliadas a uma política de informação e comunicação adequadas direcionadas a profissionais de saúde e população, sem dúvida é uma possibilidade de retomar os elevados

Tabela 4.8 Doses aplicadas, diferença entre o total de doses iniciais e finais do esquema vacinal e taxa de abandono por tipo de vacina em menores de 1 ano de idade, Brasil, 2015 a 2021.*

Anos	Poliomielite			Diferença (D1-D3)	Taxa de abandono (%)	Penta (DTP/Hib/HB)			Diferença (D1-D3)	Taxa de abandono (%)
	Dose 1	Dose 2	Dose 3			Dose 1	Dose 2	Dose 3		
2015	3.121.912	2.845.947	2.845.608	276.304	8,9	3.034.616	2.845.349	2.794.548	240.068	7,9
2016	2.843.113	2.792.848	2.784.066	59.047	2,1	2.847.824	2.772.757	2.656.991	190.833	6,7
2017	2.835.076	2.583.059	2.594.160	240.916	8,5	2.874.415	2.705.645	2.507.094	367.321	12,8
2018	2.790.821	2.662.588	2.599.947	190.874	6,8	2.775.681	2.634.949	2.525.624	250.057	9
2019	2.643.659	2.551.302	2.480.900	162.759	6,2	2.372.558	2.180.953	2.068.545	304.013	12,8
2020	2.447.512	2.364.507	2.223.158	224.354	9,2	2.588.130	2.513.587	2.249.368	338.762	13,1
2021	2.089.643	2.027.638	1.929.056	160.587	7,7	2.091.930	2.037.189	1.942.240	149.690	7,2

*Dados para 2021 preliminares, acesso em 21/03/2022 atualizados em 06/03/2021. DTP: tríplice bacteriana (difteria, tétano e *pertussis*); HB: hepatite B; Hib: *Haemophilus influenzae b*. (Adaptada de http://tabnet.datasus.gov.br/.)

índices de vacinação no país, manter os ganhos, recuperar as perdas e avançar na missão de controlar, eliminar e erradicar doenças imunopreveníveis no Brasil, reduzindo riscos de recrudescimento de doenças já controladas e eliminadas.

REFERÊNCIAS BIBLIOGRÁFICAS

1. Domingues CMAS, Teixeira AMS. Coberturas vacinais e doenças imunopreveníveis no Brasil no período 1982-2012: avanços e desafios do Programa Nacional de Imunizações. Epidemiol Serv Saude. 2013;22(1):9-27. doi: 10.5123/S1679-49742013000100002.
2. Braz RM, Teixeira AMS, Domingues CMAS. O Programa Nacional de Imunizações e a Cobertura Vacinal: histórico e desafios atuais. In: Barbieri CLA, Martins LC, Pontes YA (Orgs.). Imunização e cobertura vacinal: passado, presente e futuro. Pamplona. Santos (SP): Editora Universitária Leopoldianum, 2021. 221 p.; il.
3. Nobrega AA, Teixeira AMS, Lanzieri TM. Avaliação do Sistema de Informação do Programa Nacional de Imunizações. Cad Saúde Colet. 2010; 18(1).
4. Ministério da Saúde. Secretaria de Vigilância em Saúde. Departamento de Análise em Saúde e Vigilância de Doenças não Transmissíveis. Evolução dos sistemas de informação utilizados pelo Programa Nacional de Imunizações brasileiro. In: Saúde Brasil 2019: uma análise da situação de saúde com enfoque nas doenças imunopreveníveis e na imunização. Brasília (DF): Ministério da Saúde; 2019.
5. Teixeira AMS, Rocha CMV. Vigilância das coberturas de vacinação: uma metodologia para detecção e intervenção em situações de risco. Epidemiol Serv Saúde. 2010;19(3):217-26.
6. Ministério da Saúde. Vigilância das Coberturas Vacinais. In: Secretaria de Vigilância em Saúde Departamento de Articulação Estratégica de Vigilância em Saúde Coordenação-Geral de Desenvolvimento da Epidemiologia em Serviços. Guia de Vigilância em Saúde. 5. ed. Brasília (DF): MS; 2021. 1.126.
7. Teixeira AMS, Domingues CMAS. Monitoramento rápido de coberturas vacinais pós-campanhas de vacinação no Brasil: 2008, 2011 e 2012. Epidemiol Serv Saúde [Internet]. 2013;22(4): 565-78.

5

Direitos e Responsabilidades Legais em Imunizações

Claudio Barsanti • Mônica Lopez Vazquez • Luís Claudio Vazquez Barsanti

INTRODUÇÃO

Há um ditado popular que diz: "O direito de um termina quando começa o direito do outro". Esse dito não poderia se adequar melhor ao tema que será discutido neste capítulo.

Os indivíduos, quando agem por si ou como responsáveis por crianças e adolescentes na decisão de respeitarem – ou não – o Calendário Nacional de Imunizações, assumem responsabilidades que ultrapassam o seu mundo pessoal e que podem interferir em todo o equilíbrio da sociedade da qual fazem parte.

Ao não estarem imunizadas, as pessoas podem ser acometidas por doenças infectocontagiosas, passando a ser reservatórios e propagadores de moléstias que, por sua vez, podem atingir até mesmo os que estão previamente vacinados, ou aqueles que, por alguma razão específica e medicamente embasada, não puderam ser imunizados, expondo a riscos e perigos inerentes àqueles males e causando danos e repercussões físicas, psicológicas, econômicas e sociais a outros. Esses "outros", por sua vez, diante de agravos que viveram e sabedores de que suas infecções se deram por pessoas que, mesmo obrigadas a serem vacinadas, não o fizeram, podem questionar as responsabilidades e requerer, judicialmente, os danos que, porventura, sofreram.

Além disso, mais que o risco de questionamentos e demandas judiciais, ter a consciência de estar possivelmente relacionado com a propagação de uma doença e de agravos e prejuízos de outra pessoa se apresenta como um gravame e tormentoso fardo, ainda mais quando decorrente de ação negligente ou imprudente, em contraposição a uma norma sanitária e um dever do cidadão.

Por essa razão é importante discutir os direitos, os deveres e os aspectos legais relacionados com os atos praticados no campo das imunizações e que demandam direitos e deveres a todos os envolvidos. A discussão deste tema permite que aqueles que compõem uma sociedade possam conhecer os pontos relacionados às suas decisões e ações, que, por sua vez, geram responsabilidades.

Destarte, embasados nesses conhecimentos, todos os que prestam atenção à saúde poderão informar, de forma clara, correta e precisa, os aspectos envolvidos no ato vacinal e, com base nesses esclarecimentos, o outro lado, qual seja, daqueles que buscam e recebem a atenção à sua saúde, possam decidir e saber quais os riscos envolvidos em suas decisões.

Se não há dúvida que as devidas explicações quanto aos aspectos técnicos e médicos cabem à equipe de saúde, a apresentação dos aspectos éticos, morais e legais envolvidos nos atos de imunização segue o mesmo caminho. Desse modo, é obrigação do profissional da área de saúde, que atua no campo das imunizações, conhecer todas as facetas correlacionadas ao ato vacinal, não podendo apenas se apresentar como um conhecedor técnico, por mais exímio que seja. Os outros pontos, como já destacados, como a própria responsabilidade social e o destaque da importância do papel de cidadão, devem fazer parte do arsenal de todos aqueles que militam no campo das imunizações.

A partir de uma informação precisa, com respostas aos questionamentos e anseios dos indicados a receber as vacinas, certamente será possível voltar aos índices de cobertura vacinal de anos atrás, que colocavam o Brasil como destaque e exemplo nesse campo de prevenção no mundo.

ASPECTOS HISTÓRICOS E ÉTICOS

Saber como, quando e onde se originaram - e se originam - os direitos e obrigações, além de entender os contextos sociais associados e discutir a atual situação da sociedade, contextualizando os aspectos técnicos e médicos à realidade presente, permite o entendimento do que se vive no momento. Assim, propostas de ação e formas de atuação podem ser apresentadas, em total consonância com o momento vivido, possibilitando maior chance de êxito. Nesse diapasão, a evolução histórica se apresenta como um alicerce fundamental para compreender o que se discute quanto ao direito e às responsabilidades envolvidas no ato de imunização.

O primeiro ponto que deve ser trazido, apresentado e discutido diz respeito aos conceitos de "individual" e "coletivo", que se fazem presentes desde a Grécia Antiga até os dias atuais.

O filósofo Aristóteles entendia a subordinação da vida privada à vida da comunidade. Ele compreendia que o ser humano estaria melhor se em convivência do que isoladamente, ou seja, destacava o indivíduo em função da cidade.

Rousseau, importante partícipe da Revolução Francesa, afirmava em *O Contrato Social* que o contrato seria um pacto de associação entre os homens, legitimando a vida em sociedade. Entendia e ensinava que o imperante seria a vontade geral.

Com base nas colocações anteriores, fica cristalino que um indivíduo, quando se apresenta como membro de uma sociedade, deve, em benefício do grupo, respeitar normas, regras e leis, as quais, por sua vez, permitem que se estabeleça uma base de convivência para aqueles que a constituem, na busca de benefícios a todos, e não apenas a alguns. E, caso assim não fosse, levaria a desigualdade e desbalanço, o que terminaria por minar as interrelações e o convívio harmônico de seus representantes.

Dando um salto histórico de centenas de anos, verifica-se que, no Brasil, o conceito de que o direito coletivo deve sobrepor-se ao individual ganha amparo na Lei de Introdução às Normas do Direito Brasileiro, que estampa em seu artigo 5º: "Na aplicação da lei, o juiz atenderá aos fins sociais a que ela se dirige e às exigências do bem comum."

Assim, está asseverado que o julgador, quando de suas decisões, não pode se esquecer de que o bem comum ou social deve amparar e se sobrepor em suas decisões. Desse modo, havendo o questionamento de direitos individuais que sejam contrários aos bens dos demais membros da sociedade, deve decidir pelas exigências daquela comunidade e se contrapor ao indivíduo único. Como será apresentado adiante, nesta seara se embasa muitas discussões quanto à obrigatoriedade das vacinas e a necessidade de respeito dos cidadãos e dos que estão sob sua responsabilidade às normas sanitárias estabelecidas.

Em igual esteira quando se apresentam e se discutem os aspectos éticos. Em especial, na segunda metade do século XX, discussões intensas, normatizações e maior importância envolveram as questões éticas e bioéticas.

Na medicina, os quatro princípios da bioética se mostram como verdadeiros pilares para a relação médico-paciente e servem de guarita dos direitos de todos que devam receber atenção à saúde, tanto na prevenção quanto no tratamento.

Na esfera da prevenção, as vacinas são o exemplo claro da necessidade de existir um respeito de todos, que, por sua vez, deve suplantar interesses únicos que possam conduzir a verdadeiras catástrofes no campo da saúde pública.

Apresentam-se como caminhos únicos dos direitos e deveres de todos os envolvidos no campo das imunizações: a não maleficência, enquanto intenção de prevenir e possibilidade de impedir ou, ao menos, minimizar danos e sempre evitar o sofrimento; a beneficência, no intuito de atuar no melhor interesse de quem se cuida, na caça de restaurar a saúde e aliviar o sofrimento, com a meta de obter o melhor resultado possível; a justiça, por meio da axiologia, caminhando na direção de propor, obter e indicar a todos e a cada um o que lhes é de direito; e a autonomia, caminhando na direção única de permitir a liberdade volitiva daquele que recebe a atenção proposta, por meio de uma informação precisa, clara e completa, que deve ser compreendida em todos os seus passos, com a previsão de riscos e benefícios, possibilitando sua decisão.

DIREITOS E DEVERES ENVOLVIDOS NO ATO VACINAL

Aspectos éticos

Para a discussão do presente tópico, será utilizado o atual Código de Ética Médica (CEM); entretanto, como facilmente será percebido, os princípios e deveres ali expostos, embora dirigidos aos médicos, quando do exercício profissional, se aplicam perfeitamente a todos que militam no campo das imunizações.

Nos artigos 14, 21 e 32 do CEM vigente, é vedado ao médico:

> *Art. 14. Praticar ou indicar atos médicos desnecessários ou proibidos pela legislação vigente no país.*
> *Art. 21. Deixar de colaborar com as autoridades sanitárias ou infringir a legislação pertinente.*
> *Art. 32. Deixar de usar todos os meios disponíveis de promoção de saúde e de prevenção, diagnóstico e tratamento de doenças, cientificamente reconhecidos e a seu alcance, em favor do paciente.*

Os pontos de interesse a este capítulo e apresentados nos três artigos são discutidos a seguir.

No primeiro artigo compilado, está disposto que, havendo qualquer desrespeito às normas legais vigentes, o médico praticará ilícito ético, pelo que poderá responder ao seu Conselho de Classe. Por interpretação extensiva da norma deontológica exposta, há de se entender que, caso o profissional não pratique os atos que lhe estiverem impostos, por dispositivo legal também atuará em franco desregramento ético e, desta forma, poderá sofrer penalidades e sanções.

Como será discutido em tópico específico, pela lei que instituiu o Programa Nacional de Imunizações (PNI) na década de 1970, são obrigatórias as vacinas que assim forem determinadas pelo Ministério da Saúde (MS) e os órgãos competentes. É simples a conclusão de que, caso o médico se oponha à realização de vacina obrigatória e, assim, agindo contrariamente à normatização legal, incorrerá em desvio ético.

Na mesma direção dispõe o artigo 21. Caso o profissional se contraponha ao estabelecido pelas autoridades sanitárias ou fira a lei, transgredirá o que lhe é imposto como obrigação, pelo que eticamente poderá ser responsabilizado e apenado.

As vacinas se transformaram, nas últimas décadas, em armas fundamentais no combate a inúmeras moléstias infectocontagiosas e permitiram um decréscimo astronômico da mortalidade e na morbilidade de muitas patologias. Os profissionais que se negam a aceitar tais verdades, se contrapondo a reais mecanismos que permitem a promoção de saúde e prevenção – como é o caso das vacinas –, se mostram contrários aos pacientes, impondo-lhes riscos, pelos quais devem ser responsabilizados. Afirmações desconexas das realidades fáticas e científicas feitas por profissionais da área de saúde se apresentam como flechas mortais que atingem indivíduos que, por não deterem por si próprios os conhecimentos necessários, se amparam nessas inverdades, correndo o risco de sofrer males e sequelas que poderiam ser evitados.

A correta e completa informação, amparada em evidências clínicas e em abalizada literatura médica, é obrigatória a todos aqueles que prestam atendimento em saúde. Não podem ser permitidas análises distorcidas ou sem qualquer fundamentação, baseadas apenas em convicções pessoais, pois, além do grande mal imposto a cada indivíduo que decide com base em uma inadequada informação, apresentam-se sérios riscos aos demais membros da comunidade, podendo ocorrer danos irreversíveis, mesmo àqueles que seguem normas sanitárias legais e compulsórias.

A afronta ao artigo 32 do Código de Ética Médica cristaliza-se nas ações daqueles profissionais que não valorizam a importância das vacinas e, sem qualquer fundamentação científica ou clínica, não as recomendam a seus pacientes. As vacinas são as verdadeiras ferramentas de promoção de saúde e prevenção de moléstias infectocontagiosas, que, adequadamente indicadas e aplicadas, atuam para total benefício das pessoas. Sendo assim, essa afronta é uma agressão aos princípios éticos perpetrada pelos médicos e profissionais de saúde que agem contrariamente à vacinação, sem qualquer respaldo técnico que embase as suas convicções.

Aspectos legais

Constituição Federal

A Constituição Federal, ápice de todos os diplomas legais ao qual todas as leis se subordinam, apresenta em seu artigo 227:

> *Art. 227. É dever da família, da sociedade e do Estado assegurar à criança e ao adolescente, com absoluta prioridade, o direito à vida, à saúde, à alimentação, à educação, ao lazer, à profissionalização, à cultura, à dignidade, ao respeito, à liberdade e à convivência familiar e comunitária, além de colocá-los a salvo de toda forma de negligência, discriminação, exploração, violência, crueldade e opressão.*

Notório que se apresenta a todos da sociedade brasileira a obrigação de proteção de crianças e adolescentes. O artigo constitucional acima, dentre os pontos específicos que destaca, enumera o direito à saúde e à proteção contra qualquer forma de negligência.

Ora, se estabelecida em lei a obrigatoriedade de determinado imunizante, não havendo qualquer contraindicação real e médica à sua administração, o responsável – ou irresponsável – por obstruir o direito vacinal daquele que está em sua tutela afronta o dispositivo constitucional, pelo que poderá ser devidamente responsabilizado e apenado.

Reitera-se que, ao impedir o ato vacinal àqueles que estão sob a sua responsabilidade, além do agravo direto e próprio a quem está sob a sua égide, o indivíduo impõe risco a todos os demais que convivem com o não vacinado, ato de risco altamente condenável.

Estatuto da Criança e do Adolescente

Em igual seara, o Estatuto da Criança e do Adolescente (ECA), em diversos artigos, demonstra a obrigação de toda a sociedade de proteger as crianças e os adolescentes, apresentado penas e sanções aos que não respeitarem as suas determinações.

A seguir, foram compilados alguns artigos desse estatuto, que são autoexplicativos e devem ser de conhecimento de todos – inclusive aquele que se refere especificamente ao ato vacinal (artigo 14):

> *Art. 4º É dever da família, da comunidade, da sociedade em geral e do poder público assegurar, com absoluta prioridade, a efetivação dos direitos referentes à vida, à saúde, à alimentação, à educação, ao lazer, à profissionalização, à cultura, à dignidade, ao respeito, à liberdade, à convivência familiar e comunitária.*
>
> *Art. 5º Nenhuma criança ou adolescente será objeto de qualquer forma de negligência, discriminação, exploração, violência, crueldade e opressão, punido na forma da lei qualquer atentado por ação ou omissão aos seus direitos fundamentais.*
>
> *Art. 13. Os casos de suspeita ou confirmação de maus-tratos contra a criança ou adolescente serão obrigatoriamente comunicados ao Conselho Tutelar da respectiva localidade.*
>
> *Art. 14. O Sistema Único de Saúde promoverá programas de assistência médica e odontológica para a prevenção das enfermidades que ordinariamente afetam a população infantil e campanhas de educação sanitária para pais, educadores e alunos.*
>
> *§ 1º É obrigatória a vacinação das crianças nos casos recomendados pelas autoridades sanitárias.*
>
> *Art. 245. O médico, professor ou responsável por estabelecimento de atenção à saúde e de ensino fundamental, pré-escola ou creche deve comunicar à autoridade competente, sob pena de multa, os casos de que tenha conhecimento, envolvendo suspeita ou confirmação de maus-tratos contra criança ou adolescente.*
>
> *Art. 249. Descumprir, dolosa ou culposamente, os deveres inerentes ao pátrio poder, poder familiar ou decorrente de tutela ou guarda, bem assim determinação da autoridade judiciária ou Conselho Tutelar:*
>
> *Pena – multa de três a vinte salários de referência, aplicando-se o dobro em caso de reincidência.*

Código Penal

O Código Penal (CP) não se furta ao tema. Em seu artigo 268, apresenta a pena de detenção contra os que não impedirem a propagação de doenças contagiosas. Copia-se, *in verbis*:

> *Art. 268. Infringir determinação do poder público, destinada a impedir introdução ou propagação de doença contagiosa:*
>
> *Pena – detenção, de 1 (um) mês a 1 (um) ano, e multa.*

Destarte, qualquer um – destacando-se os profissionais de saúde – que se contrapuser ao ato vacinal sem qualquer fundamentação específica ao paciente incorrerá em total afronta ao artigo destacado, em crime que poderá conduzi-lo à detenção.

Código Civil

O Código Civil (CC) brasileiro, em seus artigos 186 e 927, dispõe:

> *Art. 186. Aquele que, por ação ou omissão voluntária, negligência ou imprudência, violar direito e causar dano a outrem, ainda que exclusivamente moral, comete ato ilícito.*
> *Art. 927. Aquele que, por ato ilícito (arts. 186 e 187), causar dano a outrem, fica obrigado a repará-lo.*

Para que se caracterize o dever de reparação, são requisitos obrigatórios o dano e o nexo de causalidade; não há a necessidade de comprovação de culpa do agente causador, e, no caso de existirem os dois primeiros pressupostos destacados, poderá surgir a possibilidade do dever de indenizar por parte desse indivíduo.

Exemplificando uma situação possível, no caso de um indivíduo se opor – ou a seus filhos – às vacinas que lhe são obrigatórias, vindo a contrair doença infectocontagiosa e transmiti-la a outra pessoa, poderá ser questionado em demanda judicial ressarcitória.

Com base no desrespeito a uma norma cogente, esse indivíduo, ao se contrapor à vacinação, suportando doença que seria passível de ser evitada por ato vacinal prévio e contaminando outros, traz para si a possibilidade de ser responsabilizado e de reparar os danos materiais e morais que porventura aconteçam a outrem.

Por analogia e extensão, o profissional de saúde que não alertar sobre a necessidade vacinal ou que contraindicar a imunização sem respaldo técnico-médico pode incorrer nos mesmos riscos.

Decreto-Lei nº 78.231/1976

Este dispositivo legal instituiu o PNI. Destacam-se dois de seus artigos que impõem a obrigatoriedade de todas as vacinas que assim forem determinadas pelo MS. Cabe ressaltar que essa obrigação é para todos os cidadãos, individualmente, e às crianças e aos adolescentes, por meio de seus responsáveis:

> *Art. 27. Serão obrigatórias, em todo o território nacional, as vacinações como definidas pelo Ministério da Saúde, contra as doenças controláveis por essa técnica de prevenção, consideradas relevantes no quadro nosológico nacional. Parágrafo único. Para efeito do disposto neste artigo o Ministério Saúde elaborará relações dos tipos de vacina cuja aplicação será obrigatória em todo o território nacional e em determinadas regiões do País, de acordo com comportamento epidemiológico das doenças.*
> *Art. 29. É dever de todo cidadão submeter-se e aos menores dos quais tenha a guarda ou responsabilidade à vacina obrigatória. Parágrafo único: só será dispensada da vacinação obrigatória a pessoa que apresentar atestado médico de contraindicação explícita da aplicação da vacina.*

Leis e jurisprudências de importância para o tema

No estado de São Paulo, foi editada a Lei nº 17.252/20, de 17 de março de 2020, que dispõe sobre a obrigatoriedade de apresentar a carteira de vacinação no ato da matrícula escolar, tanto na rede pública como na privada que ofereça educação infantil e ensinos fundamental e médio. Essa obrigatoriedade ficou estabelecida com a nova lei que impôs também o dever de se promover a devida regularização em até 60 dias no caso de ausência de carteira de vacinação, ou ainda, se houver a constatação de falta de qualquer das vacinas obrigatórias – embora isso não impeça a matrícula. Caso contrário, é necessária a comunicação ao Conselho Tutelar para que sejam empreendidas as providências cabíveis.

Nessa mesma linha está a lei municipal carioca nº 5.612/13, que dispõe sobre a "obrigação de levar a caderneta de vacinação na matrícula e, se for constatada a ausência "de qualquer das vacinas obrigatórias e adequadas à idade do aluno", o pai ou responsável terá 60 dias para regularizar a situação. Caso contrário, o Conselho Tutelar da área de abrangência da escola deverá ser formalmente comunicado, "para as devidas providências e reparação de direitos, sem quaisquer prejuízos à efetivação da matrícula".

Pelo que se destacou anteriormente, fica cristalina a intenção dos legisladores de que se tenha a correta informação quanto à cobertura vacinal das crianças e dos adolescentes. E mais: que a partir dessa análise, sendo constatada qualquer inadequação ou falha, os pais e responsáveis sejam questionados e acionados para que regularizem a situação vacinal.

Embora o objetivo seja louvável, algumas críticas merecem ser apresentadas. A principal refere-se a quem pertenceria a avaliação da carteira de vacinação. Não cabe aos que não detêm o conhecimento técnico-científico a conferência da situação de imunização de seus alunos. Aos profissionais de saúde, especialmente os que atuam no campo das vacinas, é possível a adequada análise e explicação, aos pais e responsáveis, da necessidade de atualização da carteira.

Sanar dúvidas e informar de forma objetiva, clara e fundamentada sobre a situação vacinal das crianças e dos adolescentes serviria certamente como uma forma de alcançar níveis adequados de imunização da população envolvida, inclusive dos próprios pais e responsáveis. Mas, infelizmente, não existe qualquer indicação nessa direção, pelo que as leis citadas dificilmente atingirão seus objetivos. A catalogação das carteiras vacinais sem a devida e adequada análise por profissionais da área de saúde se apresenta como mais um ato burocrático e sem benefício.

Além disso, manifestações como a do então ministro da saúde Ricardo Barros, que, em 2017, declarou: "É obrigatório na matrícula levar a carteira vacinal, mas não é obrigatório atualizar a carteira vacinal", descaracterizam a real intenção da lei. Há de se perguntar qual a finalidade de apresentar o documento, se não são indicados os caminhos que objetivam a adequação da cobertura vacinal da população. Infelizmente, não há respostas técnicas ou médicas para tal questionamento. Ademais, e como já destacado, apenas se cria mais uma dificuldade, sem qualquer benefício aos envolvidos.

Alguns julgados têm se apresentado em relação à obrigatoriedade vacinal dos pais e responsáveis, em face de seus filhos ou tutelados. No Tribunal de Justiça do Estado de São Paulo, em decisão proferida no Processo 1003284-83.2017, de julho de 2019, em ação proposta pelo Ministério Público para que fosse imposta aos pais a obrigação de realização de vacinação de filho menor de idade, há a completa explanação e fundamentação para que fosse determinado esse dever de imunização.

Alguns trechos do acórdão que servem de apoio para o que se entende como o corretamente relacionado ao assunto são:

> *...obrigação dos pais de proceder à vacinação de filhos menores que decorre de norma de ordem pública...*
>
> *...normatização a indicar que a vacinação obrigatória integra conjunto de regras de ordem pública, tutela não só a saúde da criança, mas também da coletividade negativa à vacinação que constitui infração sanitária conflito de direitos fundamentais que deve ser decidido pela prevalência dos interesses da criança e de sua saúde, bem como da coletividade...*

Com isso, o interesse coletivo é observado em tais normas, identificando-se na vacinação obrigatória não só a tutela individual de crianças, mas também uma tutela indireta de toda a coletividade, especialmente quanto à diminuição da exposição ao risco de outras pessoas, crianças ou não, que eventualmente e por conta de impedimentos de ordem médica não sejam vacinadas.

Desta feita, a opção dos pais em não proceder à vacinação obrigatória dos filhos menores de idade gera, a um só tempo, o descumprimento das normas sanitárias internas do Brasil, o risco concreto à saúde e ao bem-estar da criança e o risco de contaminação coletiva, por conta da diminuição da população imunizada.

Em igual senda, a decisão do Tribunal de Justiça de Santa Catarina (Agravo de Instrumento 4020087-02.2019.8.24.0000) diz:

> *No caso em análise o risco de dano às crianças e à coletividade é grave e iminente, o que justifica a intervenção do Ministério Público e a decisão recorrida, porquanto estamos vivenciando um expressivo aumento de casos de doenças que, em passado próximo, estavam erradicadas em nosso meio.*
>
> *[...]*
>
> *Ademais, não há razão plausível para se retardar a imunização e inconscientemente expor não só os filhos dos agravantes a doenças, mas, por efeito cascata, toda a sociedade".*
>
> *[...]*
>
> *Ante o exposto, sem prejuízo de eventual posicionamento distinto por ocasião da apreciação de mérito, e, como já dito, por não estarem preenchidas as exigências do art. 995, parágrafo único, do CPC/2015, indefiro o pedido de atribuição de efeito suspensivo formulado pelos agravantes, e determino, em complementação à decisão agravada, que o Juízo a quo requisite junto à Secretaria Municipal de Saúde consultas médicas por*

profissionais pediatras, a fim de que confirmem a possibilidade de imunização das crianças A. L. S. M, G. P. S. M e S. G. S. M. Comunique-se ao Juízo de origem. Cumpra-se o disposto no art. 1.019, II, do CPC/2015, dando-se vista ao Ministério Público, no prazo legal.

Florianópolis, 8 de julho de 2019.

Outros julgados em São Paulo e outros Estados caminharam na mesma direção dos já apresentados.

A busca da proteção individual de incapazes (crianças e adolescentes) que, por si só, não podem escolher pelo ato vacinal, está destacada nos acórdãos anteriores. Mas não há como não ressaltar que os magistrados caracterizaram a importância da proteção da coletividade e da saúde pública, em detrimento de escolhas individuais e sem qualquer fundamentação técnico-científica que as amparem.

É também necessário ressalvar que, por meio da conscientização de toda a população, com os profissionais de saúde aptos a responder as dúvidas e os questionamentos, em um combate sério às *fake news* e falsas premissas que têm se avolumado nos últimos anos, diminuiriam os questionamentos judiciais que, em última análise, sobretudo neste tema, trazem cicatrizes a todos os envolvidos.

CONSIDERAÇÕES FINAIS

A discussão do presente tema deve servir para que todos aqueles que militam no campo das imunizações tenham consciência de que seu trabalho, além de deter importância relacionada a cada pessoa individualmente, apresenta relevância para toda a comunidade em que atua.

Essa importância obriga que os profissionais de saúde estejam sempre atualizados, não só no campo médico-científico, mas também quanto às normas e obrigações a que estão sujeitos, visto que suas ações e atuações geram responsabilidades éticas e legais, podendo o profissional ser questionado nas diversas esferas administrativas e legais.

Conhecer, entender, destacar e explicar aos cidadãos o direito à vacinação, esclarecendo a todos os envolvidos os porquês de uma imunização completa e adequada, respondendo a todas as dúvidas apresentadas e sem deixar de expor a obrigatoriedade de algumas vacinas, apresentando as implicações e as sanções que podem advir nos casos de recusa vacinal medicamente injustificável, se mostra como uma obrigação profissional, moral e ética de todos os envolvidos no campo das imunizações.

BIBLIOGRAFIA

Brasil. Lei nº 10.406, de 10 de janeiro de 2002. Institui o Código Civil. Diário Oficial da União. 2002 Jan 11;139(8 seção 1):1-74.

Brasil. [Constituição (1988)]. Constituição da República Federativa do Brasil. Brasília, DF: Senado Federal; 2016. 496 p.

Brasil. Decreto nº 2.848, de 07 de dezembro de 1940. Código Penal. Diário Oficial da União. 1940 Dez 31.

Brasil. Decreto nº 78.231/1976, de 30 de outubro de 1975. Regulamenta a Lei nº 6.259, de 30 de outubro de 1975, que dispõe sobre a organização das ações de Vigilância Epidemiológica, sobre o Programa Nacional de Imunizações, estabelece normas relativas à notificação compulsória de doenças, e dá outras providências. Diário Oficial da União. 1976;(Seção 1).

Brasil. Lei nº 8.069, de 13 de julho de 1990. Dispõe sobre o Estatuto da Criança e do Adolescente e dá outras providências. Diário Oficial da União. 1990.

Rio de Janeiro. Lei nº 5.612, de 12 de julho de 2013. Dispõe sobre a obrigatoriedade de apresentação da caderneta de vacinação infantil no ato da matrícula em creches e escolas das redes de ensino público e privado do Rio de Janeiro e dá outras providências. Diário Oficial do Rio de Janeiro. 2013.

São Paulo. Lei nº 17.252, de 17 de março de 2020. Dispõe sobre a obrigatoriedade da apresentação nas redes pública e particular da carteira de vacinação no ato da matrícula escolar. Assessoria Técnica da Casa Civil. 2020.

6

Imunologia e Vacinas

Ana Karolina Barreto Berselli Marinho

INTRODUÇÃO

As vacinas transformaram a saúde pública, principalmente depois que os programas nacionais de imunização foram devidamente estabelecidos e coordenados na década de 1960. Em países com alta cobertura de imunizações, muitas doenças que antes eram responsáveis pela maioria das mortes na infância praticamente desapareceram.

A Organização Mundial da Saúde (OMS) estima que 2 a 3 milhões de vidas são salvas por ano pelos atuais programas de imunização, contribuindo para a redução acentuada da mortalidade de crianças menores de 5 anos em todo o mundo, caindo de 93 mortes por 1.000 nascidos vivos em 1990 para 39 mortes por 1.000 nascidos vivos em 2018.

Em 1973, foi criado o Programa Nacional de Imunizações (PNI) brasileiro, por iniciativa do Ministério da Saúde (MS), com o objetivo de oferecer todas as vacinas com qualidade às crianças que nascem anualmente no país, tentando alcançar coberturas vacinais homogêneas de 100% em todo o território nacional. O termo "cobertura vacinal" refere-se ao percentual da população que está vacinada: quanto mais pessoas receberem determinada vacina, maior será a cobertura vacinal. A eliminação ou o controle de qualquer doença imunoprevenível depende da obtenção desse índice de sucesso.

É importante destacar que o controle de infecções imunopreveníveis ou mesmo sua erradicação requer cobertura vacinal e consequente indução de imunidade protetora em proporções suficientes da população, pois ocorrerá a diminuição de indivíduos suscetíveis e, portanto, da circulação do agente patogênico entre humanos. Esse controle, entre outros fatores, depende da manutenção a longo prazo da imunidade dessa população.

As vacinas exploram a capacidade extraordinária do sistema imunológico humano de responder e de memorizar encontros com antígenos patogênicos para uma resposta posterior efetiva. No entanto, durante grande parte da história, as vacinas foram desenvolvidas por meio de pesquisas empíricas sem o envolvimento de especialistas. Nos séculos XVII e XVIII, as epidemias de varíola varreram a Europa, respondendo por até 29% da taxa de mortalidade infantil em Londres. Os esforços iniciais para controlar a doença levaram à prática da variolação, que foi introduzida na Inglaterra por Lady Mary Wortley Montagu, em 1722, mas tendo sido usada no Extremo Oriente desde meados de 1500. Na variolação, o material das crostas das lesões da varíola era arranhado na pele, em uma tentativa de fornecer proteção contra a doença. A variolação parecia induzir proteção, reduzindo a taxa de doença durante as epidemias, mas, infelizmente, alguns dos variolizados desenvolveram a doença e até morreram.

Foi neste contexto que Edward Jenner escreveu "uma investigação sobre as causas e os efeitos da varíola vaccinae...", em 1798. A pele de um menino de 8 anos, James Phipps, que ele posteriormente desafiou com varíola, forneceu evidências precoces de que a vacinação poderia funcionar. A contribuição de Jenner para a medicina, portanto, não foi a técnica de inoculação, mas sua surpreendente observação de que mulheres leiteiras que tiveram infecções leves de varíola bovina não contraíam varíola humana e sua suposição de que o material de lesões de varíola poderia imunizar contra a doença. Além disso, Jenner previu brilhantemente que a vacinação poderia levar à erradicação da varíola. Em 1980, a Assembleia Mundial da Saúde da OMS declarou o mundo livre da varíola natural.

Quase 100 anos depois de Jenner, o trabalho de Louis Pasteur sobre a vacina antirrábica na década de 1880 anunciou o início de um período frenético de desenvolvimento de novas vacinas, de modo que, em meados do século XX, vacinas para muitas doenças diferentes (como difteria, coqueluche e febre tifoide) foram desenvolvidas como produtos de agentes patogênicos inativados ou vacinas toxoide. No entanto, foi a coordenação da imunização como uma importante ferramenta de saúde pública a partir da década de 1950 que levou à introdução de programas abrangentes de vacinas e seu notável impacto na saúde infantil, que se desfruta até hoje. Em 1974, a OMS lançou o Programa Expandido de Imunização, e uma meta foi estabelecida em 1977 para alcançar todas as crianças do mundo com vacinas para difteria, coqueluche, tétano, poliomielite, sarampo e tuberculose até 1990. Infelizmente, essa meta ainda não foi alcançada; embora a cobertura global de 3 doses da vacina contra difteria-tétano-coqueluche tenha aumentado para mais de 85%, ainda há mais de 19 milhões de crianças no mundo que não receberam vacinas básicas, segundo dados de 2019.

Atualmente, há uma grande necessidade de melhor compreensão da base imunológica da vacinação para desenvolver vacinas que induzam imunidade protetora contra agentes patogênicos difíceis de atingir, como o *Mycobacterium tuberculosis*, e antigenicamente variáveis, como o vírus da imunodeficiência humana (HIV), para controlar surtos que ameaçam a segurança da saúde global (como covid-19 ou Ebola) e descobrir como ativar as respostas imunológicas para proteger a crescente população de idosos de doenças infecciosas.

As vacinas são geralmente desenvolvidas para prevenir manifestações clínicas de infecção. No entanto, algumas vacinas, além de prevenir a doença, também podem proteger contra infecção assintomática ou colonização, o que reduz a aquisição de um agente patogênico e, assim, sua transmissão posterior, estabelecendo imunidade de rebanho. De fato, a indução dessa imunidade é talvez a característica mais importante dos programas de imunização, com cada dose de vacina protegendo muito mais indivíduos do que apenas o receptor da vacina. Algumas vacinas também podem provocar mudanças na capacidade de resposta a futuras infecções com diferentes agentes patogênicos, os chamados efeitos não específicos, talvez por estimular mudanças prolongadas no estado de ativação do sistema imunológico inato.

O objetivo deste capítulo é contribuir para a melhor compreensão dos principais aspectos técnicos relativos aos mecanismos imunológicos envolvidos no desenvolvimento de resposta imunológica a vacinas.

VACINAS E PROTEÇÃO CONTRA DOENÇAS INFECCIOSAS

A vacina é um produto biológico que pode ser usado para induzir com segurança uma resposta imunológica, que confere proteção contra uma infecção e/ou doença, após a exposição a um agente patogênico específico. As vacinas contêm antígenos naturais ou produzidos sinteticamente para representar os componentes imunogênicos do organismo que causam a doença ou ainda as matrizes para fazer esses fragmentos. O antígeno pode ser uma pequena parte do organismo causador da doença, como uma proteína ou um açúcar, ou pode ser todo o organismo em uma forma enfraquecida ou inativada. O componente essencial da maioria das vacinas é um ou mais antígenos proteicos ou polissacarídeos, que também conseguem induzir respostas imunológicas protetoras e são a base de vacinas que vêm sendo desenvolvidas para prevenir diversas infecções bacterianas, como pneumonia e meningite por *Streptococcus pneumoniae*, desde o fim da década de 1980. Da mesma maneira, as vacinas contêm outros ingredientes que a tornam segura e eficaz, como conservantes, estabilizantes, diluentes e adjuvantes (substâncias adicionadas a uma vacina para potencializar a resposta imunológica ao antígeno; o adjuvante mais frequentemente utilizado é o hidróxido de alumínio, porém outras substâncias têm sido usadas à base de esqualeno). Assim como acontece com os medicamentos, todas as vacinas têm que passar por testes rigorosos para garantir a sua segurança, antes de poderem ser introduzidas no programa de vacinação de um país. Quando os resultados de todos esses ensaios estiverem disponíveis, ainda é necessário dar uma série de passos, incluindo análises de eficácia e segurança, para a aprovação das entidades reguladoras e de saúde pública.

A eficácia protetora de uma vacina é medida em ensaios clínicos que relacionam as respostas imunológicas ao antígeno da vacina com os desfechos clínicos (p. ex., prevenção de infecção, redução da gravidade da doença e diminuição da taxa de hospitalização). Além disso, atingir a proteção duradoura, ou seja, por um longo prazo, requer a persistência de anticorpos e/ou geração de células de memória imunológica capazes de produzir reativação rápida e eficaz após a exposição subsequente ao agente-alvo patogênico. Os determinantes da indução de memória imunológica e a contribuição relativa de anticorpos persistentes e de memória imunológica à proteção contra doenças infecciosas são parâmetros a longo prazo essenciais para a avaliação da eficácia de uma vacina. No entanto, também é preciso considerar mais do que a mensuração de níveis de anticorpos séricos: a avidez desses anticorpos é fator determinante.

TIPOS DE IMUNIZAÇÃO

Há dois tipos de imunização: ativa e passiva. Na imunização ativa, a imunidade decorre após o contato com um antígeno ou agente infeccioso, seja por uma infecção natural, seja induzida pela vacinação. É exercida pelos anticorpos (imunidade humoral) ou por células com especificidade para determinados antígenos (imunidade celular específica). Essa imunidade especificamente adquirida, em geral, resulta em proteção duradoura contra o agente ou a substância que contém os antígenos.

Já a imunização passiva é aquela que decorre da administração ou transferência de anticorpos contra antígenos ou agentes infecciosos específicos. A infusão intramuscular ou intravenosa de anticorpos exógenos (imunoglobulinas) já prontos pode fornecer proteção contra algumas infecções. O exemplo mais óbvio é o da transferência passiva de anticorpos maternos através da placenta, o que proporciona aos recém-nascidos proteção contra uma ampla variedade de agente patogênicos, pelo menos por alguns meses após o nascimento. A vacinação materna com as vacinas contra coqueluche, tétano e influenza pode reduzir o risco de doença logo após o nascimento, o que demonstra claramente o papel dos anticorpos na proteção contra essas doenças. A vacinação de mulheres grávidas contra estreptococos do grupo B e vírus sincicial respiratório (VSR) ainda não demonstrou ser eficaz na prevenção das infecções neonatal ou infantil, mas tem o potencial de reduzir a carga da doença nos lactentes mais jovens.

Outros exemplos incluem o uso de anticorpos neutralizantes específicos purificados de doadores imunes para prevenir a transmissão de vários vírus, incluindo vírus varicela-zóster, da hepatite B (HBV) e do sarampo. Indivíduos com deficiência de anticorpos hereditária não têm boa capacidade de defesa contra infecções virais e bacterianas graves, mas a administração regular de anticorpos séricos de um doador imunocompetente pode fornecer proteção imunológica quase inteiramente normal a ele. Nesses casos, a proteção é imediata, mas de curta duração.

RESPOSTAS IMUNOLÓGICAS

A resposta imunológica inicia-se por uma resposta imune inata, que, por sua vez, ativa uma resposta imune adaptativa antígeno-específica.

A imunidade inata é a primeira linha de defesa contra agentes patogênicos. É estabelecida em poucas horas, mas não é específica para um patógeno em particular e não produz memória imunológica. Os componentes da resposta imune inata são a barreira mecânica, os fagócitos (que atuam por meio de quimiotaxia, seguida por fagocitose), o sistema complemento e as células *natural killer* (NK).

A imunidade adaptativa fornece uma segunda linha de defesa, em geral em um estágio posterior da infecção, caracterizada por um conjunto extraordinariamente diversificado de linfócitos e anticorpos capazes de reconhecer e eliminar praticamente todos os patógenos conhecidos.

Cada patógeno expressa (ou contém) antígenos que induzem imunidade mediada por células por meio da ativação de subconjuntos altamente específicos de linfócitos T e imunidade humoral, estimulando linfócitos B a produzir anticorpos específicos. Na resposta adaptativa, são formados linfócitos T e B de memória, que possibilitam o reconhecimento mais rápido do antígeno e melhor defesa em contatos subsequentes. Quando o antígeno é proteico, o mecanismo inicial para a ativação da resposta imunológica adaptativa não é apenas a interação linfócito B-antígeno, mas também a extrema participação dos linfócitos T auxiliares. Os linfócitos T auxiliares 1 e 2 (TH1 e TH2) são importantes principalmente para o estabelecimento da imunidade celular e da imunidade humoral, respectivamente, embora os linfócitos TH1 também estejam associadas à geração das subclasses de anticorpos imunoglobulinas G, G1 e G3 (IgG, IgG1 e IgG3). Outros subtipos de linfócitos TH incluem TH17 (que são importantes para a imunidade em superfícies mucosas, como intestino e pulmão) e foliculares (localizadas em órgãos linfoides secundários), que são importantes para a geração de anticorpos de alta afinidade. As células apresentadoras de antígenos ou os linfócitos B apresentam o antígeno proteico aos linfócitos T auxiliares presentes nos linfonodos, e estes são ativados e produzem as interleucinas. As interleucinas interagem com os linfócitos B para estimular seu segundo sinal de ativação. O primeiro sinal é gerado na interação do linfócito B (imunoglobulina M [IgM]) com o antígeno. As interleucinas mais importantes são a interleucina 4 e 2 (IL-4 e IL-2). A IL-4 é fundamental para o desenvolvimento dos linfócitos B, sendo produzida pelos linfócitos T auxiliares. Os antígenos proteicos necessitam da participação desses linfócitos para induzir a imunidade, por isso são denominados antígenos T-dependentes. Os antígenos não proteicos – que induzem resposta humoral sem o auxílio dos linfócitos T auxiliares – são denominados antígenos T-independentes, de natureza lipídica, polissacarídica ou glicídica.

Na primeira exposição ao antígeno ou agente patogênico, ocorre a resposta primária, resultando na ativação inicial do sistema macrofágico, seguida da ativação do sistema linfocítico. Há participação de diversas células, como monócitos, macrófagos e linfócitos T e B, além da formação de imunoglobulinas, principalmente IgM, resultando na produção de linfócitos T e B de memória. A produção de IgM é o principal componente da resposta primária, e sua produção antecede a produção da IgG ou da imunoglobulina A (IgA). O pico de IgM ocorre de 5 a 14 dias após a exposição primária, enquanto o pico de IgG e/ou IgA, 2 a 8 semanas após. Com o tempo, ocorre um declínio dos níveis séricos de anticorpos protetores (IgG).

É a memória imunológica adquirida que permite a resposta secundária, quando há reexposição ao antígeno. Após a eliminação do patógeno, o sistema imune adaptativo geralmente estabelece a memória imunológica – a base da proteção a longo prazo e o objetivo da vacinação –, que se caracteriza pela persistência de anticorpos e pela geração de células de memória que podem se reativar rapidamente após a exposição subsequente ao mesmo patógeno, promovendo a ativação sequencial dos sistemas macrofágico e linfocítico. A reação ocorre de forma mais rápida e intensa, tanto para a formação de novas imunoglobulinas com maior afinidade ao antígeno quanto para o aparecimento de novos linfócitos. A imunoglobulina predominante na resposta secundária é a IgG (e a IgA), e seu início se dá a partir da IgM.

Assim, o contato prévio com um microrganismo é importante para que o indivíduo desenvolva uma defesa imunológica mais eficaz.

RESPOSTAS IMUNOLÓGICAS ÀS VACINAS

As vacinas foram desenvolvidas nos últimos dois séculos para fornecer proteção direta e específica ao indivíduo imunizado. Assim como as infecções naturais, as vacinas agem iniciando uma resposta imune inata, que, por sua vez, ativa uma resposta imune adaptativa antígeno-específica por meio dos mecanismos dependentes de células B e T. À medida que a compreensão imunológica das vacinas se desenvolveu, tornou-se evidente que essa proteção é amplamente manifestada também através da produção de anticorpos.

Ao encontrar um agente patogênico, o sistema imunológico de um indivíduo que foi vacinado contra esse agente específico é capaz de montar uma resposta imunológica protetora de forma mais rápida e robusta.

A indução de respostas B e linfócitos T antígeno-específicos requer sua ativação por células apresentadoras, essencialmente células dendríticas, que devem ser recrutadas para que haja reação antígeno-específica. O papel mais importante das células dendríticas na indução de resposta às vacinas é fornecer sinais antigênicos específicos capazes de estimular os linfócitos T. Esses "sinais de perigo" são necessários para ativar essas células; para isso, o antígeno vacinal deve ser capaz de desencadear uma reação inflamatória mediada por células do sistema imunológico inato.

Outra característica importante da proteção fornecida pela vacina é a indução da memória imunológica. As vacinas devem ser capazes de incitar a memória imunológica de modo que, embora haja queda natural dos níveis séricos de anticorpos com o tempo, o organismo seja capaz de atingir níveis protetores satisfatórios em um curto período (resposta secundária). No entanto, em alguns casos, sobretudo quando os períodos de incubação da doença infecciosa são curtos, a manutenção de altos níveis séricos pode ser necessária e requer, muitas vezes, doses de reforço, o que ocorre com a doença meningocócica, tétano, coqueluche e outras infecções. A memória imunológica demonstrou ser suficiente para a proteção contra agentes patogênicos quando o período de incubação é longo o suficiente para o desenvolvimento de uma nova resposta imunológica. Por exemplo, no caso do HBV, que tem um período de incubação de 6 semanas a 6 meses, um indivíduo vacinado geralmente está protegido, mesmo que a exposição ao vírus ocorra algum tempo após a vacinação e os níveis de anticorpos induzidos pela vacina já tenham diminuído. Por outro lado, acredita-se que a memória imunológica pode não ser suficiente para a proteção contra infecções bacterianas rapidamente invasivas que podem causar doença grave dentro de horas ou dias após a aquisição do agente patogênico. Por exemplo, no caso de infecção meningocócica por *Haemophilus influenzae* tipo B (Hib) e capsular do grupo C, há evidências de que indivíduos com memória imune induzida por vacina ainda podem desenvolver doença, uma vez que seus níveis de anticorpos diminuíram, apesar de serem robustos, mas não rápidos o suficiente para criar respostas de memória.

As vacinas virais atenuadas desencadeiam a ativação do sistema imune inato. Após a injeção, partículas virais se disseminam rapidamente em toda a rede vascular e alcançam os tecidos-alvo. Esse padrão é muito semelhante ao que ocorre após uma infecção natural. Após a administração da vacina, as células dendríticas são ativadas em inúmeros locais, migram para os linfonodos de drenagem correspondentes e lançam vários focos de ativação de células B e T. Isso explica a imunogenicidade geralmente maior de antígenos atenuados *versus* inativados. Outra consequência desse padrão de difusão inicial é que o local e a rota da injeção de vacinas virais atenuadas são de pouca importância: por exemplo, a imunogenicidade e reatogenicidade da vacina contra o sarampo são semelhantes à administração intramuscular ou subcutânea. Vacinas bacterianas atenuadas, como bacilo Calmette-Guérin (BCG), multiplicam-se muito no local da injeção, onde induzem reação inflamatória prolongada e a distância – com preponderância para o local de drenagem dos gânglios linfáticos.

As vacinas inativadas contendo proteínas, polissacarídeos glicoconjugados ou microrganismos inativados têm capacidade de induzir a resposta inata. No entanto, por conta da ausência de replicação microbiana, a ativação induzida pela vacina é mais limitada. Vacinas inativadas, essencialmente, ativam respostas inatas no local em que são aplicadas. Para isso, a maioria dessas vacinas requer adjuvantes em suas formulações, capazes de desencadear os sinais de perigo (inflamatórios) e, assim, ativar o sistema inato. Esses adjuvantes atuam prolongando o depósito do antígeno no local da injeção e recrutando mais células dendríticas. Portanto, nesses casos, a escolha do local e da via de administração são mais importantes. O elevado número de células dendríticas na derme possibilita uma redução acentuada (p. ex., 10 vezes) na dose de antígenos para a vacinação intradérmica, vantagem aplicada para a prevenção da raiva em muitos países. No entanto, a via intramuscular, em músculos bem vascularizados é a rota preferencial para a injeção da maioria das vacinas inativadas.

A imunização utilizando a rota de mucosa está limitada a algumas vacinas atenuadas, como rotavírus e poliomielite oral. A extrema dificuldade em produzir vacinas inativadas orais ocorre pela necessidade de, nesses casos, superar muitas barreiras físicas, imunológicas e químicas.

Vacinas de polissacarídeos, que são feitas a partir de polissacarídeos de superfície de bactérias invasivas, como meningococos (*N. meningitidis*) e pneumococos (*S. pneumoniae*), fornecem proteção considerável contra essas doenças. Sabe-se agora que essas vacinas não induzem respostas de linfócitos T, pois polissacarídeos são antígenos independentes de linfócitos T e, portanto, devem mediar sua proteção por meio de mecanismos dependentes de anticorpos. As vacinas conjugadas proteína-polissacarídeo contêm os mesmos polissacarídeos da superfície bacteriana, mas, neste caso, eles são quimicamente conjugados a uma proteína carreadora (principalmente toxoide tetânico, toxoide diftérico ou uma proteína mutante derivada dele, conhecida como *CRM197*). Os linfócitos T induzidos pela vacina reconhecem a proteína carreadora (um antígeno dependente de linfócitos T) e auxiliam as células B, que reconhecem o polissacarídeo, mas não são induzidos linfócitos T que reconheçam o polissacarídeo; assim, apenas o anticorpo está envolvido na excelente proteção induzida por essas vacinas.

Além disso, estudos de desafio em humanos oferecem a oportunidade de avaliar eficientemente correlatos de proteção sob circunstâncias controladas e têm sido usados para demonstrar o papel dos anticorpos na proteção contra malária e febre tifoide. Evidências apontam que os anticorpos são os principais mediadores da imunidade protetora induzida pela vacinação, porém a maioria das vacinas também induz respostas de linfócitos T (Figura 6.1).

Proteção de rebanho

Embora a proteção direta de indivíduos por meio da vacinação tenha sido o foco da maior parte do desenvolvimento de vacinas e seja crucial justificar o licenciamento de novas vacinas, tornou-se evidente que um componente adicional essencial da proteção é a imunidade de rebanho ou, mais corretamente, "proteção do rebanho". As vacinas não podem proteger diretamente todos os indivíduos de uma população, pois alguns não são vacinados por várias razões, enquanto outros não desenvolvem uma resposta imunológica apesar da vacinação. Felizmente, se um número suficiente de indivíduos em uma população for vacinado e se a vacinação prevenir não apenas o desenvolvimento da doença, mas também a própria infecção, a transmissão do agente patogênico e a incidência da doença podem ser interrompidas (Figura 6.2).

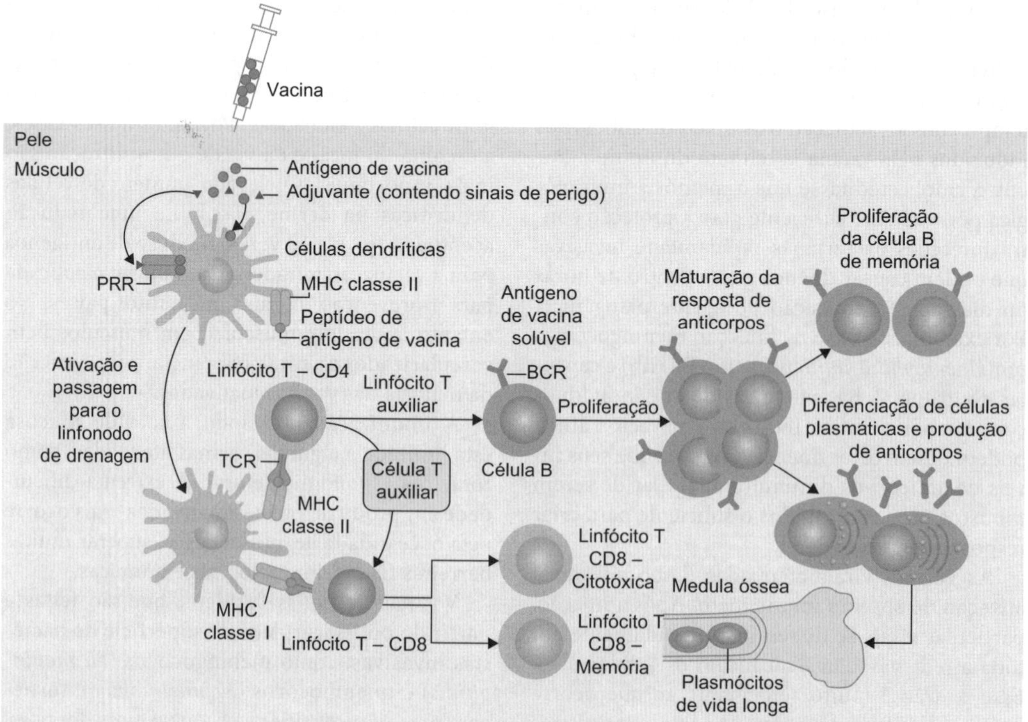

Figura 6.1 Geração de resposta imunológica à vacina. BCR: receptor de antígeno da célula B; MHC: complexo principal de histocompatibilidade. (Adaptada de Pollard e Bijker, 2021.)

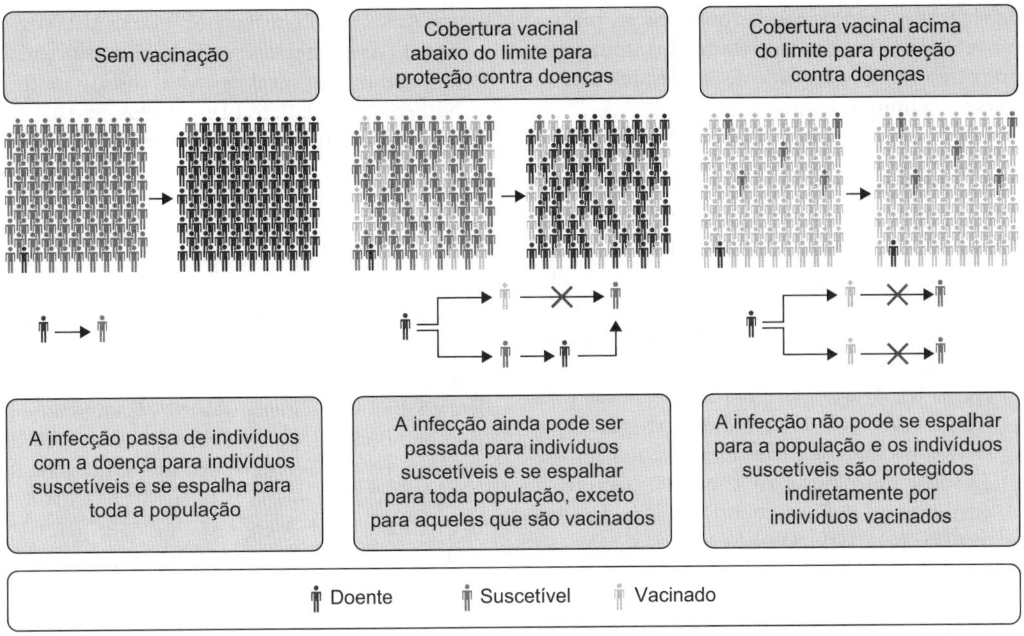

Figura 6.2 Proteção de rebanho. (Adaptada de Pollard e Bijker, 2021.)

Para agentes patogênicos menos transmissíveis, uma porcentagem menor de cobertura vacinal pode ser suficiente para ter um impacto substancial na doença (p. ex., para poliomielite, rubéola, caxumba ou difteria, a cobertura vacinal pode ser igual ou inferior a 86%). Para a gripe, o limiar de imunidade de rebanho é altamente variável de estação para estação e é confundida pela variabilidade na eficácia da vacina a cada ano. A cobertura vacinal modesta, de 30 a 40%, provavelmente tem impacto nas epidemias de gripe sazonal, mas a cobertura igual ou superior a 80% provavelmente é ótima.

PRINCIPAIS FATORES QUE INTERFEREM NA RESPOSTA IMUNOLÓGICA ÀS VACINAS

Numerosos fatores modulam a intensidade da resposta humoral induzida pela vacina. Os principais são a natureza do antígeno e sua imunogenicidade intrínseca. Por exemplo, o toxoide tetânico é intrinsecamente mais imunogênico do que o diftérico, o que fica mais perceptível quando a imunocompetência é mais limitada, como ocorre em lactantes prematuros. Os resultados muito distintos da imunização com polissacarídeos conjugados ou não a proteínas são exemplos importantes das diferenças na resposta imunológica na dependência da natureza do antígeno vacinal. A natureza da vacina influencia de maneira direta na ativação da imunidade inata e, consequentemente, na resposta imunológica induzida. Como já foi visto neste capítulo, as respostas humorais induzidas por vacinas virais atenuadas são mais robustas. As vacinas inativadas, em geral, exigem a inclusão de adjuvantes em sua formulação.

Fatores individuais como determinantes genéticos têm influência direta na resposta humoral induzida pela vacina em indivíduos saudáveis, como demonstrado em alguns estudos. A imunocompetência, obviamente, influencia na resposta imunológica à aplicação de uma vacina. Indivíduos com imunodeficiências conhecidas em anticorpos ou componentes imunológicos associados são particularmente suscetíveis à infecção por certos agentes patogênicos, o que pode fornecer informações sobre as características dos anticorpos que são necessários para a proteção contra esse agente patogênico específico. A intensidade da resposta humoral é limitada nos dois extremos da vida, por doenças agudas ou crônicas, por estresse agudo ou crônico, tratamentos imunossupressores e uma variedade de fatores que afetam a resposta imunológica.

BIBLIOGRAFIA

Ahmed SF, Quadeer AA, McKay MR. Preliminary identification of potential vaccine targets for the COVID-19 coronavirus (SARS-CoV-2) based on SARS-CoV immunological studies. Viruses. 2020;12:254.

Andrews NJ, Waight PA, Burbidge P, Pearce E, Roalfe L, Zancolli M et al. Serotype-specific effectiveness and correlates of protection for the 13-valent pneumococcal conjugate vaccine: a postlicensure indirect cohort study. Lancet Infect Dis. 2014;14(9):839-846.

Bekker LG, Tatoud R, Dabis F, Feinberg M, Kaleebu P, Marovich M et al. The complex challenges of HIV vaccine development require renewed and expanded global commitment. Lancet. 2020;395(10221):384-8.

Borrow R, Abad R, Trotter C, van der Klis FR, Vazquez JA. Effectiveness of meningococcal serogroup C vaccine programmes. Vaccine. 2013;31:4477-86.

Brisson M, Bénard É, Drolet M, Bogaards JA, Baussano I, Vänskä S et al. Population-level impact, herd immunity, and elimination after human papillomavirus vaccination: a systematic review and meta-analysis of predictions from transmission-dynamic models. Lancet Public Health. 2016;1:e8-e17.

Burdin N, Handy LK, Plotkin SA. What is wrong with pertussis vaccine immunity? The problem of waning effectiveness of pertussis vaccines. Cold Spring Harb Perspect Biol. 2017;9:a029454.

Chen Z, He Q. Immune persistence after pertussis vaccination. Hum Vaccin Immunother. 2017;13744-56.

Darton TC, Blohmke CJ, Moorthy VS, Altmann DM, Hayden FG, Clutterbucj EA et al. Design, recruitment, and microbiological considerations in human challenge studies. Lancet Infect Dis. 2015;15:840-51.

Demicheli V, Barale A, Rivetti A. Vaccines for women for preventing neonatal tetanus. Cochrane Database Syst Rev. 2015;7:CD002959.

Eldred BE, Dean AJ, McGuire TM, Nash AL. Vaccine components and constituents: responding to consumer concerns. Med J Aust. 2006;184:170-5.

Fijen CA, Kuijper EJ, te Bulte MT, Daha MR, Dankert J. Assessment of complement deficiency in patients with meningococcal disease in The Netherlands. Clin Infect Dis. 1999;28:98-105.

Gershon AA, Breuer J, Cohen JI, Cohrs RJ, Gershon MD, Gilden D et al. Varicella zoster virus infection. Nat. Rev. Dis. Prim. 2015;1:15016.

Halstead SB, Rojanasuphot S, Sangkawibha N. Original antigenic sin in dengue. Am J Trop Med Hyg. 1983;32:154-6.

Hatherill M, White RG, Hawn TR. Clinical development of new TB vaccines: recent advances and next steps. Front. Microbiol. 2019;10:3154.

Henry B, Baclic O, National Advisory Committee on Immunization (NACI). Summary of the NACI update on the recommended use of hepatitis B vaccine. Can Commun Dis Rep. 2017;43:104-6.

Jin C, Gibani MM, Moore M, Juel HB, Jones E, Meiring J et al. Efficacy and immunogenicity of a Vi–tetanus toxoid conjugate vaccine in the prevention of typhoid fever using a controlled human infection model of Salmonella Typhi: a randomised controlled, phase 2b trial. Lancet. 2017;390:2472-80.

Kaslow DC, Biernaux S. RTS, S: toward a first landmark on the Malaria Vaccine Technology Roadmap. Vaccine. 2015;33:7425-32.

Kelly DF, Pollard AJ, Moxon ER. Immunological memory: the role of B cells in long-term protection against invasive bacterial pathogens. JAMA. 2005;294:3019-23.

Kim JH, Skountzou I, Compans R, Jacob J. Original antigenic sin responses to influenza viruses. J Immunol. 2009;183:3294-301.

Kourtis AP, Read JS, Jamieson DJ. Pregnancy and infection. N Engl J Med. 2014;370:2211-8.

Larson HJ. The state of vaccine confidence. Lancet. 2018;392:2244-6.

Madhi SA, Dangor Z. Prospects for preventing infant invasive GBS disease through maternal vaccination. Vaccine. 2017;35:4457-60.

Madhi SA, Nunes MC, Cutland CL. Influenza vaccination of pregnant women and protection of their infants. N Engl J Med. 2014;371:918-31.

Madhi SA, Polack FP, Piedra PA, Munoz FM, Trenholme AA, Simões EAF et al. Respiratory syncytial virus vaccination during pregnancy and effects in infants. N Engl J Med. 2020;383:426-39.

Malley R, Trzcinski K, Srivastava A, Thompson CM, Anderson PW, Lipsitch M. CD4+ T cells mediate antibody- independent acquired immunity to pneumococcal colonization. Proc Natl Acad Sci. 2005;102:4848-53.

Marrack P, McKee AS, Munks MW. Towards an understanding of the adjuvant action of aluminium. Nat Rev Immunol. 2009;9:287-93.

Matz KM, Marzi A, Feldmann H. Ebola vaccine trials: progress in vaccine safety and immunogenicity. Expert Rev Vaccines. 2019;18:1229-42.

McVernon J, Johnson PD, Pollard AJ, Slack MP, Moxon ER. Immunologic memory in Haemophilus influenzae type b conjugate vaccine failure. Arch Dis Child. 2003;88:379-83.

McVernon J, MacLennan J, Pollar AJ, Oster P, Wakefield JM, Danzig L et al. Immunologic memory with no detectable bactericidal antibody response to a first dose of meningococcal serogroup C conjugate vaccine at four years. Pediatr Infect Dis J. 2003;22:659-61.

Milligan R, Paul M, Richardson M, Neuberger A. Vaccines for preventing typhoid fever. Cochrane Database Syst Rev. 2018;5:CD001261.

Mitkus RJ, Hess MA, Schwartz SL. Pharmacokinetic modeling as an approach to assessing the safety of residual formaldehyde in infant vaccines. Vaccine. 2013;31;2738-43.

Moberley S, Holden J, Tatham DP, Andrews RM. Vaccines for preventing pneumococcal infection in adults. Cochrane Database Syst Rev. 2013;1:CD000422.

Patel M, Lee CK. Polysaccharide vaccines for preventing serogroup A meningococcal meningitis. Cochrane Database Syst Rev. 2005;3:CD001093.

Paunio M, Peltola H, Valle M, Davidkin I, Virtanen M, Heinonen OP. Twice vaccinated recipients are better protected against epidemic measles than are single dose recipients of measles containing vaccine. J Epidemiol Community Health. 1999;53:173-8.

Pawelec G. Age and immunity: what is "immunosenescence"? Exp Gerontol. 2018;105:4-9.

Pedersen C, Petaja T, Strauss G, Rumke HC, Poder A, Richardus JH et al. Immunization of early adolescent females with human papillomavirus type 16 and 18 L1 virus-like particle vaccine containing AS04 adjuvant. J Adolesc Health. 2007;40:564-71.

Plans-Rubio P. The vaccination coverage required to establish herd immunity against influenza viruses. Prev Med. 2012;55:72-7.

Plotkin SA. Updates on immunologic correlates of vaccine-induced protection. Vaccine. 2020;38: 2250-7.

Plotkin SL, Plotkin SA. A short history of vaccination. In: Plotkin SA, Orenstein WA, Offit PA, editors. Vaccines. 6. ed. Philadelphia: Elsevier-Saunders; 2013. p. 1-16.

Pollard AJ, Bijker EM. A guide to vaccinology: from basic principles to new developments. Nat Rev Immunol. 2021;21:83-100.

Pollard AJ, Perrett KP, Beverley PC. Maintaining protection against invasive bacteria with protein-polysaccharide conjugate vaccines. Nat Rev Immunol. 2009;9:213-20.

Ramsay ME, McVernon J, Andrews NJ, Heath PT, Slack MP. Estimating haemophilus influenzae type b vaccine effectiveness in England and Wales by use of the screening method. J Infect Dis. 2003;188:481-5.

Rappuoli R, Mandl CW, Black S, De Gregorio E. Vaccines for the twenty-first century society. Nat Rev Immunol. 2011;11:865-72.

Robbins JB, Schneerson R, Szu SC, Fattom A, Yang Y, Lagergard T et al. Prevention of invasive bacterial diseases by immunization with polysaccharide–protein conjugates. Curr Top Microbiol Immunol. 1989;146;169-80.

Rubin LG, Levin MJ, Ljungman P, Davies EG, Avery R, Tomblyn M et al. 2013 IDSA clinical practice guideline for vaccination of the immunocompromised host. Clin Infect Dis. 2014;58:e44-e100 (2014).

Sandmann F,Jit M, Andrews N, Buckley HL, Campbell H, Ribeiro S et al. Infant hospitalisations and fatalities averted by the maternal *pertussis* vaccination programme in England, 2012–2017: post-implementation economic evaluation. Clin Infect Dis. 2020;71:1984-7.

Statista Research Department. Herd immunity threshold for selected global diseases as of 2013. Statista; 2013. Disponível em: https://www.statista.com/statistics/348750/threshold-for-herd-immunity-for-select-diseases/.

Suscovich TJ, Fallon JK, Das J, Demas AR, Crain J, Linde CH et al. Mapping functional humoral correlates of protection against malaria challenge following RTS, S/AS01 vaccination. Sci Transl Med. 2020;12:eabb4757.

Tabrizi SN, Brotherton JML, Kaldor JM, Skinner SR, Liu B, Bateson D et al. Assessment of herd immunity and cross-protection after a human papillomavirus vaccination programme in Australia: a repeat cross-sectional study. Lancet Infect Dis. 2014;14:958-66.

Trotter CL, Andrews NJ, Kaczmarski EB, Miller E, Ramsay ME. Effectiveness of meningococcal serogroup C conjugate vaccine 4 years after introduction. Lancet. 2004;364:365-7.

Trotter CL, Maiden MC. Meningococcal vaccines and herd immunity: lessons learned from serogroup C conjugate vaccination programs. Expert Rev Vaccines. 2009;8:851-61.

Vatti A, Monsalve DM, Pacheco Y, Chang C, Anaya JM, Gershwin ME. Original antigenic sin: a comprehensive review. J Autoimmun. 2017;83:12-21.

Vetter V, Denizer G, Friedland L, Krishnan J, Shapiro M. Understanding modern-day vaccines: what you need to know. Ann Med. 2018;50(2):110-20.

Wara DW. Host defense against Streptococcus pneumoniae: the role of the spleen. Rev Infect Dis. 1981;3:299-309.

Wilkins AL, Kazmin D, Napolitani G, Clutterbuck EA, Pulendran B, Siegrist CA et al. AS03- and MF59-adjuvanted influenza vaccines in children. Front Immunol. 2017;8:1760.

World Health Organization. Child mortality and causes of death. WHO; 2020. Disponível em: https://www.who.int/gho/child_health/mortality/mortality_under_five_text/en/.

World Health Organization. Diphtheria vaccine: WHO position paper, August 2017 – recommendations. Vaccine. 2018;36:199-201.

World Health Organization. Global vaccine action plan 2011–2020. WHO; 2013. Disponível em: https://www.who.int/immunization/global_vaccine_action_plan/GVAP_doc_2011_2020/en/.

World Health Organization. Measles vaccines: WHO position paper – April 2017. Wkly Epidemiol Rec. 2017;92:205-27.

World Health Organization. Tetanus vaccines: WHO position paper, February 2017 – recommendations. Vaccine. 2018;36:3573-5.

World Health Organization. Vaccines and vaccination against yellow fever: WHO Position Paper, June 2013 – recommendations. Vaccine. 2015;33:76-7.

Young MK, Cripps AW. Passive immunization for the public health control of communicable diseases: current status in four high-income countries and where to next. Hum Vaccin Immunother. 2013;9:1885-93.

Zhu S, Zeng F, Xia L, He H, Zhang J. Incidence rate of breakthrough varicella observed in healthy children after 1 or 2 doses of varicella vaccine: results from a meta-analysis. Am J Infect Control. 2018;46:e1-e7.

7

Conceitos Básicos em Imunizações

Isabella Ballalai

VACINAS COMBINADAS

Chama-se vacina combinada aquela composta por dois ou mais antígenos de agentes infecciosos distintos em uma única preparação, diferentemente do que ocorre com a aplicação simultânea de vacinas, em que, embora sejam administradas ao mesmo tempo, as vacinas são aplicadas separadamente, em diferentes sítios anatômicos e/ou vias de administração. Outro conceito relacionado é o de vacinas "valentes", ou seja, que contêm sorogrupos, sorotipos ou cepas diferentes de um mesmo agente infeccioso, como as vacinas poliomielite (oral ou injetável) que são trivalentes (contêm poliovírus 1, 2 e 3), as pneumocócicas conjugadas 7, 10 ou 13 valente (contêm 7, 10 ou 13 sorogrupos de pneumococos) e rotavírus monovalente ou pentavalente (contêm uma ou cinco cepas de rotavírus).

A combinação de antígenos distintos em uma mesma vacina exige estudos clínicos que demonstrem que não há redução significativa na segurança ou na imunogenicidade de cada um dos componentes e que a eficácia é mantida para cada um deles. É importante, inclusive, que esses estudos verifiquem se determinado antígeno presente na vacina pode ou não interferir na imunogenicidade de outro. Portanto, apenas as apresentações originalmente combinadas pelos fabricantes são licenciadas pelos diversos órgãos regulatórios no mundo – no Brasil, a regulação é feita pela Agência Nacional de Vigilância Sanitária (Anvisa) –, além de serem as únicas de uso seguro e eficácia demonstrada, não sendo recomendadas nem permitidas combinações "caseiras" (*i. e.*, mistura de diferentes vacinas na mesma seringa).

Vacinas combinadas não são novidade. A mais consagrada e antiga é a tríplice bacteriana de células inteiras (DTPw), licenciada nos EUA em 1948. Há mais de 40 anos, as vacinas combinadas têm sido uma das bases dos programas de imunização de crianças e adultos e incluem combinações antigas, como as vacinas duplas ou tríplices bacterianas e as duplas ou tríplices virais.

O desenvolvimento de novas tecnologias possibilitou avanços nessa área, além da produção de combinações cada vez mais complexas, a maioria delas com foco na vacinação de crianças e originadas a partir da DTPw e tríplice bacteriana acelular (DTPa).

Com o surgimento das vacinas DTPa, mais purificadas e com menos proteínas (principalmente por conta do componente *pertussis*), desenvolveram-se combinações delas com outras vacinas, como *Haemophilus influenzae* tipo b (Hib), hepatite B e poliomielite inativada (VIP). No Brasil, o Instituto de Tecnologia em Imunobiológicos (Bio-Manguinhos) desenvolveu uma vacina DTPw combinada à Hib e, em parceria com o Instituto Butantan, elaborou uma vacina quíntupla que combina DTPw com Hib e hepatite B. Ainda com foco na criança, foi desenvolvida uma vacina quádrupla viral, que combina a tríplice viral e a vacina varicela.

Para a vacinação de adolescentes e adultos, foram desenvolvidas outras vacinas, como a DTPa do tipo adulto (combinada ou não com a vacina poliomielite inativada [dTpa e dTpa-VIP]) e a combinada para hepatites A e B. Para imunizar viajantes, estão disponíveis em outros países a vacina hepatite A combinada com a febre tifoide.

IMPORTÂNCIA DAS VACINAS COMBINADAS

Atualmente, há 17 infecções passíveis de prevenção por vacinas, indicadas para crianças nos calendários de vacinação do Programa Nacional de Imunizações (PNI), da Sociedade Brasileira de Imunizações (SBIm) e da Sociedade Brasileira de Pediatria (SBP). Sem dúvida, a inclusão de novas vacinas sempre será necessária para a proteção dessa parcela da população.

O crescente número de imunobiológicos disponíveis, a necessidade de vacinar tão cedo quanto possível (nos primeiros 6 ou 12 meses de vida) contra o máximo de agentes infecciosos e a limitação anatômica para aplicação de diferentes vacinas são fatores que tornam as vacinas combinadas não apenas um conforto para o paciente, mas uma necessidade. A Tabela 7.1 apresenta as diversas combinações disponíveis no Brasil.

Se as vacinas combinadas não estivessem à disposição de acordo com as recomendações dos calendários da SBP e SBIm, seriam necessárias, hoje, 44 injeções nos primeiros 18 meses de vida. As vacinas combinadas disponíveis no Brasil permitem a redução de 24 "picadas" nesse período (Tabela 7.2).

Os resultados de um programa de vacinação dependem de coberturas vacinais, as quais são importantes para a proteção direta e indireta (proteção de rebanho) da população. As campanhas de vacinação possibilitam diminuir a circulação dos patógenos e podem eliminar estados de portador de agentes bacterianos, protegendo, assim, grupos vacinados e não vacinados.

Um programa de vacinação que reduza o número de visitas ao serviço e que aumente o conforto para o lactente colabora para a maior adesão da população, o que só é possível mediante uso de vacinas combinadas. Esse tipo de vacina é, portanto, considerado estratégico para o alcance de coberturas vacinais ideais, pois possibilita a inclusão de novos imunobiológicos, melhora a adesão da população e proporciona economia quanto a distribuição, estocagem e aplicação de vacinas, bem como a prevenção de erros na aplicação.

SEGURANÇA DAS VACINAS COMBINADAS

Para serem licenciadas, as vacinas devem demonstrar segurança e eficácia nos estudos clínicos. Quando o resultado com os diversos componentes aplicados isoladamente (como ocorre com as vacinas combinadas disponíveis no Brasil) é bem conhecido, o procedimento para o estudo de uma nova vacina combinada consiste em comparar os resultados de imunogenicidade e segurança da nova vacina candidata com os resultados obtidos com as isoladas ou mesmo em combinação similar já licenciada.

A maioria dos órgãos regulatórios tem critérios semelhantes para a avaliação dos parâmetros que definem se uma combinação de produtos farmacêuticos pode ser licenciada. Isso se dá quando a combinação dos ingredientes ativos não diminui o grau de pureza, a potência, a segurança ou a eficácia de qualquer um dos componentes ativos.

Em contrapartida, não é rara a preocupação de pais e pediatras com relação à possível sobrecarga do sistema imune e à maior frequência de eventos adversos com o uso de vacinas combinadas. Contudo, as revisões da incidência desses eventos, associadas à administração simultânea de diversos antígenos de diferentes agentes infecciosos, demonstraram excelente perfil de segurança.

Não há nenhuma evidência que fundamente a possível sobrecarga do sistema imune secundária à aplicação de vacinas combinadas ou simultâneas. Lactentes, em seu primeiro ano de vida, expõem-se naturalmente a milhares de antígenos diferentes sem que haja sobrecarga do sistema imunológico. É preciso lembrar que o sistema imune da criança precisa ser intensamente desafiado para desenvolver-se normalmente e que sua estimulação insuficiente pode levar a um risco maior de desenvolvimento de doenças autoimunes. Portanto, essa preocupação não se fundamenta.

Uma revisão de literatura avaliou os seguintes aspectos:

- A ontogenia da resposta imune ativa e da capacidade dos recém-nascidos e lactentes jovens em responder às vacinas
- A capacidade teórica do sistema imune das crianças
- Os dados que demonstram que uma doença leve ou moderada não interfere na capacidade

Tabela 7.1 Vacinas combinadas disponíveis no Brasil (2015).

	Combinações disponíveis no Brasil	Fabricantes	Componentes da vacina										
			Difteria	Tétano	Coqueluche	Poliomielite inativada	Hib	Hepatite B	Sarampo	Caxumba	Rubéola	Varicela	Hepatite A
Família DTPw	Penta de células inteiras	Bio-Manguinhos/ Butantan	x	x	x		x	x					
	Tríplice bacteriana infantil de células inteiras	Butantan	x	x	x								
Família DTPa	Tríplice bacteriana acelular (DTPa)	GSK e Sanofi Pasteur	x	x	x								
	Penta bacteriana acelular (DTPa-VIP/Hib)	GSK e Sanofi Pasteur	x	x	x	x	x						
	Hexa bacterina acelular (DTPa-VIP-HB/Hib)	GSK	x	x	x	x	x	x					
dTpa-VIP	Tríplice bactariana acelular do tipo adulto + VIP		x	x	x	x							
Família DTPa	Tríplice bacteriana acelular do tipo adulto (DTPa)	GSK e Sanofi Pasteur	x	x	x								
Família dT	Dupla bacteriana do tipo adulto (dT) e infantil (DT)	Butantan	x	x									
Vacinas virais atenuadas	Tríplice viral (SCR)	GSK/Sanofi Pasteur/MSD							x	x	x		
	Quádrupla viral (SCRV)	GSK							x	x	x	x	
Vacinas virais inativadas	Hepatite A e B (HAB)	GSK						x					x

GSK: GlaxoSmitkline.

Tabela 7.2 Vacinas do calendário de vacinação da criança da SBIm indicadas para os primeiros 18 meses (2015-2016).

Vacinas	Infecções imunopreveníveis	Número de injeções nos primeiros 18 meses sem o uso de vacinas combinadas	Número de injeções nos primeiros 18 meses com o uso de vacinas combinadas disponíveis no Brasil
Tuberculose	1	1	1
Hepatite B	1	3	4
Difteria	1	4	
Tétano	1	4	
Coqueluche	1	4	
Hib	1	4	
Poliomielite	1	4	
Rotavírus	1	0	0
Pneumocócica conjugada	1	4	4
Meningocócica conjugada	1	3	3
Febre amarela	1	1	1
Influenza	1	2	2
Hepatite A	1	2	2
Sarampo	1	2	2
Caxumba	1	2	
Rubéola	1	2	
Varicela	1	2	
Total	**17**	**44**	**19**

das crianças de gerar respostas imunes protetoras às vacinas

- O modo como as crianças respondem às vacinas administradas em combinação, comparando com o que acontece quando recebem as mesmas vacinas separadamente
- Os dados que demonstram que crianças vacinadas não estão mais propensas a desenvolver outras infecções do que as não vacinadas
- O fato de que, atualmente, as crianças encontram menos antígenos nas vacinas do que há 40 ou 100 anos.

Estudos não dão suporte à hipótese de que as vacinas combinadas oprimem, enfraquecem ou "gastam" o sistema imune. Pelo contrário, crianças pequenas apresentam enorme capacidade de responder às múltiplas vacinas e a muitos outros desafios presentes no ambiente. Ao fornecerem proteção contra uma série de patógenos bacterianos e virais, as vacinas evitam o "enfraquecimento" do sistema imune e consequentes infecções bacterianas secundárias, ocasionalmente causadas pela exposição natural.

Deve-se observar ainda que as vacinas atuais, mesmo protegendo contra um número maior de agentes infecciosos, são muito mais purificadas e contêm menos proteínas do que as similares anteriores, sobretudo no que concerne ao uso de DTPa e suas combinações comparadas ao uso de DTPw (Tabela 7.3).

Vacinas combinadas disponíveis

Família DTP

Combinações com a DTPw

Em geral, o uso das combinações da DTPw com hepatite B e Hib não demonstra causar interferência clinicamente importante entre seus

Tabela 7.3 Quantidades de proteínas imunogênicas e polissacarídeos contidas nas vacinas nos últimos 100 anos.

		1960		1980		2000	
Vacina	Proteínas	Vacina	Proteínas	Vacina	Proteínas	Vacina	Proteínas
Varíola	Cerca de 200	Varíola	Cerca de 200				
		Difteria	1	Difteria	1	Difteria	1
		Tétano	1	Tétano	1	Tétano	1
		Pertussis de células inteiras	Cerca de 3.000	*Pertussis* de células inteiras	Cerca de 3.000	*Pertussis* acelular	2 a 5
		Poliomielite	15	Poliomielite	15	Poliomielite	15
				Sarampo	10	Sarampo	10
				Caxumba	9	Caxumba	9
				Rubéola	5	Rubéola	5
						Hib	2
						Varicela	69
						Pneumocócica conjugada	8
						Hepatite B	1
Total	**Cerca de 200**	**Total**	**Cerca de 3.217**	**Total**	**Cerca de 3.041**	**Total**	**123 a 126**

Adaptada de Offit PA et al.

componentes e não resulta em eventos adversos mais frequentes ou graves com relação aos observados com a vacina DTPw administrada isoladamente. As combinações com DTPw disponíveis podem ser consultadas na Tabela 7.1 e nos CRIEs.

Combinações com a DTPa

O desenvolvimento da vacina DTPa com componente *pertussis* representou um grande avanço no desenvolvimento de vacinas combinadas. No entanto, a primeira combinação – com a vacina Hib – demonstrou pequena perda na imunogenicidade para o componente Hib, o que retardou o uso dessa vacina e provocou maior atenção quanto às combinações de DTPa com hepatite B e VIP.

Na literatura médica, diversos estudos sugerem que a imunização em idade precoce pode agravar a resposta na produção de anticorpos para Hib reduzida, quando administrada em combinação com DTPa. Porém, esses mesmos estudos também demonstram que, após a dose de reforço aos 15 meses, os grupos que receberam vacinas DTPa combinadas com Hib apresentaram resposta igual para todos os antígenos, quando comparados aos indivíduos que receberam os componentes isoladamente.

No que se refere à vacina hexa acelular (DTPa-HepB-VIP/Hib) hoje licenciada no Brasil, os mesmos resultados foram obtidos com relação ao componente Hib. Para os outros componentes (DTPa, HepB e VIP), a imunogenicidade se manteve semelhante à gerada pela aplicação deles, separadamente.

Dessa maneira, a SBIm e a SBP recomendam que as crianças que receberam esquema primário no primeiro ano de vida com vacina contendo a combinação DTPa/Hib (no Brasil, a penta e hexa acelulares disponíveis na rede privada) recebam o reforço, entre os 15 e 18 meses, também com vacina contendo o componente Hib. As combinações com DTPa disponíveis podem ser consultadas na Tabela 7.1.

Família das virais atenuadas

Após mais de uma década de esforços, as vacinas quádruplas virais (SCRV) foram licenciadas nos EUA e na Europa.

As vacinas SCRV, da GSK e da MSD, demonstraram eficácia semelhante à gerada pela aplicação separada das vacinas tríplice viral e varicela do mesmo fabricante.

Convém assinalar que as vacinas SCRV da GSK estão licenciadas para uso em crianças maiores de 12 anos, podendo ser aplicadas a partir dos 9 meses quando a situação epidemiológica justificar a prática. São contraindicadas para pacientes imunocomprometidos ou gestantes. As combinações de vacinas virais atenuadas podem ser consultadas na Tabela 7.1.

Família das hepatites

Uma combinação que incorpora antígenos de hepatite A e B está disponível nos EUA, no Canadá, na Europa, no Brasil e em outros países. A formulação para adultos contém 720 μg de antígeno inativado da hepatite.

Um estudo comparativo dessa vacina combinada *versus* seus componentes individuais no esquema de 0, 1 e 6 meses em adultos demonstrou excelente resposta imunológica, quando 100% dos vacinados com a vacina combinada alcançaram níveis ótimos de proteção para ambos os componentes antes da terceira dose. Diversos outros estudos confirmam a eficácia e a segurança da combinação quanto à aplicação desses componentes isoladamente.

Para crianças maiores de 1 ano e menores de 16, foi avaliado um esquema de doses que consiste na aplicação de duas doses (0 e 6 meses) da formulação contendo 720 UI ELISA de vírus da hepatite A + 20 mg de proteína recombinante de anticorpos antiantígeno HBS (HBSAg)/1 mℓ.

Esse esquema de doses mostrou equivalência em imunogenicidade e segurança quando comparado ao uso dos componentes isoladamente ou ao uso do esquema tradicional da formulação contendo 360 UI ELISA de vírus HA + 10 mg de proteína recombinante HBsAg/1 mℓ da vacina combinada hepatites A e B em três doses (0, 1 e 6 meses). Portanto, a formulação da vacina combinada hepatites A e B para menores de 16 anos pode ser administrada em crianças maiores de 1 ano e adolescentes menores de 16 em um esquema de duas doses, com a segunda dose sendo administrada 6 meses após a primeira.

FUTURAS COMBINAÇÕES

Os estudos clínicos de novas combinações estão em andamento e têm como objetivo otimizar o calendário de vacinação da criança e do adulto. A combinação da família DTPa às vacinas pneumocócica e/ou meningocócica, das duas vacinas meningocócicas (menACWY e Men B), das vacinas influenza e covid-19 podem reduzir ainda mais o número de injeções, influenciar positivamente a adesão da população e diminuir os custos de distribuição e estocagem.

CONSIDERAÇÕES

O uso de vacinas combinadas licenciadas é preferível à aplicação separada das vacinas equivalentes. Devem ser utilizadas sempre que qualquer componente da combinação for indicado e os outros componentes não forem contraindicados, desde que sejam aprovados pela Anvisa para a idade do indivíduo.

MULTIVACINAÇÃO

Consiste na administração simultânea de duas ou mais vacinas. Essa estratégia não interfere na resposta imunológica de cada vacina, é segura e não exacerba os possíveis eventos adversos previstos para cada uma delas. É considerada muito importante na vacinação de rotina, como já previsto nos calendários, e, mais ainda, para acelerar a atualização dos esquemas vacinais sem perder a oportunidade da visita à sala de vacinação. A multivacinação é geralmente bem tolerada, principalmente quando são adotadas estratégias de minimização da dor e do estresse relacionados à aplicação de injeções. No entanto, a tolerância individual da criança ou do adolescente deve ser levada em consideração pelo pediatra.

Quanto às vacinas injetáveis, a aplicação deve, preferencialmente, ocorrer em sítios anatômicos diferentes ou, quando isso não é possível, a distância de 2,5 a 5 cm entre as duas aplicações deve ser respeitada para minimizar a chance de sobreposição de reações locais. Para aplicações intramusculares, as opções são o deltoide (para maiores de 2 anos), o vasto lateral da coxa e o ventroglúteo. A aplicação de vacinas atenuadas se dá por via subcutânea, geralmente na região do tríceps.

CORRELAÇÃO DA RESPOSTA IMUNOLÓGICA E ALGUMAS RECOMENDAÇÕES PRÁTICAS

Premissas

- O indivíduo só é considerado adequadamente imunizado após completar o esquema preconizado para a faixa etária
- As recomendações para a recuperação do atraso vacinal devem permitir alcançar os esquemas preconizados para cada idade o mais brevemente possível
- Não há intervalo máximo entre doses, mas é imprescindível respeitar os intervalos mínimos entre doses de mesma vacina e entre vacinas diferentes quando necessário
- Esquemas iniciados não devem ser recomeçados. As doses aplicadas são consideradas válidas
- A estratégia de multivacinação é fundamental para a otimização do cumprimento das recomendações, e com aplicação do maior número de vacinas possível na mesma visita
- É preciso distribuir as doses necessárias de modo factível, mas com elasticidade.

Resposta imunológica

- A resposta imunológica inicia-se por uma reação imune inata, que, por sua vez, ativa uma adaptativa resposta imune específica de antígeno
- Os componentes da resposta imune inata são a barreira mecânica, os fagócitos (que atuam por meio de quimiotaxia seguida por fagocitose), o sistema complemento e as células *natural killer* (NK)
- A imunidade adaptativa fornece uma segunda linha de defesa, que é caracterizada por um conjunto diversificado de linfócitos e anticorpos capazes de reconhecer e eliminar praticamente todos os patógenos conhecidos
- Na resposta adaptativa, são formados linfócitos T e B de memória, que possibilitam o reconhecimento mais rápido do antígeno e melhor defesa em contatos subsequentes
- A memória imunológica – a base da proteção a longo prazo e o objetivo da vacinação – é caracterizada pela persistência de anticorpos e pela geração de células de memória que podem se reativar rapidamente após exposição subsequente ao mesmo patógeno, promovendo a ativação sequencial dos sistemas macrofágico e linfocítico.

Intervalos mínimos entre as doses

Intervalo mínimo entre doses de uma mesma vacina

É necessário um tempo para que a memória imunológica se instale. Um intervalo muito curto entre as doses da mesma vacina pode diminuir as respostas humoral e celular. Essa é a razão pela qual existem os intervalos entre os estímulos iniciais (primeiras doses de vacina) e entre as primeiras doses e os reforços. Os intervalos entre as doses recomendados para cada vacina nos calendários vacinais são considerados os ideais; porém, em situação de atraso vacinal, podem ser adotados os intervalos mínimos entre doses definidos nos estudos clínicos. Um intervalo menor do que o mínimo recomendado pode implicar uma resposta subótima e uma proteção inadequada.

Intervalo entre doses de diferentes vacinas

É definido de acordo com o tipo de vacina (atenuada ou inativada) e com base na resposta imunológica induzida por cada uma delas.

Intervalo entre diferentes vacinas atenuadas injetáveis

As vacinas virais atenuadas desencadeiam a ativação do sistema imune inato, a primeira linha de defesa contra agentes patogênicos, inclusive os vírus vivos atenuados. É estabelecida em poucas horas, mas não é específica para um patógeno em particular. As vacinas atenuadas podem ser aplicadas no mesmo dia; porém, se isso não ocorrer, a resposta imune inata induzida pela primeira vacina atenuada impedirá a invasão e a multiplicação do vírus vacinal da segunda vacina atenuada aplicada caso não seja respeitado um intervalo mínimo de 28 ou 30 dias entre elas. A única exceção refere-se às vacinas tríplice viral (SCR) e contra a febre amarela que, em menores de 2 anos, idealmente não devem ser aplicadas simultaneamente, mas com intervalo de 30 dias entre elas.

Intervalo entre diferentes vacinas atenuadas orais

Podem ser aplicadas simultaneamente e/ou sem intervalo mínimo com vacinas atenuadas e inativadas injetáveis ou outra vacina atenuada oral.

Intervalo entre diferentes vacinas inativadas

A aplicação de uma vacina inativada não interfere na resposta imunológica de uma segunda vacina inativada; portanto, essas vacinas podem ser aplicadas simultaneamente ou sem um intervalo mínimo recomendado.

Intervalo entre vacinas inativadas e atenuadas

A aplicação de uma vacina inativada não interfere na resposta imunológica de uma segunda vacina atenuada, e vice-versa; portanto, essas vacinas podem ser aplicadas simultaneamente ou sem um intervalo mínimo recomendado entre elas.

Condutas diante do atraso vacinal

Dose aplicada é dose contabilizada

Se os antígenos estimulam a memória de forma correta, como ocorre com a totalidade das vacinas recomendadas nos calendários de vacinação de rotina, não há a necessidade de recomeçar o esquema vacinal quando o intervalo entre as doses for maior do que o recomendado. Porém, deve-se procurar não atrasar o esquema vacinal para que não haja o risco de retardar a proteção completa induzida pela vacina.

Esquema de doses a ser adotado na recuperação do atraso vacinal

- Nas situações de atrasos de doses, deve ser adotado um intervalo mínimo para cada uma delas de forma a acelerar a atualização e, portanto, a proteção do indivíduo
- As indicações para completar o esquema de doses podem variar de acordo com a idade em que a vacinação foi iniciada, com a vacina em questão e com a idade atual do indivíduo
- Esquemas de doses não iniciados: adotar o esquema previsto para a idade no momento da recuperação das doses em atraso.

CALENDÁRIOS DE VACINAÇÃO

Os programas públicos de vacinação integram estratégias governamentais para a melhoria da saúde de toda a população, o que depende de grande cobertura vacinal, ou seja, de vacinação em massa e da adesão de toda (ou pelo menos 95%) da população-alvo. No Brasil, a prática da vacinação pública em massa com obtenção de altas coberturas vacinais possibilitou que doenças imunopreveníveis fossem erradicadas, eliminadas ou controladas. Por vários motivos, inclusive a produção de vacinas, nenhum país do mundo (nem os mais ricos) consegue oferecer todas as vacinas para toda a população e, portanto, são definidos públicos-alvo para cada diferente vacina.

Do ponto de vista da saúde pública, para a definição dos grupos-alvo de cada vacina, considera-se a incidência da doença, sua gravidade e letalidade, como também o papel de cada grupo na transmissão da mesma. O objetivo é que a vacinação possa impactar não só na proteção do grupo vacinado, mas também impactar na saúde pública diminuindo óbitos, hospitalizações e reduzindo a circulação do agente infeccioso na comunidade. Entretanto, a ocorrência das infecções evitáveis por vacina não se limita aos grupos-alvo definidos como detentores do melhor custo-benefício para a saúde pública.

Os calendários de vacinação das Sociedades Brasileiras de Pediatria (SBP) e de Imunizações (SBIm) têm como objetivo a proteção individual e, portanto, incluem recomendações mais amplas independentemente da relação custo-benefício para a saúde pública. Também é considerado o custo-benefício individual. Desta forma, cumprem com o papel de informar sobre os recursos que estão disponíveis para a proteção do indivíduo e complementam a estratégia de saúde pública até que a vacinação em massa e gratuita seja possível.

BIBLIOGRAFIA

Curran MP, Goa KL. DTPa-HBV-IPV/Hib vaccine (Infanrix hexa). Drugs. 2003;63(7);673-82.

Czajka H, Schuster V, Zepp F, Esposito S, Douha M, Willems P. A combined measles, mumps, rubella and varicella vaccine (Priorix-Tetra): immunogenicity and safety profile. Vaccine. 2009;27(47):6504-11.

Knuf M, Habermehl P, Zepp F, Mannhardt W, Kuttnig M, Muttonen P et al. Immunogenicity and safety of two doses of tetravalent measles-mumps-rubella-varicella vaccine in healthy children. Pediatr Infect Dis J. 2006;25(1):12-8.

Levie K, Beran J, Collard F, Nguyen C. Long term (24 months) follow-up of a hepatitis A and B vaccine, comparing a two and three dose schedule in adolescents aged 12 a 15 years. Vaccine. 2002;20(19-20):2579-84.

Offit PA, Quarles J, Gerber MA, Hackett CJ, Marcuse EK, Kollman TR et al. Addressing parents' concerns: do multiple vaccines overwhelm or weaken the infant's immune system? Pediatrics. 2002;109(1):124-9.

Plotkin S, Orenstein W, Offit P, editors. Vaccines. 5. ed. Filadélfia: W.B. Saunders, 2008.

Scheifele D, Bettinger JA, Halperin SA, Law B, Bortolussi R. Ongoing control of Haemophilus influenzae type B infections in Canadian children, 2004-2007. Pediatr Infect Dis J. 2008;27(8):755-7.

Tichmann I, Preidel H, Grunert D, Habash S, Schult R, Maier R et al. Comparison of the immunogenicity and reactogenicity of two commercially available hexavalent vaccines administered as a primary vaccination course at 2, 4 and 6 months of age. Vaccine. 2005;23(25):3272-9.

Wolfe RM, Sharp LK, Lipsky MS. Content and design attributes of antivaccination web sites. JAMA. 2002;287(24):3245-8.

8

Avaliação da Resposta Vacinal

Ana Karolina Barreto Berselli Marinho

INTRODUÇÃO

Para que seja desencadeada uma resposta imune protetora após a vacinação, é necessário que ocorram interação e ativação de células B e T do sistema imune. Atualmente, quase todas as vacinas atuais funcionam a partir da indução de anticorpos séricos ou de mucosa, cujo papel é bloquear a infecção ou impedir que os patógenos cheguem à corrente sanguínea.[1] Existem muitas respostas imunes adaptativas que potencialmente estão correlacionadas com a proteção (Tabela 8.1). Para proteger, os anticorpos induzidos pela vacinação devem ser funcionais, capazes de promover a neutralização ou opsonofagocitose de patógenos.[1]

Tabela 8.1 Tipos de respostas imunes adaptativas induzidas pela vacinação.

Anticorpo	Célula T – Função
Sérico	
• Neutralizante	$CD4^+$ – ativação de células B
• Não neutralizante	$CD4^+$ – ativação de células T
• Funcionais*	$CD4^+$ – produção de citocinas
• Avidez	$CD4^+$ – lise celular
Mucosa	
• IgA produzida localmente	$CD8^+$ – lise celular
• IgG difundida do soro	$CD8^+$ – avidez, produção de citocinas

*Exemplo: opsonofagocitose, citotoxicidade. (Adaptada de Plotkin, 2008.[1])

Correlatos de proteção podem ser caracterizados como a resposta imune específica (função imunológica) desencadeada por uma vacina, que está estreitamente relacionada à proteção contra infecção, doença ou outro ponto final definido.[1] Frequentemente esses correlatos de proteção após a vacinação são quantidades relativas, de modo que a maioria das infecções é prevenida a partir de um determinado nível de resposta (ponto de corte),[1] podendo variar de acordo com a vacina administrada. Ademais, cada correlato deve ser qualificado quanto ao ponto final, ou seja, se é uma medida de proteção contra infecção, doença, hospitalização ou morte, por exemplo.

Esses pontos finais podem ser diferentes para uma mesma vacina. Por exemplo, a proteção vacinal contra a infecção causada pelo vírus da varíola (*Orthopoxvirus variolae*) é conferida por anticorpos. Porém, para que haja proteção contra a doença disseminada, é preciso haver resposta imune humoral (anticorpos) e celular (células T: $CD4^+$ e $CD8^+$).[2]

Além disso, pode haver vários correlatos de proteção para uma doença (cocorrelatos): por exemplo, no caso de células de memória central ou efetora, ambas podem estar correlacionadas a proteção. Todavia, em situações nas quais o verdadeiro correlato da proteção é desconhecido ou de difícil mensuração, pressupostos de proteção (geralmente dosagem de anticorpos) podem ser utilizados como preditores de proteção,[1] considerando-se, porém, as características próprias de cada vacina e as condições imunológicas dos indivíduos imunizados, como crianças, cujo sistema imunológico é imaturo. São exemplos de vacinas em que os pressupostos de proteção são utilizados as vacinas *pertussis* e febre amarela.

A presença desses correlatos ou pressupostos de proteção após vacinação pode ser avaliada por diferentes métodos imunológicos, humorais ou celulares. Alguns desses testes são discutidos a seguir.

MÉTODOS IMUNOLÓGICOS PARA AVALIAÇÃO DA RESPOSTA IMUNE A VACINAS

Resposta imune humoral

Testes bactericidas

O teste bactericida tem como objetivo avaliar a capacidade dos anticorpos produzidos pela vacinação em ativar a via clássica do complemento levando à lise da bactéria.

A atividade bactericida sérica promovida por moléculas do sistema complemento humano a partir da ativação por anticorpos específicos é um dos mecanismos de combate a bactérias causadoras de doenças, como a doença meningocócica invasiva.

Durante o desenvolvimento de vacinas contra o meningococo B com base em multicomponentes proteicos, faz-se necessário medir as respostas bactericidas antígeno-específicas. Essa análise nem sempre é simples, pois cada cepa pode ser morta por anticorpos para múltiplos antígenos.[3]

O estudo realizado por Giuliani et al.[3] teve como objetivo caracterizar um amplo painel de cepas de *Neisseria meningitidis* do sorogrupo B; em seguida, procurou-se identificar quais dessas cepas seriam mortas especificamente por anticorpos bactericidas para um dos principais componentes da vacina de proteína recombinante contra o meningococo B (rMenB). Essa análise foi realizada por meio de um ensaio bactericida que utilizou o soro de pessoas imunizadas com a vacina rMenB durante o ensaio clínico de fase I. Os pesquisadores identificaram quatro cepas que são mortas especificamente por anticorpos contra um dos principais componentes da vacina candidata, mostrando que a vacina induz proteção contra a doença a partir de anticorpos com atividade bactericida.[3]

Recentemente, Kleinschmidt et al.[4] validaram um teste qualitativo alternativo para realização de um ensaio bactericida que utiliza complemento endógeno presente no soro de indivíduos vacinados. Amostras de soro de adultos foram coletadas antes e após a imunização com a vacina meningocócica B de quatro componentes (proteínas recombinantes). Resumidamente, esse soro foi diluído e distribuído em microplacas, e então incubado com diferentes cepas de *Neisseria meningitidis* do sorogrupo B, previamente cultivadas em meio de cultura líquido até a fase logarítmica de crescimento. Após 65 minutos (T65) de incubação, o conteúdo de cada poço foi transferido para placas de ágar e incubado *overnight* a 37°C. No dia seguinte, foi realizada a contagem das unidades formadoras de colônia, tanto na placa T0 (controle) quanto na T65, e a taxa de morte mediada por anticorpos induzida por vacina para cada diluição foi calculada.[4] Um painel composto de 110 cepas e outras 4 cepas indicadoras atenderam aos critérios de qualificação, demonstrando a precisão do ensaio. A robustez, especificidade e sensibilidade do ensaio foram demonstradas utilizando quatro cepas indicadoras identificadas em estudos anteriores. Os autores concluíram que o método é altamente padronizado, o que permite testes em painéis com inúmeras cepas epidemiologicamente relevantes. Além disso, pode-se observar as diferenças individuais de atividade do complemento, contribuindo para uma estimativa mais precisa da eficácia das vacinas contra *Neisseria meningitidis* do sorogrupo B.[4]

Ensaios de neutralização

A obtenção de uma resposta que gere anticorpos neutralizantes é um dos objetivos almejados pelos pesquisadores durante o desenvolvimento de uma vacina, uma vez que estão frequentemente associados a proteção (correlatos) contra doenças.

A neutralização de moléculas biologicamente ativas pode ocorrer de várias maneiras. A primeira ocorre por inativação ou bloqueio da ligação com receptor e geralmente envolve alteração na estrutura terciária para que o agente biológico não possa mais funcionar. Esse é o principal modo de ação das vacinas contra as toxinas da difteria, tétano, coqueluche e cólera. Anticorpos neutralizantes também podem se ligar a patógenos, ativando macrófagos para removê-los da circulação, em um processo conhecido como opsonização. Além disso, eles podem também bloquear a ligação entre um ligante e seu receptor, como o bloqueio da ligação da proteína *spike* do SARS-CoV-2 com a enzima conversora de angiotensina 2 (ECA-2, receptor presente nas células do hospedeiro humano).[5]

Os ensaios de neutralização permitem avaliar a capacidade do anticorpo em se ligar e neutralizar moléculas biologicamente ativas de patógenos, como proteínas do envelope viral ou toxinas, impedindo que essas moléculas sejam capazes de se aderir a um substrato celular.

O teste de neutralização por redução de placas de lise (PRNT, do inglês, *plaque reduction neutralization test*) é considerado padrão ouro na detecção e quantificação dos anticorpos neutralizantes. Apresenta altas especificidade e sensibilidade, sendo o método de referência para a avaliação da resposta imune protetora após a vacinação.[6] Baseia-se no princípio de que vírus infecciosos incubados com anticorpos neutralizantes perdem a capacidade de infectar células permissivas.

Os ensaios PRNTs são trabalhosos; por isso, não podem ser realizados em grande escala. De forma simplificada, esse ensaio é realizado com células cultivadas em placas de *petri* ou microplacas. Tem como objetivo quantificar a presença de placas de lise celular causadas pelo vírus. O soro do indivíduo imunizado é diluído de forma seriada e incubado com uma quantidade fixa de partículas virais. Na sequência, essa mistura é adicionada à placa contendo células cultivadas em monocamada, permanecendo em estufa a 37°C de 3 a 14 dias. Transcorrido esse tempo, a quantidade de placas de lise presentes, de acordo com a titulação do soro, é comparada com a placa controle (células + partículas virais), para determinar a presença de anticorpos neutralizantes. O cálculo consiste em determinar a diluição do soro, que reduz em 50 ou 90% o número de placas de lise obtidas no controle viral, denominado PRNT50 e PRNT90, respectivamente.

Sorologia (ELISA)

As técnicas sorológicas desempenham um papel importante no desenvolvimento e na avaliação de vacinas. Uma dessas técnicas é um ensaio imunoenzimático conhecido como ELISA (do inglês, *enzyme-linked immunosorbent assay*). Esse teste é utilizado tanto para detecção de antígenos como de anticorpos, apresenta grandes sensibilidade e especificidade. Pode ser direto, indireto, do tipo sanduíche e de competição.

A técnica baseia-se na ligação antígeno-anticorpo. No caso de um ELISA indireto, há a incubação com um anticorpo secundário conjugado, substrato e substância cromógena reveladora. A intensidade da cor é proporcional à concentração do antígeno ou do anticorpo de interesse, sendo avaliada por meio de densidade óptica (DO) em leitor específico.

As propriedades físico-químicas e o grau de afinidade do ensaio nessa técnica devem ser considerados na interpretação dos resultados, e o valor de normalidade deve ser determinado previamente. No caso da detecção de anticorpos IgG contra os pneumococos, a sorologia por ELISA deve ser aplicada para cada sorotipo individualmente, sendo possível testar todos os sorotipos contidos na vacina pneumocócica polissacarídica 23 (VPP23).[7]

Entre as limitações dessa técnica está o fato de que ela não permite a dosagem de anticorpos em relação à sua função (neutralização, prevenção de ligação ao organismo e aumento da atividade das células *natural killer* (NK).[8]

Resposta imune celular

ELISpot

ELISpot (do inglês, *enzyme-linked immunosorbent spot*) é um ensaio utilizado para avaliar células T antígeno-específicas. É um método altamente quantitativo, pode medir uma ampla variedade de moléculas relacionadas a resposta imune, como citocinas, granzima B, entre outras. Outrossim, essa técnica permite avaliar uma variedade de funções das células T, além de células B e células relacionadas a resposta imune inata.[9]

De forma resumida, essa técnica consiste em incubar, por exemplo, células mononucleares de sangue periférico (CMSP), na presença ou ausência de estímulo antígeno-específico, em placas previamente sensibilizadas com anticorpos específicos para as moléculas da resposta imune que se deseja quantificar. Esse estímulo promove a liberação/secreção de citocinas que se ligam aos anticorpos de captura presentes na placa. Em uma próxima etapa, são adicionados sequencialmente os anticorpos de detecção, conjugado e substrato, que irão gerar pontinhos (*spots*) coloridos. A contagem dos *spots* presentes nos poços da placa de cultura celular é realizada em leitor automatizado específico para a técnica.

Atualmente, o ELISpot é uma ferramenta muito utilizada em ensaios clínicos. Estudos de fases I e II de vacinas contra o câncer, testadas em uma variedade de malignidades, sugeriram que o ELISpot pode ser um ensaio de biomarcador útil para prever o benefício clínico após a modulação imunológica terapêutica.[9]

Há muita discussão sobre como estipular uma linha de corte para definir uma resposta imune positiva à vacinação. Em ensaios clínicos de vacinas contra doenças infecciosas e câncer, os indivíduos que são incluídos no estudo frequentemente já possuem níveis detectáveis significativos de células T antígeno-específicas (avaliados por ELISpot), antes de receber a intervenção imunológica. Em razão do pequeno número de indivíduos recrutados e do número limitado de amostras, o teste T de *Student* não é adequado, uma vez que dificilmente os dados obtidos apresentam distribuição normal. Esse fato fez com que diferentes padrões fossem propostos para estipular uma linha de corte de positividade para resposta a vacinas (p. ex., quatro vezes o controle negativo ou > 50 *spots* positivos para cada um milhão de CMSP).

Em estudo realizado por Moodie et al.,[10] foram analisados vários métodos estatísticos em um único conjunto de amostras. Os pesquisadores relataram os pontos fortes e fracos de diferentes abordagens estatísticas e sugerem o uso de um teste estatístico não paramétrico, usando como exemplo um aumento de resposta imune mediado por interferon gama (IFN-γ).[10]

Citometria de fluxo

A imunidade celular é importante para a proteção oferecida por algumas vacinas, como aquelas que protegem contra malária e tuberculose. Uma forma de verificar a presença de imunidade celular induzida por vacinas é por meio da quantificação e análise de funcionalidade de células antígeno-específicas.[11]

Nesse quesito, a citometria de fluxo permite avaliar simultaneamente múltiplas características das células do sistema imune de forma rápida, favorecendo sua utilização para análise de imunogenicidade de vacinas em ensaios clínicos de larga escala.[11]

Além da quantificação e caracterização fenotípica de células T e B antígeno-específicas e avaliação de células apresentadoras de antígenos, a citometria de fluxo permite a análise de funcionalidade celular frente a estímulo, como: proliferação celular, estado de ativação celular, secreção de citocinas e outras moléculas (ensaios *multiplex* utilizando *beads*), avaliação de função *helper* ($CD4^+$) e citotóxica ($CD8^+$). Essa técnica permite também a avaliação da resposta imune humoral, incluindo avaliação da citotoxicidade mediada por células dependentes de anticorpos e ensaios de opsonização bacteriana.[11]

De forma resumida, a técnica consiste na passagem de células marcadas (ou moléculas solúveis ligadas a *beads*) diante de um feixe de luz (*laser*), uma a uma, utilizando um meio líquido em fluxo. Por meio da passagem pelo feixe de luz, são avaliados parâmetros como tamanho (FSC, do inglês, *forward scatter*) e granulosidade (SSC, do inglês, *side scatter*), além da leitura dos fluorocromos específicos de cada anticorpo utilizado na marcação dessas células, para imunofenotipagem. Todo esse processo ocorre com o auxílio de *lasers* e filtros óticos que capturam diferentes picos de emissão fluorescente por meio do estímulo da célula durante a passagem pelo feixe de luz. Esses dados são então repassados para um programa que analisa diversos parâmetros.

APLICAÇÕES DA ANÁLISE DE RESPOSTA VACINAL

Rotina ambulatorial

Vacina pneumocócica

A maneira mais utilizada para avaliar a proteção contra a doença pneumocócica é a produção de anticorpos para os sorotipos de pneumococos contemplados nas vacinas, utilizando a técnica de ELISA ou ensaio de opsonofagocitose. A escolha da vacina a ser utilizada na imunização profilática contra pneumococos depende principalmente da prevalência de sorotipos dessa bactéria e da população-alvo. No Brasil, estão disponíveis a VPP23 e as vacinas pneumocócicas conjugadas (VPC10 e VPC13).[12]

Na técnica de ELISA, os títulos de anticorpos da classe IgG contra sorotipos do pneumococo são considerados protetores acima de 0,35 μg/mℓ, conforme recomendação da Organização Mundial da Saúde (OMS). Essa dosagem deve ser realizada entre 4 e 8 semanas após a vacinação.

O valor de corte é considerado a concentração mínima de anticorpos associada à eficácia clínica protetora contra doença pneumocócica invasiva.[13]

No caso da detecção de anticorpos IgG contra os pneumococos, a sorologia por ELISA deve ser aplicada para cada sorotipo específico, sendo possível testar todos os sorotipos contidos na VPP23.[7] Já no ensaio de opsonofagocitose há a detecção de anticorpos funcionais, sendo um método mais preciso para avaliação de imunogenicidade das vacinas pneumocócicas conjugadas, porém não está disponível com facilidade na prática clínica.[7,14]

Entretanto, quando o objetivo da vacinação é primordialmente prevenir infecções, não há recomendação, na prática clínica, para realizar sorologias pós-vacinais como meio de avaliar a eficácia das vacinas.[7,14] A OMS recomenda que os parâmetros sorológicos acima descritos não sejam utilizados para determinar o estado de proteção da pessoa e não deve ser utilizado para avaliar proteção contra outras ocorrências da doença pneumocócica, como pneumonias e otites.[13]

Por outro lado, a dosagem de anticorpos após a imunização com a vacina VPP23 pode ser utilizada como avaliação complementar no diagnóstico de erros inatos da imunidade, nos quais haja comprometimento da resposta humoral. Em indivíduos saudáveis, os antígenos contidos na vacina VPP23 levam os linfócitos B a produzirem anticorpos específicos contra os diversos sorotipos de pneumococos. Todavia, em doenças causadas por erros inatos da imunidade, como imunodeficiência comum variável, síndrome de Wiskott-Aldrich e síndrome de DiGeorge, há falha na produção de anticorpos específicos e consequentemente no desenvolvimento de memória imunológica.[13]

Nos primeiros anos de vida de uma criança, são esperadas infecções do sistema respiratório relacionadas a exposição ambiental, poluição, atopia e outras condições que devem ser consideradas antes do diagnóstico de imunodeficiência. Entretanto, infecções com uma evolução desfavorável ou grave podem levar à suspeita de erros inatos da imunidade quando as causas mais frequentes de infecções na infância já foram excluídas. Entre os sinais de alerta, é possível citar as pneumonias com necessidade de hospitalizações, necessidade de antibioticoterapia intravenosa, meningites bacterianas, diarreia crônica e giardíase de repetição.[15,16]

Caso haja fortes indícios de imunodeficiência com falha na produção de anticorpos, o desafio vacinal com a vacina VPP23 poderá ser realizado em indivíduos acima de 2 anos. A suspeita clínica deve levar em consideração as principais imunodeficiências primárias relacionadas com a falha na resposta aos polissacarídeos, como imunodeficiência comum variável ou combinada (T e B), deficiência de subclasses de imunoglobulina G (IgG) ou seletiva de imunoglobulina A (IgA), imunoglobulina M (IgM), entre outras patologias.

A vacina VPC13 não deve ser utilizada no desafio vacinal para deficiência específica de anticorpo antipolissacarídeo, pois não mimetiza o mecanismo imunológico que auxiliaria em seu diagnóstico. Além disso, a avaliação imunológica utilizando vacinas de polissacarídeos não deve ser realizada em crianças pequenas, uma vez que a imaturidade natural do sistema imune em relação aos linfócitos B nessa faixa etária pode induzir uma produção insuficiente de anticorpos específicos, o que levaria a um diagnóstico incorreto de imunodeficiências.[15,16]

Entre as limitações na interpretação dos títulos pós-vacinais do teste de desafio, podem ser citados o tempo transcorrido entre a imunização com VPP23 e realização do teste sorológico. Esse intervalo não deve ultrapassar 8 semanas, visto que, a partir desse período, há uma redução natural dos títulos de anticorpos específicos contra o pneumococo, não sendo possível considerar falha primária na resposta imune. Além disso, as técnicas laboratoriais padronizadas pelos diferentes laboratórios no Brasil para detecção de anticorpos protetores contra o pneumococo apresentam valores de corte diferentes, o que pode gerar dúvidas na intepretação dos resultados e determinar falsos-negativos, induzindo equivocadamente o diagnóstico de erros inatos da imunidade. Também há um elevado número de sorotipos de pneumococos a serem avaliados; isso leva a uma heterogeneidade de resposta dependendo de cada sorotipo analisado, o que dificulta a interpretação dos resultados. Por fim, o médico deve avaliar o melhor momento para realizar a sorologia, uma vez que a utilização de imunossupressores pelo paciente pode interferir no resultado da resposta imune.[13,15]

Vacina contra sarampo

O sarampo está presente em vários países do mundo, especialmente na Europa e nos EUA. É necessário conhecer os correlatos da proteção contra o sarampo, avaliar a suscetibilidade de indivíduos e populações, incluindo aqueles que já receberam a vacina.

Chen et al.,[17] utilizando a técnica de ELISA, observaram que níveis de anticorpos contra o sarampo de 120 mUI correlacionam-se à proteção clínica. Embora esse correlato tenha sido utilizado na rotina, é preciso considerar algumas limitações quanto a sua interpretação após a vacinação. A resposta imune ao sarampo é complexa e vai além dos anticorpos, incluindo a imunidade de células T, anticorpos neutralizantes e aumento da atividade das células NK.[17]

Outro aspecto importante é que, embora a maioria dos vacinados contra o sarampo permaneça soropositiva indefinidamente, a circulação de novos genótipos do vírus pode influenciar na perda de efetividade conferida pela vacina com o vírus original (genótipo A). Apesar de uma minoria de vacinados perder os anticorpos com o passar do tempo, esse grupo pode se tornar suscetível à doença. Os motivos para a diminuição de anticorpos em alguns vacinados não estão claros e pode ser necessário o estabelecimento de novos correlatos de proteção tendo como base anticorpos neutralizantes ou outras funções imunes.[8]

Vacina contra hepatite B

Desde a introdução da vacina contra hepatite B, a forma mais precisa para investigar a duração da proteção é avaliar anticorpos de superfície da hepatite B (anti-HB). Em 1989, Jilg et al.[18] compararam três esquemas diferentes de vacinas contra hepatite B em adultos saudáveis (22 a 26 anos) e observaram correlação entre os títulos de anticorpos anti-HBs 1 mês após a série primária, a duração da resposta imunológica e a persistência dos anti-HBs.[18] Estudos subsequentes observaram os mesmos resultados e o nível de corte de proteção após a vacinação completa foi estabelecido em 10 mUI/mℓ para os anti-HBs, com base em estudos de eficácia da vacina.[19-21]

Após várias décadas de vacinação contra o vírus da hepatite B em recém-nascidos, lactentes, adolescentes e adultos, discute-se a necessidade de administração ou não de doses de reforço para a população geral. A proteção em longo prazo pode ser medida por meio de: resposta anamnésica após a administração de uma dose de reforço, taxa de infecção em populações vacinadas, testes *in vitro* para avaliação da resposta de células B e T e estudos soroepidemiológicos. Os estudos demonstraram que a proteção em longo prazo está presente apesar da diminuição dos anticorpos anti-HBs ao longo do tempo e indicam que a duração da proteção pode persistir por pelo menos 35 anos após a vacinação completa. Portanto, doses de reforço da vacina hepatite B não são atualmente recomendadas para sustentar imunidade em longo prazo em indivíduos vacinados saudáveis, desde que o esquema vacinal completo seja realizado nos intervalos adequados. Vale ressaltar que em indivíduos imunocompetentes, a avaliação sorológica pós-vacinal de rotina não é necessária.[22] Considerando a redução da resposta imune em imunocomprometidos e a maior exposição ao vírus da hepatite B em grupos específicos (p. ex., profissionais de saúde e indivíduos com insuficiência renal crônica [IRC] dialíticos), são recomendadas doses de reforço com base na avaliação sorológica.[23]

A Tabela 8.2 exemplifica alguns correlatos imunológicos de proteção para as respectivas vacinas utilizadas na rotina.

Pesquisas científicas

Diferentes técnicas imunológicas podem ser utilizadas para determinar a eficácia de vacinas, tanto durante a fase de ensaios clínicos como após o início da imunização populacional com vacinas já aprovadas para uso em humanos.

Um estudo realizado em Israel e publicado em 2021 teve como objetivo avaliar a imunogenicidade da vacina da Pfizer-BioNTech contra covid-19 em pacientes com erros inatos da imunidade. Esse estudo fez-se necessário uma vez que, embora a eficácia das vacinas contra covid-19 com base em RNA tenha sido demonstrada na população geral, pouco é conhecido sobre sua eficácia nesse grupo de pacientes.[24]

Nesse estudo, amostras de sangue periférico de pacientes com erros inatos da imunidade foram coletadas 2 semanas após a segunda dose da vacina contra covid-19 da Pfizer-BioNTech. A partir desse material, foram isolados o plasma e as CMSP para os testes imunológicos. A resposta humoral foi avaliada por ELISA para o domínio

Tabela 8.2 Correlatos sorológicos de proteção.

Vacina	Teste	Nível de proteção
Difteria	Ac neutralizante da toxina	0,01 a 0,1 UI/mℓ
Hib conjugada	Ac ELISA	0,15 ng/mℓ
Hepatite A	Ac ELISA	≥ 0,20 mUI/mℓ
Hepatite B	Ac ELISA	≥ 0,10 mUI/mℓ
Sarampo	Ac ELISA	≥ 120 mUI/mℓ
Meningococo	Bactericida	≥ 1:4
Pneumococo conjugada*	Ac ELISA	0,20 a 0,35 μg/mℓ
Pólio inativada	Ac neutralizante	≥ 1:8
Pólio atenuada	Ac neutralizante	≥ 1:8
Raiva	Ac neutralizante	≥ 0,5 UI
Rubéola	Ac ELISA	≥ 10 a 15 UI/mℓ
Tétano	Ac neutralizante da toxina	0,01 a 0,1 UI/mℓ
Varicela	ELISA GP	≥ 5 UI/mℓ

*Proteção para doença invasiva em crianças. Ac: anticorpos; GP: glicoproteína. (Adaptada de Brasil, 2019.[25])

de ligação ao receptor da proteína *spike* do vírus SARS-CoV-2. Também foi dosado o título de anticorpos contra proteínas do nucleocapsídio viral. Já o ELISA de competição foi realizado para avaliar a capacidade de neutralização do antígeno do domínio de ligação ao receptor da proteína *spike* do vírus em relação à ECA-2 humana pelos anticorpos presentes no soro dos pacientes imunizados. Por sua vez, a resposta imune celular foi avaliada por ELISpot, estimando a quantidade de células secretoras das citocinas IL-2 e IFN-γ após estímulo com os peptídeos S (*spike*) ou M (membrana) do SARS-CoV-2. Além disso, células B específicas para o domínio de ligação ao receptor específico foram identificadas por citometria de fluxo.[25]

O estudo concluiu que a maioria dos pacientes avaliados foi capaz de desenvolver resposta de anticorpos específica, ou resposta celular específica contra a proteína *spike*, ou ambas, após a imunização com a segunda dose da vacina contra covid-19 da Pfizer-BioNTech.[25]

CONSIDERAÇÕES FINAIS

Estabelecer quais respostas imunes são responsáveis por promover a eficácia de uma vacina é crucial no desenvolvimento de novos imunizantes, uma vez que isso facilita a escolha correta do antígeno-alvo e a determinação tanto da proteção individual como populacional pós-imunização.

A avaliação da resposta vacinal é frequentemente utilizada em estudos de eficácia, em que se avalia a proporção de vacinados capazes de gerar resposta imune particular, seja ela humoral, seja celular (ou ambas). Seu uso na prática clínica é limitado, devendo ser utilizada em situações muito específicas. Os valores de corte de concentração de anticorpos protetores podem variar de população para população, uma vez que são frequentemente pautados por estudos de eficácia clínica realizados em uma população específica. Além disso, indivíduos imunocomprometidos podem requerer concentrações maiores de anticorpos protetores para ter uma imunização bem-sucedida contra determinada doença.

Na prática clínica, tendo como exemplo a prevenção contra a doença pneumocócica, não há recomendação para realizar sorologia de rotina para avaliar soroproteção em indivíduos cujo objetivo da vacinação é prevenir a doença. Contudo, a avaliação sorológica após a vacina pneumocócica pode auxiliar no diagnóstico dos erros inatos da imunidade, desde que haja cautela na interpretação dos resultados, a fim de evitar erros diagnósticos e custos desnecessários.

Em resumo:

- Para as diferentes vacinas, existem correlatos de proteção específicos
- Correlatos de proteção são importantes em estudos clínicos e como ferramentas úteis para nortear programas de imunização
- É preciso considerar a complexidade da resposta imune pós-vacinal e após a doença natural ou exposição natural
- Testes sorológicos pós-vacinais não devem ser encorajados rotineiramente, pois os resultados não traduzem a situação de proteção individual
- Recomenda-se considerar a realização de testes sorológicos na rotina em situações específicas, quando há maior risco de exposição e/ou menor resposta imunológica às vacinas.

REFERÊNCIAS BIBLIOGRÁFICAS

1. Plotkin SA. Correlates of vaccine-induced immunity. Clin Infect Dis. 2008;47(3):401-9.
2. Slifka MK. Immunological memory to viral infection: Curr Opin Immunol. 2004;16(4):443-50.
3. Giuliani MM, Biolchi A, Serruto D, Ferlicca F, Vienken K, Oster P et al. Measuring antigen-specific bactericidal responses to a multicomponent vaccine against serogroup B meningococcus. Vaccine. 2010;28(31):5023-30.
4. Kleinschmidt A, Vadivelu K, Serino L, Neidig N, de Wergifosse B. Endogenous complement human serum bactericidal assay (enc-hSBA) for vaccine effectiveness assessments against meningococcal serogroup B. Npj Vaccines. 2021;6(29). DOI:10.1038/s41541-021 a 00286-8.
5. Sell S. How vaccines work: immune effector mechanisms and designer vaccines. Expert Rev Vaccines. 2019;18(10):993-1015.
6. Simões M. Avaliação da acurácia e confiabilidade do teste sorológico de neutralização por redução de placas de lise (micro PRNT) na detecção de anticorpos para o vírus da febre amarela. Rio de Janeiro: Instituto de Tecnologia em Imunobiológicos, Pós-graduação em Tecnologia de Imunobiológicos, FioCruz; 2011. 101 p.
7. Ferreira AW, Moraes S do L. Testes sorológicos. In: Diagnóstico laboratorial das principais doenças infecciosas e autoimunes. Rio de Janeiro: Editora Guanabara Koogan; 2013. p. 12-53.
8. Plotkin SA. Is there a correlate of protection for measles vaccine? Vol. 221. Journal of Dis. Oxford University Press. 2020;221(10):1571-2.
9. Slota M, Lim JB, Dang Y, Disis ML. ELISpot for measuring human immune responses to vaccines. Expert Rev Vaccines. 2011;10(3):299-306.
10. Moodie Z, Price L, Gouttefangeas C, Mander A, Janetzki S, Löwer M et al. Response definition criteria for ELISpot assays revisited. Cancer Immunol Immunother. 2010;59:1489-501.
11. Bolton DL, Roederer M. Flow cytometry and the future of vaccine development. Expert Rev Vaccines. 2009; 8:779-89.
12. Brasil. Ministério da Saúde. Secretaria de Vigilância em Saúde. Departamento de Vigilância das Doenças Transmissíveis. Manual de Normas e Procedimentos para Vacinação/Ministério da Saúde, Secretaria de Vigilância em Saúde, Departamento de Vigilância das Doenças Transmissíveis. Brasília: Ministério da Saúde, 2014. Disponível em: https://bvsms.saude.gov.br/bvs/publicacoes/manual_procedimentos_vacinacao.pdf.
13. Sáfadi MA. Como interpretar na rotina as dosagens de anticorpos pós-vacinais contra os sorotipos de pneumococo? In: Levi GC, Levi M, Kfouri R de Á, editores. Controvérsias em Imunização. 2015. São Paulo: Segmento Farma; 2015. p. 37-43.
14. Frieden TR, Director Harold Jaffe MW, Stephens JW, Thacker SB, Spriggs Terraye M Starr SR, Doan QM et al. Morbidity and Mortality Weekly Report Prevention of Pneumococcal Disease Among Infants and Children-Use of 13-Valent Pneumococcal Conjugate Vaccine and 23-Valent Pneumococcal Polysaccharide Vaccine Recommendations of the Advisory Committee on Immunization Practices (ACIP) MMWR [Internet]. 2009. Disponível em: www.cdc.gov/mmwr.
15. Orange JS, Ballow M, Stiehm ER, Ballas ZK, Chinen J, de La Morena M et al. Use and interpretation of diagnostic vaccination in primary immunodeficiency: A working group report of the Basic and Clinical Immunology Interest Section of the American Academy of Allergy, Asthma & Immunology. J Allergy Clin Immunol. 2012;130(3 Suppl.):S1-24.
16. Gaschignard J, Levy C, Chrabieh M, Boisson B, Bost-Bru C, Dauger S et al. Invasive pneumococcal disease in children can reveal a primary immunodeficiency. Clin Infect Dis. 2014;59(2):244-51.

17. Chen RT, Markowitz LE, Albrecht P et al. Anticorpo contra o sarampo: reavaliação dos títulos protetores. J Infect Dis. 1990; 162:1036-42.
18. Jilg W, Schmidt M, Deinhardt F. Vaccination against hepatitis B: comparison of three different vaccination schedules. J Infect Dis. 1989; 160:766-9.
19. Szmuness W, Stevens CE, Harley EJ, Zang EA, Oleszko WR, William DC et al. Hepatitis B vaccine: demonstration of efficacy in a controlled clinical trial in a high-risk population in the United States. New Engl J Med. 1980; 303:833-41.
20. West DJ, Calandra GB. Vaccine induced immunologic memory for hepatitis B surface antigen: implications for policy on booster vaccination. Vaccine. 1996; 14:1019-27.
21. Jack AD, Hall AJ, Maine N, Mendy M, Whittle HC. What level of hepatitis B antibody is protective? J Infect Dis. 1999; 179:489-92.
22. Romano' L, Zanetti AR. Hepatitis B vaccination: a historical overview with a focus on the Italian achievements. Viruses. 2022;14(7):1515.
23. Leuridan E, Van Damme P. Hepatitis B and the need for a booster dose. Clin Infec Dis. 2011;53(1):68-75.
24. Brasil. Ministério da Saúde. Secretaria de Vigilância em Saúde. Departamento de Imunização e Doenças Transmissíveis. Manual dos Centros de Referência para Imunobiológicos Especiais [recurso eletrônico]. Ministério da Saúde, Secretaria de Vigilância em Saúde, Departamento de Imunização e Doenças Transmissíveis, Coordenação-Geral do Programa Nacional de Imunizações. 5. ed. Brasília: Ministério da Saúde; 2019. 174 p.: il. Disponível em: https://bvsms.saude.gov.br/bvs/publicacoes/manual_centros_imunobiologicos_especiais_5ed.pdf.
25. Hagin D, Freund T, Navon M, Halperin T, Adir D, Marom R et al. Immunogenicity of Pfizer-BioNTech COVID-19 vaccine in patients with inborn errors of immunity. J Allergy Clin Immunol. 2021;148(3):739-49.

9

Pós-Exposição: Conduta com Imunobiológicos

Isabella Ballalai • Ana Paula Neves Burian

INTRODUÇÃO

O objetivo da imunização pós-exposição é proteger o paciente suscetível ou já infectado pelo agente infeccioso. Nessas situações, é preciso identificar o momento do contágio, saber o tempo de incubação da infecção e o tempo necessário para que se atinja níveis de anticorpos protetores. É importante salientar que esses conceitos são bem conhecidos quando se trata de indivíduos imunocompetentes; no entanto, muitas vezes, diante de imunodepressão, não serão aplicáveis com segurança.

Dessa maneira, a imunização pós-exposição com vacinas será possível ou não na dependência de alguns fatores, os quais estão descritos a seguir.

CONCEITOS

Tempo de incubação das infecções

Infecção viral

Os vírus precisam invadir a célula do hospedeiro para fazer sua replicação. Isso, em geral, implica um período de incubação longo, se comparado às infecções bacterianas.

Infecção bacteriana

As bactérias apresentam estruturas celulares e não dependem da célula do hospedeiro para a replicação. Diante disso, o período de incubação dessas infecções, em geral, é curto, se for comparado ao das infecções virais.

Período de transmissibilidade

É preciso conhecer o período de transmissão e certificar-se do momento do contato para avaliar a viabilidade de vacinar após a exposição a um agente infeccioso. Quanto maior o tempo de transmissão antes do surgimento dos sintomas, mais difícil será definir o momento do contágio e menos eficaz será a vacinação para prevenir o indivíduo já infectado.

Tempo para a produção de anticorpos após a aplicação do imunobiológico

O paciente deverá ser capaz de produzir níveis de anticorpos protetores antes do término do período de incubação da infecção. Em geral, após a aplicação de vacinas (vacinação de bloqueio), esse tempo é de cerca de 10 dias; quando isso não ocorre, é necessário usar imunoglobulinas homólogas (humanas) ou heterólogas (soros de animais).

Resposta primária

Ocorre no primeiro contato do sistema imune com um antígeno. Trata-se de uma resposta mediada por imunoglobulina M (IgM) com um pico entre 5 e 14 dias e posterior produção de imunoglobulina G (IgG) e/ou imunoglobulina (IgA) (específicas), com pico entre 2 e 8 semanas.

CONDUTAS PÓS-EXPOSIÇÃO

Rubéola

- Incubação: 14 a 21 dias (em média, 18 dias)
- Transmissão: 5 a 7 dias antes e 5 a 7 dias após o surgimento do exantema
- Período eficaz para vacinação na pós-exposição: é importante salientar que a infecção por rubéola, não raramente, é assintomática, o que impede conhecer exatamente a fonte e, portanto, o momento exato do contágio. Dessa maneira, vacinar os contactantes suscetíveis contra a doença visa diminuir o número de suscetíveis, mas pode não ser capaz de proteger o indivíduo já infectado. O bloqueio vacinal deve ser operacionalizado até 72 horas após a identificação do caso suspeito ou confirmado – esse é o período máximo em que é possível interromper a cadeia de transmissão da doença e evitar a ocorrência de casos secundários, sendo realizado em todos os contatos a partir de 6 meses de idade, exceto gestantes e pessoas com sinais e sintomas de rubéola
- Uso de imunoglobulinas: não indicado.

Sarampo

- Incubação: 7 a 21 dias (em média, 10 dias), desde a data da exposição até o aparecimento do exantema
- Transmissão: inicia-se 6 dias antes do exantema e dura até 4 dias após seu aparecimento; o período de maior transmissibilidade ocorre 4 dias antes e 4 dias após o início do exantema
- Período eficaz para vacinação na pós-exposição: o bloqueio vacinal deve ser operacionalizado até 72 horas após a identificação do caso suspeito ou confirmado – esse é o período máximo em que é possível interromper a cadeia de transmissão da doença e evitar a ocorrência de casos secundários
- Uso de imunoglobulinas: a imunoglobulina padrão é recomendada a indivíduos para os quais a vacina seja contraindicada.

Varicela

- Incubação: 10 a 21 dias (em média, 14 dias), podendo ser mais curto em pacientes imunodeprimidos e mais longo após imunização passiva
- Transmissão: 48 horas antes do surgimento das primeiras vesículas e até a formação de crostas em todas as lesões, o que ocorre, em geral, em 4 a 6 dias
- Período eficaz para vacinação na pós-exposição: o mais rápido possível, até 72 horas do contato
    - Eficácia da profilaxia na pós-exposição da varicela:
        - Dentro de 72 horas após a exposição: eficácia superior a 90% na prevenção de todos os tipos de varicela
        - Dentro de 5 dias após a exposição: cerca de 70% de eficácia na prevenção da varicela e mais de 90% de eficácia na prevenção de tipos graves
- Uso de imunoglobulinas: para pacientes imunodeprimidos, gestantes, bebês prematuros e recém-nascidos cujas mães apresentam a doença 5 dias antes e até 2 dias após o parto, a vacina varicela está contraindicada e recomenda-se a aplicação de imunoglobulina humana específica para varicela (IGHAVZ) até 96 horas após a exposição (ver Capítulo 24).

A vacinação de pessoas infectadas e em fase pré-sintomática ou prodrômica da doença não aumenta o risco de eventos adversos à vacina ou de quadro clínico de varicela mais grave, se ela ocorrer. A vacinação de bloqueio é indicada para controle de surtos e proteção individual de pacientes imunocompetentes; pode ser indicada para controle de surto em ambiente hospitalar, nos comunicantes suscetíveis imunocompetentes maiores de 9 meses, até 120 horas (5 dias) após o contato.

Hepatite B

- Incubação: 30 a 180 dias (em média, 75 dias)
- Transmissão: sangue e secreções
- Período eficaz para vacinação na pós-exposição:
    - Acidente biológico, recém-nascidos de mães HBsAg-positivas (Tabela 9.1) – idealmente nas primeiras 24/48 horas, mas até 7 dias depois

Tabela 9.1 Conduta na pós-exposição ao vírus da hepatite B (acidente biológico).

Situações vacinal e sorológica do profissional de saúde exposto	Paciente-fonte		
	HBsAg-positivo	HBsAg-negativo	HBsAg desconhecido ou não testado
Não vacinado	IGHAHB + iniciar vacinação	Iniciar vacinação	Iniciar vacinação
Com vacinação incompleta	IGHAHB + completar vacinação	Completar vacinação	Completar vacinação
Previamente vacinado			
Com resposta vacinal conhecida e adequada (anti-HBs > 10 mUI/mℓ)	Nenhuma medida específica	Nenhuma medida específica	Nenhuma medida específica
Sem resposta vacinal após a primeira série (três doses)	IGHAHB + primeira dose da vacina hepatite B da nova série de três doses* ou IGHAHB (2 ×)**	Iniciar nova série de vacina (três doses)	Iniciar nova série de vacina (três doses)*
Sem resposta vacinal após a segunda série (seis doses)	IGHAHB (2 ×)**	Nenhuma medida específica	IGHAHB (2 ×)**
Resposta vacinal desconhecida	Testar o profissional de saúde: se anti-HBs ≥ 10 UI/mℓ: nenhuma medida específica; se resposta vacinal inadequada: IGHAHB + primeira dose da vacina hepatite B	Testar o profissional de saúde: se resposta vacinal adequada: nenhuma medida específica; se resposta vacinal inadequada: fazer segunda série de vacinação	Testar o profissional de saúde: se resposta vacinal adequada: nenhuma medida específica; se resposta vacinal inadequada: fazer segunda série de vacinação

*O uso associado de imunoglobulina hiperimune anti-hepatite B está indicado se o paciente-fonte tiver alto risco para infecção pelo VHB, como nos seguintes casos: usuários de drogas injetáveis; pacientes em programas de diálise; contatos domiciliares e sexuais com portadores de AgHBs; pessoas que fazem sexo com pessoas do mesmo sexo; heterossexuais com vários parceiros e relações sexuais desprotegidas; história prévia de doenças sexualmente transmissíveis; pacientes oriundos de áreas geográficas de alta endemicidade para hepatite B; indivíduos privados de liberdade e de instituições de atendimento a pacientes com deficiência mental. **IGHAHB (2 ×): duas doses de imunoglobulina hiperimune para hepatite B com intervalo de 1 mês entre as doses. Essa opção deve ser indicada para aqueles que já receberam duas séries de três doses da vacina, mas não apresentaram resposta vacinal ou apresentem alergia grave à vacina. IGHAHB: imunoglobulina humana anti-hepatite B. (Fonte: Ministério da Saúde.[1])

- Violência sexual – idealmente nas primeiras 24/48 horas, mas até 14 dias após
- Uso de imunoglobulinas: imunoglobulina humana anti-hepatite B (IGHAHB) está recomendada e disponível nos Centros de Referência para Imunobiológicos Especiais (CRIEs) nas seguintes situações:
  - Para imunodeprimidos após exposição de risco, mesmo que tenham sido previamente vacinados
  - Para pessoas não vacinadas, após exposição ao vírus da hepatite B, nas seguintes situações:
    - Prevenção da infecção perinatal pelo vírus da hepatite B (VHB) – mães HBsAg-positivas
    - Vítimas de acidentes com material biológico positivo ou fortemente suspeito de infecção pelo vírus da hepatite B
    - Comunicantes sexuais de casos agudos de hepatite B
    - Vítimas de violência sexual
    - Imunodeprimido após exposição de risco, mesmo que previamente vacinado.

Hepatite A

- Incubação: 15 a 50 dias (média: 30 dias)
- Transmissão: 10 dias após a infecção, mesmo que o indivíduo esteja assintomático, a

contaminação ocorre, principalmente por eliminação viral pelas fezes. Geralmente, de 15 dias antes dos sintomas a até 7 dias após o início da icterícia. Crianças costumam apresentar formas subclínicas ou anictéricas e transmitem o vírus da hepatite A (VHA) de forma silenciosa. Surtos escolares não são raros
  - Maior risco: 2 semanas antes do surgimento dos sintomas
- Período eficaz para vacinação na pós-exposição: o mais cedo possível, idealmente até o 14º dia após o contato suspeito, podendo ser feita até o 20º dia
  - Eficácia de 80 a 90%
- Uso de imunoglobulinas: para crianças com menos de 1 ano, imunocomprometidos e pacientes crônicos, recomenda-se imunoglobulina humana padrão (*standard*) até o 14º dia.

Um estudo randomizado duplo-cego comparou a eficácia do uso da vacina contra hepatite A *versus* imunoglobulina humana padrão após a exposição ao VHA. Mil e noventa pessoas entre 2 e 40 anos comunicantes de casos de hepatite A e comprovadamente suscetíveis à infecção receberam vacina ou imunoglobulina humana padrão em no máximo 14 dias após exposição ao VHA; 4,4% (25/568) dos casos que receberam a vacina tiveram a doença e 3,3% (17/522) que receberam imunoglobulina humana padrão tiveram a doença. O risco relativo foi de 1,35 (intervalo de confiança [IC] = 95%), o que caracteriza não inferioridade da vacina em relação à imunoglobulina humana padrão.

A vacina contra hepatite A tem eficácia e capacidade comprovadas para a prevenção pós-exposição (bloqueio) e, hoje, é a conduta para controle de surtos.

Raiva

A conduta na profilaxia pós-exposição depende de:

- Local e extensão da mordida
- Situação do animal no momento da agressão
- Possibilidade de acompanhamento do animal.

Portanto, a conduta é definida conforme a gravidade do acidente. Pode-se desde apenas observar o animal agressor até recomendar a vacina e a imunoglobulina heteróloga ou homóloga (ver Capítulo 37).

Tétano acidental

- Incubação: varia de 1 dia a alguns meses, mas, em geral, é de 3 a 21 dias; quanto menor for o tempo de incubação, maior a gravidade e pior o prognóstico
- Transmissão: não ocorre
- Período eficaz para vacinação na pós-exposição: a vacinação na pós-exposição pode não ser eficaz
- Uso de imunoglobulinas: dependendo do tipo de ferimento quanto ao risco para o tétano, pode-se recomendar imunoglobulina antitetânica heteróloga (soro antitetânico [SAT]) ou homóloga (IGHAT) (ver Capítulo 41); a IGHAT está disponível nos CRIEs para:
  - Indivíduos que apresentaram algum tipo de hipersensibilidade à utilização de qualquer imunoglobulina heteróloga (antitetânica, antirrábica, antidiftérica, antiofídica etc.)
  - Indivíduos imunodeprimidos, nas indicações de imunoprofilaxia contra o tétano, mesmo que vacinados; os imunodeprimidos sempre deverão receber IGHAT no lugar de SAT, por conta da meia-vida maior dos anticorpos
  - Recém-nascidos em situações de risco para tétano, cujas mães sejam desconhecidas ou não tenham sido adequadamente vacinadas; recém-nascidos prematuros com lesões potencialmente tetanogênicas, independentemente da história vacinal da mãe.

REFERÊNCIASBIBLIOGRÁFICAS

1. Brasil. Ministério da Saúde. Secretaria de Vigilância em Saúde. Departamento de Imunização e Doenças Transmissíveis. Manual dos Centros de Referência para Imunobiológicos Especiais. Coordenação-Geral do Programa Nacional de Imunizações. 5. ed. Brasília: Ministério da Saúde; 2019. Disponível em: http://bvsms.saude.gov.br/bvs/publicacoes/manual_centros_imunobiologicos_especiais_5ed.pdf. Acesso em: 28 set. 2022.
2. Brasil. Ministério da Saúde. Secretaria de Vigilância em Saúde. Coordenação-Geral de Desenvolvimento da Epidemiologia em Serviços. 5. ed. Brasília Ministério da Saúde; 2021. Disponível em: https://bvsms.saude.gov.br/bvs/publicacoes/guia_vigilancia_saude_5ed.pdf.

BIBLIOGRAFIA

Victor JC, Monto AS, Surdina TY, Suleimenova SZ, Vaughan G, Nainan OV et al. Hepatitis A vaccine *versus* immune globulin for postexposure prophylaxis. N Engl J Med. 2007;357: 1685-94.

Watson B, Seward J, Yang A, Witte P, Lutz J, Chan C et al. Postexposure effectiveness of varicella vaccine. Pediatrics. 2000;105(1 Pt 1):84-8.

Young MK. The indications and safety of polyvalent immunoglobulin for post-exposure prophylaxis of hepatitis A, rubella and measles. Hum Vaccin Immunother. 2019. 15(9):2060-5.

10

Imunoglobulinas e Suas Indicações

Eugenia Maria Marques Araujo • Isabella Ballalai • Ana Paula Neves Burian

IMUNIDADE PASSIVA

A imunidade passiva ocorre quando há transferência de anticorpos (imunoglobulinas) para um indivíduo. Neste caso, diferentemente do que ocorre na imunização ativa (após uma infecção natural ou vacina), não há participação atuante do sistema imune na produção de anticorpos ou células de memória.

A imunidade passiva natural ocorre pela transferência de anticorpos maternos (imunoglobulina G [IgG]) via transplacentária durante a gestação ou amamentação. Esses anticorpos maternos fornecem proteção temporária durante os primeiros meses do lactente (até cerca de 12 meses) e enquanto durar a amamentação; entretanto, podem não ser suficientes para garantir a proteção da criança, sendo necessária a sua vacinação.

A imunidade passiva adquirida é induzida pela administração de anticorpos contra uma infecção particular e ocorre após a transfusão de hemoderivados ou a administração de anticorpos colhidos dos humanos (imunoglobulinas homólogas) ou de animais (imunoglobulinas heterólogas, também conhecidas como soros). As imunoglobulinas homólogas ou heterólogas são aplicadas em pacientes que necessitam de imunização imediata e geram uma proteção transitória contra um agente infeccioso por apenas algumas semanas.

Já existem diversos tipos diferentes de imunobiológicos que possuem características específicas, de acordo com o agente infeccioso a ser combatido. Os produtos disponíveis são:

- Imunoglobulinas homólogas
- Imunoglobulinas ou soros heterólogos
- Anticorpos monoclonais.

A escolha entre os diferentes tipos de imunoglobulinas dependerá da avaliação da sua disponibilidade, do tipo de anticorpo necessário, da via de administração e das necessidades clínicas (doença) e individuais do paciente que as receberá, além do tempo entre a exposição/risco e a oportunidade de aplicação. Todas as preparações são estéreis, livres de vírus hepatotróficos, vírus da imunodeficiência humana (HIV) ou qualquer outro agente infeccioso passível de detecção por meio dos métodos atualmente conhecidos.

O uso de imunoglobulinas objetiva fornecer proteção principalmente nas seguintes indicações:

- Indivíduos com imunodeficiência relacionada aos linfócitos B (defeitos de produção de anticorpos)
- Pessoas expostas a doenças infecciosas ou em risco iminente de exposição, em que não há tempo suficiente para o desenvolvimento de uma resposta imune ativa a uma vacina
- Pessoas portadoras de doença infecciosa, como parte de uma terapia específica para essa doença.

A imunização passiva pode interferir na resposta a vacinas atenuadas, inativando o vírus vacinal. Portanto, são necessários intervalos mínimos entre a administração de produtos contendo imunoglobulinas e as vacinas virais vivas injetáveis (ver Capítulo 7, Tabela 7.1). Em algumas situações, a vacinação e a administração de imunoglobulinas humanas específicas podem ser feitas simultaneamente, mas em locais diferentes, como em determinados casos de profilaxia do tétano, da raiva e da hepatite B.

As imunoglobulinas não devem ser administradas durante os primeiros 14 dias, após a aplicação das vacinas tríplice viral, ou por 21 dias, no caso da vacina varicela. Se a imunoglobulina for administrada nesses períodos, a vacina deve ser reaplicada depois de transcorrido o tempo estimado de inibição imune induzido pelo produto utilizado.

IMUNOGLOBULINA HUMANA INTRAMUSCULAR

As imunoglobulinas humanas específicas são direcionadas especialmente para a proteção contra determinados microrganismos ou toxinas, causadores de doenças como tétano, hepatite B, raiva e varicela. São obtidas de doadores humanos selecionados, que apresentam alto título sérico de anticorpos contra a doença específica – geralmente pessoas recentemente vacinadas contra as doenças que se deseja prevenir.

A imunoglobulina humana intramuscular é constituída de anticorpos obtidos do plasma de seres humanos. É extraída de voluntários, sendo muito menos reatogênica que os soros (heteróloga).

A imunoglobulina humana normal (padrão ou *standard*), obtida de doadores não selecionados, tem espectro de proteção maior, pois inclui anticorpos capazes de proteger contra mais de uma doença. Entretanto, devido à baixa concentração desses anticorpos, são poucas as doenças infecciosas que podem ser evitadas por intermédio de seu uso (p. ex., sarampo, hepatite A) e, devido à existência de vacinas contra essas doenças, o uso desse tipo de imunoglobulina tem sido cada vez menos frequente. O uso IV é contraindicado e está associado a reações sistêmicas graves tipo colapso sistêmico e/ou anafilaxia.

Doenças sujeitas à imunização passiva com imunoglobulina humana intramuscular não específica (padrão)

Hepatite A

Aplicar a imunoglobulina IM em dose única (0,02 mℓ/kg) o mais rápido possível após o contato com a doença ou até 2 semanas após a exposição (contato domiciliar e/ou sexual, surtos em escolas ou outros ambientes comunitários) nos seguintes casos:

- Crianças com idade inferior a 12 meses
- Pessoas imunodeprimidas, com doença hepática crônica ou alérgicas à vacina ou a algum de seus componentes.

Sarampo

Utiliza-se a imunoglobulina padrão IM até 6 dias após a exposição de indivíduo suscetível. A vacinação pode ser indicada nas primeiras 72 horas. Se for administrada nos primeiros 6 dias após a exposição, atua na prevenção ou na modificação da doença. É indicada para:

- Crianças menores de 6 meses, nascidos com 2.500 g ou mais, filhos de mães sem evidência prévia de imunidade ao sarampo
- Crianças nascidas com menos de 2.500 g, independentemente da evidência prévia de imunidade ao sarampo da mãe
- Gestantes sem evidência prévia de imunidade ao sarampo
- Indivíduos imunocomprometidos graves, independentemente de história prévia de vacinação ou doença. Considerar imunocomprometido grave o indivíduo:
  - Com imunodeficiência primária grave, que não tenha recebido imunoglobulina nas últimas 3 semanas
  - Transplantado de células-tronco hematopoéticas até 12 meses após a suspensão de terapias imunossupressoras
  - Com doenças linfoproliferativas
  - Nos primeiros 6 meses pós-quimioterapia para leucemia linfoblástica aguda
  - Com infecção pelo HIV com sinais e sintomas de síndrome da imunodeficiência adquirida ou contagem de CD4 menor que 200 células/mm^3 (maiores de 5 anos de idade) ou menor que 15% (qualquer idade)
  - Transplantados de órgão sólido
  - Em uso de imunobiológicos ou inibidores de citocinas nos últimos 6 meses.

Doenças sujeitas à imunização passiva com imunoglobulina humana intramuscular específica

Hepatite B

A imunoglobulina humana anti-hepatite B (IGHAHB) é obtida de plasma de doadores selecionados, submetidos recentemente à imunização ativa contra hepatite B, com altos títulos de anticorpos específicos (anti-HBs). Proporciona proteção a curto prazo (cerca de 3 meses) contra a hepatite B e pode ser aplicada nos Centros de Referência para Imunobiológicos Especiais (CRIEs) em indivíduos suscetíveis nas seguintes situações:

- Prevenção da infecção perinatal pelo vírus da hepatite B, idealmente nas primeiras 12 a 24 horas, podendo ser aplicada até 7 dias de vida. Demais situações podem ser aplicadas até 14 dias após o contato de risco
- Vítimas de acidentes com material biológico positivo ou fortemente suspeito de infecção por vírus da hepatite B (VHB)
- Comunicantes sexuais de casos agudos de hepatite B
- Vítimas de violência sexual
- Imunodeprimidos após exposição de risco, mesmo que previamente vacinados.

Dose única: 0,06 mℓ/kg (10 mg de IgG/kg), IM.

Observação: duas doses de imunoglobulina hiperimune para hepatite B com intervalo de 1 mês entre as doses devem ser indicadas para aqueles que já receberam duas séries de três doses da vacina, mas não apresentaram resposta vacinal, ou que apresentam alergia grave a ela.

Quando indicada, a vacina deve ser aplicada idealmente no mesmo momento da IGHAHB, em membros diferentes.

Disponibilização: está disponível nos CRIEs nas situações citadas na indicação.

Varicela

A imunoglobulina antivaricela-zóster (IGHAVZ) é obtida do plasma de doadores humanos selecionados e com altos títulos de anticorpos específicos. Pode ser administrada em pacientes de qualquer idade, mas é recomendada para grupos que apresentam alto risco de desenvolver a doença grave e para quem a vacina varicela é contraindicada, incluindo pacientes imunocomprometidos e neonatos considerados de risco, reduzindo assim a gravidade das manifestações da varicela; em contrapartida, a prevenção da doença não é total. Deve ser aplicada o mais precocemente possível, de preferência nas primeiras 24 a 48 horas após a exposição e até 96 horas do contato, tendo indicação preventiva e não terapêutica.

A IGHAVZ pode ser aplicada nos CRIEs. Sua utilização depende de três condições: suscetibilidade, contato significativo e situação especial de risco. Elas estão definidas a seguir:

- Que o comunicante seja suscetível, isto é:
  - Pessoas imunocompetentes e imunodeprimidas sem história bem definida da doença e/ou de vacinação anterior
  - Pessoas com imunodepressão celular grave, independentemente de história anterior de varicela
- Que tenha ocorrido contato significativo com o vírus varicela-zóster (VVZ), isto é:
  - Contato domiciliar contínuo: permanência com o doente durante pelo menos 1 hora em ambiente fechado
  - Contato hospitalar: pessoas internadas no mesmo quarto do doente ou que tenham mantido com ele contato direto prolongado, de pelo menos 1 hora
- Que o suscetível seja uma pessoa com risco especial de varicela grave, isto é:
  - Crianças ou adultos imunodeprimidos
  - Menores de 1 ano em contato hospitalar com VVZ
  - Gestantes
  - Recém-nascidos de mães cujo início da varicela ocorreu nos 5 últimos dias de gestação ou até 48 horas depois do parto
  - Recém-nascidos prematuros, com 28 ou mais semanas de gestação, cuja mãe nunca tenha tido varicela
  - Recém-nascidos prematuros, com menos de 28 semanas de gestação (ou com peso inferior a 1 kg ao nascimento), independentemente de história materna de varicela.

Dose única: 125 UI/10 kg de peso, IM (dose mínima de 125 UI e dose máxima de 625 UI), administrada nas primeiras 96 horas após contato. Quanto mais precoce a aplicação, melhor.

Disponibilização: está disponível nos CRIEs nas situações citadas na indicação.

Raiva

A imunoglobulina humana antirrábica (IGHAR), quando indicada, deve ser usada concomitante à primeira dose da vacina na profilaxia pós-exposição para transpor o tempo entre a possível infecção e a produção dos anticorpos após a vacinação.

As recomendações do Ministério da Saúde para o tratamento e acompanhamento dos casos expostos ou suspeitos de exposição à raiva sempre deverão ser seguidas com muita atenção.

A principal vantagem da IGHAR em relação à imunoglobulina heteróloga antirrábica (soro antirrábico) é a menor reatogenicidade da primeira.

Dose: 20 UI/kg infiltrando em torno da ferida, em dose única. Quando houver várias feridas, a dose deverá ser diluída, para que seja possível a infiltração com imunoglobulina em todos os locais lesionados, com o objetivo de neutralizar o vírus da raiva antes que ele alcance as terminações nervosas. A vacina antirrábica não poderá ser aplicada nos mesmos locais, nem próximo aos pontos em que imunoglobulina foi aplicada.

Disponibilização: está disponível nos CRIEs nas seguintes situações:

- Indivíduos que apresentam algum tipo de hipersensibilidade na utilização de soro heterólogo (antitetânico, antirrábico, antidiftérico, antiofídico etc.)
- Indivíduos que não completaram o esquema antirrábico por eventos adversos à vacina
- Uso prévio de imunoglobulinas de origem equina
- Existência de contatos frequentes com animais, principalmente equídeos; por exemplo, nos casos de atividade profissional (veterinários) ou por lazer
- Indivíduos imunocomprometidos, nas indicações de imunoprofilaxia contra raiva, mesmo que vacinados
- Nas situações de pós-exposição de risco, conforme a Nota Técnica nº 8/2022-CGZV/DEIDT/SVS/MS
- Em qualquer situação de ataque por morcego.

Tétano

A imunoglobulina humana antitetânica é constituída por imunoglobulinas da classe IgG que neutralizam a toxina produzida pelo *Clostridium tetani*. É obtida do plasma de doadores selecionados (pessoas submetidas recentemente à imunização ativa contra o tétano) com altos títulos no soro de anticorpos específicos (antitoxinas). É indicada para:

- Indivíduos que apresentam algum tipo de hipersensibilidade na utilização de qualquer soro heterólogo (antitetânico, antirrábico, antidiftérico, antiofídico etc.)
- Indivíduos imunodeprimidos, nas indicações de imunoprofilaxia contra o tétano, mesmo que vacinados. Os imunodeprimidos deverão receber sempre a imunoglobulina humana antitetânica no lugar da imunoglobulina heteróloga (soro antitetânico [SAT]), devido à meia-vida maior dos anticorpos
- Recém-nascidos em situações de risco para tétano, cujas mães apresentem passado vacinal desconhecido ou não tenham sido adequadamente vacinadas
- Recém-nascidos prematuros com lesões potencialmente tetanogênicas, independentemente da história vacinal da mãe.

Gravidez e imunodepressão não constituem contraindicações.

Dose: 250 UI (10 mg de IgG/kg), tanto para adultos, quanto para crianças. Deve ser administrada em um grupo muscular diferente daquele em que for aplicada a vacina que contenha o toxoide tetânico.

Disponibilização: está disponível nos CRIEs nas situações citadas na indicação.

IMUNOGLOBULINA VENOSA

A imunoglobulina venosa é produzida a partir do plasma de adultos com métodos para uso específico IV. Geralmente, é comercializada na forma liofilizada e não contém timerosal. A solução já preparada costuma conter de 3 a 12% de IgG. As indicações para seu uso são:

- Terapia de reposição em distúrbios de deficiência de anticorpos
- Doença de Kawasaki
- Infecção pelo HIV pediátrico
- Hipogamaglobulinemia na leucemia linfocítica de célula B crônica
- Transplante de célula-tronco
- Púrpura trombocitopenica idiopática, síndrome de Guillain-Barré, síndrome do choque séptico.

Reações adversas

Reações como febre, calafrios, mialgias, náuseas e vômitos podem acontecer e estão associadas à velocidade de infusão da solução. Como existem variações dos efeitos adversos entre diferentes fabricantes, as instruções de infusão devem ser cautelosamente seguidas. Reações graves são raras e apresentam-se na forma de hipersensibilidade anafilactoide, eventos tromboembólicos, meningite asséptica, disfunção e insuficiência renal.

SOROS OU IMUNOGLOBULINAS HETERÓLOGAS

As imunoglobulinas heterólogas são derivadas dos soros de equinos imunizados com o agente/toxoide de interesse. Por serem mais reatogênicas, o ideal é que seu uso seja limitado a situações para as quais não existam preparações específicas disponíveis (imunoglobulinas) de origem humana, pois sua utilização apresenta um risco potencial para o receptor. Independentemente da história clínica, todo candidato à utilização do soro heterólogo deverá ser submetido a um teste cutâneo alérgico de leitura imediata.

O indivíduo que recebe o soro pode produzir anticorpos contra essas proteínas estranhas, determinando um risco elevado de reações alérgicas (anafilaxia) ou de hipersensibilidade com depósito de complexos imunes (doença do soro). Os eventos adversos são reações dolorosas locais, reações febris agudas, doença do soro e reação anafilactoide (o evento mais grave de todos). É recomendado – e imprescindível – que o local onde o soro será aplicado esteja preparado em relação aos materiais e que o pessoal que realizará o atendimento seja treinado adequadamente, caso aconteçam reações graves à aplicação. O local deverá também ser adequado à realização dos testes cutâneos prévios, os quais sempre deverão ser realizados.

Em condições especiais já citadas, as doenças que podem ser combatidas por meio da utilização de soros heterólogos são:

- Raiva: soro heterólogo para raiva purificado 40 UI/kg, infiltrado o máximo possível ao redor das feridas recentes ou cicatrizadas, caso existam. Se não for possível, aplicar o restante por via IM, não sendo recomendada a administração da IGHAR ou SAT no mesmo grupo muscular de aplicação da vacina
- Tétano: soro hiperimune heterólogo antitetânico (5.000 UI), aplicado para dose profilática (5.000 UI) ou dose terapêutica (20.000 UI), podendo ser IM (administrado em duas massas musculares diferentes) ou IV (diluído em soro fisiológico ou glicosado a 5%), devendo ser parte da dose infiltrada ao redor da lesão, mas nunca na mesma região da aplicação da vacina
- Difteria: soro hiperimune heterólogo antidiftéria, indicado em todas as formas de doença já instalada. É responsável apenas pela neutralização da toxina circulante, não tendo ação sobre a que já se fixou nos tecidos. A proteção conferida pelo soro antidiftérico (SAD) é temporária e de curta duração (em média, 2 semanas). Como a doença não confere imunidade permanente, a pessoa deverá dar continuidade ao seu esquema de vacinação após a alta hospitalar
- Doses sugeridas de acordo com a forma clínica:
  - Leve (nasal, cutânea, amigdaliana): 20.000 UI a 40.000 UI, IV
  - Laringoamigdaliana ou mista: 40.000 UI a 60.000 UI, IV
  - Graves ou tardias (4 dias de doença): 80.000 UI a 100.000 UI, IV.

ANTICORPOS MONOCLONAIS

Os anticorpos monoclonais são produzidos a partir de um hibridoma. São criados pela fusão de uma célula B produtora de anticorpos com uma célula de crescimento rápido e têm atuação contra um antígeno específico.

O anticorpo monoclonal de maior utilização é o palivizumabe, que atua na prevenção da doença grave do vírus sincicial respiratório (VSR) em crianças de 2 anos ou menos com doença pulmonar crônica (DPC), também de chamada displasia broncopulmonar, prematuros ou com lesões cardíacas congênitas ou doenças neuromusculares. Esse anticorpo tem uma ação profilática muito boa, mas não apresenta atividade terapêutica.

Os anticorpos monoclonais contra a interleucina 2 (IL-2) e o fator de necrose tumoral alfa (TNF-α) também são utilizados na prevenção da rejeição de transplantes e no tratamento de alguns tipos de neoplasias e doenças autoimunes.

Eventos adversos graves associados com palivizumabe são casos raros de anafilaxia e hipersensibilidade.

BIBLIOGRAFIA

Brasil. Ministério da Saúde. Secretaria de Vigilância em Saúde. Coordenação-Geral de Desenvolvimento da Epidemiologia em Serviços. Guia de Vigilância em Saúde [recurso eletrônico] 5. ed. Brasília: Ministério da Saúde; 2021. 1126 p. Disponível em: https://bvsms.saude.gov.br/bvs/publicacoes/guia_vigilancia_saude_5ed.pdf.

Brasil. Ministério da Saúde. Secretaria de Vigilância em Saúde. Departamento de Imunização e Doenças Transmissíveis. Coordenação Geral do Programa Nacional de Imunizações. Manual dos Centros de Referência para Imunobiológicos Especiais. 5. ed. Brasília: Ministério da Saúde; 2019. Disponível em: http://bvsms.saude.gov.br/bvs/publicacoes/manual_centros_imunobiologicos_especiais_5ed.pdf.

Brasil. Ministério da Saúde. Secretaria de Vigilância em Saúde. Departamento de Imunização e Doenças Transmissíveis. Coordenação Geral do Programa Nacional de Imunizações. Nota Técnica nº 8/2022-CGZV/DEIDT/SVS/MS: Informa sobre atualizações no Protocolo de Profilaxia pré, pós e reexposição da raiva humana no Brasil. Disponível em: https://www.gov.br/saude/pt-br/assuntos/saude-de-a-a-z/r/raiva-1/imagens/nota-tecnica-n-8_2022-cgzv_deidt_svs_ms.pdf/view.

Kimberlin DW, Barnett ED, Lynfield R, Sawyer MH. Red Book 2021–2024: Report of the Committee on Infectious Diseases. 32nd ed. Illinois: American Academy of Pediatrics; 2021. 1100 p.

Plotkin SL, Plotkin SA. Passive immunization. In: Plotkin S, Orenstein W, Offit P, editors. Vaccines. 7th ed. Philadelphia: W.B. Saunders; 2018.

Secretaria Municipal da Saúde (SP). Uso de imunoglobulina humana na profilaxia pós-exposição ao sarampo. Disponível em: https://www.prefeitura.sp.gov.br/cidade/secretarias/upload/saude/2019-sep-25-phe-actualizacion-epi-sarampion%20ºut%20ªtualizado.pdf.

Parte 2

Boas Práticas em Imunização

Flavia Bravo

11

Ética nas Imunizações

Juarez Cunha • José Roberto Goldim

INTRODUÇÃO

A ética existe em todas as sociedades humanas. De acordo com Singer (1993), é o estudo sistemático da argumentação sobre como se deve agir. De acordo com Clotet (1986), o objetivo da ética é facilitar "que o ser humano chegue a realizar-se como pessoa", ou seja, é uma reflexão sobre a ação humana. Complementando, Robert Veatch (1997) dá uma boa definição operacional de ética ao propor que ela é "a realização de uma reflexão disciplinada das intuições morais e das escolhas morais que as pessoas fazem".

Muitas vezes, as palavras *ética*, *moral* e *direito* são usadas de maneira confusa ou ambígua. O direito baseia-se em um ordenamento jurídico que se relaciona a uma comunidade em particular, bem determinada e delimitada por uma fronteira geográfica. A lei sempre gera obrigações ou proibições ao indivíduo. Além da legislação, o direito pode utilizar outras fontes, como a jurisprudência, os costumes e os atos negociais. Já a moral, de acordo com Piaget (1935), é um sistema de regras, e a essência de toda a moralidade consiste no respeito que o indivíduo sente por essas regras. É a moral que responde à pergunta: "O que devo fazer?". Esse esquema de pergunta e resposta, formulado por Kant em 1800, introduz a questão da moral como um sistema de regras assumido pelo indivíduo, e não imposto. A ética, por sua vez, é a reflexão que busca uma justificativa para a ação humana, diferentemente da moral e do direito, que estabelecem regras que tornam a ação previsível.

As questões envolvidas no ato de imunizar podem ser justificadas por argumentos éticos, como o benefício para a própria pessoa e para a sociedade como um todo, ou podem ser estabelecidas por meio de políticas que indiquem as regras a serem seguidas, por exemplo um calendário obrigatório de vacinações ou algum preceito moral que proíba ou incentive a realização deste procedimento por motivos religiosos.

IMUNIZAÇÕES E O CÓDIGO DE ÉTICA MÉDICA

O Código de Ética Médica (CEM) tem como objetivo estabelecer a conduta eticamente adequada ao médico. A rigor, é um documento de caráter tanto moral quanto legal, pois define um conjunto de regras que os médicos devem seguir na sua atuação profissional. A revisão do CEM, realizada em 2018, ressalta pontos que devem ser levados em conta ao discutir os aspectos éticos profissionais da prática de imunizações. Um desses pontos é a autonomia tanto do médico quanto do paciente, já que o paciente deve receber informações justas, claras e adequadas para tomar suas decisões, enquanto o médico deve aceitar suas escolhas, desde que sejam adequadas ao caso e cientificamente reconhecidas. O dever de informar e de respeitar as decisões dos pacientes também tem amparo na legislação brasileira atual, especialmente no Código Civil.

Ainda envolvendo a questão da autonomia, o Conselho Federal de Medicina (CFM), em apelação de processo ético-profissional, apontou que "o médico deve respeitar a autonomia do paciente, não devendo tomar decisões pelo paciente a não ser em risco iminente de vida" e que "comete falta ética o médico que realiza procedimento não autorizado pelo paciente, desobedecendo ao princípio da autonomia, ainda que movido por boas intenções".

O CEM também estabelece que o médico deve aprimorar continuamente seus conhecimentos e usar o melhor do progresso científico em benefício do paciente. Com base nesses conhecimentos, ele deve indicar o procedimento adequado ao paciente, respeitando a legislação vigente.

Duas outras determinações do CEM merecem atenção especial. O Parágrafo Único do Artigo 1 diz que "é vedado ao médico causar dano ao paciente, por ação ou omissão, caracterizável como imperícia, imprudência ou negligência". A responsabilidade médica é pessoal, não pode ser presumida, e é inerente à ação. Da mesma forma, o Artigo 52 diz que "é vedado ao médico desrespeitar a prescrição ou o tratamento de paciente, determinados por outro médico, mesmo quando em função de chefia ou de auditoria, salvo em situação de indiscutível benefício para o paciente, devendo comunicar imediatamente o fato ao médico responsável".

Ao comparar essas orientações gerais do CEM com as diretrizes norte-americanas sobre imunizações, todas poderiam ser classificadas com grau elevado em relação à força de recomendação e ao nível de evidência.

Um tema progressivamente presente nas discussões sobre procedimentos assistenciais tem sido o uso ou não de termos de consentimento. É fundamental diferenciar processo de consentimento e termo de consentimento. O processo de consentimento envolve o dever do profissional de informar adequadamente ao paciente ou ao seu representante sobre os procedimentos, riscos e benefícios associados ao tratamento proposto e se baseia na relação de confiança entre os envolvidos. O termo de consentimento é um documento escrito que envolve todos os passos do processo de consentimento e que visa documentar a decisão voluntária do paciente ou responsável. Nas atividades de pesquisa, a obtenção do termo por escrito é obrigatória, salvo poucas exceções justificadas eticamente. As Normas para Pesquisa Envolvendo Seres Humanos, Resolução nº 466/2012, do Conselho Nacional de Saúde, é clara neste sentido: a obrigatoriedade se baseia no fato de a pesquisa oferecer uma escolha ao indivíduo, com total liberdade para aceitar ou não, o convite que lhe está sendo feito. Na área assistencial, os procedimentos se associam às necessidades do paciente. Existe uma indicação médica para a sua realização, que deve ser baseada em conhecimentos que justifiquem a utilização. O processo de consentimento pode ser documentado no prontuário ou em documentos específicos, como um termo de consentimento. A relação entre médico e paciente é diferente da relação entre pesquisador e participante de pesquisa: a necessidade e a confiança prévias as diferenciam.

No caso de pacientes pediátricos, em que a capacidade legal ainda não é reconhecida, a sua vontade é manifestada pelo seu representante legal, que deve defender seus melhores interesses. A capacidade legal, no Brasil, estabelecida em 18 anos, não deve ser confundida com a capacidade psicológica-moral para tomada de decisões – um adolescente pode entender uma proposta e tomar uma decisão moralmente válida. Os adultos responsáveis pelo paciente são representantes; porém, na medida de sua capacidade psicológica-moral, os menores de 18 anos devem participar do processo de informação e de decisão. O Estatuto da Criança e do Adolescente já estabelece claramente essas questões.

A aplicação de vacinas não é um ato médico, mas a sua prescrição sim. As vacinas, que não constam nas políticas públicas de prevenção, devem ser precedidas de uma discussão entre o médico e o paciente e sua família, no caso de menores. Os profissionais que realizarão o procedimento de vacinação devem informar o paciente ou seu representante sobre os riscos associados, mas isso não obrigatoriamente deve ser feito por meio de um termo de consentimento.

Quando o paciente busca esse tipo de serviço, o faz como maneira de suprir uma necessidade. Isso não isenta o profissional de informar adequadamente sobre as características do procedimento, as suas eventuais repercussões e os riscos associados. O importante é caracterizar claramente que o dever de informar foi adequadamente cumprido, como por meio de folhas informativas contendo essas orientações. Nos EUA, esse material é denominado *vaccine information statement* (VIS) e deve ser disponibilizado para os pacientes ou seus familiares, com sua entrega registrada no prontuário ou outro registro do atendimento realizado. Os dados sobre determinada vacina devem ser disponibilizados de maneira adequada à compreensão de um leigo, com uma descrição compreensível e apenas as informações essenciais que possibilitem que a decisão seja efetivamente embasada em conhecimentos.

Na realização de campanhas de vacinação de grandes contingentes de população, o dever de informar fica implícito nas campanhas governamentais que estimulam o comparecimento aos postos de vacinação. A espontaneidade associada ao comparecimento caracteriza um consentimento tácito.

Existem restrições ao uso de vacinas que devem ser levadas em consideração antes de tomar uma decisão. Existem razões objetivas e subjetivas para não aceitar ser vacinado. Alguns pacientes podem ter contraindicações médicas relacionadas à vacina ou a seus componentes. Outras pessoas podem apresentar motivações religiosas ou filosóficas para não serem vacinadas. A rejeição por motivos religiosos pode ser, por exemplo, devido à produção de algumas vacinas de células obtidas de fetos abortados eletivamente. Com relação a motivos filosóficos, grupos antivacinas e pessoas praticantes de métodos alternativos à medicina convencional também podem se opor formalmente à sua realização. Essas decisões acarretam uma redução na adesão aos esquemas de vacinação recomendados, com consequente redução da possibilidade de prevenção de doenças imunopreveníveis, colocando em risco não só a própria saúde, como a da coletividade.

Poland e Jacobson (2011) e Smith et al. (2011) preconizam que, para enfrentar essas situações, é necessário realizar estudos de alta qualidade sobre a segurança das vacinas, ampliar programas de monitoramento e de ressarcimento, como o *vaccine adverse event reporting system* (VAERS) do Centers for Disease Control and Prevention (CDC) e da Food and Drug Administration (FDA), e realizar capacitações contínuas dos profissionais, possibilitando que a informação cientificamente embasada seja transmitida para os indivíduos de maneira correta e fácil de entender. Os profissionais de saúde devem ver as pessoas hesitantes ou antivacinas não como frustrações ou ameaças à saúde pública, mas como uma oportunidade para educar e informar.

Sobre a negativa irredutível dos pais ou responsáveis em vacinar seus filhos, Oselka (2009) diz: "Estou convencido de que ao se identificar situações em que sistematicamente as vacinas não são aplicadas por desídia ou displicência dos pais, essa situação, em defesa da criança, deve ser comunicada ao Conselho Tutelar ou ao Juiz da Vara da Infância e da Juventude correspondente". Essa decisão se baseia no pressuposto de que o responsável legal deva atender aos melhores interesses do paciente.

Outro aspecto que foi motivo de resolução do CFM (nº 1.974/11) é a publicidade médica. Diante da cada vez mais frequente presença de assuntos médicos nas mídias e do amplo interesse da população ávida por respostas para o que, segundo o CFM:

> *toca diretamente nos momentos-chave da existência humana (nascimento e morte), buscando garantir que o transcurso entre esses dois extremos (a vida) seja cumprido com o máximo de bem-estar e qualidade, a comunicação médica merece zelo.*

Ainda de acordo com o CFM:

> *a necessidade de informar o paciente e a sociedade sobre os avanços científicos e tecnológicos, bem como o direito de divulgar a habilitação e a capacitação para o trabalho, entre outros aspectos, não pode ultrapassar os limites éticos. Em uma sociedade consumista, na qual valores, infelizmente, se diluem, a medicina deve atuar como guardiã de princípios e valores, impedindo que os excessos do sensacionalismo, da autopromoção e da mercantilização do ato médico comprometam a própria existência daqueles que dele dependem.*

Também no âmbito das imunizações, as determinações da Resolução do CFM nº 1.974/11 devem ser alvo de atenção dos médicos, em especial, aqueles responsáveis por serviços privados de vacinação e de empresa/estabelecimento de serviços médicos particulares, e seu descumprimento pode gerar processos éticos. Outros profissionais envolvidos com as imunizações, a despeito de não estarem inclusos na resolução, devem da mesma forma buscar a ética em suas comunicações.

RESPONSABILIDADE PELAS APLICAÇÕES NO SERVIÇO DE VACINAÇÃO

Os estabelecimentos que têm autorização de funcionamento para aplicação de imunobiológicos devem seguir as normas técnicas do Programa Nacional de Imunizações (PNI) e estar em concordância com o estabelecido da Resolução da Diretoria Colegiada (RDC) nº 197, de 26 de dezembro de 2017, da Agência Nacional de Vigilância Sanitária (Anvisa). Esta RDC, que estabelece os requisitos mínimos para o funcionamento dos serviços que realizam a atividade de vacinação humana, sejam eles públicos, privados, filantrópicos, civis ou militares, diz, no seu Artigo 4º, que nenhum estabelecimento pode funcionar sem estar devidamente licenciado pelo órgão competente de vigilância sanitária, mediante a liberação da licença sanitária específica para este ramo de atividade, e que, para a obtenção da licença sanitária, deve apresentar o termo de responsabilidade técnica devidamente preenchido e assinado, perante a autoridade sanitária local, pelo responsável técnico, que deve ser um profissional legalmente habilitado para manter as rotinas e os procedimentos de um serviço. O estabelecimento responderá pela qualidade e segurança das imunizações realizadas sob sua responsabilidade e pelos possíveis eventos adversos delas decorrentes. O profissional habilitado, médico ou não, é o responsável por qualquer vacina aplicada na clínica sob sua responsabilidade técnica.

RESPEITO ÀS RECOMENDAÇÕES DOS CALENDÁRIOS DO MINISTÉRIO DA SAÚDE, DA SOCIEDADE BRASILEIRA DE IMUNIZAÇÕES E DA SOCIEDADE BRASILEIRA DE PEDIATRIA

Segundo as diretrizes de imunização da Infectious Disease Society of America, é considerado grau mais elevado de recomendação e de nível de evidência administrar as vacinas recomendadas para a idade pelas instituições que definem seus calendários vacinais. Nos EUA, essas instituições são: Advisory Committee for Immunization Practices, American Academy of Family Physicians e American Academy of Pediatrics. Com certeza, essa mesma norma pode ser utilizada no nosso meio, pois, assim como nos EUA, nossas instituições inserem, em seus calendários vacinais, recomendações baseadas nas melhores evidências encontradas na literatura.

É importante salientar que, ao definir um calendário vacinal, são levadas em conta várias situações, como características individuais e sociais da população, perfil epidemiológico das doenças regionais, natureza da vacina e condições de infraestrutura disponíveis. Para a recomendação universal de uma vacina, também deve ser avaliada a relação entre o custo e o real impacto desta ação no comportamento epidemiológico da doença, fatores que dependem da prevalência das doenças e da imunogenicidade proporcionada pela vacina. No Brasil, o PNI, da Secretaria de Vigilância em Saúde do Ministério da Saúde (MS), é quem define os calendários vacinais oficiais (criança, adolescente, adulto e idoso). Além desse, há também os calendários recomendados pela Sociedade Brasileira de Imunização (SBIm) e pela Sociedade Brasileira de Pediatria (SBP). O ideal é que os calendários de imunizações sejam revisados no mínimo uma vez por ano, pois frequentemente as recomendações são ampliadas ou modificadas ou são inseridos novos imunobiológicos.

Algumas regras são importantes de serem seguidas, como:

- Afixar, em local visível ao usuário, os Calendários de Vacinação, indicando em destaque as vacinas que são administradas gratuitamente nos serviços públicos de saúde. Sugere-se usar os Calendários de Vacinação da SBIm
- O calendário vacinal deve ser o mais rigorosamente completo possível
- Estudos demonstram que respeitar as idades mínimas recomendadas para a administração de vacinas, bem como os intervalos mínimos entre as doses, possibilita proteção ótima em relação às doenças imunopreveníveis
- Calendários alternativos somente devem ser usados quando outras opções falharem. Nos EUA, o calendário do dr. Robert Sears é bastante popular, mas também é muito criticado
- O *status* vacinal dos pacientes deve ser revisado a cada visita médica, e os registros vacinais devem ser fornecidos adequadamente para os pacientes e pais nas visitas ao consultório ou clínica

- Uma dose não administrada no momento aprazado deve ser aplicada em qualquer momento, sem reiniciar o esquema
- Respeitar o intervalo mínimo entre doses, mesmo naqueles em atraso ou que necessitem acelerar o esquema
- Quando apropriado, todas as vacinas indicadas podem ser aplicadas simultaneamente
- Barreiras às imunizações devem ser identificadas e eliminadas ou minimizadas.

Cabe sempre relembrar que, pelas normas brasileiras, as vacinas não constantes no Calendário Nacional de Vacinação do Sistema Único de Saúde (SUS) somente serão administradas mediante prescrição médica específica.

DIREITO DO PACIENTE À INFORMAÇÃO

A questão da autonomia já foi discutida anteriormente, mas outros aspectos são relevantes também. Pacientes ou responsáveis devem receber informações sobre benefícios, segurança e riscos das vacinas de forma fácil de entender antes de cada imunização. Para isso, é fundamental que o profissional esteja capacitado e receba educação continuada sobre o assunto. Nos EUA, por lei federal, é obrigatório fornecer para o paciente ou para os responsáveis, antes ou no momento da aplicação de vacina, o VIS. Esses impressos estão disponíveis em vários idiomas, alguns inclusive em português, no *site* https://www.cdc.gov/vaccines/hcp/vis/current-vis.html.

Oselka (2009), em concordância, diz que "cabe ao médico explicar à família as indicações, contraindicações e outras informações essenciais sobre as vacinas não oferecidas pela rede pública, deixando a ela a decisão final quanto a vacinar ou não".

Outra importante fonte de informações sobre vacinas são os conteúdos acessáveis pela internet. É importante alertar os pacientes e seus responsáveis sobre a necessidade de realizar uma criteriosa avaliação desses conteúdos quanto às fontes e sua credibilidade. A distinção entre conteúdos confiáveis e não confiáveis é fundamental para garantir uma decisão adequada. Este é um novo desafio que os profissionais de saúde estão enfrentando: manter-se permanentemente atualizados nas suas respectivas áreas, pois os pacientes e seus representantes têm igual acesso às diferentes fontes de informação.

Informações sobre eventos adversos

Na área das imunizações, o termo *evento adverso* refere-se a qualquer ocorrência médica indesejada após a vacinação, não possuindo necessariamente uma relação causal com o uso de uma vacina ou outro imunobiológico (imunoglobulinas e soros heterólogos). Um evento adverso pode ser uma verdadeira reação adversa, quando a relação causa-efeito está claramente definida, ou ser apenas um evento com relação temporal associado à aplicação. A investigação dos eventos adversos é sempre necessária para diferenciar entre essas diferentes situações.

Nos EUA, quando ocorre um evento adverso esperado, ou seja, aquele já descrito como relacionado à vacina, a responsabilidade passa a ser objetiva. Isto significa que o paciente não tem que demonstrar a relação causa-efeito, pois ela já está definida na lista de critérios do VAERS. Porém, quando ocorre um evento adverso inesperado e sem relação direta já estabelecida, o ônus de prova desta relação causal é do próprio paciente, em caso de alguma demanda judicial.

As vacinas são constantemente monitoradas em relação à sua segurança e, como qualquer outro medicamento, podem causar efeitos colaterais. No entanto, a decisão de não vacinar uma criança também envolve riscos e pode colocar a própria criança e até outros indivíduos que entram em contato com ela em risco de contrair uma doença potencialmente letal.

Caso o profissional seja questionado sobre a possibilidade de eventos raros ou graves, essa informação tem que ser fornecida, sempre em um contexto apropriado. Isto é importante para que os pais não superestimem os riscos da vacina ou subestimem os riscos da doença. É fundamental reduzir a ambiguidade, ou seja, as múltiplas percepções associadas a vacinação. É mais adequado abordar essa questão por meio da relação entre os benefícios e os riscos associados, ou seja, da utilidade de vacinar em vez de manter o foco apenas nos riscos. Para que essa tarefa seja realizada corretamente, é fundamental que o profissional tenha conhecimentos adequados e atualizados sobre o assunto, para poder orientar o paciente ou seus familiares. Mais do que repassar apenas dados, o importante é compartilhar informações com o objetivo de esclarecer e dar orientações efetivas.

Consentimento assinado: quando usar?

O Artigo 22 do CEM estabelece que é vedado ao médico "deixar de obter consentimento do paciente ou de seu representante legal após esclarecê-lo sobre o procedimento a ser realizado, salvo em caso de risco iminente de morte". O consentimento deve ser entendido como processo, e não como uma simples assinatura no termo de consentimento. Como dito anteriormente, o termo pode ser utilizado ou não, mas o processo de consentimento deve sempre estar presente em todas as situações assistenciais e de pesquisa. A responsabilidade final pela adequação do processo de consentimento recai, em última instância, no responsável técnico da clínica. No caso de vacina constante do Calendário do PNI, ela é parte de uma política pública de saúde preventiva; desta forma, existe uma indicação aceita oficialmente para a sua realização.

Nos EUA, não há nenhuma exigência federal de consentimento informado. O VIS foi criado para cumprir os requisitos do dever de informar previstos no National Childhood Vaccine Injury Act. Alguns estados norte-americanos têm leis sobre o assunto, que definem se o consentimento pode ser oral ou se deve ser por escrito, e outras questões, como os tipos de informações necessários. O VIS pode ser um material de apoio importante.

No Brasil, os médicos, assim como os demais profissionais de saúde, têm que demonstrar que cumpriram o seu dever de informar, documentando, seja por meio de uma evolução em um prontuário ou ficha clínica, seja por meio de um termo de consentimento, que isto de fato ocorreu e que o paciente ou seu representante consente para que esta ação terapêutica seja realizada. O profissional precisa ter uma intenção associada a esta ação que possa ser identificada como no melhor interesse deste paciente e da própria sociedade como todo.

A obrigatoriedade da obtenção do termo de consentimento por escrito foi equivocadamente entendida como uma isenção de responsabilidade para o profissional ou para o próprio Estado. Houve uma proposta, ética e legalmente equivocada, de que ao assinar a pessoa assumia integralmente a responsabilidade pela vacina e seus efeitos adversos, caso ocorram.

Prescrição do médico do paciente fora das rotinas previstas nos calendários de vacinação brasileiros

O CEM, em seu Artigo 52, diz que é vedado ao médico "desrespeitar a prescrição ou o tratamento de paciente, determinados por outro médico, mesmo quando em função de chefia ou de auditoria, salvo em situação de indiscutível benefício para o paciente, devendo comunicar imediatamente o fato ao médico responsável".

Como regra, os profissionais da saúde devem observar as contraindicações e precauções antes de administrar vacinas. Como visto anteriormente, é vedado ao médico causar dano ao paciente por ação ou por omissão, e é seu dever fazer o melhor para o paciente, evitando riscos desnecessários. Por isso, os atos de não indicar uma vacina preconizada no calendário do PNI ou de outras instituições de saúde idôneas e de identificar uma falsa contraindicação ou uma indicação errônea podem ser classificados como infração ética. Estes equívocos podem resultar em perdas de oportunidades para a aplicação de vacinas necessárias. As falsas contraindicações mais comuns estão relacionadas à presença de doenças leves, gravidez e amamentação, alergias não anafiláticas e alguns aspectos da história familiar do paciente. Elas habitualmente são decorrentes da falta de informação atualizada e adequada por parte dos profissionais.

A maneira de o profissional lidar com uma prescrição inadequada realizada por outro médico deve ser muito cuidadosa, para evitar abalos na relação de confiança com o paciente. O ideal é fazer contato com o prescritor para discutir o caso, mesmo que a prescrição não acarrete um risco importante para o paciente. A questão torna-se mais problemática nas prescrições que possam trazer risco para o paciente, como indicar uma vacina de vírus vivo para uma pessoa imunodeprimida. Nessas situações, mesmo que o prescritor mantenha sua conduta, o profissional responsável pela vacinação, se médico, deve seguir o que é recomendado pelo CEM, ou seja, não aplicar o produto. Cabe lembrar que o estabelecimento e/ou o profissional habilitado é o responsável pelo ato da aplicação da vacina. É ele que responderá pela qualidade e segurança das imunizações realizadas sob sua responsabilidade, inclusive possíveis eventos adversos delas decorrentes. Esta responsabilidade perpassa toda a cadeia de empresas e fornecedores envolvidos, desde a fabricação até a distribuição das vacinas. O foco da atuação profissional, no que se refere à utilização de vacinas, deve ser a segurança do paciente e o controle dos riscos previsíveis.

Uso *off label*

A Anvisa (2022), órgão regulador brasileiro para as vacinas, estabelece que:

> *Uma vez comercializado o medicamento, enquanto as novas indicações não são aprovadas, seja porque as evidências para tal ainda não estão completas, ou porque a agência reguladora ainda as está avaliando, é possível que o médico já queira prescrever o medicamento para seu paciente que tenha uma delas. Podem também ocorrer situações de um médico querer tratar pacientes que tenham certa condição que, por analogia com outra semelhante ou por base fisiopatológica, ele acredite possam vir a se beneficiar de um determinado medicamento não aprovado para ela.*

Quando o medicamento é empregado nas situações descritas anteriormente, está caracterizado o uso *off label*, ou seja, o uso não aprovado, para indicação que não consta da bula. O uso *off label* de um medicamento é feito por conta e risco do médico que o prescreve e pode eventualmente vir a caracterizar um erro clínico, mas em grande parte das vezes trata-se de uso essencialmente correto, apenas ainda não aprovado. Há mesmo casos em que esta indicação nunca será aprovada por uma agência reguladora, como em doenças raras cujo tratamento medicamentoso só é respaldado por séries de casos. Essas indicações possivelmente nunca constarão na bula do medicamento porque jamais serão estudadas por ensaios clínicos.

Ao assumir uma indicação *off label*, o médico assume integralmente esta responsabilidade. A única justificativa ética para o uso *off label* é o melhor interesse do paciente, a partir da utilidade resultante de um adequado balanço entre os riscos e benefícios associados à sua utilização.

É recomendável que, nessas situações, o profissional responsável pela proposta de uso *off label* contate o médico assistente do paciente, com a finalidade de esclarecer a prescrição e confirmar o seu conhecimento dessa situação de risco que está sendo assumida. A clínica que aplicará a vacina deve reter o documento da prescrição médica, para registrar adequadamente a utilização fora da indicação para a qual foi liberada pela agência regulatória. Da mesma forma, devem ser registradas as orientações associadas a essa situação excepcional.

Obrigatoriedade da prescrição médica

Quando a vacina faz parte dos calendários do PNI, ela pode ser indicada e administrada pelo profissional da saúde que estiver atendendo o paciente naquele momento. Não há necessidade de prescrição médica específica, pois fazem parte de uma política pública de saúde.

Com relação a vacinas que não façam parte dos calendários oficiais, a RDC nº 197 diz que somente devem ser administradas mediante prescrição médica. Nessa situação, cabe ao médico que está atendendo este paciente explicar a ele ou aos familiares sobre as indicações, contraindicações e outras informações essenciais, deixando a eles a decisão final de aceitar ou não a indicação. Todas essas interações, assim como a documentação da prescrição das vacinas, devem ser adequadamente registradas no prontuário ou em outro documento referente aos atendimentos prestados.

PAPEL DOS PROFISSIONAIS DE ENFERMAGEM E OUTROS LEGALMENTE HABILITADOS PARA DESENVOLVER AS ATIVIDADES DE VACINAÇÃO

As normas técnicas da Fundação Nacional de Saúde (Funasa) definem também as condutas a serem seguidas pelos serviços de vacinação no Brasil e ressaltam que devem dispor de pessoal habilitado para desenvolver as atividades de vacinação. Como regra, todos os profissionais da saúde devem determinar e seguir contraindicações e precauções antes de administrar vacinas.

Para isso, é fundamental que o profissional esteja capacitado e receba educação continuada sobre o assunto. Essas mesmas recomendações são reforçadas na RDC nº 197.

VACINAÇÃO OBRIGATÓRIA PARA PROFISSIONAIS DE SAÚDE

Muitos argumentos são utilizados para justificar a obrigatoriedade da vacinação de profissionais da saúde. Um deles é o da redução do risco para os seus pacientes. Os profissionais da saúde, estando expostos a múltiplas intervenções com seus pacientes, podem potencializar teoricamente a transmissão para outros pacientes. Esta seria uma justificativa para programas de vacinação obrigatória para os profissionais, especialmente quando a demanda voluntária, por parte dos próprios profissionais, não atingir níveis tidos como protetores para a população. Em contrapartida, essas justificativas de benefício para a sociedade se contrapõem ao direito de autonomia individual. Salvo em situações de risco muito elevado para a população, a vacinação de profissionais de saúde deve ser incentivada e justificada por meio de campanhas especificamente voltadas a este fim. É fundamental orientar adequadamente sobre os cuidados associados a quem cuida de outros pacientes. Mais do que uma obrigação, as vacinas fazem parte de uma proposta de cuidado para com o próprio profissional.

VACINAÇÃO EM SITUAÇÃO DE ELEVADO RISCO COLETIVO

Quando ocorrem situações de risco elevado de propagação de uma doença para a qual existe vacina, duas situações merecem ser comentadas: o acesso à vacina e a obrigação associada à vacinação em si. As doenças evitáveis devem ter programas de vacinação de acesso equitativo para a população. O acesso equitativo equaliza o risco. É um dever de saúde pública disponibilizar esta vacina para a população em tempo hábil para a sua adequada proteção. Se houver tempo disponível para informar adequadamente à população-alvo, os riscos e benefícios associados à vacinação devem ser amplamente divulgados em linguagem que permita a sua adequada compreensão.

A recusa em autorizar a vacinação em si próprio ou em terceiros que represente, como filhos, pode acarretar danos à coletividade com um todo. Isso ocorre, principalmente, devido à ampliação do número de pessoas suscetíveis e desprotegidas em uma comunidade. Com a imunidade coletiva comprometida, podem ocorrer ou se agravar epidemias devastadoras que seriam controladas por meio de vacinas eficazes. Comprovada a situação de emergência, podem ser justificadas medidas coercitivas para a vacinação de pessoas, com a finalidade de evitar danos individuais e para outros membros de sua comunidade. Isto se aplica inclusive às pessoas sem capacidade legal reconhecida, como as crianças. Nesta situação excepcional, quando houver uma determinação específica da autoridade sanitária, os profissionais de saúde podem vacinar menores mesmo sem a autorização ou presença dos seus pais ou responsáveis legais.

Nas situações de risco elevado de contaminação, esta redução da autonomia individual pode ser justificada pelo benefício coletivo associado. As medidas implantadas devem ter as seguintes características: serem restritivas ao mínimo possível; serem eficazes; terem equidade nos riscos e benefícios; serem não discriminatórias. A compulsoriedade na administração não exime a autoridade de ser responsável por possíveis eventos adversos ou danos associados às vacinas.

Nestas situações de elevado risco coletivo, as vacinas podem não ser compulsórias, mas podem ser exigidas para atividades específicas, como a participação em eventos, atividades em grandes grupos, utilização de meios de transporte e ingresso em países e territórios. Para isso, pode ser exigido um documento comprobatório da vacinação. Não é um simples passaporte imunológico, mas sim um comprovante de que a pessoa efetivamente recebeu as vacinas. É uma situação que já ocorre ao longo de muitos anos, para diferentes situações e doenças. Mais do que ser entendida como uma proposta discriminatória, é uma proposta de cuidado com foco na coletividade. Esta noção de interdependência é um equilíbrio entre a liberdade individual frente à segurança coletiva.

PROCESSOS DE TOMADA DE DECISÃO E VACINAS

Como todas as medidas de saúde preventiva, "as vacinas são vítimas do seu próprio sucesso".

Após o controle ou a diminuição de determinada doença imunoprevenível, os eventos adversos da vacina, mesmo que extremamente raros, podem se tornar motivo para a negativa da autorização da vacina. A percepção de risco de uma pessoa está associada não apenas à sua probabilidade de ocorrência, mas também à gravidade do dano relacionada. Se a doença está sob controle, aparentemente o benefício se dilui, ou seja, o risco de contrair a doença, sem vacinação, parece ser mínimo ou inexistente. Contudo, os riscos da vacinação em si permanecem inalterados. Desta forma, o balanço entre eles torna, ainda que de forma aparente, desfavorável a aceitação da indicação de realizar a aplicação da vacina. A estratégia de convencimento deve basear-se justamente no que a vacina trouxe de positivo para a população e na redução individual do risco de contaminação. O processo de tomada de decisão não é apenas racional: a afetividade e os sistemas de valores e crenças também são elementos importantes. Isto ocorre em decisões realizadas tanto por pessoas leigas quanto por profissionais de saúde. O importante é identificar esses fatores e entender a sua dinâmica nesse processo.

As famílias têm diferentes histórias e vivências que influenciam em muito o processo de tomada de decisão em situações de vida diária, especialmente no que se refere a saúde. Os profissionais de saúde devem entender essas crenças e valores como circunstâncias associadas à proposta de vacinação, e não como uma proposta de mudança do sistema. A adequada compreensão dessa outra visão de realidade deve orientar o processo de esclarecimento e o convencimento dos benefícios associados, sem desmerecer os valores e crenças identificados, mas ressignificando-os no quadro de saúde atualmente vigente.

Muitas resistências vêm do desconhecimento, da falta de compreensão e de interpretações equivocadas. A identificação desses pontos de contato entre a indicação e a resistência à mesma é fundamental. A partir de um ponto de vista comum, podem ser estabelecidas as bases para uma decisão que atenda a essa diversidade de orientações. Esse é um desafio ao papel educativo do profissional da saúde, que deve buscar, sempre que possível, uma decisão compartilhada e consensual com os pacientes e seus familiares.

A inclusão de novas vacinas nos Calendários deve ser regida pela prudência e pelo posicionamento crítico. Prudência é a razão prática, é tomar decisões com base na realidade. O posicionamento crítico deve incluir os critérios de risco e segurança associados, de custo-efetividade e de eficiência, baseados em evidências científicas. O respaldo técnico e científico é o que dá credibilidade à decisão junto à sociedade e, especialmente, aos demais profissionais de saúde. Mesmo nas decisões tomadas por profissionais, sempre existe a participação de crenças e valores, especialmente representados pelos mais diversos interesses nesse processo. O importante é reconhecer a sua existência e verificar a sua adequação aos conhecimentos objetivos identificados.

Um gestor sempre deve tomar decisões utilizando critérios de macroalocação de recursos, ou seja, de modo impessoal e visando ao bem coletivo. Esses critérios devem ser apresentados e divulgados para toda a sociedade. Em contrapartida, o profissional de saúde que atende a um paciente específico deve utilizar critérios de microalocação, isto é, buscar atender aos interesses e peculiaridades individuais desta pessoa. Assim, pode ser justificado, do ponto de vista técnico e ético, não recomendar a um paciente específico uma medida preconizada para todos os demais membros de uma coletividade. Essa aparente contradição demonstra que o mesmo problema pode ter múltiplos enfoques, dependendo da perspectiva ampla ou restrita em que esteja sendo empregado.

GRUPOS E MOVIMENTOS CONTRÁRIOS ÀS VACINAS

Ao longo da história inúmeras situações foram criadas no sentido de contrapor os benefícios de um programa de vacinação. No Brasil, o exemplo mais significativo foi a Revolta da Vacina, ocorrida na cidade do Rio de Janeiro em 1904. A reação a um programa oficial de vacinação público assumiu um caráter de levante popular, com pelo menos 30 pessoas mortas durante o conflito. Isto ocorreu não pela vacina em si, mas pela forma autoritária e violenta com que o processo de vacinação foi implantado, além do conturbado momento político e social.

Muitos argumentos utilizados para a não vacinação se baseiam em artigos científicos que foram reiteradamente retratados devido a inúmeros problemas metodológicos e éticos associados à sua elaboração. Contudo, a retratação, para esses grupos, acaba por ser entendida como uma reiteração da sua validade já não demonstrada.

Infelizmente, até os dias de hoje ainda existem grupos contrários aos programas de vacinação. Suas atividades causam danos aos indivíduos e à comunidade como um todo, que podem incluir o ressurgimento de surtos de doenças anteriormente controladas. Como exemplo deste risco, tem-se o retorno do sarampo no Brasil. Em 2016, o país obteve o certificado de eliminação da doença; porém, como consequência das baixas coberturas vacinais, a doença retornou a partir de 2018 e se mantém circulando até a publicação deste livro. Em algumas situações, ocorreu inclusive o comprometimento da segurança nacional, tamanha foi a reação contrária às vacinas para antraz, varíola e para as vacinas covid-19.

A melhor maneira de contrapor os movimentos antivacinas é por meio de informações adequadas. Os estudos sobre segurança das vacinas devem ser incentivados, financiados e divulgados, tanto nos meios científicos quanto leigos. A qualidade dos programas de monitoramento de eventos e reações adversas também é fundamental nesse contexto. Os novos estudos e o monitoramento adequado são a base das informações necessárias para a capacitação dos profissionais de saúde. Estes, uma vez capacitados, têm condições de contrapor, com informações relevantes e confiáveis, os argumentos, nem sempre justificáveis, dos grupos antivacinas. A ampla difusão nos meios de comunicação social do balanço favorável entre os benefícios e os riscos associados às campanhas de vacinação deve ser entendida como uma prática de educação em saúde da população.

O pior cenário acontece quando médicos e outros profissionais de saúde assumem um protagonismo de desinformar a população e gerar insegurança. Esta situação foi marcante durante a pandemia da covid-19. A desinformação gerou importantes prejuízos à participação de alguns segmentos da população na vacinação.

Os médicos, assim como os governantes, assumem um papel de gerar "argumentos de autoridade", que podem influenciar negativamente parcelas da população mais facilmente influenciáveis e, desta forma, vulneráveis. A hesitação vacinal, entendida como relutância ou recusa às vacinas recomendadas, apesar de sua disponibilidade nos serviços de saúde, foi considerada pela OMS em 2019 como uma das 10 maiores ameaças à saúde pública mundial.

Essa situação ocorre como consequência de múltiplas causas, e seus determinantes são conhecidos como os 3 "Cs": confiança, complacência e conveniência. A confiança merece destaque: a questão não é só confiar na vacina, na sua eficácia e, em especial, na sua segurança, mas é fundamental que as informações e as atitudes dos governantes, instituições e profissionais sejam capazes de passar segurança à população, e não dúvidas, hesitação e desestímulo à vacinação.

PUBLICIDADE

São itens-alvo de recomendações no Manual de Publicidade Médica (Resolução CFM nº 1.974/11):

- Critérios gerais de publicidade e propaganda
  - De profissional individual
  - De empresa/estabelecimento de serviços médicos particulares
- Critérios específicos para anúncios publicitários e de propaganda
- Critérios específicos para material impresso de caráter institucional (receituários, formulários, guias etc.)
- Critérios específicos para publicidade e propaganda em TV, rádio e internet
- Critérios para a relação dos médicos com a imprensa (programas de TV e rádio, jornais, revistas), no uso das redes sociais e na participação em eventos (congressos, conferências, fóruns, seminários etc.)
- Proibições gerais.

CONSIDERAÇÕES FINAIS

O desenvolvimento e a produção de vacinas para a covid-19 foi um dos maiores esforços científicos da história. O desenvolvimento desses produtos, assim como a sua testagem em termos de segurança e eficácia, foi realizado em um período extremamente breve. Todo o esforço científico e industrial teve como objetivo manter a finalidade dos avanços da ciência e da medicina, que é o bem da humanidade. As vacinas são um exemplo de transposição adequada de um conhecimento científico para práticas de saúde visando o bem dos indivíduos e da coletividade.

As justificativas éticas para os programas de vacinação são inúmeras, baseando-se em diferentes referenciais teóricos. Todos, sem exceção, se baseiam na perspectiva de aprimorar os procedimentos de assistência à saúde da população.

A discussão sobre a autonomia individual de decidir aceitar ou não uma recomendação para vacinar-se ou vacinar uma pessoa sob a sua responsabilidade é sempre presente. Os limites dessa decisão individual frente aos interesses de uma coletividade são um desafio constante. A caracterização de uma situação de emergência em saúde pública pode alterar essa perspectiva individual de tomada decisão para outra de caráter coletivo.

A adequada avaliação da relação risco-benefício, custo-efetividade e das repercussões sociais é mandatória quando da avaliação de propostas de uso de vacinas. Todas essas avaliações devem basear-se em dados gerados por estudos ou monitoramentos confiáveis. Novos desafios são sempre apresentados às comunidades científicas e da saúde. Isto gera a necessidade de novos estudos e transposições, criando um círculo vicioso de geração e transposição de novos conhecimentos.

BIBLIOGRAFIA

Agência Nacional de Vigilância Sanitária (Anvisa). Resolução da Diretoria Colegiada - RDC nº 197, de 26 de dezembro de 2017. Dispõe sobre os requisitos mínimos para o funcionamento dos serviços de vacinação humana. Ministério da Saúde. 2017 Dec 28 [cited 2022 May 9];248(Seção1):58. Disponível em: https://sbim.org.br/legislacao/867-rdc-anvisa-n-197-26-de-dezembro-de-2017.

Agência Nacional de Vigilância Sanitária (Anvisa). Como a Anvisa vê o uso off label de medicamentos [Internet]. Disponível em: http://antigo.anvisa.gov.br/informacoes-tecnicas13. Acesso em: 10 de maio de 2022.

Blake V. The National Childhood Vaccine Injury Act and the Supreme Court's Interpretation. Virtual Mentor. 2012;14(1):31-34.

Born K, Ikura S, Laupacis A. The evidence, ethics and politics of mandatory health care worker vaccination. J Health Serv Res Policy. 2015;20(1):1-3

Brasil. Estatuto da Criança e do Adolescente. Lei nº 8.069, de 13 de julho de 1990. Dispõe sobre o Estatuto da Criança e do Adolescente e dá outras providências. Brasília, DF; 1990.

Brasil. Código Civil Brasileiro (2002) [Internet]. Brasília: Senado Federal, Secretaria Especial de Editoração e Publicações; 2008 [cited 2022 May 10]. Disponível em: http://www2.senado.gov.br/bdsf/item/id/185413.

Centers for Disease Control and Prevention. If You Choose Not to Vaccinate Your Child, Understand the Risks and Responsibilities. Disponível em: http://www.cdc.gov/vaccines/hcp/patient-ed/conversations/downloads/not-vacc-risks-color-office.pdf.

Clotet J. Una Introducción al tema de la Ética. Psico. 1986;12(1):84-92.

Conselho Federal de Medicina (CFM). Código de Ética Médica: Resolução CFM nº 2.217, de 27 de setembro de 2018, modificada pelas Resoluções CFM no 2.222/2018 e 2.226/2019. Brasília, DF: CFM; 2018.

Conselho Federal de Medicina (CFM). Manual de publicidade médica: Resolução CFM nº 1.974/11/Conselho Federal de Medicina; Comissão Nacional de Divulgação de Assuntos Médicos. Brasília: CFM; 2011 [cited 2022 Jun 17]. Disponível em: https://portal.cfm.org.br/publicidademedica/arquivos/cfm1974_11.pdf.

Conselho Federal de Medicina (CFM). Tribunal Superior de Ética Médica: Processo ético-profissional CFM nº 3077-055/2001. Diário Oficial da União. 2003 Nov 6;(Seção 1):47.

Conselho Nacional dos Procuradores-Gerais. Nota Técnica nº 02/20222-CNPG. Brasília: CNPG; 2022. [cited 2022 May 24]. Disponível em: https://www.cnpg.org.br/images/arquivos/documentos_publicos/notas_publicas/2019/2020/2021/2022/Nota_Tecnica_022022CNPG_-_vacinacao_de_criancas-2.pdf.

Downey L, Tyree PT, Huebner CE, Lafferty WE. Pediatric vaccination and vaccine-preventable disease acquisition: Associations with care by complementary and alternative medicine providers. Matern Child Health J. 2010;14(6):922-30.

Feijó RB, Cunha J, Krebs LS. Calendário vacinal na infância e adolescência: Avaliando diferentes propostas. J Pediatr. 2006;82(3 Suppl):S4-S14.

Galán IR, González M, Jacob MS, Comité de Bioética de la Asociación Española de Pediatría. Recomendaciones para la toma de decisiones ante la negativade los padres a la vacunación de sus hijos: análisis ético. An Pediatr. 2013;79(1):50.e1-50.e5.

Goldim JR. O consentimento informado em uma perspectiva além da autonomia. AMRIGS. 2002; 46(3,4):109-16.

Halperin B, Melnychuk R, Downie J, Macdonald N. When is it permissible to dismiss a family who refuses vaccines? Legal, ethical and public health perspectives. Paediatr Child Health. 2007;12:843-5.

Healy CM, Pickering LK. How to communicate with vaccine-hesitant parents. Pediatrics. 2011; 127(Suppl 1):S127.

Isaacs D, Kilham Henry, Leask Julie, Tobin B. Ethical issues in immunisation. Vaccine. 2009; 27(5):615-8.

Kant I. Lectures in Logic. Cambridge (UK): Cambridge University Press; 1992.

Kimberlin DW, Barnett ED, Lynfield R, Sawyer MH, editors. Red Book: 2021 Report of the Committee on Infectious Diseases. Itasca, IL: American Academy of Pediatrics; 2021.

Kroger A, Bahta L, Hunter P. General Best Practice Guidelines for Immunization. Best Practices Guidance of the Advisory Committee on Immunization Practices (ACIP) [cited 2022 May 10]. Disponível em: www.cdc.gov/vaccines/hcp/acip-recs/general- recs/downloads/generalrecs.pdf.

Lyren A, Leonard E. Vaccine refusal: Issues for the primary care physician. Clin Pediatr. 2006; 45(5):399-404.

MacDonald NE, SAGE Working Group on Vaccine Hesitancy. Vaccine hesitancy: Definition, scope and determinants. Vaccine. 2015;33(34):4161-4.

Maher DP. Vaccines, abortion, and moral coherence. Natl Cathol Bioeth Q. 2002;2(1):51-67.

Moodley K, Hardie K, Selgelid MJ, Waldman RJ, Strebel P, Rees H et al. Ethical considerations for vaccination programmes in acute humanitarian emergencies. Bull World Health Organ 2013;91:290-7

Navarro-Illana P, Aznar J, Díez-Domingo J. Ethical considerations of universal vaccination against human papilloma virus. BMC Medical Ethics. 2014;15:29.

Open Knowledge Brasil. Emergência dos dados [recurso eletrônico]: Como o Índice de Transparência da COVID-19 impulsionou a abertura de dados da pandemia no Brasil. São Paulo: Open Knowledge Brasil; 2021.

Oselka G. Ética em imunizações. In: Cunha J, Krebs LS, Barros E. Vacinas e imunoglobulinas: Consulta rápida. Porto Alegre: Artmed; 2009. p. 155-9.

Piaget J. El juicio moral en el niño. Madrid: Beltrán; 1935.

Pickering LK, Baker CJ, Freed GL, Gall AS, Grogg SE, Poland GA et al. Immunization programs for infants, children, adolescents, and adults: Clinical practice guidelines by the Infectious Disease of America. Clin Infect Dis. 2009;49(6):817-40.

Poland GA, Jacobson RM. The age-old struggle against the antivaccinationists. N Engl J Med. 2011;364:97-9.

Raymundo MM, Goldim JR. Moral-psychological development related to the capacity of adolescents and elderly patients to consent. J Med Ethics. 2008;34:602-5.

Reale M. Fontes e modelos do direito: Para um novo paradigma hermenêutico. ed. São Paulo: Saraiva; 1994.

Ropeik D. How society should respond to the risk of vaccine rejection. Hum Vaccin Immunother. 2013;9(8),1815-8.

Rubin R. When Physicians Spread Unscientific Information about COVID-19. JAMA. 2022; 327(10):904-6.

Sato APS. What is the importance of vaccine hesitancy in the drop of vaccination coverage in Brazil? Rev Saúde Pública. 2018;52:96.

Schwartz JL. New Media, Old Messages: Themes in the History of Vaccine Hesitancy and Refusal. Virtual Mentor. 2012;14(1):50-55.

Schwartz JL, Caplan AL. Vaccination refusal: Ethics, individual rights, and the common good. Prim Care. 2011;38(4):717-28.

Schwartz PH. Questioning the Quantitative Imperative. Hastings Center Report. 2012;41(2):30-39.

Sears RW. The vaccine book: Making the right decision for your child (Sears Parenting Library). New York: Little Brown and Company; 2007.

Sevcenko N. A revolta da vacina: mentes insanas em corpos rebeldes. São Paulo: Brasiliense; 1984.

Sheather J. Should childhood MMR vaccination be compulsory? Rights, duties and the public interest. Hum Vaccin Immunother. 2013;9(6):1389-91.

Singer P. Practical Ethics. 2. ed. New York: Cambridge; 1993.

Smith PJ, Humiston SG, Marcuse EK, Zhao Z, Dorell CG, Howes C et al. Parental delay or refusal of vaccine doses, childhood vaccination coverage at 24 months of age, and the Health Belief Model. Public Health Rep. 2011;126(Suppl 2):135-46.

Veatch RM. Medical Ethics. 2. ed. Sudbury: Jones and Bartlett; 1997.

World Health Organization (WHO). Ten threats to global health in 2019. Disponível em: https://www.who.int/news-room/spotlight/ten-threats-to-global-health-in-2019.

12

Atendimento ao Cliente

Flavia Bravo • Mayra Martho Moura de Oliveira

INTRODUÇÃO

Para que o serviço de imunização atenda à população de maneira adequada e ofereça maior adesão aos programas de vacinação, são necessárias estratégias que agreguem informações consistentes por parte dos profissionais de saúde e confiança dos usuários nessas informações e no próprio serviço de vacinação. A equipe envolvida em todas as instâncias da atividade deve, portanto, ser capacitada para esse procedimento.

As primeiras campanhas de vacinação, no século XVIII, já davam atenção especial à segurança das vacinas, mas as preocupações mudaram ao longo do tempo. Mesmo entre os defensores da vacinação, é crescente a preocupação quanto à facilidade com que as informações sobre vacinas são divulgadas ao público, seja por meio da mídia, da internet, dos familiares ou dos amigos. Muitas vezes, essas informações não são corretas ou precisas, podendo gerar equívocos. Os profissionais de saúde são, para pais e pacientes, a fonte de informações mais confiável sobre vacinas. Eles devem estar preparados para discutir os riscos e os benefícios das vacinas em contraponto aos riscos de doenças evitáveis por vacinação. Estabelecer um diálogo aberto promove um ambiente seguro e de confiança, no qual os indivíduos podem avaliar as informações, discutir o que lhes preocupa e tomar decisões sobre as imunizações.

Durante as últimas décadas, observou-se um aumento expressivo no número e na disponibilidade das vacinas, que se tornaram muito mais abrangentes, e algumas obtiveram altas coberturas em muitos países. O maior exemplo de sucesso com a vacinação é a erradicação da varíola, mas outras doenças, incluindo sarampo, caxumba, rubéola, poliomielite, difteria e coqueluche, também ilustram a capacidade da vacinação de controlar doenças. Paradoxalmente, a redução do impacto das doenças resultou na percepção equivocada da população de que certas doenças deixaram de apresentar riscos e que, portanto, a vacinação não é mais prioritária. Em paralelo, a ocorrência de eventos adversos pós-vacinais passa a representar motivo para receios. Com isso, a confiança do público na vacinação tende a diminuir, o que pode gerar menor cobertura vacinal, perda de imunidade coletiva e ressurgimento das doenças. Cabe ao profissional do serviço de vacinação fornecer todas as informações disponíveis, de modo a não apenas tranquilizar a população, mas também prepará-la adequadamente, informando a respeito de calendários e esquemas de vacinação, resultados esperados e eventuais efeitos adversos.

Diante dessa realidade, houve um crescimento das questões relacionadas à segurança e à necessidade de injeções múltiplas, que aumentaram as preocupações e a ansiedade associadas à vacinação. Os profissionais da área da saúde precisam mostrar-se confiantes e favorecer o surgimento de um ambiente que promova a sensação de segurança e confiança para o paciente e sua família. Há uma variedade de técnicas que minimizam o estresse e o desconforto associados à aplicação de injeções. Embora a dor seja inevitável, é possível usar algumas táticas para que as vacinas sejam aplicadas da forma menos estressante possível, mantendo a segurança.

A seguir, são apresentadas algumas estratégias simples que podem tornar a vacinação um processo mais tranquilo:

- Assumir uma atitude positiva por meio de expressões faciais, linguagem corporal e comentários
- Falar de maneira calma e suave
- Fazer contato visual, mesmo com crianças pequenas
- Explicar por que as vacinas são necessárias
- Ser honesto e explicar o que o paciente deve esperar (p. ex., não dizer que a injeção não vai doer).

ATENDIMENTO DE QUALIDADE

Atualmente, o bom atendimento ao cliente é um dos maiores diferenciais para uma prestação de serviço satisfatória e para o alcance dos objetivos, seja qual for a área de atuação. Isso não é diferente para os serviços de saúde, tanto públicos quanto privados. Com a fácil disseminação de informações, a população torna-se mais exigente e cuidadosa, de modo que a maneira como um serviço é prestado ao seu cliente e se atende suas dúvidas e ansiedades pode ser a diferença entre obter o sucesso ou fracassar nos programas de vacinação. O que qualifica o atendimento é a competência profissional, o conhecimento técnico, a eficiência, a polidez e a presteza, a fim de que o indivíduo sinta confiança, conforto, conveniência, praticidade e satisfação.

A excelência no atendimento é fundamental. Não basta ter foco nos calendários e nas técnicas de aplicação de vacinas, é preciso também conhecer as necessidades e as expectativas dos indivíduos, proporcionando um serviço de qualidade técnica e interpessoal em todos os níveis. Para isso, o treinamento e a educação continuada da equipe são essenciais. Simpatia e educação são muito importantes, mas o conhecimento técnico adequado faz a diferença.

Para atingir a excelência no atendimento, quatro aspectos devem ser respeitados:

- Cortesia: tratar o paciente de modo respeitoso e prestativo
- Atenção: saber escutar e perceber as ansiedades, as dúvidas e as necessidades das pessoas que procuram atendimento
- Capacitação: ter conhecimento técnico profundo a respeito dos imunobiológicos e dos calendários de vacinação
- Ética: desempenhar as atividades e interagir com o público de acordo com os princípios de honestidade, lealdade, busca de alto nível de rendimento, respeito à dignidade humana e ao segredo profissional; observar normas administrativas e morais, em busca do bem-estar e de melhorias na saúde individual e coletiva.

São características necessárias para um diálogo produtivo:

- Paciência e atenção para ouvir: por mais movimentado que esteja o serviço de vacinação, o profissional precisa manter o contato visual com o paciente, certificando-se de que entendeu suas preocupações e respondendo de maneira cuidadosa
- Perguntar e pedir que o paciente pergunte: muitas pessoas relutam em falar e precisam sentir que o profissional está interessado em ouvir suas dúvidas e preocupações e esclarecê-las
- Manter a conversação: mesmo que haja uma longa lista de perguntas ou informações obtidas a partir de fontes pouco confiáveis (internet, amigos etc.), não devem ser interpretadas como uma falta de respeito. Em vez disso, deve-se esclarecer sobre os estudos realmente científicos e avanços na área, além de oferecer acesso a material informativo confiável (*sites* oficiais e material impresso)
- Ciência *versus* informalidade: excesso de ciência na fala pode frustrar algumas pessoas; já outras podem se frustrar com poucas informações científicas. É preciso perceber essa diferença, pois, para alguns indivíduos, a informação transmitida de modo superficial ou sem referências científicas não convencerá, enquanto outros confiarão mais em informações pautadas na experiência. A abordagem utilizada dependerá da sensibilidade e da atenção do profissional que está atendendo. A linguagem deve ser adequada ao cliente, de forma que as informações sejam transmitidas de forma clara e inequívoca
- Reconhecer riscos e benefícios: os eventos adversos conhecidos devem ser sempre discutidos de forma honesta, ressaltando o grande benefício da prevenção de doenças potencialmente graves, que é sempre maior que os riscos das vacinas

- Respeitar a autoridade dos responsáveis e dos médicos-assistentes: para construir confiança, parceria e apoio para a vacinação, é fundamental tratar com respeito as preocupações dos pacientes e as recomendações de seus médicos, por mais equivocadas que pareçam
- Reduzir o estresse em relação às injeções: é importante esclarecer antecipadamente os modos de reduzir a dor e estimular a calma, sobretudo no caso de responsáveis por crianças pequenas, que respondem proporcionalmente ao nível de estresse dos responsáveis. Deve-se reforçar que o choro é uma resposta normal para a criança e que ela precisa ser distraída, tocada, acarinhada e elogiada após a vacinação
- Acompanhar: em caso de extrema preocupação ou dúvida, entrar em contato poucos dias após a visita proporcionará conforto e reforçará a confiança.

ATENDIMENTO PRÉ-VACINAÇÃO

Na maioria das vezes, o momento de receber a vacina é uma situação de estresse, e a abordagem do profissional de saúde deve transmitir, com paciência e empatia, segurança nas informações. O papel do profissional poderá influenciar a tomada de decisão sobre a vacinação, inclusive a recusa. É preciso antecipar-se e ter o olhar atento para certificar-se de que há uma linha de comunicação aberta e permeada de confiança.

Dúvidas comuns

Algumas questões levantadas pela população são muito frequentes, e o profissional da sala de vacinação deve estar preparado para atendê-las. A seguir, são citados alguns pontos que geram questionamentos na população em geral.

Perigo dos eventos adversos das vacinas em relação às doenças que previnem

Nos dias atuais, muitas pessoas, por nunca terem visto algumas doenças que foram controladas pela vacinação em massa, podem acreditar que os riscos da prevenção superam os benefícios. O profissional deve ser capaz de fornecer informações técnicas, inclusive com relatos de sua própria experiência sobre a gravidade das doenças, narrando os casos e surtos de doenças evitáveis que estão ocorrendo. Ele deve informar também sobre o risco de ressurgimento de doenças erradicadas ou controladas, caso as coberturas vacinais altas não forem mantidas.

Excesso de vacinas (vacinas aplicadas simultaneamente)

Quanto ao intervalo de tempo entre vacinas, é preciso explicar que os esquemas vacinais são projetados para fornecer proteção no momento mais adequado (no caso das crianças, o mais cedo possível) e para facilitar o cumprimento das recomendações com menor quantidade de visitas aos serviços de vacinação. Com relação a dúvidas sobre a segurança da aplicação de diversas vacinas ao mesmo tempo e sobre o potencial prejuízo de seus respectivos componentes, devem ser reforçados os conceitos de que a gravidade das doenças é maior, de que não existem evidências de dano ou sobrecarga do sistema imune, de que a aplicação simultânea é verificada nos estudos de segurança antes do licenciamento das vacinas e de que é preferível respeitar os esquemas para a proteção ser obtida no período de vida adequado.

Gravidade dos eventos adversos

Além de informar com honestidade os possíveis eventos adversos, o profissional deve solicitar que o paciente observe e informe a ocorrência de eventos graves ou inesperados. Para tranquilizar o indivíduo, uma boa estratégia é o profissional da saúde relatar a própria experiência pessoal e profissional.

AVALIAÇÃO DE CONTRAINDICAÇÕES E PRECAUÇÕES

A Portaria Conjunta Anvisa/Funasa nº 01, de fevereiro de 2000, estabelece que o serviço de imunização deve registrar toda vacina aplicada. Esse registro deve conter as seguintes informações: identificação pessoal do paciente (nome, responsável, data de nascimento, endereço, telefone), médico-assistente (nome, telefone), vacinas aplicadas (nome, data, lote, validade, local de aplicação, profissional responsável pelo procedimento) e eventos adversos apresentados, além de eventuais alergias e doenças.

Todas as vezes que uma vacina for administrada, o histórico vacinal deve ser muito bem avaliado, assim como possíveis contraindicações e precauções, mesmo que o paciente já tenha recebido uma dose anterior, visto que a condição de saúde do indivíduo pode mudar de uma visita para outra.

A triagem para contraindicações e precauções deve contemplar perguntas e anotações das seguintes situações:

- Existência de doença febril: a vacinação deve ser adiada em caso de doença aguda moderada ou grave, até que seja observada melhora do quadro. Apesar de não haver evidência de que uma doença aguda possa reduzir a eficácia da vacina ou aumentar o risco para eventos adversos pós-vacinais, deve-se empregar essa medida de precaução
- Existência de alergia a medicamentos, alimentos ou doses anteriores de qualquer vacina: apenas a reação anafilática pode contraindicar o uso de alguma vacina. É mais eficaz obter informações sobre alergias de forma genérica (*i. e.*, qualquer alimento ou medicamento) do que sobre os componentes de vacinas específicas, pois muitas pessoas podem não estar familiarizadas com os componentes, mas certamente sabem se ocorreu alguma reação alérgica grave a um alimento ou medicamento
- Ocorrência de eventos adversos graves após a vacinação que constituem contraindicações ou precauções a doses futuras: é uma importante informação para algumas vacinas, como a tríplice bacteriana de células inteiras (DTPw) e a vacina febre amarela. A reação local intensa (vermelhidão ou inchaço) não é contraindicação para doses subsequentes. Outras vacinas também se relacionam a eventos locais com mais frequência, como a meningocócica, a pneumocócica e a herpes-zóster
- História de convulsão ou doença neurológica: as vacinas DTPw ou acelulares pediátrica (DTPa) e do tipo adulto (dTpa) são contraindicadas para crianças e adolescentes com história de encefalopatia dentro de 7 dias após a primeira dose. A ocorrência de doença neurológica instável progressiva é uma precaução para a utilização de DTPa e dTpa (crianças com doenças neurológicas estáveis, incluindo convulsões, não relacionadas com a vacinação podem e devem ser vacinadas normalmente)
- Pacientes com imunodepressão por doença (câncer, leucemia, AIDS etc.) ou tratamento nos últimos 3 meses (uso de biológicos, quimioterapia, radioterapia): há contraindicação para vacinas atenuadas. No entanto, é preciso fazer uma análise criteriosa: vacina tríplice viral e contra varicela são recomendadas para pacientes assintomáticos infectados pelo vírus da imunodeficiência humana (HIV), mas que não tenham evidência de imunossupressão
- Histórico de transfusão de sangue ou hemoderivados, ou administração de gamaglobulina no último ano: a administração de certas vacinas de vírus atenuados (p. ex., tríplice viral e varicela) deve ser adiada por períodos variáveis, dependendo do tipo de produto derivado do sangue e do intervalo desde a administração
- Gestação ou chance de a paciente engravidar durante o mês seguinte: vacinas atenuadas são contraindicadas na gestação; a gravidez deve ser evitada por 1 mês após a vacinação, devido ao risco teórico de transmissão de vírus vacinal para o feto
- Aplicação de vacinas nas últimas 4 semanas: o intervalo mínimo de 30 dias deve ser respeitado apenas entre aplicações de vacinas atenuadas injetáveis.

CALENDÁRIOS DE VACINAÇÃO

As informações sobre os calendários das redes privada e pública, incluindo suas diferenças e semelhanças, são responsabilidade dos profissionais da saúde. Todo cidadão tem direito de ser informado sobre todas as vacinas disponíveis, seus esquemas e recomendações, mesmo que algumas não façam parte do Programa Nacional de Imunizações (PNI) e não estejam contempladas nos postos públicos de vacinação. Os profissionais da área de imunizações têm o dever de conhecer todas as vacinas e estarem aptos a dar informações.

CADERNETA DE VACINAÇÃO

Todo cidadão deve receber a caderneta de vacinação contendo as informações das vacinas aplicadas no dia. O documento deve apresentar os seguintes dados:

- Número de registro do serviço de imunização
- Data da aplicação

- Lote do imunobiológico
- Assinatura do profissional.

A caderneta é um registro pessoal de saúde; portanto, deve ser conservada. No caso de crianças, o responsável deve ser orientado a apresentá-la sempre que for feita uma visita a um profissional de saúde.

O prontuário do paciente no serviço de vacinação deve conter seu nome completo e data de nascimento, os detalhes da vacina aplicada – incluindo a dose, o número de lote e o local de administração –, o nome do profissional vacinador que vacinou, a data da vacinação e as datas das próximas doses aprazadas. O agendamento das futuras doses é uma maneira prática e eficaz de lembrar o paciente a data correta para a próxima aplicação.

É imprescindível que o profissional explique ao paciente as anotações descritas na caderneta de vacinação e reforce as informações sobre os imunobiológicos, suas características e possíveis eventos adversos.

É importante lembrar que esquemas alternativos de vacinação podem ser eventualmente recomendados, o que exige que o profissional esteja atento à necessidade de orientações nesse sentido e de prescrições que fujam das recomendações dos calendários oficiais.

ATENDIMENTO NA SALA DE VACINAÇÃO

Para facilitar a memorização dos cuidados que o profissional de saúde deve ter na sala de vacinação, costuma-se dizer que ele precisa certificar-se dos "cinco certos":

- Paciente certo
- Dose certa
- Imunobiológico certo
- Via de administração certa
- Faixa etária certa.

Por "paciente certo", entende-se aquele que se encontra tranquilo, cooperativo e preparado para a vacinação. Distraí-lo, sobretudo quando se trata de crianças, é uma excelente estratégia. Na sala de vacinação, as condutas a serem seguidas devem ser respeitadas para minimizar o estresse, a dor e o risco de acidentes. Além disso, é preciso conferir se o paciente que está na sala é realmente aquele que deve ser vacinado.

Quanto ao posicionamento e ao conforto do paciente, o profissional de saúde deve acomodá-lo de maneira confortável e segura, de acordo com a idade, o nível de atividade e o local de administração. No caso de crianças, a ajuda do responsável é fundamental, pois elas sentem menos medo e dor quando recebem injeção na posição sentada, visto que o nível de ansiedade é reduzido e, consequentemente, a percepção da dor. É preciso conhecer o potencial de síncope (desmaio) ao administrar vacinas em crianças maiores, adolescentes e adultos e as medidas para evitar essa ocorrência, como sempre posicionar a pessoa sentada ou deitada, conhecer os sintomas que precedem o desmaio (fraqueza, tontura, palidez etc.), prestar apoio e tomar medidas adequadas para prevenir possíveis lesões. Pode ser recomendada a observação do paciente (sentado ou deitado) por 15 minutos após a vacinação.

O medo de injeções é muito citado como razão para o indivíduo recusar-se a receber vacinas. A dor é um fenômeno subjetivo influenciado por múltiplos fatores, incluindo a idade do paciente, o nível de ansiedade, as experiências anteriores de saúde e a cultura. O gerenciamento da dor tem o potencial de melhorar a satisfação com a experiência de imunização. Algumas estratégias baseadas em evidências facilitam o processo de injeção, como intervenções psicológicas (distração) por meio de uma variedade de técnicas (p. ex., tocar música, ler livros, respiração profunda), ingestão de líquidos com sabor doce ou amamentação, sequência de injeções (a mais dolorosa por último), estimulação tátil (esfregar ou acariciar a pele perto do local da injeção com intensidade moderada), técnica de administração (injeções intramusculares rapidamente sem aspiração) e analgesia tópica. Atualmente, não se recomenda o uso profilático de analgésicos antes ou no momento da vacinação.

Vacinas administradas de modo incorreto podem resultar em suscetibilidade à doença. Algumas estratégias podem ser implementadas para evitar esses erros de doses ou de imunobiológicos administrados: manter atualizados e disponíveis os materiais informativos, os calendários de vacinação e os informes de esquemas de vacinação, organizar corretamente as vacinas na geladeira ou câmara fria quanto aos prazos de validade e locais adequados, administrar apenas as vacinas preparadas pelo próprio profissional que está atendendo o cliente e conferir com o paciente o produto que será administrado, apresentando e lendo com ele a embalagem.

Com relação às vias de administração, as instruções do fabricante devem ser seguidas. Quando há mais de uma opção, como no caso das vacinas vivas, o número de vacinas a serem aplicadas e os locais disponíveis para injeção podem influenciar a escolha do profissional.

ACOMPANHAMENTO PÓS-VACINAÇÃO

O indivíduo vacinado e/ou seus responsáveis não devem ficar sozinhos na sala de vacinação e devem ser aconselhados a permanecer no serviço por 15 a 30 minutos após o procedimento. Este é um bom momento para verificar o estado vacinal de outros membros da família, agendar próximas doses e reforçar orientações já feitas, sobretudo em relação aos eventos adversos.

Reações anafiláticas graves costumam ter início rápido. A maioria dos eventos adversos fatais começa 10 minutos após a vacinação. Em adultos, adolescentes e crianças maiores, o evento imediato mais comum é o episódio vasovagal (desmaio), imediatamente ou logo após a vacinação, a maioria ocorrendo dentro de 5 minutos ou, no máximo, em 30. Os adultos devem, portanto, ser avisados desse risco. A ocorrência de anafilaxia é muito rara, mas todos os prestadores de serviços de imunização devem ser capazes de reconhecer esses eventos, assim como dominar os procedimentos a serem adotados.

É imperativo que qualquer evento adverso grave ou inesperado após a imunização seja relatado às secretarias de saúde locais e ao fabricante da vacina. Os profissionais de saúde devem utilizar julgamento clínico e bom senso para decidir quais serão notificados; além disso, os pacientes e seus responsáveis devem ser encorajados a informar o serviço de imunização. A notificação de um evento adverso não implica, necessariamente, uma associação causal com a vacinação, já que alguns eventos podem ocorrer no mesmo período da vacinação.

ATENDIMENTO POR TELEFONE

Principalmente em serviços de imunização privados, os pacientes procuram se informar utilizando meios mais rápidos, como o telefone. O atendimento prestado por essa via também deve ser educado e receptivo.

No Brasil, entretanto, é vedado o atendimento médico por telefone, caso este inclua a prescrição de medicamentos ou tratamentos, sobretudo se não existir uma relação médico-paciente. Desse modo, o serviço de vacinação pode e deve fornecer as informações sobre as vacinas, os calendários e os esquemas, mas não pode orientar condutas que sejam prerrogativas dos médicos-assistentes. Além disso, os profissionais do serviço devem sempre aconselhar que o cliente procure seu médico antes de se vacinar.

CONSIDERAÇÕES FINAIS

É evidente que há necessidade de os serviços de imunizações terem um bom preparo para o atendimento ao público. A falta de capacitação ocasiona, muitas vezes, falsas contraindicações e erros no número de doses, reduzindo os índices da cobertura vacinal da população e deixando parte dela suscetível a doenças.

Para que seja alcançada a excelência, é necessário ter não apenas a infraestrutura, mas o atendimento individualizado e a disponibilidade de profissionais com domínio técnico e científico, além de cordiais e éticos. O atendimento em imunização requer percepção para captar a necessidade individual de cada paciente, além de capacitação técnica.

BIBLIOGRAFIA

Amanna I, Slifka MK. Public fear of vaccination: separating fact from fiction. Viral Immunol. 2005;18(2):307-15.

Australian Government Department Health. Pre-vaccination. The Australian Immunisation Handbook; 2018. Disponível em: https://immunisationhandbook.health.gov.au/about-the-handbook. Acesso em: 20 maio 2022.

Australian Government Department Health. The Australian Immunisation Handbook. 10. ed.; 2013. Disponível em: http://www.health.gov.au/internet/immunise/publishing.nsf/Content/handbook10-2a2. Acesso em: 17 out 2014.

Brasil. Agência Nacional de Vigilância Sanitária. Resolução da Diretoria Colegiada nº 197, de 26 de dezembro de 2017. Dispõe sobre os requisitos mínimos para o funcionamento dos serviços de vacinação humana. Diário Oficial da União, 26 de dezembro de 2017.

Centers for Diseases Control and Prevention. Epidemiology and prevention of vaccine-preventable diseases-The Pink Book: Course Textbook. 14th ed. 2021. Disponível em: Centers for Diseases Control and Prevention. Provider resources for vaccine conversations with parents. Disponível em: https://www.cdc.gov/vaccines/hcp/conversations/index.html. Acesso em: 18 maio 2022.

Centers for Diseases Control and Prevention. Vaccine administration: recommendations and guidelines. Disponível em: https://www.cdc.gov/vaccines/hcp/admin/admin-protocols.html. Acesso em: 18 maio 2022.

Gomes A, Ballalai I, Moura MM, Azavedo P, Kfouri RA, Angerami RN. Atualização em vacinação ocupacional: guia prático [Internet]. São Paulo/Belo Horizonte: Sociedade Brasileira de Imunizações/Associação Nacional de Medicina do Trabalho; 2007. Disponível em: http://www.anamt.org.br/site/upload_arquivos/sugestoes_de_leitura_171220131126567055475.pdf. Acesso em: 20 maio 2022.

The Pink Book – Epidemiology of Vaccine Preventable Diseases. 14th ed. Disponível em: https://www.cdc.gov/vaccines/pubs/pinkbook/index.html. Acesso em: 20 maio 2022.

Neto VA. Imunizações: atualizações, orientações e sugestões. São Paulo: Segmento Farma; 2011. p. 15.

13

Eventos Adversos: Vigilância, Notificação e Atendimento

Mayra Martho Moura de Oliveira

INTRODUÇÃO

Desde a criação do Programa Nacional de Imunizações (PNI), em 1973, é possível acompanhar os avanços no controle e na erradicação de diversas doenças infectocontagiosas, como varíola, poliomielite, sarampo e tétano neonatal. As vacinas, como qualquer outro produto farmacêutico, passam por uma série de estudos que analisam sua eficácia e segurança antes de serem registradas; porém, embora essas avaliações se efetuem de maneira que a quantidade de indivíduos participantes seja estatisticamente significativa, ainda é possível verificar novos eventos adversos após a utilização em massa do produto (Tabela 13.1). Assim, quanto maior a cobertura vacinal, maiores são as chances de ocorrerem eventos adversos graves ou desconhecidos. Por esse motivo, é fundamental a vigilância dos eventos adversos pós-vacinação (EAPV) e depois da comercialização e distribuição das vacinas.

O objetivo dos cientistas e laboratórios é produzir vacinas cada vez mais eficazes e menos reatogênicas. É preciso ressaltar que o desenvolvimento de uma nova vacina é extremamente trabalhoso. O processo leva, em média, 8 a 10 anos para atender a todas as fases recomendadas pela Organização Mundial da Saúde (OMS).

Após essa longa fase de desenvolvimento, o produto é submetido à Agência Nacional de Vigilância Sanitária (Anvisa) para obtenção de registro brasileiro. Somente após essa fase, a vacina poderá ser comercializada e distribuída. Cabe lembrar que, mesmo após sua fabricação e distribuição, é mandatório por lei que o produtor mantenha um sistema de vigilância, conhecido como farmacovigilância. Os objetivos desse processo são coletar informações e supervisionar possíveis eventos adversos causados pelas vacinas e analisar a causalidade desses eventos com o produto administrado. Desse modo, o fabricante tem condições de detectar eventos adversos não esperados ou em quantidade acima da prevista, o que pode sugerir a execução de um estudo de fase IV – avaliação do risco-benefício do produto.

Os riscos de uma vacina não devem superar seus benefícios, e é obrigação do produtor fiscalizar a incidência e relatá-la à Anvisa. O objetivo é rastrear todos os eventos adversos e relacioná-los ou não com determinada vacina, de modo que seja possível conhecer os riscos e afirmar que os benefícios em imunizar a população são maiores.

SISTEMA NACIONAL DE VIGILÂNCIA EPIDEMIOLÓGICA DE EVENTOS ADVERSOS PÓS-VACINAÇÃO

A Vigilância Epidemiológica de Eventos Adversos Pós-vacinação (VEAPV) foi instituída no Brasil em 1998. A partir de 2005, com a Portaria nº 33 da

Tabela 13.1 Processo de desenvolvimento de novas vacinas.

Etapa	Ensaios pré-clínicos		Fase I	Fase II		Fase III		
Ano	1	2	3	4	5	6	7	8
População	Animais de laboratório		10 a 100 voluntários	100 a 300 voluntários		1.000 ou mais voluntários sãos		
Objetivo	Ensaios de segurança e atividade biológica		Determinação de segurança e dosificação	Avaliação de efetividade e efeitos secundários		Verificação de efetividade e monitoramento das reações adversas		

Secretaria de Vigilância em Saúde do Ministério da Saúde (MS) (revogada pela Portaria MS/GM nº 1.271, de 6 de junho de 2014), os EAPV foram considerados de notificação compulsória. Entretanto, desde o ano 2000, quando foi implantado o Sistema de Informação da Vigilância Epidemiológica de Eventos Adversos Pós-vacinação (SI-VEAPV), as informações relacionadas com eventos adversos vêm sendo coletadas e analisadas nacionalmente.

O PNI do MS estruturou o Sistema Nacional de Vigilância Epidemiológica de Eventos Adversos Pós-vacinação (SNVEAPV) com os seguintes objetivos:

- Normatizar o reconhecimento e a conduta diante dos casos suspeitos de EAPV
- Permitir maior conhecimento sobre a natureza dos EAPV
- Dar subsídios ou sinalizar a necessidade de realização de pesquisas pertinentes, além de realizá-las
- Identificar eventos novos e/ou raros
- Possibilitar a identificação de imunobiológicos ou lotes com desvios de qualidade na produção, resultando em produtos ou lotes mais reatogênicos, bem como decidir quanto à utilização ou à suspensão desses produtos
- Identificar possíveis falhas nas etapas de transporte, armazenamento, manuseio ou administração (erros programáticos) que resultem em EAPV
- Estabelecer ou descartar, quando possível, a relação de causalidade com a vacina
- Promover a consolidação e a análise dos dados de EAPV ocorridos no país em um sistema único e informatizado
- Assessorar os processos de capacitação ligados à área de imunizações, visando o aspecto dos EAPV e promovendo supervisões e atualizações científicas
- Assessorar os profissionais da assistência na avaliação, no diagnóstico e na conduta diante dos EAPV
- Avaliar de maneira contínua a relação risco-benefício referente ao uso dos imunobiológicos
- Contribuir para a manutenção da credibilidade do PNI junto à população e aos profissionais de saúde
- Prover regularmente informações pertinentes à segurança dos imunobiológicos disponíveis no PNI.

O SNVEAPV tem como instrumentos um formulário próprio de investigação/notificação, um manual de vigilância e os seguintes sistemas informatizados: Sistema de Informação do Programa Nacional de Imunizações (SIPNI), Módulo – Eventos Adversos Pós-vacinação (SIEAPV) e Vigimed.

A implementação desses sistemas possibilitou a comunicação online entre as instâncias municipais, estaduais e federal. Assim, a notificação continua seguindo o mesmo fluxo, desde a instância municipal até a federal (PNI), com a diferença de que agora é informatizada.

As unidades notificadoras que têm acesso aos sistemas no âmbito municipal são unidades básicas de saúde (UBS)/salas de vacinação, unidades de pronto atendimento (UPAs), prontos-socorros e hospitais. Entretanto, é obrigação de todas as unidades públicas e privadas notificarem a ocorrência de um evento adverso.

EVENTO ADVERSO

A definição de evento adverso, de acordo com o Manual de Evento Adverso do MS, é "qualquer ocorrência médica indesejada após a vacinação e que, não necessariamente, possui uma relação causal com o uso de uma vacina ou outro imunobiológico (imunoglobulinas e soros heterólogos). Um EAPV pode ser qualquer evento indesejável ou não intencional, isto é, sintoma, doença ou achado laboratorial anormal".

A Resolução da Diretoria Colegiada (RDC) nº 406, de 22 de julho de 2020, traz como definição, entre outros fatores, a possibilidade de eventos por desvios de qualidade de medicamentos, sendo um evento adverso classificado como qualquer ocorrência médica indesejável em um indivíduo temporalmente associado à vacina. Um evento adverso não tem relação causal com a vacina aplicada até que o indivíduo seja submetido a uma avaliação clínica e laboratorial. Apenas após essa avaliação, o evento pode ser classificado como relacionado ou não com o imunobiológico administrado.

A OMS dispõe de um guia para auxiliar na definição de causalidade de um EAPV. De acordo com o guia, a causalidade é a relação entre uma causa e um efeito. Muitos são os desafios para definir a real relação de um evento adverso causado por determinada vacina. O fato de a vacina ter sido administrada em um período curto antes do evento não significa que ela é a responsável.

A avaliação de causalidade é uma revisão sistemática de dados, ou seja, a qualidade dessa avaliação está diretamente relacionada às informações registradas na notificação do evento adverso, na avaliação médica e laboratorial adequada e na qualidade de revisão do processo de causalidade.

A avaliação de causalidade deve ser realizada seguindo quatro passos:

- Passo 1 – elegibilidade: tem o objetivo de determinar se o EAPV satisfaz os critérios mínimos de avaliação de causalidade
- Passo 2 – *checklist*: envolve a revisão sistemática dos dados relevantes para a possível correlação de causalidade
- Passo 3 – algoritmo: obtém uma tendência da causalidade com a informação recolhida no *checklist*
- Passo 4 – classificação: categoriza a associação do EAPV com a vacina ou vacinação com base no algoritmo.

Essa classificação é muito importante para associar ou descartar a relação do evento com a vacina administrada, evitando que muitos desfechos sejam de responsabilidade das vacinas. A avaliação feita com critério e cautela reafirma a segurança dos imunobiológicos, conforme descrito em seus estudos clínicos, e garante a adesão da população. Quanto à intensidade dos eventos, a classificação pode ser feita em eventos graves, moderados e leves.

Eventos graves

Correspondem a óbito, ameaça à vida (*i. e.*, quando há risco de morte no momento do evento) e hospitalização ou prolongamento de hospitalização já existente (ou seja, quando a hospitalização corresponde a atendimento hospitalar com necessidade de internação; inclui um prolongamento da internação decorrente de um evento adverso).

A incapacidade significativa ou persistente também é um evento grave, pois há interrupção substancial da habilidade de uma pessoa conduzir as funções de sua rotina. São também eventos graves anomalia congênita, qualquer suspeita de transmissão de agente infeccioso por meio de um medicamento e evento clinicamente significativo, isto é, qualquer evento decorrente do uso de medicamento que necessite de intervenção médica, a fim de se evitar óbito, risco à vida, incapacidade significativa ou hospitalização.

Eventos moderados

São as situações em que há necessidade de avaliação médica e exames complementares e/ou tratamento médico e que não se incluem na categoria grave.

Eventos leves

Classificam-se as ocorrências que não necessitam de exames complementares e tratamento médico. Os eventos mais comuns são os de intensidade leve, sejam eles locais, sejam sistêmicos. Assim, a atenção da vigilância fica voltada para os eventos moderados e graves.

Além do fato de a utilização de um produto (no caso, uma vacina) aumentar as chances do aparecimento de eventos adversos inesperados ou em quantidades superiores às esperadas, ainda poderão surgir EAPV oriundos de problemas com a qualidade de um lote de vacina, como a contaminação.

INSTITUTO NACIONAL DE CONTROLE DE QUALIDADE EM SAÚDE

O Sistema Nacional de Vigilância Sanitária conta com a parceria do Instituto Nacional de Controle de Qualidade em Saúde (INCQS), unidade técnico-científica da Fundação Oswaldo Cruz (Fiocruz), para controlar a qualidade dos produtos sujeitos à vigilância sanitária, incluindo os imunobiológicos.

Desde 1983, todos os lotes de vacinas incluídas no calendário vacinal do PNI passam pela avaliação do INCQS antes que sejam distribuídos para a população. Por meio de testes, é possível verificar algum tipo de contaminação ou outros problemas decorrentes de falha de produção nesses lotes. Após a verificação, laudos de análise são emitidos e encaminhados para o PNI. Além dessa avaliação preventiva, o INCQS também auxilia o programa de imunização, avaliando lotes que foram submetidos a condições inadequadas de conservação, resultantes de falha na rede de frio. Ambas as análises podem ajudar no esclarecimento de eventos adversos relacionados temporariamente com determinada vacina.

DEFINIÇÕES DE CASO PARA NOTIFICAÇÃO E INVESTIGAÇÃO

Manifestações locais

São consideradas manifestações locais as seguintes reações, que podem ocorrer no local da administração ou próximas a ele: hiperestesia, eritema, prurido, pápulas urticariformes, enfartamento ganglionar, abscesso, celulite, enduração, edema, nódulo, reação ou fenômeno de Arthus e dor.

Manifestações sistêmicas

São representadas por uma série de reações: anafilaxia, choro persistente, convulsão, encefalite, mielite, encefalomielite aguda disseminada, encefalopatia, episódio hipotônico-hiporresponsivo, invaginação intestinal, meningite asséptica, narcolepsia, neurite óptica, paralisia facial, polirradiculoneuropatias inflamatórias, síndrome de Guillain-Barré, síncope vasovagal, síndrome dolorosa complexa regional, síndrome de reação sistêmica precoce, trombocitopenia ou plaqueropenia, morte súbita inexplicável e síndrome da morte súbita da infância.

Depois de o evento adverso ter sido identificado, o profissional de saúde do estabelecimento no qual o paciente recebeu a vacinação deve preencher a ficha de notificação de EAPV e encaminhá-la à vigilância epidemiológica local. Essa notificação, já em meio eletrônico (SI-VEAPV), será encaminhada às regionais de saúde, que, ao receberem e analisarem as fichas, irão encaminhá-las aos níveis estadual e, depois, nacional.

A RDC nº 406 estabelece as responsabilidades do fabricante da vacina; entre elas, o mesmo deve implantar mecanismos para receber as notificações dos profissionais de saúde e consumidores. Entretanto, como o PNI tem o SI-VEAPV, os fabricantes das vacinas nacionais que fazem parte do programa não costumam receber ligações diretas do paciente ou da unidade de saúde. Mesmo assim, de acordo com a RDC nº 406, é de responsabilidade do fabricante acompanhar o evento adverso até sua conclusão.

Ressalta-se que os fabricantes de vacinas indisponíveis na rede pública também devem ser avisados por meio do serviço de atendimento ao consumidor (telefone disponível na embalagem), ou seja, os profissionais de saúde de clínicas privadas devem seguir o fluxo estabelecido pelo PNI e entrar em contato por telefone com o fabricante em questão.

ATRIBUIÇÕES DOS NÍVEIS DO SISTEMA DE SAÚDE

Todos os eventos compatíveis com as definições de caso estabelecidas devem ser notificados, conforme descrito a seguir.

Nível local

Em nível local, a unidade de saúde deverá identificar, investigar e notificar a coordenação de imunizações e/ou o serviço de vigilância de referência do município. Deve-se orientar os vacinados, familiares e/ou responsáveis a adotar as condutas clínicas pertinentes, além de consolidar e analisar os casos notificados.

Nível municipal

No nível municipal, a conduta é receber as notificações das unidades de saúde, identificar os eventos graves e/ou inusitados e notificar de imediato os casos graves e/ou inusitados para a regional de saúde ou a autoridade de nível estadual. É preciso também promover a investigação das notificações recebidas, analisando e estabelecendo a conduta adequada no âmbito de sua competência; repassar cópias do formulário de notificação/investigação corretamente preenchidos, bem como todo o material pertinente ao caso (prontuários médicos, laudos de exames laboratoriais, entre outros) ao nível hierárquico superior. Deve-se também detectar, notificar e definir a conduta diante da eventual ocorrência de surtos de eventos adversos, consolidar e avaliar os dados municipais, supervisionar as atividades da VEAPV no nível local, promover a capacitação e atualização de recursos humanos e retroalimentar o nível local com informações atualizadas sobre o(s) EAPV notificado(s).

Nível regional (quando houver)

Em nível regional, a conduta é receber, analisar e consolidar os dados dos municípios da sua abrangência, identificar os eventos graves e/ou inusitados e notificar imediatamente a regional de saúde ou as competências ao nível estadual. Em seguida, promover a investigação do caso, analisando e estabelecendo a conduta adequada, no âmbito de sua competência; repassar cópias do formulário de notificação/investigação corretamente preenchidos, bem como todo o material pertinente ao caso (prontuários médicos, laudos de exames laboratoriais, entre outros) ao nível hierárquico superior; e assessorar os municípios na investigação dos casos quando for necessário, orientando sobre a conduta adequada no âmbito de sua competência. Outras condutas são detectar e notificar a ocorrência de surtos de eventos adversos, supervisionar as atividades da VEAPV nos municípios de sua abrangência, promover a capacitação e a atualização de recursos humanos, incentivar e apoiar os municípios na análise de dados e retroalimentar o nível municipal com informações atualizadas sobre o(s) EAPV notificado(s).

Nível estadual

No nível estadual, a conduta é receber, consolidar e analisar as notificações regionais ou municipais, identificar os eventos graves e/ou inusitados e notificar imediatamente a regional de saúde ou as competências de nível estadual. Cabe também promover a investigação do caso, analisando e estabelecendo a conduta adequada no âmbito de sua competência. Ainda se incluem repassar cópias do formulário de notificação/investigação corretamente preenchidos, bem como todo o material pertinente ao caso (prontuários médicos, laudos de exames laboratoriais, entre outros) ao nível hierárquico superior; garantir, com a participação dos Centros de Referência para Imunobiológicos Especiais (CRIEs), os mecanismos necessários para a investigação, o acompanhamento e a elucidação de eventos adversos graves e/ou inusitados, associados temporalmente às aplicações de imunobiológicos (Portaria nº 48, de 28 de julho de 2004). É da competência de nível estadual assessorar as regionais ou os municípios na investigação dos casos quando for necessário, orientando condutas no âmbito de sua competência; detectar e notificar a ocorrência de surtos de eventos adversos, consolidar e analisar os dados do estado e repassar o consolidado para o nível nacional até o 15º dia útil de cada mês. A base deverá ser encaminhada mensalmente, mesmo que novos eventos não tenham sido notificados. Devem ser realizadas supervisões nas regionais e nos municípios, além da promoção da capacitação e atualização de recursos humanos e/ou apoio às regionais e aos municípios nessa área. Faz parte da conduta incentivar e apoiar as regionais e/ou os municípios na análise de dados, consultar o Comitê Estadual de Imunizações para auxiliar na investigação, no esclarecimento e na discussão de todos os casos de EAPV graves e/ou inusitados e retroalimentar o nível regional e/ou municipal com informações atualizadas sobre o(s) EAPV notificado(s).

Nível nacional

As competências de nível nacional são receber e analisar os consolidados estaduais; garantir apoio técnico aos estados com a participação dos CRIE, fazendo parte, inclusive, da investigação epidemiológica de campo, quando necessário, orientando a conduta adequada no âmbito de sua competência; elaborar e manter atualizados os protocolos e demais instrumentos de investigação dos eventos adversos; adotar medidas imediatas diante da ocorrência de surtos de eventos adversos; realizar supervisões sistemáticas nos estados; e promover e apoiar os estados na capacitação e atualização de recursos humanos. É também da conduta desse nível incentivar e apoiar os estados na análise de dados, consultar o Comitê Técnico Assessor de Imunizações (CTAI) e os grupos técnicos de apoio para auxiliar na investigação, no esclarecimento e na discussão de todos os casos de EAPV graves e/ou inusitados não encerrados nos estados e retroalimentar o nível estadual com informações atualizadas sobre o(s) EAPV notificado(s).

ATENDIMENTO

Normalmente, o paciente retorna à unidade onde foi vacinado ou entra em contato por telefone quando identifica algum sintoma diferente após receber a vacina. A unidade tem a obrigação de notificar e orientar, mas o acompanhamento é realizado pela vigilância epidemiológica. Para algumas vacinas, como a da febre amarela, existe um protocolo a ser seguido para descartar outras possíveis causas, o que facilita a relação ou não do evento com a vacina.

O fabricante será comunicado pelo profissional de saúde, paciente ou PNI e, de acordo com a RDC nº 406, é sua obrigação acompanhar o caso e incluir os eventos adversos notificados em seus relatórios periódicos enviados à Anvisa, mas não é sua tarefa prover a assistência ao paciente. O indivíduo poderá ser atendido em qualquer unidade de saúde, de maneira que a vigilância o acompanhará e a unidade de saúde que o está atendendo seguirá com a investigação, a realização de exames e todos os cuidados necessários para a sua reabilitação. Finalizados os exames, haverá uma avaliação da vigilância epidemiológica junto ao fabricante para determinar a causalidade ou a falta dela desse evento com a vacina.

CONSIDERAÇÕES FINAIS

O Sistema de Vigilância é essencial para que a segurança de cada vacina seja mais bem conhecida e que sua qualidade seja garantida. Como já citado, antes que o registro na Anvisa fosse obtido, a vacina passou, entre outras análises, por ensaios clínicos para verificar sua segurança, mas, uma vez que a vacina seja registrada e usada em larga escala, é possível verificar os efeitos adversos desconhecidos.

A notificação desses eventos corrobora para termos certeza dos riscos e benefícios quanto à utilização de determinada vacina e sinaliza o momento em que é mais arriscado ser vacinado e ter um grave evento adversos do que o benefício de ficar imunizado contra determinada doença. Esse é o momento de avaliar a real necessidade de manter a vacina no calendário vacinal ou não.

BIBLIOGRAFIA

Brasil. Ministério da Saúde. Fundação Nacional de Saúde. Manual de Vigilância Epidemiológica de Eventos Adversos Pós-vacinação. 4. ed. Brasília: Ministério da Saúde/Funasa, 2020.

Brasil. Agência Nacional de Vigilância Sanitária (Brasil). RDC nº 406, de 22 de julho de 2020. Dispõe sobre as Boas Práticas de Farmacovigilância para os detentores de registro de medicamentos de uso humano. Diário Oficial da União, 22 de julho de 2020.

Brasil, Ministério da Saúde. Portaria MS/GM nº 1.271, de 6 de junho de 2014. Define a Lista Nacional de Notificação Compulsória de doenças, agravos e eventos de saúde pública nos serviços de saúde públicos e privados em todo o território nacional, nos termos do anexo, e dá outras providências. Diário Oficial da União. 2011 jan. 25; Seção 1. p. 37.

CIOMS. The Council for International Organizations of Medical Sciences. CIOMS Cumulative Pharmacovigilance GLOSSARY Version 1.1. Genebra: World Health Organization, 2021.

World Health Organization (WHO). Causality assessment of an adverse events following immunization (AEFI). World Health Organization; 2013.

14

Conservação, Armazenamento e Transporte de Imunobiológicos

Mirian Martho de Moura • Mayra Martho Moura de Oliveira

INTRODUÇÃO

Uma vez que vacinas são imunobiológicos termossensíveis, a temperatura a que são expostas é, sem dúvida, o principal fator que interfere na qualidade do produto ao longo de sua vida útil. A qualidade de uma vacina pode ser verificada somente em laboratório, o que constitui um processo trabalhoso, demorado e oneroso. Portanto, toda a atenção deve ser direcionada à rede de frio.

REDE OU CADEIA DE FRIO

A rede de frio consiste no processo que compreende o armazenamento, a conservação, a distribuição e o transporte dos imunobiológicos em condições adequadas de temperatura, desde o laboratório produtor até a sua administração, ou seja, o caminho que a vacina percorre da produção ao usuário final. A quebra na temperatura ou na condição de manipulação ideal em qualquer ponto da rede pode comprometer a qualidade do produto.

As vacinas são conservadas nos diversos setores da rede de frio em temperaturas específicas, que levam em conta os antígenos e os adjuvantes da sua composição. Esses elementos são fundamentais para definir se uma vacina pode ou não ser congelada. Nos locais de aplicação (p. ex., ambulatórios, postos de saúde, hospitais ou clínicas privadas), as vacinas devem ser conservadas entre 2 e 8°C, sendo o ideal 5°C, a fim de oferecer maior segurança contra eventuais oscilações.

TERMOESTABILIDADE DAS VACINAS

A estabilidade térmica das vacinas varia de acordo com suas características (Tabela 14.1): por exemplo, as vacinas de vírus atenuados são mais sensíveis ao calor e à luz; em contrapartida, vacinas que contêm derivados de alumínio como adjuvante (toxoides) e vacinas subunitárias ou inativadas toleram melhor temperaturas mais altas, e o congelamento pode inativá-las (a temperatura de congelamento se situa abaixo de 0°C).

O congelamento pode diminuir a eficácia de algumas vacinas e aumentar o risco de eventos adversos após a vacinação, como abscessos estéreis.

A exposição de uma vacina a temperaturas acima de 8°C pode resultar em alguma perda de potência, a qual é cumulativa, de modo que repetidas exposições a temperaturas elevadas determinam uma crescente perda de potência.

Como regra, todas as vacinas devem ser armazenadas à temperatura entre 2 e 8°C. Cabe lembrar que o aquecimento das vacinas é um problema, e o erro mais comum na conservação é a exposição das vacinas inativadas à temperatura de congelamento (inferior a 0°C).

Tabela 14.1 Condições de armazenamento das vacinas mais frequentemente utilizadas.

Vacina	Temperatura de armazenamento da vacina	Temperatura de armazenamento do diluente	Observações
Bacilo Calmette-Guérin ID	2 a 8°C	2 a 8°C	Proteger da luz Após a reconstituição deve ser utilizada no máximo em 6 h, desde que mantida na temperatura sugerida
Cólera e diarreia causadas por *Escherichia coli* enterotoxigênica (inativada)	2 a 8°C Não congelar	2 a 8°C Grânulos efervescentes (solução de bicarbonato de sódio)	Após a diluição dos grânulos efervescentes em água e adição da vacina, a mistura deve ser ingerida em 2 h
DTP e outras vacinas adsorvidas contendo antígenos de difteria, tétano e/ou *pertussis* e/ou poliomielite (inclusive acelular – formulação adulto ou pediátrica)	2 a 8°C Não congelar	Sem diluente Algumas combinações utilizam a vacina Hib como diluente	Adjuvante contendo alumínio: perda irreversível de potência quando congelada
Febre amarela (Bio-Manguinhos)	2 a 8°C A vacina liofilizada pode ser armazenada em temperaturas negativas (≤ –20°C) antes da diluição	2 a 25°C No momento da reconstituição, deve estar entre 2 e 8°C	Proteger da luz A vacina de Bio-Manguinhos, após a reconstituição, pode ser utilizada em até 4 h Proteger da luz
Febre amarela (Sanofi Pasteur)	2 a 8°C Não congelar	No momento da reconstituição, deve estar entre 2 e 8°C	Utilizar imediatamente após a reconstituição Proteger da luz
Febre tifoide	2 a 8°C Não congelar	Sem diluente	Proteger da luz
Haemophilus influenzae tipo b conjugada	2 a 8°C Não congelar	2 a 8°C Não congelar	Vários tipos de vacina com diferentes perfis de termoestabilidade
Hepatite B recombinante	2 a 8°C Não congelar	Sem diluente	Adjuvante contendo alumínio: perda irreversível de potência quando congelada
Hepatite A inativada	2 a 8°C Não congelar	Sem diluente	Adjuvante contendo alumínio: perda irreversível de potência quando congelada
Hepatite A virossomal	2 a 8°C Não congelar	Sem diluente	Proteger da luz
Herpes-zóster atenuada	≤ –15°C	2 a 25°C No momento da reconstituição, deve estar entre 2 e 8°C	Proteger da luz
Influenza fracionada, inativada	2 a 8°C Não congelar	Sem diluente	Proteger da luz
Meningocócica C conjugada	2 a 8°C Não congelar	Presença de diluente, a depender do laboratório produtor	Proteger da luz O perfil de estabilidade depende do laboratório produtor

(*continua*)

Tabela 14.1 Condições de armazenamento das vacinas mais frequentemente utilizadas. (*continuação*)

Vacina	Temperatura de armazenamento da vacina	Temperatura de armazenamento do diluente	Observações
Meningocócica ACWY conjugada	2 a 8°C Não congelar	2 a 8°C Não congelar	Após a reconstituição pode ser utilizada no máximo em 8 h, desde que mantida entre 2 e 8°C
Meningocócica AC polissacarídica (laboratório Bio-Manguinhos)	2 a 8°C A vacina liofilizada pode ser armazenada em temperaturas negativas (≤ –20°C)	2 a 25°C No momento da reconstituição, deve estar entre (2 e 8°C) Não congelar	Proteger da luz Após a reconstituição pode ser utilizada no máximo em 8 h, desde que mantida entre 2 e 8°C
Papilomavírus humano recombinante (vacina tipos 6, 11, 16 e 18 recombinante e vacina tipos 16 e 18 recombinante)	(2 a 8°C) Não congelar	Sem diluente	Proteger da luz
Pneumococo 10,13-valente conjugada	2 a 8°C Não congelar	Sem diluente	Adjuvante contendo alumínio: perda irreversível de potência quando congelada
Pneumococo 23-valente polissacarídica	2 a 8°C Não congelar	Sem diluente	Ausência de dados suficientes sobre termoestabilidade
Poliomielite 1,2,3 atenuada	2 a 8°C Pode ser armazenada em temperaturas negativas (≤ –20°C)	Sem diluente	Após os frascos abertos, a vacina pode ser utilizada em até 1 semana, desde que mantidos entre 2 e 8°C e adotados os cuidados que evitem a contaminação
Poliomielite 1,2,3 inativada	2 a 8°C Não congelar	Sem diluente	–
Raiva inativada (preparada sobre células vero)	2 a 8°C Não congelar	2 a 8°C Não congelar	Após a reconstituição, a vacina deve ser utilizada imediatamente
Rotavírus humano/bovino G1, G2, G3, G4 e P1[8] atenuada	2 a 8°C Não congelar	Sem diluente	Proteger da luz
Rotavírus humano G1 P1[8] atenuada	2 a 8°C Não congelar	–	Proteger da luz
Sarampo, caxumba e rubéola	2 a 8°C A vacina liofilizada pode ser armazenada em temperaturas negativas (≤ –20°C)	2 a 25°C No momento da reconstituição, deve estar entre 2 a 8°C Não congelar	Proteger da luz Após a reconstituição, pode ser utilizada no máximo em 8 h, desde que mantida em 2 a 8°C
Varicela atenuada	2 a 8°C A vacina liofilizada não é prejudicada pelo congelamento	2 a 25°C No momento da reconstituição, deve estar entre 2 e 8°C	Proteger da luz Após a reconstituição, a vacina deve ser administrada de imediato (30 min)

(*continua*)

Tabela 14.1 Condições de armazenamento das vacinas mais frequentemente utilizadas. (*continuação*)

Vacina	Temperatura de armazenamento da vacina	Temperatura de armazenamento do diluente	Observações
Vacina covid-19 (mRNA) (Comirnaty), formulação infantil	No máximo 10 semanas à temperatura de 2 a 8°C Durante toda a validade (6 meses) em *freezer* de ultrabaixa temperatura (–90 a –60°C)	2 a 8°C	Validade após abertura do frasco: 12 h após a diluição em temperatura de 2 a 8°C A vacina descongelada deve ser diluída no frasco original com 1,8 mℓ de solução de cloreto de sódio 0,9%, utilizando agulha de calibre igual ou inferior a 21 GA e técnicas assépticas. Homogeneizar suavemente, não agitar; após a diluição, o frasco contém 2,25 mℓ A formulação pediátrica mantém cadeia de frio exclusivamente à ultratemperatura (–90 a –60°C) e refrigeração (2 a 8°C). Mediante início de descongelamento, registrar na embalagem data para o controle de prazo de validade (10 semanas) O transporte na temperatura de refrigeração (2 a 8°C), pode ocorrer sem restrição de prazo durante as 10 semanas de validade Não armazenar entre –25 e –15°C
Vacina covid-19 (mRNA) (Comirnaty) adultos (12 anos ou mais)	No máximo 31 dias à temperatura de 2 a 8°C Até 14 dias (2 semanas) à temperatura de –25 a –15°C Durante toda a validade (9 meses) em *freezer* de ultrabaixa temperatura (–90 a –60°C)	2 a 8°C	Validade após abertura do frasco: 6 h após a diluição em temperatura de 2 a 8°C A vacina descongelada deve ser diluída no frasco original com 1,8 mℓ de solução de cloreto de sódio 0,9%, utilizando agulha de calibre igual ou inferior a 21 GA e técnicas assépticas. Homogeneizar suavemente, não agitar; após a diluição, o frasco contém 2,25 mℓ
Coronavac	12 meses 2 e 8°C	–	Validade após: 8 h
Janssen	6 meses à temperatura de 2 a 8°C 24 meses à temperatura de –25 a –15°C. Após descongelada, não recongelar	–	6 h após a abertura do frasco em temperatura de 2 a 8°C

(*continua*)

Tabela 14.1 Condições de armazenamento das vacinas mais frequentemente utilizadas. (*continuação*)

Vacina	Temperatura de armazenamento da vacina	Temperatura de armazenamento do diluente	Observações
AstraZeneca/Fiocruz	Validade do frasco multidose fechado: 6 meses a partir da data de fabricação temperatura de 2 a 8°C	–	Validade do frasco multidose após aberto: 48 h em temperatura de 2 a 8°C
AstraZeneca/Fiocruz/ Serum Institut of India	Validade do frasco multidose fechado: 6 meses a partir da data de fabricação temperatura de 2 a 8°C	–	Validade do frasco multidose após aberto: 6 h em temperatura de 2 a 8°C
AstraZeneca - COVAX	Validade do frasco multidose fechado: 6 meses a partir da data de fabricação temperatura de 2 a 8°C	–	Validade do frasco multidose aberto: 6 h em temperatura de 2 a 8°C

As condições para a conservação de novas vacinas podem ser diferentes das listadas na tabela. É fundamental consultar sempre as recomendações do fabricante. O prazo de validade deve ser sempre verificado na embalagem. (Adaptada de Plotkin et al., 2008; Documento Técnico – Campanha de Vacinação contra a covid-19 – 41ª atualização – 11/11/2022. São Paulo).

Alguns imunobiológicos são também sensíveis à luz (natural e fluorescente), como as vacinas contra sarampo, rubéola, caxumba, varicela, febre amarela e bacilo Calmette-Guérin (BCG).

PROCEDIMENTOS BÁSICOS PARA ARMAZENAMENTO DAS VACINAS

A câmara de conservação de vacinas é um elemento imprescindível na cadeia de frio. Em seu interior, as vacinas são conservadas entre 2 e 8°C até o momento de sua utilização.

Não existe teste simples, rápido e confiável para determinar se uma vacina sofreu alteração após exposição a temperaturas acima ou abaixo do seu limite de tolerância. Quando houver falhas e/ou dúvidas em relação à rede de frio, o produtor ou o responsável pela rede de frio deve ser contatado.

Para saber a conduta a ser tomada com a vacina que sofreu alteração de temperatura, é necessário saber:

- Temperatura de exposição
- Tempo de exposição
- Validade
- Histórico de alteração de temperatura.

É importante respeitar algumas orientações para garantir a eficácia dos imunobiológicos, das quais destacam-se as mais relevantes:

- Usar tomada ou conexão com a fonte de energia elétrica exclusiva para a câmara
- Colocar a câmara distante de fontes de calor (autoclaves, raios solares), perfeitamente nivelada e afastada da parede pelo menos 20 cm, de modo a permitir a livre circulação de ar
- Não utilizar refrigeradores tipo dúplex. No caso de oscilações de energia elétrica, esse tipo de equipamento não mantém a temperatura exigida, podendo haver congelamento ou elevação da temperatura acima de 8°C
- Usar a câmara única e exclusivamente para imunobiológicos. Não armazenar no refrigerador nenhum outro tipo de material, como reagentes de laboratórios, medicamentos, alimentos ou material radioativo
- Manter o termostato regulado para temperatura entre 2 e 8°C, sendo a temperatura fixa ideal de 5°C, pois oferece maior segurança contra eventuais oscilações
- Manter sistema de alarme e geradores elétricos de emergência. Cada local deve assegurar o sistema que garanta maior controle e vigilância da temperatura
- Utilizar termômetro preferencialmente com alarme para graus máximo e mínimo e que indique e registre as variações de temperatura
- Fazer a leitura do termômetro, verificando as temperaturas máxima e mínima atingidas, no mínimo 2 vezes ao dia, registrando-as em um

mapa de controle diário de temperatura. Existem equipamentos que já possuem registrador gráfico ou saída serial, podendo ser conectados a uma impressora, que registra periodicamente a temperatura interna da câmara de vacinas

- Colocar à frente as vacinas com prazo de validade mais próximo do vencimento, para que sejam utilizadas primeiro
- Conferir periodicamente a data de validade das vacinas, retirando as que estiverem fora da validade
- Manter os diluentes na câmara antes do uso, para que, no momento da diluição, estejam à temperatura de 2 a 8°C; eles não devem ser congelados
- Manter as vacinas em sua embalagem original, pois atuam como isolamento e facilitam a gestão de estoques
- Verificar a vedação da porta periodicamente, no mínimo a cada 6 meses (o teste do papel é apresentado no Boxe 14.1).

TRANSPORTE

O transporte das vacinas é um dos elos fundamentais para uma adequada cadeia de frio.

É importante assegurar que, em todo o itinerário, as normas de armazenamento sejam rigorosamente seguidas, desde o acondicionamento até o destino final. São apresentados a seguir alguns fatores que interferem na manutenção da temperatura dos imunobiológicos durante o transporte.

Temperatura ambiente em torno da caixa térmica

Quanto mais elevada a superfície da caixa, mais fácil é a penetração do calor através da parede e menor é o tempo para que a temperatura das vacinas seja afetada.

> **Boxe 14.1** Teste do papel: verificação da integridade da vedação de refrigeradores
>
> - Utilizar um pedaço de papel comum (cerca de 7 × 4 cm)
> - Colocar o papel entre a borracha de vedação da porta e o refrigerador
> - Fechar a porta
> - Puxar o papel: se apresentar resistência, a vedação da porta está intacta
> - Repetir o procedimento em vários pontos da porta da câmera.

Qualidade, espessura e densidade do material utilizado no isolamento da caixa térmica

Quanto maiores a espessura e a densidade da caixa, menor é a troca de calor. A qualidade do material empregado também é importante, pois materiais com má condução, como poliuretano ou poliestireno expandido, dificultam a troca de calor entre o ambiente externo e o interior da caixa.

Temperatura e quantidade de gelo colocada dentro da caixa

Ao utilizar bolsas de gelo reciclável em torno de −100 a −20°C, corre-se o risco de, em determinado momento, a temperatura das vacinas ficar próxima à do gelo. Como consequência, as vacinas podem congelar, inativando determinados imunobiológicos (p. ex., vacina hepatite B, influenza, tríplice viral [DTP, do inglês *diphtheria, tetanus, pertussis*]).

Tempo necessário para o transporte

Inevitavelmente, com o decorrer do tempo, não obstante a qualidade do material da caixa térmica, a troca de calor faz a temperatura interna aproximar-se da externa. Esse tempo depende das características do material utilizado e da espessura, densidade, quantidade e temperatura do gelo.

Procedimentos básicos para o transporte de imunobiológicos

O empacotamento para o transporte das vacinas deve ser feito em salas climatizadas, e o transporte deve ser realizado em caixas térmicas adequadas, que propiciem a manutenção da temperatura em todo o seu percurso. Portanto, recomenda-se:

- Dispor de bolsas de gelo reciclável em quantidade suficiente
- Escolher o tamanho e a qualidade adequados da caixa térmica
- Acondicionar, sempre que possível, as vacinas sensíveis ao congelamento em caixas térmicas separadas das vacinas que podem ser congeladas
- Retirar as bolsas de gelo reciclável do congelador ou *freezer*, deixando-as à temperatura ambiente

até que gotas de água apareçam na superfície, pois isso indica que o gelo está com temperatura em torno de 0°C, evitando, portanto, o congelamento das vacinas. Conforme orientação do manual de rede de frio do Ministério da Saúde (MS), deve ser utilizado um termômetro de cabo extensor para verificar a temperatura. Outra maneira de verificar indiretamente a temperatura da bolsa de gelo, de acordo com orientação da Organização Pan-Americana de Saúde (OPAS), é agitá-la com frequência, até que se possa ouvir o ruído de água dentro, e, somente depois, colocá-lo dentro da caixa térmica

- Dispor as vacinas na caixa térmica, deixando-as circundadas (ilhadas) pelas bolsas de gelo reciclável. Devem ser utilizados flocos de isopor ou plástico-bolha para preencher os espaços vazios, com o objetivo de diminuir a quantidade de ar existente na caixa e conservar melhor a temperatura
- Utilizar barreiras térmicas entre as vacinas e as bolsas de gelo, para evitar o congelamento
- Colocar o bulbo do termômetro de cabo extensor no centro da caixa, entre as vacinas, e fixar o termômetro à parede externa da caixa. Esse termômetro pode ser substituído por um sistema de monitoramento com registrador de temperatura digital portátil, com *software* (*logger*), para seu gerenciamento – ressalta-se que, quando for usado, esse sistema deve ter a calibração de acordo com as exigências da ISO 17.025 para cada registrador e ser rastreado pela Rede Brasileira de Calibração (RBC)
- Verificar a temperatura após 30 minutos e registrar, em impresso apropriado, a data e a hora do transporte
- Fechar a caixa térmica (vedando, se necessário, a tampa com fita adesiva), não deixando frestas ou folgas
- Identificar a caixa externamente, bem como o conteúdo (tipo e quantidade de vacinas) e o destinatário
- Manter a caixa térmica fora do alcance da luz solar direta e distante de fontes de calor (motor, aquecedor, fonte de luz)
- Manipular a caixa térmica com cuidado, para evitar a quebra dos imunobiológicos
- Verificar a temperatura no interior da caixa térmica para registrá-la em impresso próprio no momento do recebimento das vacinas
- Quando constatar que a temperatura, durante o transporte, foi inadequada, comunicar ao órgão responsável pela distribuição e tomar as providências necessárias.

De acordo com o manual de rede de frio do MS, são recomendadas as seguintes especificações para a aquisição de caixas térmicas:

- Caixas térmicas de poliestireno expandido (isopor): densidade mínima de 25 m^3 e espessura mínima de 2 cm (7 ℓ), 3 cm (17 e 37 ℓ), 4 cm (80 ℓ) e 5 cm (180 ℓ)
- Caixas térmicas de poliuretano: densidade mínima de 35 m^3 e espessura mínima de 2 cm (7 ℓ), 3 cm (17 e 37 ℓ), 4 cm (80 ℓ) e 5 cm (180 ℓ).

CONSIDERAÇÕES FINAIS

Para o necessário controle das doenças, é importante dar continuidade, com entusiasmo, à utilização de vacinas. Mas não deve ser esquecido que a eficácia depende da qualidade da vacina administrada e que qualquer erro, negligência ou complacência na conservação é um convite à falha vacinal e prejudica o controle das doenças.

É imprescindível que todas as pessoas envolvidas com a vacinação tenham conhecimentos das normas e princípios corretos para a conservação das vacinas. Por esse motivo, é muito importante que os profissionais de saúde conheçam as características das vacinas que administram e estejam familiarizados com as normas de conservação e armazenamento (Boxe 14.2).

As recomendações para algumas vacinas novas podem divergir das apresentadas no Boxe 14.2. Por isso, é fundamental sempre consultar as recomendações do fabricante.

Boxe 14.2 Recomendações fundamentais

- Padronizar os procedimentos de armazenamento e transporte e disponibilizá-los a todos que estejam envolvidos com a vacinação
- Capacitar todos os profissionais que trabalham com a vacinação
- Designar sempre um profissional responsável por todos os aspectos do manuseio das vacinas, que será a referência para situações anormais
- Elaborar instruções claras para situações de emergência e mantê-las na sala de vacinas, além de divulgá-las a todos os profissionais
- Submeter todos os equipamentos, inclusive os termômetros, à manutenção e ao controle periódicos.

BIBLIOGRAFIA

Australian Government. Department of Health and Aged Care. National Vaccine Storage Guidelines: Strive for 5. 3. ed. [cited 2022 Jul]. Disponível em: https://www.health.gov.au/resources/publications/national-vaccine-storage-guidelines-strive-for-5.

Documento Técnico – Campanha de Vacinação contra a covid-19 – 41ª atualização - 11/11/2022. São Paulo. Disponível em: https://www.saude.sp.gov.br/cve-centro-de-vigilancia-epidemiologica-prof.-alexandre-vranjac/areas-de-vigilancia/imunizacao/sala-de-capacitacao-campanha-de-vacinacao-covid-19/documento-tecnico. Acesso em 15.01.2023.

Dos Santos EP. Sociedade Brasileira de Imunizações. Guia de boas práticas de imunização em áreas remotas de difícil acesso 2017 [Internet]. São Paulo: Segmento Forma; 2017 [cited 2022 Jul]. Disponível em: https://sbim.org.br/images/books/guia-imunizacao-areas-remotas.pdf.

Kroger A, Bahta L, Hunter P. General Best Practice Guidelines for Immunization: Best Practices Guidance of the Advisory Committee on Immunization Practices (ACIP). Washington: CDC; 2022 [cited 2022 Jul]. Disponível em: www.cdc.gov/vaccines/hcp/acip-recs/general- recs/downloads/generalrecs.pdf.

Ministério da Saúde. Secretaria de Vigilância em Saúde. Departamento de Vigilância das Doenças Transmissíveis. Manual de Normas e Procedimentos para Vacinação. – Brasília: Ministério da Saúde; 2014. 176 p.

Ministério da Saúde. Secretaria de Vigilância em Saúde. Departamento de Vigilância das Doenças Transmissíveis. Manual de Rede de Frio do Programa Nacional de Imunizações. 5. ed. – Brasília: Ministério da Saúde; 2017. 136 p.

Ministry of Health. Immunisation Handbook. Wellington: Ministry of Health; 2020 [cited 2022 Jul]. Disponível em: http://www.health.govt.nz/publication/immunisation-handbook-2011.

Moura MM. Conservação e manipulação de imunobiológicos. In: Farhat CK, Carvalho ES, Weckx LY, Carvalho LHF, Succi RCM, editors. Imunizações: fundamentos e prática. 5 ed. São Paulo: Atheneu; 2008. p. 148-57.

U.S. Department of Health and Human Services. Vaccine storage and handling toolkit: updated with covid-19 vaccine storage and handling information addendum added april 12, 2022. Washington: CDC; 2022.

World Health Organization. Temperature sensitivity of vaccines. Geneva: WHO; 2014 [cited 2022 Jul]. Disponível em: https://cdn.who.int/media/docs/default-source/immunization/supply-chain/temperature-sensitivity-of-vaccines.pdf?sfvrsn=d1a6e207_7&download=true.

15

Técnicas de Aplicação

Mirian Martho de Moura • Mayra Martho Moura de Oliveira

INTRODUÇÃO

Administrar uma vacina requer habilidade e conhecimento por parte do profissional de saúde, pois não basta saber executar o procedimento, é preciso ter conhecimentos sobre farmacologia, anatomia, fisiologia, medicina e microbiologia, além de ética em saúde e legislação.

O conhecimento de quem aplica interfere diretamente no processo de imunização, uma vez que o sucesso não depende apenas do sistema imune do indivíduo, da vacina e de como ela foi e está sendo manipulada desde sua fabricação até a aplicação; o sucesso depende também da escolha correta do local, da via de aplicação, da manipulação adequada do produto e, principalmente, do momento correto para realizar a vacinação.

Os profissionais de enfermagem envolvidos com a administração de imunobiológicos devem estar informados e atualizados quanto aos produtos com que trabalham. Além disso, manuais e outras referências devem ser disponibilizados com fácil acesso para consultas em caso de dúvida. É importante também que a equipe conheça os produtos disponíveis nas redes pública e privada e suas diferenças, quando existirem, no que diz respeito a eficácia, eventos adversos, esquema vacinal, entre outros.

A vacinação não se limita somente ao ato de administrar a vacina, pois o processo consiste em rotinas antes, durante e após o momento da aplicação. Portanto, é fundamental estabelecer uma série de procedimentos em um serviço de imunização, para que possam diminuir as chances de eventuais erros e falhas, proporcionando aos profissionais de saúde uma prática mais segura e efetiva na utilização das vacinas. Esses procedimentos constituem as diretrizes para estabelecer as "boas práticas em imunização".

A técnica de aplicação sem dúvida merece atenção especial, mas outros aspectos também são importantes e devem ser observados: o ambiente deve ser acolhedor e inspirar confiança; as áreas de conservação e aplicação devem transmitir a imagem de qualidade em todos os momentos; o atendimento e a atenção ao indivíduo fazem a diferença. É preciso lembrar que diferentes pessoas têm diferentes necessidades.

Outro ponto fundamental é a orientação ao indivíduo, que deve ser sempre objetiva, concisa e desprovida de informações supérfluas. As dúvidas, explícitas ou implícitas, devem ser dissipadas, ressaltando que a ansiedade e o medo da injeção são comuns em qualquer idade.

ASPECTOS GERAIS

Diminuição da dor e da ansiedade

O aumento do número de vacinas causa em enfermeiros, médicos e responsáveis a preocupação com o bem-estar de crianças e adultos no momento da aplicação. Ao contrário de medicamentos injetáveis, que são, em geral, administrados em caso de doenças, as vacinas são aplicadas em pessoas saudáveis. Essas preocupações, o medo e a ansiedade resultantes das injeções são comuns em qualquer idade. Embora a maioria das crianças em idade escolar aceite normalmente a vacinação, um número significativo de crianças mais velhas reage ou se nega a recebê-la. Sempre que possível, os pais devem confortar os filhos em vez de reprimi-los. Para crianças mais novas, os pais devem oferecer conforto e serenidade. Para as mais velhas, devem oferecer distração.

São listadas a seguir algumas medidas para diminuir a dor no momento da aplicação:

- Solução de glicose ou sacarose (12 a 50%): mostrou ser eficaz em neonatos e bebês com até 6 meses. Deve ser administrada logo antes do procedimento, por meio da instilação com uma seringa diretamente à boca
- Amamentação: é um potente analgésico para lactentes durante a coleta de sangue e a vacinação
- Ordem de aplicação: quando mais de uma vacina é aplicada no mesmo dia, as mais doloridas devem ser administradas por último
- Vacinar com a criança no colo dos pais e os adolescentes e adultos sentados
- Pressão manual no local da injeção, durante 10 segundos, antes da inserção da agulha
- Fricção ou estimulação tátil, próximo ao local da injeção, no momento da administração da vacina, podendo ser realizada pela mãe ou acompanhante do vacinado.

Cabe lembrar que é necessário adotar medidas que não somente aliviem a dor no momento da aplicação, mas que diminuam a dor e a reação após o procedimento.

Redução da síncope

A síncope (desmaio) é reação vasovagal que ocorre após a injeção. É uma reação conhecida, sendo mais comum em adultos e adolescentes. Aproximadamente 60% dessas reações acontecem nos cinco minutos posteriores à vacinação, e cerca de 90% ocorrem em 15 minutos. O profissional de saúde deve estar ciente dos fatores predisponentes (fobia de agulhas e injeções, idade) e das manifestações de pré-síncope (ansiedade, sudorese), bem como atentar para a prevenção de possíveis quedas.

Os cuidados para evitar e/ou atender casos de síncope são:

- Superioridade da imunidade natural – produzida pela própria doença
- Indução de autoimunidade pelas vacinas
- Sobrecarga antigênica pelos atuais esquemas vacinais.

Caso a síncope ocorra, o paciente deve ser protegido de quedas e de costas, com as pernas erguidas, até que os sintomas desapareçam.

Uso de luvas

De acordo com as normas e recomendações internacionais atuais, o uso de luvas não é necessário, a não ser que o profissional de saúde tenha lesões abertas nas mãos ou manuseie líquidos potencialmente infecciosos.

Cabe enfatizar que o uso de luvas, quando indicado, não substitui a higiene das mãos. Recomenda-se a lavagem com sabão comum ou antissepsia com álcool a 70% (comum ou glicerinado). A higiene das mãos é de fundamental importância e deve ser realizada antes e depois de cada procedimento.

Uso de antissépticos

A necessidade ou não da antissepsia da pele para a administração de injeções tem sido objeto de estudos há muito tempo, principalmente com relação ao preparo da pele antes da aplicação de insulina. Diversos trabalhos têm evidenciado que não há necessidade de realizar essa prática.

As recomendações atuais do Manual de Procedimentos para Vacinação do Ministério da Saúde (MS), da Organização Mundial da Saúde (OMS) e de alguns países são de que a antissepsia da pele antes da administração de vacinas não é necessária. O preparo do local de aplicação pode incluir limpeza com água e sabão, se houver sujeira perceptível.

Se a opção for pelo uso de antissépticos, deve ser feita da maneira correta, com base nas recomendações do fabricante. Entre os antissépticos disponíveis para limpeza da pele, o álcool etílico a 70% é o que apresenta maior segurança e eficácia, com melhor custo-benefício, baixa toxicidade, facilidade de aquisição e aplicação e evaporação rápidas.

A seguir, estão orientações práticas sobre o preparo da pele e a desinfecção:

- Limpar a área com solução de álcool etílico ou isopropílico entre 60 e 70%, a partir do centro para o exterior do local onde será aplicada a vacina

- Aplicar a solução por 30 segundos
- Manter a solução em contato com a pele por, no mínimo, 15 segundos
- Esperar secar
- Não embeber o algodão antes em um recipiente, pois ele se torna altamente contaminado com microrganismos da mão e do ambiente
- Não usar a mesma solução de higiene das mãos na antissepsia da pele do paciente
- Não utilizar metanol ou álcool metílico, uma vez que não são seguros para humanos.

Preparo da vacina: diluição

Os imunobiológicos podem ser apresentados sob a forma líquida ou liofilizada, e, nesta última, há necessidade de reconstituição. Esses produtos vêm acompanhados de seu respectivo diluente, que não deve ser substituído por soro fisiológico, água destilada ou diluente de outro fabricante, mesmo que seja de vacina semelhante.

Para reconstituir uma vacina, é necessário:

- Aspirar todo o diluente
- Injetar lentamente no frasco com a vacina liofilizada
- Homogeneizar a solução fazendo um movimento rotativo, lento e suave, sem criar espuma
- Rotular o frasco da vacina após a diluição com a data e a hora da reconstituição.

A homogeneização deve ser feita em todas as vacinas antes de aspirá-las para serem aplicadas, inclusive naquelas sob forma líquida ou em seringas preenchidas.

As vacinas com sais de alumínio, em particular, devem ser agitadas suavemente para que ocorra a homogeneização da solução, que tende a apresentar depósito. Assim, evitam-se reações locais como dor, formação de nódulo ou mesmo abscesso frio.

BOAS PRÁTICAS NA ADMINISTRAÇÃO DE IMUNOBIOLÓGICO

A preocupação com a correta técnica de aplicação das vacinas existe porque a adesão da população está diretamente relacionada à incidência de eventos adversos. O objetivo de realizar a administração correta de uma vacina é assegurar que ela atinja uma imunidade máxima com o mínimo de dano possível.

Antes da vacinação, o profissional de saúde deve:

- Orientar o paciente sobre os possíveis eventos adversos
- Responder a todos os questionamentos do paciente
- Consultar os registros (carteira de vacinação) do indivíduo, quando disponíveis
- Preencher todos os documentos referentes à administração da vacina.

De acordo com o Centers for Disease Control and Prevention (CDC), boas práticas para a administração de vacinas exigem, primeiramente, que a equipe esteja preparada para atuar de maneira correta, ou seja, é fundamental que receba o treinamento adequado.

De acordo com as orientações de boas práticas para administração de vacinas do CDC, devem ser seguidos os "certos" da administração do imunobiológico.

Paciente certo

- O paciente deve ser confirmado antes da aplicação da vacina: qual é o nome do paciente? Ele recebeu vacinação com outro nome?
- Qual a data de nascimento do indivíduo?
- O paciente recebeu alguma vacina ou injeção em outra clínica, posto de saúde ou qualquer unidade de saúde recentemente?
- O registro com o histórico vacinal do paciente está disponível?
- O sujeito foi questionado sobre reações anteriores a outras vacinas? E quanto a reações alérgicas medicamentosas ou alimentares?
- A paciente está grávida?
- O paciente apresenta doença aguda ou alguma contraindicação à(s) vacina(s) que será(ão) administrada(s)?

Vacina certa

- Verificar a vacina pelo menos três vezes antes da aplicação e certificar-se da sua indicação
- Assegurar-se de que a vacina está sendo reconstituída com o diluente correto
- Certificar-se da validade da vacina, observando com atenção – por exemplo, a validade 16/08/12 é diferente de 08/12; a primeira

vence dia 16 de agosto de 2012 e não pode ser usada no dia 17 de agosto, enquanto a segunda vence dia 31 de agosto de 2012 (último dia do mês indicado) e não deve ser utilizada a partir dessa data.

Momento certo

- Conferir a idade e se está de acordo com as idades mínimas recomendadas
- Conferir se o intervalo entre as doses está correto e os intervalos mínimos recomendados.

Dose certa

- Verificar a vacina, a idade e a dose (p. ex., hepatite B com 1 mês de vida, 0,5 mℓ; com 20 anos, 1 mℓ)
- Conferir a quantidade de vacina aspirada, quando usados frascos de múltiplas doses.

Preparo e administração certos

- Vacinar os pacientes adolescentes e adultos sempre sentados
- Certificar-se de que o local escolhido para aplicação está adequado para a idade do paciente e a vacina aplicada
- Escolher a agulha correta para a aplicação com base na vacina, na via de administração, na idade do paciente e na espessura do tecido subcutâneo
- Observar o paciente por 15 minutos após a vacinação. Em caso de síncope, o indivíduo deve ser observado até que os sintomas desapareçam
- Não deixar uma agulha conectada a um frasco de multidose para aspiração da dose
- Não aspirar previamente vacinas que serão aplicadas
- Não transferir diluente ou vacina de uma seringa para outra
- Não aspirar parte de doses de dois frascos diferentes para completar uma única dose.

Registro certo

- Data da administração da vacina
- Fabricante
- Lote
- Nome e número de registro do conselho profissional de quem vacina
- Aceitar dados registrados e não apenas relatados.

VIA, LOCAL E TÉCNICA DE ADMINISTRAÇÃO

Imunobiológicos são, em geral, aplicados por via parenteral, sendo as vias intramuscular (IM) e subcutânea (SC) as mais utilizadas (Tabela 15.1).

Via oral

A via oral (VO) é empregada para as vacinas contra poliomielite 1, 3 (atenuada), rotavírus humano G1 P1[8] (atenuada), rotavírus humano/bovino G1, G2, G3, G4 e P1[8] (atenuada).

Para a administração oral da vacina rotavírus:

- Administrar a vacina com a criança no colo dos pais, em posição de amamentação

Tabela 15.1 Tamanhos recomendados de agulha conforme a via de administração.

Via	Método ou local de aplicação	Tamanho da agulha (mm)	Vacinas
Intradérmica	Tradicional	13 × 3,8; 13 × 4; 13 × 4,5	BCG, raiva*
Subcutânea	Região superior externa do braço	13 × 4; 13 × 4,5	Vírus atenuado (sarampo, caxumba, rubéola, varicela, febre amarela, herpes-zóster atenuada), meningocócica polissacarídica**
Intramuscular	Vasto lateral	16 × 5; 20 × 5,5; 25 × 6; 25 × 7	Hepatite A, hepatite B, raiva, influenza, Hib, meningococo (polissacarídica** e conjugada), pneumocócica (polissacarídica e conjugada), dT, dTpa, DTPa, DTPw, HPV, poliomielite inativada e vacina contra covid -19
	Deltoide	16 × 5; 25 × 7; 30 × 7	

*Profilaxia pré-exposição. **Podem ser aplicadas via subcutânea ou intramuscular. BCG: vacina bacilo Calmette-Guérin; dT: vacina difteria e tétano; dTpa: vacina tríplice bacteriana acelular do tipo adulto; DTPa: vacina tríplice bacteriana acelular; DTPw: vacina tríplice bacteriana de células inteiras; Hib: vacina *Haemophilus influenzae* tipo b; HPV: vacina papilomavírus humano.

- Colocar a ponta do aplicador na boca da criança, direcionada para a face interna da bochecha
- Aplicar lentamente a vacina, até que o aplicador seja todo esvaziado
- Não repetir a dose; caso a criança cuspa ou regurgite, essa dose é considerada válida.

Via intradérmica

A administração via intradérmica (ID) vem ganhando atenção nos últimos anos. A concentração de células dendríticas (células que reconhecem os antígenos, a "linha de frente" do sistema imune) na derme é superior à concentração em outras regiões do organismo. Isso explica o motivo pelo qual a resposta imune a antígenos injetados na derme é mais rápida e intensa do que quando aplicados por via subcutânea ou intramuscular, além de via oral ou inalatória. Essa melhora da resposta implica a possibilidade de reduzir a quantidade de antígeno na vacina, com consequentes vantagens econômicas, além da diminuição da dor e das reações locais.

Atualmente, o interesse pela via intradérmica gerou o desenvolvimento de dispositivos de aplicação que, mantendo as vantagens da aplicação, dispensam treinamento prolongado, pois são de fácil utilização. Mas é preciso que os fabricantes desenvolvam ensaios que demonstrem a eficácia das vacinas já disponíveis usando essa via de aplicação e que permitam sua incorporação nas bulas aprovadas pelas agências regulatórias.

A via intradérmica é classicamente empregada para as vacinas BCG e pode também ser utilizada como alternativa para a vacinação antirrábica e contra hepatite B.

Para a administração intradérmica (BCG-ID):

- Escolher o local da administração. No Brasil, o local padronizado é a inserção do deltoide no braço direito
- Utilizar seringa específica para BCG, com graduação de 0,1 mℓ e agulha de bisel curto
- Segurar firmemente o local, distendendo a pele com o polegar e o indicador
- Introduzir o bisel voltado para cima, paralelamente à superfície da pele
- Injetar a solução lentamente, com o polegar na extremidade do êmbolo, até introduzir toda a dose
- Observar a formação de uma pápula esbranquiçada e aguardar cerca de 10 s antes de retirar a agulha.

Via subcutânea

A via subcutânea é geralmente empregada para as vacinas de vírus atenuados, como sarampo, rubéola, caxumba, varicela e febre amarela e herpes-zóster. Devem ser evitados locais em que as estruturas ósseas estejam mais próximas da camada subcutânea, como nas protuberâncias ósseas.

Para a administração subcutânea:

- Escolher o local da administração. Tradicionalmente, por padronização e facilidade de aplicação, são aplicadas na região posterior do braço (tríceps)
- Realizar uma "prega" do subcutâneo utilizando apenas dois dedos, evitando, assim, o levantamento da fáscia muscular
- Introduzir a agulha com rapidez e firmeza em ângulo entre 45° e 60°; utilizar agulha curta, preferencialmente 13 × 4,5
- Administrar a solução lentamente
- Retirar a seringa com a agulha, em movimento único e firme
- Fazer pressão com um algodão seco para evitar sangramento
- Não se recomenda aspiração, nem massagem local após a injeção subcutânea.

Via intramuscular

A via intramuscular é, sem dúvida, aquela que gera mais dúvidas e polêmicas. A região do glúteo é contraindicada, e a origem dessa orientação baseia-se em estudos anatômicos que mostram o risco de lesão no nervo ciático. Além disso, em crianças que ainda não andam, a musculatura glútea não é desenvolvida, sendo a região das nádegas constituída essencialmente por tecido adiposo, o que pode causar uma absorção inadequada.

Os locais selecionados devem estar distantes dos grandes nervos e vasos sanguíneos, sendo os músculos mais utilizados o vasto lateral da coxa e o deltoide. Uma alternativa é a região ventroglútea, cujo uso não é muito comum no Brasil, mas se apresenta como uma opção interessante em função da ausência de estruturas nervosas passíveis de sofrerem lesão.

Técnicas para a aplicação intramuscular segura

Independentemente da localização, a frequência de reações colaterais e de eventos adversos depende da técnica de aplicação, do preparo adequado da vacina a ser aplicada e da escolha apropriada da agulha. Quanto à técnica de aplicação, o emprego da técnica em Z, o posicionamento correto do indivíduo e o relaxamento do músculo escolhido são fundamentais.

Escolha da agulha para aplicação intramuscular

A escolha da agulha deve ser feita com base na espessura da camada subcutânea e na distância entre a pele e as estruturas ósseas subjacentes. O ângulo de aplicação deve ser adequado ao tamanho da agulha. A cada aplicação, deve-se fazer uma avaliação individual para definir o tamanho ideal da agulha. De modo geral, no vasto lateral, utilizam-se agulhas de 16, 20 ou 25 mm; para o deltoide, utilizam-se agulhas de 16 a 32 mm. No glúteo, agulhas de 25 a 38 mm são as mais indicadas.

Um estudo análogo utilizando ultrassonografias em adolescentes (11 a 15 anos) concluiu que agulhas de 16 mm são apropriadas para indivíduos com peso inferior a 60 kg e agulhas de 25 mm para peso entre 60 e 70 kg.

Técnica em Z

Consiste na realização de uma tração aplicada à pele e aos tecidos subcutâneos antes da inserção da agulha e liberá-la após a sua retirada. Dessa maneira, a rota da injeção superficial ao músculo fica deslocada da rota dentro dele, selando a medicação no músculo, não havendo, portanto, retorno do líquido para o subcutâneo, o que diminui a dor e a incidência de lesões. O objetivo da técnica em Z é minimizar o refluxo do líquido. Para tanto, deve-se:

- Puxar a pele e o tecido subcutâneo 2 a 3 cm
- Inserir a agulha em ângulo de 90°, de forma rápida e firme
- Injetar o líquido lentamente
- Retirar a agulha e soltar a pele, deslocando o trato feito pela agulha, de modo a impedir o retorno do líquido.

Posicionamento do indivíduo

O posicionamento do músculo de modo a ficar relaxado mostrou ser capaz de diminuir a dor e o desconforto decorrentes da injeção. Orienta-se aplicar em:

- Vasto lateral da coxa
  - Dobrar o joelho levemente do indivíduo a ser vacinado, a fim de promover o relaxamento do músculo-alvo
  - Colocar lactentes e crianças no colo de um dos pais ou responsáveis para que fiquem mais relaxados
- Deltoide
  - Evitar roupas apertadas acima do local da aplicação, deixando o membro exposto
  - Rebaixar o ombro e realizar flexão do braço para relaxá-lo
  - Posicionar as crianças mais velhas sentadas no colo de um dos pais, abraçando-as peito a peito. Os pais devem segurar o antebraço, mas mantendo a criança relaxada, confortável e segura
- Ventroglúteo: não há a necessidade de se preocupar com uma posição para o relaxamento do músculo, pois já é uma região pouco tensa. A preocupação deve ser com a adequada localização da região para a administração da vacina
- Glúteo: orientar o paciente a virar a ponta dos pés para dentro, promovendo a rotação interna do fêmur e relaxando o músculo.

Na administração por via intramuscular, deve-se:

- Escolher a agulha de acordo com a idade do paciente e a espessura do subcutâneo e da região muscular
- Escolher a região muscular de acordo com a idade do paciente e com base na indicação do fabricante
- Realizar a técnica em Z, aplicar tração à pele e ao tecido subcutâneo antes da aplicação e liberá-los após a administração da vacina
- Introduzir a agulha preferencialmente em ângulo de 90°, podendo variar de acordo com seu tamanho e a quantidade de tecido subcutâneo. A agulha deve ser introduzida de modo suave e seguro através da pele e do subcutâneo em direção ao músculo
- Aspirar, assegurando-se de que a agulha não tenha sido inserida em um pequeno vaso
- Injetar a solução lentamente, cerca de 10 s por $m\ell$. Essa injeção lenta permite às fibras musculares que se estiquem e acomodem o volume injetado, ao mesmo tempo que reduz as chances de refluxo

- Retirar a agulha com um movimento suave e firme, aplicando leve pressão no local com algodão seco.

Quando houver necessidade de administrar mais de uma vacina simultaneamente, é preferível aplicar cada uma delas em diferentes locais anatômicos. Se não for possível, o vasto lateral da coxa é o local de escolha, e as duas injeções devem ser adequadamente separadas cerca de 2,5 a 5 cm. A vacina deve ser aplicada rapidamente, não sendo necessário aspirá-la após a introdução da agulha, nem aplicá-la lentamente.

CONSIDERAÇÕES FINAIS

A vacinação – ato aparentemente simples e trivial – deve ser abordada de maneira científica, para garantir que o esforço despendido para o desenvolvimento das vacinas não seja ameaçado. Portanto, de nada valem inúmeros anos de pesquisa e desenvolvimento, a um custo de milhões de dólares, para que seja obtida uma vacina eficaz e segura, se a aplicação é feita de maneira descuidada, podendo levar não apenas à redução da eficácia, mas também à indução de eventos adversos perfeitamente evitáveis com o emprego da técnica correta de aplicação (Tabelas 15.2 e 15.3).

Tabela 15.2 Recomendações para aplicação intramuscular de vacinas do CDC (2009).

Idade	Local da aplicação	Tamanho da agulha (mm)	Técnica de injeção
Neonatos (até 28 dias)	Vasto lateral	5/8 (16 mm)	90° e "Z"
Lactentes (1 a 12 meses)	Vasto lateral	1 (25 mm)	90° e "Z"
Crianças de 1 a 2 anos	Vasto lateral	1 a $1^{1/4}$ (25 a 30 mm)	90° e "Z"
	Deltoide	5/8 a 1 (16 a 25 mm)	90° e "Z"
Crianças de 3 a 18 anos	Deltoide	5/8 a 1 (16 a 25 mm)	90° e "Z"
	Vasto lateral	1 a $1^{1/4}$ (25 a 30 mm)	90° e "Z"

Adaptada de Centers for Disease Control and Prevention, 2022.

Tabela 15.3 Comparativo das escalas brasileira e estadunidense de tamanho de agulha (comprimento e calibre).

Escala brasileira	Escala norte-americana	Cor padrão da agulha
30 × 7	22 G $1^{1/4}$	Preta
25 × 7	22 G 1	Preta
25 × 6	23 G 1	Azul
20 × 5,5	24 G $^{3/4}$	Violeta
16 × 5	25 G $^{5/8}$	Laranja
13 × 4	27 G $^{1/2}$	Cinza

Cuidados especiais para a boa e correta aplicação de vacinas:

- Realizar a higiene das mãos
- Conferir sempre a vacina a ser aplicada com a pessoa que a receberá
- Mostrar ao paciente a caixa ou o frasco da vacina e indicar o número do lote e a validade da vacina
- Fazer o registro dessas informações na ficha do paciente
- Fazer movimento rotativo suave com o frasco e/ou a seringa
- Escolher corretamente o local de aplicação
- Verificar a posição para obter o maior relaxamento do músculo escolhido (IM)
- Utilizar técnica em Z (IM)
- Aspirar após introdução da agulha (IM)
- Aplicar lentamente
- Comprimir após a aplicação
- Dar atenção ao vacinado
- Descartar os materiais adequadamente
- Fazer a higiene das mãos.

IM: via intramuscular.

BIBLIOGRAFIA

Australian Technical Advisory Group on Immunization (ATAGI). Australian Immunization Handbook, Australian Government Department of Health and Aged Care. Canberra; 2022. Disponível em: immunisationhandbook.health.gov.au.

Bergeson PS, Singer SA, Kaplan AM. Intramuscular injections in children. Pediatrics. 1982;70(6): 944-948.

Brasil. Ministério da Saúde. Secretaria de Vigilância em Saúde. Departamento de Vigilância das Doenças Transmissíveis. Manual de Normas e Procedimentos para Vacinação. Brasília: Ministério da Saúde; 2014. 176 p.

Del Mar CB, Glasziou PP, Spinks AB, Sanders SL. Is isopropyl alcohol swabbing before injection really necessary? Med J Aust. 2001;74:306.

Gray L, Miller LW, Philipp BL, Blass EM. Breastfeeding is analgesic in healthy newborns. Pediatrics. 2002;109(4):590-593.

Groswasser J, Kahn A, Bouche B, Hanquinet S, Perlmuter N, Hessel L. Needle length and injection technique for efficient intramuscular vaccine delivery in infants and children evaluated through an ultrasonographic determination of subcutaneous and muscle layer thickness. Pediatrics. 1997;100(3 Pt 1):400-403.

Immunisation Advisory Centre. Mitigating vaccination pain and distress. Auckland: University of Aucklan; 2016. Disponível em: http://www.immune.org.nz/sites/default/files/AdministrationPainMitigationImac20160211V01Final.pdf.

Keen MF. Comparison of intramuscular injection techniques to reduce site discomfort and lesions. Nurs Res. 1986;35:207-210.

Kroger A, Bahta L, Hunter P. General Best Practice Guidelines for Immunization: Best Practices Guidance of the Advisory Committee on Immunization Practices (ACIP). Disponível em: https://www.cdc.gov/vaccines/hcp/acip-recs/general-recs/downloads/general-recs.pdf .

Liaw JJ, Zeng WP, Yang L, Yuh YS, Yin T, Yang MH. Nonnutritive sucking and oral sacarose relieve neonatal pain during intramuscular injection of hepatitis vaccine. J Pain Symptom Manage. 2011;42(6):918-930.

Ministry of Health. Immunisation Handbook.Wellington: Ministry of Health; 2020. Disponível em: http://www.health.govt.nz/publication/immunisation-handbook-2011.

Schechter NL, Zempsky WT, Cohen LL, McGrath PJ, McMurtry CM, Bright NS. Pain reduction during pediatric immunizations: evidence-based review and recommendations. Pediatrics. 2007; 119:e1184-98.

Sutherland A, Izurieta H, Ball R, Braun MM, Miller ER, Broder KR et al. Syncope after vaccination–United States, January 2005–July 2007. MMWR. 2008;57:457-460.

Taddio A, Ilersich AL, Ipp M, Kikuta A, Shah V; HELPinKIDS Teamet al. Physical interventions and injection techniques for reducing injection pain during routine childhood immunizations: systematic review of randomized controlled trials an quasi-Randomized controlled trials. Clin Ther. 2009;31 Suppl 2:S48-S76.

Taddio A, McMurtry CM, Shah V, Riddell RP, Chambers CT, Noel M et al. Reducing pain during vaccine injections: Clinical practice guideline. CMAJ. 2015;187(13):975-82

Wolicki J, Miller E. Vaccine Administration. In: Hamborsky J, Kroger A,Wolfe S, editors. Epidemiology and Prevention of Vaccine-Preventable Diseases (The Pink Book). Disponível em: https://www.cdc.gov/vaccines/pubs/pinkbook/vac-admin.html.

World Health Organization. Best practices for injections and related procedures toolkit. Geneva: WHO; 2010. Disponível em: http://apps.who.int/iris/bitstream/handle/10665/44298/9789241599252_eng.pdf?sequence=1.

Zuckerman JN. The importance of injecting vaccines into muscle. Different patients need different needle sizes. BMJ. 2000;321(7271):1237-1238.

16

Minimizando a Dor das Injeções

Evelin Placido dos Santos

INTRODUÇÃO

A imunização é uma prioridade de saúde global, considerada uma das conquistas mais significativas de todos os tempos. Recentemente, uma atenção crescente tem sido dada à dor resultante das imunizações de rotina na infância.

As injeções de vacinas são o procedimento iatrogênico mais comumente realizado na infância, mas são um desencadeador de angústia para crianças de todas as idades, seus pais e profissionais de saúde participantes, além de uma causa direta de não adesão à vacina. Além disso, a falta de manejo adequado da dor durante a imunização expõe as crianças a um sofrimento desnecessário e pode ter consequências a longo prazo, como o medo de agulhas, evitar cuidados de saúde e hesitação vacinal.

A experiência com a vacinação pode ser melhorada se o manejo da dor se tornar um cuidado rotineiro na administração de vacinas, no preparo dos pais ou cuidadores para a vacinação e na formação dos profissionais. A dor é subjetiva; cada pessoa sente e expressa a dor de maneira diferente. Cada indivíduo aprende o significado da dor através de experiências no início da vida, sendo a vacinação sua principal experiência.

A utilização de estratégias para reduzir a dor durante a imunização tem o potencial de melhorar a experiência durante o procedimento, tornando-o satisfatório e positivo para as crianças e suas famílias. Outros benefícios potenciais incluem maior adesão aos esquemas de imunização e redução das sequelas de dor não tratada.

Em uma época em que as vacinas são vítimas de seu próprio sucesso, precisamos agora, mais do que nunca, abordar todas as razões pelas quais as pessoas podem recusar vacinas, incluindo a dor durante a imunização. Este é um fator muitas vezes esquecido para a hesitação vacinal, que pode ter implicações para a absorção da vacina, imunidade do rebanho e surtos.

Diversas pesquisas sobre a dor estão sendo desenvolvidas nos últimos anos e estabelecem estratégias significativas que podem ser implementadas com um bom custo-benefício, envolvendo a educação do profissional e de pais ou cuidadores.

Um grupo de especialistas de diferentes áreas relacionadas com vacinação e dor – incluindo profissionais de saúde (médicos, enfermeiros, farmacêuticos e psicólogos), cientistas, formuladores de políticas, educadores e defensores de pacientes de diferentes universidades, hospitais, organizações governamentais e não governamentais do Canadá – criam evidências científicas e ferramentas para melhorar o tratamento da dor durante as injeções de vacinas, tornando-as uma experiência mais positiva para todos, e são uma referência importante para os profissionais e cuidadores. Esse grupo possui um site onde é possível encontrar informações que podem ser usadas para tornar as injeções de vacinas mais confortáveis para os vacinadores, os pacientes e seus familiares. Pode ser acessado pelo link: https://phm.utoronto.ca/helpinkids/.

O Grupo Consultivo Estratégico de Peritos sobre Imunização (SAGE, do inglês, *Strategic Advisory Group of Experts on Immunization*), da Organização Mundial da Saúde (OMS), tomou conhecimento das recomendações desse grupo de especialistas canadenses, conhecido como HELPinKids&Adults, e, em fevereiro de 2015, convocou um grupo de consulta técnica (TCG), composto por especialistas em imunização, pesquisadores da dor e gerentes de programas de imunização, para deliberar os resultados das revisões sistemáticas do HELPinKids&Adults. O TCG, a partir dessas análises, propôs recomendações ao SAGE para adaptar os resultados a um contexto global para o manejo da dor.

Essas considerações incluíram o equilíbrio entre benefícios e danos da intervenção, particularmente em países de baixa e média renda; o uso de recursos; os custos de oportunidade e custo-benefício; o impacto na equidade em saúde; a aceitabilidade (como barreiras culturais previstas) da intervenção para pacientes, pais e profissionais de saúde; e a implementabilidade em ambientes de baixa renda.

Em maio de 2015, o SAGE emitiu um relatório concluindo que existem intervenções eficazes, viáveis, culturalmente aceitáveis e específicas de cada idade para a mitigação da dor durante a vacinação. A publicação indica intervenções recomendadas para programas nacionais de imunização. Especificamente para a OMS, o SAGE recomendou:

- Incluir recomendações de mitigação da dor com materiais de orientação prática de imunização
- Divulgar essas recomendações aos seus diversos profissionais e parceiros
- Monitorar e avaliar a implementação de suas recomendações
- Advogar que as informações sobre dor na injeção de vacinas sejam consideradas durante o licenciamento e incluídas nas bulas dos produtos.

Para os países, o SAGE recomendou que os sistemas de saúde devem:

- Incluir a mitigação da dor e da angústia da vacinação como parte da boa prática de vacinação
- Especificar (quando possível) a ordem das injeções aos profissionais de saúde, de modo que as imunizações sejam administradas da menos para a mais dolorosa
- Incluir a mitigação da dor durante a vacinação como parte do treinamento do profissional de saúde.

Neste capítulo, serão apresentadas resumidamente estratégias que podem ser adotadas para minimizar a dor.

INTERVENÇÕES TÉCNICAS

Recomenda-se que nenhuma aspiração (tração do embolo da seringa) seja utilizada durante injeções de vacina intramuscular (IM) em indivíduos de qualquer idade. A aspiração, uma prática de longa data utilizada para injeção de medicamentos, pode aumentar a dor devido aos efeitos combinados de maior tempo de permanência da agulha nos tecidos e ação de cisalhamento (mexer) da agulha. Em dois estudos incluindo 313 bebês, houve benefícios no sofrimento agudo infantil ao não aspirar. A aspiração é desnecessária para injeções de vacinas devido à ausência de grandes vasos sanguíneos nos locais anatômicos usados para administração das vacinas. Em muitos países, já são utilizadas seringas autodesativantes, o que impossibilita a aspiração. Sangramento leve no local da injeção é comum e não indica técnica de vacinação incorreta. Não há danos documentados de não aspirar antes da vacinação. É uma intervenção de custo neutro. Estudos que avaliaram a técnica de aspiração evidenciaram que os profissionais a realizam de forma inadequada, não seguindo as recomendações corretas do tempo de aspiração (5 a 10 segundos) e não cumprindo assim o objetivo de segurança para o qual foi projetada.

Como dito anteriormente, recomenda-se injetar a vacina mais dolorosa por último, durante as injeções de vacina em qualquer idade. Muitos indivíduos recebem mais de uma injeção de vacina em uma única visita. A ordem das injeções é importante para a dor geral, porque algumas vacinas são inerentemente mais dolorosas do que outras, e a sensibilidade registra a dor da primeira injeção como referência. Não há implicações de custo ou danos identificados desta intervenção.

INTERVENÇÕES FÍSICAS (POSIÇÃO CORPORAL E ATIVIDADE)

A amamentação é recomendada durante as injeções de vacina em crianças menores de 2 anos, pois é um dos fatores mais importantes na promoção da saúde ideal: supõe-se que a amamentação reduz a dor por meio de múltiplos mecanismos, incluindo conforto físico, sucção, distração e ingestão de doces e outras substâncias que possam ter, individualmente e em conjunto, efeitos de alívio da dor. Uma meta-análise incluindo 792 bebês mostrou um grande benefício da amamentação durante a vacinação. É uma intervenção de custo neutro e não requer tempo adicional além de posicionar o bebê e aguardar que esteja sugando. Alguma privacidade e uma cadeira são sugeridas. Alternativas incluem mamadeira com leite materno ordenhado ou fórmula durante todo o procedimento, que simula os aspectos da amamentação.

Vacinar a criança no colo do responsável (em vez de a criança deitada em decúbito dorsal), durante as injeções de vacina em crianças menores de 3 anos.

Deve ser usado um posicionamento confortável e que promova o conforto e proximidade por parte de um cuidador. Os recém-nascidos que não são amamentados podem ser posicionados pele a pele (também conhecido como "cuidado canguru"), em que o lactente com fralda é colocado de bruços no peito nu da mãe antes de iniciar a injeção da vacina e continua na posição após o procedimento. Em três estudos, incluindo 736 recém-nascidos, o contato pele a pele reduziu a dor aguda durante o procedimento. Deixar os bebês seguros durante a vacinação reduz o sofrimento. As intervenções de contenção aplicadas durante e após as injeções devem combinar tapinhas leves e/ou balanços.

Para a vacinação de crianças maiores de 3 anos e adultos, é recomendado que seja realizada na posição sentada. Sentar-se ereto promove uma sensação de controle nos indivíduos submetidos à vacinação, o que pode ter um impacto positivo na experiência da dor. Sentar-se ereto igualmente demonstrou diminuir o medo e a angústia observados em crianças. As crianças podem sentar-se no colo dos pais; isso também pode ajudar a manter os membros a serem vacinados expostos e em contenção. A contenção forçada de crianças deve ser evitada, porque isso pode aumentar o medo. Crianças, adolescentes e adultos podem sentar-se sozinhos, e acrescentar a distração é uma combinação com grande potencialidade no manejo da dor.

INTERVENÇÕES FARMACOLÓGICAS

A aplicação de anestésicos tópicos antes das injeções de vacina em crianças menores de 12 anos é recomendada, como cremes, géis e adesivos contendo anestésicos locais que bloqueiam a transmissão de sinais de dor da pele. Os anestésicos tópicos são uma terapia bem estabelecida para a mitigação da dor relacionada à agulha em indivíduos de todas as idades. Em uma meta-análise incluindo 1.424 crianças submetidas à vacinação, houve um benefício substancial dos anestésicos tópicos no desconforto de injeções. Não há evidência de efeito adverso dos anestésicos tópicos na resposta imune vacinal.

O fornecimento de anestésicos tópicos deve ser uma medida preventiva padrão para crianças, que não podem se beneficiar de outras estratégias de manejo de dor e correm o risco de danos a longo prazo devido à dor não mitigada resultante do desenvolvimento de medo de agulhas. A maioria das crianças tem medo de agulhas e refere preferência pelo uso de analgésicos. Em contrapartida, como os anestésicos tópicos incorrem em tempo e custos adicionais, seu uso requer algum planejamento. Em muitos casos, podem ser acomodados nos tempos de espera habituais do serviço de vacinação. Do contrário, podem ser aplicados antes da chegada à clínica, quando os cuidadores forem bem orientados sobre o local adequado de vacinação.

As crianças que não são amamentadas durante as injeções de vacina podem ser beneficiadas com soluções com sabor doce. No ambiente hospitalar, as soluções de sabor doce são os tratamentos estabelecidos manejo da dor. Seu mecanismo de ação não é conhecido, mas pode envolver liberação de opioides endógenos e distração. A solução de sacarose antes das injeções de vacina em crianças menores de 2 anos é indicada para o manejo de dor. Em uma meta-análise incluindo 2.071 crianças submetidas à vacinação, o benefício da solução no manejo da dor infantil foi significativo. A dose típica é de 2 mℓ de uma solução de 24 a 50% administrada cerca de 1 a 2 minutos antes da injeção. A glicose pode ser usada se a sacarose não estiver disponível. Esta intervenção requer recursos adicionais para aquisição de preparações comercialmente disponíveis ou produzidos por profissionais ou pais. Alternativamente, para bebês programados para receber a vacina oral contra o rotavírus junto às vacinas injetáveis, a vacina rotavírus pode ser administrada primeiro, porque contém sacarose (como agente aromatizante), o que elimina a necessidade de soluções de sabor doce.

INTERVENÇÕES DE PROCESSO (EDUCAÇÃO E IMPLEMENTAÇÃO)

A educação dos profissionais que administram vacina é de grande importância na implementação das estratégias de manejo da dor nos serviços de vacinação, pois aumenta o uso de intervenções de dor durante a vacinação.

A presença dos pais durante a vacinação de crianças menores de 10 anos é igualmente importante para o manejo da dor e redução da angústia, uma vez que as crianças apresentam níveis mais baixos de angústia quando os pais estão presentes. Os cuidados de saúde centrados na família promovem a presença do cuidador sempre que possível. Como o comportamento dos pais pode influenciar o nível de angústia das crianças, a educação dos pais é recomendada para facilitar o encorajamento das crianças e aliviar a dor. Trabalhar a orientação como forma de educação em saúde sobre o manejo da dor antes do dia da vacinação, como parte da rotina dos serviços de vacinação, impacta positivamente no manejo da dor das crianças, na mudança da cultura sob as formas de vivenciar a dor, melhorando a adesão e a confiança na vacinação. Oportunidades para aprender com antecedência apoiam o planejamento e a prática.

A educação de crianças maiores de 3 anos e adultos sobre o manejo da dor no dia da vacinação é fortemente recomendada. Indivíduos submetidos à vacinação devem receber informações sobre o que vai acontecer (informações sobre o procedimento), como vai se sentir (informações sensoriais) e como deve lidar (treinamento em estratégias para mitigar a dor e o medo). As informações devem ser fornecidas com antecedência e transparência. No momento do procedimento, o foco deve estar em informações neutras sobre o procedimento e estratégias de encorajamento, em vez de informações sensoriais ameaçadoras que possam aumentar o medo. Há evidências de que a educação reduz o medo em crianças submetidas à vacinação.

A Tabela 16.1 apresenta um resumo de estratégias indicadas e não indicadas por faixa etária, em uma tradução livre do resumo apresentado no relatório das revisões do grupo HELPinKids&Adults.

CONSIDERAÇÕES FINAIS

A subutilização de estratégias de manejo da dor pode ser atribuída à falta de conhecimento sobre a dor e estratégias eficazes de prevenção e à falta de atitudes persistentes no manejo que interferem na prática da vacinação ideal.

Não se espera que uma intervenção isolada, entre as incluídas neste capítulo, evite toda a dor (ou seja, alcance um nível de dor "0"). Intervenções individuais podem ser combinadas, conforme apropriado, para melhorar o alívio. Para crianças pequenas e em idade escolar, por causa dos altos níveis de angústia com injeções de vacina e maior potencial de dano a longo prazo (ou seja, desenvolvimento de medo de agulha e evitar cuidados de saúde), uma abordagem mais abrangente e consistente é recomendada. Com maturidade, uma abordagem mais autodirigida e individualizada pode ser usada.

A mitigação da dor é considerada parte da boa prática de vacinação pela OMS, que orienta o uso das intervenções práticas para implementação em todos os serviços de vacinação. Todos os envolvidos nos serviços de vacinação precisam se preparar e apoiar a implementação dessas estratégias, para alcançar as melhores práticas.

Os métodos já utilizados para educação sobre vacinação (p. ex., instruções verbais, panfletos, vídeos) são eficazes para a educação sobre mitigação da dor. É importante ressaltar que muitas intervenções podem ser oferecidas por pouco ou nenhum custo. Mesmo para aqueles com custos, estes podem ser compensados evitando os danos subsequentes de dor e medo absolutos, incluindo o impacto negativo nos resultados de saúde devido à hesitação da vacina e não conformidade com outras intervenções de saúde e os custos para tratamento de agulhas. Podemos iniciar com estas estratégias indicadas pela OMS:

- Não aspirar ao dar vacinas em qualquer idade
- Administrar vacinas da menos para a mais dolorida em qualquer idade
- Amamentar no momento de vacinações de crianças
- Oferecer soluções açucaradas para bebês (vacina rotavírus)

Tabela 16.1 Estratégias de manejo de dor de acordo com as evidências recomendadas pela revisão do grupo HELPinKids&Adults para cada idade.

Estratégia	Recomendação	Bebês e crianças pequenas (≤ 3 anos)	Crianças (3 a 12 anos)	Adolescentes (12 a 17 anos)	Adultos (≥ 18 anos)
Recomendações com fortes evidências					
Intervenções processuais					
Não aspiração do êmbolo da seringa antes de injetar a vacina	Não recomendamos a aspiração durante as injeções de vacina IM	Sim	Sim	Sim	Sim
Ordem de injeção	Recomendamos injetar a vacina mais dolorida por último durante as injeções de vacina	Sim	Sim	Sim	Sim
Intervenções físicas					
Amamentação*	Recomendamos a amamentação durante as injeções de vacina	Sim (≤ 2 anos)	–	–	–
Posicionamento: contato pele a pele[†]	Recomendamos o contato pele a pele durante as injeções de vacina	Sim (≤ 1 mês)	–	–	–
Posicionamento: segurando[†]	Recomendamos segurar e sentar a criança no colo do responsável durante as injeções de vacina	Sim	–	–	–
Posicionamento: segurando[†]	Se a criança não for vacinada no colo do responsável, recomendamos uma intervenção de retenção combinada (incluindo tapinhas e/ou balanço) após as injeções de vacina	Sim	–	–	–
Posicionamento: sentado	Recomendamos sentar-se durante as injeções de vacina	–	Sim	Sim	Sim
Intervenções farmacológicas					
Anestésicos tópicos	Recomendamos anestésicos tópicos antes das injeções de vacina	Sim	Sim	–[§]	–[§]
Soluções de sabor doce[†‡]	Recomendamos soluções de sacarose ou glicose antes das injeções de vacina	Sim (≤ 2 anos)	–	–	–
Intervenções de processo					
Formação de profissionais	Recomendamos a educação dos profissionais que administram vacina sobre o manejo da dor da injeção	Sim	Sim	Sim	Sim
Presença dos pais	Recomendamos a presença dos pais durante as injeções	Sim	Sim (≤ 10 anos)	–	–
Educação dos pais	Recomendamos a educação dos pais ou responsáveis sobre o manejo da dor para injeção de vacina antes e no dia da vacinação	Sim	Sim	Sim	–
Educação de indivíduos submetidos à vacinação	Recomendamos a educação das pessoas a serem vacinadas sobre o manejo da dor no dia da vacinação	–	Sim	Sim	Sim

Recomendações com evidências fracas					
Intervenções processuais					
Injeção simultânea	Sugerimos injeções simultâneas (em vez de injeções sequenciais) durante as injeções de vacina	Sim (≤ 1 ano)§	–§	–	–
Intervenções físicas					
Amamentação*	Se a amamentação não for usada durante as injeções de vacina, sugerimos amamentar antes das injeções de vacina	Sim (≤ 2 anos)	–	–	–
Sucção não nutritiva†	Sugerimos sucção não nutritiva (usando o polegar/dedo, chupeta) durante as injeções da vacina	Sim (≤ 2 anos)	–	–	–
Dispositivo vibratório com frio	Sugerimos um dispositivo vibratório externo com frio durante as injeções de vacina	–	Sim	Sim	–
Tensão muscular	Sugerimos tensão muscular para injeções de vacina em indivíduos com histórico de desmaios	–	Sim (≥ 7 anos)	Sim	Sim
Aquecer a vacina	Sugerimos não aquecer a vacina antes das injeções de vacina	Sim	Sim	Sim	Sim
Intervenções farmacológicas					
Anestésicos tópicos	Sugerimos anestésicos tópicos antes das injeções de vacina	§	§	Sim	Sim
Anestésicos tópicos e amamentação*	Sugerimos a combinação de anestésicos tópicos antes das injeções de vacina e amamentação durante as injeções de vacina	Sim (≤ 2 anos)	–	–	–
Soluções de sabor doce e sucção não nutritiva†‡	Sugerimos soluções com sabor doce (sacarose, glicose) antes das injeções da vacina e sucção não nutritiva (polegar/dedo, chupeta) durante as injeções da vacina	Sim (≤ 2 anos)	–	–	–
Paracetamol	Sugerimos não dar paracetamol antes das injeções de vacina	Sim	Sim	Sim	Sim
Ibuprofeno	Sugerimos não dar ibuprofeno antes das injeções da vacina	Sim	Sim	Sim	Sim
Soluções de sabor doce e amamentação	Sugerimos não usar soluções de sabor doce (sacarose, glicose) e amamentação em combinação antes das injeções de vacina	Sim (≤ 2 anos)	–	–	–
Intervenções psicológicas					
Sinal verbal de procedimento iminente	Sugerimos um sinal verbal do procedimento iminente antes das injeções de vacina ("Agora vou aplicar")	Sim	Sim	Sim	Sim

(*continua*)

Tabela 16.1 Estratégias de manejo de dor de acordo com as evidências recomendadas pela revisão do grupo HELPinKids&Adults para cada idade. (*continuação*)

Estratégia	Recomendação	Bebês e crianças pequenas (≤ 3 anos)	Crianças (3 a 12 anos)	Adolescentes (12 a 17 anos)	Adultos (≥ 18 anos)
Distração	Sugerimos distração de vídeo direcionada durante as injeções de vacina	Sim	§	–	–
	Sugerimos distração direcionada do brinquedo durante as injeções de vacina	Sim	–	–	–
	Sugerimos distração de brinquedo não direcionada durante as injeções de vacina	Sim	–	–	–
	Sugerimos distração verbal durante as injeções de vacina	–	Sim	–	–
	Sugerimos distração por vídeo durante as injeções de vacina	§	Sim	–	–
	Sugerimos distração musical durante as injeções de vacina	–	Sim	§	§
	Sugerimos contra a distração musical durante as injeções de vacina	–	§	Sim	Sim
	Sugerimos contra a distração visual durante as injeções de vacina	–	–	–	Sim
Distração respiratória	Sugerimos respirar com uma distração de brinquedo (p. ex., soprar bolhas, cata-vento) durante as injeções de vacina	–	Sim	–	–
	Sugerimos não respirar sem distração de brinquedo (sopro, respiração profunda) durante as injeções de vacina	–	Sim	–	–
	Sugerimos contra intervenções respiratórias (tosse) durante as injeções de vacina	–	Sim	Sim	§
	Sugerimos intervenções respiratórias (tosse, apneia) durante as injeções da vacina	–	§	§	Sim

*Alternativamente, pode-se usar mamadeira com leite materno ordenhado ou fórmula, ou intervenções combinadas que simulem a amamentação (p. ex., segurar, solução com sabor doce, sucção), conforme apropriado. †Se não estiver amamentando. ‡Alternativamente, se a vacina oral contra o rotavírus estiver sendo administrada ao mesmo tempo que as vacinas injetáveis, a vacina contra o rotavírus pode ser administrada primeiro, pois contém sacarose. §Veja em outra parte da tabela uma recomendação nesta faixa etária. (Adaptada de Reducing pain during vaccine injections: clinical practice guideline – disponível em: https://www.ncbi.nlm.nih.gov/pmc/articles/PMC4577344/.)

- Usar palavras neutras no momento da vacinação, evitando linguagem que aumente a ansiedade, em qualquer idade
- Posicionar corretamente: vacinar as crianças no colo, sempre na presença parental, e adultos sentados
- Distrair
- Educar profissionais e cuidadores em relação a dor e medo da vacina.

BIBLIOGRAFIA

Althumairi A, Sahwan M, Alsaleh S, Alabduljobar Z, Aljabri D. Virtual Reality: Is It Helping Children Cope with Fear and Pain During Vaccination? J Multidiscip Healthc. 2021;14:2625-2632.

BC Centre for Disease Control. Communicable Disease Control Manual. Vancouver: Communicable Disease and Immunization Service. Chapter 2: Immunization Appendix D – Reducing Immunization Injection Pain. Disponível em: https://immunizebc.ca/.

Blount RL, McCormick ML, MacLaren JE, Kain ZNet al. Preparing children for invasive procedures and surgery. In: Walco GA, Goldschneider KR, editors. Pain in children: a practical guide for primary care. Totowa (NJ): Humana Press; 2008. p. 93-99.

Bowlby J. Attachment. 2. ed. New York: Tavistock Institute of Human Relations; 1982.

Crawford CL, Johnson JA. To aspirate or not: An integrative review of the evidence. Nursing. 2012;42(3):20-25.

Hutchfield K. Family-centred care: a concept analysis. J Adv Nurs. 1999;29:1178-1187.

Jaaniste T, Hayes B, von Baeyer CL. Providing children with information about forthcoming medical procedures: a review and synthesis. Clin Psychol Sci Pract. 2007;14:124-143.

Ji RR, Kohno T, Moore KA, Woolf CJet al. Central sensitization and LTP: Do pain and memory share similar mechanisms? Trends Neurosci. 2003;26(12):696-705.

McLure HA, Rubin AP. Review of local anaesthetic agents. Minerva Anestesiol. 2005;71:59-74.

Noel M, Taddio A, McMurtry CM, Chambers CT, Ridell RP, Shah V et al. HELPinKids&Adults knowledge synthesis of vaccination pain management and fear management in individuals with high needle fear: limitations of the evidence and recommendations for future research. Clin J Pain. 2015;31(10S):S124-S131.

Riddell RP, Taddio A, McMurtry CM, Shah Vibhuti, Noel M, Chambers CT et al. Process interventions for vaccine injections: systematic review of randomized controlled trials and quasi-randomized controlled trials. Clin J Pain. 2015;31(10 Suppl):S99-S108.

Shah V, Taddio A, McMurtry M, Halperin SA, Noel M, Riddell RP et al. Pharmacological and combined interventions to reduce vaccine injection pain in children and adults: systematic review and meta-analysis. Clin J Pain. 2015;31(10Suppl):S38-S63.

Suls J, Wan CK. Effects of sensory and procedural information on coping with stressful medical procedures and pain: a meta-analysis. J Consult Clin Psychol. 1989;57:372-379.

Taddio A, Chambers CT, Halperin SA, Ipp M, Lockett D, Rieder MJ et al. Inadequate pain management during routine childhood immunizations: the nerve of it. Clin Ther. 2009;31 Suppl 2:S152-67.

Taddio A, Flanders D, Weinberg E, Lamba S, Vyas C, Ilersich AF et al. A randomized trial of rotavirus vaccine *versus* sacarose solution for vaccine injection pain. Vaccine. 2015;33:2939-2943.

Taddio A, Ipp M, Thivakaran S, Jamal A, Parikh C, Smart S et al. Survey of the prevalence of immunization non-compliance due to needle fears in children and adults. Vaccine. 2012 Jul 6;30(32):4807-12.

Taddio A, McMurtry CM, Shah V, Ridell RP, Chambers CT, Noel M et al. Reducing pain during vaccine injections: clinical practice guideline. CMAJ. 2015;187(13):975-982.

Taddio A, Shah V, McMurtry CM, MacDonald NE, Ipp M, Riddell RP et al. Procedural and Physical Interventions for Vaccine Injections: Systematic Review of Randomized Controlled Trials and Quasi-Randomized Controlled Trials. Clin J Pain. 2015;31(10 Suppl):S20-S37.

World Health Organization. Meeting of the Strategic Advisory Group of Experts on immunization, April 2015: conclusions and recommendations. Wkly Epidemiol Rec. 2015;90:261-280.

GUIA PARA OS FAMILIARES

https://caringforkids.cps.ca/uploads/handout_images/painreduction_kidsandteens_e.pdf.

Vídeo de orientação para manejo da dor: Reduce the pain of vaccination in babies:https://www.youtube.com/watch?v=5Oqa1Fag5eQ.

Parte 3

Confiança em Vacinas

Isabella Ballalai

17

Hesitação Vacinal

Isabella Ballalai

INTRODUÇÃO

A hesitação vacinal é o estado de indecisão e incerteza sobre a vacinação antes de agir e se vacinar (ou não). Este é um fenômeno antigo, principalmente nos países da Europa e EUA, que, desde 2012, vem crescendo em todo o mundo, inclusive no Brasil. Representa um momento de vulnerabilidade e oportunidade relacionado à múltiplos fatores, locais e situacionais, que variam de acordo com o cenário de comunicação, estrutura do programa de imunizações, capacitação dos profissionais da saúde, confiança do público em especialistas e profissionais da saúde, preferências por saúde alternativa, polarização política e extremismo baseado em crenças. A intensificação da hesitação vacinal frequentemente coincide com novas informações, novas políticas ou recentes relatos de eventos supostamente atribuíveis à vacinação ou imunização (ESAVI).

O Brasil vivencia, desde 2015, a queda das coberturas vacinais, que se intensificou durante a pandemia da covid-19, deixando o país vulnerável ao retorno de doenças já eliminadas ou controladas, tornando-se, portanto, uma das principais preocupações dos especialistas e gestores brasileiros.

CONCEITO

A hesitação vacinal consiste no atraso em aceitar ou na recusa das vacinas recomendadas quando elas estão disponíveis nos serviços de saúde, sendo um fenômeno que varia ao longo do tempo, de acordo com o cenário local e os tipos de vacinas. Indivíduos hesitantes situam-se entre os dois polos de aceitação e recusa total da vacinação (Figura 17.1).

Em 2012, a Organização Mundial da Saúde (OMS) compôs um grupo de especialistas, o Grupo Consultivo Estratégico de Especialistas de Trabalho sobre Hesitação Vacinal (SAGE-WG, do inglês, *Strategic Advisory Group of Experts Working Group on Vaccine Hesitancy*), para definir a hesitação vacinal, entender sua magnitude e os fatores que a influenciam e reunir sistematicamente evidências de intervenções em saúde pública.

No início de 2019, a OMS incluiu a hesitação vacinal na lista de dez ameaças à saúde global que afetam seriamente a saúde e o bem-estar de bilhões de pessoas no mundo e que, portanto, exigem sua atenção e de seus parceiros da saúde (Figura 17.2).

> *As razões pelas quais as pessoas optam por não vacinar são complexas; um grupo consultivo de vacinas da OMS identificou complacência, inconveniência no acesso às vacinas e falta de confiança como as principais razões que fundamentam a hesitação. Os profissionais de saúde, especialmente os das comunidades, continuam sendo os conselheiros e influenciadores mais confiáveis das decisões de vacinação e devem ser apoiados para fornecer informações confiáveis sobre vacinas.*

OS Cs DA HESITAÇÃO

As causas da hesitação vacinal são multifatoriais, não se limitando às questões relacionadas

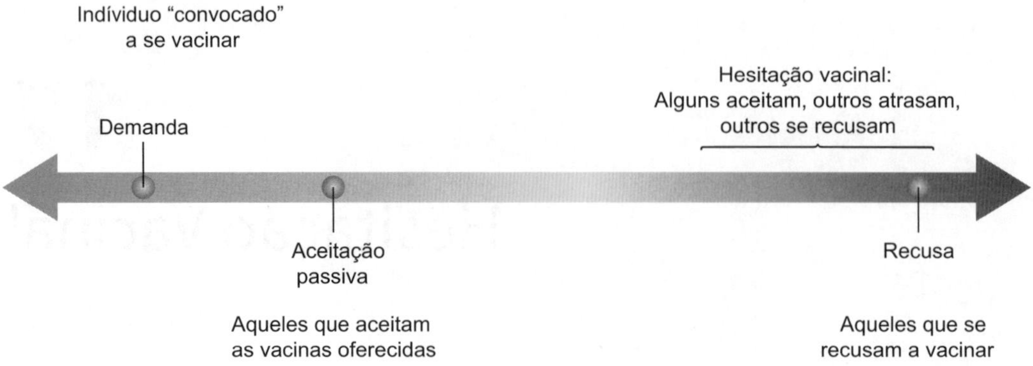

Figura 17.1 Comportamento frente à vacinação: indivíduos hesitantes situam-se entre os polos da aceitação e da recusa total da vacinação. (Fonte: Noni E. MacDonald, the SAGE Working Group on Vaccine Hesitancy. Vaccine hesitancy: Definition, scope and determinants. https://www.sciencedirect.com/science/article/pii/S0264410X15005009.)

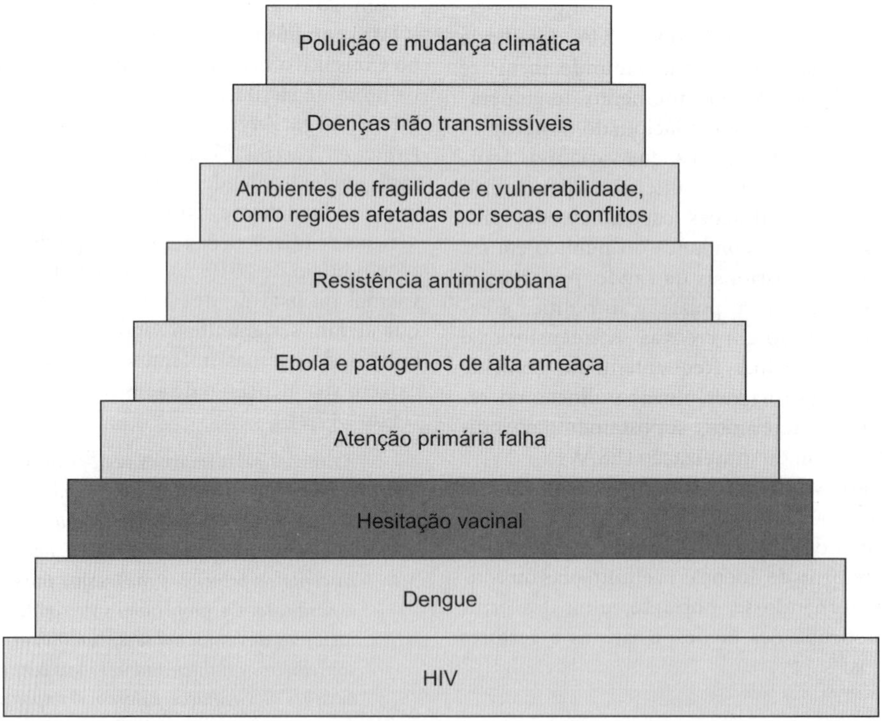

Figura 17.2 As 10 ameaças à saúde global em 2019, segundo a Organização Mundial da Saúde (OMS). HIV: vírus da imunodeficiência humana. (Fonte: World Health Organization [WHO], Ten Threats to Global Health in 2019. Disponível em: https://www.who.int/news-room/spotlight/ten-threats-to-global-health-in-2019.)

à confiança nas vacinas, como as preocupações com a segurança vacinal e a confiança nos profissionais de saúde envolvidos com a vacinação. Em 2015, o SAGE-WG publicou um documento em que revê alguns conceitos, incluindo não somente a recusa, mas também a demora em aceitá-la (atraso vacinal). Nesse documento, é apresentada a matriz dos determinantes da hesitação vacinal, classificando os fatores que influenciam na decisão comportamental de aceitar, atrasar ou rejeitar algumas ou todas as vacinas em três categorias: contextual, individual/em grupo e influências específicas de vacinas/vacinação.

O modelo "3 Cs" destaca três categorias: confiança, complacência e conveniência:

- Confiança: inclui acreditar na eficácia e segurança das vacinas e na competência dos serviços, das autoridades públicas e nos profissionais da saúde; também inclui a motivação gerada pelas autoridades gestoras das políticas de recomendação das vacinas. Nesse caso, acreditar na importância da vacinação, na segurança e eficácia da vacina e nas autoridades públicas é crucial
- Complacência: existe quando os riscos percebidos para doenças preveníveis por vacinas são baixos e a vacinação não é mais considerada uma ação preventiva necessária. A complacência sobre uma vacina em particular ou sobre a vacinação em geral é influenciada por muitos fatores, incluindo outras responsabilidades de vida e saúde que podem ser entendidas como mais importantes no momento
- Conveniência: é um fator significativo que afeta a adesão e/ou o atraso vacinal. Diz respeito ao acesso físico, que inclui acessibilidade geográfica, perda de oportunidade (que leva à necessidade de retorno ao serviço de vacinação), capacidade de compreensão e apelo dos serviços de imunização e qualidade do serviço de vacinação (real e/ou percebido). As evidências apontam para a importância crucial do acesso bem planejado e conveniente para a população.

E o que a pandemia da covid-19 trouxe para a hesitação vacinal? Com ela, veio a infodemia e a intensificação do desafio de enfrentar novos fatores comportamentais e sociodemográficos. Nascem, então, mais dois Cs:

- Comunicação: a desinformação se alimenta dos medos e das ansiedades das pessoas sobre a pandemia para promover teorias conspiratórias antivacinação
- Contexto sociodemográfico: inclui etnia, religião, ocupação e *status* socioeconômico; é, muitas vezes, negligenciado. É preciso levar em conta os poderosos fatores estruturais, como o racismo sistêmico e barreiras de acesso, que podem levar à baixa aceitação de vacinas em alguns grupos.

Fatos misturados com medo, especulação e rumores, dentro de um contexto de incertezas e lacunas de conhecimento, são amplificados através de plataformas de tecnologia e mídias sociais, alimentando dúvidas e insegurança por parte da população (e dos profissionais da saúde), aumentando as especulações e, finalmente, propiciando a estruturação do antivacinismo no Brasil e no mundo.

Nesse contexto, assistimos ao declínio da confiança em especialistas, autoridades e profissionais da saúde e à polarização política da saúde, e percebe-se o impacto das preferências por abordagens alternativas para os cuidados com a saúde e o crescimento dos extremismos baseados em crenças e negacionistas.

De acordo com a OMS, a infodemia poderá deixar mais sequelas do que a pandemia da covid-19.

A HESITAÇÃO VACINAL NO BRASIL

No Brasil, o crescimento da hesitação vacinal tem impactado as coberturas vacinais de forma mais intensa a partir de 2015. A Figura 17.3 divide a história de sucesso das imunizações no país em três momentos: de 1980 a 1995, de 1995 a 2013 e de 2013 até 2021.

No primeiro momento (1980 a 1995), quando as doenças imunopreveníveis impactavam a vida das pessoas e de suas famílias (eram as principais causas de mortalidade infantil), o desejo nacional era de eliminá-las, a comunicação das autoridades públicas era intensa e empática, o esforço do Programa Nacional de Imunizações (PNI) conclamava todos para inúmeras campanhas de vacinação e a adesão era alta.

No segundo momento (1995 a 2013), quando as doenças imunopreveníveis ainda eram lembradas, a vacinação estava consagrada como uma estratégia que fez desaparecer doenças que tanto

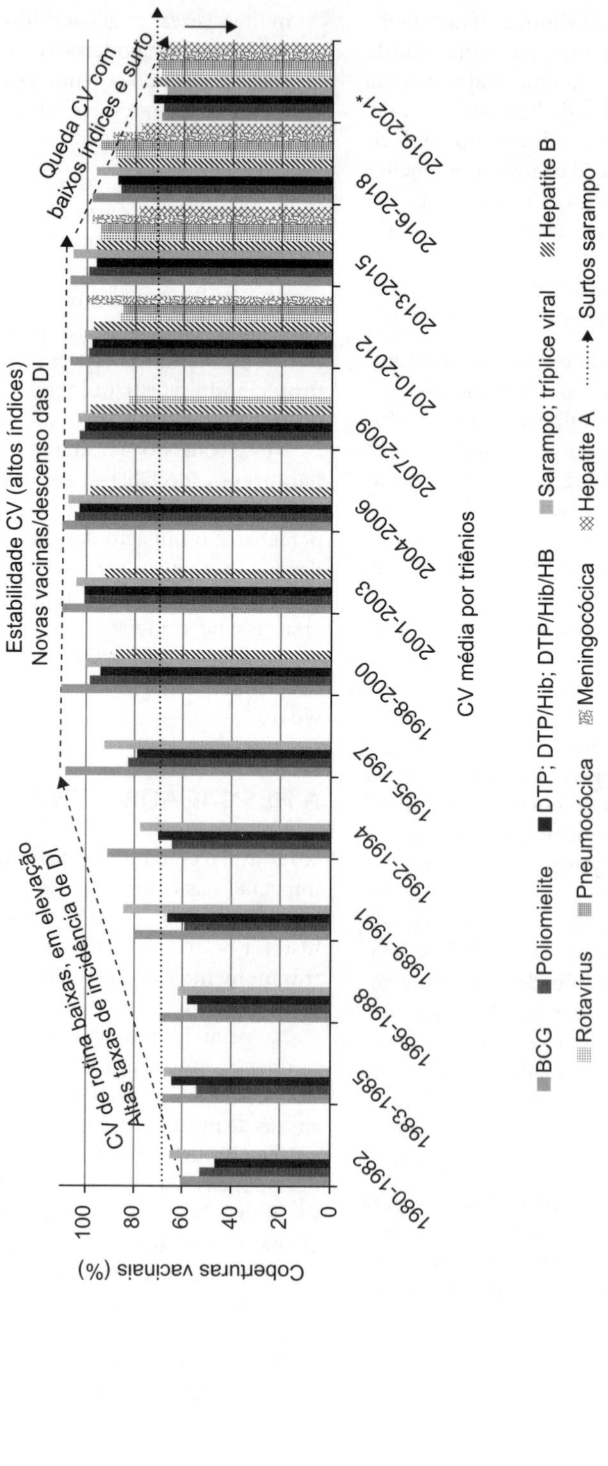

Figura 17.3 Cobertura média de vacinação por triênio, vacinas do calendário infantil, Brasil, 1980 a 2021. *Dados preliminares de 2019 a 2021 atualizados em 09/08/2021. DI: doenças infecciosas; CV: cobertura vacinal. (Fonte: PNI – Ministério da Saúde.)

impactavam a sociedade, e as coberturas vacinais se mantiveram muito altas.

Já no terceiro momento (a partir de 2013), quando a memória começou a se perder, as doenças deixaram de ser motivo de preocupação, o cotidiano e o perfil de comportamento das famílias não eram os mesmos, os calendários de vacinação se tornaram mais ricos e complexos, e o declínio das coberturas vacinais se iniciou.

Em 2019, com o objetivo de investigar a associação entre a desinformação e a queda das coberturas vacinais, a Sociedade Brasileira de Imunizações (SBIm) e a Avaaz realizaram a pesquisa "As *fake news* estão nos deixando doentes?". Buscando estudar a percepção dos brasileiros sobre as vacinas e como as fontes de informação impactavam nas escolhas de vacinar ou não, foram entrevistadas cerca de 2 mil pessoas a partir de 16 anos.

Nessa pesquisa, 13% dos entrevistados deixaram de se vacinar ou de vacinar crianças sob sua responsabilidade por conta de uma informação falsa, o que representava mais de 21 milhões de pessoas. Nessa época, 7 a cada 10 brasileiros acreditavam em alguma mensagem errada ou falsa sobre a vacinação. Os principais motivos citados para não vacinar foram:

- Falta de planejamento ou esquecimento (38%)
- "Não achei que a vacina fosse necessária" (31%)
- Falta de informação (37%)
- Medo de efeitos colaterais graves (24%) e/ou de contrair a doença (18%)
- Notícias, histórias ou alertas que leu *online* (9%).

As redes sociais e os aplicativos de mensagens estavam entre as principais fontes de informação sobre vacinas: 48% dos entrevistados relataram ter as redes sociais e o WhatsApp como uma das principais fontes de informação sobre vacinas. São o segundo meio mais usado para se informar sobre o tema (o primeiro são as mídias tradicionais, como televisão, rádio, jornal e sites de notícias da grande imprensa, relatados por 68% dos entrevistados). A proporção de pessoas que acreditam em desinformações sobre as vacinas foi maior entre aqueles que usam redes sociais e/ou WhatsApp como fonte de informação – 73% contra 60% para quem cita outras fontes (Figura 17.4).

O conhecimento sobre vacinas, testado no estudo da SBIm e Avazz por meio da apresentação de várias declarações falsas aos entrevistados, é limitado e retrata as desigualdades do país. Apenas 22% identificaram que todas as declarações sobre vacinas eram factualmente incorretas. Tratava-se, sobretudo, de mulheres (25% contra 19% dos homens), pessoas residentes no Sudeste (26%) ou

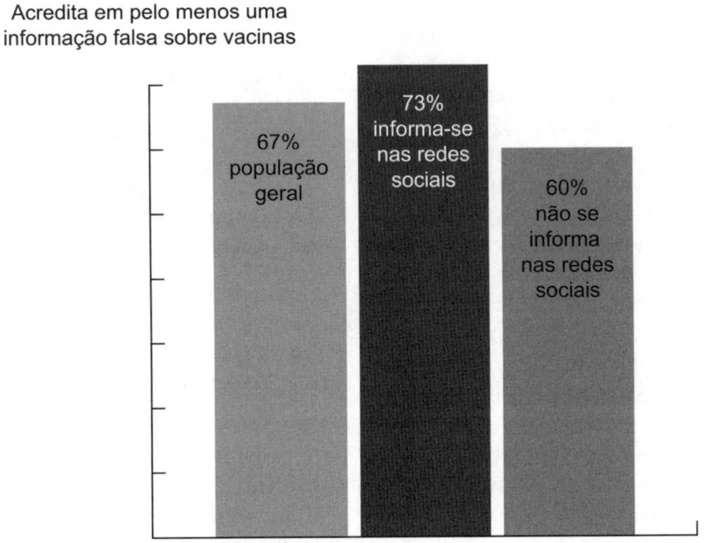

Figura 17.4 Fonte de informação × crença em desinformação sobre vacinas. (Fonte: SBIm, Avaaz. As *fake news* estão nos deixando doentes?)

nas capitais (27%), com ensino superior (35%) e pertencentes às classes A/B (34% contra apenas 16% dos classificados como classes D/E).

Entre as descobertas do estudo, destacam-se:

- Jovens e homens estão entre os mais vulneráveis à desinformação
- A maioria das pessoas que acredita que as vacinas são inseguras viu notícias negativas nas redes sociais ou aplicativos de mensagens instantâneas
- A desinformação brasileira vem dos EUA
- Desinformação sobre vacinas pode estar sendo usada para obter lucro
- O YouTube tem influenciadores antivacinistas que atingem milhões de pessoas
- Fontes confiáveis podem combater as *fakes news*.

Diversos inquéritos realizados para examinar os sentimentos relativos às vacinas de covid-19 expuseram novos níveis de volatilidade em torno da hesitação vacinal, particularmente quando é alimentada por plataformas de mídia digital. Picos na hesitação vacinal frequentemente coincidem com a disponibilização de novas informações, aplicação de novas políticas e viralização nas mídias sociais de relatos de riscos (verdadeiros ou não) relacionados à vacinação.

Entre os meses de fevereiro e abril de 2022, o grupo Confiança nas Vacinas América Latina (ConfíaLA) realizou uma pesquisa quantitativa, por meio de questionário *online* de autopreenchimento, em oito países da região: Argentina, Brasil, Chile, Colômbia, Equador, Paraguai, Uruguai e Venezuela. Foram o público-alvo homens e mulheres com pelo menos 15 anos, atuantes ou não na área da saúde, residentes das regiões mais representativas desses países.

Com o objetivo principal de identificar o nível de confiança nas vacinas de covid-19, investigando comportamentos e fatores de aceitação ou recusa das vacinas, foi difundido um questionário no Facebook e Instagram. Dentro da amostra final de 6.555 questionários válidos, cujos resultados foram ponderados, com a finalidade de expressar a proporcionalidade populacional real de cada país no contexto geral do estudo, a área da saúde representou 6% dos respondentes.

O estudo mostrou como o "barulho" que minorias fazem pode impactar uma nação e que é preciso cuidar de alguns aspectos relevantes para minimizar os estragos que fazem. De maneira geral, considerando todos os países participantes:

- Apesar de as redes sociais fechadas (WhatsApp e Telegram) serem em média as menos relevantes fontes de informação, elas podem ter importante impacto na decisão de vacinar ou não. Somente 13% daqueles que disseram ter sido vacinados indicam essas redes entre as mais utilizadas, enquanto elas compõem as preferências de quase 40% dos que informam recusarem-se a vacinar
- A obrigatoriedade de vacinação foi o mais polêmico dos aspectos estimulados, superando as dúvidas que envolvem a qualidade das vacinas e os efeitos que produzem. Parecem funcionar como gatilho para a difusão de *fake news* teorias conspiratórias e posicionamentos políticos em torno das "liberdades individuais"
- A coerência dos discursos de autoridades parece controlar o ambiente pandêmico, mas o excesso de rigidez pode ser usado politicamente, sobretudo quando associado a *fake news*
- O ambiente tem certa influência no comportamento. Entre os que referiram já ter se infectado pelo SARS-CoV-2, 45% perderam alguma pessoa próxima para a covid-19, índice que não chega a 40% entre os que não se contaminaram
- Uma cultura vacinal parece ajudar a superar dificuldades enfrentadas em ambiente mais confuso
- As redes sociais abertas parecem menos importantes no processo decisório, apesar de serem citadas pela maioria em todos os países (lembrando que a pesquisa foi realizada *online*). Ao que parece, elas não contam com a credibilidade das redes fechadas, como WhatsApp ou Telegram.

Com relação aos resultados no Brasil, o país apresentou "altos e baixos", com aspectos-chave positivos, que compensaram os graves problemas enfrentados:

- Falecimento de pessoa próxima ou parente por covid-19: foi o país com o segundo maior percentual (48%) de respondentes que referiram mortes de pessoas próximas, ficando atrás apenas da Venezuela (49%)
- Foi o país com a maior taxa (54%) de pessoas que identificaram que as diferentes esferas de

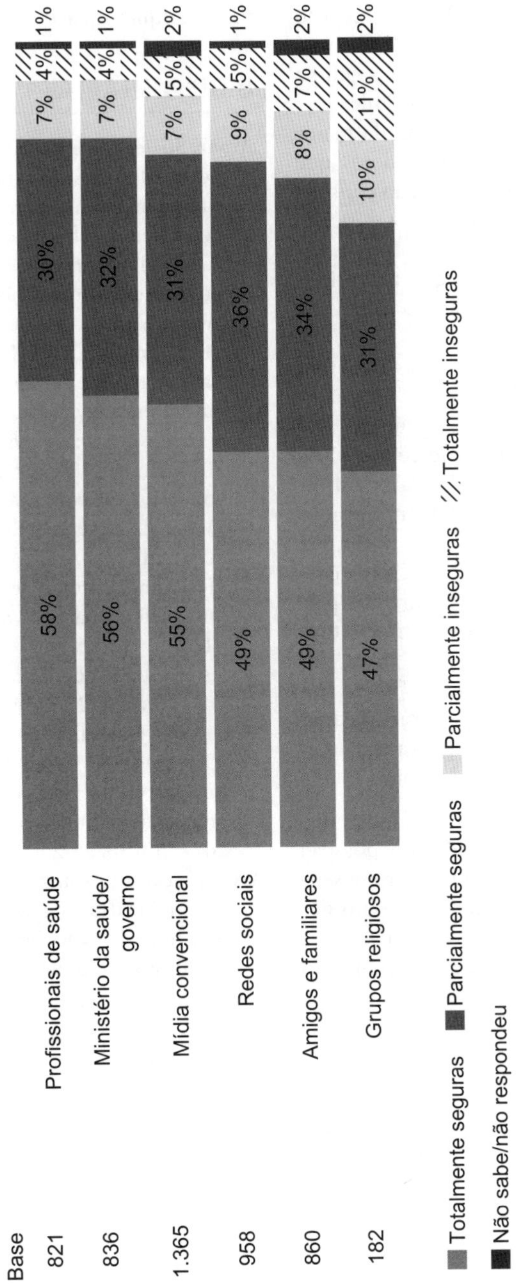

Figura 17.5 Nível de segurança das vacinas × fontes de informação. (Fonte: https://sbim.org.br/images/files/po-avaaz-relatorio-antivacina.pdf.)

poder nunca ou raramente adotaram as mesmas diretrizes. A segunda maior taxa (29%) foi registrada na Venezuela

- Também foi onde se registrou a maior taxa (34%) de respondentes que têm a percepção de que a situação da pandemia no país está pior do que a de outros países. A segunda maior taxa (15%) foi registrada no Chile
- Em contrapartida, registrou a segunda maior porcentagem (76,5%) de respondedores que confiam na necessidade da vacinação contra a covid-19. A maior taxa (76,8%) foi registrada na Argentina
- Com relação à percepção de que as vacinas são eficazes, ficou atrás apenas da Argentina (60,7% contra 67%)
- No Brasil, 59,1% dos respondentes disseram confiar na segurança das vacinas. A maior taxa (67,2%) foi registrada na Argentina
- O país concentrou o menor índice (14%) de respondentes com acesso ao WhatsApp ou Telegram como fontes relevantes de informação sobre a pandemia
- Também registrou a menor taxa (12%) de pessoas que relatam se sentir pressionados pela obrigatoriedade da vacinação. A maior taxa (55%) foi registrada no Chile
- Por fim, foi onde a maior taxa (86,7%) de respondedores vacinados com pelo menos duas doses de vacina covid-19 foi registrada. A menor taxa (55%) foi registrada no Chile.

Apesar do cenário de desinformação e politização da vacinação contra a covid-19, é possível dizer que os respondentes brasileiros não se sentiram pressionados a vacinar, e, sem de fato dar credibilidade às mentiras que circulam nas redes sociais, se apegaram – assim que puderam – ao que mais conheciam: a histórica cultura de vacinação, que resultou no mais elevado índice de respondentes que referiram estar vacinados deste estudo e o menor entre aqueles que recusam a tomar qualquer dose de vacina contra a covid-19.

BIBLIOGRAFIA

Avaaz, Sociedade Brasileira de Imunizações. As fake news estão nos deixando doentes? Como a desinformação antivacinas pode estar reduzindo as taxas de cobertura vacinal no Brasil [Internet]. São Paulo: SBIm; 2019 [cited 2022 Sep 15]. Disponível em: https://sbim.org.br/images/files/po-avaaz-relatorio-antivacina.pdf.

Jarrett C, Wilson R, O'Leary M, Eckersberger E, Larson HJ, the SAGE Working Group on Vaccine Hesitancy. Strategies for addressing vaccine hesitancy: A systematic review. Vaccine. 2015;33(34):4180-4190.

Larson HJ, Gakidou EMurray CJL. The Vaccine-Hesitant Moment. N Engl J Med. 2022;387:58-65.

MacDonald NE, SAGE Working Group on Vaccine Hesitancy. Vaccine hesitancy: Definition, scope and determinants. Vaccine. 2015;33(34)4161-4164.

Ministério da Saúde. Dados preliminares de 2019 a 2021. Brasília: Ministério da Saúde.

Razai MS, Oakeshott P, Esmail A, Wiysonge CS, Viswanath K, Mills MC. COVID-19 vaccine hesitancy: the five Cs to tackle behavioural and sociodemographic factors. J R Soc Med. 2021;114(6):295-298.

World Health Organization. Ten Threats to Global Health in 2019. Geneva: WHO; 2019. Disponível em: https://www.who.int/news-room/spotlight/ten-threats-to-global-health-in-2019.

18

Antivacinismo no Brasil e no Mundo

Guido Carlos Levi

INTRODUÇÃO

Ao lado das melhorias sanitárias, em particular a oferta de água tratada, nada trouxe tantos avanços aos benefícios da saúde humana quanto as vacinas, as maiores responsáveis pelo marcante aumento em nossa expectativa de vida nos últimos dois séculos. Basta lembrar que a varíola, antes do advento da respectiva vacina preventiva, matava cerca de 400 mil pessoas por ano na Europa e, no momento de sua introdução no Novo Mundo, vitimou cerca de 3 milhões de nativos. No Brasil, a varíola competia com a febre amarela pela posição de maior causadora de mortes nos grandes centros urbanos. Até o início do século XXI, o sarampo atingia de 30 a 40 milhões de indivíduos no mundo todo ano, causando quase 1 milhão de óbitos; no Brasil, manteve-se por muito tempo como a segunda causa de morte por doença infecciosa, perdendo somente para a diarreia. A poliomielite acometia milhões de pessoas anualmente no mundo, causando paralisias nos menos afortunados, em que o vírus comprometia o sistema neurológico. Hoje em dia, a varíola está erradicada há três décadas, a poliomielite restrita a um pequeno número de países (o Brasil não está incluso), o sarampo limitado nos países em que a vacina faz parte dos programas vacinais nacionais e, entre os brasileiros, até os recentes surtos em áreas geográficas delimitadas estão reduzidas a poucos casos de doença importada.

Além desses exemplos da importância das imunizações, pode-se ressaltar os êxitos verificados no combate às meningites bacterianas, que deverão ser ainda mais marcantes com as recentes introduções de vacinas mais abrangentes e potentes. São animadores os resultados que a vacina do papilomavírus humano (HPV) tem mostrado na prevenção do câncer de colo do útero e outras localizações que têm o HPV como importante agente etiológico. O quase desaparecimento da difteria, a drástica redução no número de casos de tétano, o combate vitorioso à rubéola congênita e tantos outros exemplos reforçam essa posição.

No entanto, ainda há grupos de médicos, demais profissionais de saúde e leigos que combatem ativamente a utilização dessa importante ferramenta de saúde pública. A mídia, em particular a eletrônica, está coberta de informações negativas sobre as vacinas e de veementes apelos contra seu uso, frequentemente com graves danos à proteção contra doenças amplamente preveníveis por meio das imunizações.

Quem são esses grupos antivacinistas? Qual a origem das informações por eles divulgadas? Quais as consequências de sua atuação? Como prevenir e combater os prejuízos potenciais trazidos pela sua militância antivacinal? São essas perguntas que este capítulo se propõe a responder, de maneira evidentemente simplificada, mas com o intuito de servir como "aperitivo", para que o leitor se aprofunde no assunto e venha a engrossar as fileiras dos que batalham a favor das imunizações, divulgando informações e esclarecimentos corretos e de fácil compreensão quanto à importância dessa ferramenta fundamental na promoção da saúde pública.

ANTIVACINISTAS

As principais causas de recusa de vacinação por indivíduos, familiares ou responsáveis estão descritas na Figura 18.1. Já a Figura 18.2 resume os motivos da não indicação de vacinas por médicos ou outros profissionais da saúde.

A postura dos radicais geralmente é impermeável a qualquer discussão científica. Contudo, é interessante analisar os argumentos apresentados pelos seletivos, pois, muitas vezes, eles aparentemente se baseiam em conceitos científicos, o que exige informações provindas de fontes seguras e confiáveis para poder contrabalançá-los.

Os seletivos podem ser contrários a algumas vacinas ou aos esquemas vacinais habitualmente utilizados nos programas vacinais da maioria dos países endossados por sociedades científicas de indiscutível credibilidade ligadas ao campo das imunizações. Os argumentos apresentados por eles são:

- Superioridade da imunidade natural (produzida pela própria doença)
- Indução de autoimunidade pelas vacinas
- Sobrecarga antigênica pelos atuais esquemas vacinais.

Seus porta-vozes mais representativos, em geral, propõem retardar o início da vacinação das crianças até que o sistema imune delas esteja mais

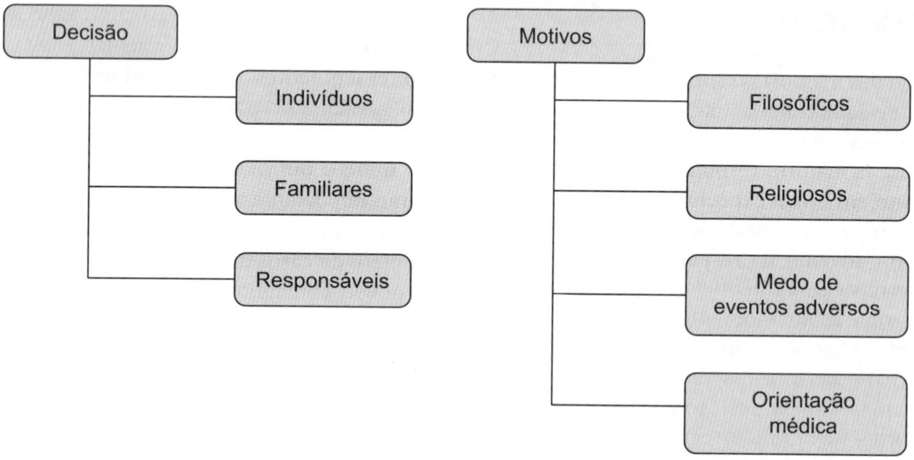

Figura 18.1 Principais causas de recusa de vacinação.

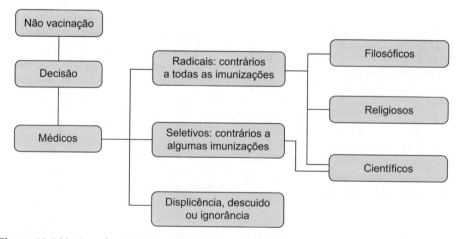

Figura 18.2 Motivos da não indicação de vacinas por médicos e outros profissionais da saúde.

maduro; separar as vacinas, inoculando somente produtos isolados; e aumentar o intervalo de tempo entre as aplicações de imunizantes. Os principais grupos não religiosos com membros contrários às imunizações são:

- Quiropráticos
- Homeopatas
- Naturopatas
- Antroposóficos.

Os mais expressivos numericamente são os homeopatas e os antroposóficos. No entanto, com relação aos primeiros, é importante ressaltar que não se trata de postura aceita pelas sociedades de homeopatia, que várias vezes têm se posicionado favoráveis ao cumprimento integral do programa vacinal do Programa Nacional de Imunizações (PNI), mas sim da opção de alguns praticantes da especialidade. Curiosamente, nenhum dos autores clássicos da matéria médica homeopática se opôs à vacinação, e o próprio Hahnemann, pai da homeopatia, era defensor da única vacina disponível em sua época, a variólica.

Quanto à antroposofia, não foi encontrada literatura favorável nem contrária às imunizações. Na experiência pessoal dos autores deste capítulo, existem médicos antroposóficos que indicam todas as vacinas, alguns que se comportam como seletivos e outros completamente contrários às imunizações.

RELIGIÕES E RECUSA DE VACINAS

Embora no passado tenha havido vários exemplos de combate às imunizações por grupos religiosos, na atualidade os movimentos antivacinistas perderam muito de sua base religiosa, tornando-se, predominantemente, um fenômeno de classes sociais mais altas e de certos grupos intelectuais.

Entre os cristãos, são raros os grupos que fazem objeção à vacinação. A Igreja Católica somente demonstra preocupações com a vacina da rubéola, em razão de sua origem de células embrionárias humanas provenientes de fetos abortados, porém não contraindica o seu uso. A maioria dos evangélicos tradicionais não só se mostra favorável às imunizações, como, inclusive, colabora para sua difusão e aplicação.

Entre os menonitas, embora a maioria seja favorável às vacinas, encontram-se grupos conservadores, que se opõem mais por temor de efeitos adversos do que por motivos puramente religiosos. Entre os judeus, a aceitação da vacinação é praticamente a regra. No entanto, existe em Israel uma seita chamada *haredi burqa*, com número inexpressivo de membros que são contrários a todo tipo de intervenção médica, inclusive imunizações. Quanto aos fundamentalistas islâmicos, as *fatwas* lançadas pelo Taliban opondo-se à vacinação estão entre as maiores causas de falhas nas coberturas vacinais no Paquistão, Afeganistão e Nigéria. Contudo, aqui também foi apresentada motivação não diretamente ligada à religião, mas sim ao temor de que os agentes imunizantes pudessem conter substâncias danosas à população, capazes de produzir sérios prejuízos, como AIDS e impotência.

RESPOSTA DA CIÊNCIA

É fácil contraditar o argumento de que a imunidade natural, produzida pela própria doença, é superior àquela produzida pela vacina. Em primeiro lugar, vem o risco inerente à aquisição das doenças. Em segundo, a maioria das vacinas atuais produz imunidade duradoura e eficiente, e, quando isso não ocorre por completo, existe o recurso de repetição da imunização para corrigir possíveis falhas tanto primárias como secundárias.

Quanto à indução de autoimunidade pelas vacinas, trata-se de uma suposição teórica que não encontra nenhum respaldo na prática. Após a aplicação, durante anos, de centenas de milhões de doses de vacinas diversas, não há nenhuma observação bem embasada de que esse fenômeno possa realmente ocorrer.

A respeito da possibilidade de sobrecarga imunológica, que seria causada pela administração combinada ou simultânea de vacinas e agravada por excesso de alumínio, albumina purificada de sangue humano e timerosal, não é difícil refutar essa hipótese. Hoje em dia, o timerosal é encontrado praticamente só em frascos de múltiplas doses. Quanto ao alumínio, calcula-se que sua quantidade introduzida pela vacinação seja apenas uma pequena fração quando comparada à ingerida por meio do leite materno ou de fórmulas à base de soja. Já a afirmação de que a vacina tríplice viral (sarampo, caxumba e rubéola [SCR]) contém albumina purificada derivada de sangue humano revela desconhecimento de que este produto é obtido por cultura de tecidos.

Com relação à possível sobrecarga antigênica, basta lembrar que os neonatos desenvolvem a capacidade de responder a antígenos estranhos a seu organismo mesmo antes do nascimento. Células B e T estão presentes já com 14 semanas de gestação e apresentam variedade de receptores antígenos-específicos. Após poucas horas do nascimento, o sistema gastrintestinal do neonato está totalmente colonizado por bactérias cujos antígenos excedem muito, em quantidade e variedade, a carga antigênica trazida pelas vacinas. O sistema imune de crianças pequenas consegue responder a um número elevadíssimo de antígenos. Se 11 vacinas fossem aplicadas simultaneamente, somente 0,1% do sistema imune seria utilizado. Para concluir, ressalta-se que análises pós-licenciamento, desde dezenas de milhares até milhões de crianças, até hoje não revelaram nenhuma evidência de sobrecarga antigênica do sistema imune ou suas consequências.

VACINAÇÃO COMPULSÓRIA: ASPECTOS LEGISLATIVOS E ÉTICOS

Atualmente, muitos países têm leis que tornam mandatória a utilização de vacinas indicadas pelo Ministério de Saúde (MS); em outros, existe apenas uma recomendação; e, em muitos, há total omissão sobre o assunto.

Nos EUA, a maioria dos estados usa o calendário de vacinação do Centers for Disease Control and Prevention (CDC) como guia, exigindo, por exemplo, vacinação das crianças contra difteria, sarampo, rubéola e poliomielite. Vários estados também incluem como obrigatórias as vacinas contra hepatite B e doença meningocócica para entrada em universidades. No entanto, com exceção da Virgínia Ocidental, do Mississipi, da Califórnia e do Arizona, todos os outros estados permitem isenção por motivos religiosos, e 20 aceitam isenção por objeções pessoais, morais ou outros motivos não religiosos.

No Reino Unido, a British Medical Association reviu o assunto em 2004 e concluiu não ser apropriada a vacinação compulsória, inclusive por não haver evidência de que a obrigatoriedade aumentaria as taxas vacinais.

Na Austrália, seis dos oito estados e territórios exigem vacinação contra sarampo, caxumba, rubéola, difteria, tétano, coqueluche e poliomielite para admissão escolar; porém, são aceitas contraindicações médicas e objeções de consciência. Em contrapartida, crianças não vacinadas podem ter seu comparecimento às aulas suspenso na ocorrência de surtos de doenças relevantes.

No Brasil, a matéria é regulada por legislação federal, Decreto nº 78.231, de 12 de agosto de 1976, título II, do Programa Nacional de Imunizações e das Vacinações de Caráter Obrigatório. O artigo 29 diz: "É dever de todo cidadão submeter-se e os menores dos quais tenha a guarda ou responsabilidade, à vacinação obrigatória [...] Só será dispensada da vacinação obrigatória a pessoa que apresentar atestado médico de contraindicação explícita da aplicação da vacina". O Estatuto da Criança e do Adolescente (ECA), de 1990, em sua Lei nº 8069, Art. 14 – parágrafo único, estabelece que "é obrigatória a vacinação das crianças nos casos recomendados pelas autoridades sanitárias".

Finalmente, a Convenção do Fundo das Nações Unidas para a Infância (Unicef), sobre os direitos da criança, de 1990, ratifica por duas centenas de países, inclusive o Brasil, que todas as crianças têm direito à saúde, com obrigações para todos os países signatários de garantir esse direito.

No entanto, ainda há um abismo entre as legislações e sua aplicação prática, em grande parte por haver raras previsões de penalidades para seus infratores.

No Brasil, o ECA prevê pena de multa de três a vinte salários de referência para os genitores que descumprirem essa obrigação. A pena pode ser duplicada em caso de reincidência, e a permanência do descumprimento pode acionar o Conselho Tutelar e o Ministério Público.

Em caso de discordância entre os pais quando à vacinação dos filhos, o ECA estabelece que, tanto de guarda compartilhada quanto unilateral, pai ou mãe tem o direito de vacinar os filhos mesmo sem o consentimento da outra parte.

CONSEQUÊNCIAS DA NÃO VACINAÇÃO

Vários surtos de doenças imunopreveníveis foram registrados em países diversos após a redução no número de indivíduos adequadamente vacinados. Na Inglaterra, em razão das dúvidas quanto à eficácia da vacina SCR e do temor de reações graves com sua utilização, houve importante redução nas taxas de vacinação com esse agente. O mesmo aconteceu com a vacina tríplice bacteriana e, em consequência, ocorreram surtos de coqueluche, inclusive recentemente. Fato similar ocorreu na Suécia.

Na Holanda, um surto de sarampo em comunidade contrária às imunizações registrou 2.961 casos, com 68 hospitalizações e três mortes. No Reino Unido e na Irlanda, a controvérsia em torno da vacina SCR fez cair bruscamente os índices de imunização após 1996. Em consequência, ocorreu um surto de sarampo que, só em áreas do norte de Dublin, causou mais de 300 casos e de 100 hospitalizações, com três mortes de crianças.

Na Nigéria, a redução da vacinação oral da poliomielite provocou o reaparecimento da doença em números elevados, tornando o país um exportador do vírus para diversos países vizinhos. A vacinação do sarampo também foi interrompida em várias áreas sob influência religiosa, levando à ocorrência de 20 mil casos da doença, com cerca de 600 mortes.

A pandemia de covid-19, iniciada em 2020, veio agudizar as controvérsias ao redor da recusa de vacinas e do papel dos profissionais da saúde em relação ao assunto, seja por sua atração positiva quanto negativa. Em vários países ocorreu um grande aumento na atividade dos grupos antivacinas, principalmente pela maior facilidade de divulgarem suas opiniões por meio de modernos meios de comunicação. EUA, Canadá, Reino Unido, França e Itália são alguns exemplos em que a atuação desses grupos, divulgando informações falsas e alarmantes sobre as vacinas anticovid-19, levou a uma séria dificuldade para as autoridades sanitárias em obter as metas de vacinação desejadas.

Essa situação felizmente foi revertida por uma ampla campanha de vacinação em massa. Atualmente esses países não apresentam mais casos de pólio pelo vírus selvagem, hoje restrito a poucos casos no mundo.

Muitos outros exemplos das consequências nefastas da não vacinação poderiam ser aqui relatados; no entanto, vale a pena lembrar que isso ocorreu, embora em proporções infinitamente menores, também em nosso meio. Por exemplo, em 2011 houve em São Paulo a notificação de 26 casos de sarampo, tendo como fonte casos importados, a maioria ocorrendo em crianças não vacinadas, algumas pela idade, outras por opção dos pais. Isso ocorreu em um estado com altíssimo índice de cobertura vacinal e obrigou a aplicação de um elevado número de doses de bloqueio de potenciais comunicantes.

A atual pandemia de covid-19 serve como mais um exemplo do risco de não vacinação. Nos países que retardaram o início da aplicação dos imunizantes para a proteção contra o vírus, ocorreram índices de adoecimentos e mortes em números muito elevados quando comparados àqueles que precocemente incluíram a vacinação entre as ferramentas para a contenção da epidemia. E, hoje, podemos constatar que, mesmo sem fornecer proteção total contra infecção pelo SARS-CoV-2, as vacinas tiveram papel fundamental na redução dos danos causados. Basta observar o desproporcional alto índice de não vacinados entre os internados em estado grave e os óbitos para comprovar o grande (e desnecessário) risco corrido por aqueles que se negam a ser vacinados.

ANTIVACINISMO NA PANDEMIA DE COVID-19

No Brasil, as tentativas dos antivacinistas em denegrir os imunizantes contra a covid-19 tiveram forte presença em nossos meios de comunicação com o agravante de muitas vezes terem o apoio, ou ao menos a omissão, de altas autoridades governamentais, inclusive da área da saúde. No entanto, foram atingidos altos índices de vacinação, em parte pela ação importante de cientistas de alta credibilidade, divulgando informações corretas e tranquilizadoras, em parte pela colaboração da maioria dos meios de comunicação, e muito pela credibilidade adquirida pelo PNI, que nas suas cinco décadas de existência trouxe enormes benefícios para a saúde da população, assim conquistando sua confiança e reconhecimento.

Mesmo assim, alguns itens se tornaram bastante polêmicos, como a experiência de caderneta de vacinação completa para crianças poderem frequentar aulas escolares. O Conselho Nacional de Procuradores Gerais (CNPG) tem manifestação quanto ao direito de escolas públicas ou privadas de exigirem a comprovação da vacinação com os imunizantes oferecidos pelo PNI (inclusive contra a covid-19), sem a negação do direito à matrícula ou à presença às aulas das crianças que não tenham comprovação nesse sentido. Quando ocorrer essa situação, a escola deverá notificar os órgãos competentes, com destaque para o Conselho Tutelar.

CONSIDERAÇÕES FINAIS

A grande batalha a favor das imunizações deve ocorrer basicamente na área de informação e esclarecimento. A maioria dos grupos ou indivíduos hesitantes em relação a serem vacinados podem ser convencidos pela divulgação de informações cientificamente corretas por profissionais ou entidades de ampla credibilidade na sociedade e em linguagem clara e de fácil compreensão. Não é uma tarefa difícil mostrar os benefícios trazidos à nossa população, com o desaparecimento ou pelo menos a contenção de doenças causadoras de tanta morbidade e mortalidade, e mostrar que, após o advento do PNI, a expectativa média de vida no país aumentou em cerca de 30 anos. Além disso, é fundamental ressaltar que a vacinação serve para a proteção não somente do indivíduo que a recebe, mas sim de todo a comunidade a que pertence. É um ato de benefício individual, mas também de solidariedade social entre os membros da sociedade.

O campo das imunizações não permite que nos acomodemos frente a *fake news* ou divulgação de informações incorretas, movidas por interesses econômicos ou políticos. Não podemos ter retrocessos nessa área, que seguramente representa o maior presente que a medicina ofereceu à humanidade.

BIBLIOGRAFIA

Levi GC. Recusa de vacinas: causas e consequências [Internet]. São Paulo: Segmento Farma; 2013. Sociedade Brasileira de Imunizações [cited 2014 Nov 23]. Disponível em: http://www.sbim.org.br/wp-content/uploads/2013/10/15487-Recusa-de-vacinas_miolo-FINAL-131021.pdf.

19

Comunicação que Gera Confiança

Ricardo M. Machado

INTRODUÇÃO

O título deste capítulo pede uma reflexão sobre um dos possíveis resultados da comunicação eficiente: a confiança, palavra que tem como sinônimos "familiaridade", "segurança" e "certeza". Mas antes de avançar por este caminho, é preciso tratar do significado da outra palavra que também compõe o título: "comunicação".

Etimologicamente, "comunicação" deriva do latim *comunicare*, que significa tornar comum. Encontram-se neste mesmo campo palavras como "mudança", "troca", "reciprocidade", "transformação", o que faz bastante sentido. Afinal, ao compartilhar uma informação, um conhecimento, há uma promoção do intercâmbio de ideias, o que pode levar a uma mudança, a uma transformação no modo de pensar e agir. Para que isso ocorra, de fato, é preciso que o emissor da informação desperte a confiança do receptor, também chamado de interlocutor.

Entretanto, mesmo que o emissor saiba o que falar e que detenha um vasto conhecimento e vocabulário técnico, nem sempre ele está bem instrumentalizado para promover uma comunicação que gera confiança. Diversos fatores impactam positiva ou negativamente a qualidade da comunicação; muitos passam despercebidos ou são negligenciados. O fato é que eles exercem influência sobre quem recebe a informação e no nível de confiança gerado. Esses fatores serão tratados neste capítulo.

DINÂMICA DA COMUNICAÇÃO

É muito provável que, em algum momento durante a graduação, possivelmente em uma disciplina que trata da relação do profissional da saúde com o paciente, o profissional da saúde tenha se deparado com o fluxograma da Figura 19.1.

O esquema retrata o básico no processo de comunicação que se encerra com o *feedback*, o "retorno" por parte do receptor, o que possibilita saber se a interação foi eficiente e gerou o sentimento de confiança. No artigo "Desafios na comunicação entre homens e seus médicos de família", Dantas et al. afirmam que "cabe ao profissional verificar se a proposta comunicada, muitas vezes de forma pontual e alienada daquele que atende, virá a ser aceita e incorporada enquanto mudança ou adaptação preconizada".

Impactam esse resultado o tipo de *código*, ou seja, a forma como a mensagem se organiza a partir do uso de um conjunto de símbolos acessíveis aos interlocutores (o idioma e a linguagem verbal ou não verbal, como gestos, desenhos, expressões faciais, o silêncio etc.). O código é utilizado para transmitir a *mensagem* (o objeto da comunicação: texto, discurso, o conteúdo, o que está sendo expressado). O *referente* diz respeito ao contexto (circunstâncias que perpassam o ato comunicativo); o *canal* é o meio pelo qual a mensagem é difundida (uma conversa presencial ou via internet, uma peça de divulgação, um documento etc.); já o *ruído* é uma interferência que compromete a comunicação (p. ex., falhas que

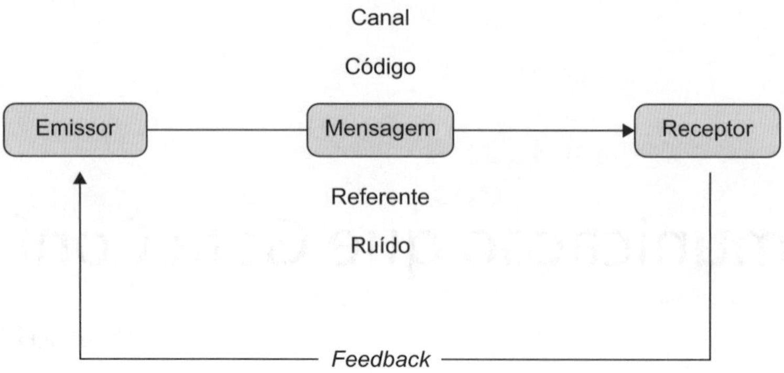

Figura 19.1 Esquema da comunicação.

possam decorrer de diferenças culturais ou mesmo de questões técnicas).

> A partir dessas informações, em uma escala de 0 a 10, como você se avalia na relação com seus pacientes? Será muito proveitoso que você faça esta análise agora.

Intenção, tensão e atenção no processo comunicativo

Toda conversa, por mais informal que seja, tem uma intenção, seja objetiva, seja subjetiva. Na comunicação do profissional da saúde com os pacientes, é importante estar atento a este processo, para que o diálogo seja o mais claro possível. O cuidado possibilita o uso estratégico dos elementos apresentados na Figura 19.1, de forma a evitar ruídos e a ampliar o índice de sucesso na conquista da confiança dos interlocutores.

Os fatores adjacentes devem receber atenção igualmente importante. Nesse sentido, podemos considerar os inúmeros desafios que permeiam as relações estabelecidas nos ambientes de clínicas, hospitais e consultórios. Eles vão desde o tempo de espera pelo atendimento – o que pode gerar sobrecarga para todos os envolvidos –, as instalações adequadas/confortáveis ou não, o cumprimento dos acordos, até as ocorrências no âmbito da vida privada de todos os envolvidos, como suas crenças e preconceitos, níveis de escolaridade, a ansiedade e o medo experimentado pelo paciente em relação ao objetivo da consulta, o sentimento de desatenção.

> Um bom exercício é mapear todos os possíveis pontos de tensão e identificar os antídotos para cada um deles.

Uma comunicação conduzida a partir da percepção atenta das individualidades e intenções dos emissores e receptores da informação, bem como dos fatores adjacentes, tanto no âmbito interpessoal quanto organizacional, pode servir de antídoto contra as situações que costumam ser fonte de grande insatisfação, conflitos e tensões, comprometendo assim o estabelecimento ou a manutenção de uma relação de confiança.

Concorrência da infodemia

Um dos fatores externos que mais geram conflitos e podem comprometer a qualidade da comunicação entre profissionais da saúde e seus pacientes é a *infodemia*, termo definido pela Organização Mundial da Saúde (OMS) como "excesso de informações, algumas precisas e outras não, que tornam difícil encontrar fontes idôneas e orientações confiáveis quando se precisa".

Esse aumento do volume de informações se dá em decorrência de um evento específico: são exemplos a pandemia de covid-19 ou os óbitos amplamente divulgados e indevidamente creditados à aplicação de determinada vacina. As principais consequências são os rumores, a manipulação da informação e a desinformação, ou seja, a "informação falsa ou imprecisa cuja intenção deliberada é enganar", alerta a OMS. Esse processo, no entendimento da organização, pode deixar as pessoas ansiosas, deprimidas, sobrecarregadas, emocionalmente exaustas e incapazes de atender a demandas importantes, como a vacinação.

Todo esse fenômeno é amplificado pela internet, principalmente por meio das redes sociais. O relatório *Digital 2022: Global Overview Report*, publicado por We Are Social e Hootsuite, em janeiro, revela que apenas este ano os usuários da internet devem gastar mais de 12 trilhões de horas *online*. "Encontrar informações" continua sendo a motivação primária para 6 em cada 10 usuários em idade de trabalho, de acordo com a última pesquisa da Get With It (GWI), empresa de segmentação de público para o setor de marketing global. A segunda maior motivação, para 55,2% dos entrevistados, é "manter contato com amigos e familiares". Em terceiro lugar (53%), "manter-se atualizado com notícias e eventos [atuais]".

No Brasil, o levantamento "As *fake news* estão nos deixando doentes", realizado em 2019 pela Sociedade Brasileira de Imunizações (SBIm), em parceria com a Avaaz, identificou que 7 em cada 10 brasileiros acreditam em alguma informação falsa relacionada à vacinação. A mídia tradicional, as redes sociais e aplicativos de mensagens instantâneas, como WhatsApp, e as conversas com amigos e familiares são, respectivamente, as três principais fontes de informação. O Ministério da Saúde (MS) e profissionais da saúde aparecem em quarto e quinto lugar, respectivamente.

Nesse contexto, o profissional da saúde passa a exercer também o papel de apaziguador de conflitos, muitos dos quais surgidos no âmbito familiar e entre grupos de "amigos de confiança", sobretudo nas trocas de informação via redes sociais e por aplicativos de mensagens.

Gomes et al. defendem, no artigo "Relação médico-paciente: entre o desejável e o possível na atenção primária à saúde", que a confiança é o "sustento indispensável da relação", é um "elemento que favorece o vínculo, a expressão da intimidade do paciente e o diálogo aberto". Estas são condições essenciais para a melhor adesão do paciente às prescrições e tratamentos, principal motivo pelo qual esses temas são abordados neste capítulo.

COMUNICAÇÃO CENTRADA NA PESSOA

O paciente como foco da atenção

Talvez se questione a obviedade do subtítulo; afinal, é evidente que o paciente é *sempre* o foco da atenção do profissional da saúde. Isso é verdade em parte. Se considerarmos como "foco da atenção" ouvir a queixa, realizar a anamnese padrão e a ausculta, e avaliar outros parâmetros clínicos, solicitar exames, interpretar laudos e prescrever medicamentos, é possível concordar que sim.

Contudo, por *atenção*, deve-se entender o conjunto de ações e atitudes que vão além da rotina e da mecanicidade que a práxis na relação do profissional da saúde com seu paciente pode assumir em decorrência de uma série de fatores. Por essa razão, introduzo a expressão "Comunicação centrada na pessoa", que significa transformar os pacientes em sujeitos a partir da percepção e compreensão de suas singularidades.

Ceron (2012), em artigo sobre habilidades de comunicação, nos lembra que "sem a devida consideração do contexto relacional dos interlocutores, não é possível compreender a mensagem", e destaca a importância de não estereotipar o paciente:

> *Sem a problematização de seus próprios pontos de vista, o profissional acaba por potencializar o chamado efeito halo, segundo o qual o estereótipo invade tudo o que o paciente faz. Por exemplo, as queixas que os profissionais fazem de que seus pacientes são frequentemente generalizantes, tais como: "são todos ignorantes", "não entendem nada", "não gostam de se cuidar", "não adianta falar, pois não escutam"... Dessa maneira, perde-se o potencial do encontro e a capacidade de transcender barreiras em direção ao paciente.*

Ainda nesse contexto, Ceron chama a atenção para o conceito de "profecia autorrealizada", que ocorre quando as expectativas geradas sobre os pacientes fazem com que o profissional da saúde, inconscientemente, se coloque mais ou menos implicado nas relações terapêuticas. Sem a devida compreensão desses fenômenos, torna-se mais difícil estabelecer elos de confiança, uma vez que ficam negligenciadas as situações que podem gerar conflitos/ruídos.

Construção da confiança

Em estudo exploratório sobre a relação de confiança entre médicos e pacientes, Thom et al. buscaram identificar informações que pudessem ajudar na construção e manutenção desse elo tão importante. Para isso, 29 pacientes da atenção primária, com idade entre 26 e 72 anos, foram recrutados em três locais de prática diversas e reunidos em quatro grupos focais (método de pesquisa qualitativa). Os consensos obtidos dessa

Tabela 19.1 Categorias de experiências de pacientes que afetam positiva ou negativamente a confiança.

Avaliação minuciosa dos problemas	Revisão cuidadosa da história do paciente Demonstração de conhecimento atualizado Vontade de dar encaminhamento Busca de informações adicionais Pedidos de exames e encaminhamentos Empenho e dedicação
Compreender a experiência individual do paciente	Responder às necessidades do paciente Conhecer o paciente e sua família Levar em conta as preferências do paciente/família Evitar suposições Buscar tratamento sob medida Tratar o paciente como único Considerar a "pessoa inteira"
Expressão do cuidado	Preocupar-se com o conforto do paciente Expressar preocupação/empatia Oferecer ajuda Tranquilizar e confortar Demonstrar esperança Colocar os interesses do paciente em primeiro lugar
Proporcionar um tratamento adequado e eficaz	Reconhecer a seriedade da condição Realizar um diagnóstico correto Atingir o resultado desejado Fazer uso de serviços de prevenção
Comunicação clara e completa	Escutar ativamente Reconhecer as preocupações dos pacientes Explicar de forma completa e honesta Responder a perguntas Comunicar-se diretamente Ser sensível Estar relaxado e calmo
Construir parceria/poder compartilhado	Fornecer opções Tratar o paciente como um semelhante Confiar no paciente Estar aberto a novas ideias, ser flexível
Demonstrar honestidade/respeito ao paciente	Admitir erros Honrar os compromissos Ser respeitoso, sem julgamentos
Fatores predisponentes	Treinamento Idade, sexo Recomendações de outros pacientes Aparência do profissional
Estruturas/pessoal	Cortesia do pessoal do atendimento Facilidade de comunicação com o médico Obtenção de resultados de laboratório Acesso ao médico

Fonte: Thom et al., 1997.

escuta foram agrupados em sete categorias de comportamento médico, e mais duas categorias relacionadas com fatores predisponentes e estruturais, como mostra a Tabela 19.1.

É curioso notar que entre as sete categorias, apenas duas se relacionam à competência técnica, enquanto as demais dizem respeito às competências relacionais ou interpessoais. A competência técnica se mescla com as características interpessoais, que ganham evidência nos processos de comunicação, como a explicação sobre o tratamento que leva em consideração as particularidades de cada paciente. Parece óbvio que isso ocorra, entretanto diversos estudos mostram que grande parte das queixas contra médicos, incluindo as que levam a processos éticos, está relacionada à percepção de descuido, enquanto casos de imprudência muitas vezes não são denunciados por pacientes que consideram seus médicos atenciosos.

Thom et al. atentam para o fato de que "a comunicação foi vista como parte integrante da qualidade dos cuidados prestados e, portanto, um importante contribuinte para a confiança". Por outro lado, "a manutenção de uma relação hierárquica foi percebida como um bloqueio à confiança". Segundo os autores, para alguns participantes da pesquisa a confiança estava intimamente relacionada ao sentimento de compreensão pessoal.

Dois dos diversos comentários colhidos por eles ilustram bem essa situação:

> *Este indivíduo me entende e isso é confiança. Quando você tem esse sentimento sobre alguém, você vai seguir seus conselhos e você se sentirá bem" [mulher branca, de 38 anos].*

> *Se você confia em seu médico, você vai escutá-lo mais, você estará um pouco mais atento, um pouco mais à vontade [homem branco, de 37 anos].*

PAPEL DO PROFISSIONAL DA SAÚDE NA COMUNICAÇÃO DE CONFIANÇA SOBRE VACINAÇÃO

Analisando particularmente "as imunizações", a ignorância a respeito das dinâmicas de relacionamento expostas neste capítulo ou a sua subvalorização pode ser classificada como um dos principais desafios na conquista/manutenção de altas coberturas vacinais nas diversas faixas etárias.

Um levantamento realizado pelo CDC evidencia a correlação do diálogo aberto, mediado pela confiança, e a adesão à prescrição de vacinas (Figura 19.2).

Alfabetização em saúde

Como dito anteriormente, a sociedade é o tempo todo impactada por uma avalanche de informações – a infodemia –, que gera desinformação e insegurança. Em tempos de relações polarizadas, em que para muitos substituem o conhecimento acadêmico e científico pela crença, no intuito de defender a qualquer preço um ponto de vista, o acolhimento, a escuta e a atenção, até mesmo com a comunicação não verbal, tornam-se ativos ainda mais valiosos no processo de construção da comunicação de confiança.

Outra aliada é a alfabetização em saúde (*health literacy*). O temo pode ser definido como "a

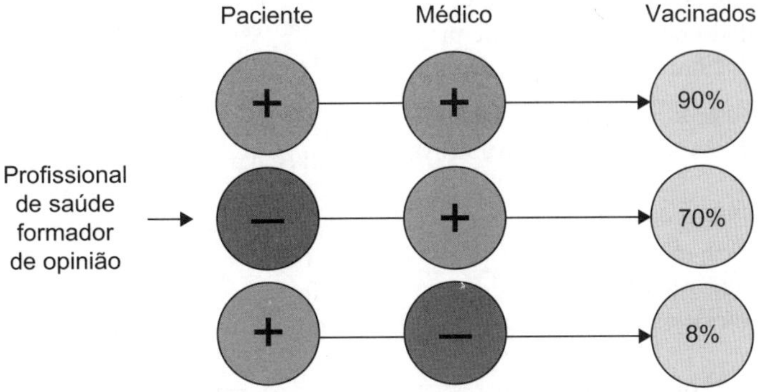

Figura 19.2 Papel do profissional da saúde como formador de opinião. (Fonte: Centers for Disease Control and Prevention (CDC). MMWR Morb Mortal Whly Rep. 1988;37:657-661. https://www.cdc.gov/mmwr/preview/mmwrhtml/00021583.htm. Acesso em 09 Mai 2022.)

capacidade de obter, processar e compreender informações e serviços básicos de saúde necessários para tornar apropriado decisões de saúde". Em "Alfabetização em saúde: uma receita para acabar com a confusão", Lynn et al. destacam que "mais de 300 estudos indicam que os materiais relacionados à saúde excedem em muito a capacidade média de leitura dos adultos americanos", evidenciando o erro de apostar exclusivamente em artigos e dados estatísticos para promover o benefício de determinada conduta, tratamento ou ação preventiva como a vacinação.

Isto porque nenhum dado, por mais preciso e impactante que seja, é capaz de substituir o argumento que melhor responde à questão de cada paciente sobre a relevância da orientação dada pelo profissional da saúde que o atende. E para chegar a esse resultado é preciso entender o paciente em sua singularidade:

- De onde vem a dúvida?
- Qual o impacto da família e dos amigos na formação desse conceito, dessa opinião?
- Quem deve estar no centro das decisões?
- Os reais impactos da recusa estão claros para o paciente que insiste em não aderir à prescrição?
- Antes de apresentar os argumentos, o profissional ouviu o paciente para entender a raiz de suas dúvidas e recusas?
- Essas dúvidas e recusas estão amparadas em experiências anteriores?

Estes e outros questionamentos podem ser de grande utilidade na conquista da confiança de cada paciente.

Ceron defende que a ampliação do potencial terapêutico de cuidado nas ações de saúde pressupõe as seguintes habilidades:

- Dar ao paciente tempo para pensar
- Exercitar a boa comunicação, sem uso abusivo do jargão técnico
- Exercitar a habilidade da empatia
- Lembrar-se de escutar
- Oferecer suporte na medida certa
- Reconhecer os modelos de entendimento do paciente
- Acolher o paciente com calor humano, respeito e cordialidade
- Exercitar a empatia, junto à disciplina emocional de não ter de dar soluções a tudo
- Potencializar a assertividade
- Escutar o paciente em todas as dimensões (verbais e não verbais)
- Distinguir a demanda aparente (queixa) da demanda real (causa dos problemas), buscando formular um plano terapêutico ampliado e em conjunto com o paciente
- Utilizar habilidades de escuta ativa.

Em contrapartida, o profissional de saúde deve evitar os seguintes erros de atitude:

- Pressupor que já sabe o que está ocorrendo
- Esquivar-se do vínculo, baseado na crença do profissional meramente técnico
- Ser prepotente frente às situações vividas pelos pacientes
- Desconhecer os próprios pontos de irritação
- Saudar friamente o paciente ou não saudá-lo
- Não escutar já no início da consulta
- Não delimitar claramente o motivo da consulta
- Introduzir conselhos e informações precocemente
- Não integrar a informação atual com o que se conhece do paciente
- Assumir condutas de antagonismo, culpabilização, juízos de valor e asseguramentos prematuros.

Ação e tempo

É comum o profissional se perguntar quanto tempo, afinal, deve durar a consulta, considerando tanta escuta e a necessidade de decifrar os códigos apresentados pelos pacientes, cada um com sua bagagem cultural e impactado por diferentes crenças e estímulos. É importante lembrar que muitos dos interventores no processo de comunicação estão associados a fatores estruturais e com a comunicação não verbal. Uma vez atentos a esses aspectos e solucionados os "gargalos", o processo fica mais ágil e naturalmente inserido no dia a dia do profissional da saúde.

Quanto ao tempo de fala do paciente, Langewitz et al. realizaram um estudo de coorte para identificar o tempo de conversa espontânea no início da consulta em ambulatório (do departamento de medicina interna do hospital universitário de Basileia, na Suíça).

Os pacientes não sabiam sobre a marcação de tempo e "os médicos foram treinados por uma hora em elementos básicos de escuta ativa, como espera, uso de facilitadores como 'hmm-hmm', acenando com a cabeça, ou ecoando. Foi dito a eles para não fazerem perguntas durante a fase inicial da consulta. Para cumprir o horário, eles foram aconselhados a interromper se um paciente falasse por mais de 5 minutos".

Dentro de 3 meses, de 1.137 pacientes, analisou-se o tempo de conversação espontânea de 335 pacientes atendidos por 14 médicos. O tempo médio de conversa foi de 92 segundos, sendo que 78% (258) dos pacientes terminaram a declaração inicial em dois minutos e apenas sete pacientes falaram por mais de 5 minutos.

"Em todos os casos, os médicos sentiram que os pacientes estavam dando informações importantes e não deveriam ser interrompidos. Nenhuma outra variável sociodemográfica (escolaridade, renda, estado civil, tipo de emprego e sexo) teve uma influência significativa no tempo de conversa espontânea, exceto para a idade", afirmam os pesquisadores.

Existem numerosos fatores que moldam a realidade nos diferentes serviços de saúde, bem como nas diferentes regiões do país, mas o resultado desse estudo parece bem animador. O fato é que nenhuma relação humana pode prescindir da comunicação e que, quanto mais eficiente ela for, maiores são os ganhos para todos os envolvidos, sobretudo quando o objetivo final é a recuperação ou a manutenção da saúde.

BIBLIOGRAFIA

Borrell-Carrió F, Epstein RM. Preventing Errors in Clinical Practice: a Call for Self-Awareness. Ann Fam Med. 2004;2(4):310-316.

Ceron M. Habilidades de comunicação: abordagem centrada na pessoa. São Paulo: UNIFESP; 2012 [cited 2022 Mai 5]. Disponível em: http://www.unasus.unifesp.br/biblioteca_virtual/esf/2/unidades_conteudos/unidade24/unidade24.pdf.

Dantas GC, Figueiredo WS, Couto MT. Desafios na comunicação entre homens e seus médicos de família. Interface (Botucatu). 2021;25:e200663.

Elementos da comunicação. Significados [cited 2022 Mai 5]. Disponível em: https://www.significados.com.br/elementos-da-comunicacao/.

Gomes AMA, Caprara A, Landim LOP, Vasconcelos MGF. Relação médico-paciente: entre o desejável e o possível na atenção primária à saúde. Physis. 2012;22:1101-1119.

Hernandez LM, Roundtable on Health Literacy, Board on Population Health and Public Health Practice. Health Literacy: Improving Health, Health Systems, and Health Policy around the World [Internet]. National Academy of Sciences; 2013 [cited 2022 Mai 5]. Disponível em: https://core.ac.uk/download/pdf/15196729.pdf.

Kemp S. Digital 2022: Global Overview Report. Datareportal; 2022 [cited 2022 Mai 4]. Disponível em: https://datareportal.com/reports/digital-2022-global-overview-report.

Langewitz W, Denz M, Keller A, Kiss A, Rüttimann S, Wössmer B. Spontaneous talking time at start of consultation in outpatient clinic: cohort study. BMJ. 2002 Sep 28;325(7366):682-683. Disponível em: https://nap.nationalacademies.org/catalog/10883/health-literacy-a-prescription-to-end-confusion.

Nielsen-Bohlman L, Panzer AM, Kindig DA, editors. Health Literacy: A Prescription to End Confusion [Internet]. Washington, DC: The National Academies Press; 2004 [cited 2022 Mai 5].

Organização Pan-Americana da Saúde. Organização Mundial da Saúde. Entenda a infodemia e a desinformação na luta contra a COVID-19: Kit de ferramentas de transformação digital [cited 2022 Mai 4]. Disponível em: https://iris.paho.org/bitstream/handle/10665.2/52054/Factsheet-Infodemic_por.pdf?sequence=16.

Ratzan SC, Parker RM. 2000. Introduction. In: Selden CR, Zorn M, Ratzan SC, Parker RMN. National Library of Medicine Current Bibliographies in Medicine: Health Literacy. NLM Pub; 2000.

Sociedade Brasileira de Imunizações, Avaaz. As *fake news* estão nos deixando doentes? Como a desinformação antivacinas pode estar reduzindo as taxas de cobertura vacinal no Brasil. 2019 [cited 2022 Mai 5]. Disponível em: https://sbim.org.br/acoes/campanhas-sbim/1140-as-fake-news-estao-nos-deixando-doentes.

Thom DH, Campbell B. Patient-Physician Trust: An Exploratory Study. J Fam Pract. 1997;44(2):169-76.

20

Comunicação Científica e Conscientização sobre Vacinas

Natalia Pasternak Taschner

INTRODUÇÃO

Para qualquer profissional de saúde pública, o fato de que vacinas representam uma das mais bem-sucedidas estratégias de saúde coletiva e avanços da ciência (junto com antibióticos e saneamento básico) não é novidade e raramente é contestado. No debate público, entretanto, nem sempre é assim. Da hesitação vacinal ao movimento antivacinas, organizado e financiado por grupos de interesse, as dúvidas sobre vacinar ou não vacinar sempre existiram e são tão antigas quanto a vacinação em si. Mais ainda, se considerarmos os precursores da vacina, na época da prática da inoculação de varíola como estratégia para prevenção da doença.

Diante desse cenário, faz-se necessária uma boa comunicação científica para esclarecer, acolher e acalmar as dúvidas da população. Essa comunicação deve ter como objetivo construir uma relação de confiança e compreensão da ciência por trás das vacinas; além disso, deve ser feita de forma honesta e transparente. A história mostra que essa é uma relação frágil: a confiança é de difícil construção, mas de fácil destruição. Uma maior compreensão dos motivos para a hesitação vacinal e dos motivos – geralmente perversos – do movimento antivacinas é necessária para que as campanhas de vacinação sejam bem-sucedidas em proteger a população de doenças infecciosas.

Nos últimos anos, a comunicação científica e a hesitação vacinal têm ganhado espaço na literatura acadêmica e no jornalismo, um sinal de que a sociedade está atenta para os perigos da desinformação sobre vacinas. Neste capítulo, será abordado como a hesitação vacinal esteve presente na história e como o início do movimento antivacinas foi organizado. No contexto brasileiro, o foco da discussão será a construção da confiança em vacinas, que garantiu – ao menos ao longo dos últimos 50 anos – altas taxas de vacinação para a maioria das doenças no Brasil, e como essa confiança começa a ser ameaçada de maneira preocupante a partir do fim do governo Temer, intensificando-se gravemente durante o governo Bolsonaro.

VACINAS E HESITAÇÃO NO CONTEXTO HISTÓRICO

A hesitação vacinal acompanha a história da vacinação. Talvez o primeiro registro bem-documentado na história do Ocidente de resistência a uma estratégia vacinal venha do século XVIII, da época em que Lady Mary Montagu trouxe do Oriente para a Inglaterra uma prática chamada inoculação.[1]

Lady Mary era uma mulher à frente do seu tempo. Nascida em 1689 em uma família rica, recusou o casamento que lhe foi designado e casou-se com um político, o qual acompanhou em sua função de embaixador a Constantinopla (atual

Istambul). Na Turquia, observou que as mulheres não traziam a pele marcada pela varíola como era comum na Inglaterra. Ela mesma tinha sido acometida pela doença e carregava as cicatrizes; seu irmão mais novo havia falecido também de varíola. Curiosa com o fato, Lady Mary descobriu que havia um grupo de mulheres "curandeiras". Não eram médicas, já que as escolas de medicina da época não aceitavam mulheres, mas eram parteiras e ofereciam cuidados básicos de saúde para a população, inclusive uma técnica comum no Oriente, chamada "inoculação". Tratava-se da prática de coletar o pus de feridas de varíola de pessoas que não estavam gravemente acometidas pela doença, ou seja, portadores de doença leve, e usar a secreção para inocular pessoas saudáveis, protegendo-as da varíola grave. Essa técnica não era realmente novidade, tendo sido usada no Oriente desde o ano 1000. A China tornou a inoculação uma prática oficial em 1661; no entanto, a técnica só veio ao Ocidente graças a uma história de feminismo e de boa comunicação científica.

Quando seu marido foi chamado de volta à Inglaterra, em meio a uma grave epidemia de varíola, Lady Mary decidiu não dar chance para o azar: chamou as "mulheres curandeiras" e mandou inocular seu filho. O menino passou bem, e, ao retornar, Lady Mary apresentou a novidade para a comunidade médica da época, que, como era de se esperar, não deu atenção e desmereceu tanto a ideia como a pessoa. Afinal, o que poderia uma mulher, que nem era médica, entender de medicina? E ainda mais com uma técnica que vinha do Oriente? Trataram de tentar desmoralizá-la e desacreditá-la, estratégia que persiste entre os negacionistas da ciência até hoje. Lady Mary não se abalou. Em uma de suas cartas, comentou sobre a classe médica da época: "Eu até tentaria escrever para alguns de nossos doutores sobre o método, se conhecesse algum que acreditasse ser virtuoso o suficiente para abrir mão de grande parte de sua renda pelo bem da humanidade." Seguiu fazendo campanha pela inoculação, dando o exemplo publicamente ao inocular sua filha mais nova.

Conseguiu a atenção da então princesa de Gales Caroline de Ansbach, casada com o príncipe que viria a ser o futuro rei George II. Caroline convenceu o rei a realizar experimentos para testar a inoculação. Naquela época, ética em pesquisa era inexistente; logo, prisioneiros e crianças órfãs foram escolhidos como participantes da "pesquisa clínica". Com o sucesso do experimento, Caroline inoculou suas filhas, estabelecendo uma relação de confiança com o público. Claro que, dado o machismo da época, os filhos homens foram considerados valiosos demais para arriscar.

A prática começou a se tornar popular, mas graças à interferência dos médicos da época para "adaptar" a inoculação ao conhecimento de medicina vigente – ainda com base em sangrias, sanguessugas e laxantes –, a desconfiança também cresceu. Isso porque os médicos resolveram dar um toque pessoal à técnica trazida do Oriente; afinal o que esses orientais sabiam? Acabaram deturpando algo que era muito simples ao estabelecer condições malucas como o "tratamento" para preparar o corpo para uma inoculação de sucesso, o que incluía o uso de laxantes e sangria, ou seja, enfraquecia o paciente, deixando-o mais suscetível à doença. É importante lembrar que os pacientes estavam sendo inoculados com varíola de verdade, então sempre havia um risco de desenvolver a doença grave e morrer. Esse risco era exacerbado pelo "jeitinho" dos médicos ingleses, inconformados com o sucesso de uma técnica simples trazida ao Ocidente por uma mulher.

Com isso, a taxa de sucesso do processo caiu, e as dúvidas cresceram. A inoculação não era considerada um ato de Deus, e havia uma questão – que por incrível que pareça é relevante até hoje – de que não caberia aos seres humanos decidir quem ficaria doente ou morreria de varíola. Interferir nisso não parecia moralmente e religiosamente correto. Some-se a isso o fato de que essa era uma época que precede Pasteur e a descoberta da teoria dos germes.

A situação começa a mudar quando o médico Daniel Sutton (1735-1819) começou a investir em "franquias" de inoculação.[2] Ele padronizou a técnica, resgatando o método original e deixando de lado todas as interferências introduzidas pelos médicos ingleses. Ele apenas fazia como as curandeiras da Turquia: transferia material infectado de uma pessoa para outra. Além disso, fazia bastante campanha publicitária, alegando que nunca tinha perdido um paciente, o que provavelmente era uma mentira deslavada. Não obstante, ele tinha realmente uma taxa de sucesso maior do que a dos médicos de elite, assim foi conquistando a confiança da população.

O sucesso da inoculação, por mais incrível que pareça, foi uma das causas da resistência à vacina de Jenner, em 1796.[3] Era lugar comum naquela época o fato de que as ordenhadeiras não pegavam varíola, pois, em geral, já tinham sido contaminadas por varíola de vaca, uma doença que gerava pústulas similares, mas poucos ou nenhum sintoma, e que parecia proteger da varíola humana. Jenner havia sido inoculado quando pequeno e já tinha uma promissora carreira como cientista, inclusive em outras áreas da história natural e biologia. Ele publicou um estudo sobre cucos, que foi usado pelos antivacinas da época para tentar destruir sua credibilidade. A tendência do ser humano para atacar a pessoa e não a ideia é antiga, e o fato de Jenner ter outros interesses além da medicina, e ter publicado estudos sobre pássaros, foi usado contra ele.

Jenner testou sua ideia de usar a varíola de vaca como uma forma mais segura de inoculação. Achou uma jovem ordenhadeira, Sarah Nelms, que tinha lesões de varíola de vaca nas mãos, e usou o pus das lesões para inocular o menino James Phipps, de 8 anos. Dois meses depois, ele fez o desafio: inoculou James com varíola humana. O menino não adoeceu, confirmando a hipótese de Jenner. A ideia, contudo, não foi prontamente aceita pela comunidade médica tampouco pela população.

As pessoas preferiam a inoculação que já era conhecida. Outrossim, a vacina vinha da vaca, e mitos de que a vacina transformaria as pessoas em vacas, ou faria crescer partes de vaca, começaram a surgir. A semelhança com a atualidade e o mito de vacinas e jacarés confirma que algumas "narrativas" são recorrentes. Essa associação de vacinas com animais impuros, ou com qualquer tipo de impureza ou "contaminação" que poderia ser interpretada como algo que não é da natureza, ou de Deus, costuma aparecer em movimentos antivacinas e hesitação vacinal:

> *Um monstro horrível e poderoso, com os chifres de um touro, o traseiro de um cavalo, a mandíbula de um monstro marinho, os dentes e garras de um tigre, a cauda de uma vaca, carregando todos os horrores da caixa de Pandora: peste, hanseníase, úlceras e feridas fétidas cobrindo todo seu corpo em uma atmosfera que acumula doença, dor e morte. Surge no mundo para devorar a humanidade – especialmente crianças pobres e indefesas – não às dezenas, não às centenas ou mesmo milhares, mas às centenas de milhares. Esse monstro se chama vacinação, e sua destruição da humanidade tem sido devastadora e preocupante. Ainda assim, estranhamente, o monstro encontrou não somente uma multidão de amigos, mas de seguidores, que se colocam como oferendas e estimulam seu apetite voraz.*[4]

Os primeiros movimentos antivacinas organizados surgem quando a vacinação se torna compulsória na Inglaterra a partir de 1840. É a primeira vez na história que o Estado interfere em liberdades individuais, o que gera uma forte rejeição na população. A primeira associação antivacinas da Inglaterra foi provavelmente a Liga Contra Vacinação, fundada em 1867. Jornais antivacinas foram publicados, como o "Antivaccinator" e o "Vaccination Inquirer". Em 1898, o Parlamento não resistiu à pressão e introduziu um certificado de isenção para aqueles que eram contrários à vacinação por não acreditarem em sua segurança e eficácia. Nos EUA também houve a formação de associações e ligas antivacinas.

Com o tempo, a segurança das vacinas foi estabelecida, mais vacinas foram criadas e, no geral, a população mundial habituou-se à prática. Como foi dito anteriormente, confiança em vacinas – e na ciência – é frágil. Essa confiança foi testada em diversos outros momentos da história.

Abalo da confiança

Alguns incidentes ficaram famosos durante a história e abalaram a confiança da população nas vacinas – e nos governos –, o que provavelmente contribuiu para manter o movimento antivacinas vivo. O caso Cutter, nos EUA na década de 1960, é um exemplo relacionado com a vacina contra poliomielite. A vacina inativada para poliomielite, desenvolvida por Jonas Salk, foi um sucesso nos testes clínicos. Conduzido em 1953, foi o primeiro teste clínico da história a usar o famoso "padrão-ouro" de testes clínicos randomizados, em que: voluntários são distribuídos aleatoriamente; o estudo é controlado por grupo placebo – metade dos voluntários recebe a vacina e a outra metade, um placebo, uma vacina "de mentira", geralmente uma solução salina; quando pesquisadores envolvidos e voluntários não sabem em que grupo estão, denomina-se "duplo-cego". A metodologia do padrão-ouro de RCT (do inglês *randomized controlled trial*) foi pensada para reduzir os vieses pessoais, a "vontade" de querer - ou não - que algo funcione, as preocupações e a ansiedade, que podem influenciar o resultado. O teste mostrou alta proteção da vacina de Salk contra a doença, e passou-se então para a fase de contratação dos laboratórios e farmacêuticas para a produção em massa.

Três laboratórios foram selecionados para a produção. Dois eram parte de grandes empresas multinacionais, a Eli Lilly e a Parke-Davis. Eram empresas experientes e que inclusive tinham participado da fabricação do imunizante para os testes clínicos. O terceiro laboratório, Cutter, não tinha a mesma experiência na produção em massa de fármacos. Para agravar ainda mais a situação, Jonas Salk não entregou instruções detalhadas sobre o processo de inativação do vírus, deixando a cargo de cada empresa estabelecer os seus próprios protocolos. Segundo Paul Offit,[5] as empresas receberam apenas instruções genéricas, sem especificações sobre quantidade de partículas virais, qual o processo de filtragem utilizado etc.

O resultado desse despreparo de um laboratório novato foi um acidente que abalou a confiança pública nas vacinas. A pesquisadora responsável pelo controle de qualidade, Bernice Eddy (1903-1989), percebeu algo errado ao observar animais que tinham sido inoculados com a vacina. Eles apresentavam claramente sintomas de poliomielite. Preocupada com a possibilidade de que a vacina estivesse contaminada com vírus vivo, decorrente de falhas no processo de inativação, Eddy avisou seus superiores, mas foi ignorada. Assim, 13 lotes de vacina malfeita foram encaminhados para comercialização. Duzentas mil crianças do oeste americano receberam a vacina; dessas, 40 mil desenvolveram pólio, 200 ficaram paralíticas e 10 morreram.

Episódios como o caso Cutter têm repercussões graves e duradouras nas campanhas de vacinação. As pessoas se sentem - e com razão - enganadas pelo sistema, pelo governo, pelas empresas. Curiosamente, a perda de confiança na vacina Salk abriu caminho para a vacina Sabin, que usa outra tecnologia, na verdade menos segura do que a inativação: vírus vivos atenuados. Como a vacina Sabin tem administração oral - a famosa gotinha que deu origem à mascote nacional de vacinação, Zé Gotinha, foi uma vacina muito bem-vinda, mais barata para produzir e aplicar, e que foi popularizada com sucesso, sendo responsável por grande parte das campanhas de vacinação no mundo. Sem a vacina Sabin, dificilmente teria sido possível quase eliminar a pólio. Importante frisar que isso só não aconteceu porque outras questões sociais e religiosas impediram alguns países de aderir às campanhas globais de erradicação.

Outro resultado positivo do incidente Cutter é que a regulamentação da produção de vacinas ficou muito mais rigorosa. Hoje, a inspeção da fábrica e a descrição de todo o processo fazem parte corriqueira da aprovação de uma vacina.

A vacina Salk ainda é amplamente utilizada, e o objetivo da Organização Mundial da Saúde (OMS) é gradativamente substituir a Sabin pela Salk. Isso porque, apesar de muito raros, há casos de paralisia causada por cepas de vírus vacinal, em países com baixa cobertura.

Outro caso de perda de confiança nas vacinas aconteceu na década seguinte, nos anos 1970, com a vacina tríplice bacteriana (DTP), contra tétano, difteria e coqueluche (*pertussis*). A DTP é uma vacina feita com a bactéria da coqueluche inativada, bem como os toxoides - versões inofensivas das toxinas - produzidos pelas bactérias causadoras do tétano e da difteria. Era o que se denomina hoje vacina "celular" e continha a bactéria *Bordetella pertussis* (da coqueluche), inativada e inteira.

Algumas vezes, muito raramente, essa formulação causava febres muito altas que, mais raramente ainda, podiam causar convulsões. Logicamente, para pais e mães, isso podia ser assustador, e relatos sensacionalistas na mídia associavam essas reações a encefalopatias e danos neuronais, dando a entender que a vacina causava essas condições. Além da mídia, muitos médicos também questionavam a segurança da vacina, o que contribuiu muito para gerar ainda mais desconfiança. Quando a classe médica embarca em desinformação e teorias conspiratórias, o estrago na opinião pública é muito grande. Afinal, as pessoas confiam em seus médicos e, principalmente, nos pediatras que escolheram para cuidar da saúde de seus filhos.

Pior do que isso são as publicações "científicas" que "comprovam" que a vacina faz mal. Em 1974, a publicação de um estudo conduzido no hospital Sick Children at Great Ormond Street trazia um relato de casos de apenas 36 crianças que, supostamente, haviam sofrido complicações neurológicas após receber a DTP. Curiosamente, o caso original dessas 36 crianças nunca foi investigado a fundo, porque os dados originais teriam sido destruídos em um incêndio. O estrago, no entanto, estava feito: pais de crianças com deficiência estavam convencidos de que a culpa era da DTP.

A desconfiança só foi revertida com atuação bastante agressiva do governo inglês, que montou um comitê de investigação para apurar a suposta correlação entre a DTP e as neuropatias. Após avaliar todas as crianças entre 2 e 36 meses que estavam hospitalizadas no Reino Unido por causa de doenças neurológicas, não encontrou qualquer correlação entre a DTP e essas doenças. O governo lançou então uma campanha educativa, e o ministro da saúde deu o exemplo vacinando sua filha em público. Ainda assim, muitos pais levaram seus casos à justiça, acreditando que seus filhos haviam sido vítimas da vacina, e a resolução jurídica desses conflitos levou décadas. Em 1988, a justiça determinou que não havia conexão causal entre a vacina DTP e os casos de doenças neurológicas. As taxas de vacinação na Inglaterra foram retornando ao normal e, no fim da década de 1980, já eram iguais aos números anteriores ao artigo publicado em 1974.

Novamente, a crise teve ao menos um resultado positivo. O Japão, também fortemente acometido pelo movimento antivacinas da DTP na Inglaterra, teve um surto de coqueluche com 13 mil casos e 40 mortes no ano de 1975. Por conta disso, o Japão desenvolveu uma versão acelular da vacina, que não provocava a reação de febre alta e, então, foi mais facilmente aceita pela sociedade; essa vacina é usada até hoje.

Nos EUA, no entanto, o caso DTP virou documentário, com o filme *A Roleta Russa da Vacina*. Acredita-se que a crise da DTP foi o gatilho para o próximo episódio de desconfiança, que acabou disseminando o movimento antivacinas no mundo todo, o caso Wakefield.

Andrew Wakefield era um médico inglês que, em 1998, publicou um artigo na prestigiosa revista Lancet relacionando a vacina tríplice viral, a qual protege contra sarampo, caxumba e rubéola (MMR, do inglês, *measles*, *mumps* e *rubella*), com casos de autismo em crianças. Foi talvez o maior episódio de medo gerado por uma publicação científica. Wakefield, no entanto, procurou a grande mídia antes mesmo de ter a publicação. Em coletiva de imprensa, falou sobre os perigos da vacina MMR. O artigo científico trazia dados de apenas 12 crianças e, pior, dados falsos. Provou-se posteriormente que os prontuários tinham sido fraudados, e os sintomas simplesmente inventados.

Esse estudo dizia, por exemplo, que todas as crianças apresentaram sintomas aproximadamente 14 dias após a aplicação da vacina. Acesso aos registros originais e entrevistas com as famílias demonstraram que isso não ocorreu em nenhum dos casos. Alguns relatavam sintomas meses depois, ou anos antes. Nenhuma família havia procurado, para suas crianças, tratamento para autismo.

Wakefield, ironicamente, nunca foi antivacinas. Um ano antes do escândalo do artigo na Lancet, ele patenteou sua própria vacina simples para sarampo. O que ele buscava era desacreditar a MMR para vender sua vacina simples, com a desculpa, usada até hoje por alguns médicos homeopatas e antroposóficos, de que a MMR carregava "antígenos demais" e sobrecarregava o sistema imune das crianças, causando o autismo. Além da patente, ele havia sido contratado para fazer o estudo por um escritório de advocacia que pretendia processar a farmacêutica produtora da MMR. Muitas das 12 crianças envolvidas no estudo eram inclusive filhas de clientes do advogado sócio da empresa, Richard Barr. Essa história é contada com detalhes no livro do jornalista investigativo Brian Deer, *The doctor who fooled the world*, em português, *O médico que enganou o mundo*.[6]

Muito embora o médico e o artigo tenham sido desmascarados, ele com sua licença cassada, e o artigo retratado pela revista Lancet, novamente o estrago estava feito. A suposta correlação entre vacinas e autismo ganhou o mundo, e celebridades como Jim Carrey e Jenny McCharty abraçaram a causa, tornando-se fortes propagadores do movimento antivacinas nos EUA.

Taxas de vacinação começaram a cair no mundo todo, e surtos de sarampo começaram a surgir. Em 2004, na Inglaterra, ocorreu a primeira morte por sarampo em 17 anos. Em 2017, houve um surto na Califórnia em crianças pequenas, e um caso de uma moça de 17 anos em Portugal, vítima fatal do sarampo (seus pais não a vacinaram porque acreditavam que vacinas faziam mal).

Com o crescimento do movimento, segue-se também uma especialização e uso comercial do sentimento antivacinas. Pais e mães hesitantes tornam-se presas fáceis para a disseminação do medo e do terror, que encontram terreno fértil para vender seus próprios produtos "naturais", que "estimulam o sistema imune", para que não seja necessário vacinar. Chega-se, então, à falácia mais comum utilizada pelos antivacinas, a do naturalismo.

Apelo à pureza

"Tudo que é natural é bom, tudo que é sintético é ruim." A falácia do natural afeta pessoas em todos os espectros ideológicos e políticos. Na extrema esquerda, o apelo ao respeito à natureza, a desconfiança das grandes indústrias farmacêuticas e, até mesmo, a suspeita – muitas vezes justificada historicamente – de grupos e minorias marginalizados que foram enganados por uma indústria perversa em nome da ciência. Já na extrema direita, o apelo religioso, de tudo que vem – ou não vem – de Deus, misturado com o forte apego às liberdades individuais e a um Estado pequeno, não intervencionista. Em tempos mais recentes, a extrema direita começa também a desconfiar da aliança entre o Estado e grandes corporações, que passam a ser vistas como cúmplices no controle das liberdades individuais.

O apelo à pureza da natureza e a resistência à interferência humana são muito bem-explicados pelo psicólogo e pesquisador Jonathan Haidt, da Nova York University (NYU). Em seu livro *A mente moralista*,[7] Haidt sugere que seis valores definem a noção de moralidade de cada pessoa: cuidado, justiça, liberdade, lealdade, autoridade e pureza. Diferentes grupos sociais (ou mesmo indivíduos) dão diferentes pesos a cada um desses valores, e a combinação desses pesos define uma visão particular de certo e errado, tolerável e inaceitável. O movimento antivacinas explora claramente ao menos quatro dessas seis fundações, descritas a seguir.

Cuidado

Está associado à noção de cuidar do próximo, o que, no caso das vacinas, fala muito diretamente a pais e mães, o cuidado parental. Não é à toa que jovens pais e mães, principalmente os de primeira viagem, sejam alvos do movimento antivacinas. Grande parte da propaganda antivacinas é direcionada especificamente para mães, como mostram Baker e Walsh.[8] Os autores avaliaram 13 perfis de propagadores de desinformação antivacinas, os conhecidos "Desinformation dozen" ("12 que desinformam"), catalogados no início de 2021 pela organização não governamental (ONG) americana *Center for Countering Digital Hate* (Centro de Combate ao Ódio Digital), mais o perfil nas mídias sociais do próprio Andrew Wakefield. Os 12 que desinformam, segundo a CCDH, são responsáveis por mais de 65% da desinformação[9] no Facebook e no Twitter. Seguindo esses perfis, Baker e Walsh perceberam que as postagens são especificamente direcionadas a mães, trazendo figuras de mães com seus filhos, com apelo a três estereótipos: a mãe protetora, a mãe intuitiva e a mãe devotada. Os três tipos maternos encaixam na fundação moral do cuidado, bem como da pureza, que será discutida mais adiante.

Justiça

Essa fundação diz respeito ao senso do que é certo, do que é justo, dos direitos, de equidade e igualdade. No caso da hesitação vacinal, muitas vezes a fundação moral de justiça é utilizada para justificar a não interferência do Estado, respeitando o direito individual de escolha. O movimento antivacinas também utiliza esse sentimento para defender a ideia de que pais e mães sabem o que é melhor para os seus filhos – nessa concepção, a mãe intuitiva tem o direito de optar por não vaciná-los.

Liberdade

De modo semelhante ao senso de justiça, de defender os direitos, a noção de liberdades individuais é utilizada pelos antivacinas, segundo os quais são feridas pelo Estado na tentativa de impor a vacinação. O fato de que a vacinação é uma estratégia de saúde coletiva é ignorado aqui. O argumento "se as vacinas funcionam, por que desejam interferir nas liberdades individuais?" é recorrente. Propagam-se os seguintes questionamentos: se as vacinas são tão boas assim, por que elas não protegem quem se vacinou? Por que precisam que os outros se vacinem também? Distorce-se assim o conceito de imunidade de rebanho e de como funcionam estratégias de saúde coletiva.

Pureza/santidade

A fundação moral da pureza evoca com mais clareza a falácia do natural. A natureza é pura e sagrada. Qualquer interferência humana é maligna. Assim, vacinas e medicamentos são vistos como sintéticos e cheios de "químicos", ao passo que uma alimentação saudável, feita com produtos naturais, preferencialmente orgânicos, e uma vida equilibrada com exercícios físicos fortalecem naturalmente o sistema imune e prescindem das vacinas. A falácia do natural implica o seguinte: aqueles que têm uma vida saudável não precisam se vacinar. Obviamente ninguém discorda de que é importante ter hábitos de vida saudáveis e uma alimentação balanceada; entretanto, isso não é garantia de proteção contra doenças infecciosas. Na análise crítica de Baker e Walsh encontra-se a alusão à pureza na figura da mãe intuitiva e da mãe devotada, em que a descrição da relação entre mãe e filhos invoca a pureza e a santidade da maternidade. Dentro dessa fundação moral, também há o "complexo de Frankenstein", descrito pela primeira vez pelo escritor de ficção científica Isaac Asimov,[10] como justificativa para a primeira lei da robótica em seus livros, de que "um robô não pode fazer mal ao ser humano, ou, por omissão, permitir que um ser humano sofra algum mal". Asimov falava que a primeira lei era necessária para que as pessoas aceitassem os robôs em suas histórias, caso contrário seriam acometidas pelo complexo de Frankenstein, que consiste no medo de que a criação se volte contra a criatura, uma punição para o cientista que desafia as leis da natureza. Esse complexo ressurge fortemente durante a pandemia de covid-19, principalmente para as vacinas de ácido ribonucleico mensageiro (mRNA), e a alegação de que poderiam interferir no ácido desoxirribonucleico (DNA) humano, causando complicações, doenças como câncer e infertilidade.

A pureza e falácia do natural também são muito presentes em alegações antivacinas de médicos antroposóficos defensores de ideias como: "doenças da infância são importantes", "imunidade natural é melhor do que a imunidade oferecida pelas vacinas" e "doenças são parte da vida e ajudam a construir caráter".

O médico infectologista Guido Carlos Levi menciona, em seu livro "Recusa de vacinas – Causas e Consequências",[11] um surto de sarampo na cidade de São Paulo, em que:

> *Alguns dos acometidos eram crianças com pais e/ou pediatras antroposóficos e, em consequência, não vacinados. Foram necessários grandes esforços dos profissionais da vigilância epidemiológica do estado de São Paulo (CVE) para impedir que o surto tomasse proporções maiores.*

Artigo publicado em 2013 na revista *Arte Médica Ampliada*, da Associação Brasileira de Medicina Antroposófica, cita:

> *Segundo a antroposofia, as doenças comuns da infância cumprem uma função específica (...) de transformar e fortalecer a vitalidade (organização vital ou corpo etérico), remodelando as características herdadas e favorecendo a constituição de uma corporalidade mais individualizada. Esse processo seria especialmente válido, segundo Rudolf Steiner, para as doenças exantemáticas (como sarampo, rubéola e varicela).*

E ainda:

> *Outro aspecto apontado por Steiner [Rudolf Steiner (1861-1925), ocultista austríaco, fundador da antroposofia] é que as forças empregadas para o enfrentamento de algumas condições de saúde poderiam ser definitivamente incorporadas como uma nova capacidade/habilidade para a saúde física, anímica, espiritual. Sob este ponto de vista, vacinar a criança poderia tirar dela a possibilidade de enfrentamento de tal doença e de transformação.*

É importante esclarecer as motivações do movimento antivacinas, bem como diferenciar entre seus propagadores e suas vítimas. Os propagadores, como mostra a pesquisa da CCDH, são, em sua maioria, influenciadores de mídias sociais, que lucram com produtos associados com o estilo de vida que defendem, livre de "químicos e medicamentos". Esses produtos, em geral, são livros, suplementos, além de produtos "naturais" para fortalecer o sistema imune. O mercado por trás do movimento antivacinas é um mercado milionário.

A revista *The Guardian* publicou reportagem em janeiro de 2022[12] com as quantias arrecadadas pelos "12 que desinformam", principalmente com *newsletters* e cliques em vídeos. Consta que esses influenciadores lucram, por ano, quantias em torno de US$ 2,5 milhões, cobrando, em média, US$ 50 por *newsletter*.

O casal Charlene e Ty Bollinger fazem fortuna no Instagram vendendo desinformação sobre vacinas e saúde em geral.[13] Um "pacote" de livros e DVDs como *A verdade sobre vacinas* ou *A verdade sobre o câncer* sai por algo entre US$ 199 e US$ 499.

COMBATE À DESINFORMAÇÃO SOBRE VACINAS E AUMENTO DA ADESÃO AOS PROGRAMAS DE IMUNIZAÇÃO

Desinformação não é o único fator que atrapalha a adesão aos programas de vacinação. Sendo assim, corrigir a desinformação não é a única – nem a melhor ferramenta – para aumentar a adesão.

A OMS aponta, desde 2019, a hesitação vacinal como uma das 10 maiores ameaças à saúde pública global.[14] O grupo de trabalho SAGE definiu os três "Cs" da hesitação vacinal: confiança, complacência e conveniência.[15]

Confiança

A confiança baseia-se em uma relação de respeito, bem como de credibilidade, nas autoridades, instâncias de governo, agências sanitárias e regulatórias. Envolve, mas não está restrita, a informação. Se houver uma relação de confiança muito bem-construída, a população pode não fazer ideia de como funciona uma vacina, mas a receberá dentro de um sistema de governo e de saúde em que confia e que não questiona. Analisando o caso da enorme aceitação de vacinas no Brasil, observa-se que é muito mais pautada em construção da confiança do que em letramento científico, ou mesmo popularização da ciência.

O brasileiro confia nas vacinas porque há 50 anos as campanhas de vacinação falaram diretamente ao cidadão, construindo confiança e familiaridade, mas não necessariamente promovendo método científico e explicando como se dá o desenvolvimento de vacinas. As campanhas sempre foram muito mais promocionais e publicitárias. Educativas sim, mas educando de que o "correto" é vacinar, sem a preocupação de educar cientificamente.

Desde a década de 1970, o Programa Nacional de Imunizações (PNI), criado em 1973, investiu pesadamente nas campanhas, recrutando celebridades, atores, líderes comunitários e religiosos, políticos e comediantes. Os dias nacionais de imunização eram dias de festa, de celebração. As crianças eram vacinadas nas escolas, poupando os pais de ter de levá-las aos postos de saúde. Tudo era feito para facilitar a adesão às vacinas, e as campanhas não brincavam em serviço para inclusive constranger aqueles que recusavam a vacinação. Os mais velhos devem se lembrar da figura do "Sujismundo", personagem criado nos anos 1970 pela ditadura para ser exemplo de mau comportamento para as crianças.[16] Sujismundo foi protagonista, com o Dr. Prevenildo, de excelentes campanhas de vacinação. Afinal, ele fazia tudo errado, jogava lixo no chão, não tomava banho e não se vacinava. Restava ao Dr. Prevenildo esclarecer que vacinas eram importantes e convencer Sujismundo a se vacinar. A mensagem era clara: não seja como o Sujismundo, ele é bobo, errado e não se vacina.

Nos anos 1980, surge o Zé Gotinha, criado para a campanha da poliomielite.[17] A mascote acabou se tornando o símbolo da vacinação no Brasil e ajudou a construir a confiança da população, além de conquistar a simpatia dos pais e das crianças. A vacinação, assim, torna-se parte da cultura e da memória afetiva do brasileiro. Vacinar faz parte do cotidiano nacional, e, durante 50 anos, as campanhas funcionaram. É preciso notar, entretanto, que as campanhas foram mudando. Aquela forma provocativa, do Sujismundo, chamando as pessoas para vacinar porque a recusa era errada e perigosa, foi sendo substituída por apenas informação sobre as campanhas, onde tem vacina, qual vacina tomar, quais os horários de funcionamento dos postos de saúde, além de algumas campanhas pontuais, que ainda eram feitas em momentos oportunos. Com essa mudança, as campanhas também foram perdendo sua força, e as taxas de vacinação começam a cair. Quando as campanhas deixam de construir empatia e confiança e miram somente na informação, corre-se o risco de cair no segundo C, a complacência.

Complacência

Sem a construção da confiança, a complacência ganha um terreno fértil. Aqui também não se trata de ter acesso ou compreensão da informação, mas de questionar se vacinas são realmente necessárias, e não ser capaz de fazer uma análise de risco. Pode-se até acreditar que vacinas são seguras, mas surgem as seguintes indagações: "serão mesmo necessárias?"; "Não há maneiras mais naturais de prevenir doenças?"; "As doenças infecciosas são realmente tão perigosas?" Aqui entram novamente a falácia do natural e ideologias como a antroposofia, que relativizam o perigo das doenças. A informação e a compreensão da ciência ajudam, logicamente, a construir os argumentos para uma melhor análise de risco, mas não são suficientes para aumentar a adesão aos programas.

Conveniência

Se campanhas e compreensão do risco são essenciais, imagine se não há capacidade ou investimento em logística, distribuição, acesso aos postos de vacinação, vacinação nas escolas e/ou locais de trabalho, horários de funcionamento ampliados? Muitas vezes, a desinformação é vista como a principal causa de quedas nas taxas de vacinação; todavia, a causa mais impactante é o horário de funcionamento dos postos de saúde, durante a semana das 9 às 17 h, o mesmo da década de 1970, quando a realidade da mulher no mercado de trabalho era completamente diferente, por exemplo. Se não é conveniente vacinar, se o posto é muito longe, precisa faltar ao trabalho, as crianças precisam faltar à escola – e afinal "essas doenças nem são tão sérias assim", então, "não vale o esforço". Ou pior, se a pessoa faz o esforço para chegar ao posto e descobre que a vacina não está disponível, desiste e não volta mais. Talvez volte no ano seguinte, se houver campanha.

Diante do exposto, é possível perceber como os três Cs estão interligados e cada um contribui para a hesitação vacinal, mesmo na ausência de um movimento antivacinas organizado. Não se pode culpar imediatamente a desinformação quando a adesão aos programas cai e, por conseguinte, não adianta investir somente no combate à desinformação para reverter o quadro.

Parece confuso? É porque é confuso. A maneira como as pessoas tomam a decisão de não vacinar não é simples; por isso, é preciso estudar como elas tomam decisões de fato, e não como a comunidade científica acha que elas deveriam tomar decisões.

COMO COMUNICAR SOBRE VACINAS E MUDAR COMPORTAMENTOS

A resposta é aquela que os cientistas adoram e o público detesta: depende. Aqui, principalmente, depende do objetivo. Se o objetivo é desmentir mitos e corrigir desinformação, existem técnicas para isso. Também há técnicas para debater temas polêmicos, inclusive para decidir se o debate é válido e necessário. Para combater a hesitação vacinal, ou seja, mudar o comportamento de pessoas e populações e aumentar a adesão às campanhas e programas de vacinação, também existem estudos mostrando quais estratégias funcionam melhor. Para cada caso, há uma certa sobreposição de conceitos, mas estratégias que claramente funcionam melhor para um do que para outro.

Desmentir e corrigir a desinformação

O manual de "Debunking" (desmentir) escrito por Lewandowsky et al.[18] oferece práticas de como corrigir, desmentir e inocular contra a desinformação. Os autores chamam a atenção para o fato de que a desinformação tende a "colar" quando é repetida por muito tempo, sem ser devidamente checada e desmentida. Também mostram claramente que a checagem e correção são necessárias e efetivas, ajudando realmente a diminuir a circulação da desinformação e mudar comportamentos. Os autores desmentem a teoria do rebote (*backfire effect*), que durante muito tempo levou cientistas e comunicadores a acreditarem que desmentir uma crença reforça essa crença. Lewandowsky et al.[18] analisam a literatura e constatam que já há estudos suficientes para concluir que isso não é verdade, bem pelo contrário, diversos estudos comportamentais mostram que a reação à correção da desinformação é positiva. Não obstante, há maneiras mais eficazes para fazê-lo. Afinal, como bem disse Phil Plait em seu discurso *Don't be a dick*[19] (*Não seja um escroto*), proferido no congresso de ceticismo da James Randi Foundation em 2010, quantas pessoas realmente já mudaram de ideia ao serem chamadas idiotas? É importante notar que, apesar de poucas, algumas pessoas levantaram a mão.

De acordo com o manual, é preciso usar três estratégias: inocular contra a desinformação, desmentir e corrigir. Inocular tem exatamente a mesma função de uma vacina: a vacina treina o sistema imune para reconhecer o patógeno e reagir quando ele realmente aparecer, a prevenção da desinformação tem o mesmo objetivo. É preciso treinar as pessoas para reconhecer a desinformação, antes que ela apareça e faça o estrago. É possível fazer isso chamando a atenção para características muito comuns à desinformação.

Em primeiro lugar, simplesmente alertar para o fato de que existe um risco real de ser desinformado já deixa as pessoas mais preparadas. Os autores aconselham usar frases como "A mídia nem sempre checa, antes de publicar, fatos que podem estar errados".[18] Contar histórias de como grupos de interesse usaram técnicas de desinformação para manipular também deixa as pessoas em estado de alerta para reconhecer essas mesmas técnicas no futuro. No livro *Contra a Realidade*,[20] da editora Papirus, o jornalista Carlos Orsi conta detalhadamente como a indústria do tabaco usou falsas controvérsias e contratou falsos especialistas para plantar a dúvida de se realmente o tabaco causava câncer de pulmão. O livro, que conta também com minha autoria, traz diversos exemplos de como funciona o negacionismo da ciência e pode ser usado para "inocular" contra a desinformação.

Se a inoculação não for suficiente – e raramente é no caso da desinformação –, é preciso desmentir e corrigir. Desmentir não consiste somente em dizer que algo está errado. É necessário tomar algumas precauções para não "dar palco para malucos", ou seja, não acabar inadvertidamente fazendo a desinformação circular ainda mais. Para isso, os autores aconselham a sempre seguir uma ordem: comece com o fato, avise sobre a notícia falsa, explique quais são as falácias utilizadas pela notícia falsa (discurso de autoridade, falsos especialistas, experiências e anedotas pessoais etc.) e, então termine reforçando o fato, tomando o cuidado de deixar claras as relações de causalidade. É importante repetir o mito uma única vez durante o processo de correção.

Um exemplo de correção para um mito recorrente de vacinas:

Fato. Vacinas para crianças são seguras. Todas as vacinas do calendário vacinal passaram por testes rigorosos de segurança e eficácia antes de serem liberadas para o mercado. Bilhões de crianças têm sido vacinadas nos últimos 60 anos sem que se constate nenhum efeito perigoso para a saúde.

Mito. Apesar disso, existe um mito de que vacinas causam autismo. (Citar uma única vez.)

Falácia. Esse mito surgiu com a publicação de um artigo falso, feito com dados fabricados, para dar a impressão de que a vacina tríplice viral (MMR) poderia ser perigosa. O artigo falso – uma fraude científica – foi fabricado por um grupo de interesse que visava vender uma vacina simples de sarampo (patenteada 1 ano antes) e lucrar processando a empresa farmacêutica produtora da MMR. Um trabalho minucioso de jornalismo investigativo descobriu a verdade e expôs os culpados. O médico autor do artigo falso foi punido e impedido de praticar medicina, com sua licença cassada. Outras falácias surgiram, como o uso de uma correlação temporal entre vacinas e autismo, mostrando que ambos aumentaram nos últimos 60 anos. Isso pode ser facilmente explicado pela melhora na detecção e no diagnóstico de transtornos do espectro de autismo. Corrigindo para esse fator, estudos mostraram que não existe um aumento histórico notável em casos de autismo. Se correlações indicassem relação de causa e efeito, seria preciso avaliar então tudo que aumentou nos últimos 60 anos. Outra correlação interessante de coisas que aumentaram juntas ao longo dos últimos 60 anos: a idade da rainha da Inglaterra e a temperatura média global.

Reafirmação do fato. Dados da OMS mostram que vacinas são consideradas uma das melhores e mais seguras estratégias de saúde pública global. Antes de as vacinas existirem, uma em cada cinco crianças morria de doenças infecciosas antes de completar 5 anos.

Quanto ao debate com negacionistas, alguns pesquisadores examinaram essa questão delicada e necessária, principalmente porque convidar para o debate é uma estratégia recorrente de movimentos negacionistas, como o movimento antivacinas. O argumento aqui é que o cientista que se recusa a debater tem medo dos seus oponentes, ou medo da verdade, além de claramente estar nos bolsos da indústria farmacêutica, que compra o seu silêncio.

Os biólogos e comunicadores de ciência Richard Dawkins e Stephen Jay Gould fizeram um pacto, logo antes da morte de Jay Gould,[21] de não mais debater evolução com criacionistas, ou defensores do "*Design* Inteligente". Isso porque, ao longo dos anos, eles perceberam que, ao aceitar esses debates, estavam dando palco para negacionistas e gerando uma ilusão de equivalência. Essa falsa equivalência ficava óbvia quando o negacionista ignorava completamente a discussão do mérito científico e usava a existência do debate para se promover. Afinal, quem não gostaria de colocar no currículo que debateu de "igual para igual" com Dawkins ou Jay Gould, a convite da prestigiosa Universidade XYZ?

O debate em si não importava. Mesmo que o criacionista fosse exposto, e muitas vezes até ridicularizado em público, ele já tinha sua recompensa simplesmente pelo fato de o debate ter acontecido.

Schmid e Bestch[22] dão dicas de como avaliar se o debate deve acontecer e, se for o caso, como debater. Os autores aconselham que, se a recusa do cientista garantir que o debate não aconteça, então deve-se recusar. No entanto, se o debate – ou palestra – vai ocorrer de qualquer maneira com a probabilidade de atrair grande público, então deve-se aceitar. Ao aceitar, deve-se estar atento para as técnicas de debate: desmentir os fatos usando ciência, ou desmentir a retórica negacionista; ou ambos, já que não são mutuamente excludentes. Como os negacionistas costumam usar mais retórica do que fatos – mesmo quando os "fatos" são notícias falsas –, é importante aprender sobre as técnicas de retórica antes de encarar o debate.

O artigo[22] traz exemplos bastante didáticos de como desmentir fatos e desmentir retórica. Por exemplo, para garantir a segurança das vacinas, pode-se explicar como a segurança é testada, como funcionam testes clínicos e a farmacovigilância, quais os órgãos responsáveis e como operam, e falar de quantas vezes na história algum problema foi detectado e como foi resolvido, já chamando a atenção também para o fato de que a ciência é uma atividade que tem autocorreção. Além disso, pode-se refutar a retórica negacionista, que exige certeza "absoluta" de que vacinas são 100% seguras. Essa é a falácia da falsa expectativa, já que não existe nada no universo que se possa atestar com 100% de segurança. Até água em excesso pode ser perigosa. Todos os medicamentos e vacinas trazem os riscos em bula, e nem por isso as pessoas são proibidas de tomar ácido acetilsalicílico.

Para reduzir a hesitação, fazer a informação correta circular é essencial, mas insuficiente. Desmentir, corrigir e inocular contra a desinformação são estratégias necessárias e que funcionam, conforme dito anteriormente; no entanto, são as estratégias que fazem menos efeito. Isso para hesitação vacinal, que é um caso muito específico de desinformação; não é o mesmo para qualquer tipo de desinformação sobre saúde. Contudo, mesmo em outros tipos de negacionismo, cabe sempre avaliar quais são as motivações dos grupos de interesse e como isso afeta o comportamento das pessoas.

Estudos comportamentais mostram que as mudanças de comportamento não são sempre provocadas racionalmente, com base no que uma pessoa entende do assunto. Outros fatores importantes estão envolvidos, como o pertencimento a um grupo, medo de represálias, comodismo e resistência para alterar o modo de vida, e, conforme discutido no caso específico de adesão à vacinação, os três Cs (confiança, complacência e conveniência). Há pessoas que confiam em vacinas, mas que não vacinaram seus filhos porque o posto de saúde era muito longe e não acham tão importante assim. Isso é completamente diferente de pessoas que realmente acreditam que vacinas fazem mal. Em outros campos do negacionismo científico, há pessoas que até acreditam que o mundo está esquentando por ação humana, mas não querem mudar seu estilo de vida e acham que isso só vai afetar gerações futuras, então é mais fácil alinhar-se com a ideia de que isso tudo é exagero. Ou alguém que, no fundo nem questiona a teoria da evolução, mas teme perder amigos e contatos importantes dentro do grupo religioso que defende o criacionismo. O negacionismo da ciência torna-se então uma desculpa conveniente para evitar tomar uma atitude que traga prejuízos sociais, financeiros ou exija sair da zona de conforto.

Resumidamente, informação raramente é suficiente para alterar comportamento. Não basta existir a informação, ela precisa circular de forma didática, transparente e acessível. A desinformação precisa ser combatida. Adicionalmente, outros tipos de campanhas e incentivos são necessários se o objetivo é mudar comportamento. Nessa esteira, para resolver o problema da hesitação vacinal e aumentar a adesão às campanhas de vacinação, é preciso mudar o comportamento.

O QUE REALMENTE FUNCIONA

Noel Brewer é um psicólogo especializado em comportamento de saúde (*health behaviour*). Professor na Gillins School of Global Public Health, membro de diversas comissões na OMS e na Food and Drug Administration (FDA), agência regulatória de medicamentos nos EUA, é autor de diversos estudos sobre comportamento em saúde, analisando como as pessoas tomam decisões e como influenciar comportamentos. Sua mais recente análise sobre hesitação vacinal, o artigo intitulado "O que funciona para aumentar a adesão às vacinas", publicado em 2021, traz resultados muito interessantes sobre como mudar comportamento.

Brewer mostra que, embora o que uma pessoa pensa e sente sobre vacinas esteja correlacionado à adesão aos programas, intervenções desenhadas para mudar esses pensamentos e sentimentos não funcionam para reverter esse quadro. Em contrapartida, intervenções focadas em processos sociais, como normas e altruísmo, tendem a funcionar melhor. Outrossim, intervenções voltadas para manipular o comportamento, como campanhas, lembretes e mandatos vacinais, são as que efetivamente funcionam melhor.

Analisando o primeiro braço de intervenções, o que as pessoas pensem e sentem sobre vacinas, o autor confirma que existe uma forte correlação entre motivação ou intenção de vacinar e a adesão aos programas. A aceitação de vacinas está relacionada a uma melhor compreensão dos riscos e benefícios, da gravidade das doenças infecciosas e da segurança e eficácia das vacinas. No entanto, ao contrário do que seria óbvio assumir, intervenções de comunicação para esclarecer a população sobre esses temas não resultam em maior adesão aos programas.

O segundo braço, de processos sociais, é mais promissor. Avaliando como as redes sociais estabelecem normas e expectativas de comportamento, Brewer concluiu que essas redes apresentam um comportamento contagioso, ou seja, refletem uma tendência humana de agir em grupo e de acordo com as normas do grupo. Não há ainda muitos estudos sobre processos sociais, mas é certamente uma área que merece investigação, sobretudo em locais de grande polarização política, em que a atitude sobre vacinas, saúde coletiva e aquecimento global podem determinar o "lado" do espectro político/ideológico.

Finalmente, o terceiro braço, a intervenção para mudança direta de comportamento, parece ser o mais efetivo. Existem duas maneiras gerais de provocar mudança de comportamento: a primeira é construir a mudança a partir de uma motivação já existente, ou seja, a confiança em vacinas já está estabelecida, mas é preciso estabelecer conveniência e praticidade. Brewer classifica esse tipo como alimentar um fogo que já existe, usando ferramentas como logística, lembretes, aplicativos e campanhas publicitárias para manter a chama ativa, manter a vacinação na cabeça das pessoas. A outra maneira é apostar em incentivos, leis e requerimentos, que funcionam independentemente da motivação pessoal.

Há exemplos históricos de ambos. Trabalho conduzido na Índia rural por Banerjee et al.,[23] em forma de estudo clínico randomizado, como parte do grupo de pesquisa Abdul Latif Jameel Poverty Action Lab (J-PAL), demonstrou que oferecer incentivos como um suprimento de lentilhas e uma plaquinha comemorativa pela vacinação completa foi mais efetivo em aumentar a adesão da população às vacinas do que somente melhorar a logística de distribuição.

Recentemente, durante a pandemia de covid-19, na França, mandatos vacinais obrigando a população a apresentar o certificado para entrar em bares e restaurantes surtiram mais efeito do que simplesmente esclarecer sobre a segurança e/ou desmentir e corrigir desinformação. Em julho de 2021, apenas 40% da população estava vacinada, e o país apresentava uma das mais preocupantes taxas de hesitação vacinal. Após a implementação da obrigatoriedade de apresentação do passaporte vacinal, a adesão subiu para 75% em setembro, 86% incluindo os maiores de 12 anos.[24]

No primeiro caso, a motivação para vacinar provavelmente já existia, mas foi reforçada com os incentivos. No segundo caso, a obrigatoriedade do passaporte de vacinas independe da motivação pessoal, a vontade de frequentar bares, restaurantes e teatros era maior do que a convicção de que vacinas fazem mal.

REFLEXÃO SOBRE A COMUNICAÇÃO E A ADESÃO VACINAL NO BRASIL

A confiança do brasileiro em vacinas, conforme afirmado anteriormente, foi construída ao longo dos últimos 50 anos, com um PNI atuante e com campanhas permanentes e sazonais. Também foi dito que essas campanhas mudaram sua estratégia, passando de publicidade "agressiva", como na época do Sujismundo, para um formato mais focado apenas em dados.

Nos últimos anos do governo Temer (2016-2018) e durante todo o governo Bolsonaro (2018-2022), observou-se uma queda nas taxas nacionais de vacinação, para diversas doenças do calendário vacinal. Sabe-se que os motivos para a hesitação vacinal são diversos, assim como as estratégias de correção. A situação brasileira é especialmente preocupante porque parece reunir todos os ingredientes para que a hesitação vacinal e o movimento antivacinas floresçam.

De acordo com o Departamento de Informática do Sistema Único de Saúde (Datasus), a cobertura vacinal infantil para BCG, rotavírus, pentavalente, tríplice viral e poliomielite vem caindo desde 2015, de maneira mais acentuada durante a pandemia de covid-19.[25] Em 2020, foi inaugurada a primeira associação antivacinas no Brasil, a Associação Brasileira de Vítimas de Vacinas e Medicamentos (Abravac).[26] A polarização política nas mídias sociais divide as lealdades e influencia comportamento, determinando quem se vacina ou não de acordo com orientação política.

A direita conservadora tem estreitado laços com o movimento antivacinas, unidos por ideologias comuns como a liberdade absoluta de escolha, o individualismo exacerbado e o repúdio a qualquer intervenção do Estado.[27] Médicos participam do movimento antivacinas[28] e desencorajam a vacinação infantil, engajando em candidaturas políticas.[29]

O Brasil tem, portanto, um terreno fértil para o crescimento da hesitação vacinal. Os 3 Cs estão presentes: a confiança está abalada pelo discurso de autoridade de médicos e ministros, além dos influenciadores digitais. A complacência está estimulada pela falta de investimento em campanhas publicitárias e informativas, que manteriam a chama acesa,[30] e a conveniência está ameaçada pela falta de investimento em logística, transporte e recursos humanos. Ademais, a polarização política e o crescimento da extrema direita favorecem a formação de grupos sociais contrários à vacinação e às medidas de saúde coletiva como mandatos e leis.

Por fim, talvez o aspecto mais negligenciado: não existe investimento na formação de profissionais capacitados para lidar com a hesitação vacinal e comunicação de ciência. Esse espaço foi ocupado no Brasil por pessoas sem formação, influenciadores digitais e acadêmicos que, mesmo bem-intencionados, investem em intervenções pouco efetivas porque desconhecem a literatura sobre hesitação vacinal e não valorizam a comunicação de ciência como uma área de pesquisa.

CONSIDERAÇÕES FINAIS

Este capítulo traz um resumo da vasta literatura sobre o tema e sobre quais estratégias funcionam melhor para comunicar e mudar comportamento. Isso requer oferecer treinamento para cientistas, médicos e associações interessadas em promover a vacinação. A confiança em vacinas do brasileiro demorou 50 anos para se solidificar a ponto de não ser abalada significativamente durante a pandemia de covid-19, agora cabe refletir: quanto tempo até que seja destruída?

REFERÊNCIAS BIBLIOGRÁFICAS

1. Hager T. How one daring woman introduced the idea of smallpox inoculation to england. Time [Internet]. 2019 Mar 5 [cited 2022 Sep 29]. Disponível em: https://time.com/5542895/mary-montagu-smallpox.
2. Weightman G. The great inoculator: the untold story of Daniel Sutton and his medical revolution. London: Yale University Press; 2020.
3. Riedel S. Edward Jenner and the history of smallpox and vaccination. Proc (Bayl Univ Med Cent). 2005;18(1):21-5.
4. Wolfe RM, Sharp LK. Anti-vaccinationists past and present. BMJ. 2002; 325(7361):430-2.
5. Offit P. The Cutter Incident. How America's First Polio Vaccine Led to the Growing Vaccine Crisis. London: Yale University Press; 2007.
6. Deer B. The Doctor Who Fooled the World: Science, Deception, and the War on Vaccines. Baltimore: Johns Hopkins University Press; 2020.
7. Haidt J. A mente moralista. Rio de Janeiro: Alta Cult; 2020.
8. Baker SA, Walsh MJ. A mother's intuition: it's real and we have to believe in it: how the maternal is used to promote vaccine refusal on Instagram. Information, Communication & Society. 2022.
9. Center for Countering Digital Hate. Why platforms must act on twelve leading online anti-vaxxers. CCDH [Internet]. [2022?] [cited 2022 Sep 29]. Disponível em: https://www.counterhate.com/disinformationdozen.
10. Prucher J. Brave New Words. Oxônia, UK: Oxford University Press; 2007.
11. Levi GC. Recusa de vacinas: causas e consequências. São Paulo: Segmento Farma; 2013.
12. The Guardian. Disponível em: https://www.theguardian.com/technology/2022/jan/27/anti-vaxxers-making-at-least-25m-a-year-from-publishing-on-substack.
13. Associated Press. This is a disinformation industry: meet the media startups making big money on vaccine conspiracies. Fortune [In-

ternet]. 2021 May 14. [cited 2022 sep 29]. Disponível em: https://fortune.com/2021/05/14/disinformation-media-vaccine-covid19/.
14. WHO. Tem threats to global health in 2019. WHO [Internet] [2019?] [cited 2022 Sep 29]. Disponível em: https://www.who.int/news-room/spotlight/ten-threats-to-global-health-in-2019.
15. Macdonald NE. Vaccine hesitancy: definition, scope and determinants. Vaccine. 2015; 33(34):4161-4.
16. Garcia R. Os maus exemplos do Sujismundo. Veja São Paulo [Internet] 2018 Jan 26 [cited 2022 Sep 29]. Disponível em: https://vejasp.abril.com.br/coluna/memoria/os-maus-exemplos-do-sujismundo/.
17. Wikipedia. Zé Gotinha. Disponível em: https://pt.wikipedia.org/wiki/Zé_Gotinha.
18. Lewandowsky S, Cook J, Ecker UKH, Albarracín D, Amazeen MA, Kendeou P et al. The Debunking Handbook. 2020.
19. Plait P. Don't Be a Dick, Part 1: the vídeo. Discover Magazine [Internet] 2010 Aug 17 [cited 2022 Sep 29]. Disponível em: https://www.discovermagazine.com/the-sciences/dont-be-a-dick-part-1-the-video.
20. Pasternak N, Orsi S. Contra a realidade. Campinas: Papirus Sete Mares; 2021.
21. Esensten JH. Death to Intelligent Design. The Havard Crimson [Internet] 2003 Mar 31 [cited 2022 Sep 29]. Disponível em: https://www.thecrimson.com/article/2003/3/31/death-to-intelligent-design-just-months/.
22. Schmid P, Betsch C. Effective strategies for rebutting science denialism in public discussions. Nat Hum Behav. 2019; 3:931-9..
23. Banerjee AV, Duflo E, Glennerster R, Kothari D. Improving immunisation coverage in rural India: clustered randomised controlled evaluation of immunisation campaigns with and without incentives. BMJ. 2010;340:c2220.
24. Beardsley E. Amid high vaccine skepticism, France has inoculated 75% of its population. NPR [Internet] 2021 Sep 17 [cited 2022 Sep 29]. Disponível em: https://www.npr.org/2021/09/17/1038180305/3.000french-health-care-workers-are-suspended-for-not-getting-vaccinated.
25. Unesp. Pandemia acentuou queda de vacinação no Brasil. Jornal Unesp [Internet] 2022 Feb 22 [cited 2022 Sep 29]. Disponível em: https://jornal.unesp.br/2022/02/22/pandemia-acentuou-queda-de-vacinacao-no-brasil/.
26. Jornal O Globo. A associação antivacina que repudia tratamento usado contra HPV. Disponível em: https://oglobo.globo.com/epoca/sociedade/a-associacao-antivacina-que-repudia-tratamento-usado-contra-hpv-1-24756830.
27. https://time.com/6141699/antivaccine-mandate-movement-rally/.
28. Silva V. Médicos influenciadores cobram R$ 500 por atestado antivacina. The Intercept [Internet] 2022 Feb 23 [cited 2022 Sep 29]. Disponível em: https://theintercept.com/2022/02/23/medicos-influenciadores-cobram-r-500-por-atestado-antivacina/.
29. Pacheco P, Rudnitzki E. Médicas que desinformam sobre Covid-19 indicam que serão candidatas nas eleições. Aos fatos. [Internet] 2022 Apr 6 [cited 2022 Sep 29]. Disponível em: https://www.aosfatos.org/bipe/medicas-desinformam-covid-19-indicam-candidaturas-eleicoes/.
30. Teófilo S, Lima B, Cardim ME. Investimento do governo em campanhas de vacinação cai 36% em dois anos. Correio Braziliense. [Internet]. 2021 Jan 25 [cited 2022 Sep 29]. Disponível em: https://www.correiobraziliense.com.br/brasil/2021/01/4902418-investimento-do-governo-em-campanhas-de-vacinacao-cai-36--em-dois-anos.html.

Parte 4

Doenças Imunopreveníveis e Imunização

Rodrigo Schrage Lins • Lessandra Michelin

21
Caxumba

Patricia de Mattos Guttmann

A DOENÇA E O IMPACTO NA SAÚDE DA POPULAÇÃO

A caxumba é uma doença viral aguda, caracterizada pelo aumento de volume de uma ou mais glândulas salivares, com predileção pelas parótidas. O espectro da doença é muito variável, indo de infecção subclínica a meningoencefalite, e pode evoluir com orquite e surdez. A gravidade aumenta com a idade. A caxumba já foi uma doença muito comum na infância, mas, com a implementação da vacinação, a incidência diminuiu substancialmente. No entanto, no final da década de 2000, diversos surtos foram relatados em populações vacinadas.

Causada por um vírus RNA do gênero *Rubulavirus*, da família Paramyxoviridae, a caxumba é uma infecção contagiosa em que o ser humano é o único reservatório. É transmitida de pessoa a pessoa por meio do contato direto com a saliva ou gotículas respiratórias. O período de incubação é de 15 a 24 dias, e o de maior transmissibilidade é 1 a 2 dias antes do início dos sintomas clínicos até 1 semana após.

O vírus é adquirido através da inoculação e da replicação na via respiratória alta, e a infecção pode ficar restrita ao trato respiratório. Porém a viremia é frequente e ocorre no final do período de incubação, podendo acometer diversos órgãos. As parótidas são as mais comumente afetadas. O sistema nervoso central (SNC) e o urinário podem ser acometidos. A infecção renal leva a viúria, que pode persistir até 10 a 14 dias.

QUADRO CLÍNICO E COMPLICAÇÕES

Parotidite

Cerca de um terço das infecções por caxumba cursam sem sintomas específicos. Infecções clinicamente típicas geralmente cursam com fase prodrômica curta, com febre baixa, anorexia, mal-estar e cefaleia. A parotidite é o marco clássico da doença, ocorrendo em 60 a 70% das infecções e 95% dos pacientes sintomáticos. O aumento progressivo da glândula parótida levanta o lóbulo da orelha e apaga o ângulo da mandíbula, persistindo por aproximadamente 1 semana. O aumento da glândula contralateral é bastante comum. Complicações da parotidite são muito raras, mas a sialectasia com sialoadenite recorrente é uma possibilidade.

Epidídimo-orquite e ooforite

Epidídimo-orquite surge em 15 a 30% dos homens adultos com infecção por caxumba e é rara antes da puberdade. Em 15 a 30% dos casos com orquite, ambos os testículos são afetados. A orquite manifesta-se geralmente 4 a 8 dias após a parotidite, no entanto foram relatados intervalos de até 6 semanas. O quadro inicia com edema, calor e sensibilidade do testículo afetado. A epididimite está presente na maioria dos casos. Sintomas constitucionais que incluem febre (alta), vômitos, cefaleia e mal-estar podem estar associados. Os sintomas regridem dentro de 1 ou 2 semanas, embora a sensibilidade testicular residual possa persistir por mais algumas semanas. A esterilidade causada pela orquite na caxumba é rara, mesmo após orquite bilateral.

A ooforite se desenvolve em 5% das mulheres pós-púberes com caxumba e cursa com dor abdominal baixa, febre e vômitos. Apesar de raras, infertilidade e menopausa prematura foram relatadas após a ooforite pela caxumba. A caxumba também pode causar mastite em mulheres.

Sistema nervoso central

A infecção do SNC é a manifestação extrassalivar mais comum da infecção por caxumba. A pleocitose do líquido cefalorraquidiano (LCR) ocorre em pelo menos metade de todas as infecções, mesmo sem sinais ou sintomas de meningite. A meningite surge em 1 a 10% das infecções por caxumba, e a encefalite, em 0,1%.

As manifestações no SNC são mais comuns em pacientes do sexo masculino. A infecção manifesta-se cerca de 5 dias após a início da parotidite, mas pode preceder a parotidite em 1 semana ou manifestar-se até 2 semanas após o aparecimento de parotidite. Até 50% dos casos de meningite por caxumba ocorrem na ausência de envolvimento das glândulas salivares.

Em crianças, a meningite por caxumba é benigna e cursa com febre alta, cefaleia, vômitos, rigidez de nuca e letargia, com pico dos sintomas em 2 dias e resolução total em 7 a 10 dias. A encefalite cursa com ataxia, alterações comportamentais e eletroencefalograma (EEC) alterado e pode ser vista em crianças durante a convalescença, tendo resolução em algumas semanas. A mortalidade associada à encefalite por caxumba é baixa (cerca de 1,5%), e a morbidade a longo prazo é rara.

Em adultos, resultados desfavoráveis são mais frequentes que em crianças. A perda auditiva neurossensorial é uma complicação conhecida. Surdez transitória de alta frequência ocorreu em 4,1% dos pacientes com caxumba em uma população masculina adulta (militar). Surdez unilateral permanente causada por caxumba ocorre em uma frequência estimada de 1:20.000 casos. A surdez bilateral é muito rara.

Manifestações raras de SNC são paralisia facial, ataxia cerebelar, mielite transversa, polirradiculite ascendente e síndrome de Guillain-Barré.

Aborto espontâneo

O aborto espontâneo pode ser uma complicação da caxumba no início da gestação.

Outras manifestações

A pancreatite ocorre em cerca de 4% das infecções por caxumba e geralmente é subclínica ou leve. Anormalidades eletrocardiográficas, como depressão do segmento ST, ondas T achatadas ou invertidas e intervalos PR prolongados, são vistas em até 15% das infecções, porém a manifestação clínica de miocardite é rara.

Adultos podem manifestar monoartrite ou poliartrite migratória.

DADOS EPIDEMIOLÓGICOS

A caxumba é uma doença de distribuição universal, de alta morbidade e baixa letalidade. Após a implementação de uma política de administração de uma dose de vacina contra caxumba (cepa Jeryl Lynn) em crianças na década de 1970, houve queda drástica do número de casos. Em resposta a vários surtos de sarampo no final da década de 1980, houve a recomendação da administração rotineira de 2 doses da vacina contra sarampo, caxumba e rubéola (SCR) em crianças, com a primeira dose administrada aos 12 meses e a segunda entre 4 e 6 anos. Além de melhorar o controle do sarampo, essa política levou a uma redução substancial no número de casos de caxumba, com incidência historicamente baixa da doença.

No entanto, vários surtos nos EUA e Reino Unido aconteceram em 2006. A incidência dos casos foi maior entre os jovens universitários entre 18 e 24 anos vacinados previamente com as duas doses da vacina; porém, um número importante também aconteceu em crianças e adolescentes. Durante os surtos de caxumba em comunidades com alta cobertura vacinal, a proporção de casos que ocorrem entre pessoas vacinadas pode ser elevada, sugerindo queda nos níveis de anticorpos e eficácia da vacina. Especialistas sugeriram duas principais razões para a ocorrência de caxumba em pessoas vacinadas: diminuição de imunidade induzida pela vacina e incompatibilidade antigênica entre a estirpe vacinal e a circulação de cepas de caxumba do tipo selvagem.

A maioria dos casos desde 2006 ocorreu entre jovens adultos em idade universitária, sendo a maior parte vacinada com as duas doses de SCR. Entre 2007 e 2019, departamentos de saúde dos EUA relataram 28.306 casos de caxumba, dos quais 32% foram casos pediátricos. A incidência de caxumba pediátrica foi a mais baixa em menores de 1 ano durante todo o período observado, e a incidência média anual foi maior entre os jovens de 18 a 22 anos.

O aumento da incidência proporcionalmente à idade apoia a hipótese de potencial declínio da imunidade contra a infecção da caxumba após a vacinação. Estudos sugerem que a proteção imunológica derivada da vacina contra a caxumba diminui em adultos jovens, porém casos em crianças de até 10 anos ou até 5 anos depois da segunda dose de SCR mostram que anticorpos de caxumba começam a diminuir no primeiro ano após a vacinação com a segunda dose.

No mundo, 500 mil casos de caxumba são relatados em média anualmente. No Brasil, não há informações do número de pessoas acometidas, uma vez que não é uma doença de notificação compulsória. Os municípios ou estados tem autonomia para instituir uma portaria, tornando-a de notificação compulsória. O Ministério da Saúde (MS) solicita que os estados enviem relatórios de surtos para o nível federal. Um surto de caxumba é definido como três ou mais casos relacionados por tempo e local. No estado do Rio de Janeiro, observando as notificações de 2007 a 2015, percebe-se um aumento em 2014 e 2015 do número de casos notificados de caxumba. Os adolescentes foram os mais acometidos.

Mesmo havendo surtos em pessoas vacinadas, é importante destacar que a eficácia da vacina é avaliada comparando a taxa de ataque em pessoas vacinadas com a taxa em não vacinadas. Na ocorrência de surtos em populações com alta cobertura vacinal, pessoas não vacinadas contra caxumba geralmente têm uma taxa de ataque da infecção muito maior do que aquelas corretamente vacinadas (com duas doses).

No entanto, a ocorrência de caxumba em crianças e adolescentes vacinados destaca a necessidade de haver suspeição clínica em pacientes com parotidite ou complicações da caxumba, independentemente de idade, estado de vacinação ou história de viagem.

VACINAS DISPONÍVEIS NO BRASIL

Todas as vacinas disponíveis atualmente são de vírus vivo atenuado. No Brasil, só existe em combinação com sarampo e rubéola (SCR), ou sarampo, rubéola e varicela (SCRV).

Atualmente, são duas as vacinas utilizadas para a prevenção da caxumba: a tríplice viral (SCR) e a tetraviral (SCRV).

Tríplice viral

A SCR é uma vacina combinada de vírus vivos atenuados de sarampo, caxumba e rubéola sob a forma liofilizada, acompanhada de diluente (água estéril para injeção). Sua aplicação é subcutânea (SC), e as apresentações disponíveis no Brasil são:

- Priorix® (GlaxoSmithKline): composta pela cepa Schwarz (sarampo), cepa RIT 4385 (caxumba) e cepa Wistar 27/3 (rubéola). Contém resíduos de neomicina. Encontra-se em apresentação liofilizada, com diluente (0,5 mℓ), e deve ser conservada entre 2 e 8°C. Está licenciada para adultos e crianças, porém a resposta em menores de 12 meses pode ser insuficiente, devendo-se considerar a administração de uma nova dose aos 12 meses ou mais
- M-M-R II® (Merck Sharp & Dohme Farmacêutica Ltda): composta pela cepa Edmonston (sarampo), cepa Jeryl Lynn (caxumba) e cepa Wistar 27/3 (rubéola). Contém resíduos de neomicina. A apresentação é liofilizada, com diluente (0,5 mℓ), e a conservação é entre 2 e 8°C. Está licenciada para indivíduos maiores de 12 meses; pode ser feita em crianças entre 6 e 12 meses de idade em situações de surtos da doença, porém a resposta pode ser insuficiente
- SCR (Instituto de Tecnologia em Imunobiológicos Bio-Manguinhos da Fundação Oswaldo Cruz): composta pela cepa Wistar RA 27/3 do vírus atenuado da rubéola, cepa Schwarz (sarampo) e cepa RIT 4385 derivadada Jeryl Lynn (caxumba). A apresentação é liofilizada em frasco multidose (10 doses), com diluente (5 mℓ). Contém resíduos de neomicina. A vacina é apresentada como um pó esbranquiçado ligeiramente rosa. O líquido diluente é límpido e incolor. A vacina reconstituída tem coloração rosada. Deve ser conservada entre 2 e 8°C, e tem validade de 8 horas após o preparo. É licenciada para crianças e adultos; porém, se aplicada antes dos 12 meses, pode ter resposta insuficiente, devendo-se considerar a administração de uma nova dose aos 12 meses ou mais
- Sarampo, parotidite e rubéola (Laboratório Serum): composta pela cepa Edmoston-Zagreb (sarampo), cepa Leningrad-Zagreb

(parotidite) e cepa Wistar 27/3 (rubéola). Encontra-se em apresentação liofilizada a ser diluída em 0,5 mℓ de água para injetáveis. Deve ser conservada entre 2 e 8°C, com validade de 6 horas após reconstituição. *Licenciada apenas para crianças de 12 meses a 10 anos.*

Tetraviral

A SCRV é composta de vírus vivos atenuados de sarampo, caxumba, rubéola e varicela sob a forma liofilizada, acompanhada de diluente (água estéril para injeção). Sua aplicação é subcutâneas, e as apresentações disponíveis no Brasil são:

- Priorix Tetra® (GlaxoSmithKline): composta pela cepa Schwarz (sarampo), cepa RIT4385 derivada da cepa Jeryl Lynn (caxumba), cepa RA 27/3 (rubéola) e cepa OKA (varicela). Contém neomicina. Há um aumento do risco de febre e convulsões febris 5 a 12 dias após a primeira dose em comparação com duas injeções separadas de SCR e varicela. Uso adulto e pediátrico (a partir dos 9 meses)
- ProQuad® (Merck Sharp & Dohme Farmacêutica Ltda): composta pela cepa Edmonston (sarampo), cepa Jeryl Lynn (caxumba), cepa Wistar 27/3 (rubéola) e cepa Oka/Merck (varicela). Liberada para uso em pacientes de 1 a 12 anos
- SCRV (Instituto de Tecnologia em Imunobiológicos Bio-Manguinhos da Fundação Oswaldo Cruz): composta pela cepa Wistar RA 27/3 (rubéola), cepa Schwarz (sarampo), cepa RIT 4385 derivada da cepa Jeryl Lynn (caxumba) e cepa OKA (varicela). A apresentação é liofilizada, com diluente (0,5 mℓ). A conservação é entre 2 e 8°C. É licenciada para indivíduos maiores de 12 meses. Tem resíduos de sulfato de neomicina. Validade de 8 horas após o preparo. Há um aumento do risco de febre e convulsões febris 5 a 12 dias após a primeira dose de SCRV, em comparação com duas injeções separadas de SCR e varicela. Uso adulto e pediátrico (a partir de 9 meses).

CONTRAINDICAÇÕES

As contraindicações para a aplicação das vacinas de caxumba são:

- História de hipersensibilidade a componentes da vacina
- Presença de imunodeficiência congênita ou adquirida
- Pessoas em tratamento com corticosteroides em dose imunossupressora (equivalente a 20 mg/dia, para adultos): devem ser vacinadas com intervalo de, pelo menos, 1 mês após a suspensão do medicamento
- Pessoas em quimioterapia antineoplásica ou radioterapia: devem ser vacinadas 3 meses após a suspensão do tratamento
- Grávidas: não devem ser vacinadas pelo risco teórico de danos ao feto. Recomenda-se que a gravidez seja evitada por 30 dias após a administração da vacina. Em contrapartida, caso seja aplicada inadvertidamente, não é indicada a interrupção da gravidez
- Indivíduos com transplante de medula óssea: recomenda-se vacinar com intervalo de 2 anos após o transplante
- Pessoas com imunodeficiências congênitas ou adquiridas, na possibilidade de exposição ao vírus selvagem: avaliar o risco-benefício individual. A infecção assintomática pelo HIV não constitui uma contraindicação
- Pessoas comprovadamente portadoras de alergia à proteína do leite de vaca: não devem ser vacinadas com a vacina tríplice viral do Laboratório Serum.

> Os componentes da vacina, por serem produzidos em culturas de células de embriões de galinha, podem conter traços de proteína do ovo. Porém a alergia ao ovo, mesmo quando grave, *não* contraindica o uso das vacinas SCR e SCRV, e reações anafiláticas são extremamente raras. Por precaução, pessoas com anafilaxia grave ao ovo devem ser vacinadas em ambiente hospitalar, onde possam receber tratamento adequado para anafilaxia caso ocorra essa reação.

PRECAUÇÕES

Indivíduos que apresentem de doenças agudas febris moderadas ou graves devem ter a vacinação adiada até resolução do quadro, para que não se atribua à vacina as manifestações. A vacinação deve ser adiada por pelo menos 3 meses após o uso de imunoglobulina, sangue e derivados, devido ao possível prejuízo na resposta imunológica.

REAÇÕES ADVERSAS

As reações adversas podem ser classificads em manifestações locais e sistêmicas. As manifestações locais são vermelhidão e edema localizado no primeiro dia de aplicação (pouco frequente), nódulo ou pápula com rubor (podem ocorrer em indivíduos com hipersensibilidade aos componentes da vacina), linfadenopatia regional (raro) e abscesso quente com sinais de flutuação e fistulização, quando ocorre contaminação na aplicação por germes piogênicos (raro).

Já a febre alta (superior a 39°C) é uma manifestação sistêmica que pode ocorrer entre o 5º e o 12º dia após a vacina, com duração de 1 a 2 dias, e estar associada a qualquer componente da vacina. Acontece em 5 a 15% dos vacinados. Crianças predispostas podem apresentar convulsão febril benigna. Cefaleia, irritabilidade, conjuntivite e manifestações catarrais também são manifestações sistêmicas e ocorrem entre o 5º e o 12º dia após a vacinação, em 0,5 a 4% dos primovacinados. A conjuntivite e as manifestações catarrais estão associadas aos componentes do sarampo e da rubéola. Outra ocorrência do tipo sistêmica é o exantema de extensão variável, que ocorre do 7º ao 10º dia após a vacinação, durando em torno de 2 dias; aparece em 5% dos primovacinados e está associada ao componente do sarampo e da rubéola. As linfadenopatias podem aparecer do 7º ao 21º dia em menos de 1% dos primovacinados, normalmente associadas ao componente da rubéola.

ESQUEMAS DE VACINAÇÃO

Vacinação de rotina

A vacinação contra a caxumba deve seguir as recomendações da vacina contra o sarampo. A primeira dose deve ser administrada aos 12 meses e completada aos 15 meses. O Programa Nacional de Imunização (PNI) preconiza que a dose dos 12 meses seja com a SCR e aos 15 meses com SCRV. A Sociedade Brasileira de Pediatria (SBP) e a Sociedade Brasileira de Imunização (SBIm) recomendam que aos 12 meses seja feita também a primeira dose de varicela. A vacina tetra viral está disponível na rotina de vacinação para crianças com idade entre 15 meses e 4 anos, 11 meses e 29 dias pelo PNI.

Pelo PNI e SBIm, pessoas de 5 a 29 anos de idade não vacinadas ou com esquema incompleto devem receber ou completar o esquema de duas doses de tríplice viral, conforme situação encontrada, considerando o intervalo mínimo de 30 dias entre as doses.

Pessoas de 30 a 59 anos de idade não vacinadas devem receber uma dose de tríplice viral. Considerar vacinada contra o sarampo a pessoa que comprovar uma dose de vacina contendo o componente sarampo (monovalente, dupla viral ou tríplice viral). A SBIm recomenda duas doses, com intervalo mínimo de 1 mês entre elas.

Trabalhadores de saúde, independentemente da idade, devem receber duas doses de tríplice viral, conforme situação vacinal encontrada, observando o intervalo mínimo de 30 dias entre as doses. Considerar vacinado o trabalhador de saúde que comprovar duas doses de vacina tríplice viral.

- 12 meses a 29 anos: duas doses
- 30 a 59 anos: uma dose
- Trabalhadores da saúde: duas doses.

Vacinação em situações de surto

Ensaios clínicos randomizados originais realizados nos EUA produziram estimativas de eficácia de mais de 95% para a vacina monovalente contendo a cepa Jeryl Lynn. A efetividade é avaliada após a vacina ter sido introduzida para uso geral. Estudos da efetividade realizados em situações de surto mostraram que a efetividade é em torno de 80%, mais baixo do que foi previsto pelas estimativas de eficácia e resultados de imunogenicidade dos estudos originais.

Tendo em vista os vários surtos ocorridos em 2016 em universidades americanas, o Advisory Committee on Immunization Practices (ACIP) recomendou uma terceira dose da vacina contendo o vírus da caxumba para pessoas vacinadas previamente com duas doses identificadas pelas autoridades de saúde pública como parte de um grupo ou população com risco aumentado para adquirir caxumba por surto. A imunização depois da exposição (vacinação de bloqueio) não tem sido útil na proteção contra a disseminação da doença. No entanto, recomenda-se a vacinação da comunidade em surto na tentativa de diminuir o número de suscetíveis e proteger futuras exposições.

Na ocorrência de surto de caxumba, deve-se realizar intensificação da rotina de vacinação, com a busca ativa de pessoas não vacinadas ou com esquema incompleto para caxumba e que estejam em contato com casos suspeitos ou confirmados, nos locais onde esses casos estiverem concentrados (creches, escolas, faculdades, empresas, presídios, hospitais, entre outros). Nessa situação, a vacinação deve ser realizada de forma seletiva e em conformidade com as indicações do Calendário Nacional de Vacinação. A vacinação deve ser implementada tão logo os casos sejam identificados, visando minimizar a ocorrência de novos casos.

A SBIm não recomenda uma terceira dose como rotina, podendo ser considerada em situações de risco epidemiológico.

BIBLIOGRAFIA

Albertson JP. Mumps Outbreak at a University and Recommendation for a Third Dose of Measles-Mumps-Rubella Vaccine: Illinois, 2015-2016. MMWR. 2016;65(29).

Ballalai I, Petraglia TCMB, Carvalho AP. Nota Técnica de Caxumba. Disponível em: https://www.sbp.com.br/fileadmin/user_upload/2012/12/Nota-Tcnica-Caxumba-SOPERJ-SBIm-SBP.pdf.

Dayan GH. Recent Resurgence of Mumps in the United States. N Engl J Med. 2008;358:1580-9.

Hviid A. Mumps. Lancet. 2008;371:932-944.

Instituto de Tecnologia em Imunologia. Memento Terapêutico. Rio de Janeiro: Fundação Oswaldo Cruz; 2020.

Kimberlin DW, Brady MT, Jackson MA. Red Book: 2018–2021: Report of the Committee on Infectious Diseases. 31. ed. AAP Committee on Infectious Diseases; 2018.

Lewnard JA, Grad YH. Vaccine waning and mumps re-emergence in the United States. Sci. Transl. Med. 2018;10(433):eaao5945.

Marin M. Recommendation of the Advisory Committee on Immunization Practices for Use of a Third Dose of Mumps Virus: Containing Vaccine in Persons at Increased Risk for Mumps During an Outbreak. MMWR. 2018;67(1).

McLean HQ, Fiebelkorn AP, Temte JL, Wallace GS. Prevention of Measles, Rubella, Congenital Rubella Syndrome, and Mumps, 2013: Summary Recommendations of the Advisory Committee on Immunization Practices (ACIP). MMWR. 2013;62(RR04):1-34.

Secretaria de Vigilância em Sade. Instrução Normativa Referente ao Calendário Nacional de Vacinação. DF: Ministério da Saúde; 2020.

Secretaria de Vigilância em Saúde. Guia de Vigilância em Saúde. 5. ed. DF: Ministério da Saúde; 2021.

Shepersky L, Marin M, Zhang J, Pham H, Marlow MA. Mumps in Vaccinated Children and Adolescents: 2007-2019. Pediatrics. 2021;148(6): e2021051873.

Sociedade Brasileira de Imunizações. Vacinação: calendários de vacinação. Disponível em: http://www.sbim.org.br/vacinacao/.

22

Cólera e Diarreia do Viajante

Flavia Bravo

INTRODUÇÃO

As doenças diarreicas continuam a ser um dos principais problemas de saúde no mundo. A Organização Mundial da Saúde (OMS) estima que ocorram 3 a 5 bilhões de episódios de diarreia que resultam em cerca de 4 milhões de óbitos por ano, principalmente em países em desenvolvimento, nos quais essas doenças apresentam maior incidência e gravidade, sobretudo em crianças com menos de 5 anos.

Entre um terço e metade dessas diarreias são atribuídas a bactérias produtoras de uma ou mais enterotoxinas, entre elas a *Vibrio cholerae*, considerada a mais grave, e a *Escherichia coli* enterotoxigênica (ETEC), que provoca maior número de casos, sendo também a causa mais comum da diarreia do viajante.

CÓLERA

A doença e o impacto na saúde da população

Quadro clínico, complicações e letalidade

Há pelo menos um milênio a cólera, cujo agente é o *Vibrio cholerae*, figura como uma causa de adoecimento nos seres humanos, além de permanecer como uma ameaça à saúde pública mundial. As epidemias de cólera, por estarem diretamente relacionadas à má administração dos sistemas de saneamento e de suprimento de água potável, são marcadores da pobreza, da desigualdade e da falta de desenvolvimento social. O aumento na incidência da doença ocorre junto ao crescimento de populações vulneráveis que vivem em condições insalubres.

Acredita-se que a doença tenha surgido na Índia. Em 1817, foi documentada pela primeira vez a propagação de uma pandemia global a partir desse país – de cólera. Desde então, a doença disseminou-se pelo mundo, causando sete grandes pandemias; as seis primeiras mataram milhões de pessoas em todos os continentes. Vive-se hoje a sétima pandemia, que começou no sul da Ásia em 1961, alcançou a África em 1971 e as Américas em 1991, permanecendo endêmica em muitos países e provocando grandes surtos localizados, como no Zimbábue, em 2008 e 2009, e no Haiti, em 2010. É importante ressaltar que o real impacto da cólera pode ser maior, pois há um sub-registro, em consequência de limitações nos sistemas de vigilância ou do medo do impacto no comércio e no turismo. Estima-se que a cada ano ocorrem 1,3 a 4 milhões de casos e 21 a 143 mil mortes em todo o mundo devido à cólera.

O *V. cholerae* é habitante natural e comum de reservas hídricas de diversas partes do mundo. Sua distribuição relaciona-se com a temperatura da água (o crescimento ideal é verificado acima dos 20°C) e com o grau de salinidade (multiplica-se preferencialmente em água doce), estando presente em rios e lagos de regiões endêmicas. A sazonalidade do *V. cholerae* varia em função das alterações na temperatura da água: sua contagem aumenta nos períodos mais quentes e declina ou torna-se indetectável nas épocas frias. A bactéria também pode assumir uma variedade de formas de sobrevivência, muitas vezes não identificáveis em laboratório.

Embora sejam numerosas, as cepas de *V. cholerae* responsáveis pela cólera formam um subconjunto bastante restrito. A virulência é associada à capacidade de produção da toxina e de ligação com a mucosa intestinal, características geneticamente condicionadas. Diversos estudos mostraram uma ampla variação de virulência, mas, embora quase todas as cepas que causam a cólera produzam a toxina e tenham alta capacidade de ligação com a mucosa intestinal, nem todos os *V. cholerae* geneticamente capazes de realizar essas duas condições causam a doença e/ou a epidemia.

Apesar da expressiva variabilidade (mais de 200 sorogrupos na espécie), apenas algumas linhagens (os sorogrupos O1 e O139) causam surtos. O *V. cholerae* O1 causou todos os surtos recentes. Em 1992, o sorogrupo O139, responsável por surtos que se limitaram ao Sudeste Asiático, foi identificado pela primeira vez em Bangladesh, mas recentemente só foi identificado em casos esporádicos.

As cepas do sorogrupo O1 foram classificadas em dois biotipos, com base em marcadores fenotípicos e genotípicos: biotipo clássico (que predominou nas seis primeiras pandemias) e biotipo El Tor (principal agente etiológico da sétima e atual pandemia).

Outros sorogrupos podem provocar casos esporádicos de doença diarreica semelhante à cólera, mas sem associação com epidemias, como sorogrupos O141 e O75 nos EUA, e O37, O10, O12, O6 e O14 em outras partes do mundo.

No aspecto clínico, a cólera é uma doença diarreica aguda, muito infecciosa, que afeta crianças e adultos, além de ser potencialmente fatal. A gravidade da doença varia muito, desde a forma mais grave, em que os pacientes eliminam mais de 1 ℓ de fezes diarreicas por hora – o que resulta em colapso circulatório, insuficiência renal, choque e óbito em cerca de 6 a 8 horas – até doença branda, oligossintomática e não diagnosticada – maioria dos casos.

A cepa El Tor, que hoje é a que predomina, caracteriza-se por maior virulência, e estudos recentes têm observado um aumento substancial no percentual de pacientes com desidratação grave, além da diminuição no índice de pacientes assintomáticos.

De acordo com os dados da OMS, cerca de 75% dos infectados não desenvolvem sintomas, mas eliminam o *V. cholerae* nas fezes por 7 a 14 dias após a infecção, podendo, assim, contaminar outras pessoas. Entre os casos sintomáticos, 80% dos indivíduos têm sintomas leves ou moderados e cerca de 20% desenvolvem quadro de diarreia aguda com desidratação grave, que pode levar a óbito se não for tratada, sobretudo em imunodeprimidos. Felizmente, 80% dos casos podem ser tratados de maneira bem-sucedida com reidratação oral. Com o tratamento adequado, a taxa de fatalidade esperada da cólera ficaria abaixo de 1%, mas já foram registradas taxas maiores durante a epidemia de 2010, principalmente entre os grupos vulneráveis que vivem em áreas de alto risco, o que reflete a dificuldade de acesso ao tratamento e a insuficiência dos sistemas públicos de saúde, inclusive de vigilância.

Grupo de risco

O principal fator de risco para a cólera é a precariedade dos sistemas sanitários e de oferecimento de água de qualidade para o consumo. Deslocamentos humanos para áreas endêmicas da doença aumentam o risco de surtos e epidemias. Ambientes com infraestrutura sanitária básica deficiente constituem típicas áreas de risco, como favelas e comunidades periurbanas, campos de refugiados ou assentamentos humanos. No caso de interrupção dos sistemas de fornecimento de água e saneamento, como em situações de guerras, catástrofes e desastres naturais, o risco de transmissão da cólera aumenta se a bactéria estiver presente ou for introduzida. Isso é agravado pelo deslocamento de populações para locais inadequados e superlotados.

Há risco de adoecimento para todas as faixas etárias e sexos, mas a fatalidade é maior em indivíduos que apresentam desnutrição, doenças crônicas ou imunodeprimidos. Crianças com 2 a 4 anos e idosos são as faixas mais suscetíveis. Uma atenção especial deve ser dada ao indivíduo que viaja para áreas epidêmicas (principalmente da África, mas também da Ásia e América Latina), que, além de expor-se ao risco de contrair a doença, pode disseminá-la para seu país de origem.

Além da precariedade de condições sanitárias, alguns estudos apontam outros fatores de risco, como:

- Hipocloridria ou acloridria gástrica: o *V. cholerae* não sobrevive em ambientes ácidos, de modo que o suco gástrico serve como primeira linha de defesa contra a infecção. Indivíduos com baixos níveis de ácido gástrico, como crianças, idosos ou pessoas que utilizam antiácidos, bloqueadores H2 ou outras substâncias que interferem na produção ácida, tornam-se mais suscetíveis

- Indivíduos do grupo sanguíneo O: por motivos ainda não esclarecidos, pessoas que fazem parte do grupo sanguíneo O apresentam probabilidade 2 vezes maior de desenvolver a cólera, quando comparadas a pessoas com outros tipos sanguíneos
- Ingestão de frutos do mar crus ou malcozidos: existem evidências da sobrevivência do vibrião colérico em frutos do mar.

Forma de transmissão

A transmissão é fecal-oral, e os principais meios de transmissão são pessoas contaminadas e reservatórios aquáticos, como lagos com água salobra e estuários onde haja proliferação de algas. Estudos recentes indicam que o aquecimento global tem criado um ambiente favorável para essas bactérias.

Em ambiente aquático propício para o crescimento, ocorre o aumento da população do *V. cholerae*. Uma vez que a bactéria é introduzida nos seres humanos, a transmissão passa a ocorrer de forma rápida e fácil entre pessoas. O estágio de "hiperinfecciosidade" persistente durante horas, sendo este o período de maior transmissão, pela grande quantidade de bactérias eliminadas pelas fezes. O período de incubação é curto e varia de 2 horas a 5 dias, o que colabora para seu padrão de surgimento em surtos.

Dados epidemiológicos

O número de casos de cólera relatados à OMS continua alto desde 1991, principalmente nos últimos anos. Em 2020, 27 países relataram casos de cólera à organização: um total de 323.320 casos e 857 mortes, com taxa de letalidade de 0,27%, sendo o Iêmen o responsável por 85% dos casos (Figuras 22.1 e 22.2).

Esses números são significativamente menores dos que os registrados em anos anteriores (principalmente em 2017 a 2019), sendo impossível desconsiderar que, em 2020, a pandemia da cólera coincidiu com a da covid-19, o que pode ter impactado na transmissão, vigilância e notificação da cólera. É inegável que as medidas preventivas da covid-19, como lavagem e higiene das mãos, distanciamento social, proibição de aglomerações, maior higiene geral nas unidades de saúde e até mesmo o bloqueio doméstico reduziram a transmissão da cólera. A pandemia da covid-19 também limitou a procura e o acesso a serviços de saúde, além de comprometimento da capacidade laboratorial para investigação de casos e surtos de cólera.

DIARREIA DO VIAJANTE

A doença e o impacto na saúde da população

Quadro clínico, complicações e letalidade

A DV é a doença mais relacionada com viagens. A incidência entre viajantes varia de 30 a 70%, dependendo do local, sendo mais comum em indivíduos cujo destino são países em desenvolvimento. A DV engloba um grupo de gastrenterites que podem ser causadas por diversos agentes patogênicos. As bactérias respondem por 80 a 90% dos casos; os vírus são responsáveis por 5 a 8%; e os protozoários, por cerca de 10%. Entre as bactérias, o patógeno mais comum é a *Escherichia coli*, seguida por *Campylobacter jejuni*, *Shigella* spp. e *Salmonella* sp. A diarreia viral pode ser atribuída a inúmeros agentes, entre os quais estão o norovírus, o rotavírus e o astrovírus. Um estudo recente usando métodos moleculares modernos identificou a *Escherichia coli* enteropatogênica (EPEC) e enteroagregativa (EAEC) como os patógenos mais frequentes, seguidas por *E. coli* enterotoxigênica (ETEC) e *Campylobacter*.

É importante fazer uma diferenciação entre a DV e as intoxicações alimentares, resultantes da ingestão não do agente etiológico, mas das toxinas responsáveis pelos sintomas, produzidas por esses agentes que contaminavam o alimento (p. ex., *Staphylococcus aureus*). As intoxicações alimentares são frequentes também em países desenvolvidos.

Acreditava-se que a DV pudesse ser evitada com medidas simples, como ferver, descascar ou aquecer alimentos e bebidas. Contudo, estudos recentes verificaram que, mesmo seguindo essas regras, as pessoas podem adoecer. É provável que isso ocorra porque o maior risco de contrair DV

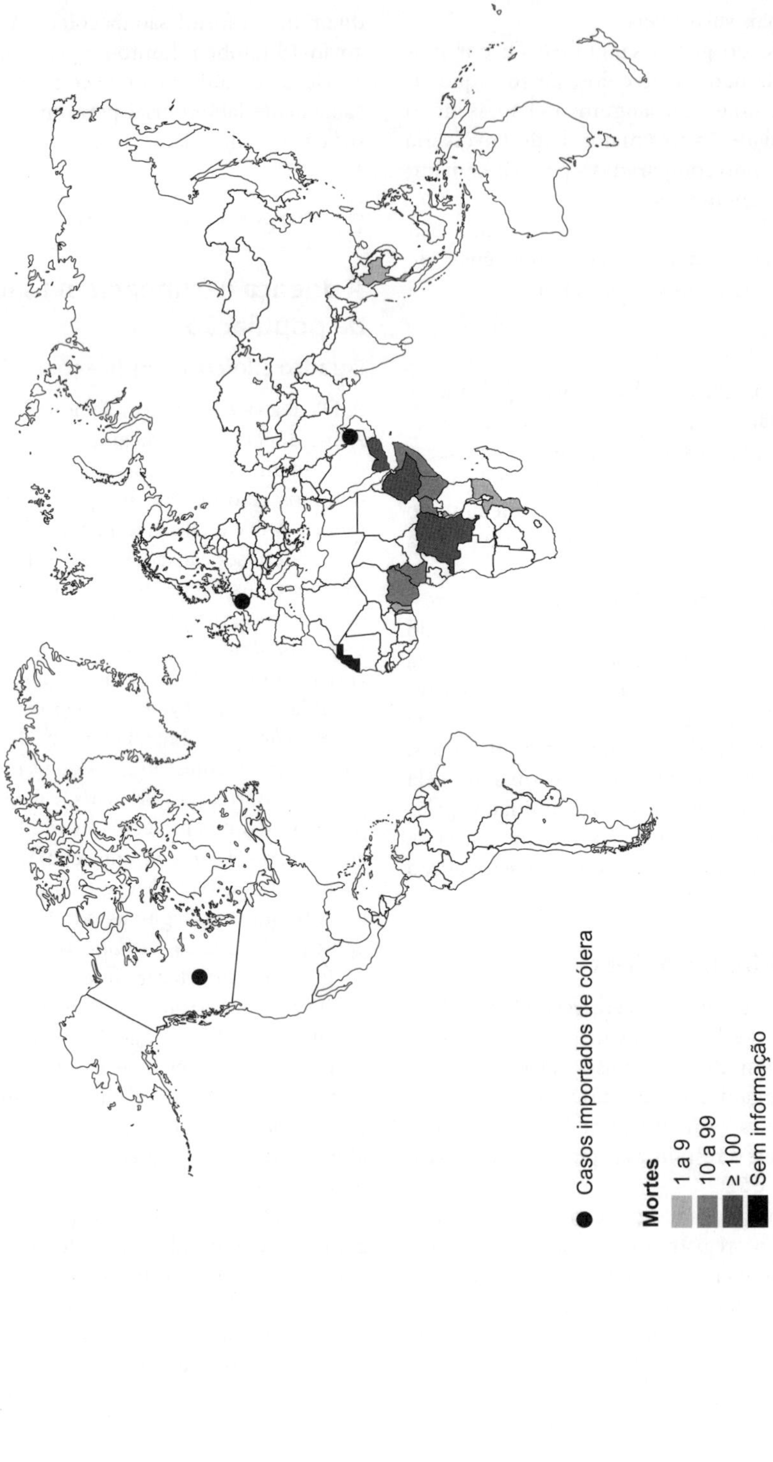

Figura 22.1 Países que notificaram casos de cólera em 2020. (Adaptada de OMS, 2021.)

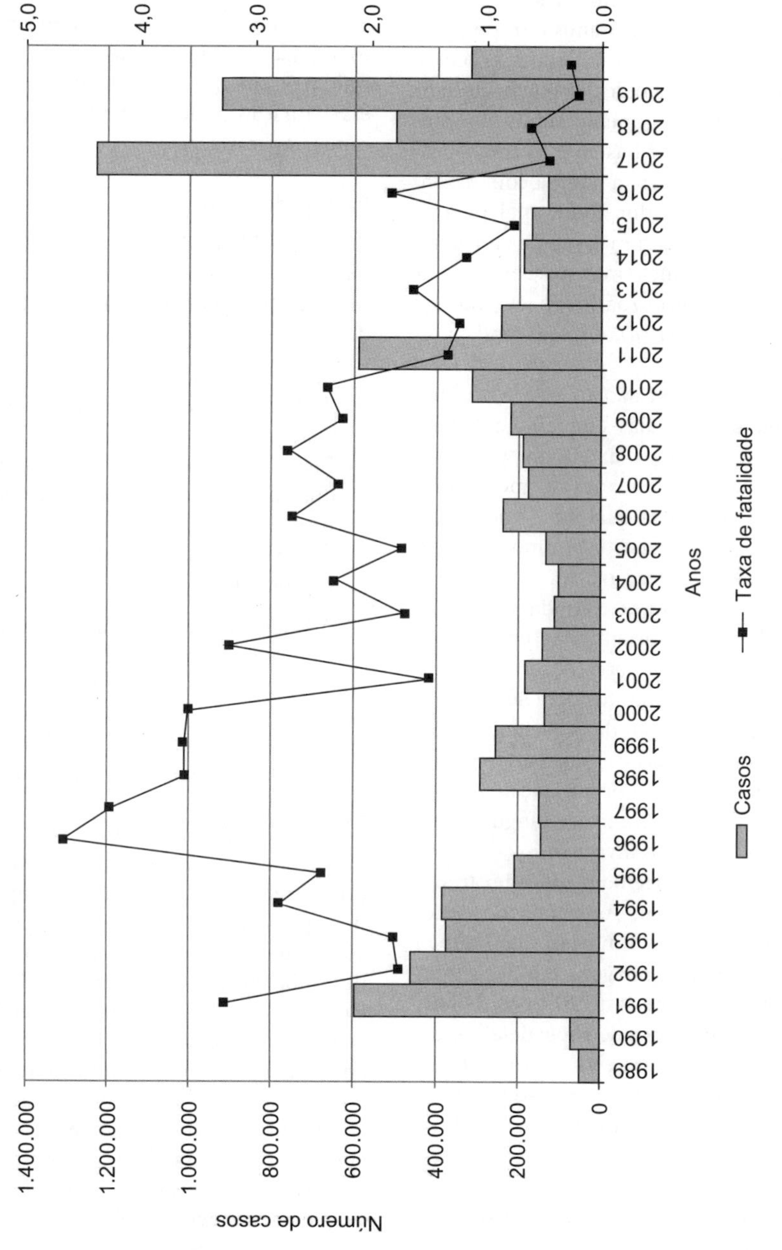

Figura 22.2 Série histórica com número de casos registrados de cólera e letalidade a partir de 1989. (Adaptada de OMS, 2021.)

esteja na falta de práticas de higiene na preparação de alimentos.

Nos países em desenvolvimento, a ETEC é uma causa importante e subestimada de diarreia. É o enteropatógeno bacteriano mais encontrado em crianças com menos de 5 anos e responsável por milhões de casos de diarreia e muitos óbitos a cada ano. O quadro clínico de diarreia bacteriana é caracterizado pelo surgimento súbito dos sintomas, que podem variar bastante, desde cólicas abdominais leves até diarreia líquida com urgência e/ou sanguinolenta, dor abdominal intensa, febre e vômito. Diarreias com etiologia viral apresentam-se de modo semelhante, mas, em caso de doença causada por protozoários (p. ex., *Giardia intestinalis* ou *E. histolytica*), o início tende a ser mais gradual.

A diarreia bacteriana não tratada tem duração, em média, de 3 a 5 dias, enquanto a diarreia viral dura 2 a 3 dias e a diarreia por protozoários pode persistir por semanas ou meses, caso não haja tratamento. Seja qual for a etiologia, o quadro diarreico pode persistir por muito tempo, mesmo não havendo infecção ativa.

Muitas vezes, a doença causada por ETEC provoca desidratação e desnutrição em crianças pequenas, idosos e portadores de doenças crônicas. A ocorrência de vômitos gera aumento da perda hídrica e diminuição da capacidade de ingestão de líquidos e soluções orais para reidratação, o que contribui para a desidratação. A ocorrência de febre alta e a presença de sangue ou pus nas fezes sugerem quadro invasivo.

A ETEC tem a capacidade de anexar-se a receptores específicos na superfície dos enterócitos por meio de suas fímbrias, que também definem as diferentes linhagens e a antigenicidade. São conhecidos mais de 20 tipos de antígenos fimbriais (antígenos de superfície); os anticorpos direcionados para eles são protetores e mostram alta especificidade para cada sorotipo de ETEC. Uma vez ligada ao epitélio intestinal, a ETEC libera toxinas que provocam o quadro diarreico.

O surgimento e a gravidade do quadro clínico dependem de alguns fatores, como a quantidade de patógenos ingeridos, a virulência do agente infeccioso e os mecanismos individuais de defesa. Para que haja diarreia por ETEC, é necessária a ingestão de uma grande quantidade de microrganismos; já para a *Shigella*, um pequeno inóculo é capaz de desencadeá-la.

Ainda que seja de curta duração, a DV pode prejudicar a realização das atividades programadas pelo viajante, o que, em determinadas circunstâncias, causa enormes transtornos e impacto financeiro. Para pessoas que viajam a trabalho, militares em missões e atletas em competição, essa situação pode gerar prejuízos significativos e até irreparáveis.

Grupo de risco

O principal fator de risco para DV é o destino de viagem, mas existem diferenças regionais em termos de etiologia. Didaticamente, é possível dividir os países em três categorias:

- Baixo risco: EUA, Canadá, Austrália, Nova Zelândia, Japão e países nórdicos e da Europa Ocidental
- Risco intermediário: África do Sul, algumas ilhas do Caribe e países da Europa Oriental
- Alto risco: a maior parte da Ásia, Oriente Médio, África, México, América Central e América do Sul.

A DV acomete da mesma forma ambos os sexos e é mais comum em adultos jovens do que em pessoas mais velhas. Em regiões mais temperadas, há variações sazonais no risco de contrair diarreia, com número de casos muito mais elevado durante os meses quentes que antecedem o período de chuvas.

O risco também é associado diretamente aos hábitos de higiene na manipulação e no preparo dos alimentos. Em ambientes superpopulosos, nos quais não há acesso a saneamento básico com água encanada ou latrinas, a contaminação do ambiente por fezes é maior. Falhas na rede elétrica podem causar apagões frequentes e prejuízo dos sistemas de refrigeração, o que resulta em dificuldades no armazenamento de alimentos e risco aumentado para o surgimento da doença. Além disso, o abastecimento inadequado de água pode impossibilitar a correta desinfecção das mãos, de superfícies e utensílios utilizados no preparo de alimentos. Nos locais em que essas falhas na cadeia de manuseio e preparação são mais frequentes, o risco de contrair DV aumenta.

Os hábitos alimentares do indivíduo interferem no risco. O consumo de refeições preparadas por vendedores ambulantes e de alimentos crus são fatores que aumentam o risco de se infectar. O costume de compartilhar a alimentação com muitas pessoas em um mesmo recipiente e de ingerir alimentos com o auxílio das mãos também são situações propícias para o aparecimento de DV.

Indivíduos imunocomprometidos por qualquer motivo, idosos, crianças e pessoas que manifestam hipo ou acloridria gástrica (em virtude de gastrectomia, doenças crônicas intestinais e uso de medicamentos) são igualmente mais suscetíveis à infecção, que tende a evoluir de maneira mais desfavorável. Viajantes portadores de insuficiência renal crônica, insuficiência cardíaca congestiva, diabetes melito tipo 1 e doenças intestinais inflamatórias são mais vulneráveis a variações hidreletrolíticas e descompensação da doença de base.

Em viajantes, um quadro diarreico pode representar outras doenças infecciosas potencialmente graves, como a cólera e a febre tifoide. Essas possibilidades devem ser investigadas em caso de diarreia profusa com febre.

Forma de transmissão

A maioria dos agentes infecciosos responsáveis pela DV é transmitida por via fecal-oral e pela ingestão de água e alimentos contaminados de forma direta ou indireta por dejetos. A contaminação pode acontecer por armazenamento incorreto em condições sanitárias desfavoráveis e temperaturas inadequadas, falha nos procedimentos de higiene pessoal e de utensílios ou utilização de água não tratada.

O agente infeccioso multiplica-se no trato digestivo humano, invade as células e/ou produz as toxinas. A eliminação do agente pelas fezes determina o período de contagiosidade, que pode variar de poucos dias a semanas.

O período de incubação pode fornecer uma pista para a etiologia da DV. Os agentes bacterianos e virais apresentam período de incubação variável de 6 a 48 horas. Os protozoários apresentam, em geral, período de incubação de 1 a 2 semanas e raramente estão presentes nas primeiras semanas de viagem.

Dados epidemiológicos

Apesar de haver dificuldades de diagnóstico e falta de investigação de muitos casos de diarreia, são atribuídos à ETEC cerca de 200 milhões de episódios de diarreia e 380 mil óbitos anuais. Não é raro haver infecções recorrentes de ETEC e diarreias persistentes em crianças nos países em desenvolvimento, como observado nas que vivem no delta do Nilo e sofrem entre 4,6 e 8,8 episódios de diarreia por ano, sendo 66% desses episódios registrados como ETEC.

No que se refere especificamente aos viajantes, a ETEC afeta principalmente indivíduos de países industrializados que viajam para os emergentes. A cada ano, são registrados cerca de 10 milhões de casos de DV relacionados a ETEC em todo o mundo.

PREVENÇÃO DA CÓLERA E DA DIARREIA DO VIAJANTE

Para a prevenção da cólera e da DV, são fundamentais o fornecimento de água potável e uma boa infraestrutura de saneamento, além de um sistema de vigilância eficiente e pronto acesso ao tratamento, para impedir a ocorrência de surtos de cólera e outras doenças diarreicas, controlar as doenças em áreas endêmicas e reduzir o número de óbitos. As vacinas orais também são muito importantes para o controle da cólera e da DV. Além dessas medidas, outras orientações de controle convencionais também são associadas.

Quanto à cólera, hoje nenhum país exige a comprovação de vacinação como condição para a entrada. A experiência passada mostra que são desnecessárias medidas de quarentena e de controle da circulação de pessoas e bens. Casos isolados de cólera relacionados com alimentos importados estão associados aos transportados por viajantes individuais. Por isso, restrições à importação de alimentos produzidos sob boas práticas de fabricação, com base no fato de que a cólera é endêmica ou epidêmica no país de origem, não são justificadas. Em contrapartida, países vizinhos às áreas afetadas por surtos de cólera devem reforçar a vigilância de doenças diarreicas. Além disso, as informações sobre os riscos potenciais e os sintomas de cólera devem ser fornecidas aos viajantes e à comunidade, além de orientações referentes às medidas de prevenção.

Com relação à DV, valem as mesmas medidas gerais de prevenção da cólera. Estudos a respeito da história natural de infecções por ETEC em crianças nos países em desenvolvimento sugerem que essas infecções são imunizantes, pois foi observado um declínio na incidência de infecções por ETEC e um aumento proporcional de infecções assintomáticas pela mesma bactéria com a idade.

Contra cólera e ETEC, existe uma vacina oral, atualmente indisponível no Brasil.

Vacinas

Características e fabricantes

O vibrião colérico, a ETEC e as toxinas permanecem localizados na superfície e no lúmen intestinais, exercendo sua ação localmente no epitélio. Por isso, a imunidade intestinal local é de grande importância para proteger o indivíduo contra a infecção, por intermédio da produção de anticorpos da classe imunoglobulina A (IgA).

A vacina oral contra cólera e diarreia causada por ETEC é uma vacina inativada, segura e eficaz, composta por células bacterianas inteiras do *V. cholerae* e pela subunidade B recombinante da toxina colérica. É pré-qualificada pela OMS, está licenciada em mais de 60 países e fornece proteção contra o sorogrupo O1 do *V. cholerae*.

A ETEC pode produzir dois tipos de toxinas, de maneira isolada ou em associação; uma é sensível ao calor (toxina termolábil) e a outra, resistente a ele (toxina termoestável). A vacina conhecida por Dukoral® contém a subunidade B da toxina colérica recombinante, que é semelhante à toxina termolábil da ETEC. Desse modo, ocorre uma proteção cruzada contra a DV causada pela ETEC produtora desse tipo de toxina.

Ensaios clínicos com essa vacina oral revelaram eficácia protetora de 80 a 85% contra o *V. cholerae* O1 para os primeiros 6 meses após vacinação, em todas as faixas etárias. A partir dos 6 anos de idade, a eficácia média após 3 anos da vacinação em esquema primário (sem dose de reforço) foi de cerca de 63%. A eficácia protetora contra a diarreia provocada por ETEC é curta (cerca de 3 meses) e pode variar de acordo com a região e com as estações do ano, ficando em torno de 60%.

Duas outras vacinas orais inativadas contra cólera estão disponíveis apenas na Índia e no Vietnã. São substâncias bivalentes (contra os sorogrupos O1 e O139), mas não protegem contra ETEC, por não conterem a subunidade B da toxina colérica.

Indicações

A vacina é indicada para adultos e crianças a partir de 2 anos que visitarão áreas com epidemia instalada ou prevista de cólera. É indicada também para quem permanecerá por um período prolongado em áreas de risco para a doença e/ou áreas de grande risco de diarreia por ETEC. A vacina não apresenta eficácia contra o *V. cholerae* do sorogrupo O139.

Contraindicações e precauções

A vacina é contraindicada em casos de hipersensibilidade (anafilaxia) a componentes da fórmula. Há contraindicação também para menores de 2 anos, por não existirem estudos para essa faixa etária. Em situações de gravidez e lactação, a vacina não deve ser utilizada sem orientação médica.

Tratamentos feitos com imunossupressores, radioterapia, agentes alquilantes e substâncias citotóxicas podem reduzir ou anular a resposta imunológica à vacina. Em caso de risco para a doença e indicação da vacinação para indivíduos nessas condições, deve-se, quando possível, postergar a aplicação da vacina até que tenha decorrido 1 mês do término da terapêutica imunossupressora. Isso não se aplica a corticosteroides utilizados em dose anti-inflamatória e em terapêutica de reposição, quando a vacinação não demanda precauções.

Por ser um ácido lábil, a ingestão de alimentos ou bebidas deve ser evitada duas horas antes e uma hora após a vacinação. Em caso de estado febril e infecção aguda, recomenda-se aguardar a melhora dos sintomas, pois podem ser confundidos com eventuais efeitos adversos da vacina.

Eventos adversos

São pouco frequentes, geralmente leves e tendem a desaparecer em 48 horas. Os sintomas descritos com mais frequência são gastrintestinais, como dor abdominal, diarreia, náuseas, vômito e hipersensibilidade, sobretudo relacionados com o bicarbonato de sódio. Outros eventos de menor gravidade também podem ocorrer, como febre, cansaço, cefaleia, mialgias e artralgias.

Esquemas de vacinação

Para cólera, o esquema de vacinação primário de adultos e crianças com mais de 6 anos consiste em 2 doses. Crianças com 2 a 6 anos devem receber três doses. O intervalo mínimo entre as doses é de 1 a, no máximo, 6 semanas. A proteção ocorre em torno de 1 semana após a administração da última dose do esquema primário de imunização. Para que haja uma proteção ideal a longo prazo, recomenda-se uma dose de reforço: para adultos e crianças com mais de 6 anos, uma dose 2 anos após esquema primário; para crianças entre 2 e 6 anos, uma dose 6 meses após esquema primário.

Para ETEC, a imunização primária em adultos e crianças a partir de 2 anos também consiste em duas doses, com intervalo mínimo de 1 semana e máximo de 6 semanas.

Se qualquer uma das doses não for administrada, a resposta protetora adequada e de longa duração contra cólera e infecção por ETEC pode não ser alcançada.

Proteção de rebanho

Não existem evidências de proteção de rebanho.

Conduta na pós-exposição

A vacinação após a exposição não traz benefícios, pois os períodos de incubação das doenças são curtos, inferiores à resposta imunológica desencadeada pela vacina.

Dúvidas comuns

Quando o paciente atrasa uma dose

Se ocorrer um intervalo superior a 6 semanas entre as doses, a imunização primária deve ser reiniciada.

Quando o paciente deseja antecipar a dose

A segunda dose não pode ser administrada com intervalo menor do que 1 semana, sob pena de prejuízo na eficácia da vacina.

Quando o passado vacinal do indivíduo não é conhecido

Havendo dúvidas a respeito do histórico vacinal, recomenda-se o esquema primário de vacinação.

Quando a paciente descobre que está grávida e foi vacinada

Por se tratar de vacina inativada, não existe risco teórico para a gestante e para o feto. A paciente deve receber orientação médica.

BIBLIOGRAFIA

Aydanian A, Tang L, Morris JG, Johnson JA, Stine OC. Genetic diversity of O-antigen biosynthesis regions in Vibrio cholerae. Appl Environ Microbiol. 2011;77(7):2247-53.

Chin CS, Sorenson J, Harris JB, Robins WP, Charles RC, Jean-Charles RR et al. The origin of the Haitian cholera outbreak strain. N Engl J Med. 2011;364(1):33-42.

Chun J, Grim CJ, Hasan NA, Lee JH, Choi SY, Haley BJ et al. Comparative genomics reveals mechanism for short-term and long-term clonal transitions in pandemic Vibrio cholerae. Proc Natl Acad Sci. 2009;106(36):15442-47.

Connor BA. Preparing International Travelers [Internet]. Georgia: CDC; 2019. Disponível em: https://wwwnc.cdc.gov/travel/yellowbook/2020/preparing-international-travelers/travelers-diarrhea.

Farthing M, Salam MA, Lindberg G, Dite P, Khalif I, Salazar-Lindo E et al. Acute diarrhea in adults and children: a global perspective. J Clin Gastroenterol. 2013;47(1):12-20.

Faruque SM, Chowdhury N, Kamruzzaman M, Dziejman M, Rahman MH, Sack DA et al. Genetic diversity and virulence potential of environmental Vibrio cholerae population in a cholera-endemic area. Proc Natl Acad Sci. 2004;101(7):2123-8.

Frerichs RR, Keim PS, Barrais R, Piarroux R. Nepalese origin of cholera epidemic in Haiti. Clin Microbiol Infect. 2012;18(6):E158-63.

Ghosh-Banerjee J, Senoh M, Takahashi T, Hamabata T, Barman S, Koley H et al. Cholera toxin production by the El Tor variant of Vibrio cholerae O1 compared to prototype El Tor and classical biotypes. J Clin Microbiol. 2010;48(11):4283-6.

Huq A, Sack RB, Nizam A, Longini IM, Nair GB, Ali A et al. Critical factors influencing the occurrence of Vibrio cholerae in the environment of Bangladesh. Appl Environ Microbiol. 2005;71(8):4645-54.

Jelinek T, Kollaritsch H. Vaccination with Dukoral against travelers' diarrhea (ETEC) and cholera. Expert Rev Vaccines. 2008;7(5):561-7.

Lääveri T, Vilkman K, Pakkanen SH, Kirveskari J, Kantele A. A prospective study of travellers' diarrhoea: analysis of pathogen findings by destination in various (sub)tropical regions. CMI. 2017;24(8):908.E9-908.E16.

Mukandavire Z, Liao S, Wang J, Gaff H, Smith DL, Morris JG Jr. Estimating the reproductive numbers for the 2008-2009 cholera outbreaks in Zimbabwe. Proc Natl Acad Sci. 2011;108(21):8767-72.

Nair GB, Ramamurthy T, Bhattacharya SK, Mukhopadhyay AK, Garg S, Bhattacharya MK et al. Spread of Vibrio cholerae O139 Bengal in India. J Infect Dis. 1994;169(5):1029-1034.

Nalin DR, Levine RJ, Levine MM, Hoover D, Bergguist E, McLaughlin J et al. Cholera, non-vibrio cholera, and stomach acid. Lancet. 1978;2(8095):856-9.

Reimer AR, Van Domselaar G, Stroika S, Walker M, Kent H, Tarr C et al. Comparative genomics of Vibrio cholerae from Haiti, Asia and Africa. Emerg Infect Dis. 201117(11):2113-21.

Safa A, Nair GB, Kong RY. Evolution of new variants of Vibrio cholerae O1. Trends Microbiol. 2010;18(1):46-54.

Shah N, DuPont HL, Ramsey DJ. Global etiology of travelers' diarrhea: systematic review from 1973 to the present. Am J Trop Med Hyg. 2009;80(4):609-14.

Siddique AK, Nair GB, Alam M, Sack DA, Hug A, Nizam A et al. El Tor cholera with severe disease: a new threat to Asia and beyond. Epidemiol Infect. 2010;138(3):347-52.

Steffen R, Hill DR, DuPont HL. Traveler's diarrhea: a clinical review. JAMA. 2015;313(1):71-80.

Svennerholm AM, Tobias J. Vaccines agains enterotoxigenic Escherichia coli. Expert Rev Vaccines. 2008;7(6):795-804.

World Health Organization. Relevé épidémiologique hebdomadaire. Wkly epidemiol rec. 2021;37(96):445-460.

Zboromyrska Y, Hurtado JC, Salvador P, Alvarez-Martinez MJ, Valls ME, Marcos MA et al. Etiologia da diarreia dos viajantes: avaliação de uma ferramenta de PCR multiplex para detectar diferentes enteropatógenos. Clin Microbiol Infect. 2014;20:O753-9.

23

Coqueluche

Analíria Moraes Pimentel

A DOENÇA E O IMPACTO NA SAÚDE DA POPULAÇÃO

A coqueluche, também conhecida como tosse comprida, é uma doença infectocontagiosa e imunoprevenível que pode acometer qualquer faixa etária. É causada pela bactéria *Bordetella pertussis*, um bacilo gram-negativo que apresenta afinidade exclusiva pelas mucosas das vias respiratórias humanas, o epitélio ciliado do trato respiratório, e tem o ser humano como seu único hospedeiro.

A bactéria apresenta múltiplos produtos antigênicos e biologicamente ativos, muitos dos quais parecem desempenhar algum papel na doença e na sua imunidade. A hemaglutinina filamentosa adere às células do epitélio ciliado do trato respiratório; em seguida, fatores de virulência produzidos pela *B. pertussis*, como a toxina *pertussis*, adenilatociclase, pertactina e a citotoxina traqueal, atuam no hospedeiro e são responsáveis pelos sintomas e pela resposta imune. As toxinas paralisam e destroem os cílios do epitélio respiratório, dificultando a eliminação das secreções respiratórias. A toxina *pertussis* é responsável pela gravidade/letalidade, e o óbito está, na maioria dos casos, associado à hiperleucocitose.

A expressão clínica da doença é bem diversificada, variando com a idade, exposição prévia à bactéria (seja natural pela doença, seja artificial pela vacinação), precocidade na instalação de tratamento com antibióticos e presença ou não de comorbidades. Portanto, pode variar de uma tosse prolongada inespecífica até a tosse característica, com acessos súbitos de tossidas rápidas e curtas em uma única expiração, seguidos de inspiração profunda que dá origem ao guincho característico.

EPIDEMIOLOGIA

A coqueluche é uma doença de alta transmissibilidade, de notificação compulsória, com uma taxa de ataque secundário de 90% entre os contatos domiciliares não imunes. O contágio ocorre por meio das gotículas respiratórias geradas por tosse ou espirro de pessoas doentes, especialmente na fase catarral e início da fase paroxística (primeiras 3 semanas do quadro), quando dificilmente ocorre a suspeita diagnóstica. Até 80% dos contactantes domiciliares imunes adquirem a doença em decorrência da imunidade evanescente. Nos indivíduos que não fazem uso de antibiótico, o período de transmissão inicia 5 dias após o contato e se prolonga por 3 semanas após o início da tosse paroxística, podendo chegar a 6 semanas em lactantes menores de 6 meses.

Hoje, a doença parece controlada graças à alta cobertura vacinal, que reduziu a incidência de casos, porém não impede a circulação da bactéria, uma vez que a infecção e a vacinação não têm capacidade de induzir imunidade permanente. A ausência de reforços na imunização leva a um aumento de casos na adolescência e em adultos jovens. Esses grupos etários apresentam uma doença com poucos sintomas, mas passam a ser responsáveis pela sua disseminação para a população mais suscetível, como os lactentes jovens. A coqueluche persiste como importante problema de saúde pública, ocorrendo nas formas endêmica e epidêmica, mesmo em países cujas coberturas vacinais no primeiro ano de vida são superiores a 95%. As epidemias costumam surgir a cada 2 a 5 anos e, de acordo com as coberturas vacinais, atingem diferentes faixas etárias. Adolescentes e adultos são a principal fonte de contaminação da coqueluche em surtos intradomiciliares.

Os indivíduos mais vulneráveis a coqueluche são: recém-nascidos cuja mãe apresenta sintomas respiratórios; crianças menores de 1 ano com esquema de vacinação incompleto; mulheres no último trimestre de gestação; indivíduos que trabalham em serviços de saúde ou diretamente com crianças; e imunodeprimidos ou portadores de doenças crônicas graves.

A Organização Mundial da Saúde (OMS) estima que ocorrem no mundo todos os anos cerca de 16 milhões de casos de coqueluche, com 195 mil mortes. Cerca de 95% dos casos ocorrem nos países em desenvolvimento, com uma maior incidência na primavera e verão. Em 2019, foi relatado um total de 132.754 casos globais. No Brasil, em 2014, a taxa de incidência da doença foi de 4,2/100.000 habitantes; nesse mesmo ano, o Ministério da Saúde (MS) introduziu a vacina *pertussis* acelular para gestantes. A partir de 2015, observou-se uma diminuição no número de casos, sendo em 2019, 2020 e 2021 confirmados 1.545, 239 e 128 casos de coqueluche, respectivamente. Em 2020, durante a pandemia de covid-19, a taxa de incidência foi de 0,1/100.000 habitantes.

QUADRO CLÍNICO, COMPLICAÇÕES E LETALIDADE

Os sintomas da coqueluche podem variar com a idade, o início precoce de uso de antibióticos, a presença de comorbidades e a exposição prévia à vacina ou à doença. O período de incubação varia de 7 a 21 dias, e, no início da doença, pode ser confundida com resfriado comum e sintomas gripais; em geral apresenta febre baixa e, ocasionalmente, moderada. Em um período de 7 a 10 dias após o início dos sintomas, surge a tosse paroxística característica, que pode persistir por várias semanas. O acesso de tosse é súbito e as tossidas são rápidas e curtas em uma única expiração, seguidas por uma inspiração profunda que dá origem ao guincho e/ou vômito pós-tosse.

Durante os acessos de tosse, podem ocorrer congestão facial, cianose e apneia, principalmente entre os menores de 3 meses. Apneia ou cianose (antes da apreciação da tosse) são indícios de doença em crianças menores de 3 meses para uma suspeita de diagnóstico da doença. A tosse pode permanecer por meses, podendo piorar após um período de melhora caso o paciente adquira uma infecção respiratória oportunista. Em menores de 1 ano, particularmente entre os menores de 6 meses, os acessos de tosse podem ser acompanhados, além da cianose e da apneia, por convulsão. Nessa faixa etária, a doença pode ser mais grave, com maior incidência de complicações, necessidade de hospitalização e letalidade.

Em crianças vacinadas, adolescentes e adultos, os sintomas característicos podem estar ausentes. Em adolescentes e adultos com tosse por mais de 14 dias sem outra causa aparente, a infecção por *B. pertussis* tem sido evidenciada em 5 a 25% dos casos.

Classicamente, a doença permanece por 6 semanas. O diagnóstico pela apresentação clínica de um paciente com tosse há mais de 14 dias, com pelo menos um sintoma associado de paroxismo, guincho ou vômitos pós-tosse, tem sensibilidade de 81% e especificidade de 58%, sendo confirmado por cultura. Tradicionalmente, as manifestações da coqueluche se dividem em três fases sucessivas, com duração total de 4 a 6 semanas: catarral, paroxística e de convalescença.

Fase catarral

Estende-se por 7 a 14 dias, com sintomas inespecíficos: anorexia, espirros, lacrimejamento, coriza, mal-estar, irritabilidade, febrícula e tosse seca discreta, que aumenta progressivamente em frequência e intensidade, sobretudo à noite. O diagnóstico nessa fase é importante, pois a possibilidade de tratamento antimicrobiano precoce pode reduzir a gravidade da doença. Uma leucocitose relativa ou absoluta já pode ser observada nesse período.

Fase paroxística

Dura aproximadamente 4 semanas e se inicia quando a tosse explode em surtos. É mais grave à noite e refratária ao tratamento. Inicialmente, a tosse é curta, seca, intermitente e irritadiça, e evolui para os paroxismos inexoráveis, que são a marca registrada da coqueluche. Os inúmeros paroxismos de tosse são conhecidos por tosse em "quintas", com intensa sensação de asfixia, respiração ofegante e hiperemia facial. Caracterizam-se por cinco ou mais expirações curtas e rápidas, seguidas por uma parada respiratória e uma inspiração forçada, súbita e prolongada, acompanhada de um ruído característico, o "guincho". Vômitos podem surgir no fim dos acessos. Não há febre nesse período, a não ser que ocorram complicações secundárias.

Os lactentes menores de 3 meses não apresentam os estágios clássicos da doença. Nessa faixa etária, apneia ou cianose são frequentes, a tosse (grunhido expiratório) pode não ser proeminente e o guincho (suspiro inspiratório vigoroso) não é frequente. A cianose é mais comum nos lactentes mais jovens, assim como asfixia, sudorese, convulsões e confusão mental. Após estímulos sutis, como corrente de ar, luz, som, sucção ou alongamento, um lactente jovem que aparentemente estava bem começa a sufocar, ofegar e agitar as extremidades, com hiperemia facial.

As crises de tosse podem ser desencadeadas por leve pressão sobre a laringe, ambiente pouco ou excessivamente ventilado, perturbações físicas ou emocionais, agentes que irritam as vias respiratórias ou exposição a temperaturas extremas. Pela pressão venosa aumentada no segmento cefálico, é possível encontrar congestão facial, língua protrusa, lacrimejamento, salivação, distensão das veias do pescoço, edema prioritário e hemorragias, desde epistaxes, hemorragias conjuntivais e petéquias até as de maior extensão e gravidade, como as do sistema nervoso central (SNC).

Embora o paciente pareça estar bem entre os acessos, o quadro é dramático durante os paroxismos, com fácies de angústia. A doença pode determinar perda importante de peso corpóreo.

O principal motivo da hospitalização é a tosse acompanhada de crises de apneia e hipoxia, em recém-nascidos e lactentes, e as neuropatias, em qualquer idade. Os lactentes jovens correspondem a quase 70% dos pacientes diagnosticados no Brasil. As crianças, principalmente as menores de 6 meses, são as que mais padecem e têm complicações com a doença. Acomete quase sempre os lactentes que ainda não começaram a vacinação ou que não completaram o esquema básico de vacinação (três doses aos 2, 4 e 6 meses, seguido de reforço aos 15 meses). Os afetados podem apresentar evolução grave, e óbitos ocorrem com mais frequência nessa faixa etária. A coqueluche pode acometer adultos com tosse crônica, mas, como a doença é considerada típica da infância, raramente se suspeita de coqueluche, mesmo quando apresentam sintomas sugestivos.

COMPLICAÇÕES

A complicação respiratória mais frequente é a broncopneumonia, que pode ser causada pela *B. pertussis* ou bactérias como *Haemophilus influenzae tipo b* (Hib), *Pneumococcus* e *Stafilococcus*. Podem ocorrer atelectasias, mas pneumotórax e enfisema são complicações raras. Entre as complicações neurológicas da coqueluche, a convulsão é a mais frequente. Hemorragias intracranianas, cegueira e surdez são complicações raras, e alguns pacientes podem ter episódios de hipoglicemia e distúrbio hidreletrolítico. Durante os acessos de tosse paroxística, a elevação da pressão intra-abdominal e torácica pode causar hérnias, epistaxe, petéquias e hemorragias subconjuntivais. Cerca de 90% dos óbitos por coqueluche ocorrem entre os menores de 6 meses, com a maioria dos casos apresentando hipoxemia refratária, choque cardiogênico e hiperleucocitose. A hiperleucocitose ocasiona hiperviscosidade sanguínea, alentecimento da circulação pulmonar, formação de trombos de leucócitos nas veias pulmonares e diminuição da hematose.

DIAGNÓSTICO

Definição de um caso suspeito de coqueluche

Em menores de 6 meses

Tosse de qualquer tipo há 10 dias ou mais, associada a um ou mais dos seguintes sinais e sintomas: tosse paroxística, guincho inspiratório, vômitos pós-tosse, cianose, apneia, engasgo. Independe do estado vacinal.

Em maiores ou igual a 6 meses

Tosse de qualquer tipo há 14 dias ou mais, associada a um ou mais dos seguintes sinais e sintomas: tosse paroxística, guincho inspiratório, vômitos pós-tosse, cianose, apneia, engasgo.

Independe do estado vacinal. Tosse por qualquer período, com histórico de contato próximo (indivíduo que teve exposição face a face a cerca de um metro ou menos de distância) com caso confirmado de coqueluche pelo critério laboratorial.

Caso suspeito de coqueluche em situação de surto ou epidemia

Em criança menor de 6 meses, independentemente do estado vacinal, que apresente tosse há 10 dias ou mais. Todo indivíduo com mais 6 meses, independentemente do estado vacinal, que apresente tosse há 14 dias ou mais.

Definição de surto domiciliar e em instituições

Dois ou mais casos em um domicílio ou instituição, sendo um confirmado pelo critério laboratorial e o outro por um dos critérios de confirmação de caso de coqueluche. Os casos suspeitos devem ser notificados no Sistema de Informação de Agravos de Notificação (SINAN).

Confirmação de casos

Para confirmação de casos, devem ser seguidos os critérios apresentados a seguir.

Critério clínico

- Em menores de 6 meses de idade: tosse de qualquer tipo há 10 dias ou mais
- Em maiores ou igual a 6 meses de idade: tosse de qualquer tipo há 14 dias ou mais, associada a um ou mais dos seguintes sinais: tosse paroxística, guincho inspiratório, vômitos pós-tosse, cianose, apneia, engasgo, independentemente do estado vacinal
- Indivíduo com tosse por qualquer período, com história de contato próximo (exposição face a face a cerca de um metro ou menos de distância) com um caso confirmado pelo critério laboratorial.

Diagnóstico laboratorial

Os exames laboratoriais têm a cultura de nasofaringe como padrão-ouro, porém a *B. pertussis* é muito exigente em seu cultivo, e, apesar da especificidade elevada desse teste diagnóstico, sua sensibilidade depende de alguns fatores, como fase da doença, tempo de coleta e rapidez do semeio, estado vacinal do paciente e uso prévio de antibiótico. A sensibilidade do teste diagnóstico pela cultura de nasofaringe apresenta melhores resultados na fase inicial da doença. É raro encontrar positividade ao teste após a quarta semana de doença. Outro ponto importante é o resultado tardio que ocorre em torno de 7 a 10 dias após o cultivo.

A reação em cadeia de polimerase em tempo real (RT-PCR) e a sorologia também fazem parte do diagnóstico laboratorial. Ambos os testes são bastante úteis para o diagnóstico tardio da doença. O isolamento da *B. pertussis* através de cultura de secreção de nasofaringe tem uma sensibilidade variável. O RT-PCR tem maior sensibilidade (70 a 99%), detecta um número maior de casos por não ter as limitações da cultura e permanece positivo por mais tempo. O seu resultado é rápido e seguro, além de ser essencial no tratamento e na profilaxia da coqueluche, principalmente no caso de pacientes assintomáticos. O método RT-PCR só se apresenta positivo até 3 a 4 semanas após o início da tosse, e a sua positividade pode indicar apenas um estado portador transitório. Nos EUA, é considerado como teste-padrão. No Brasil, a técnica de coleta do material de nasofaringe para realização de cultura e RT-PCR está descrita no Guia de Vigilância Epidemiológica do Ministério da Saúde (MS). Para confirmação do diagnóstico por RT-PCR, é necessário que o paciente preencha os critérios de caso suspeito de coqueluche.

O uso da sorologia para diagnóstico da coqueluche é restrito a pesquisas ou alguns laboratórios de órgãos de saúde pública. Nas amostras isoladas, a coleta deve ser realizada pelo menos 2 semanas após o início da tosse, sendo o ideal coletar de 4 a 8 semanas após o início. Podem ser detectados resultados falso-positivos após vacinação recente. A sorologia (amostras pareadas isoladas) tem sensibilidade e especificidade variáveis e a falta de padronização dificulta seu uso de rotina. É útil para o diagnóstico tardio e retrospectivo da doença. No Brasil, a cultura de secreção de nasofaringe e o RT-PCR são os testes diagnósticos preconizados pelo Ministério da Saúde.

A confirmação diagnóstica por meio dos testes laboratoriais em todos os casos suspeitos da doença é de extrema importância para o tratamento adequado e a adoção de medidas preventivas cabíveis para confirmar ou descartar um caso de coqueluche. Pelo critério clínico, deve ser analisado sintomatologia, idade, estado vacinal e período da tosse associado ao de transmissibilidade (21 dias). O hemograma com uma linfocitose absoluta acima de 10.000 linfócitos/mm^3 tem sido associado à cultura positiva.

Caso descartado

São os casos suspeitos que não se enquadram nos critérios de confirmação da vigilância da coqueluche.

TRATAMENTO

O objetivo da terapia é limitar o número de paroxismos, reduzir a gravidade da tosse, oferecer a assistência necessária e otimizar o estado nutricional, o repouso e a recuperação sem sequela. A coqueluche não complicada deve ser tratada em casa, porém os pacientes de qualquer idade têm indicação de internação hospitalar na vigência de complicações significativas. As metas específicas e limitadas durantes as hospitalizações englobam a avaliação da progressão da doença e o monitoramento de eventos que envolvam risco de vida, a prevenção e o tratamento de complicações. Os casos entre lactentes menores de 1 ano, especialmente com menos de 6 meses, apresentam quadros mais graves, com letalidade superior e, por isso, demandam hospitalização em unidades de terapia intensiva. Lactentes prematuros e crianças com doenças de base cardíaca, pulmonar, muscular ou neurológica também apresentam alto risco para doença grave.

Tratamento de suporte

Um tratamento de suporte depende basicamente da necessidade de oferecer cuidados intensivos pela enfermagem ou pessoal treinado e experiente. Alguns itens principais podem ser assim resumidos:

- Reduzir o risco de aspiração: ao colocar o paciente de bruços com a cabeça mais baixa que o corpo durante os acessos paroxísticos, melhora a drenagem do muco pela ação da gravidade
- Reduzir os estímulos de tosse: oferecer ao paciente um ambiente calmo e sem barulho, proporcionando entretenimentos com atividades que o distraiam
- Manter o equilíbrio hidroeletrolítico: promover hidratação e equilíbrio acidobásico, procedendo-se às correções necessárias por via parenteral nos pacientes graves
- Alimentação: deve ser cuidadosa, pelo risco de precipitar a tosse. O uso de alternativas por sonda nasogástrica, nasoenteral ou via parenteral não é necessária na maioria dos lactentes.

A progressão da doença e a ocorrência de eventos que envolvam risco de vida devem ser acompanhadas. As frequências cardíaca e respiratória e a oximetria de pulso devem ser continuamente monitoradas com alarmes programados, de modo que os paroxismos possam ser observados e documentados pelos profissionais de saúde.

Os paroxismos típicos, que não conferem risco de vida, têm as seguintes características: duração inferior a 45 s, rubor (não cianose), taquicardia, bradicardia (não inferior a 60 batimentos por minuto [bpm] em lactentes) ou queda da saturação de oxigênio que melhora espontaneamente ao final do paroxismo, guincho ou esforço para autorrecuperação ao final do paroxismo, rolha de muco espontaneamente expectorada e exaustão pós-tosse com manutenção de consciência.

O registro detalhado da tosse, da aceitação de alimentos, de vômitos e de alterações no peso fornece informações para avaliação da gravidade. A determinação da necessidade de oxigenoterapia, estimulação ou aspiração requer profissionais experientes que possam avaliar a capacidade do lactente de autorrecuperação espontânea e intervir rápida e eficazmente quando necessário. A alta hospitalar é indicada se a gravidade da doença estiver inalterada ou reduzida durante 48 horas, nenhuma intervenção for necessária durante os paroxismos, nenhuma complicação tiver ocorrido e se os pais estiverem adequadamente preparados para os cuidados domiciliares.

A apneia e as convulsões ocorrem na fase de evolução da doença e nos casos complicados. Os lactentes, cujos paroxismos frequentes levem ao risco de vida apesar da oferta de oxigênio ou cuja fadiga resulte em hipercapnia, têm indicação de intubação e ventilação mecânica. Os sinais de alarme são: taquipneia com frequência respiratória acima de 60 incursões respiratórias por minuto (ipm), frequência cardíaca abaixo de 50 bpm, contagem de leucócitos acima de 50 mil células/mm^3 e hipoxia persistente após paroxismo.

Agentes antimicrobianos

Um agente antimicrobiano é sempre administrado na vigência de doença suspeita ou comprovada, com o intuito de beneficiar clinicamente o paciente e limitar a disseminação da infecção. O tratamento com antimicrobianos erradica a *B. pertussis* da nasofaringe tanto dos casos sintomáticos como dos portadores. Nos casos sintomáticos, quanto mais precoce for o tratamento medicamentoso, mais reduzida será a transmissibilidade, duração e gravidade da coqueluche. Os antibióticos para o tratamento do doente e seus contactantes são os macrolídeos: eritromicina, azitromicina e claritromicina. Atualmente, a azitromicina é o preferido para o tratamento da doença em todas as faixas etárias. Por sua comodidade posológica, observam-se maior adesão ao tratamento e menos problemas gastrintestinais.

Nos últimos anos, foram relatadas alterações no ritmo cardíaco das pessoas em uso de azitromicina e claritromicina. Recomenda-se prudência e atenção na indicação dessas drogas para os portadores de doenças cardíacas ou usuários de medicamentos que prologuem o intervalo QT. Outra mudança no tratamento medicamentoso com a azitromicina refere-se à posologia desse medicamento para crianças e adultos; administra-se, apenas no primeiro dia, a dose única diária de 10 mg/kg/dia e 500 mg/dia, respectivamente. Do segundo ao quinto dia, a dose é reduzida para 5 mg nas crianças e 250 mg nos adultos.

A eritromicina não deve ser indicada para tratamento em recém-nascidos com menos de 1 mês, por conta da associação com a estenose de piloro. A posologia usada na criança é de 40 a 50 mg/kg/dia, a cada 6 horas, e, nos adultos, de 2 g/dia, de 7 a 14 dias. A claritromicina tem dose recomendada de 15 mg/kg/dia, a cada 12 horas, na criança; no adulto, 1 g/dia, a cada 12 horas, por 7 dias.

Nos casos de intolerância aos macrolídeos, sulfametoxazol-trimetoprima (SMZ-TMP) é a substância alternativa de escolha. É usada em maiores de 2 meses, na dose de 40 mg/kg/dia, a cada 12 horas. No adulto e em maiores de 40 kg, 800 mg (SMZ)/dia e 160 mg (TMP)/dia, a cada 12 horas, por 7 dias.

PREVENÇÃO

A vacinação contra a coqueluche é recomendada para crianças a partir de 2 meses de idade.

Vacinas disponíveis

As vacinas tríplices bacterianas (DTP ou dTp) são compostas dos toxoides diftérico e tetânico e de um componente *pertussis*, que pode ser de células inteiras (DTPw) e acelulares (DTPa e dTpa).

As vacinas DTPw são baseadas em culturas padronizadas de linhagens selecionadas de *B. pertussis*, que são posteriormente inativadas, em geral por aquecimento, e tratadas com formalina. A eficácia das vacinas DTPw pode chegar a 95% para casos graves de coqueluche. O seu uso nos últimos 50 anos resultou em nítido declínio na morbidade de crianças. Pouco se sabe sobre a eficácia da vacina DTPw em grupos etários mais velhos, porque a coqueluche foi previamente percebida como um problema apenas de crianças. Além disso, a reatogenicidade da vacina é acentuada em crianças com mais idade, adolescentes e adultos, e o seu uso ficou restrito aos menores de 7 anos. O componente *pertussis* é o principal responsável por reações indesejáveis à vacina DTPw. A imunização com este tipo de vacina é frequentemente associada a reações adversas leves (1 em cada 2 a 10 injeções), como eritema, edema e endurecimento no local de aplicação, além de febre e agitação. Choro persistente (inferior a 1 em 100 injeções), episódios hipotônicos-hiporresponsivo (hipotonia associada a rebaixamento do nível de consciência, palidez ou cianose, nas primeiras horas após a vacinação) e convulsões (inferior a 1 em 1.000 a 5.000 injeções) são menos frequentes.

Nas décadas de 1960 e 1970, pesquisas para o desenvolvimento de novas vacinas de coqueluche foram iniciadas e, no início da década de 1980, foram desenvolvidas as vacinas acelulares pediátricas (DTPa), constituídas por toxina *pertussis* inativada e antígenos de superfície da *B. pertussis*: hemaglutinina filamentosa, pertactina e fimbrias tipos 2 e 3, purificados por tratamento químico, combinados com toxoide tetânico e diftérico.

Há diferentes vacinas, constituídas por até cinco antígenos da *B. pertussis* em quantidades variáveis. Todas elas são adsorvidas com sais de alumínio, como a DTPw. Estudos demonstraram que as vacinas DTPa apresentavam adequada eficácia e menor incidência de eventos adversos leves e moderados, como febre, reações locais (eritema, enduração, dor), choro persistente, sonolência, anorexia e vômitos, quando comparadas às DTPw. A vacina DTPa também se mostrou mais segura quanto ao risco de eventos adversos graves, como febre alta (T > 40°C), convulsões, episódios hipotônicos-hiporresponsivos e reações locais graves, embora esses eventos adversos ainda possam ocorrer.

A partir de 2005, diversos países adotaram a vacina tríplice bacteriana acelular do tipo adulto (dTpa) para o reforço dos adolescentes e adultos. Ela difere da formulação infantil pela concentração reduzida dos toxoides diftéricos e componentes imunogênicos da *B. pertussis*. Essas vacinas acelulares, embora desenvolvidas para uso em adolescentes e adultos, também foram licenciadas para crianças a partir de 3 ou 4 anos, pois apresentam perfil de segurança semelhante ao DTPa, inclusive em gestantes.

As vacinas tríplices bacterianas de células inteiras e acelulares também estão presentes em combinações com outras vacinas: poliomielite inativada (VIP), hepatite B (VHB) e Hib (Tabela 23.1).

RECOMENDAÇÕES

Para crianças e adolescentes

No esquema habitual do Programa Nacional de Imunizações (PNI), para crianças, é fornecida uma vacina combinada de cinco componentes (DTP-Hib-VHB) aos 2, 4 e 6 meses e, para os reforços, a vacina DTPw aos 15 meses e aos 4 anos.

As Sociedades Brasileiras de Imunizações (SBIm) e de Pediatria (SBP) recomendam, quando possível, preferir o uso das vacinas acelulares para crianças menores de 7 anos, inclusive as nascidas prematuramente: penta ou hexa acelular aos 2, 4, 6 e 15 meses e dTpa-VIP aos 4 anos de idade. A vacina hexa acelular pode ser aplicada aos 2, 4 e 6 meses, e a penta acelular, aos 15 meses. Para prematuros, através dos Centros de Referência de Imunobiológicos especiais (CRIE), o PNI disponibiliza as vacinas penta e hexa acelulares. Um reforço com dTpa, a cada 10 anos, está recomendado a partir dos 9 e 14 anos.

Para gestantes

A SBIm e a Federação Brasileira de Ginecologia e Obstetrícia (Febrasgo), assim como o PNI, recomendam a aplicação de dTpa a partir da 20ª semana de gestação, a cada gestação, independentemente do intervalo entre uma gestação e outra. Essa recomendação visa a proteção da criança em seus primeiros meses de vida, época em que ocorre a maioria dos óbitos pela doença.

Estudos realizados na cidade de Recife demonstraram a importância do efeito protetor da introdução da dTpa na grávida e da amamentação exclusiva na redução da doença: a imunização em gestantes associou-se a menor frequência de sinais clínicos relacionados à gravidade, como cianose e apneia, além de menor número de complicações e taxas de mortalidade no período pós-dTpa. Após a introdução da imunização com dTpa, a incidência da doença na faixa etária mais vulnerável diminuiu, mas a contagem anual de

Tabela 23.1 Vacinas tríplices bacterianas e combinações.

Vacinas	Componentes
Pediátricas (para menores de 7 anos)	
DTPw	Difteria, tétano e coqueluche (células inteiras)
DTPa	Difteria, tétano e coqueluche (acelular)
DTPw-VHB/Hib (penta de células inteiras)	Difteria, tétano, coqueluche (células inteiras), hepatite B e Hib
DTPa-VIP/Hib (penta acelular)	Difteria, tétano, coqueluche (acelular), poliomielite inativada e Hib
DTPa-VIP-VHB/Hib (hexa acelular)	Difteria, tétano, coqueluche (acelular), poliomielite inativada, hepatite B e Hib
Tipo adulto (crianças a partir de 3 ou 4 anos, adolescentes, adultos e gestantes)	
dTpa	Difteria, tétano e coqueluche (acelular)
dTpa-VIP	Difteria, tétano, coqueluche (acelular) e poliomielite inativada.

DTPw: tríplice bacteriana de células inteiras; DTPa: tríplice bacteriana acelular pediátrica; VHB: hepatite B; Hib: *Haemophilus influenzae* tipo b; VIP: poliomielite inativada; dTpa: tríplice bacteriana acelular pediátrica.

casos nunca igualou os números endêmicos anteriores. Vários países tem adotado essa indicação, inclusive o Brasil.

Para adultos e idosos

A SBIm e a Sociedade Brasileira de Geriatria (SBGG) recomendam a aplicação de dTpa para adultos e idosos a cada 10 anos. Para aqueles que receberam menos de três doses do componente tetânico durante a vida ou tenham passado vacinal desconhecido, inclusive gestantes, após a dose de dTpa faz-se necessário completar a vacinação básica com uma ou duas doses da vacina dupla do tipo adulto (dT), de forma a totalizar três doses de vacina contendo o componente tetânico (esquema 0, 2 e 6 meses). Para adultos e idosos com comorbidades que aumentam o risco para a coqueluche, através dos CRIE, o PNI disponibiliza a dTpa.

A estratégia casulo, ou *Cocoon*, diz respeito à imunização dos que apresentam maior risco de transmitir a doença no ambiente doméstico. Devem ser vacinados todos os contatos íntimos domiciliares dos recém-nascidos e lactantes menores de 1 ano.

Profissionais da saúde, cuidadores e outros profissionais que cuidam de pacientes de risco e/ou idosos também devem receber dTpa.

BIBLIOGRAFIA

American Academy of Pediatrics. Pertussis infection. In: Kimberlin DW, Brady MT, Jackson Ma, Long SS, editors. Red Book: 2021 Report of the committee on Infectious Diseases. 32. ed. Itasca, IL: American Academy of Pediatrics; 2021. p. 578-89.

Arlant LH, Berezin EN. Coqueluche. In: Focaccia tratado de infectologia. 5. ed. 2015:1027-40.

Baptista PN, Magalhães V, Rodrigues LC, Rocha MAW, Pimentel AM. Source of infection in household transmission of culture confirmed pertussis in Brazil. Pediatric Infect Dis J. 2005;25(11):1027-8.

Baptista PN. Coqueluche. In: Bezerra PGM, Brito RCCM, Britto MCA. Pneumologia pediátrica. Rio de Janeiro: Med. Book; 2016. p. 149-54.

Berezin EN, Pimentel AM. In: PRONAP-SBP. 2020;2:46-61. Disponível em: https://www.sbp.com.br/sbp-servicos/pronap/.

Centers for Disease Control and Prevention. Pertussis. In: Hamborsky J, Kroger A, Wolfe S, editors. Epidemiology and prevention of vaccine-preventable diseases. The Pink Book: Course Textbook. 13th ed. Washington, DC: Public Health Foundation; 2015. Available from: www.cdc.gov/vaccines/pubs/pinkbook/index.html.

Cherry J. Epidemic *pertussis* in 2012 – The resurgence of a vaccine-preventable disease. N Engl j Med. 2012:367-9.

Cherry JD, Heininger U. Pertussis and other Bordetella infections. In: Cherry JD, Harrison G, Kaplan SL et al., editors. Feigin and Cherry's textbook of pediatric infectious diseases, 8th ed. Philadelphia: Elsevier; 2018. p. 1159.

Lopes KAM, Baptista PN, Medeiros NR, Pimentel AM, Ximenes RAA.Clinical repercussions in pertussis infants post-Tdpa Vaccination of Pregnant woman: An Immunization success? Vaccine. 2012;39:2555-60.

Ministério da Saúde (BR), Secretaria de Vigilância em Saúde. Coordenação-Geral de Desenvolvimento da Epidemiologia em Serviços. Guia de Vigilância em Saúde. 5. ed. Brasília, DF: Ministério da Saúde; 2021.

Ministério da Saúde (BR). Secretaria de Vigilância em Saúde. Disponível em: https://www.gov.br/saude/pt-br/assuntos/saude-de-a-a-z/c/coqueluche. Acesso em: 04 de abril de 2022.

Ministério da Saúde (BR). Secretaria de Vigilância em Saúde. Programa Nacional de Imunizações (PNI). Calendário Vacinal. Vacinação 2020 [cited 2022 Mar 15]. Disponível em: http://portalsaude.saude.gov.br/portalsaude/13600calendário-nacional-de vacinação.2021.

Nascimento RM, Baptista PN, Lopes KAM, Pimentel AM, Cruz FSP, Ximenes RAA. Protective effect of exclusive breastfeeding and effectiveness of maternal vaccination in reducing pertussis-like illness. J Pediatr. 2012;97(5):500-7.

Pimentel AM, Baptista PN. Coqueluche. In: Campos Júnior D, Burns DAR, Lopez FA, organizators. Tratado de Pediatria. 5. ed. São Paulo: Manole; 2021. p. 994-8.

Pimentel AM. Prevalência da coqueluche e avaliação da reação em cadeia de polimerase em tempo real para seu diagnóstico em adolescentes e adultos com tosse prolongada assistidos em unidades de saúde da rede pública da cidade do Recife [doctor's thesis]. Recife: Universidade Federal de Pernambuco; 2012. 59 p.

Wendelboe AM, Van Rie A, Salmaso S, Englund JA. Duration of immunity against *pertussis* after natural infection or vaccination. Pediatr Infect Dis J. 2005;24(Suppl 5):S58-S61.

24
Dengue

Luis Carlos Rey

A DOENÇA E O IMPACTO NA SAÚDE DA POPULAÇÃO

Dengue é uma arbovirose febril causada por quatro sorotipos de um flavivírus (DEN-1, DEN-2, DEN-3 e DEN-4). A transmissão pelo mosquito do gênero *Aedes* tem potencial para afetar cerca de metade da população mundial, sobretudo nas faixas tropicais e subtropicais do planeta. Mais de 100 países são endêmicos para dengue. Estudos retrospectivos calculam que a carga de doença possa ser de 390 milhões (intervalo de confiança [IC] 95%: 284 a 528 milhões), sendo 96 milhões de casos sintomáticos (IC 95%: 67 a 136 milhões). Na América Latina, a Organização Pan-Americana de Saúde (OPAS) calcula que há 500 milhões de indivíduos sob risco de contrair dengue. Na década de 1980, foram notificados apenas 1,5 milhão de casos; entre 2010 e 2019, 16,2 milhões, com uma incidência de 430,8 por 100 mil habitantes. Ocorreram neste período 370.692 casos de dengue grave e 1.289 mortes.

No Brasil, os casos prováveis de dengue notificados entre 1998 e 2013 corresponderam a 70% de todos os casos da América Latina. A incidência entre 2002 e 2020 oscilou de 401,4 a 761,4 por 100 mil habitantes. Em 2020 (até a semana 38), foram notificados 931.903 casos. Regionalmente, o Centro-Oeste apresentou a maior incidência, seguida de Sul, Sudeste, Nordeste e Norte. Os casos de janeiro a junho de 2020 totalizaram 93,6% das notificações, mostrando uma forte sazonalidade da dengue, mas também uma redução da notificação e da procura por atenção de saúde em razão da pandemia de covid-19 naquele ano. Até a semana 38, foram 8.727 casos de dengue com sinais de alarme e 763 de dengue grave. Foram confirmados 492 óbitos (95,7% entre as semanas 1 e 26), sendo 82,4% por critério laboratorial e os demais por critério clínico-epidemiológico.

Quadro clínico, complicações e letalidade

O dengue é uma doença febril aguda, caracterizada por dor (mialgia, cefaleia, dor abdominal), *rash*, apatia, anorexia, vômitos, diarreia, derrames cavitários, edema, manifestações hemorrágicas de grau variado e hipotensão/choque. Eventualmente, podem ocorrer encefalite, miocardite e hepatite grave.

O dengue – também chamado de febre de dengue – é uma infecção viral aguda que se caracteriza por episódio de febre de até 7 dias, com vínculo epidemiológico associado a dois dos seguintes sinais e sintomas (suspeita): náuseas ou vômitos, exantema, diarreia, artralgia, mialgia, cefaleia, prova do laço positiva, leucopenia, qualquer sinal de alerta ou dengue confirmado por laboratório. O período de incubação dura de 5 a 8 dias, quando começam a febre e os sintomas; porém, 60 a 80% das infecções são assintomáticas. A febre pode ceder em torno do terceiro e quinto dia, quando o dengue pode assumir suas formas mais graves, e reaparecer mais tarde por alguns dias. Durante a fase afebril, as formas clínicas mais graves se caracterizam pelo aumento da permeabilidade capilar, com importante extravasamento plasmático e hipotensão, podendo causar até choque. A chance de um paciente apresentar uma forma grave de dengue está fortemente relacionada ao segundo episódio da infecção.

A letalidade da doença tem sido variável, conforme a notificação de casos graves e a idade de acometimento, com distribuição semelhante entre os sexos. Em 2020, a faixa etária acima de 60 anos correspondeu a 57,5% dos óbitos, com maior concentração em pacientes acima de 80 anos.

Aspectos clínico-laboratoriais

Os casos suspeitos de dengue são caracterizados pela presença de febre de início abrupto e dois dos seguintes sinais: mialgias, artralgias, cefaleia, adinamia, dor retro-orbitária. O exantema extenso está presente em 50% dos casos e envolve as extremidades. Dor abdominal, náuseas, vômito e diarreia podem fazer parte do quadro.

A classificação da doença estabelecida pela Organização Mundial da Saúde (OMS) a partir de 2009 e adotada pelo Ministério da Saúde (MS) em 2014 separa a dengue em três formas, seguindo critérios de risco/gravidade crescente: dengue sem sinais de alerta, dengue com sinais de alerta e dengue grave. Os sinais de alerta são constituídos por fatores preditivos clínico-laboratoriais de gravidade, e a presença de um deles é suficiente para classificar o quadro: vômitos frequentes, dor abdominal intensa, sangramento de mucosa, hepatomegalia dolorosa (2 cm do rebordo costal direito), extravasamento de plasma (derrame cavitário), letargia ou agitação. O aumento súbito do hematócrito concomitante com diminuição brusca de plaquetas é o único critério laboratorial entre os sinais clínicos de alerta. Na classificação de dengue grave, o indivíduo tem quadro de dengue acompanhado de perda plasmática, causando choque ou desconforto respiratório, sangramento importante conforme avaliação médica ou falência de órgãos – falência hepática com aminotransferases acima de 1.000 UI/mℓ, do sistema nervoso central (SNC) com escala de coma de Glasgow inferior a 15, ou ainda alterações importantes cardíacas ou renais.

Do ponto de vista laboratorial, o paciente com dengue apresenta hemoconcentração (elevação de hemoglobina e hematócrito) de graus variados, leucopenia e linfocitose, às vezes com atipias linfocitárias. Geralmente, as plaquetas podem estar diminuídas mesmo nas formas leves, mas nas graves situam-se abaixo de 100.000/mm^3. A albumina sérica pode estar reduzida em função da fuga plasmática, e as aminotransferases estão pouco elevadas (cerca de 100 a 200 UI/mℓ). Nas formas graves com sangramento e perda plasmática volumosos ou insuficiência hepática, podem ocorrer queda brusca do hematócrito, acidose metabólica e alteração das provas de coagulação. O choque hipovolêmico é a causa mais importante de morte por dengue.

O diagnóstico laboratorial é feito pela transcrição reversa seguida de reação em cadeia da polimerase em tempo real (RT-PCR) nos primeiros 5 dias após o início da febre, pela detecção da proteína NS-1 (teste antigênico), pela presença de imonuglobulina M (IgM) específica do quinto dia até algumas semanas ou ainda pela elevação de imunoglobulina G (IgG) 4 vezes em duas amostras com 1 semana ou mais de intervalo. A imuno-histoquímica tem sido utilizada sobretudo em peças de necropsia, para diagnóstico com propósito epidemiológico. A letalidade por dengue está relacionada sobretudo aos choques hipovolêmico e hemorrágico, falência única ou múltipla de órgãos (fígado, cérebro e coração) e infecção secundária generalizada (sepse). Os fatores de risco são os extremos de idade e a presença de comorbidades, como diabetes melito, cardiopatia e asma grave.

Não existe tratamento específico para dengue. A medida mais importante é a reposição de líquidos em graus variados, podendo ser vigorosa em ambiente de terapia intensiva nos casos de choque. As transfusões de sangue fresco ou de concentrados de plaquetas e hemácias, além de coloides como albumina, podem ser necessárias. Os coloides sintéticos têm sido evitados, pelo risco de comprometer a coagulação, frequentemente alterada na forma grave da doença. Basicamente, o dengue sem sinais de alerta pode ser acompanhado no âmbito ambulatorial com orientação para hidratação oral, drogas sintomáticas (dor, febre, vômitos) e vigilância dos sinais de alerta ou de piora clínica. O dengue com sinais de alerta ou prova do laço positiva exige hospitalização para hidratação assistida e exames de imagem e laboratoriais. A doença na forma grave tem indicação para cuidados intensivos, em função de alta letalidade e as frequentes comorbidades associadas.

Patogênese

O vírus do dengue infecta, essencialmente, macrófagos; células hepáticas, do miocárdio e do SNC (viscerotropismo) podem ser alvos secundários, conforme a suscetibilidade do paciente. Na invasão dos macrófagos, há alteração das respostas imunológicas e sinalização para outras células, como linfócitos T CD4+ e CD8+, com uma sequência de ativação da resposta celular TH-1 e TH-2, causando uma tempestade de citocinas, como interleucinas 6 (IL-6), interferona-γ, fator de necrose tumoral-alfa (TFN-α), fator de inibição de macrófagos, fator de ativação de plaquetas (PAF, do inglês, *platelet-activating factor*) e substâncias vasoativas que atuam na permeabilidade vascular, como a bradicinina. O elemento mais importante é o aumento da permeabilidade vascular, com extravasamento de plasma para o interstício ou serosas, e o sangramento maciço, ambos podendo causar hipotensão e choque.

A imunidade do dengue ainda é pouco conhecida, mas a resposta humoral parece ter um papel importante na aquisição da proteção. Indivíduos infectados pela primeira vez produzem uma resposta temporária, que os protege contra os quatro sorotipos (resposta heterotípica), e IgM e IgG sorotipo-específicos, que permanecem protetores por toda a vida (resposta homotípica). Com a queda da resposta heterotípica após meses da primoinfecção, o sujeito torna-se suscetível para os sorotipos contra os quais ainda não teve contato. Cerca de 90% dos quadros de dengue grave ocorrem durante a infecção por outro sorotipo. Isso se explicaria pela queda da imunidade heterotípica, chamada de efeito Halstead ou resposta anticorpo-dependente aumentada (ADE, do inglês, *antibody-dependent enhancement*), na qual os anticorpos subprotetores da primeira infecção fixam-se ao vírus e ao receptor Fc do macrófago-alvo, facilitando a invasão celular e gerando maior viremia e, assim, as formas clínicas mais graves. Outra hipótese se baseia na estimulação de linfócitos T para explicar a gravidade da doença sequencial: linfócitos de memória gerados pela infecção primária (heterotípica) e estimulados pela infecção secundária, porém com menor atividade antiviral neutralizante, competem com a resposta imune (homotípica da infecção secundária), favorecendo a maior viremia devido a uma resposta imune secundária deficiente.

O agente

Dengue é causada por um arbovírus (DENV) da família Flaviviridae, do gênero *Flavivirus* (que inclui também os vírus da febre amarela, febre do oeste do Nilo, encefalite japonesa e encefalite de St. Louis). Contém capsídio poliédrico e fita única de RNA de 10,7 kbp como genoma, codificando as proteínas estruturais core (C), envelope (E) e pré-membrana (prM), além de sete proteínas não estruturais classificadas como NS-1 a 5, entre outras. O DENV possui quatro sorotipos (DENV-1 a 4) e genótipos que podem mostrar virulência variada. As proteínas E e prM são importantes para a imunidade protetora, pois induzem anticorpos neutralizantes. Das proteínas não estruturais, a NS-1, utilizada apenas para diagnóstico viral na fase aguda, parece ter um papel ainda não totalmente elucidado na imunidade. Nas extremidades do RNA, há segmentos não traduzíveis, cuja manipulação permite a atenuação da virulência, sendo este aspecto utilizado na criação de vacinas.

Dados epidemiológicos

O dengue é, atualmente, a mais importante infecção transmitida por vetor em escala mundial. Com a urbanização crescente da população e a adaptação do vetor a esse meio, quase metade da população global está sob risco de contrair febre de dengue, dentro de uma faixa que vai da latitude 35ºN até a latitude 35ºS do planeta. A Ásia do Sudeste, a América Latina e a África Subsaariana (em menor grau) são as regiões mais atingidas.

A letalidade do dengue é variável nas diferentes epidemias e regiões acometidas, situando-se globalmente em 5% das formas graves. O perfil da doença é endemoepidêmico, com picos nos períodos das chuvas, quando a população de mosquitos aumenta. O número de casos das formas mais brandas e graves, assim como da letalidade, varia em função dos sorotipos reintroduzidos na área, da suscetibilidade por idade, entre outros. Na Ásia, há décadas o dengue acomete sobretudo lactentes e escolares. No Brasil, as epidemias urbanas começaram a ocorrer nos anos 1980, e, a partir de então, os diferentes sorotipos foram introduzidos progressivamente. A doença, antes mais frequente em adultos, passou a acometer um número maior de indivíduos com mais de 15 anos, principalmente a partir de 2007 e 2008, quando ocorreu a reintrodução do DEN-2 pelo Rio de Janeiro. Em 2010, houve mais de 1 milhão de casos prováveis no país, em decorrência da recirculação do DEN-1, com 63% dos casos nas regiões Centro-Oeste e Sudeste. O aumento das hospitalizações foi observado no grupo de maiores de 60 anos. A análise dos óbitos por dengue evidenciou uma mediana de 30 anos, com mais de 25% acometendo menores de 15 anos entre 2007 e 2009. Em 2010, a mediana de óbitos subiu para 42 anos. Atualmente, o Brasil convive com os quatro sorotipos do DENV, sendo os mais importantes DENV-1 e DENV-2.

O inseto vetor é do gênero *Aedes*, e o principal mosquito é o *A. aegypti*, de origem africana e que se disseminou pelo mundo devido à sua capacidade de adaptação ao meio urbano e periurbano. O *A. aegypti* é encontrado na grande faixa equatorial e subequatorial de todos os continentes. Em menor grau, o agente vetor pode ser o *A. albopictus*, mosquito de origem asiática, mas sem importância epidemiológica na dengue das Américas, pois seu hábitat é sobretudo silvestre.

PREVENÇÃO

As prevenções primária e secundária do dengue baseiam-se, respectivamente, no controle vetorial e na identificação e hospitalização dos casos graves. Na avaliação do risco de epidemia em determinada área urbana ou município, é utilizado o índice rápido de verificação da infestação larvar domiciliar (LIRA). O ideal é que este índice esteja abaixo de 1% dos domicílios examinados. O diagnóstico de certeza pode ser realizado na fase aguda por RT-PCR ou pesquisa do antígeno NS-1 nos primeiros dias de febre ou por sorologia específica: níveis de IgM (até o quinto dia de febre) e/ou IgG (a partir do sétimo dia, com elevação de títulos após 2 semanas).

Vacinas em desenvolvimento

A busca por vacinas contra o dengue é antiga e enfrenta importantes problemas técnicos, entre os quais estão: 1) a necessidade de uma vacina eficaz contra os quatro sorotipos DEN, pelo risco de ocorrer formas graves em vacinados com anticorpos subprotetores (efeito ADE); 2) a ausência de um modelo animal que reproduza a doença humana - a maioria dos animais de experimentação (roedores, primatas) desenvolvem apenas viremia sem doença; e 3) a ausência de correlatos de proteção - não são conhecidos os níveis protetores de anticorpos para cada sorotipo de DENV, exigindo estudos de eficácia dos produtos vacinais (ensaios clínicos de fases IIb e III), e não somente a capacidade de estimular a soroconversão (ensaios de fases I e II).

Vacinas vivas naturalmente atenuadas

Desde os anos 1950, pesquisadores - particularmente dos EUA (Albert Sabin isolou pela primeira vez o vírus) - estudaram a atenuação viral por passagens em tecido animal, antecipando uma vacina contra dengue. Como estímulo à pesquisa, tinha-se a imunidade homotípica duradoura contra o dengue e a vacina contra a febre amarela (um flavivírus, como o DENV), descoberta nos anos 1930, que se mostrou estável, segura e eficaz. Posteriormente, apesar do sucesso na atenuação natural do DENV em cultura de células, poucos avanços ocorreram no desenvolvimento de uma vacina tetravalente segura e imunogênica. Em testes clínicos, os fenômenos de interferência imunogênica (elevação insuficiente de AC contra um sorotipo quando associado a outros DENV) impediam que fosse obtida uma proporção de antígenos que trouxesse segurança, estabilidade e imunidade duradoura para os quatro sorotipos. Duas vacinas foram abandonadas nos ensaios clínicos na fase II, na década de 2000.

Vacinas vivas geneticamente atenuadas

Vacina quimérica febre amarela (YF17D)

Esta vacina foi desenvolvida pela empresa de biotecnologia Acambis, dos EUA. A tecnologia consistiu em trocar, no genoma da vacina contra febre amarela 17D (YF17D, do inglês, *yellow fever 17D*), os segmentos das proteínas E e prM de YF17D pelas proteínas equivalentes dos vírus DENV 1 a 4, de forma que, ao final, fossem obtidas quatro partículas expressando antígenos E e prM de cada DENV sobre o arcabouço do YF17D. Para isso, o RNA de YF-17D foi transcrito para DNA; depois, sofreu a deleção dos *locus* E e prM e recebeu os genes E e prM para cada sorotipo de DENV. Na etapa seguinte, esse material genético foi transfectado em cultura de células para produzir as partículas virais "quiméricas" YF/DEN, ou *chimeric yellow fever/dengue* (CYD). A técnica só é possível porque os flavivírus possuem os mesmos genes E e prM.

Os ensaios clínicos de fase I mostraram segurança e imunogenicidade da CYD tetravalente, o que permitiu o avanço para a fase IIb em 2008: um ensaio clínico para segurança e eficácia de YF/DEN com 3 doses (com 6 meses de intervalo entre cada uma) com cerca de 4 mil crianças de 2 a 11 anos, em uma região tailandesa. Os resultados mostraram boa segurança, mas eficácia vacinal (IV) não significante (IV = 30,2%, IC 95%: -13,4 a 56,6%). Ao avaliar as taxas de eficácia por sorotipo, nenhuma proteção ocorreu contra o DEN-2 (IV = 9,2%, IC 95%: -75 a 51,3%). No entanto, todos os quatro sorotipos desenvolveram títulos de anticorpos neutralizantes elevados. Uma epidemia de DENV-2 com 60% dos casos pelo sorotipo 2 pode ter afetado a eficácia vacinal. A proteção contra os DENV-1, 3 e 4 foi de 69,1%.

Outro ensaio clínico de fase III com CYD, concluído em 2013, recrutou 10.075 voluntários entre 2 e 14 anos em cinco países asiáticos (inclusive Tailândia), com seguimento por 2 anos. Doze meses após as 3 doses, a proteção contra os quatro sorotipos do dengue foi de 56,5% (IC 95%: 43,8 a 66,4%) e de 80% (IC 95%: 52,7 a 97,9%) contra o dengue hemorrágico. As taxas de proteção vacinal foram as seguintes: DEN-1: 50%; DEN-2: 35%; DEN-3: 78,4%; e DEN-4: 75,3%. A proteção contra DEN-2, ainda que superior ao estudo IIb anterior, manteve-se não significante (IC 95%: -9,2 a 61%). Houve proteção de 70% (IC 95%: 35,7 a 86,6%) em voluntários que receberam entre 1 e 3 doses (análise ITT) e melhor taxa de proteção em crianças previamente soropositivas e nas faixas etárias mais altas (11 a 14 anos) em comparação com as faixas de 2 a 5 ou de 6 a 10 anos.

O segundo ensaio de fase III com vacina CYD, realizado em cinco países da América Latina (20.869 voluntários entre 9 e 16 anos), mostrou proteção de 65,6% (IC 95%: 52 a 68%) contra doença sintomática 13 meses após as 3 doses e de 91,5% (IC 95%: 31,4 a 99,8%) contra formas graves ou hospitalização; a melhor proteção foi contra DEN-2 (42,3%, IC 95%: 14 a 61,1%) e em participantes com histórico prévio de dengue, além da idade maior. A vacina apresentou baixa reatogenicidade, com predomínio de reações locais (dor, tumefação, formigamento) e raros episódios sistêmicos de curta duração (febre, cefaleia, fadiga ou náuseas, até 4 dias após a injeção).

Com esses resultados, a vacina CYD passou a ser licenciada em 2015. Após 25 meses de seguimento, foi constatado que a proteção dos vacinados previamente soronegativos era de 38,8%, enquanto nos soropositivos era de 76%. Além disso, houve um excedente de casos graves no grupo vacinal quando comparado com o grupo placebo. De fato, a análise retrospectiva mostrou que a chance de ocorrer dengue grave em vacinados soronegativos era de 4:1.000 casos de dengue, enquanto em não vacinados era de 1,7:1.000 casos. Considerou-se que a vacina CYD gerava uma proteção apenas temporária nos soronegativos, sendo que, após determinado período da vacinação, a imunidade subprotetora favorecia formas graves quando o indivíduo era exposto ao vírus selvagem. Assim, em participantes soronegativos, a vacina se comportava como uma primoinfecção. Em decorrência disso, a Agência Nacional de Vigilância Sanitária (Anvisa) alterou a bula da vacina CYD/Denvax para incluir um teste sorológico positivo contra dengue como condição à vacinação de indivíduos entre 9 e 45 anos. Em 2019, a Food and Drug Adminisration (FDA) registrou a vacina CYD para soropositivos comprovados de 9 a 16 anos nas áreas endêmicas do país.

Vacina Takeda TAK-003

Outra vacina atenuada e geneticamente manipulada é a quimérica DENV/DENV, que utiliza tecnologia recombinante desenvolvida pelo National Institutes of Health (NIH) e a empresa de biotecnologia Inviragen, dos EUA, incorporada ao laboratório Takeda, que desenvolveu os ensaios clínicos de fases II e III. Essa vacina utiliza como arcabouço uma cepa de DENV-2 atenuada, cujos genes E e prM dos DENV-1, 3 e 4 foram substituídos, criando uma vacina atenuada tetravalente quimérica DENV/DENV, denominada TAK-003. Os testes clínicos de fase I realizados na Colômbia com 96 voluntários entre 18 e 45 anos mostraram, em duas aplicações com 90 dias de intervalo, boa segurança e soroconversão de 62% para os quatro sorotipos e 96% para três ou mais sorotipos. Um estudo de fase II com duas doses em indivíduos entre 18 meses e 45 anos mostrou boa segurança e soroconversão para os quatro sorotipos (títulos PRNT ≥ 10) para mais de 85% dos participantes. A resposta imunogênica também foi dependente da idade. Diferentemente da vacina CYD, a TAK-003 possui um antígeno NS-1, do arcabouço de DENV-2. Em 2017, foram publicados resultados de testes clínicos de fase II na Ásia e América Latina em participantes acima de 9 anos com 2 doses, mostrando boa imunogenicidade e segurança após 6 meses de seguimento. Em 2019, o estudo TIDES de fase III analisou a segurança de 2 doses com 90 dias de intervalo de TAK-003 após 15 meses da primeira dose com 20.100 crianças entre 4 e 16 anos, soronegativos prévios ou não. A vacina foi bem tolerada, sem problemas sérios de segurança. Eventos adversos graves apareceram em 4% do grupo vacinal contra 4,9% do grupo placebo. Em 2020, a análise de eficácia 11 e 17 meses após a primeira dose mostrou uma proteção geral contra dengue confirmada de 80,2% (IC 95%: 73,3 a 85,3%) aos 11 meses e de 73,3% aos 17 meses. Neste intervalo, os soropositivos prévios tiveram proteção de 76,1% (IC 95%: 68,5 a 81,9%), e os soronegativos de 66,2% (IC 95%: 49,1 a 77,5%). Conforme os sorotipos, a proteção foi para DENV-1 de 69,8%, DENV-2 de 95,1%, DENV-3 de 48,9% e DENV-4 de 51% (IC 95%: –69,4 a 85,8%). No estudo TIDES, 36 meses após a segunda dose, a proteção geral foi de 62% para infecção por dengue, sendo 65% em soropositivos prévios contra 54,3% em soronegativos. A proteção contra hospitalização geral foi de 83,6% (86% em soropositivos e 77,1% em soronegativos prévios). Não houve agravamento da doença em soronegativos prévios vacinados. O laboratório Takeda está em processo de análise de dados para registro da sua vacina TAK-003 junto à Anvisa.

Vacina NIH/Butantan TV003

Uma tecnologia de manipulação genética do DENV por deleção de 30 nucleotídios (Δ-30) na extremidade NTR 3' do genoma viral foi desenvolvida pelo National Institutes of Health/National Institute of Allergy and Infectious Diseases (NIH/NIAID), dos EUA, e cedida aos laboratórios nacionais de vacinas globais, como o Instituto Butantan, de São Paulo. Após testadas diversas opções de vacina tetravalente, prevaleceu uma vacina (TV003) com genomas Δ-30 de DENV-1, 3 e 4 e uma partícula quimérica DENV-4 Δ-30, expressando o gene das proteínas E e prM de DENV-2. Essa vacina possui antígenos NS-1 de três sorotipos distintos de DENV. Após mostrar boa resposta de segurança (poucos efeitos adversos, algumas manchas cutâneas) e imunogenicidade com apenas uma dose vacinal para os quatro sorotipos em mais de 95% dos sujeitos na fase I, o ensaio clínico de fase II foi realizado entre 2013 e 2015 (publicado em 2020), com dezenas de participantes que receberam dose única de TV003; houve excelente segurança (nenhum evento adverso grave, *rash* cutâneo mais frequente). A soroconversão em 85 sujeitos previamente soronegativos, 91 dias após a aplicação da vacina, foi de 87% para DENV-1, 92% para DENV-2, 76% para DENV-3 e 89% para DENV-4. Em 101 sujeitos previamente soropositivos, a soroconversão, segundo os sorotipos, foi respectivamente de 81, 78, 82 e 77%. Um ensaio clínico multicêntrico duplo cego e randomizado de fase III com dose única da vacina TV003 ou placebo foi iniciado em 2016 com mais de 16 mil voluntários, entre 2 e 59 anos, em 16 centros no Brasil. Como o laboratório Merck detém os direitos internacionais de comercialização da futura vacina após o registro, um acordo financeiro entre as empresas foi estabelecido para a partilha dos possíveis mercados no Brasil e exterior.

Vacinas inativadas

Vacinas DEN inativadas estão sendo estudadas por grandes laboratórios, como Merck e GSK. Após o fracasso com vacinas naturalmente atenuadas em células PDK, o laboratório GSK está investindo agora em estudos com uma vacina inativada baseada em extratos purificados de antígenos E e prM dos quatro sorotipos DEN, associados a diversos adjuvantes (ASO1, ASO2, ASO4, alúmen). Essa tecnologia tem a participação do Instituto Bio-Manguinhos (Fundação Oswaldo Cruz [Fiocruz]), no Rio de Janeiro. Os estudos de fase I com duas doses a 28 dias de intervalo foram realizados em Porto Rico (100 adultos, de 18 a 39 anos) e nos EUA em 2012 e mostraram resultados promissores em termos de segurança e imunogenicidade para os quatro sorotipos. O ensaio clínico de fase II está sendo finalizado para dar início à etapa de segurança e eficácia (fase III) no Brasil. O laboratório Merck, por sua vez, incorporou da empresa Hawaii Biotech uma tecnologia de produção em cultura de células de um fragmento da proteína E recombinante (proteína DEN-80E dos quatro sorotipos), associados a um adjuvante. Estudos pré-clínicos de segurança e imunogenicidade dessa vacina tetravalente foram realizados com apenas duas doses, mostrando uma boa resposta imunogênica e apenas eventos adversos

Tabela 24.1 Principais vacinas contra dengue atualmente em estudos clínicos ou registrada.

Tipo de vacina	Instituição	Descrição	Doses	Estágio dos ensaios clínicos
Viva atenuada, 4v	Sanofi Pasteur	Quimérica FA-17D/DEN1-4	3	Registrada
Viva atenuada, 4v	Instituto Butantan/Merck	(DEN-1,3,4) Δ30 e DEN-2 (prM, E)/DEN-4 Δ30	1	Fase III
Viva atenuada, 4v	Takeda Inc.	Quimérica DEN/DEN	2	Fase III
Inativada, 4v	GSK/Bio-Manguinhos	Proteínas E e prM	2	Fase II
Inativada, 4v	Merck	80% de proteína E (80E)	2	Fase I

4v: tetravalente.

menores. Um estudo clínico de fase I está sendo realizado na Austrália em 3 doses escalonadas, com intervalos de 30 dias para avaliação de segurança e imunogenicidade.

Em resumo, as vacinas tetravalentes contra dengue atualmente em estudo e que se encontram em fase clínica de avaliação da segurança, imunogenicidade e/ou eficácia de campo estão descritas na Tabela 24.1 e são: vacina quimérica CYD-TDV, do laboratório Sanofi Pasteur (fase III finalizada), vacina quimérica DENVax, do Instituto Takeda (fase II finalizada), vacina recombinante Δ-30 TV0003, do Instituto NIH/Butantan (fase I finalizada, fase II em andamento), e as vacinas inativadas de proteínas de superfície E e prM purificadas com adjuvante DPIV da empresa WRAIR/GlakoSmithKline/Bio-Manguinhos (em fase II) e vacina recombinante de fração de antígeno E (DEN-80E), do laboratório Merck (em fase I a II).

Cálculos matemáticos indicam que, para reduzir a carga de doença do dengue com vacinas, é preciso que a estratégia a ser adotada seja rigorosamente planejada. Estudos na Tailândia mostram que uma vacina com 80% de eficácia e cobertura vacinal de 70%, se for aplicada em uma população de até 46 anos, necessitaria de cerca de 10 anos para reduzir de modo realmente significativo os picos epidêmicos anuais. Coberturas vacinais menores ou contingente etário mais estreito prolongariam sobremaneira o impacto da vacina sobre os surtos sazonais. O principal aspecto a ser considerado é a redução dos casos graves e das hospitalizações no menor prazo possível (inclusive em função da disponibilidade mundial do imunógeno que tenha obtido registro das autoridades regulatórias). Posteriormente, uma redução progressiva da carga de doença e infecção poderia ser alcançada, uma vez que não existe reservatório animal ou ciclo silvestre do dengue.

BIBLIOGRAFIA

Bhatt S, Gething PW, Brady OJ, Messina JP, Farlow AW, Moyes CL et al. The global distribution and burden of dengue. Nature. 2013;496(7446):504-7.

Brasil. Ministério da Saúde. Secretaria de Vigilância em Saúde. Diretoria Técnica de Gestão. Dengue: diagnóstico e manejo clínico – adulto e criança. 4. ed. Brasília: Ministério da Saúde, 2011.

Capeding MR, Tran NH, Hadinegoro SR, Ismail HI, Chotpitayasunondh T, Chua MN et al. Clinical efficacy and safety of a novel tetravalent dengue vaccine in healthy children in Asia: a phase 3, randomised, observer-masked, placebo-controlled trial. Lancet. 2014;384(9951):1358-65.

Chao DL, Halstead SB, Halloran ME, Longini Jr IM. Controlling dengue with vaccines in Thailand. PLoS Negl Trop Dis. 2012;6(10):e1876.

Horstick O, Jaenisch T, Martinez E, Kroeger A, See LL, Farrar J et al. Comparing the usefulness of the 1997 and 2009 WHO dengue case classification: a systematic literature review. Am J Trop Med Hyg. 2014;91(3):621-34.

Kallas EG, Precioso AR, Palacios R, Thomé B, Braga PE, Vanni T et al. Safety and immunogenicity of a tetravalent, live-attenuated dengue vaccine Butantan-DV in adults in Brazil: a two-step, double-blind, randomized placebo-controlled phase 2 trial. Lancet. 2020:20(7):839-50.

Lópes-Medina E, Biswal S, Saez-Llorens X, Borja-Tabora C, Bravo L, Sirivichayakul C et al. Efficacy of a dengue vaccine candidate (TAK-003) in healthy children and adolescents two years after vaccination. J Infect Dis. 2022;225(9):1521-32.

Ministério da Saúde (BR). Secretaria de Vigilância em Saúde. Monitoramento dos casos de arboviroses até a semana epidemiológica 11 de 2022. Bol epidem. 2022;53(11).

Organização Pan-Americana da Saúde. Organização Mundial da Saúde. Dengue [cited 2022 mar]. Disponível em: https://www.paho.org/pt/topicos/dengue.

Osorio JE, Velez ID, Thompson C, Lopez L, Jimenez A, Haller AA et al. Safety and immunogenicity of a recombinant live attenuated tetravalent dengue vaccine (DENVax) in flavivirus-naive healthy adults in Colombia: a randomised, placebo-controlled, phase 1 study. Lancet. 2014;14(9):830-8.

Precioso AR, Palacios R, Tomé B, Mondini G, Braga O, Kalil J. Clinical evaluation strategies for a live attenuated tetravalent dengue vaccine. Vaccine. 2015;33(50):7121-5.

Sabchareon A, Walllace D, Sirivichayakul C, Limkittikul K, Chanthavanich P, Suvannadabba S et al. Protective efficacy of the recombinant, live-attenuated, CYD tetravalent dengue vaccine in Thai schoolchildren: a randomised, controlled phase 2b trial. Lancet. 2012;380(9853):1559-67.

Shibadas B, Borja-Tabora C, Vargas LM, Velásquez H, Alera MT, Sierra V et al. Efficacy of a tetravalent dengue vaccine in healthy children aged 4-16 years: A radomized, placebo-controlled, phase 3 trial. Lancet. 2020;10234(395):1423-33.

Shibadas B, Reynales H, Saez-Llorens J, Lopez P, Borja-Tabora C, Kosalaraksa P et al. Efficacy of a tetravalent dengue vaccine in healthy children and adolescents. N Engl J Med. 2019;381:2009-19.

Srikiatkhachorn A, Gibbons RV, Green S, Libraty DH, Thomas SJ, Endy TP et al. Dengue hemorrhagic fever: the sensitivity and specificity of the World Health Organization definition for identification of severe dengue cases in Thailand, 1994-2005. Clin Infect Dis. 2010;50(8):1135-43.

Sun W, Cunningham D, Wasserman SS, Perry J, Putnak JR, Eckels KH et al. Phase 2 clinical trial of three formulations of tetravalent live-attenuated dengue vaccine in flavivirus-naïve adults. Hum Vaccin. 2009;5(1):33-40.

Villar L, Dayan GHD, Arredondo-García JL, Rivera DM, Cunha R, Deseda C et al. Efficacy of a tetravalent dengue vaccine in children in Latin America. New Engl J Med. 2015;372(2):113-123.

25

Difteria

Roberto Audyr Barbosa da Silva

A DOENÇA E O IMPACTO NA SAÚDE DA POPULAÇÃO

Também chamada "crupe", a difteria é uma doença infectocontagiosa de evolução aguda com manifestações locais e sistêmicas. A mais remota descrição da doença foi realizada por Arataeus, o Capadócio (181-138 a.C.), com o título de "úlcera sobre amígdalas".

A difteria é causada pelo bacilo aeróbico gram-positivo polimórfico não móvel *Corynebacterium diphtherae*, que pode ou não produzir exotoxina (somente as cepas toxigênicas causam a doença). Esses bacilos, quando em pessoas suscetíveis, alojam-se principalmente na nasofaringe, onde produzem a toxina diftérica (TD), formando pseudomembranas de coloração acinzentada fortemente aderidas. A toxina que continua sendo produzida no nível da membrana é absorvida pelo sangue e distribuída para os demais tecidos do organismo. A difteria é importante causa de morbidade e mortalidade em diferentes continentes, mesmo em países com programas de imunização infantil. A letalidade da doença é de 5 a 10% dos casos.

Quadro clínico, complicações e letalidade

O quadro clínico é de início gradual, com febre que normalmente não ultrapassa 38,5°C e sintomas não específicos, como mal-estar geral, anorexia e irritabilidade. É comum o paciente encontrar-se toxêmico, apesar de a febre não ser elevada. As manifestações clínicas variam de acordo com a localização anatômica da doença: nasal, faríngea, laríngea, traqueobrônquica, cutânea, entre outras, sendo a localização faringoamigdaliana a apresentação mais frequente. A região nasal (rinite diftérica) é afetada com mais frequência em lactentes e, na maioria das vezes, concomitante com a angina diftérica. Apresenta-se com secreção nasal serossanguinolenta, geralmente unilateral (pode ser bilateral), provocando lesões nas bordas do lábio superior e obstrução nasal.

A faringe encontra-se hiperemiada com exsudato em placas de coloração acinzentada, espessas, firmemente aderidas, que sangram quando há tentativa de removê-las e que se confluem em 2 a 3 dias recobrindo a faringe, podendo incluir as amígdalas, a úvula e o palato mole. Pode haver também adenopatias cervicais dolorosas de tamanho variável, com edema do tecido adjacente dando o aspecto de "pescoço taurino". Febre moderada e uma leve dor de garganta contrastam com o estado geral comprometido, apresentando prostração, palidez e taquicardia.

Na laringe, a doença ocorre com mais frequência em crianças menores de 4 anos. A pseudomembrana localizada na laringe pode ser primária ou secundária à angina. O crescimento da pseudomembrana obstrui progressivamente as vias respiratórias, e o seu desprendimento pode gerar obstrução das vias respiratórias. Os indivíduos afetados evoluem com rouquidão progressiva, disfonia, tosse seca, expectoração, dispneia inspiratória com retração supraesternal subcostal, estridor e ansiedade evidente. Com a progressão da dificuldade respiratória, surgem sinais de hipoxemia. Nos quadros de laringite primária, a pseudomembrana só é visualizada por laringoscopia ou traqueostomia. As formas mistas são frequentes, podendo ter pseudomembranas simultaneamente nas amígdalas e laringe, nas amígdalas e narinas e nas amígdalas, narinas e laringe.

É possível haver também difteria cutânea, que normalmente afeta a pele com lesões, como queimadura, constituindo uma fonte de infecção para indivíduos suscetíveis. Apresenta-se sob a forma de úlcera arredondada com exsudato fibrinopurulento e bordas bem demarcadas que, embora profundas, não alcançam o tecido celular subcutâneo.

Outras localizações possíveis, apesar de raras, são a vagina (ulcerações e corrimento purulento), o ouvido (processo inflamatório exsudato do ducto auditivo) e a conjuntiva ocular (a infecção pode ser inaparente ou manifestar-se sob a forma de conjuntivite aguda, com eventual formação de membrana).

Complicações

As complicações podem ocorrer desde o início da doença até a sexta ou a oitava semana, quando os sintomas iniciais já desapareceram. O estabelecimento das complicações pode estar relacionado à localização e extensão da membrana, à quantidade de toxina produzida e absorvida, ao estado imunitário do paciente e à demora no diagnóstico e início do tratamento. A seguir, estão descritas as principais complicações.

Obstrução respiratória

É a complicação mais precoce, podendo apresentar-se já no início da doença.

Miocardite

É decorrente da ação direta da toxina no miocárdio ou, ainda, da intoxicação do sistema de condução do miocárdio. Sua incidência varia entre 10 e 30%, sendo responsável pelo maior número de óbitos a partir da segunda semana de doença. A miocardite pode acontecer de forma precoce entre o terceiro e o sétimo dia, geralmente com evolução fatal, ou de forma tardia após a segunda semana de evolução. Os sinais e sintomas mais encontrados são alterações de frequência e ritmo, hipofonese de bulhas, hepatomegalia dolorosa, aparecimento de sopro e sinais de insuficiência cardíaca congestiva (ICC). As alterações eletrocardiográficas mais encontradas são alterações de regularização, extrassistolias, taquicardia e/ou bradicardia, distúrbios de condução atrioventricular (AV) e corrente de lesão.

Neurite

Acontece em 20% dos casos de forma tardia, em torno de 2 a 8 semanas após o início da doença. A forma mais comum é a paralisia palatina com a consequente voz anasalada e regurgitações causadas pelo desvio unilateral da úvula. Em alguns casos, observa-se paresia ou paralisia geralmente tardia bilateral e assimétrica das extremidades, com hiporreflexia. Também pode ocorrer paralisia do diafragma, geralmente tardia, causando insuficiência respiratória. A paralisia dos músculos oculares é outra possibilidade, determinando diplopia e estrabismo.

Complicações renais

Ocorrem de acordo com a gravidade do caso, e é possível detectar albuminúria em diferentes proporções, neuropatia tóxica com importantes alterações metabólicas e, mais raramente, insuficiência renal aguda.

MODO DE TRANSMISSÃO

A transmissão acontece quando existe o contato direto de pessoa infectada ou portador com pessoa suscetível, por meio de gotículas de secreção respiratória (exsudato), eliminadas por tosse, espirro ou fala, ou ainda por lesões na pele. A transmissibilidade se estende até 2 semanas após o início dos sintomas (a antibioticoterapia adequada erradica o bacilo entre 24 e 48 horas após sua introdução). O período de incubação da doença varia de 1 a 6 dias.

DADOS EPIDEMIOLÓGICOS

A difteria pode ocorrer em qualquer período do ano e afetar todas as pessoas não imunizadas de qualquer idade, raça ou sexo. Observa-se um aumento da incidência nos meses frios em função das aglomerações em ambientes fechados, o que facilita a transmissão do bacilo. A difteria se apresenta de forma endêmica em várias regiões do mundo, como:

- África: Argélia, Angola, Egito, Eritreia, Etiópia, Guiné, Níger, Nigéria, Sudão, Zâmbia e outros países da África Subsaariana
- Américas: Bolívia, Brasil, Colômbia, República Dominicana, Equador, Haiti e Paraguai
- Ásia/Pacífico Sul: Bangladesh, Butão, Birmânia (Mianmar), Camboja, China, Índia, Indonésia, Laos, Malásia, Mongólia, Nepal, Paquistão, Papua-Nova Guiné, Filipinas, Tailândia e Vietnã
- Oriente Médio: Afeganistão, Irã, Iraque, Arábia Saudita, Síria, Turquia e Iêmen
- Europa: Albânia, Armênia, Azerbaijão, Bielorrússia, Estônia, Geórgia, Cazaquistão, Quirguistão, Letônia, Lituânia, Moldávia, Rússia, Tajiquistão, Turquemenistão, Ucrânia e Uzbequistão.

No Brasil, em 1990, com coberturas vacinais de 65,6%, foram notificados 640 casos, com coeficiente de incidência de 0,45/100 mil habitantes, número que foi progressivamente decaindo até atingir 56 casos em 1999 (coeficiente de incidência de 0,03/100 mil habitantes) e 58 casos no ano 2000 (coeficiente de incidência de 0,03/100 mil habitantes). Nos anos subsequentes, o número de casos não ultrapassou 50 por ano, e o coeficiente de incidência por 100 mil habitantes manteve-se em torno de 0,03. Em 2008, confirmaram-se sete casos da doença, com coeficiente de incidência de 0,003/100 mil habitantes.

Apesar de ser observada uma tendência constante de queda da incidência e da mortalidade em todas as faixas etárias, a letalidade apresentou um aumento nos últimos anos: de 2000 a 2004, apresentava-se em torno de 11%, com pequenas variações, e, em 2005 e 2006, o índice esteve em 22%, o que pode estar relacionado à diminuição do número de casos, suspeição diagnóstica tardia, qualidade da assistência deficiente, acesso aos serviços de saúde e consequente piora do prognóstico.

Em 2007, ocorreram cinco casos da doença; em 2008, oito casos; e, em 2009, seis casos. Em 2010, em três municípios do estado do Maranhão, onde a cobertura vacinal chegava a 56%, foram confirmados 27 casos de difteria e três óbitos. Em 2011, foram registrados cinco casos. Em 2012, não foram confirmados casos de difteria no Brasil. Em 2013, foram confirmados quatro casos da doença, sendo dois no estado de São Paulo, um em Pernambuco e outro no Paraná. Em 2013, a cobertura vacinal no Brasil foi de 95%. Em 2015, foram relatados em Pernambuco 11 casos e um óbito.

Embora a doença esteja controlada no Brasil e tenha se manifestado nos últimos anos com registros de casos isolados, alguns países como Haiti e Venezuela estão com surtos de difteria ativos, iniciados em 2014 e 2016, respectivamente. Esta situação causa preocupação quanto à ocorrência de introdução de casos importados no país, principalmente oriundos da Venezuela, devido ao alto fluxo migratório de venezuelanos que se deslocam para diversas unidades federadas. Cabe ressaltar que, em 18 de julho de 2017, foi a óbito uma criança venezuelana de 10 anos, que estava internada em Roraima, com identificação do *Corynebacterium diphtheriae*. Em 2018, foram notificados 31 casos suspeitos de difteria, distribuídos em 16 estados brasileiros. Apenas um caso foi confirmado por critério clínico em Pernambuco. No Brasil, entre 2010 e 2019, foram notificados 662 casos suspeitos de difteria, dos quais 77 (12%) foram confirmados, incluindo oito óbitos. As unidades federativas que notificaram o maior número de casos confirmados no mesmo período foram Maranhão (28 casos) e Pernambuco (16 casos). O Nordeste relatou a maior proporção de casos confirmados (58%), seguida das regiões Sudeste (18%) e Sul (10%). Na Tabela 25.1 observam-se os casos no Brasil entre 1997 e 2021.

Desde 2011, surtos de difteria têm sido registrados na Indonésia, Tailândia, Laos, África do Sul, Sudão e Paquistão. Em 2017, Venezuela, Indonésia, Iêmen e Bangladesh relataram surtos de difteria e solicitaram apoio à Organização Mundial da Saúde (OMS) para suas operações de resposta, orientação técnica e fornecimento de medicamentos e vacinas. Em 2018, três países das Américas (Colômbia, Haiti e Venezuela) relataram casos confirmados de difteria. No Haiti e na Venezuela, os surtos estão em curso. Na Colômbia, foram relatados oito casos confirmados e três óbitos. No Haiti, 375 casos prováveis foram notificados, incluídos 101 casos e 14 óbitos confirmados por laboratório. Entre os casos

Tabela 25.1 Casos confirmados de difteria no Brasil, grandes regiões e unidades federadas, de 1997 a 2020.

Região e UF	1997	1998	1999	2000	2001	2002	2003	2004	2005	2006	2007	2008	2009	2010	2011	2012	2013	2014	2015	2016	2017	2018	2019	2020
Região Norte	20	4	13	16	4	5	4	1	4	2	1	2	0	1	0	0	0	1	1	1	2	0	1	0
Rondônia	0	0	0	3	0	1	0	1	0	0	0	1	0	0	0	0	0	0	0	1	0	0	1	0
Acre	5	0	0	0	0	0	0	0	3	1	0	0	0	0	0	0	0	1	1	0	1	0	0	0
Amazonas	15	3	13	11	4	4	4	0	0	0	1	0	0	1	0	0	0	0	0	0	0	0	0	0
Roraima	0	0	0	1	0	0	0	0	0	0	0	0	0	0	0	0	0	0	0	0	1	0	0	0
Pará	0	1	0	1	0	0	0	0	1	1	0	1	0	0	0	0	0	0	0	0	0	0	0	0
Tocantins	0	0	0	0	0	0	0	0	0	0	0	0	0	0	0	0	0	0	0	0	0	0	0	0
Região Nordeste	48	29	18	19	12	26	17	7	10	4	3	2	0	28	0	0	1	1	12	1	0	1	1	1
Maranhão	0	1	0	0	0	0	1	0	0	0	0	0	0	28	0	0	0	0	0	0	0	0	0	0
Piauí	0	0	0	3	0	0	0	0	0	0	0	0	0	0	0	0	0	0	0	0	0	0	0	0
Ceará	0	0	1	0	0	0	1	0	0	0	0	0	0	0	0	0	0	0	0	0	0	0	0	1
Rio Grande do Norte	0	0	1	0	0	2	2	0	1	3	0	2	0	0	0	0	0	0	0	0	0	0	0	0
Paraíba	4	6	2	5	2	0	0	0	0	0	0	0	0	0	0	0	0	0	1	0	0	0	0	0
Pernambuco	5	1	3	1	1	3	1	0	0	0	1	0	0	0	0	0	1	1	11	1	0	1	1	0
Alagoas	7	7	5	1	0	3	0	0	0	0	2	0	0	0	0	0	0	0	0	0	0	0	0	0
Sergipe	5	0	0	1	3	0	1	0	1	0	0	0	0	0	0	0	0	0	0	0	0	0	0	0
Bahia	27	14	6	8	6	18	11	7	8	1	0	0	0	0	0	0	0	0	0	0	0	0	0	0
Região Sudeste	25	16	13	10	8	18	16	6	6	5	0	2	1	3	0	0	2	3	2	0	3	0	1	0
Minas Gerais	6	4	0	2	1	6	1	0	0	2	0	0	0	1	0	0	0	0	0	0	2	0	1	
Espírito Santo	1	0	0	0	0	0	0	0	0	0	0	0	0	0	0	0	0	1	0	0	0	0	0	0
Rio de Janeiro	5	4	2	4	5	6	1	3	3	3	0	2	1	0	0	0	0	0	2	0	0	0	0	0
São Paulo	13	8	11	4	2	6	14	3	3	0	0	0	0	2	0	0	2	2	0	0	1	0	0	0
Região Sul	36	25	11	7	3	3	10	2	3	0	1	2	4	1	2	0	2	1	1	1	0	0	0	1
Paraná	1	2	1	1	0	0	1	0	3	0	0	0	2	0	1	0	1	0	0	0	0	0	0	0
Santa Catarina	5	3	2	4	0	1	3	0	0	0	0	2	0	0	1	0	0	0	0	0	0	0	0	0
Rio Grande do Sul	30	20	8	2	3	2	6	2	0	0	1	0	2	1	0	0	1	1	1	1	0	0	0	1
Região Centro-Oeste	11	7	3	6	2	0	3	2	0	0	0	0	1	0	3	0	0	0	0	1	0	0	0	0
Mato Grosso do Sul	3	4	2	3	2	0	3	0	0	0	0	0	0	0	2	0	0	0	0	0	0	0	0	0
Mato Grosso	2	1	1	3	0	0	0	2	0	0	0	0	0	0	1	0	0	0	0	1	0	0	0	0
Goiás	0	2	0	0	0	0	0	0	0	0	0	0	0	0	0	0	0	0	0	0	0	0	0	0
Distrito Federal	6	0	0	0	0	0	0	0	0	0	0	0	1	0	0	0	0	0	0	0	0	0	0	0
Brasil	140	81	58	58	29	52	50	18	23	11	5	8	6	33	5	0	5	6	16	4	5	1	3	2

*Dados sujeitos à revisão. (Fonte: Sinan/SVS/MS – atualizado em 30/09/2021.)

confirmados, a maior taxa de incidência ocorreu entre as idades de 6 a 14 anos. Na Venezuela, o surto começou em julho de 2016 e, até a oitava semana epidemiológica de 2019, foram notificados 2.726 casos suspeitos; destes, 1.559 foram confirmados, com um total de 80 óbitos. Nas Américas, em 2021, entre a primeira semana epidemiológica e a 24ª, três países notificaram casos confirmados de difteria: o Brasil com um caso confirmado, a República Dominicana com 13 casos confirmados e dez mortes, e o Haiti com 12 casos confirmados, incluindo duas mortes. Em países da África, no ano de 2019, notificaram a Etiópia (com 7.184 casos), Madagascar (com 1.815 casos) e Nigéria (com 2.289 casos). Na Ásia, a Índia (com 9.622 casos) e Paquistão (com 346 casos), a difteria é endêmica e os números são assustadores.

Não se pode descartar a possibilidade de subnotificação de casos no Brasil e em outros países em desenvolvimento, devido à falta de esclarecimento da população para a busca de atendimento médico e às dificuldades de obtenção do diagnóstico clínico laboratorial em casos de difteria.

Além disso, nos últimos anos as coberturas vacinais vêm decaindo em todo o mundo. Em 2018, a cobertura global com a primeira dose de vacina tríplice bacteriana (DTP) no primeiro ano de vida (DTP1) foi de 90%. Para as três primeiras doses nos primeiros 12 meses (DTP3), a cobertura global foi de 86%. Dois em cada três países, de 194 avaliados pela OMS, relataram cobertura DTP3 igual ou superior a 90%. Embora não existam dados sobre as coberturas com doses de reforço adicionais após 1 ano de idade (realizadas de forma muito variada em diferentes países), estima-se que sejam muito menores e diminuam com a idade. Contudo, 13,5 milhões de crianças não receberam nenhuma dose de DTP, e outras 5,9 milhões não completaram as três primeiras doses. Um terço das crianças não vacinadas vive na Nigéria e na Índia, e outro terço em Angola, Brasil, Etiópia, Filipinas, Indonésia, Paquistão, República Democrática do Congo e Vietnã. No Brasil, a cobertura vacinal está em declínio desde 2015. A meta de cobertura vacinal contra difteria estabelecida pelo Programa Nacional de Imunização (PNI) do Ministério da Saúde (MS) é de 95%, mas não é atingida desde 2016 com a vacina penta Brasil (DTPw-HB/HiB – 2016: 89,17%; 2017: 84,74%; 2018: 89,54%; 2019: 83,74%; 2020: 65,57%) em menores de 1 ano e tríplice bacteriana (DTPw – 2016: 64,28%; 2017: 72,40%; 2018: 72,27%; 2019: 56,96%; 2020: 69,67%) de 1 a 5 anos.

No geral, 66% dos casos ocorreram em crianças menores de 15 anos. Neste aspecto, também se verificou uma diferença notável entre países com incidência elevada e apenas esporádica. No primeiro, os menores de 15 anos representaram 63% dos casos, enquanto naqueles com incidência esporádica foram apenas 34%. Os dados analisados mostraram que o percentual de casos em pessoas com 15 anos ou mais foi maior em países com melhor cobertura vacinal. No geral, mais de 50% dos casos em países com cobertura DTP3 superior a 90% tinham 15 anos de idade ou mais. Esses dados corroboram a suspeita da perda da proteção vacinal com o passar do tempo e a idade avançada (imunosenescência).

Uma possibilidade que deve ser pensada e relatada refere-se aos casos em humanos de difteria zoonótica causada pelo *Corynobacteriun ulcerans*. O número de ocorrências vem aumentando desde a década de 1980. Na Inglaterra, o número de casos de difteria pelo *C. ulcerans* superou o relacionado ao agente etiológico clássico, *C. diphtheriae*. Embora o *C. ulcerans* toxigênico seja atualmente reconhecido em diversos países industrializados como um patógeno emergente, sua patogenicidade em humanos, inclusive entre habitantes de centros urbanos, ainda é frequentemente negligenciada. Além dos quadros com características semelhantes à difteria respiratória e cutânea, as amostras de *C. ulcerans* têm sido relacionadas a outros quadros clínicos em humanos, como sinusite, tonsilite, faringite, pneumonia e peritonite. O crescente número de casos de infecções por *C. ulcerans* em cães e gatos desde 2006 ressalta a importância de ampliar o conhecimento relativo aos aspectos epidemiológicos dessa zoonose emergente.

Em agosto de 2010, o MS emitiu um alerta da difteria no Brasil, informando mudanças no perfil clínico sobre a situação epidemiológica da doença, como ausência de pseudomembranas, desvio de faixa etária, ocorrência de difteria zoonótica e circulação de *C. ulcerans* e *C. diphtheriae* no país. Outros pontos destacados foram a adoção das mesmas medidas de controle preconizadas para a espécie *C. diphtheriae* em casos confirmados de difteria por *C. ulcerans* e de notificação, tratamento e monitoramento de todos os casos suspeitos de difteria com isolamento de cepas não produtoras de toxina pelos profissionais da área de saúde.

NOTIFICAÇÃO DE CASOS SUSPEITOS

De acordo com a Portaria nº 5 da Secretaria de Vigilância em Saúde (SVS/MS), de 21 de fevereiro de 2006, Anexo I, todo caso de difteria é de notificação obrigatória às autoridades locais de saúde. Deve-se realizar a investigação epidemiológica em até 48 horas após a notificação, avaliando a necessidade de adoção de medidas de controle pertinentes. A investigação deve ser encerrada até 60 dias após a notificação. A unidade de saúde notificadora deve preencher a ficha de notificação/investigação do Sistema de Informação de Agravos de Notificação (Sinan) e encaminhá-la para ser processada, conforme o fluxo estabelecido pela Secretaria Municipal de Saúde (SMS). A notificação deve ser imediata a todas as esferas de governo, de acordo com a Portaria nº 5, de 21 de fevereiro de 2006, Anexo II. O surto de difteria deve ser notificado em até 24 horas à SMS, por serviço telefônico. Caso a SMS e/ou a Secretaria Estadual de Saúde (SES) não disponham de infraestrutura, principalmente fora do horário comercial, a notificação dever ser feita à SVS/MS pelo telefone do Disque Notifica, por mensagem de correio eletrônico enviada ao endereço notifica@saude.gov.br ou diretamente pelo *site* da SVS.

PREVENÇÃO

A vacinação com o toxoide diftérico é a medida de controle mais importante da difteria. O emprego sistemático dessa vacina, com altas coberturas vacinais ao longo do tempo, além de diminuir a incidência de casos clínicos, determina uma importante redução do número de portadores, induzindo a chamada "imunidade coletiva".

Em 1888, Emile Roux e Alexander Yersin descobriram que o bacilo da difteria produzia uma toxina poderosa, responsável pelos sintomas da doença. Em 1891, Emil Behring injetou doses subletais dessa toxina, provocando o aparecimento de moléculas antitóxicas (anatoxinas), que protegiam contra a infecção e podiam ser transferidas para outros animais, imunizando-os. Ao aplicar esse produto em um caso agudo de difteria, deu-se início à soroterapia, o que logo foi empregada também para o tétano por Behring, junto a Shibasaburo Kitasato, bacteriologista japonês. Pela descoberta, Behring recebeu o primeiro Prêmio Nobel de Medicina.

Os indivíduos adequadamente imunizados neutralizam a toxina produzida pelo bacilo diftérico, responsável pelas manifestações clínicas da doença. A vacinação normalmente é feita de forma sistemática, com aplicação de rotina do imunobiológico pelos serviços de saúde, ou em forma de campanhas de vacinação, realizadas diante de um caso suspeito da doença.

Vacinas

Vacinas disponíveis no Brasil

As vacinas contra difteria são geralmente combinadas ao toxoide tetânico e à *Bordetella pertussis* inativada, com suas células inteiras (DTPw, do inglês, *diphtheria-tetanus-pertussis whole cell*) ou na forma acelular (dTpa, do inglês *diphtheria-tetanus-pertussis acellular*). Outra possibilidade é de ser combinada a outros patógenos, como ao *Haemophilus influenzae* tipo b (Hib) conjugado à proteína diftérica ou tetânica, ao vírus da hepatite B e ao vírus da poliomielite inativada. As apresentações disponíveis da vacina no Brasil são descritas a seguir:

- Vacina dupla pediátrica ou adulta
    - DT Vax®, da Sanofi Pasteur: apenas disponível nos Centros de Referência para Imunobiológicos Especiais (CRIE). Indicada para crianças de 2 meses até 7 anos incompletos
    - dT, do Instituto Butantan: indicada a partir dos 7 anos.
- Vacinas tríplices bacterianas de células inteiras e combinações
    - Penta de células inteiras: DTPw + Hib + hepatite B. Indicada para crianças de 2 meses a 7 anos
    - DTPw.
- Vacinas tríplices bacterianas acelulares
    - Pentaxim: DTPa + Hib + poliomielite inativada. Indicada para crianças de 2 meses a 7 anos
    - Hexaxim: DTPa + Hib + poliomielite inativada + hepatite B. Indicada para crianças de 2 meses a 7 anos.

- Vacinas tríplice bacteriana acelular do tipo adulto e suas combinações
  - Refortrix®, da GlaxoSmithKline: vacina tríplice bacteriana acelular tipo adulto (dTpa). Indicada a partir dos 4 anos
  - Refortrix-IPV®, da GlaxoSmithKline: dTpa + poliomielite inativada. Indicada para crianças a partir dos 4 anos e adultos
  - ADACEL TRÍPLICE®, da Sanofi Pasteur: dTpa + poliomielite inativada. Indicada para crianças a partir dos 4 anos e adultos.

Considera-se adequadamente vacinado quem recebeu três doses de vacinas contendo o toxoide diftérico depois dos 2 meses de vida, com intervalo de pelo menos 30 dias entre as doses (o ideal é um intervalo de 2 meses), com primeiro reforço aplicado no prazo de 6 a 12 meses após a terceira dose e o segundo reforço entre a idade de 4 e 6 anos. Considera-se também nessa condição o indivíduo que recebeu três doses da vacina contendo o toxoide diftérico depois dos 7 anos, com intervalo de pelo menos 30 dias entre as doses (o ideal é um intervalo de 2 meses). É necessária uma dose de reforço a cada 10 anos, pois a concentração de anticorpos protetores em indivíduos adultos decresce 10% ao ano. Nas pessoas com vacinação prévia para a difteria, deve-se completar o esquema, ou seja, considerar as doses (comprovadas) aplicadas anteriormente e nunca reiniciar o esquema.

Vacinação na pós-exposição

Logo após a identificação de um caso suspeito de difteria, deve ser feita a visita domiciliar e, de acordo com cada situação, visita à escola, creche e local de trabalho, entre outros lugares frequentados pelo indivíduo, a fim de vacinar todos os contatos não vacinados, inadequadamente vacinados ou com estado vacinal desconhecido de acordo com as seguintes orientações:

- Administrar uma dose da vacina, conforme a idade e estado vacinal, e orientar como completar o esquema de vacinação
- Crianças e adultos com esquema de vacinação em dia só devem receber uma dose de reforço se a última dose foi aplicada há mais de 5 anos
- A ocorrência de um surto exige, além da vacinação imediata dos comunicantes com situação vacinal inadequada (medida que procura diminuir o número de suscetíveis), uma investigação da ocorrência e da situação vacinal da população sob risco, com consequente extensão da vacinação a todos os expostos.

CONSIDERAÇÕES FINAIS

Considerando a situação epidemiológica da difteria na região das Américas, bem como a heterogeneidade de coberturas vacinais, que predispõem ao acúmulo de não vacinados, o MS reitera as recomendações às vigilâncias epidemiológicas e coordenações de imunizações das Secretarias Estaduais e Municipais de Saúde:

- Notificar e investigar todos os casos suspeitos e surtos de difteria, bem como registrar os dados no Sinan
- Manter a vigilância ativa para a detecção precoce de casos suspeitos, a fim de iniciar tratamento oportuno (antibioticoterapia e soro antidiftérico)
- Realizar coleta de amostras clínicas de todos os casos suspeitos de difteria, inclusive comunicantes na busca por portadores, considerados disseminadores do agente etiológico
- Identificar todos os comunicantes dos casos suspeitos de difteria, a fim de adotar as medidas de prevenção e controle pertinentes (vacinação seletiva e quimioprofilaxia), para evitar casos secundários
- Disseminar amplamente informações epidemiológicas à população e aos serviços de saúde público e privado
- Manter elevadas coberturas vacinais do esquema primário com a vacina penta e dos reforços aos 15 meses e 4 anos, com a vacina DTP em todos os municípios, com meta igual ou superior a 95%, conforme preconizado pelo PNI
- Garantir as doses de reforço com vacina dupla (dT) adulto a cada 10 anos na população em geral e aumentar as coberturas de dTpa em gestantes e puérperas.

Vale salientar que os grupos de maior risco são crianças menores de 5 anos não vacinadas e as que estão na escola, profissionais de saúde, militares, pessoas privadas de liberdade e aquelas que, por natureza de suas profissões, estão em contato permanente e diário com um grande número de indivíduos. Reforça-se ainda que, embora os viajantes não tenham um risco especial de infecção diftérica, caso se desloquem para áreas com surtos de difteria, tenham suas situações vacinais atualizadas, conforme o Calendário Nacional de Vacinação. Para aqueles a partir de 7 anos com esquema de vacinação completo, administrar uma dose de reforço se a última foi aplicada há mais de 5 anos.

BIBLIOGRAFIA

Asociación Éspañola de Pediatria. Comité Asesor de Vacunas. Epidemiología de la difteria em el mundo, 2000-2017 [Internet]. Madrid: AEP; 2019. Disponível em: https://vacunasaep.org/profesionales/noticias/difteria-epidemiologia-2000-2017.

Canterle J. Cobertura vacinal abaixo da meta eleva alerta para difteria. Brasília, DF: Secretaria de Saúde do Distrinto Federal. Disponível em: https://www.saude.df.gov.br/cobertura-vacinal-abaixo-da-meta-eleva-alerta-paradifteria/

Centers for Disease Control and Prevention. Diphtheria [Internet]. Géorgia, EUA: CDC [cited 2014 Oct 21]. Disponível em: http://www.cdc.gov/diphtheria/clinicians.html.

Dias AASO, Santos LS, Sabbadini PS, Santos CS, Silva Junior FC, Napoleão F et al. Difteria pelo Corynebacterium ulcerans: uma zoonose emergente no Brasil e no mundo. Rev Saúde Pública. 2011;45(6).

Farhat CK, Carvalho LHFR, Succi RCM. Infectologia pediátrica. 2. ed. São Paulo: Atheneu; 1998.

GSK. Vacinas: Possuímos um amplo portfólio e um pipeline inovador para proteger pessoas em todas as fases da vida [Internet]. Disponível em: https://br.gsk.com/pt-br/produtos/vacinas/

Guia de vigilância epidemiológica [Internet]. 7. ed. Brasília, DF: Ministério da Saúde; 2009 [cited 2014 Oct 21]. Disponível em: http://bvsms.saude.gov.br/bvs/publicacoes/guia_vigilancia_epidemiologica_7ed.pdf.

Kaiser Family Foundation. Diphtheria cases [Internet]. Disponível em: http://kff.org/global-indicator/diphtheria-cases/.

Lisboa V. Em queda há 5 anos, coberturas vacinais preocupam Ministério da Saúde. Agência Brasil [Internet]. 2020 Oct 16. Disponível em: https://agenciabrasil.ebc.com.br/saude/noticia/2020-10/em-queda-ha-5-anos-coberturas-vacinais-preocupam-ministerio-da-saude.

Ministério da Saúde (BR). Casos confirmados de difteria. Brasil, grandes regiões e Unidades Federadas. 1997-2013 [Internet]. Disponível em: https://www.gov.br/saude/pt-br/assuntos/saude-de-a-a-z/d/difteria/arquivos-2023/tabela-de-casod-de-difteria.pdf.

Ministério da Saúde (BR). Casos confirmados de difteria. Brasil, grandes regiões e Unidades Federadas. 1997-2013 [Internet]. Disponível em: https://www.gov.br/saude/pt-br/media/pdf/2021/outubro/08/tabela-de-casos-dfteria001.pdf.

Ministério da Saúde (BR). Difteria [Internet]. Disponível em: <http://portal.saude.gov.br/portal/saude/visualizar_texto.cfm?idtxt=26994>.

Ministério da Saúde (BR). Difteria [Internet]. Disponível em: https:www.gov.br/saude/pt-br/assuntos/saude-de-a-az/d/difteria.

Ministério da Saúde (BR). Difteria: casos confirmados notificados no Sistema de Informação de Agravos de Notificação [Internet]. Disponível em: https://iris.paho.org/handle/10665.2/54474.

Ministério da Saúde (BR). Difteria: Vigilância e cenário epidemiológico [Internet]. Disponível em: http//saude.sp.gov.br/resources/cve-centro-de-vigilancia-epidemiologica/areas-de-vigilancia/doencas-de-transmissao-respiratoria/difteria/difteria19_alerta_abril.pdf.

Ministério da Saúde (BR). Informações técnicas [Internet]. Disponível em: http://portalsaude.saude.gov.br/index.php/o-ministerio/principal/leia-mais-o-ministerio/641-secretaria-svs/vigilancia-de-a-a-z/difteria/11205-informacoes-tecnicas.

Ministério da Saúde (BR). Secretaria de Vigilância em Saúde. Departamento de Vigilância Epidemiológica. Ministério da Saúde (BR). Secretaria de Vigilância em Saúde. Departamento de Vigilância das Doenças Transmissíveis. Coordenação-Geral de Doenças Transmissíveis. Nota Informativa nº 9/2019-CGDT/DEVIT/SVS/MS. Prestar informações sobre os surtos por difteria na região das Américas, risco de ocorrência de difteria e a importância da prevenção contra a doença [Internet]. Brasília, DF: Ministério da Saúde; 2019.

Ministério da Saúde (BR). Sistema de Informação de Agravos de Notificação (SINAN). Casos confirmados de difteria: Brasil e Grandes Regiões, 1997-2006. Brasília, DF: Ministério da Saúde; 2007 [cited 2014 Oct 21]. Disponível em: http://portal.saude.gov.br/portal/arquivos/pdf/casos_difteria.pdf.

Moraes JC. Situação vacinal dos casos de difteria no Estado de São Paulo: 1979-1981. Rev Paul Med. 1982;100(3):34-6.

Organização Pan-Amerinaca de Saúde. Atualização epidemiológica: Difteria. 22 de setembro de 2020. Washington, D.C.: OPAS/OMS; 2020. Disponível em: https://iris.paho.org/handle/10665.2/53063.

Organização Pan-Amerinaca de Saúde. Atualização epidemiológica: Difteria. 25 de junho de 2021. Washington, D.C.: OPAS/OMS; 2020. Disponível em: https://iris.paho.org/handle/10665.2/54474

Prefeitura Municipal de São Paulo. Secretaria Municipal da Saúde. Coordenadoria de Vigilância em Saúde. Alerta Difteria: OPAS e Ministério da Saúde alertam para a ocorrência de casos de difteria na região das Américas, em especial, no Peru, nas semanas 44 e 45/2020 [Internet]. São Paulo: Prefeitura de São Paulo; 2020. Disponível em: https://www.prefeitura.sp.gov.br/cidade/secretarias/upload/saude/alerta_difteria_covisa_2020.pdf.

Rosa, SL. Análise da situação vacinal no Brasil nos últimos dez anos com ênfase no primeiro ano de vida [monograph on the Internet]. Caxias do Sul, RS: Universidade de Caxias do Sul; 2019. Disponível em: https://repositorio.ucs.br/xmlui/handle/11338/6007.

Sanofi. Produtos [Internet]. Disponível em: https://www.sanoficonecta.com.br/produtos.

Santos CA. Cenário epidemiológico da difteria na atualidade [monograph on Internet]. São Paulo: Secretaria de Estado da Sáude de São Paulo, CEFOR/SUS-SP, Instituto Adolfo Luiz; 2019. Disponível em: https://docs.bvsalud.org/biblioref/2019/08/1010250/revisao-bibliografica-sobredifteria-carla-adriana-dos-santos.pdf.

Silva MB, Liphaus BL, Ferreira PM, Yu ALF, Carvalhana TRMP. Difteria: doença reemergente. BEPA. 2019;16(183):25-29.

Sistema Brasileiro de Imunizações. Difteria [Internet]. São Paulo: SBIM. Disponível em: https://familia.sbim.org.br/doencas/difteria.

World Health Organization. Diphtheria [Internet]. Geneva: WHO; [cited 2014 Oct 21]. Disponível em: https://www.who.int/teams/immunization-vaccines-and-biologicals/diseases/diphtheria.

World Health Organization. Diphtheria reported cases [Internet]. Geneva: WHO; [cited 2014 Oct 21]. Disponível em: https://immunizationdata.who.int/pages/incidence/DIPHTHERIA.html?-CODE=Global&YEAR=.

https://www.gov.br/saude/pt-br/centrais-de-conteudo/publicacoes/publicacoes-svs/vigilancia/guia-de-vigilancia-em-saude_5ed_21nov21_isbn5.pdf/view.

https://cevs.rs.gov.br/upload/arquivos/201802/27110655-relatorio-anual-da-vigilancia-das-doencas-imunopreveniveis-2017.pdf.

26

Doença Meningocócica

Rodrigo Schrage Lins • Mônica de Araújo Álvares da Silva

A DOENÇA E O IMPACTO NA SAÚDE DA POPULAÇÃO

A doença meningocócica é uma das doenças infecciosas mais temidas e imprevisíveis. Caracteriza-se por início agudo e rápida progressão, podendo ser até mesmo fulminante. Apresenta frequente ocorrência de complicações e sequelas, além de elevada taxa de letalidade, mesmo que haja cuidados médicos adequados. Ocorre de modo endêmico em todos os países, e seu grande potencial epidêmico é de conhecimento de todos os profissionais da área da saúde e da população leiga.

QUADRO CLÍNICO, COMPLICAÇÕES E LETALIDADE

A doença meningocócica é causada por um comensal normal da nasofaringe humana, a bactéria *Neisseria meningitidis*, ou meningococo. Trata-se de um diplococo gram-negativo aeróbico, cujas estrutura e imunogenicidade da cápsula polissacarídica determinam a classificação em 12 sorogrupos diferentes (A, B, C, E, H, I, K, L, X, W, Y e Z). Os sorogrupos A, B, C, X, Y e W são os causadores de mais de 95% das infecções invasivas no ser humano.

O meningococo apresenta diferentes estruturas fundamentais para a patogênese da doença. Os componentes da sua cápsula, como os polissacarídeos, os da sua membrana externa, como as endotoxinas (lipopolissacarídeos), e as diferentes moléculas proteicas adesivas, entre outros, possibilitam que a bactéria resista à morte pelos mecanismos imunes de defesa do paciente, como a fagocitose, a lise mediada pelo complemento e outras defesas. Dessa maneira, o meningococo adere às células mucosas da nasofaringe e se prolifera. Os mecanismos fisiopatológicos que se seguem ocorrem em aproximadamente 1% das pessoas que albergam o meningococo em sua nasofaringe, de onde a bactéria consegue invadir as células da mucosa, atingir a corrente sanguínea e causar doença em diferentes órgãos.

As formas clínicas mais graves e mais dramáticas são as infecções invasivas, que consistem em meningite, meningococcemia (forma septicêmica), ou ambas, chamada meningite meningocócica, que é a forma clínica mais comum de apresentação da doença. Assim como as demais meningites agudas purulentas, a meningite meningocócica cursa com início súbito de febre, vômitos, dor de cabeça, rigidez de nuca e convulsão. O indivíduo afetado pode apresentar também prostração, fotofobia e alteração do nível de consciência, entre outros sintomas.

A meningococcemia (ocorrência sem meningite em 5 a 20% dos casos) cursa com febre de início súbito, prostração e *rash* inicialmente macular, maculopapular e petequial (nessa fase, são indistinguíveis dos *rash* virais), evoluindo para púrpuras disseminadas que não desaparecem à digitopressão. A progressão da doença é extremamente rápida ou mesmo fulminante. Nesses casos, ocorrem púrpura, isquemia de membros, coagulopatia, edema pulmonar, choque (caracterizado por taquicardia, taquipneia, oligúria e redução da perfusão periférica, com confusão e hipotensão), falência múltipla de órgãos, coma e óbito, que podem advir em poucas horas, mesmo se houver tratamento adequado. Na fase tardia da doença, em pacientes tratados, podem surgir artrite ou pericardite em função da deposição de imunocomplexos.

As apresentações menos comuns da doença são as formas localizadas, como pneumonia (5 a 15% dos casos), artrite séptica (2%), otite média (1%), epiglotite (menos de 1%), conjuntivite, endocardite, miocardite, pericardite, uretrite, cervicite, bacteriemia oculta febril e meningococcemia crônica (duração de 6 a 8 semanas). A taxa de sequelas permanentes da doença é de 10 a 20%, que consistem em perda auditiva, perda visual, sequelas neurológicas, alterações cognitivas e de comportamento, amputação de extremidades (dedos, membros, orelhas etc.), extensas cicatrizes cutâneas, entre outras.

A taxa de mortalidade da doença meningocócica sem tratamento (história natural da doença) é de 70 a 90%. Dados recentes mostram que, em países desenvolvidos, a mortalidade é de 7 a 11% nos períodos endêmicos e acima de 20% nos períodos epidêmicos. No Brasil, a taxa média de mortalidade é de 20%. As meningococcemias isoladas atingem 40% de taxa de mortalidade. O óbito ocorre mais frequentemente entre 12 e 48 horas do início dos sintomas e está associado a baixa idade, ausência de meningite, coma, hipotensão, leucopenia e trombocitopenia.

Grupo de risco

Os fatores de risco a seguir têm associação com maior suscetibilidade à doença meningocócica:

- Asplenia anatômica ou funcional
- Fatores de risco genético: deficiências de componentes do complemento, como c3, de componentes da via terminal c5 a c9, ou properdina; polimorfismo genético da lecitina fixadora de manose; polimorfismo do receptor Fc gama RIIA (aumento da gravidade)
- Ausência de anticorpos bactericidas para o sorogrupo adquirido
- Idade do paciente (em ordem crescente de frequência): menores de 1 ano, de 2 a 5 anos e de 15 a 24 anos
- História de nascimento prematuro
- Contato com o indivíduo doente ou portador
- Condições de vida em aglomerados ou contato estreito: residências de pessoas em condições socioeconômicas menos privilegiadas, quartéis, alojamentos estudantis, bares e boates etc.
- Compartilhamento de copos, bebidas, beijo
- Exposição a tabaco
- Imunodepressão congênita ou adquirida
- Infecção respiratória viral recente (especialmente influenza)
- Portadores do vírus da imunodeficiência humana (HIV)
- Microbiólogos que trabalham com a *N. meningitidis*
- Viajantes para áreas endêmicas e epidêmicas (p. ex., países do "cinturão da meningite").

Forma de transmissão

O ser humano é o único hospedeiro natural e obrigatório da *N. meningitidis*. A bactéria reside de maneira assintomática na nasofaringe de 8 a 25% da população, parcela que constitui os chamados portadores assintomáticos. Estimativas internacionais indicam que a prevalência assintomática varia de 4,5% em bebês a 7,7% em crianças de 10 anos, atingindo um pico de 23,7% em adolescentes (até 19 anos) e diminuindo para 7,8% aos 50 anos. Portadores assintomáticos podem permanecer com o meningococo por um período que varia de dias até 2 anos, transmitindo-o para outras pessoas e mantendo a sua circulação na população. Poucas crianças pequenas são portadoras assintomáticas do meningococo.

A transmissão do meningococo ocorre de pessoa para pessoa, mediante contato direto com secreções respiratórias, isto é, gotículas de saliva ou secreção nasal. A propagação da doença é facilitada pelo contato estreito e prolongado (beijos, espirros, tosse, copos e talheres compartilhados e locais fechados ou semifechados, como quartéis militares, universidades, creches etc.) com uma pessoa colonizada pelo meningococo. Acredita-se que a bactéria não sobreviva no ambiente por longos períodos, pois é sensível à dessecação e a períodos de elevada irradiação ultravioleta B.

O período de incubação da doença é de 1 a 10 dias, sendo frequentemente de 1 a 4 dias. O período de transmissibilidade persiste até que o meningococo desapareça da nasofaringe do paciente doente. Em geral, isso ocorre após 24 horas de antibioticoterapia.

Dados epidemiológicos

A primeira epidemia de meningite meningocócica foi descrita por Vieusseux em Geneva (Suíça), em 1805. Ainda no século XXI, a doença meningocócica continua sendo um problema de saúde pública mundial. Ocorre em todos os países e tem potencial endêmico durante todo o ano quanto surtos epidêmicos, com grande variabilidade de incidência e distribuição dos diferentes sorotipos a cada região geográfica, época do ano ou mesmo de ano a ano. Sua expressão epidemiológica depende de diferentes fatores, como virulência da cepa da *N. meningitidis*, existência de aglomerados populacionais e características socioeconômicas dos grupos populacionais, do meio ambiente (clima) e da imunidade do indivíduo e/ou população. Dessa forma, é característica da epidemiologia do meningococo um comportamento diferente, flutuante e imprevisível em cada região geográfica.

O "cinturão africano da meningite", que abrange países da África Subsaariana, desde a Etiópia, ao Leste, até o Senegal, a Oeste, possui a maior incidência anual da doença em todo o mundo. O sorogrupo A é o mais predominante, mas há ocorrência de surtos pelos sorogrupos C, W e X. Nessa região, a cada 5 a 10 anos, ocorrem epidemias devastadoras e imprevisíveis, atingindo taxas de até mil casos por 100 mil habitantes por ano.

Na Europa, a incidência é de 0,2 a 14 casos por 100 mil habitantes por ano, e há predomínio do sorogrupo B, especialmente nos países que adotaram a vacina meningocócica C conjugada na rotina. Um padrão semelhante ocorre na Austrália e Nova Zelândia. Nos EUA, há predomínio dos sorogrupos B, C e Y, enquanto o W é muito raro. Nas Américas, a incidência da doença meningocócica é de 0,3 a 4 casos por 100 mil habitantes por ano. Os dados da Ásia são muito limitados, sugerindo um predomínio dos sorogrupos A e C como causadores da doença meningocócica. No Brasil, a doença é endêmica, com ocorrência de casos durante todo o ano, e são frequentes surtos comunitários ou institucionais, com os índices pré-pandemia de covid-19 mostrando uma incidência de 0,54 casos por 100 mil habitantes, a menor relatada nos últimos 30 anos (Tabela 26.1).

Pessoas de qualquer idade são suscetíveis. No Brasil, a doença apresenta maior incidência em crianças menores de 5 anos, sem diferenciação entre as diversas regiões geográficas do país. Durante surtos comunitários, observam-se mudanças nas faixas etárias mais acometidas, com aumento de casos entre adolescentes e adultos jovens. No caso de surtos em instituições e comunidades fechadas, a idade varia de acordo com as populações acometidas (escolas, asilos, empresas, canteiros de obras etc.).

Nos últimos anos, o coeficiente de incidência da doença meningocócica no Brasil tem se mantido em torno de 1,5 a 2 casos por 100 mil habitantes por ano, sendo o maior encontrado na América Latina. Devido à grande proporção de meningites notificadas sem identificação do agente etiológico, é provável que a incidência real da doença no Brasil seja maior que a rotineiramente relatada. Nas décadas de 1970 e 1980, ocorreram epidemias em várias cidades dos sorogrupos A e C, e, posteriormente, do B. A partir da década de 1990, houve uma diminuição proporcional do sorogrupo B e um aumento progressivo do sorogrupo C, cujos surtos diminuíram significativamente após a introdução da vacina conjugada meningocócica C no Calendário Nacional de Imunização. Desde 2001, chamou a atenção das autoridades sanitárias brasileiras a crescente ascensão do sorogrupo W (clone hipervirulento ST11/ET37), que mostrou-se uma tendência registrada nos países do Cone Sul: em 2012, foram registrados para o sorogrupo W 58% dos casos de doença meningocócica no Chile e 55% na Argentina.

Uma publicação de Parikn relatou que o sorogrupo C (MenC) continua sendo a principal causa de DMI, responsável por 53% dos casos identificados em 2018, seguido por MenB (27%), MenW (16%) e MenY (3%). Em 2022, a doença meningocócica permanece como a principal causa de meningite bacteriana (40% dos casos) no Brasil, sendo os sorogrupos C e B os de maior prevalência na maioria das regiões do país. Dados do Ministério da Saúde (MS) mostram que, no período pré-pandemia de covid-19, os casos de doença meningocócica confirmados por sorologia foram em 2019:

- Sorogrupo C: 75,33%
- Sorogrupo B: 17,21%
- Sorogrupo W: 5,38%

Tabela 26.1 Casos confirmados de doença meningocócica no Brasil por faixa etária (2009 a 2020).

Faixa etária	2009	2010	2011	2012	2013	2014	2015	2016	2017	2018	2019	2020	2021	2020
Em branco/IG	31	34	37	47	28	15	0	2	5	0	0	1	1	0
< 1 ano	3.466	3.191	2.890	2.739	2.629	2.546	2.754	2.524	2.514	2.863	2.635	1.646	1.347	21
1 a 4	3.982	3.621	3.663	4.224	3.522	3.135	2.706	2.923	3.195	3.249	3.164	740	587	10
5 a 9	3.397	2.968	3.213	3.750	2.992	2.648	1.776	1.904	2.140	2.114	1.972	443	284	9
10 a 14	2.129	1.888	1.824	1.987	1.515	1.317	1.038	969	1.126	1.040	988	364	290	15
15 a 19	1.333	1.112	1.201	1.225	1.074	919	873	796	861	791	706	319	238	7
20 a 39	4.197	4.043	4.102	3.989	3.669	3.446	3.246	3.011	3.303	3.436	3.236	1.613	1.410	25
40 a 59	2.550	2.644	2.719	2.721	2.659	2.541	2.452	2.244	2.536	2.596	2.443	1.400	1.270	40
60 a 64	333	346	414	378	412	407	419	435	452	522	486	243	238	4
65 a 69	225	277	270	295	283	297	291	315	326	368	364	197	212	1
70 a 79	327	298	315	323	346	311	384	382	409	424	385	265	257	8
80+	115	114	153	129	139	121	150	176	165	180	167	100	89	1
Total	22.085	20.536	20.801	21.807	19.268	17.703	16.089	15.681	17.032	17.583	16.546	7.331	6.223	141

IG: não sorogrupados. (Adaptada de Brasil. Ministério da Saúde. Datasus. Tabnet. Meningite meningocócica – Casos confirmados notificados no Sistema de Informação de Agravos de Notificação – Brasil. Disponível em: http://tabnet.datasus.gov.br/cgi/tabcgi.exe?sinannet/cnv/meninbr.def. Acesso em: 08/11/2022.)

- Sorogrupo Y: 1,15%
- Outros (A, D, 29E): 0,93%.

No período pandêmico da covid-19, devido à semelhança de transmissão das doenças e medidas restritivas instituídas, os números de casos diminuíram muito, mas continuaram ocorrendo e estão demonstrados nas Tabelas 26.1 e 26.2.

PREVENÇÃO

Dados de custo-efetividade com a vacinação

Em alguns países da Europa e da América do Norte, foram conduzidos estudos de avaliação econômica anteriores à introdução das vacinas meningocócicas conjugadas nos seus programas nacionais de imunização. Todos concluíram que uma dose da vacina aplicada no segundo ano de vida é mais custo-efetiva que o esquema de três doses iniciados no primeiro ano de vida. Estudos posteriores mostraram que essa estratégia atinge resultados mais consistentes quando associada a uma campanha de *catch-up* para crianças e adolescentes menores de 18 anos.

No Brasil, foi realizado um estudo do tipo análise de custo-efetividade da vacina meningocócica C conjugada, baseado em modelagem com o mesmo intuito. Concluiu-se que a vacinação universal com três doses em crianças de até 2 anos (sem *catch-up* em crianças maiores) é custo-efetiva e que, somando a análise de sensibilidade dos dados dos custos relacionados às sequelas dos sobreviventes, a atual estratégia de vacinação adotada pelo MS pode ser considerada próxima de ser muito custo-efetiva, conforme critérios da Organização Mundial da Saúde (OMS).

Vacinas disponíveis no Brasil

No mercado mundial, existem três tipos de vacinas meningocócicas: as polissacarídicas (compostas por polissacarídeos puros da cápsula do meningococo), as conjugadas (compostas por conjugados de proteína-polissacarídeo, que dão proteção sorogrupo-específica) e de componentes proteicos.

As vacinas meningocócicas polissacarídicas, descritas a seguir, estão licenciadas no Brasil, porém, no momento, não são rotineiramente comercializadas, nem utilizadas no mercado privado ou público. São elas:

- Meningo A + C (vacina meningocócica A + C, laboratório Sanofi Pasteur): contém 50 mcg de cada um dos polissacarídeos capsulares purificados dos sorogrupos A e C do meningococo, liofilizados, sem adjuvantes e com lactose como estabilizador. Podem ser encontradas também nas formas isoladas A ou C
- VA Mengoc BC (vacina meningocócica B + C, laboratório Instituto Finlay): contém 50 mcg de vesículas purificadas da membrana externa do meningococo B e 50 mcg de polissacarídeo capsular purificado do meningococo do sorogrupo C. Contém gel de hidróxido de alumínio como adjuvante e tiomersal como conservante.

As vacinas polissacarídicas são sorogrupos-específicas e apresentam boa resposta imunoprotetora em indivíduos maiores de 2 anos. São bem toleradas, e, apesar de até 60% dos vacinados referirem reações locais e/ou sistêmicas, como cefaleia e mialgia, esses eventos adversos são considerados leves e transitórios. Entretanto, essas vacinas apresentam uma resposta imunológica fraca em crianças menores de 2 anos (idade de maior risco de infecção), hiporresponsividade em doses subsequentes (imunotolerância) e ausência de proteção de rebanho, além de outras características.

As vacinas polissacarídicas foram substituídas pelas vacinas conjugadas, que são caracterizadas pelo antígeno capsular polissacarídico (A, C, W e Y) conjugado a uma proteína carreadora (toxina mutante atóxica diftérica, CRM 197; toxoide diftérico ou toxoide tetânico [TT]). Esse conjugado polissacarídeo-proteína age no sistema imune, mediante estímulo da resposta dependente de células T, ao contrário da vacina polissacarídica simples, que age diretamente sobre as células B, independentemente das células T. Essa diferença de resposta imune proporciona as seguintes vantagens às vacinas conjugadas, que não são evidenciadas com as polissacarídicas:

- Melhor resposta imune protetora, especialmente em crianças menores de 2 anos
- Melhor qualidade dos anticorpos (avidez e atividade bactericida)
- Indução de memória imunológica
- Intensa resposta amnéstica (efeito *booster*) na reexposição, caracterizando a ausência de fenômeno de tolerância

Tabela 26.2 Sorogrupos de meningococos confirmados no Brasil de 2013 a 2022, conforme dados do Ministério da Saúde.

Sorogrupo	2013	2014	2015	2016	2017	2018	2019	2020	2021	2022	Total
A	5	3	3	1	2	0	0	0	0	0	14
B	205	149	158	120	146	183	196	59	39	2	1.259
C	726	549	360	316	367	318	248	69	26	3	2.996
X	0	0	0	3	2	0	0	0	0	0	5
Y	26	23	13	18	16	18	22	10	2	0	151
Z	0	0	1	0	0	0	0	0	0	0	1
W135	77	59	53	50	53	54	39	10	1	0	399
29 E	0	0	0	1	1	0	0	1	0	0	3
Totoal soroagrupado	1.039	783	588	509	587	573	505	149	68	5	4.806
Ign/Em branco	18.229	16.920	15.501	15.172	16.445	17.010	16.041	7.182	6.255	136	129.387
Total	19.268	17.703	16.089	15.681	17.032	17.583	16.546	7.331	6.223	141	134.215

Ign: não sorogrupado.

- Redução do estado de portador do meningococo na nasofaringe, reduzindo a transmissão da doença na população
- Proteção de rebanho.

Hoje, no Brasil, estão licenciadas as vacinas meningocócicas C monovalentes conjugadas (MenC) e ACWY conjugadas (MenACWY), ambas a partir dos 2 meses ou, dependendo do carreador proteico, de 45 dias de vida (Tabela 26.3). Assim como as vacinas polissacarídicas, não fornecem proteção cruzada contra outros sorogrupos meningocócicos. Em países como Inglaterra, Canadá, Austrália e Suíça, onde a proteção de rebanho foi alcançada, demonstrou-se uma grande efetividade das vacinas MenC. Com a introdução dessa vacina conjugada no calendário infantil do Reino Unido em 1999, ocorreu a diminuição da incidência da doença pelo sorogrupo C em 94% das populações imunizadas e 67% das populações não imunizadas devido à imunidade de grupo, além de uma diminuição importante do estado de portador assintomático. Devido a baixos números de casos relatados de casos pelo sorogrupo C e o programa de vacinação em andamento com a vacina conjugada quadrivalente MenACWY em adolescentes, em 2018 a indicação da vacina passou a ser para crianças de 1 ano e um reforço na adolescência (como parte da vacina MenACWY). Estudos demonstraram uma resposta robusta de imunogenicidade em crianças, adolescentes, adultos e idosos para as vacinas MenACWY, sendo a MenACWY-CRM a partir de 2 meses e a MenACWY-TT a partir de 45 dias de vida.

Em 2015, no Brasil, a Agência Nacional de Vigilância Sanitária (Anvisa) licenciou uma vacina meningocócica B para uso entre os 2 meses e os 50 anos. A estratégia para a obtenção dessa vacina, produzida pelo laboratório GSK através de uma técnica de vacinologia reversa, foi a utilização de múltiplos antígenos proteicos, identificados a partir do sequenciamento genômico da bactéria com potencial atividade sinérgica, que possam oferecer ampla cobertura contra cepas diversas de meningococo. Dessa forma, a vacina inclui quatro componentes purificados: três antígenos proteicos recombinantes subcapsulares – o responsável pela aderência da *Neisseria* (NadA, do inglês, *Neisseria* adhesin A), o antígeno de ligação à heparina (NHBA, do inglês, *Neisserial Heparin binding antigen*) e a proteína de ligação ao fator H (fHbp, do inglês *factor H binding protein*) –, importantes para sobrevida, função e/ou virulência dos meningococos; mais uma vesícula de membrana externa (OMV, do inglês, *outer membrane vesicles*), onde o antígeno imunodominante é a porina A (PorA1.4). A vacina 4 componentes da cápsula de meningococo B (4CMenB) possui diversos estudos de segurança e imunogenicidade, alguns deles realizados no Brasil, demonstrando que a vacina é imunogênica contra diversas cepas de meningococo B em várias faixas etárias, inclusive em lactentes. Para as cepas do meningococo B isoladas no Brasil nos últimos anos, a vacina mostrou uma estimativa potencial de cobertura de 81%. Atualmente, diversos estudos de vida real reafirmam a segurança e a efetividade da 4CMenB em proteger crianças, adolescentes e adultos contra a doença meningocócica. Em 2019, uma segunda vacina foi licenciada no Brasil para a faixa etária de 10 a 25 anos contra o meningococo B. A vacina bivalente rLP2086 do laboratório Pfizer é composta por duas variantes de fHbp (variantes 1 e 3, ou subfamílias A e B) na forma lipídica, presente em quase todas as cepas MenB invasivas. A rLP2086 se mostrou segura e eficaz na população-alvo. Embora licenciadas apenas para proteger contra a doença MenB, ambas as vacinas têm o potencial de proteger contra qualquer sorogrupo meningocócico que possua antígenos de superfície relacionados à vacina e não interferem no estado de portador assintomático. A 4CMenB também confere proteção cruzada com cepas de gonococo. As vacinas MenB estão disponíveis apenas na rede privada.

Para um futuro próximo, é aguardada uma vacina única que ofereça proteção aos principais sorogrupos. Vacinas pentavalentes MenABCWY que são constituídas de duas vacinas meningocócicas já licenciadas (MenB-FHbp e MenACWY-TT ou 4CMenB e MenACWY-CRM) estão sendo investigadas em pessoas saudáveis de diversas faixas etárias, já em fases avançadas dos estudos clínicos. A adição de MenABCWY é o próximo passo natural na melhoria da imunização meningocócica; assim, com apenas uma vacina, é possível reduzir os casos de doença meningocócica invasiva, sua mortalidade associada, a taxa de sequelas físicas e psicossociais e os custos associados ao controle de surtos.

Tabela 26.3 Características das vacinas meningocócicas comercializadas no Brasil.

Vacina	Bexsero® (4CMenB)	Trumenba® (rLP2086)	Menveo® (ACWY-CRM)	Nimenrix® (ACWY-TT)	Menactra® (ACWY-DT)	Menquadfi® (ACWY-TT)	Neisvac-C® (MenC–TT)	Menjugate® (MenC–CRM)
Fabricante	GSK	Pfizer	GSK	Pfizer	Sanofi	Sanofi	Pfizer	GSK
Constituinte ativo por dose	50 µg de cada proteína recombinante de *Neisseria meningitidis* sorogrupo B: proteína de fusão NHBA; NadA recombinante; e proteína de fusão fHbp. OMV de *Neisseria meningitidis* sorogrupo B. 25 mcg de cepa NZ98/254 – PorA1.4	60 µg de cada proteína recombinante de *Neisseria meningitidis* sorogrupo B: (MnB rLP2086), subfamília A e subfamília B	10 µg de oligossacarídeo do meningococo A liofilizado e 5 mcg de cada um dos oligossacarídeos dos meningococos C, W e Y na forma líquida	5 µg de polissacarídeo de cada um dos meningococos A, C, W e Y	4 µg de polissacarídeo de cada um dos meningococos A, C, W e Y	10 µg de polissacarídeo de cada um dos meningococos A, C, W e Y	10 µg de oligossacarídeo-O-acetilado do sorogrupo C	10 µg de oligossacarídeo O-acetilado do sorogrupo C
Carreador	Não procede	Não procede	3,3 a 33 mcg CRM 197	Toxoide tetânico	48 mcg de toxoide diftérico	55 mcg de toxoide tetânico	10 a 20 mcg de toxoide tetânico	12,5 a 25 mcg CRM 197
Adjuvante	0,5 mg Al^{3+}	0,25 mg Al^{3+}	Ausente	Ausente	Ausente	Ausente	0,5 mg Al^{3+}	Al^{3+}
Tipo (vacina)	Inativada	Inativada	Inativada	Inativada	Inativada	Inativada	Inativada	Inativada
Excipientes	Cloreto de sódio, histidina, sacarose e água para injetáveis	Cloreto de sódio, histidina, água para injetáveis, polissorbato 80	Fosfato de potássio, sacarose, cloreto de sódio, fosfato de sódio, fosfato dissódico hidrogenado di-hidratado e água para injetáveis	Sacarose, trometamol, cloreto de sódio, água para injetáveis	Cloreto de sódio, fosfato de sódio e água para injetáveis	Cloreto de sódio, acetato de sódio e água para injetáveis	Hidróxido de alumínio, histidina, cloreto de sódio e água para injetáveis	Hidróxido de alumínio, histidina, cloreto de sódio e água para injetáveis

(*continua*)

Tabela 26.3 Características das vacinas meningocócicas comercializadas no Brasil. (*continuação*)

Vacina	Bexsero® (4CMenB)	Trumenba® (rLP2086)	Menveo® (ACWY-CRM)	Nimenrix® (ACWY-TT)	Menactra® (ACWY-DT)	Menquadfi® (ACWY-TT)	Neisvac-C® (MenC-TT)	Menjugate® (MenC-CRM)
Látex	Presente no êmbolo e tampa protetora de borracha	Presente no êmbolo e tampa protetora de borracha	Presente no êmbolo e tampa protetora de borracha	Presente no êmbolo e tampa protetora de borracha	Presente no êmbolo e tampa protetora de borracha	Presente no êmbolo e tampa protetora de borracha	Presente no êmbolo e tampa protetora de borracha	Presente no êmbolo e tampa protetora de borracha
Idade (na bula)	2 meses a 50 anos	10 a 25 anos	A partir de 2 meses	A partir de 45 dias	A partir de 9 meses	A partir de 12 meses	A partir de 2 meses	A partir de 2 meses
Dose	0,5 mℓ	0,5 mℓ	0,5 mℓ	0,5 mℓ	0,5 mℓ	0,5 mℓ	0,5 mℓ	0,5 mℓ
Via*	IM	IM	IM	IM	IM	IM	IM	IM
Temperatura	2 a 8°C	2 a 8°C	2 a 8°C	2 a 8°C	2 a 8°C	2 a 8°C	2 a 8°C	2 a 8°C
Apresentação	Seringa preenchida	Seringa preenchida	Frasco com liófilo e seringa com solução diluente	Frasco com liófilo e seringa com solução diluente	Frasco com liófilo e seringa com solução diluente	Frasco com liófilo e seringa com solução diluente	Seringa preenchida	Seringa preenchida
Coadminis-tração (estudos clínicos)	DTPa (dTpa), Hib, IPV, HepB SCR, Var, VPC7, MenACWY (estudo com Menveo)	dTpa, HPV4, MenACWY (estudo com Menactra)	DTPa (dTpa), Hib, IPV, HepB e A, Rota SCR, Var, VPC13, HPV2/4, FA, FT, MenB, RA, EJ	DTPa (dTpa), Hib, IPV, HepB e A SCR, Var, VPC10 e VPC13, HPV2/4, Flu	DTPa (dTpa), Hib, HepA SCR, Var, FT, VPC7, HPV2/4	DTPa (dTpa), Hib, HepA SCR, Var, VPC, HPV	DTPa (dTpa), Hib, IPV, HepB, Rota SCR, Var, VPC 7, 10 e 13	DTPa (dTpa), DTPw, Hib, IPV, HepB, Rota SCR, VPC 7
Categoria de gravidez	B	B	B	C	Não recomendada	B	Não recomendada	Não recomendada

*Poderão ser feitas via subcutânea (SC) profunda em pacientes com discrasias sanguíneas, podendo ocorrer aumento de reações locais. DTPa: difteria-tétano-*pertussis* acelular; dTpa: difteria-tétano-*pertussis* acelular tipo adulto; DTPw: difteria-tétano-*pertussis* células inteiras; EJ: encefalite japonesa; FA: febre amarela; fHbp: proteína de ligação ao fator H; Flu: influenza; FT: febre tifoide; NadA: responsável pela aderência da *Neisseria*; NHBA: antígeno de ligação à heparina; OMV: vesícula de membrana externa; PorA1.4: porina A; HepB: hepatite B; Hib: *Haemophilus influenzae* tipo B; HPV2/4: papilomavírus humano bi/quadrivalente; IM: intramuscular; IPV: poliomielite inativada; MenACWY: meningocócica ACWY; RA: raiva; Rota: rotavírus; SCR: sarampo-caxumba-rubéola; Var: varicela; VPC: vacina pneumocócica.

MANUTENÇÃO DA PROTEÇÃO COM VACINAS MENINGOCÓCICAS CONJUGADAS

Anticorpos são fundamentais para a proteção contra agentes encapsulados. Vacinas conjugadas induzem altos níveis séricos de anticorpos, mas estudos demonstram que lactentes vacinados nos 6 primeiros meses de vida mostram queda rápida do nível de anticorpos e, assim, não apresentam persistência da proteção. É possível que a manutenção da proteção conferida por vacinas conjugadas dependa de três principais mecanismos: persistência de níveis séricos de anticorpos funcionais, manutenção da memória imunológica e imunidade de rebanho.

Títulos de anticorpos não foram persistentes após três doses da vacina MenC conjugada, administrada em lactentes no primeiro ano de vida: 50% deles, ao atingirem 1 ano, ainda apresentavam nível protetor, e apenas 12% apresentavam soroproteção 4 anos após a vacinação. É importante salientar que a proteção contra a infecção meningocócica decresce proporcionalmente à queda de níveis séricos de anticorpos funcionais. A persistência de anticorpos é melhor quando a primeira dose é aplicada a partir dos 12 meses, mas a vacinação desse grupo não foi capaz de induzir níveis séricos sustentados de anticorpos funcionais a longo prazo para a maioria das crianças. Estudos realizados no Reino Unido demonstraram que 25% das crianças vacinadas com MenC entre os 2 meses e os 6 anos, 79% entre 6 e 9 anos e 88% entre 10 e 15 anos mantinham títulos de anticorpos protetores após 6 a 7 anos da última dose. Esses dados confirmam que a resposta imune proporcionada pelas vacinas meningocócicas conjugadas tem relação direta com a idade em que a vacina é aplicada.

Memória imunológica

Esse mecanismo permite a resposta secundária a uma reexposição ao antígeno: em cerca de 4 a 7 dias após o contato, mesmo indivíduos com níveis muito baixos de anticorpos são capazes de elevá-los a níveis protetores e, assim, impedir a invasão pelo agente infeccioso, o que foi comprovado em estudos com vacinas conjugadas C, ACWY e proteicas meningocócicas B. Isso, teoricamente, poderia fornecer proteção contra a doença meningocócica a longo prazo, quando os níveis de anticorpos protetores não são mantidos. No entanto, o curto período de incubação da infecção meningocócica (em geral menos de 4 dias) impede que a memória imunológica seja suficiente para manter a proteção do indivíduo, já que a invasão pelo meningococo ocorre antes que se eleve o nível de anticorpos protetores. Essas observações sugerem, então, que a memória imunológica não é mais importante do que a manutenção de altos níveis de anticorpos quanto à proteção a longo prazo contra infecções causadas por patógenos com capacidade de rápida invasão.

Proteção coletiva (ou de rebanho)

O terceiro mecanismo para a preservação da proteção da população com as vacinas conjugadas é a imunidade coletiva. A manutenção da imunidade coletiva a longo prazo depende da persistência de níveis de anticorpos na mucosa (proporcionais aos níveis séricos) que impeçam a colonização e, portanto, a transmissão do meningococo. Na Inglaterra, onde desde 1999 são vacinadas crianças, adolescentes e jovens, ficou evidente o papel fundamental que esse mecanismo tem no controle da doença. Como já dito anteriormente, a persistência de níveis protetores de anticorpos é maior quando a vacinação primária ocorre na adolescência. Adultos hoje com 30 a 35 anos, vacinados na campanha inglesa que se iniciou em 1999, são pais que, provavelmente, não transmitem o meningococo para seus filhos; já os adolescentes de hoje, que foram vacinados há mais de 9 anos, possivelmente estão mais uma vez suscetíveis à infecção meningocócica. Considerando que adolescentes constituem um grupo com alta incidência de colonização pelo meningococo e, portanto, importantes responsáveis pela transmissão da doença, a queda da proteção nos vacinados na infância diminuiria a imunidade coletiva. Assim, entende-se que a manutenção da proteção de rebanho depende da implantação de um reforço da vacina na adolescência.

Crianças precocemente vacinadas apresentam resposta menos robusta e proteção menos persistente (por cerca de 3 ou 5 anos). No entanto, o impacto da doença em crianças menores de 1 ou 2 anos torna obrigatória a vacinação a partir dos 2 meses. Quando não se espera a curto prazo a ocorrência do importante efeito da proteção indireta, torna-se necessária a adoção de um esquema de imunização para garantir a proteção individual contra a doença meningocócica (DM) durante a infância e a adolescência.

INDICAÇÕES

Tendo em vista a gravidade da doença meningocócica e a epidemiologia do Brasil, onde há um elevado número de casos com frequentes surtos comunitários e uma situação vacinal que ainda não possibilita uma proteção de rebanho em todas as faixas etárias de maior risco, as vacinas meningocócicas oferecem benefícios de proteção para todas as pessoas suscetíveis. Após 2010, quando o Programa Nacional de Imunizações (PNI) incorporou a vacina MenC para os lactentes brasileiros, o cenário epidemiológico do país vem mudando, e os dados mais recentes do MS demonstram que a taxa de incidência da doença meningocócica caiu muito entre os vacinados, enquanto não houve queda nas faixas etárias maiores não contempladas.

As vacinas meningocócicas são prioritárias até os 5 anos, especialmente nos lactentes entre 3 e 24 meses, que é a idade de maior risco de infecção da doença e sua gravidade. Os adolescentes e adultos jovens também têm risco aumentado e devem ser vacinados, pois, nessa faixa etária, o número de casos da doença é elevado. Da mesma maneira, são prioritárias as pessoas pertencentes aos grupos de risco para as doenças meningocócicas invasivas citadas anteriormente. A descrição das vacinas e sua formulação estão na Tabela 26.3. Ambas as vacinas conjugadas e proteicas podem ser utilizadas no controle de surtos de infecções meningocócicas em uma população.

Esquemas vacinais

Os esquemas de rotina das vacinas meningocócicas para crianças se encontram na Tabela 26.4. Em seguida, são descritos os esquemas recomendados pela SBIm das vacinas disponíveis no país.

- Vacina C conjugada CRM: está disponível na rede pública e privada. Em rede pública, a recomendação é para crianças dos 2 meses até os 5 anos e um reforço, além de pessoas de outras faixas etárias com risco aumentado de doença meningocóccia invasiva pela presença de comorbidades, que podem receber essa vacina nos Centros de Referências para Imunobiológicos Especiais (CRIEs). A recomendação de vacinação de rotina orientada pelo PNI é de vacinar crianças aos 3 e 5 meses (vacinação primária) e um reforço aos 12 meses. Nos CRIES, a vacina está disponível, conforme relatado na Tabela 26.3
- Vacinas ACWY: há 4 vacinas no mercado brasileiro – uma conjugada com a toxina mutante atóxica diftérica CRM 197 (GSK), duas conjugadas com o toxoide tetânico (Pfizer e Sanofi) e uma com o toxoide diftérico (Sanofi) com diferentes esquemas de vacinação
    - Vacina meningocócica conjugada ACWY-CRM
        - 2 a 6 meses: duas doses, com intervalo de 2 meses entre elas, aos 3 e 5 meses de idade. Reforço aos 12 a 15 meses. Esquema 2 + 1
        - 7 a 23 meses: duas doses, com a segunda dose administrada no segundo ano de vida e pelo menos 2 meses após a primeira dose
        - Crianças (≥ 24 meses), adolescentes e adultos: uma dose
    - Vacina meningocócica conjugada ACWY-TT (Pfizer)
        - 6 semanas a 12 meses: duas doses, com intervalo de 2 meses entre elas, aos 3 e 5 meses de idade. Reforço aos 12 a 15 meses. Esquema 2 + 1
        - Crianças (≥ 12 meses), adolescentes e adultos: uma dose

Tabela 26.4 Vacinação de rotina em crianças e adolescentes segundo calendário da SBIm.

Faixa etária	Vacina
3 meses	MenC ou MenACWY* e MenB**
5 meses	MenC ou MenACWY* e MenB**
12 a 15 meses	MenACWY e MenB**
5 e 6 anos	MenACWY
11 anos	MenACWY – reforço da adolescência

Para a faixa etária, somente as seguintes vacinas estão liberadas: *Vacinas ACWY-CRM (GSK) ou ACWY-TT (Pfizer); **Vacina 4CMenB (GSK). Crianças maiores de 24 meses e adolescentes que não realizaram esquema com MenB podem fazê-lo. Consultar pelo tipo de vacina MenB a posologia adequada e a indicação para a faixa etária.

    - Vacina meningocócica conjugada ACWY-TT (Sanofi):
        - Crianças (≥ 12 meses), adolescentes e adultos: uma dose
    - Vacina meningocócica conjugada ACWY-DT (Sanofi):
        - 9 a 23 meses: duas doses, com no mínimo 3 meses de intervalo entre elas
        - Crianças (≥ 24 meses), adolescentes e adultos: uma dose
- Vacinas meningocócicas B: quanto à vacina 4CMenB da GSK, os esquemas de vacinação que constam na bula brasileira variam de acordo com a idade de início da vacinação
    - 2 a 5 meses: duas doses, com intervalo de 2 meses entre elas, seguidas de reforço entre 12 e 15 meses (com intervalo mínimo de 6 meses da segunda dose). O esquema primário de vacinação também pode ser administrado aos 2, 3 e 4 meses, com intervalo entre doses de pelo menos 1 mês e reforço aos 12 meses
    - 6 a 11 meses: duas doses com intervalo de 2 meses entre elas, seguidas de reforço (com intervalo mínimo de 2 meses após a segunda dose) no segundo ano de vida
    - 12 a 23 meses: duas doses com intervalo de 2 meses entre elas e uma dose de reforço 12 a 23 meses após a segunda dose da vacinação primária
    - Crianças (≥ 24 meses), adolescentes e adultos: duas doses com intervalo de 1 mês entre elas.
- Vacina meningocócica B (bivalente rLP2086) do laboratório Pfizer: é indicada apenas para adolescentes e adultos jovens (10 a 25 anos) em dois possíveis esquemas – duas doses com intervalo de 6 meses entre elas (0 e 6 meses) ou três doses, sendo duas em intervalo mínimo de 1 mês, seguidas por uma terceira, pelo menos 4 meses após a segunda dose.

Orientações

Lactentes e crianças

Devido à epidemiologia da doença meningocócica no Brasil, uma vez que o maior risco de contrair a doença é preponderante no primeiro ano de vida, deve-se iniciar o esquema o mais precocemente possível, preferencialmente com as vacinas meningococócicas MenACWY e MenB.

Adolescentes

A SBIm recomenda que os adolescentes sejam vacinados contra a doença meningocócica com as vacinas MenACWY e MenB. Adolescentes devem receber reforço da vacina MenACWY (ou MenC, quando essa não estiver disponível) aos 11 anos. Para adolescentes nunca vacinados com MenACWY e/ou MenB, a qualquer momento:

- MenACWY: duas doses com intervalo de 5 anos
- MenB: duas doses com intervalo de 1 a 2 meses.

Adultos e idosos

Para os adultos, a recomendação deve considerar a vacinação avaliando a situação epidemiológica. Quando se justificar, o adulto deve receber uma dose da vacina MenACWY e/ou duas doses da vacina MenB com intervalo de 1 a 2 meses entre elas. Na impossibilidade de receber MenACWY, a vacina MenC pode ser utilizada. Visto que a doença é endêmica no Brasil, ocorre durante o ano todo, atinge todas as faixas etárias e surgem surtos localizados ocasionalmente, a vacinação é recomendada para adultos e idosos que desejarem prevenir-se contra as infecções meningocócicas, especialmente indivíduos pertencentes aos grupos de risco ou em situações de risco elevado, como surtos e viagens para regiões endêmicas e epidêmicas, entre outras condições.

Pacientes com comorbidades

Para pacientes portadores de asplenia anatômica ou funcional, deficiência de complemento C3, C5-C9 ou properdina, são recomendados esquemas especiais. De acordo com o tipo de doença de base, a resposta imunológica pode ser subótima. Pacientes com esplenectomia eletiva agendada devem ser vacinados com antecedência mínima de 15 dias. São escassos ou inexistentes os estudos de imunogenicidade, segurança, eficácia ou efetividade das vacinas meningocócicas conjugadas MenC ou MenACWY nos pacientes imunodeficientes. Ainda são necessários mais estudos não somente nos grupos de pacientes citados, mas também em pacientes com outras imunodeficiências primárias e secundárias cuja resposta imune é comprometida de forma mais ampla.

O MS, por meio dos CRIEs, oferece as vacinas MenC ou MenACWY para indivíduos que fazem parte dos seguintes grupos ou que passaram pelas seguintes situações: asplenia anatômica ou funcional e doenças relacionadas; imunodeficiências congênitas e adquiridas; deficiência de complemento e frações; HIV e síndrome da imunodeficiência adquirida (AIDS); implante de cóclea; fístula liquórica e derivação ventrículo peritoneal (DVP); trissomias; microbiologista rotineiramente exposto ao isolamento de *N. meningitidis*; doenças de depósito; hepatopatia crônica; doença neurológica crônica incapacitante; transplante de células-tronco e de órgãos sólidos. O esquema recomendado está descrito na Tabela 26.5.

CONTRAINDICAÇÕES E PRECAUÇÕES

Constitui contraindicação para as vacinas meningocócicas conjugadas história de reação alérgica grave (tipo anafilaxia) a dose anterior ou a algum de seus componentes, inclusive ao látex. Nesses casos, diante de situação epidemiológica de alto risco, deve-se encaminhar o paciente a um alergista para avaliação especializada e possível realização de dessensilização e aplicação da vacina.

Uma doença aguda moderada ou grave é indicativa de postergar a vacinação, podendo ser aplicada após estabilização da doença. Uma condição leve não constitui contraindicação ou adiamento da vacinação.

Amamentação ou imunossupressão também não contraindicam essas vacinas. Não há dados de segurança das vacinas meningocócicas conjugadas MenC e MenACWY e vacinas meningocócicas B para a mulher grávida. Porém, por se tratar de vacinas inativadas, não há risco teórico para o feto nem para a gestante. Em situações de surtos, a vacina pode ser utilizada, avaliando seus benefícios e os riscos de a gestante contrair a doença. A classificação de cada vacina quanto ao risco na gestação está na Tabela 26.3.

EVENTOS ADVERSOS

Para as vacinas meningocócicas C conjugadas, estudos de pré-comercialização e de vigilância

Tabela 26.5 Esquema de vacinação disponível nos Centros de Referências para Imunobiológicos Especiais (CRIES) com vacina meningocócica C conjugada ou ACWY em situações de risco para pessoas acima dos 12 meses.

Indicação	Imunização primária	Reforços
Aplenia antômica ou funcional e doença relacionadas	2 doses com intervalo de 8 semanas	1 dose a cada 5 anos
Deficiência de complemento e frações	2 doses com intervalo de 8 semanas	1 dose a cada 5 anos
Terapia com eculizumabe	2 doses com intervalo de 8 semanas	1 dose a cada 5 anos
Pessoas com HIV/AIDS	2 doses com intervalo de 8 semanas	1 dose a cada 5 anos
Imunodeficiências congênitas e adquiridas	2 doses com intervalo de 8 semanas	1 dose a cada 5 anos
Transplantados de células-tronco hematopoiéticas (TMO)	2 doses com intervalo de 8 semanas	1 dose a cada 5 anos
Transplantados de órgãos sólidos	2 doses com intervalo de 8 semanas	1 dose a cada 5 anos
Fístula liquórica e DVP	1 dose	1 dose a cada 5 anos
Implante de cóclea	1 dose	1 dose a cada 5 anos
Microbiologistas	1 dose	1 dose a cada 5 anos (se persistir o risco)
Trissomias	1 dose	-
Doenças de depósito	1 dose	-
Hepatopatia crônica	1 dose	-
Doença neurológica incapacitante	1 dose	-

AIDS: síndrome da imunodeficiência adquirida; DVP: derivação ventrículo-peritoneal; HIV: vírus da imunodeficiência humana. (Fonte: Manual do CRIE, 2019.)

ativa e passiva pós-comercialização mostraram os seguintes dados: dor, hipersensibilidade, edema e eritema no local da injeção e febre são comuns em todas as faixas etárias.

- Em lactantes e pré-escolares: choro, irritabilidade, sonolência, sono conturbado, hiporexia, diarreia e vômito são comuns.
- Em crianças maiores e adultos: cefaleia é o mais comum dos eventos, atingindo 12%, e é de intensidade leve a moderada, com até 3 dias de duração; mialgia e sonolência podem ocorrer
- Reações neurológicas como tontura, convulsão febril ou afebril, desmaios, dormência e hipotonia ou outras são muito raras
- Anafilaxia: taxa de 1:500 mil doses.

Para as vacinas meningocócicas ACWY conjugadas, estudos demonstraram que são bem toleradas nos diferentes grupos etários:

- Reações locais: dor (24 a 41%); eritema (14 a 33%) e enduração (11 a 18%)
- Reações sistêmicas: cefaleia (11 a 30%), mialgia (12 a 18%), irritabilidade (7 a 36%), malestar (12 a 16%), sonolência (8 a 27%), náuseas (10%), artralgia (3 a 8%), perda de apetite (6 a 20%) e febre (1 a 17%)
- Sem aumento de reatogenicidade quando administrada concomitantemente com difteria-tétano-*pertussis* acelular/poliomielite inativada/*Haemophilus influenzae* tipo B(DTPa-IPV-Hib)/DTPa-IPV-Hib-hepatite B (HBV) e pneumocócica 7v em crianças ou difteria-tétano-*pertussis* acelular tipo adulto (dTpa) e papiloma vírus humano (HPV) em adolescentes.

Para as vacinas MenB, estudos demonstraram que são bem toleradas e seguras nos diferentes grupos etários e mesmo com coadministração a outras vacinas. Em lactentes e crianças (menos de 2 anos), as reações adversas locais e sistêmicas mais comuns observadas nos estudos clínicos e acompanhamentos pós-comercialização da vacina 4CMenB foram sensibilidade e eritema no local da injeção, febre e irritabilidade. Febre alta pode ocorrer com pico nas primeiras 6 horas após a vacinação e regredir em até 72 horas. O uso de paracetamol profilático durante estudos da vacina 4CMenB não interferiu na imunogenicidade e se mostrou eficaz no controle da febre. Em adolescentes e adultos, as reações adversas locais e sistêmicas mais comuns observadas foram dor no local da injeção, mal-estar e cefaleia. Com a vacina meningocócica B bivalente rLP2086, foram observados em adolescentes e adultos dor no local da injeção, cefaleia, mialgias, diarreia e vômitos. Maiores detalhes sobre eventos adversos podem ser consultados nas bulas dos produtos referendadas na seção "Bibliografia" deste capítulo.

CONTACTANTES DE IMUNODEFICIENTES

Os contactantes devem ser vacinados com a vacina conjugada meningocócica ACWY e MenB, de acordo com o esquema de sua faixa etária. Os contactantes dos imunodeficientes são todas as pessoas que com ele convivem, seja em sua residência, seja nos ambientes que ele mais frequenta. Devem ser vacinados por serem os maiores transmissores da doença meningocócica para imunodeficientes. Uma vez que os imunodeficientes, mesmo vacinados, muitas vezes não respondem imunologicamente de forma adequada, isto é, não alcançam a melhor efetividade vacinal, o ideal é que sua proteção seja completa, bloqueando a cadeia de transmissão da doença através dos seus contactantes diretos, por meio da proteção de rebanho ou mesmo individual.

PROTEÇÃO DE REBANHO

As vacinas MenC e ACWY conjugadas apresentam o efeito de proteção de rebanho como um benefício indireto. A manutenção dos portadores assintomáticos que carregam o meningococo na sua rinofaringe (reservatórios da bactéria) é fundamental na perpetuação da doença em uma população. Portanto, qualquer estratégia de controle da doença meningocócica em uma população tem como objetivo, entre outros, a redução dos portadores assintomáticos do meningococo.

As vacinas meningocócicas conjugadas já demonstraram que estimulam níveis séricos de anticorpos suficientes para induzir imunidade de mucosa e reduzir de modo significativo a colonização da orofaringe dos pacientes vacinados, sem evidência de substituição de sorogrupo. O Reino Unido, após iniciar campanhas de vacinação, demonstrou uma redução de até 66% nos portadores assintomáticos do meningococo e uma redução de 67% na taxa de ataque da doença em pessoas não vacinadas. Essa é uma grande vantagem em termos de saúde pública, pois uma pessoa que recebe uma vacina conjugada não apenas evita contrair a doença (efeito direto), mas também interrompe a cadeia de transmissão na população (efeito indireto). Esse efeito é multiplicado quando uma grande parcela da população é vacinada da mesma forma.

Dados de que os níveis séricos de anticorpos meningocócicos pós-vacinas conjugadas não se mantêm por muitos anos (média de 5 anos) poderiam sugerir um aumento na falha vacinal, com ocorrência de casos da doença em pessoas vacinadas. Porém, esse fato não tem sido observado em países que realizam a vacinação em massa, como Reino Unido, Canadá, Austrália e outros. Isso tem sido atribuído em parte ao efeito da proteção de rebanho, obtida em consequência da redução do portador do meningococo na orofaringe.

Dados recentes de modelos matemáticos e de vigilância em países com vacinação em larga escala sugerem que o tempo de duração da proteção conferida pela vacina conjugada no estado de portador do meningococo seja de 3 a 10 anos e que o impacto sobre a proteção de rebanho seja de muitos anos. As vacinas proteicas MenB não provaram, em estudos realizados, ser capazes de eliminar o estado de portador assintomático, conferindo apenas proteção individual.

CONDUTA NA PÓS-EXPOSIÇÃO

A medida primária a ser adotada para bloqueio após a exposição à doença, isto é, para a prevenção dos casos secundários, é a quimioprofilaxia antimicrobiana, seja em uma situação endêmica ou em casos de surtos. Essa medida não assegura efeito protetor absoluto e prolongado, mas tem se mostrado eficaz. Está indicada a todos que tiveram contato estreito (íntimo) com um indivíduo infectado nos 7 dias que antecederam o início dos sintomas, tanto nos casos confirmados como nos suspeitos da doença meningocócica. O MS define como contactantes íntimos os moradores do mesmo domicílio, indivíduos que compartilham o mesmo dormitório, comunicantes de creches e pessoas diretamente expostas às secreções do paciente (p. ex., beijo, profissionais de saúde que realizaram manobras de reanimação no paciente etc.). O risco de um contactante familiar contrair a doença é 500 a 800 vezes maior que o restante da população. Já o risco de um profissional de saúde que atende o paciente é 25 vezes maior que a população em geral.

A realização de culturas de naso ou orofaringe não tem valor como indicação da quimioprofilaxia, portanto não são recomendadas. Estão indicadas rifampicina, ciprofloxacino e ceftriaxona, com eficácia de 90 a 95% na redução do estado de portador do menigococo na nasofaringe. A quimioprofilaxia deve ser iniciada o quanto antes, preferencialmente nas primeiras 24 a 48 horas após o contato com o indivíduo infectado. O paciente, no momento da alta, também deve receber o esquema da quimioprofilaxia, exceto se o tratamento da doença tiver sido com a ceftriaxona ou outra cefalosporina de terceira geração, pois há evidências de que essas substâncias são capazes de eliminar o meningococo da orofaringe (Tabela 26.6). No Brasil, o MS usa como rotina a rifampicina, inclusive para gestantes, por não haver comprovação de possíveis efeitos teratogênicos.

As vacinas meningocócicas conjugadas ou proteicas não estão indicadas para bloqueio individual após exposição à doença, tanto no caso de uma primovacinação quanto no de um reforço em pessoas já vacinadas. As vacinas, nesses casos, em uma ação complementar à quimioprofilaxia, estão indicadas para bloqueio de surtos, como uma conduta de controle de uma população ou uma atitude de proteção individual a longo prazo.

DÚVIDAS COMUNS

Quando o paciente atrasa uma dose

Deve ser vacinado o mais breve possível. Não está indicado reiniciar o esquema. Considera-se que o paciente tenha ficado descoberto da proteção durante o período do atraso. A falta da dose de reforço nas faixas indicadas classifica o esquema vacinal como incompleto.

Quando o paciente quer antecipar a dose

Poderá fazê-lo obedecendo o intervalo mínimo entre as doses. O intervalo mínimo entre duas doses é de 4 semanas.

Tabela 26.6 Esquemas de quimioprofilaxia para contactantes de alto risco e pessoas com doença meningocócica invasiva.

Rifampicina	Dose (VO)	Intervalo	Duração
Adultos	600 mg/dose	12/12 h	2 dias
Crianças < 1 mês	5 mg/kg/dose	12/12 h	2 dias
Crianças ≥ 1 mês até 10 anos	10 mg/kg/dose (máx. 600 mg)	12/12 h	2 dias
Ceftriaxona	**Dose (IM)**	**Intervalo**	**Duração**
Adultos ≥ 15 anos	250 mg	Dose única	–
Crianças < 15 anos	125 mg	Dose única	–
Ciprofloxacino*	**Dose (VO)**	**Intervalo**	**Duração**
Adultos	500 mg	Dose única	–
Crianças ≥ 1 mês	20 mg/kg/dose (máx. 500 mg)	Dose única	–
Azitromicina**	**Dose (VO)**	**Intervalo**	**Duração**
Adultos	500 mg	Dose única	–
Crianças	10 mg/kg/dose (máx. 500 mg)	Dose única	–

*Ciprofloxacino não recomendado como rotina em menores de 13 anos. **Azitromicina mostrou eficácia em apenas um estudo. IM: intramuscular; VO: via oral. (Adaptada de Centers for Disease Control and Prevention.)

Quando o paciente precisa antecipar uma dose

Se há um motivo imperativo para antecipar uma dose fora dos intervalos mínimos, como uma viagem para uma região epidêmica, a vacina pode ser feita mesmo que seja em intervalos inferiores aos recomendados. Será considerada dose não válida. Assim que houver condições, a dose deve ser repetida dentro dos intervalos recomendados. Será, então, considerada dose válida.

Quando o passado vacinal do paciente é desconhecido

O indivíduo deve ser considerado não vacinado e receber a vacina de acordo com o esquema próprio para sua idade atual.

Quando a paciente descobre que está grávida e se vacinou

As vacinas meningocócicas conjugadas e proteicas são inativadas e não apresentam risco teórico para o feto ou a grávida. Os dados atuais da literatura sugerem que ambas as vacinas são seguras para as gestantes.

BIBLIOGRAFIA

Acevedo R, Bai X, Borrow R, Caugant DA, Carlos J, Ceyhan M et al. The Global Meningococcal Initiative meeting on prevention of meningococcal disease worldwide: Epidemiology, surveillance, hypervirulent strains, antibiotic resistance and high-risk populations. Expert Rev Vaccines. 2019;18(1):15-30.

Andrade AL, Minamisava R, Tomich LM, Lemos AP, Gorla MC, de Cunto Brandileone MC et al. Impact of meningococcal C conjugate vaccination four years after introduction of routine childhood immunization in Brazil. Vaccine. 2017;35(16):2025-2033.

Apicella MA. Neisseria meningitidis. In: Bennett JE, Dolin R, Blaser MJ, editor. Mandell, Douglas, and Bennett's Principles and Practice of Infectious Diseases. 9. ed. Churchill Livingstone: Elsevier; 2019.

Bexseto [package inserto on the Internet]. Sovicille: GSK Vaccines S.r.L; 2020 [cited 2022 Jul 5]. Disponível em: https://br.gsk.com/media/6305/11425_bexsero_susp_inj_gds012.pdf.

Biolchi A, Tomei S, Santini L, Welsch JA, Toneatto D, Gaitatzis N et al. Evaluation of strain coverage of the multicomponent meningococcal serogroup B vaccine (4CMenB) administered in infants according to different immunisation schedules. Hum Vaccin Immunother. 2019;15(3):725-731.

Borrow R, Alarcon P, Carlos J, Caugant DA, Christensen H, Debbag R et al. The Global Meningococcal Initiative: global epidemiology, the impact of vaccines on meningococcal disease and the importance of herd protection. Expert Rev Vaccines. 2017;16(4):313-328.

Brandtzaeg P, van Deuren M. Classification and pathogenesis of meningococcal infections. Methods Mol Biol. 2012;799:21-35.

Centers for Disease Control and Prevention. Meningococcal disease [cited 2022 Jun 2022]. Disponível em: https://www.cdc.gov/vaccines/vpd/mening/index.html.

Centers for Disease Control and Prevention. Meningococcal disease: technical and clinical information [cited 2022 Jun 2022]. Disponível em: https://www.cdc.gov/meningococcal/clinical-info.html.

Evellyn do Macedo L, Ferreira VM, Feitosa CA, Nunes AMPB, Campos LC, Sáfadi MAP. Impact of meningococcal C conjugate vaccination programs with and without catch-up campaigns in adolescents: Lessons learned from Bahia, Brazil. Hum Vaccin Immunother. 2018;14(5):1131-1137.

Granoff DMP, Pollard AJ, Harrison LH. Meningococcal Capsular Group B Vaccines. In: Orenstein W, Offit P, Edwards KM, Plotkin S. Plotkin's Vaccines. 7. ed. Philadelphia: Elsevier; 2018. p. 644-662.

Huston J, Galicia K, Egelund EF. MenQuadfi (MenACWY-TT): A New Vaccine for Meningococcal Serogroups ACWY. Ann Pharmacother. 2022;56(6):727-735.

Kensinger R, Arunachalam AB. Preclinical development of the quadrivalent meningococcal (ACYW) tetanus toxoid conjugate vaccine, MenQuadfi®. Glycoconj J. 2022;39(3):381-392.

Knapper F. The changing face of meningococcal infection. Clin Infect Pract. 2021;12:100083.

Marshall GS, Fergie J, Presa J, Peyrani P. Rationale for the Development of a Pentavalent Meningococcal Vaccine: A US-Focused Review. Infect Dis Ther. 2022;11(3):937-951.

Marshall HS, McMillan M, Koehler AP, Lawrence A, Sullivan TR, MacLennan JM et al. Meningococcal B Vaccine and Meningococcal Carriage in Adolescents in Australia. N Engl J Med. 202023;382(4):318-327.

Mbaeyi SA, Bozio CH, Duffy J, Mbaeyi SA, Bozio CH, Duffy J et al. Meningococcal vaccination: recommendations of the Advisory Committee on Immunization Practices, United States, 2020. MMWR Recomm Rep. 2020;69(9):1-41.

McMillan M, Walters L, Sullivan T, Leong LEX, Turra M, Lawrence A et al. Impact of Meningococcal B (4CMenB) Vaccine on Pharyngeal Neisseria meningitidis Carriage Density and Persistence in Adolescents. Clin Infect Dis. 2021;73(1):e99-e106.

Menactra [package inserto on the Internet]. Swiftwater: Sanofi Pasteur Inc.; 2017 [cited 2022 Jul 5]. Disponível em: https://www.sanoficonecta.com.br/-/media/Sanofi/Conecta/Products/Menactra/Bula_Menactra_HCP.ashx.

Menjugate [package inserto on the Internet]. Sovicille: GSK Vaccines S.r.L; 2018 [cited 2022 Jul 5]. Disponível em: https://br.gsk.com/media/6301/l1185_menjugate_susp_inj_gds003.pdf.

Menquadfi [package inserto on the Internet]. Swiftwater: Sanofi Pasteur Inc.; 2017 [cited 2022 Jul 5]. Disponível em: http://www.consultaesic.cgu.gov.br/busca/dados/Lists/Pedido/Attachments/1524960/RESPOSTA_RECURSO_1_131208_MenQuadfi___Bula_Profissional_da_Saude.pdf.

Menveo [package inserto on the Internet]. Sovicille: GSK Vaccines S.r.L; 2020 [cited 2022 Jul 5]. Disponível em: https://br.gsk.com/media/6306/l1435_menveo_inj_gds010.pdf.

Ministério da Saúde (BR). Secretaria de Vigilância em Saúde. Departamento de Imunização e Doenças Transmissíveis. Vacina meningocócica C conjugada – C (MncC). In: Manual dos Centros de Referência para Imunobiológicos Especiais (CRIE). 5. ed. Brasília: Ministério da Saúde; 2019 [cited 2022 Jul 5]. p. 113. Disponível em: https://sbim.org.br/images/calendarios/manual-centros-referencia_imunobiologicos-especiais-5ed-web.pdf.

Ministério da Saúde (BR). Secretaria de Vigilância em Saúde. Meningites. Guia de Vigilância em Saúde. 3. ed. Brasília, DF: Ministério da Saúde; 2019. p. 33-44.

Muse D, Christensen S, Bhuyan P, Absalon J, Eiden JJ, Jones TR et al. A phase 2, randomized, active-controlled, observer-blinded study to assess the immunogenicity, tolerability and safety of bivalent rLP2086, a meningococcal serogroup B vaccine, coadministered with tetanus, diphtheria and acellular *pertussis* vaccine and serogroup A, C, Y and W-135 meningococcal conjugate vaccine in healthy US adolescents. Pediatr Infect Dis J. 2016;35(6):673-682.

NeisVac-C. [package inserto on the Internet]. Porto Salvo: Laboratório Pfizer Lda.; 2012 [cited 2022 Jul 5]. Disponível em: https://docplayer.com.br/20823940-Neisvac-c-1-0-5-mℓ-suspensao-injetavel-em-seringa-pre-cheia-vacina-conjugada-de-polissacarido-meningococico-do-grupo-c-adsorvido.html.

Nimenrix [package inserto on the Internet]. Grange Castle: Pfizer Ireland Pharmaceuticals; 2022 [cited 2022 Jul 5]. Disponível em: https://www.pfizer.com.br/sites/default/files/inline-files/Nimenrix_Profissional_de_Saude_32.pdf.

Olbrich K., Müller D, Schumacher S, Beck E, Meszaros K, Koerber F. Systematic Review of Invasive Meningococcal Disease: Sequelae and Quality of Life Impact on Patients and Their Caregivers. Infect Dis Ther. 2018;7(4):421-438.

Organização Pan-Americana da Saúde. Busca pela melhoria da vigilância e caracterização da doença meningocócica na América Latina [cited 2012 Apr 25]. Disponível em: http://new.paho.org/bra/index.php?option=com_content&task=view&id=1792&Itemid=259.

Pace D, Pollard AJ, Messonier NE. Quadrivalent meningococcal conjugate vaccines. Vaccine. 2009;27 Suppl 2:B30-B41.

Parikh SR, Andrews NJ, Beebeejaun K, Campbell H, Ribeiro S, Ward C et al. Effectiveness and impact of a reduced infant schedule of 4CMenB vaccine against group B meningococcal disease in England: a national observational cohort study. Lancet. 2016;388(10061):2775–2782.

Parikh SR, Campbell H, Bettinger JA, Harrison LH, Marshall HS, Martinon-Torres F et al. The ever-changing epidemiology of meningococcal disease worldwide and the potential for prevention through vaccination. J Infect. 2020;81(4):483-498.

Perez JL, Absalon J, Beeslaar J, Balmer P, Jansen KU, Jones TR et al. From research to licensure and beyond: clinical development of MenB-FHbp, a broadly protective meningococcal B vaccine. Expert Rev Vaccines. 2018;17(6):461-477.

Pizza M, Bekkat-Berkani R, Rappuoli R. Vaccines against meningococcal diseases. Microorganisms. 2020;8(10):1521.

Poland GA. Prevention of meningococcal disease: current use of polysaccharide and conjugate vaccines. Clin Infect Dis. 2010;50 Suppl 2:S45-S53.

Pollard AJ, Finn A. Neisseria meningitidis. In: Long SS, editor. Long: principles and practice of pediatric infectious diseases revised reprint. 3. ed. Churchill Livingstone: Elsevier; 2009.

Poolman J, Borrow R. Hyporesponsiveness and its clinical implications after vaccination with polysaccharide or glycoconjugate vaccines. Expert Rev Vaccines. 2011;10(3):307-322.

Rappuoli R, Pizza M, Masignani V, Vadivelu K. Meningococcal B vaccine (4CMenB): the journey from research to real world experience. Expert Rev Vaccines. 2018;17(12):1111-1121.

Rüttimann RW, Gentile A, Parra MM, Saez-Llorens X, Safadi MA, Santolaya ME. A consensus statement: meningococcal disease among infants, children and adolescents in Latin America. Pediatr Infect Dis J. 2014;33(3):284-290.

Sáfadi MA, Cintra OA. Epidemiology of meningococcal disease in Latin America: current situation and opportunities for prevention. Neurol Res. 2010;32(3):263-271.

Sáfadi MAP. Doenças meningocócicas. In: Neto VA, editor. Atualizações, orientações e sugestões sobre imunizações. São Paulo: Segmento Farma; 2011. p. 321-338.

Senders S, Bhuyan P, Jiang Q, Absalon J, Eiden JJ, Jones TR et al. Immunogenicity, tolerability and safety in adolescents of bivalent rLP2086, a meningococcal serogroup B vaccine, coadministered with quadrivalent human papilloma virus vaccine. Pediatr Infect Disease J. 2016;35(5):548-554.

Serra L, Knuf M, Martinón-Torres F, Yi K, Findlow J. Review of clinical studies comparing meningococcal serogroup C immune responses induced by MenACWY-TT and monovalent serogroup C vaccines. Hum Vaccin Immunother. 2021;17(7):2205-2215.

Stephens DS. Biology and pathogenesis of the evolutionarily successful, obligate human bacterium Neisseria meningitidis. Vaccine. 2009;27 Suppl 2:B71-B77.

Trumenba [package inserto on the Internet]. Grange Castle: Pfizer Ireland Pharmaceuticals; 2022 [cited 2022 Jul 5]. Disponível em: https://www.

pfizer.com.br/sites/default/files/inline-files/Trumenba_Profissional_de_Saude_12_0.pdf.

Wang B, Santoreneos R, Giles L, Haji Ali Afzali H, Marshall H. Case fatality rates of invasive meningococcal disease by serogroup and age: A systematic review and meta-analysis. Vaccine. 2019;37(21):2768–2782.

World Health Organization. Defeating Meningitis by 2030 [cited 2022 Jul 5]. Disponível em: https://www.who.int/initiatives/defeating-meningitis-by-2030.

World Health Organization. Meningococcal vaccines: WHO position paper - November 2011. WER. 2011;47(86):521-540.

27

Febre Amarela

José Geraldo Leite Ribeiro • Rodrigo Schrage Lins

A DOENÇA E O IMPACTO NA SAÚDE DA POPULAÇÃO

A febre amarela é uma doença febril aguda causada por um flavivírus (família Flaviridae), que apresenta envelope lipídico, genoma com ácido ribonucleico (RNA) de fita simples e polaridade positiva. Também é chamado de arbovírus, classificação não taxonômica que surgiu para agrupar vírus transmitidos por artrópodes relacionados com o desenvolvimento de encefalites. A maioria dos casos é leve ou assintomática (40 a 60%). As formas graves acometem cerca de 30% dos pacientes e, destes, 20 a 50% podem evoluir para óbito em cerca de 1 semana. Possui dois cenários epidemiológicos distintos: o ciclo silvestre e o ciclo urbano. No primeiro, os primatas são os hospedeiros principais (sendo o ser humano infectado acidentalmente), e os mosquitos silvestres, os transmissores (os principais *Haemagogus janthinomys*, *Haemagogus leucocelaenus* e espécies do gênero *Sabethes*). No ciclo urbano, não registrado no Brasil desde 1942, o ser humano se torna o hospedeiro principal, sendo o mosquito do gênero *Aedes* o grande transmissor em potencial.

A doença é de notificação compulsória e imediata (24 horas), conforme definido na Lista Nacional de Notificação Compulsória de Doenças, Agravos e Eventos de Saúde Pública, unificada pela Portaria de Consolidação nº 4, de 28 de setembro de 2017. A notificação deve ser registrada por meio do preenchimento da Ficha de Notificação/Investigação da Febre Amarela, e inserida no Sistema de Informação de Agravos de Notificação (Sinan).

QUADRO CLÍNICO, COMPLICAÇÕES E LETALIDADE

No ser humano, a doença normalmente tem evolução bifásica, com o quadro infeccioso antecedendo o período chamado toxêmico. Há um período de remissão entre eles, que pode levar de 6 a 48 horas, mas na prática essas etapas podem não ser bem definidas. Na primeira fase, os sintomas iniciam de forma súbita, com febre, inapetência, cefaleia, mialgia, prostração, náuseas, vômitos e, por vezes, diarreia. Eventualmente, pode ser identificado o sinal de Faget (febra alta com bradicardia). No período toxêmico, há exacerbação dos sintomas já descritos, podendo haver oligúria, doença hemorrágica (desde epistaxe até hematêmese ou hemorragia pulmonar volumosa) e síndrome hepatorrenal com disfunção orgânica. A lesão hepática pode produzir distúrbio de coagulação, discrasia sanguínea (afeta os fatores de coagulação II, V, VII, IX, X), icterícia e encefalopatia. A lesão renal pode levar a insuficiência renal, com lesão tubular e proteinúria. É importante ter atenção ao caráter dinâmico da doença, com potencial de piora clínica muito importante em poucas horas.

São consideradas complicações não clássicas da doença a encefalite viral grave, miocardite grave, pancreatite, sepse bacteriana, fúngica e infecções relacionadas à assistência em saúde (IRAS). A febre amarela pode ser classificada em leve, moderada ou grave, de acordo com os critérios expostos na Tabela 27.1.

FATORES DE RISCO

No Brasil, a febre amarela tem acometido, sobretudo, pacientes adultos do sexo masculino, em idade economicamente ativa, residentes de área rural, provavelmente trabalhando em áreas próximas de sítios florestais. Os fatores de risco são muito variáveis, dependendo dos cenários (silvestre e urbano), endemicidade na região, cobertura vacinal e estratégia de combate ao mosquito transmissor. Para o viajante, são importantes a situação vacinal, a incidência de doença na área endêmica visitada, a sazonalidade, o tempo de exposição, a atividade ocupacional/recreacional, a taxa de transmissão local etc. A febre amarela foi a primeira doença a ter comprovante de imunização exigido para viagens internacionais.

MODO DE TRANSMISSÃO

A transmissão para o ser humano se dá somente pela picada de mosquitos transmissores infectados, sendo de 3 a 6 dias o período de incubação. A viremia inicia-se de 24 a 48 horas antes do aparecimento dos sintomas e dura de 3 a 5 dias após o início deles, período no qual o indivíduo pode infectar o mosquito transmissor.

Tabela 27.1 Classificação da febre amarela conforme a gravidade.

Doença leve	Sinais clínicos/laboratoriais: ausência de sinais de alarme e gravidade AST ou ALT < 500 Cr < 1,3 RNI < 1,5
Doença moderada	Ausência de sinais de gravidade e pelo menos um dos sinais de alarme: vômitos, diarreia, dor abdominal, AST ≥ 500, Cr ≥ 1,3
Doença grave	Pelo menos um dos sinais de gravidade: oligúria, sonolência, confusão mental, torpor, coma, convulsão, sangramento, dificuldade respiratória, hipotensão, sinais de má perfusão, icterícia, AST ou ALT ≥ 2.000, Cr ≥ 2, RNI ≥ 1,5, plaquetas < 50.000

ALT: alanina aminotransferase; AST: aspartato aminotransferase; Cr: creatinina; RNI: Razão Normalizada Internacional.

Os primatas não humanos (PNH) são acometidos pela doença no ciclo silvestre, e sua ocorrência de óbito em quantitativo não esperado na região pode denunciar a presença de uma epizootia da doença.

DADOS EPIDEMIOLÓGICOS

O período considerado sazonal para a febre amarela é de dezembro a maio. Mais do que nunca, a notificação da doença é importante para identificar as áreas de circulação viral, as populações sob risco e as áreas prioritárias para aplicação de medidas de prevenção e controle.

Estudos epidemiológicos possibilitaram a delimitação de áreas sujeitas a ondas epidêmicas para a febre amarela silvestre no Brasil. Fazem parte o estado de Minas Gerais e determinadas regiões de São Paulo, Paraná, Santa Catarina e Rio Grande do Sul, além das regiões Norte e Centro-Oeste.

A doença ocorria em casos isolados nas regiões endêmicas e em surtos de tamanhos variáveis fora delas. Porém, desde 2014, o Brasil tem registrado uma reemergência do vírus da febre amarela, com impacto importante na saúde pública, pelo risco de reurbanização da doença, que havia sumido desde 1942. A região Sudeste foi o epicentro de uma importante epidemia com 2.237 casos e 259 mortes entre dezembro de 2016 e junho de 2019, o que levou à recomendação de imunização em todo o território nacional.

Desde então, a quantidade de epizootias e casos de doença notificados cresceu. O número de epizootias registradas pelo Ministério da Saúde (MS) em Programa Nacional de Humanização (PNH) entre 2012 e 2013 foi de 125, embora nenhuma tenha sido confirmada. Foram mais frequentes na região Centro-Oeste (53,6%), seguida das regiões Sudeste (24,8%) e Sul (14,4%). Já no período de julho de 2020 a abril de 2021, foram 1.449 epizootias em PNH (218 confirmadas, 326 em investigação), sendo 756 somente na região Sul.

É observada migração dos casos do Sudeste em direção à região Sul desde 2019, sendo facilmente identificadas rotas de transmissão do vírus em direção ao estado do Rio Grande do Sul (Figura 27.1) (dados de julho de 2020 a abril de

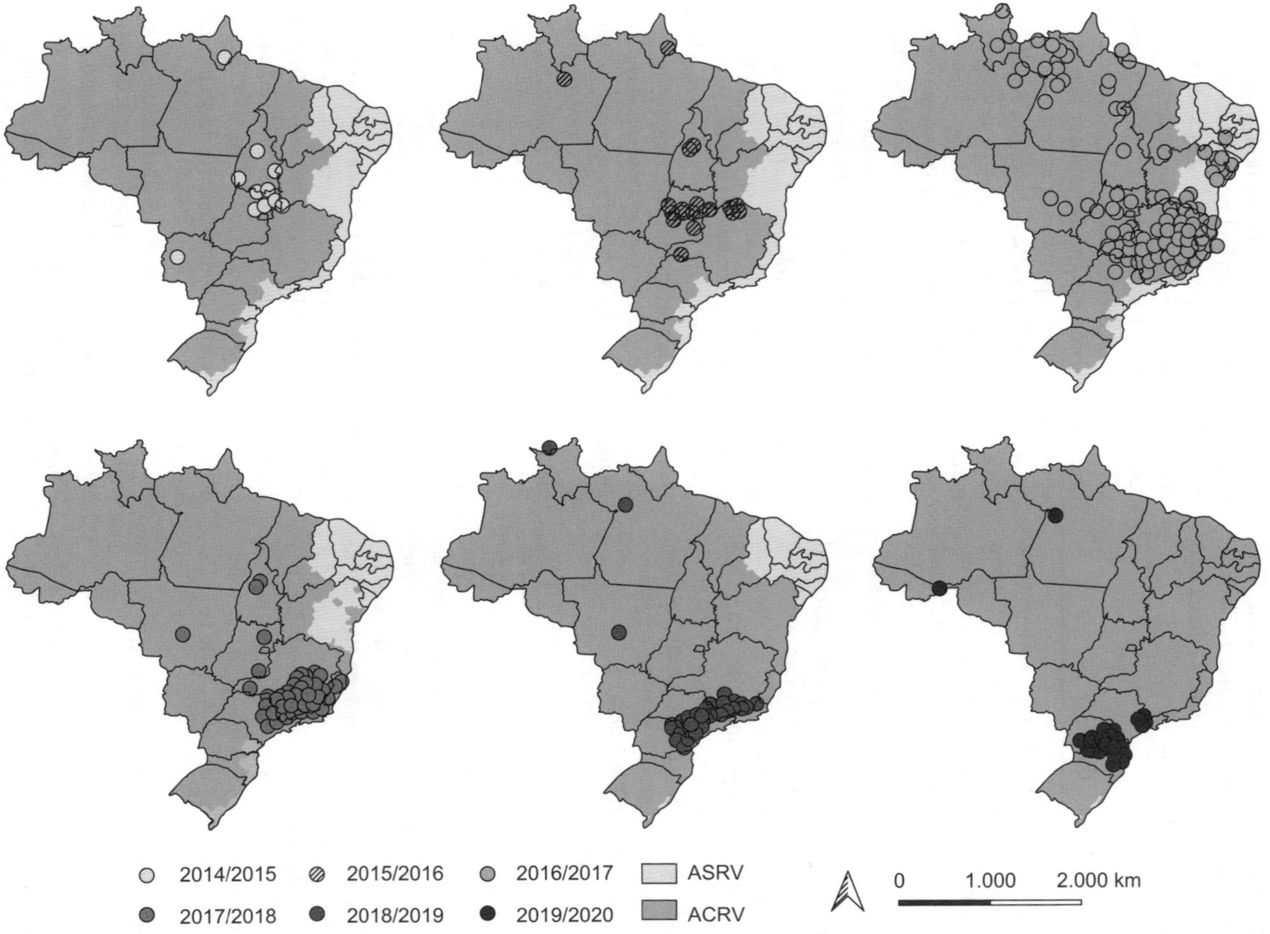

Figura 27.1 Distribuição dos municípios com casos humanos e/ou epizootias em Programa Nacional de Humanização (PNH) confirmados durante reemergência extra-amazônica da febre amarela, por período de monitoramento anual, julho de 2014 a junho de 2020, Brasil. ACRV: área com recomendação de vacina; ASRV: área sem recomendação de vacina

2021). No mesmo período, foram notificados 287 casos em humanos (235 foram descartados e 47 em investigação), a grande maioria nas regiões Centro-Oeste, Sudeste e Sul. Entre os cinco casos confirmados, 80% eram do sexo masculino, com idades entre 34 e 61 anos, não vacinados, à exceção de um, cuja aplicação da vacina se deu 2 dias antes do início dos sintomas.

PREVENÇÃO E VACINAS

A diversidade genética do vírus da febre amarela é restrita, uma vez que todos os vírus pertencem ao mesmo sorotipo. Isso contribui para que a vacina, mesmo sendo feita a partir de uma única cepa (17D), tenha alta efetividade. A maioria das vacinas disponíveis no mundo são subtipos da cepa 17D (17DD e 17D-204).

A vacina utilizada no Programa Nacional de Imunizações (PNI) é de vírus vivo atenuado (cepa 17D, subtipo 17DD), cultivada em embrião de galinha, induzindo a produção de anticorpos protetores 7 a 10 dias após a vacinação, com imunogenicidade de 97%. A vacina 17D-204, utilizada principalmente nos serviços privados brasileiros, tem as mesmas características.

Um estudo em crianças menores de 2 anos mostrou um menor nível de anticorpos das vacinas tríplice viral (sarampo, caxumba, rubéola [SCR]) e de sarampo quando aplicadas no mesmo dia da vacina para febre amarela. Por esse motivo, não é considerado ideal a aplicação destas no mesmo dia nessa faixa etária, mas não existe contraindicação formal. Para as demais vacinas, a administração pode ser feita no mesmo dia. Caso não seja aplicada no mesmo dia das vacinas vivas injetáveis, deve-se aguardar um período de 30 dias – obviamente excetuando-se as vacinações de bloqueio de epidemias ou a impossibilidade dessa conduta antes de viagens.

Proteção cruzada e aumento da ativação imune

A imunidade conferida pela infecção com o vírus da febre amarela é robusta e duradoura, protegendo por muitos anos ou provavelmente por toda a vida. Pacientes que já tiveram a doença e apresentam sintomas compatíveis devem ter outros diagnósticos diferenciais como prioridade. Da mesma forma, é extremamente rara a falha vacinal (ou seja, infecção em indivíduo previamente vacinado), fenômeno estimado em 24 casos em 540 milhões de pessoas vacinadas.

A doença e a vacina induzem a formação de imunoglobulina G e M (IgG e IgM, respectivamente). A IgM é detectável no sangue com cerca de 2 semanas após o início dos sintomas e, apesar de poder persistir por um longo período, costuma diminuir significativamente após 2 meses. A taxa de soroconversão após a vacina é de cerca de 95%, mas é digno de nota que não se recomenda avaliar resposta vacinal com sorologia ou revacinação de acordo com algum resultado de exame laboratorial. Estudos demonstraram menor imunogenicidade e duração dessa em menores de 2 anos. O mais próximo que existe de um correlato de proteção é o teste de anticorpos neutralizantes para febre amarela, apenas disponível em alguns laboratórios de pesquisa e/ou universitários.

Não há evidências robustas de proteção cruzada entre flavivírus diferentes, como dengue e febre amarela, sendo os trabalhos que sugerem essa associação pequenos ou de desenho não ideal. Da mesma forma, existem trabalhos que sugerem que exposição prévia a vacina ou um flavivírus diferente possa fazer o sistema imune responder de forma mais agressiva, gerando quadro inflamatório e aumentando a gravidade. Esses estudos também são pequenos, com resultado muito discreto ou sem desenho ideal para confirmar a associação.

Indicações

A vacinação é indicada para todas as pessoas (a partir dos 9 meses) em todo o território nacional, e é exigido para viajantes que se deslocarão para áreas endêmicas. Em indivíduos não vacinados que se deslocarão para áreas de risco, a vacina deve ser aplicada, no mínimo, 10 dias antes da viagem.

Alguns países exigem o Certificado Internacional de Vacinação e Profilaxia (CIVP) com registro da vacina febre amarela, previsto pelo Regulamento Sanitário Internacional (RSI), como condição para a concessão de vistos de entrada. No Brasil, esse certificado é emitido pela Agência Nacional de Vigilância Sanitária (Anvisa). A solicitação é feita por meio digital no *site* (https://civnet.anvisa.gov.br/app/viajante), onde também são descritas as unidades emissoras do documento.

É importante que o serviço de vacinação sempre anote o número do lote da vacina aplicada no cartão de vacinação.

A relação de países que exigem a vacinação contra a febre amarela pode ser conferida em https://www.who.int/publications/m/item/countries-with-risk-of-yellow-fever-transmission-and-countries-requiring-yellow-fever-vaccination-(-november-2022). Esses destinos são classificados pela Organização Mundial da Saúde (OMS) como países de risco para a febre amarela, países que requerem a vacinação de pessoas provenientes de países onde existe risco da transmissão da febre amarela e países que requerem a vacinação de pessoas provenientes de qualquer país.

O MS adotou recentemente as seguintes recomendações:

- A vacina contra febre amarela deve ser aplicada aos 9 meses, com um reforço aos 4 anos para resgatar potenciais falhas primárias e secundárias da vacina em lactentes
- Para pessoas acima de 5 anos, como rotina pelo PNI, deve ser administrada uma única dose da vacina e considerar o paciente imunizado. Aqueles que receberam apenas uma dose antes dos 5 anos, devem também receber uma segunda dose
- Pacientes que receberam dose fracionada da vacina são considerados imunizados durante pelo menos 8 anos e devem tomar uma dose de reforço após esse período. Viajantes internacionais precisam tomar esse reforço antes, uma vez que a dose fracionada não dá direito ao CIVP.

Apesar de as doses de reforço não serem mais recomendadas, alguns grupos, como gestantes em situação epidemiológica de risco, pacientes submetidos a transplante de células-tronco hematopoiéticas e pacientes vivendo com HIV, podem precisar de doses adicionais da vacina contra a febre amarela, tanto por falta de seroconversão inicial como por rápido declínio dos títulos de anticorpos causado por essas condições.

Desde 2016, para efeito do certificado internacional de vacinação, o Brasil segue a modificação já aprovada no RSI, considerando a vacina febre amarela de imunidade permanente, sem necessidade de revacinação.

Contraindicações e precauções

A vacina contra febre amarela é contraindicada em crianças menores de 6 meses, gestantes, portadores de processos infecciosos agudos, imunodeficiência congênita ou secundária por doenças, portadores de doença do timo (como miastenia *gravis*, timoma ou timectomia) e pacientes com histórico de reação anafilática relacionado a gelatina, eritromicina e canamicina (Tabela 27.2). Gestantes podem ser vacinadas em situações de alto risco epidemiológico, com autorização expressa das autoridades sanitárias. Pacientes que tenham apresentado alergia grave a ovo no passado devem ser vacinados apenas em serviços especiais.

Pacientes com o vírus da imunodeficiência humana (HIV) devem receber a vacina se apresentarem linfometria T $CD4^+$ acima de 350 células/mm^3, sendo necessário cuidado se a linfometria T $CD4^+$ estiver entre 200 e 349 células/mm^3 e sendo contraindicada se menor que 200 células/mm^3. Em caso de alto risco epidemiológico, pode ser considerada a imunização independente da linfometria de acordo com o risco e benefício. Caso o paciente apresente carga viral indetectável nos últimos 6 meses, a contagem de $CD4^+$ pode ser aceita independente da data de realização.

Recentemente, incluiu-se a contraindicação relativa a nutrizes. Mulheres amamentando crianças menores de 6 meses necessitam interromper a amamentação por 10 dias após a vacinação, se indicada.

Tabela 27.2 Contraindicações e precauções para uso da vacina da febre amarela.

Contraindicações	Precauções
Alergia a vacina ou um de seus componentes* Idade < 6 meses Portador de HIV com linfometria T $CD4^+$ < 200 células/mm^3 (ou < 15% em crianças com menos de 6 anos) Doença do timo com função imune alterada; timectomia Imunodeficiência primária Neoplasia maligna Tranplantados Terapia com imunossupressores	Idade entre 6 e 8 meses Idade ≥ 60 anos Portador de HIV com linfometria T $CD4^+$ 200 a 499 células/mm^3 (ou 15 a 24% em crianças com menos de 6 anos) Gestação Amamentação

*Inclui alergia a ovo de galinha e seus derivados, gelatina, eritromicina e canamicina. HIV: vírus da imunodeficiência humana.

Pacientes idosos e portadores de doenças autoimunes devem ser vacinados apenas quando houver indicação epidemiológica, levando em consideração os riscos e os benefícios.

Crianças que nunca ingeriram ovos de galinha devem ser vacinadas, quando houver indicação.

Eventos adversos

A vacina para febre amarela é utilizada no Brasil desde 1937 e é considerada uma vacina muito segura, tendo sido objeto de múltiplos estudos nacionais e internacionais. A seguir, são apresentados e descritos os eventos adversos conhecidos. A incidência de eventos adversos e a orientação para contraindicação de eventuais doses subsequentes podem ser observadas na Tabela 27.3. Eventos adversos graves devem ser notificados à Secretaria de Saúde e via Sinan.

Eventos adversos leves

Os eventos adversos leves podem ser locais ou sistêmicos. Efeitos adversos locais são os mais frequentes, com incidência de cerca de 4%. O evento adverso local mais frequente é a ocorrência de dor, sendo eritema e enduração local também observados. Eventos locais têm, em geral, curta duração e são autolimitados. Abscessos, de ocorrência pouco comum, são geralmente resultantes de contaminação secundária. Já os efeitos leves sistêmicos ocorrem em cerca de 2 a 5% dos vacinados e se apresentam com quadro de cefaleia, febre e mialgia, que se inicia após o quinto dia de aplicação, sendo mais comum até o sétimo dia. Após 21 dias, esses sintomas já não são mais esperados. O tratamento dos eventos adversos leves baseia-se no emprego de sintomáticos e não contraindicam eventual dose de revacinação.

Tabela 27.3 Incidência dos eventos adversos da vacina para febre amarela.

Evento adverso	Casos por doses aplicadas	Revacinação
Sintomas locais: dor local, eritema, enduração	4/100	Não contraindica
Sintomas sistêmicos: febre, mialgia, cefaleia	4/100 na primeira dose 2/100 em revacinados	Não contraindica
EAG	0,3/100.000	Contraindica
Hipersensibilidade	0,09/100.000	Contraindica na anafilaxia
Doença neurotrópica (meningoencefalite)	0,17/100.000	Contraindica
Doença neurológica autoimune	0,03/100.000	Contraindica
Doença viscerotrópica aguda	0,04/100.000	Contraindica

EAG: eventos adversos graves. (Fonte: Ministério da Saúde, 2021. Dados brasileiros.)

Eventos adversos graves

Os eventos adversos graves (EAG) são raros e incluem as reações de hipersensibilidade, doença neurológica e doença viscerotrópica. No Brasil, no período de 2000 a 2015, a incidência de EAGs relacionados à vacina para febre amarela foi de 0,3 casos por 100 mil doses administradas. Todo quadro clínico grave ocorrido até 30 dias após a aplicação da vacina deve ser notificado e investigado, embora, na maioria das vezes, seja fruto de coincidência temporal. Erros de diluição – causadores de superdosagem – têm sido comuns e, até o momento, não foram relacionados a eventos adversos graves.

Reação de hipersensibilidade

As reações de hipersensibilidade são eventos raros de alergia ou anafilaxia. Ocorrem em reação a qualquer um dos componentes da vacina. Manifestações alérgicas comuns incluem broncospasmo, exantema e urticária. Em dados brasileiros do MS, ocorre em 0,09 casos para 100 mil doses administradas. Apenas a história de reação anafilática contraindica eventual revacinação. Os demais casos de hipersensibilidade devem ser encaminhados para receber sua dose em serviços capacitados para o atendimento de reações de hipersensibilidade aguda.

Doença neurológica associada à vacina para febre amarela

A doença neurológica associada à vacina para febre amarela ocorre entre 2 e 56 dias após a vacina, em média entre 1 e 4 semanas. É um evento raro, com cerca de 0,2 casos para 100 mil doses administradas em dados brasileiros do MS de 2007 a 2012. Os pacientes com doença neurológica têm bom prognóstico e baixa mortalidade. Já foi relatada como sendo de maior incidência, mas, após a suspensão do uso da vacina abaixo de 6 meses de idade, os casos diminuíram significativamente.

Tanto o sistema nervoso central (SNC) quanto o sistema nervoso periférico (SNP) podem ser acometidos. As complicações neurológicas mais frequentes são causadas por efeito do vírus vacinal no sistema nervoso, causando meningoencefalite e sendo chamadas doença neurotrópica associada à vacina para febre amarela. De forma mais rara, doença neurológica pode ser provocada por mecanismo autoimune, com reação inflamatória e possível efeito desmielinizante. Nesse mecanismo, as células T produzidas em resposta à vacina provocam danos ao SNC e SNP. A ocorrência de doença neurológica autoimune é de 0,03 para cada 100 mil doses aplicadas segundo o MS em dados brasileiros de 2007 a 2012.

Doença viscerotrópica associada à vacina da febre amarela

A doença viscerotrópica associada à vacina da febre amarela (DVAV) é definida como uma doença grave similar à febre amarela, com disfunção orgânica. Foi inicialmente reconhecida em 2001 e tem alta letalidade. A DVAV ocorre pela alta replicação e disseminação do vírus vacinal pelos tecidos, associado ao fenômeno imunológico comumente designado "tempestade de citocinas". A presença ou ausência de anticorpos específicos para o vírus da febre amarela (anticorpos neutralizantes, IgM ou IgG) não tem correlação ou valor preditivo para determinar a causalidade entre a vacina para febre amarela e o caso de DVAV. Os sintomas iniciais são inespecíficos e a manifestação e evolução da doença são similares a da própria febre amarela, incluindo o seu tratamento.

É extremamente rara e, até fevereiro de 2017, cerca de 100 casos foram relatados no mundo. No Brasil, entre 1999 e 2009, foram descritos 20 casos em 107.649.393 doses aplicadas. Dados do Manual de Eventos Adversos Pós-Vacinação do MS mostram 0,04 casos para 100 mil doses administradas entre 2007 e 2012.

São considerados fatores de risco para a doença idade avançada, doenças do timo, fatores genéticos e doença autoimune. Pacientes com doença febril sem diagnóstico em até 10 dias depois da vacinação devem ser imediatamente notificados e investigados.

PROTEÇÃO DE REBANHO

Ocorre em relação à febre amarela urbana. No caso da forma silvestre, única a incidir atualmente no Brasil, essa proteção não ocorre.

DÚVIDAS COMUNS

O que fazer quando o passado vacinal não é conhecido?

O paciente deve ser vacinado, caso haja indicação.

A vacinada pode ser indicada após a exposição?

A vacinação não é indicada após a exposição. Isso porque não há tempo de formação de resposta imune até o desenvolvimento da doença na exposição imediata. Após a doença, a resposta imune causada pela infecção natural é considerada protetora e dura por muitos anos, potencialmente por toda a vida. Não são conhecidos casos de reinfecção pelo vírus da febre amarela.

O que fazer quando a paciente descobre que está grávida e foi vacinada?

A conduta é apenas observar. Os estudos que acompanharam gestantes que receberam a vacina inadvertidamente não detectaram problemas, mas a vacina continua contraindicada. A dose recebida na gestação é válida.

BIBLIOGRAFIA

Barnett ED. Yellow fever: epidemiology and prevention. Clin Infect Dis. 2007;44(6):850-6.

de Oliveira Figueiredo P, Stoffella-Dutra AG, Barbosa Costa G, Silva de Oliveira J, Dourado Amaral C, Duarte Santos J et al. Re-Emergence of Yellow Fever in Brazil during 2016-2019: Challenges, Lessons Learned, and Perspectives. Viruses. 2020;12(11):1233.

Goldani LZ. Yellow fever outbreak in Brazil, 2017. Braz J Infect Dis. 2017;21(2):123-4.

Martins RM, Maia ML, de Lima SMB, de Noronha TG, Xavier JR, Camacho LAB et al. Duration of post-vaccination immunity to yellow fever in volunteers eight years after a dose-response study. Vaccine. 2018;36(28):4112-17.

Ministério da Saúde (BR). Secretaria de Vigilância em Saúde. Departamento de Imunização e Doenças Transmissíveis. Manual de manejo clínico da febre amarela [Internet]. Brasília, DF: MS, 2020 [cited 2022 Jan 30]. 55 p. Disponível em: http://bvsms.saude.gov.br/bvs/publicacoes/manual_manejo_clinico_febre_amarela.pdf.

Ministério da Saúde (BR). Secretaria de Vigilância em Saúde. Departamento de Imunizações e Doenças Transmissíveis. Manual de vigilância epidemiológica de eventos adversos pós vacinação [Internet]. 4. ed. Brasília, DF: MS, 2020 [cited 2022 Jan 30]. 340 p. Disponível em: http://bvsms.saude.gov.br/bvs/publicacoes/manual_vigilancia_epidemiologica_eventos_vacinacao_4ed.pdf.

Ministério da Saúde (BR). Secretaria de Vigilância em Saúde. Departamento de Imunização e Doenças Transmissíveis. Manual dos Centros de Referência para Imunobiológicos Especiais [Internet]. 5. ed. – Brasília: Ministério da Saúde, 2019. Disponível em: https://bvsms.saude.gov.br/bvs/publicacoes/manual_centros_imunobiologicos_especiais_5ed.pdf.

Ministério da Saúde (BR). Secretaria de Vigilância em Saúde. Situação epidemiológica da febre amarela: monitoramento 2020/2021. Boletim epidemiológico. 2021;31(52).

Monath T, Cetron MS, Teuwen DE. Yellow fever vaccine. In: Plotkin SA, Orenstein WA, Offit PA. Vaccines. 5. ed. Philadelphia: Saunders Elsevier; 2008. p. 959-1055.

Orenstein WA, Offit PA, Edwards KM, Plotkin S. Plotkin's vaccines. 7. ed. Washington, DC: Elsevir; 2017.

Possas C, Lourenço-de-Oliveira R, Tauil PL, Pinheiro FP, Pissinatti A, Cunha RV et al. Yellow fever outbreak in Brazil: the puzzle of rapid viral spread and challenges for immunisation. Mem Inst Oswaldo Cruz. 2018;113(10):e180278.

Sato HK. Febre amarela. In: Farhat CK, Carvalho ES, Weckx LY, Carvalho HF, Succi RC. Imunizações: fundamentos e práticas. 5. ed. São Paulo: Atheneu; 2008. p. 460-77.

Vasconcelos PFC. Febre amarela. Rev Soc Bras Med Trop. 2003;36(2):275-93.

28

Febre Tifoide

Flavia Bravo • Tânia do Socorro Souza Chaves

A DOENÇA E O AGENTE ETIOLÓGICO

A febre tifoide (FT) é uma infecção aguda causada por uma enterobactéria Gram-negativa altamente virulenta e invasiva, a *Salmonella typhi* (*Salmonella* subespécie enterica *serovar typhi*).

A *S. typhi* apresenta três antígenos principais: um antígeno carboidrato ligado à estrutura do lipossacáride e presente na superfície celular, conhecido como antígeno somático e designado pela letra O; um antígeno de proteínas flagelares que está relacionado à motilidade da bactéria, denominado antígeno H; e um antígeno capsular, denominado Vi, que é o principal antígeno de superfície, encontrado também em outros dois sorotipos, a *S. paratyphi C* e *S. dublin*. O polissacarídeo Vi corresponde ao fator de virulência, protegendo a bactéria da resposta inata do hospedeiro.

A FT não apresenta sazonalidade, e sua ocorrência está diretamente relacionada a condições precárias de saneamento básico e hábitos individuais inadequados de higiene. Em áreas endêmicas, acomete com maior frequência indivíduos entre 15 e 45 anos, mas a taxa de ataque diminui com a idade.

QUADRO CLÍNICO, COMPLICAÇÕES E LETALIDADE

O período de incubação é de 6 a 30 dias, em média 2 semanas, dependendo do tamanho do inóculo infectante. Os sintomas podem ser leves a graves e costumam surgir de forma insidiosa, com aumento gradual de fadiga e febre, que pode atingir altas temperaturas de 40°C no terceiro ou quarto dia de doença. A febre, que costuma ser mais baixa pela manhã e aumentar ao final do dia, é o sintoma mais frequente e, algumas vezes, pode ser o único sintoma presente; é possível estar acompanhada de cefaleia, mal-estar, anorexia e hepatoesplenomegalia.

Quando ocorre atraso importante no diagnóstico, pode ser observado exantema macular róseo transitório na região do tronco, também conhecido como roséola tífica, que em geral se associa a formas graves da doença e representa um sinal de alerta. Pode ocorrer tanto constipação intestinal como diarreia (esta é mais frequente em crianças, apesar de geralmente a doença ser menos grave). A bradicardia relativa (dissociação pulso-temperatura) e a tosse seca podem estar presentes. Raramente é observado o quadro clássico completo e, com frequência, a prescrição e o uso de antimicrobianos para o tratamento de febre de origem indeterminada mascaram os sintomas e impossibilitam o diagnóstico da FT.

A infecção pode evoluir para estado de portador saudável, mesmo com tratamento adequado com antibióticos, pois a resistência aos antimicrobianos é extremamente frequente, sobretudo nos países asiáticos. Cepas multirresistentes de *S. typhi* estão se tornando cada vez mais comuns e predominantes em diversas áreas do mundo.

Em áreas endêmicas de esquistossomose, a associação de infecções por *Salmonella* e *Schistosoma* pode desencadear um quadro conhecido por salmonelose septicêmica prolongada, cujas características são febre de longa duração (vários meses), sudorese, calafrios, anorexia, perda de peso, palpitações, epistaxe, episódios diarreicos, aumento do volume abdominal, edema dos membros inferiores, palidez, petéquias e sufusões hemorrágicas, além de hepatoesplenomegalia. O sorotipo *typhi* não é o único nem o mais frequente sorotipo de *Salmonella* envolvido na salmonelose septicêmica.

Estima-se que as complicações da FT ocorram em 10 a 15% dos casos hospitalizados, mais frequentemente entre os casos não tratados, cujo quadro clínico persiste por mais de 2 semanas. As complicações com maior risco à vida são perfuração e hemorragia intestinal, encefalopatia com instabilidade hemodinâmica e choque. A principal complicação é a hemorragia intestinal causada pela ulceração das placas de Peyer, levando a perfuração intestinal. Em alguns surtos, a perfuração intestinal foi relatada em taxas inesperadamente altas (> 40%) e com alta mortalidade (18 a 43%). Outras complicações menos frequentes são retenção urinária, pneumonia e colecistite.

A hospitalização varia de 10 a 40% e, geralmente, tem duração de 10 a 15 dias ou mais, a depender da apresentação clínica do caso. Estimativas das taxas de letalidade por FT variam de 1 a 4% em pacientes que recebem terapia adequada (próximo de 1% se há início imediato de antimicrobianos apropriados), mas pode aumentar para 10 a 20% em casos não tratados ou tratados com antimicrobianos não específicos. As taxas de letalidade em crianças abaixo de 4 anos podem ser 10 vezes maiores do que em crianças acima desta idade (4 e 0,4%, respectivamente). A imunidade adquirida após a infecção ou vacinação não é definitiva.

Outras doenças entéricas também causadas por *Salmonella* são: febre paratifoide, causada pelo sorotipo *paratyphi* A, B ou C, com sintomas semelhantes aos da FT, mas com forma clínica mais leve e menor taxa de mortalidade; e quadros diarreicos causados por outros sorotipos de *Salmonella*, com formas clínicas mais graves e invasivas em indivíduos imunodeprimidos.

GRUPO DE RISCO

Qualquer pessoa é suscetível à FT, bastando ser infectada pela bactéria. O risco de gravidade é maior nos indivíduos com acloridria gástrica, nos portadores de doenças crônicas e nos imunodeprimidos. A bacteriemia recorrente por *Salmonella* é uma das condições clínicas definidoras da síndrome da imunodeficiência adquirida (AIDS). Em regiões onde a *S. typhi* é endêmica, a incidência de FT pode ser 25 a 60 vezes maior entre indivíduos portadores do vírus da imunodeficiência humana (HIV) que em soronegativos.

Para viajantes e residentes de regiões de alta endemicidade, a prevalência de cepas multirresistentes de *S. typhi* pode elevar ainda mais o risco de quadros graves e persistentes. O risco é maior para quem viaja para o sul da Ásia (6 a 30 vezes maior do que para outros destinos). Outras áreas de risco incluem Leste e Sudeste Asiático, África, Caribe, América Central e América do Sul. Viajantes cujo destino é o sul da Ásia também têm maior chance de infecções por *S. typhi* resistentes a ampicilina, cloranfenicol, sulfametoxazol-trimetoprima e fluoroquinolonas. Nesses casos, os antimicrobianos de opção para o tratamento de cepas *S. typhi* multirresistentes são azitromicina (oral [VO] ou intravenosa [IV]) e ceftriaxona (IV ou intramuscular [IM]) por 10 a 14 dias. Relatos de cepas *S. typhi* multirressistentes têm sido bem documentadas no Paquistão, em que somente azitromicina e os carbapenêmicos são eficazes no tratamento.

O risco aumenta para viajantes que, nesses destinos, visitam amigos e familiares. Embora a incidência entre viajantes seja maior em viagens de longa permanência, existem relatos de indivíduos que contraíram FT com tempo inferior a 1 semana em viagens para países onde a doença é endêmica.

TRANSMISSÃO

O ser humano é o único reservatório da *S. typhi*, que é transmitida pela via fecal-oral e está intimamente associada à falta de higiene e de água potável e ao saneamento inadequado. É transmitida quase exclusivamente por alimentos e água contaminados pelas fezes ou pela urina de pacientes, por manipuladores de alimentos com infecção aguda, em convalescença ou portadores crônicos assintomáticos. Praticamente todos os alimentos, quando manipulados por portadores, podem veicular a *S. typhi*.

A água poluída é a fonte mais comum de contaminação de hortaliças e de frutos do mar. Ostras e outros moluscos, assim como leite e derivados, estão entre os principais alimentos envolvidos na transmissão, devido ao seu pH (entre 4,5 e 7,8) que favorece a proliferação e sobrevivência do patógeno: leite (6,5 a 6,7), manteiga (6,1 a 6,4), queijo (4,9 a 5,9) e pescado (6,6 a 6,8). O processo de produção e congelamento desses alimentos não elimina a bactéria.

Como há necessidade de certa concentração do inóculo para que haja infecção, surtos de FT após enchentes não são frequentes, provavelmente por conta da maior diluição do agente no meio ambiente e da menor possibilidade de sua ingestão em quantidade suficiente para causar a doença. Fatores de riscos associados a surtos de FT são alta densidade populacional, baixo nível socioeconômico e baixas taxas de alfabetização.

Após a ingestão, a bactéria penetra rapidamente na mucosa do intestino delgado, é captada por macrófagos e/ou migra para linfonodos mesentéricos. Segue-se uma bacteriemia primária, em que o patógeno rapidamente invade o sistema reticuloendotelial, no qual se multiplica. Então, uma bacteriemia secundária é responsável pelas manifestações clínicas.

Uma pessoa infectada pode transmitir a bactéria enquanto esta permanecer no organismo, ainda que de forma assintomática. Em geral, a transmissão ocorre antes do surgimento do quadro clínico, durante a primeira semana de convalescença.

A *S. typhi* mostra predileção pela vesícula biliar, na qual a infecção tende a tornar-se crônica, especialmente em indivíduos com algum acometimento da vesícula. De 2 a 5% dos pacientes não tratados se tornam portadores crônicos pela permanência de bactérias na vesícula biliar, com extrema importância na cadeia de transmissão. Tanto entre os doentes quanto entre os portadores a eliminação da *S. typhi* costuma ser intermitente. Cerca de 10% dos pacientes não tratados eliminam bactérias por até 3 meses.

Outras formas de transmissão também têm sido documentadas, como por contato sexual, em especial entre homens que fazem sexo com homens (HSH), e entre profissionais de laboratório de microbiologia que manipulam a *S. typhi*.

DADOS EPIDEMIOLÓGICOS

Desde 2000, vem sendo observada redução da carga global da doença, em comparação com a década de 1990. Essa redução foi documentada em estudo realizado pelo Global Burden of Diseases (GBD), em que os autores evidenciaram um declínio global de 44,6%: de 25,9 milhões, em 1990, para 14,3 milhões casos de FT e paratifoide (com 135.900 mortes), em 2017. As estimativas globais atuais sobre a carga de FT variam entre 11 e 21 milhões de novos casos por ano e aproximadamente 128 a 161 mil mortes por ano. Entretanto, nos estudos epidemiológicos em algumas regiões e países específicos, não foi observada essa tendência, e as taxas de incidência tiveram aparentemente uma relativa estabilidade nos últimos anos. A doença continua sendo um importante problema de saúde pública nos países de baixa renda com abastecimento de água e saneamento básico precários.

Um estudo conduzido pelo Instituto de Métricas e Avaliação em Saúde (IHME, do inglês, *Institute for Health Metrics and Evaluation*) demonstrou uma clara diferença entre os grupos de baixo e de alto nível sociodemográfico, estimando uma incidência de 406,47/100 mil habitantes em grupos de baixo nível, significativamente maior do que a taxa estimada de 0,48/100 mil habitantes no grupo de alto nível sociodemográfico.

Os estudos epidemiológicos também evidenciam marcada heterogeneidade inter e intrapaíses na incidência de FT na Ásia e na África. Maiores taxas de incidência associadas a saneamento precário têm sido relatadas tanto em ambientes rurais como urbanos, o que demonstra que a FT não é restrita a grandes cidades. Da mesma forma, padrões variáveis de tendências sazonais podem ocorrer, mas nem sempre são observados.

As crianças são desproporcionalmente mais afetadas, com pico de incidência reconhecidamente na faixa etária de 5 até 15 anos. Em estudos de meta-análise e revisão sistemática realizados entre 1998 e 2017 com crianças na Ásia e na África, os autores estimaram que a proporção de casos de FT em menores de 5 anos variou de 14 a 29%, em comparação com 30 a 44% naqueles de 5 a 9 anos e 28 a 52% naqueles com 10 a 14 anos (Figura 28.1).

Um estudo epidemiológico sobre infecções associadas a viajantes em Omã, no Oriente Médio,

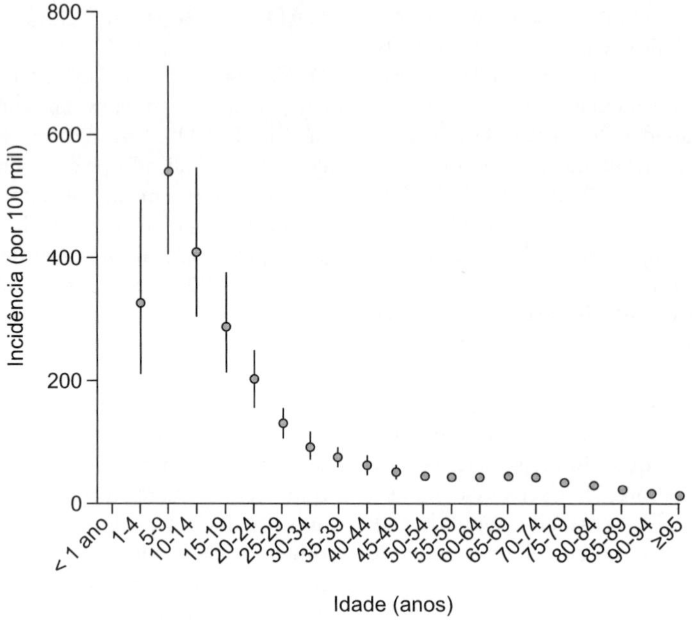

Figura 28.1 Taxas de incidência globais específicas por idade (por 100 mil) de febre tifoide e febre paratifoide em 2017. (Adaptada de GBD 2017 Typhoid and Paratyphoid Collaborators 2019.)

entre 1999 e 2013, mostrou um total de 558 casos de infecções por diversos agentes etiológicos em viajantes no país, sendo a FT a infecção mais frequente, com total de 300 casos (53%). Entre estes, 294 (98%) não eram de Omã e, desse total, 262 (87,3%) eram de países do sul da Ásia, 176 (58,6%) foram admitidos em hospitais e nenhuma morte foi relatada. Surtos relacionados ao consumo de alimentos têm sido descritos em países de alta renda e em viajantes que retornam de países onde a FT é endêmica.

FEBRE TIFOIDE NO BRASIL

No Brasil, desde 1961, a FT é uma doença de notificação compulsória, ocorrendo de forma endêmica, com superposição de epidemias, especialmente nas regiões Norte e Nordeste, onde concentra-se o maior número de infectados, o que reflete as condições de vida de suas populações. Nas áreas endêmicas do país, ocorre com maior frequência na faixa etária entre 15 e 45 anos.

Apesar da tendência de declínio nos coeficientes de morbimortalidade por FT nas últimas décadas, esses dados devem ser analisados com cautela quanto à representatividade e à fidedignidade, uma vez que os dados de mortalidade no Brasil são falhos (20% do total dos óbitos tem causa básica ignorada), além das dificuldades de diagnóstico laboratorial para identificação do agente etiológico e das lacunas existentes no sistema de vigilância e informação nacional.

No período de 2001 a 2021, foram notificados 6.009 casos no país, dos quais 3.049 (50,7%) ocorreram na Região Norte e 2.485 (41,3%) no Nordeste. Mais uma vez, as informações devem ser analisadas com cautela, tendo em vista a subnotificação e a dificuldade de diagnóstico etiológico (Tabela 28.1).

Com a observação de crescente resistência antimicrobiana e diante das lacunas sobre os dados epidemiológicos reais da carga da FT, estudos clínicos com plataformas inovadoras de vacinas contra a doença tornaram-se necessários para o controle em algumas regiões do mundo, onde a FT tem elevada taxa de incidência, como mostra a Tabela 28.2.

VACINAS DISPONÍVEIS

Atualmente, estão disponíveis no mundo três vacinas diferentes contra FT: uma vacina conjugada, em que o polissacarídeo capsular Vi é conjugado

Tabela 28.1 Série histórica de casos de febre tifoide relatados pelo Sistema de Informação de Agravos de Notificação (Sinan), no período de 1999 a 2018.

Ano	População	Nº de casos
1999	*	**
2000	6.192.307	**
2001	*	27
2002	*	103
2003	*	209
2004	*	141
2005	*	107
2006	*	75
2007	*	74
2008	*	57
2009	*	71
2010	7.581.051	23
2011	*	21
2012	7.821.276	53
2013	7.969.654	35
2014	8.073.924	112
2015	8.175.113	57
2016	8.272.724	35
2017	8.366.628	38
2018	*	26

*Não há informações disponíveis nos anos destacados. **Sistema ativo a partir de 2001. (Fonte: Programa das Nações Unidas para o Desenvolvimento [PNUD, IBGE], 2020. Citada em Carvalho, 2021.)

a uma proteína (TCV, do inglês, *typhoid conjugate vaccine*); uma vacina polissacarídica Vi (ViPS); e uma vacina oral atenuada (Ty21a).

Desde 2008, as vacinas ViPS e Ty21a são recomendadas pela Organização Mundial da Saúde (OMS) para o controle da FT nas regiões endêmicas e epidêmicas. Em 2017, o *Strategic Advisory Group of Experts on Immunization* (SAGE) pré-qualificou a TCV, a Aliança Mundial para Vacinas e Imunização (GAVI, do inglês, Global Vaccine Alliance and Immunization) apoiou seu financiamento e a OMS recomendou sua introdução em países com alta carga de *S. typhi* resistente a antimicrobianos, nos programas de imunização de rotina entre 9 meses e 2 anos, com vacinação de *catch up* (resgate) até os 15 anos.

INTERCAMBIALIDADE ENTRE AS VACINAS DE DIFERENTES PLATAFORMAS

Atualmente, não há evidências sobre a intercambialidade ou uso sequencial de diferentes plataformas de vacinas contra FT.

Vacina conjugada para febre tifoide

Atualmente, as vacinas conjugadas para FT estão licenciadas, apenas na Índia, duas vacinas conjugadas de nova geração: Typbar-TCV® (já pré-qualificada pela OMS) e PedaTyph®. Outras vacinas conjugadas contra FT estão em diferentes

Tabela 28.2 Características das diferentes vacinas disponíveis da febre tifoide (FT).

Plataformas das vacinas contra FT	Vacina conjugada da FT (TCV)	Vacina polissacarídica Vi (ViPS)	Vacina viva atenuada (Ty21a)
Composição	25 μg do polissacarídeo Vi capsular purificado conjugado com o TT	25 μg do polissacarídeo Vi capsular purificado	2 a 6 × 10^9 UFC de Ty21a (cepa Ty2 atenuada de *S. typhi*)
Via e dose	IM/uma dose	IM ou SC/uma dose	VO/3 doses em dias alternados (4 doses nos EUA e Canadá)
Apresentação	Líquido	Líquido	Cápsulas com revestimento entérico
Idade alvo para vacinação	Entre 6 meses e 45 anos	A partir de 2 anos	Acima de 6 anos

IM: intramuscular; SC: subcutânea; TT: toxoide tetânico; VO: oral; FT: febre tifoide; UFC: unidades formadoras de colônia. (Adaptada de Typhoid vaccines: WHO position paper, 2018.)

fases de estudos ou em processo de revisão por autoridades reguladoras em diferentes países.

A Typbar-TCV® foi licenciada para a faixa etária entre 2 e 45 anos. Desencadeou, após segunda dose aplicada 2 anos depois da dose anterior, títulos médios geométricos (GMTs, do inglês, *Geometric Mean Titres*) de anticorpos imunoglobulina G (IgG) mais elevados do que as vacinas polissacarídicas 6 semanas após esquema com única dose. Os anticorpos também exibiram maior avidez pelos antígenos do que os anticorpos estimulados pela vacina polissacarídica. Em estudo de desafio com voluntários adultos entre 18 e 60 anos ($n = 112$) e sem histórico de exposição à FT, a eficácia da Typbar-TCV® foi de 87,1% 1 mês após a vacinação. Esse estudo demonstrou eficácia a longo prazo até 46 meses em crianças entre 2 e 5 anos (VE 89%, intervalo de confiança [IC] 95%: 76 a 97).

Não existem estudos comparativos específicos entre TCV e Ty21a, porém, em uma análise de diferentes estudos com as duas vacinas, usando o mesmo modelo de desafio, tamanho do inóculo, parâmetros clínicos e bacteriológicos e com voluntários com as mesmas características, três doses orais de Ty21a tiveram eficácia de 80% (IC 95%: 16 a 95) em comparação com a eficácia estimada de 87,1% (IC 95%: 47,2 a 96,9) de Typbar-TCV®.

Duração da proteção e revacinação

Um estudo indiano sobre a persistência da proteção 5 a 7 anos após a vacinação primária com a Typbar-TCV® demonstrou que 44 a 72% dos indivíduos sem a dose de reforço persistiam com títulos de anticorpos protetores; entre os participantes que receberam a dose de reforço, houve persistência de títulos protetores de anticorpos em 71 a 84% até o sétimo ano. Os autores concluíram que, para estender a proteção de crianças vacinadas precocemente, uma dose de reforço pode ser aconselhável 5 anos após a dose primária, coincidindo com a entrada na escola.

Segurança e eventos adversos

Dados de segurança revisados pelo Comitê Consultivo Global sobre Segurança de Vacinas (GACVS, do inglês, *Global Advisory Committee on Vaccine Safety*) não mostraram que nenhum evento adverso preocupante com relação à Typbar-TCV® foi identificado.

Um estudo de segurança prospectivo, multicêntrico, observacional, conduzido em dois períodos após a comercialização da vacina e com aproximadamente 11 milhões de doses administradas, comprovou a segurança da vacina. Todos os eventos adversos relatados foram resolvidos sem sequelas clínicas. As observações nesse estudo são consistentes com os estudos pré-licenciamento.

Indicações e esquema de vacinação

É indicada uma dose única de 0,5 mℓ intramuscular (IM) para lactentes a partir dos 6 meses e para adultos até 45 anos. Pode ser coadministrada com outras vacinas, inativadas ou atenuadas, em seringas separadas e em locais diferentes.

Apresentação, conservação e armazenamento

A vacina é apresentada em frascos de dose única ou com 5 doses, cada uma contendo 25 μg do polissacarídeo capsular Vi purificado e conjugado com o TT. A formulação multidose contém de 2-fenoxietanol como conservante. A temperatura de armazenamento recomendada é de 2 a 8°C.

Vacina polissacarídica capsular Vi

A ViPS está licenciada no Brasil. Não está disponível nas Unidades Básicas de Saúde (UBSs), mas pode ser encontrada na rede privada. O Ministério da Saúde (MS) a disponibiliza em situações especiais.

Em estudos clínicos de pré-licenciamento no Nepal, África do Sul e China, a eficácia variou de 72% (IC 95%: 42 a 86%), 64% [IC 95%: 36 a 79%) e 69% (IC 95%: 28 a 87%) ao longo de 17 meses, 21 meses e 19 meses de seguimento, respectivamente. Considera-se que essa vacina fornece proteção por, pelo menos, 3 anos. Alguns estudos sugeriram baixa resposta imune a subsequentes doses da vacina, mas não há dados científicos robustos para sustentar o risco potencial de hiporreatividade.

Em um estudo randomizado pós-licenciamento em Calcutá, na Índia, a eficácia foi de 56% (IC 95%: 18 a 77%) em crianças de 5 a 14 anos e 80% (IC 95%: 53 a 91%) em crianças de 2 a 4 anos. Esse achado de maior nível de proteção em crianças mais velhas foi incomum nos estudos de campo de vacinas contra a FT. O estudo de Calcutá envolveu a vacinação em massa de indivíduos a partir dos

2 anos que viviam na mesma comunidade, o que pode ter resultado em imunidade de rebanho, particularmente entre os menores de 5 anos.

Outro ensaio clínico randomizado em *cluster* no Paquistão avaliou a vacinação de crianças entre 2 e 16 anos e constatou que não houve proteção para a faixa etária de 2 a 4 anos, enquanto a eficácia entre 5 e 16 anos foi de 57% (IC 95%: 6 a 81%), muito semelhante ao que foi observado no ensaio de Calcutá.

Duração de proteção e revacinação

A vacina confere proteção a partir de 7 dias após a administração. Para manutenção da proteção em caso de risco de exposição, a revacinação é recomendada após 3 anos da última dose.

Alguns estudos sugeriram baixa resposta imune a subsequentes doses de vacinação, mas não há dados científicos robustos para sustentar o risco potencial de hiporreatividade.

Em um ensaio clínico de eficácia, duplo-cego, randomizado controlado, envolvendo mais de 11 mil crianças na África do Sul, a eficácia da vacina foi de 64% (IC 95%: 36 a 79%) após os 21 meses e caiu para 55% (IC 95%: 30 a 71%) 3 anos após a vacinação; entretanto, mais de 50% dessas crianças apresentaram níveis protetores de anticorpos 10 anos após a vacinação.

Um surto de FT em militares franceses em missão na Costa do Marfim e vacinados há mais de 3 anos mostrou que este intervalo de tempo foi um fator de risco significativo para o desenvolvimento de FT, sugerindo diminuição da imunidade. Em pessoas entre 18 e 55 anos que vivem em áreas não endêmicas e vacinados com a ViPS, os títulos de anticorpos anti-Vi declinaram rapidamente após o segundo ano, mas ainda assim a vacina pode oferecer alguma proteção.

Outro ensaio clínico randomizado, duplo-cego, realizado no sudoeste da China, envolvendo 131 mil pessoas de 3 a 50 anos, sendo 72% em crianças em idade escolar, mostrou eficácia geral de 69% (IC 95%: 28 a 87) durante um período de seguimento de 19 meses após vacinação. O acompanhamento dessa população durante o terceiro ano após a vacinação forneceu evidências de proteção em aproximadamente 50% dos vacinados.

Viajantes devem ser orientados sobre a eficácia da vacina e outras medidas de proteção, como consumo de água potável e alimentos de fontes seguras.

Segurança e eventos adversos

Reações locais e sistêmicas não são comuns, manifestando-se nas primeiras 24 horas e regredindo, geralmente, nas primeiras 48 horas seguintes à vacinação. Consistem, na maioria das vezes, em sintomas de intensidade leve, como febre, cefaleia e eritema no local da aplicação.

É segura para imunodeprimidos, embora a eficácia possa estar diminuída. Por ser vacina inativada, não existe risco teórico para a gestante e para o feto; no entanto, como não existem informações sobre a segurança durante a gestação, é prudente evitar a vacinação de gestantes, que devem ser informadas e orientadas pelo seu médico.

Indicações e esquema de vacinação

Está recomendada para viajantes com idade a partir de 2 anos que se dirigem para áreas de risco e que têm importante exposição a *S. typhi*. Essa vacina não protege contra infecção por *S. paratyphi*.

É recomendada dose única de 0,5 mℓ e, por não conter adjuvante em sua fórmula, pode ser aplicada por via intramuscular ou subcutânea (SC). Indicação de nova dose após 3 anos deve ser considerada em caso de permanência em regiões endêmicas ou retorno a situações de risco.

Deve ser administrada pelo menos 2 semanas antes da exposição ao risco. Não existem evidências de benefícios com a vacinação pós-exposição.

Apresentação, conservação e armazenamento

A ViPS é composta pelo polissacarídeo Vi purificado da cepa Ty2 *S. typhi*. É conhecida como Typhim Vi® e fabricada pelo laboratório Sanofi. A formulação é líquida, e cada dose contém 25 μg de antígeno Vi e fenol como conservante.

Deve ser conservada entre 2 e 8°C, mas permanece estável por 6 meses a 37°C e por 2 anos a 22°C.

Vacina febre tifoide atenuada

Esta vacina oral atenuada foi licenciada pela primeira vez na Europa em 1983 e nos EUA em 1989, aprovada para indivíduos acima dos 6 anos. É produzida a partir da cepa Ty2a da *S. typhi*, atenuada por indução química a mutagênese. A possibilidade de uma vacina oral permite estímulo dos mecanismos locais de imunidade de mucosa, o que produz anticorpos séricos e imunidade celular.

Os antígenos O, H e outros de superfície induzem respostas mediadas por células de longa duração (incluindo produção de citocinas e linfócitos citotóxicos). No entanto, como o antígeno capsular Vi é ausente, não são produzidos anticorpos anti-Vi, de modo que a magnitude das respostas imunes mediadas por células é considerada o melhor indicador de proteção dessa vacina.

Alguns estudos sugerem que ela também induz alguma proteção contra *S. paratyphi* A e *S. paratyphi* B. Embora o grau de proteção não seja robusto, pode favorecer um curso mais brando da doença e reduzir a contagiosidade.

Duração de proteção e revacinação

Os marcadores imunológicos de proteção são os anticorpos séricos IgG anti-O e a magnitude da resposta celular refletida nos níveis de anticorpo IgA secretor 7 dias após a vacinação. A proteção é alcançada 7 dias após a terceira dose do esquema.

Em ensaios realizados na década de 1970, a eficácia da vacina de Ty21a variou de 87 a 96% (IC 95%: 77 a 99%) em crianças de 6 a 7 anos que foram acompanhadas por 3 anos. Quatro ensaios adicionais com diferentes formulações e esquemas foram realizados em Santiago, no Chile, na década de 1980. Em um desses estudos, que envolveu crianças em idade escolar, o esquema de três cápsulas administradas uma a cada 2 dias conferiu proteção de 67% (IC 95%: 47 a 79%) após 3 anos e 62% (IC 95%: 48 a 73%) após 7 anos de acompanhamento.

Vários ensaios demonstraram aumento da resposta imune com a idade, e um grande ensaio em Santiago demonstrou proteção de rebanho, com queda gradual da incidência da doença em cerca de 30% nos 3 anos subsequentes à vacinação da população estudada.

Segurança e eventos adversos

A vacina Ty21a é geneticamente muito estável, e a reversão à virulência não foi observada *in vitro* ou *in vivo*. No estudo chileno com crianças em idade escolar, a vigilância passiva não identificou eventos adversos.

Outros estudos corroboraram que a vacina Ty21a é segura, muito bem tolerada e que as reações adversas são raras e autolimitadas; desconforto abdominal, náuseas, vômitos, febre, cefaleia, erupção cutânea ou urticária são os eventos mais observados.

Entre 1990 e 2000, mais de 38 milhões de pessoas receberam a vacina Ty21a, e foram relatados apenas 743 eventos adversos, o que representa uma incidência de 0,002%. As reações mais comuns foram temporárias, principalmente distúrbios gastrintestinais leves, seguidos por reações sistêmicas, como febre. Posteriormente, outros estudos confirmaram a segurança da vacina Ty21a; um estudo realizado em adultos no Chile não registrou diferenças estatisticamente significativas entre os grupos de vacinados e placebo.

Indicações e esquemas de vacinação

Indisponível no Brasil, é indicada em esquema de três doses (ou quatro doses, como estabelecido no Canadá e nos EUA) em dias alternados, para crianças acima de 6 anos e adultos. Em países onde o risco de contrair a doença é alta, a vacinação é recomendada a cada 3 anos. A revacinação a cada ano é indicada para viajantes que se destinam às áreas endêmicas com frequência. Pode ser administrada simultaneamente com outras vacinas.

Na América do Norte, uma dose de reforço é recomendada também para contatos próximos de portadores crônicos e para certos trabalhadores de laboratório após 5 anos (EUA) ou 7 anos (Canadá) do esquema primário.

Por tratar-se de uma vacina atenuada, pode ser administrada em pacientes que vivem com HIV se a contagem de linfócitos T CD4 estiver maior ou igual a $200/mm^3$.

Não deve ser administrada em pessoas em uso de antibióticos. Certos antimaláricos, particularmente mefloquina, inibem a atividade da vacina, que só deve ser administrada 8 a 24 horas após a administração de mefloquina. Há evidências inconclusivas sobre a coadministração de proguanil e Ty21a.

Apresentação, conservação e armazenamento

É apresentada em cápsulas com revestimento entérico, para administração oral. Requer armazenamento a 2 a 8°C e mantém a potência por aproximadamente 14 dias a 25°C.

POPULAÇÕES ESPECIAIS

Qualquer vacina contra FT é contraindicada para indivíduos com hipersensibilidade conhecida a qualquer componente de suas formulações.

A vacinação contra FT é recomendada para os seguintes grupos específicos, que estão em maior risco de adquirir ou transmitir a *S. typhi*:

- Profissionais que manipulam alimentos: em áreas endêmicas de FT, considerar a vacinação desse grupo, embora mais evidências sobre os reais benefícios da vacinação de rotina sejam necessárias. Se disponível, usar preferencialmente a vacina oral, pois, por não conter em sua formulação o polissacarídeo capsular Vi, não desencadeia produção de anticorpos contra o mesmo, o que permite a identificação sorológica do paciente portador crônico
- Viajantes oriundos de áreas não endêmicas para endêmicas: além de adesão às demais precauções com relação a práticas de higiene para reduzir o risco de infecção, a vacinação deve ser considerada, principalmente em viagens de longa permanência
- Profissionais de saúde: a vacinação deve ser considerada para profissionais de laboratório de microbiologia com risco reconhecido de exposição ocupacional à *S. typhi*
- Gestantes: existem poucas evidências sobre o uso das vacinas contra FT nessa população. No entanto, não existem preocupações teóricas de segurança para as vacinas inativadas (TCV e ViPS). A vacina atenuada Ty21a deve ser evitada
- Pessoas que vivem com HIV/AIDS e outras condições de imunossupressão: devem receber preferencialmente as vacinas inativadas. A vacina atenuada Ty21a pode ser administrada em portadores de HIV/AIDS que estejam imunologicamente estáveis, com CD4 > 25% para crianças de até 5 anos ou CD4 ≥ 200 células/mm^3 para maiores de 5 anos.

BIBLIOGRAFIA

Agtini MD, Ochiai RL, Soeharno R, Lee HJ, Sundoro J, Hadinegoro SR et al. Introducing Vi polysaccharide typhoid fever vaccine to primary school children in North Jakarta, Indonesia, via an existent school-based vaccination platform. Public Health. 2006;120(11):1081-7.

Appiah DG, Hughes MJ, Chatham-Stephens K. Typhoid & paratyphoid fever. Georgia: CDC; 2021 [cited 2022 Jun 4]. Disponível em: http://wwwnc.cdc.gov/travel/yellowbook/2012/chapter-3-infectious-diseases-related-to-travel/typhoid-and-paratyphoid-fever.htm.

Carvalho DVP. Análise do perfil epidemiológico da febre Tifoide no estado do Pará entre os anos de 1999 a 2018 [master's thesis]. Ananindeua: Instituto Evandro Chagas, Secretaria em Vigilância em Saúde, Ministério da Saúde; 2021.

Crump JA, Luby SP, Mintz ED. The global burden of typhoid fever. Bull World Health Organ. 2004;82(5):346-353.

DeRoeck D, Jodar L, Clemens J. Putting typhoid vaccination on the global health agenda. N Engl J Med. 2007;357(11):1069-1071.

DeRoeck D, Ochiai RL, Yang J, Anh DD, Alag V, Clemens JD. Typhoid vaccination: the Asian experience. Expert Rev Vaccines. 2008;7(5):547-560.

GBD 2017 Typhoid and Paratyphoid Collaborators. The global burden of typhoid and paratyphoid fevers: a systematic analysis for the Global Burden of Disease Study 2017. Lancet. 2019;19(4):369-381.

Gordon MA. Salmonella infections in immunocompromised adults. J Infect. 2008;56(6):413-422.

Keystone JS. Immigrants returning home to visit friends & relatives (VFRs). Georgia: CDC; 2019 [cited 2022 Jun 4]. Disponível em: http://wwwnc.cdc.gov/travel/yellowbook/2012/chapter-8-advising-travelers-with-specific-needs/immigrants-returning-home-to-visit-friends-and-relatives-vfrs.htm.

Klugman KP, Gilbertson IT, Koornhof HJ, Robbins JB, Schneerson R, Schulz D et al. Protective activity of Vi capsular polysaccharide vaccine against typhoid fever. Lancet. 1987;2(8569):1165-1169.

Klugman KP, Koornhof HJ, Robbins JB, Le Cam NN. Immunogenicity, efficacy and serological correlate of protection of Salmonella typhi Vi capsular polysaccharide vaccine three years after immunization. Vaccine. 1996;14(5):435-438.

Kossaczka Z, Lin FY, Ho VA, Thuy NT, Van Bay P, Thanh TC et al. Safety and immunogenicity of Vi conjugate vaccines for typhoid fever in adults, teenagers, and 2- to 4-year-old children in Vietnam. Infect Immun. 1999;67(11): 5806-5810.

Lim SM, Jung HS, Kim MJ, Park DW, Kim WJ, Cheong HJ et al. Immunogenicity and safety of Vi capsular polysaccharide typhoid vaccine in healthy persons in Korea. J Microbiol Biotechnol. 2007;17(4):611-615.

Lin FY, Ho VA, Khiem HB, Trach DD, Bay PV, Thanh TC et al. The efficacy of a Salmonella typhi Vi conjugate vaccine in two-to-five-year-old children. N Engl J Med. 2001;344(17):1263-1269.

Mermin JH, Villar R, Carpenter J, Roberts L, Samaridden A, Gasanova L et al. A massive epidemic of multidrug-resistant typhoid fever in Tajikistan associated with consumption of municipal water. J Infect Dis. 1999;179(6):1416-1422.

Ministério da Saúde (BR). Secretaria de Vigilância em Saúde. Departamento de Vigilância Epidemiológica. Febre tifoide. 2014 [cited 2022 Jun 4]. Disponível em: http://portalsaude.saude.gov.br/images/pdf/2014/julho/21/Apresentacao---Febre-Tifoide---Site.pdf.

Ministério da Saúde (BR). Situação epidemiológica: dados [cited 2022 Jun 4]. Disponível em: http://portalsaude.saude.gov.br/index.php/o-ministerio/principal/leia-mais-o-ministerio/690-secretaria-svs/vigilancia-de-a-a-z/febre-tifoide/11263-situacao-epidemiologica-dados.

Ochiai RL, Acosta CJ, Danovaro-Holliday MC, Baiqing D, Bhattacharya SK, Agtini MD et al. A study of typhoid fever in five Asian countries: disease burden and implications for controls. Bull World Health Organ. 2008;86:260-268.

Parry CM, Hien TT, Dougan G, White NJ, Farrar JJ. Typhoid fever. N Engl J Med. 2002;347(22):1770-1782.

Reddy R, Reddy B, Vamshi S, Ella R, Vadrevu KM. A multi-centre, post-marketing surveillance study of Vi polysaccharide-tetanus toxoid conjugate vaccine (Typbar TCV®) in India. Hum Vaccin Immunother. 2022;18(1):1947761.SAGE Working Group on Typhoid Vaccines, WHO Secretariat. Background paper to SAGE on typhoid vaccine policy recommendations. Geneva: World Health Organization, 2017 [cited 2022 Jun 4]. Disponível em: https://cdn.who.int/media/docs/default-source/immunization/position_paper_documents/typhoid/1-typhoid-sage-background-paper-final-v3b.pdf?sfvrsn=ddf418c3_2.

Shakya M, Neuzil KM, Pollard AJ. Prospects of Future Typhoid and Paratyphoid Vaccines in Endemic Countries. J Infect Dis. 2021;224(12 Suppl 2):S770-S774.

World Health Organization. Typhoid vaccines: WHO position paper – March 2018. WER. 2018;93(13).

Zhou WZ, Koo HW, Wang XY, Zhang J, Park JK, Zhu F et al. Revaccination with locally-produced Vi typhoid polysaccharide vaccine among chinese school-aged children: safety and immunogenicity findings. Pediatr Infect Dis J. 2007;26(11):1001-1005.

29

Haemophilus Influenzae do Tipo B

Flavia Bravo • Rodrigo Schrage Lins

A DOENÇA E O IMPACTO NA SAÚDE DA POPULAÇÃO

O *Haemophilus influenzae* é um cocobacilo gram-negativo pleomórfico, facultativo, que infecta exclusivamente os seres humanos, colonizando as mucosas de nasofaringe, conjuntiva e, menos comumente, do sistema genital. O polissacarídeo capsular é o principal determinante de virulência e define os diferentes sorotipos, designados de A a F. Outras cepas não possuem cápsula e são classificadas como *H. influenzae* não encapsulado ou não tipável (NTHi, do inglês, *Nontypeable Haemophilus influenzae*).

O sorotipo mais virulento é o *H. influenzae* tipo b (Hib), que tem a sua cápsula composta por polirribosil-ribitol fosfato (PRP). A imunidade contra o Hib está relacionada ao nível de anticorpos produzidos diretamente contra o PRP, isto é, dirigidos contra a cápsula bacteriana.

Antes do advento da vacina, o Hib era o principal agente causador de meningoencefalites bacterianas agudas em menores de 5 anos, além de um dos principais agentes etiológicos de pneumonia comunitária, representando 95% de todas as doenças invasivas causadas por *H. influenzae*. Na era pré-vacinal, mais de 90% dos casos de infecção invasiva por Hib ocorreram em crianças menores de 5 anos, e 60% dos casos de meningite por Hib em lactentes até os 12 meses. Aproximadamente 1 em cada 200 crianças menores de 5 anos desenvolvia a doença invasiva por Hib, e cerca de dois terços de todos os casos acometiam menores de 18 meses.

Essa suscetibilidade idade-dependente era uma característica marcante da doença invasiva por Hib, com quase todos os indivíduos acometidos sendo menores de 5 anos e os mais vulneráveis entre 4 e 18 meses de vida. A proteção conferida por anticorpos maternos transferidos pela via transplacentária e pela amamentação justifica o pico de incidência que era observado entre 6 e 7 meses de vida. Essa incidência declina com a idade, provavelmente pela aquisição natural da imunidade.

A doença invasiva pelo Hib apresentava alta morbimortalidade, com elevada taxa de sequelas a longo prazo. Com o advento da implantação das vacinas conjugadas contra a doença na década de 1990, os países que conseguiram manter a alta cobertura vacinal observaram uma queda vertiginosa do número de casos. Entretanto, a doença por Hib permanece um importante problema de saúde pública nos países que não atingiram essa cobertura e ainda provoca casos e surtos esporádicos em países com boa cobertura, causando infecções graves, hospitalizações, sequelas e óbitos, o que ressalta a importância de manter uma vigilância clínica e microbiológica a longo prazo para monitorar o impacto da doença pelo Hib e da vacina.

QUADRO CLÍNICO E COMPLICAÇÕES

O Hib é transmitido de pessoa para pessoa por inalação de gotículas ou por contato direto com secreções do sistema respiratório. Na era pré-vacinal, os principais reservatórios de Hib eram lactentes e pré-escolares, que podem carrear o organismo de forma assintomática em suas vias respiratórias superiores de forma contínua ou por longos períodos. A colonização da nasofaringe por Hib nessa faixa etária ocorria em 2 a 4% das crianças. As crianças que frequentavam creches apresentavam taxas de colonização ainda maiores para esse agente. A colonização por Hib no primeiro ano de vida estava também associada a um risco aumentado de otite média recorrente, em comparação a crianças que permaneciam livres de colonização.

O período de incubação da doença ainda hoje é desconhecido, sendo estimado entre 1 e 4 dias após o contágio. Antes do advento da vacina conjugada, mais de 90% das infecções bacteriêmicas invasivas por Hib se manifestavam como seis apresentações: meningite, pneumonia bacteriêmica, epiglotite (em especial em crianças de 2 a 7 anos), sepse, celulite (sobretudo periorbitária e facial) e infecções osteoarticulares (mais frequentemente artrite séptica do que osteomielite).

A meningite era responsável por 50 a 65% das doenças invasivas. O Hib também era uma causa importante de pneumonia bacteriêmica e não bacteriêmica em crianças, sendo esta provavelmente a apresentação mais comum da doença por esse agente em todo o mundo, com uma incidência global anual estimada em crianças não vacinadas de 1.304 a 2.860/100 mil crianças com 5 anos. Bacteriemia sem evidência de localização também ocorria, principalmente entre crianças de 6 a 36 meses. Outras manifestações clínicas, como endocardite, endoftalmite, peritonite e gangrena, constituíam apenas 3% do número total, enquanto os casos multifocais correspondiam a 6%.

A meningite por Hib é uma doença aguda, com uma letalidade média de 14%, variando entre os continentes (5% na Europa a 28% na África). Essas grandes diferenças regionais podem ser justificadas por potenciais fatores que contribuam para os resultados adversos, como acesso precário a cuidados de saúde, diagnóstico e tratamento tardios e presença de comorbidades, como malária, desnutrição e infecção pelo vírus da imunodeficiência humana (HIV). A meningite por esse agente pode ainda produzir sequelas auditivas ou neurológicas em 15 a 30% dos afetados.

O potencial de contágio do Hib é considerado limitado, mas, em caso de contato muito próximo de pessoas suscetíveis com o paciente infectado, podem ocorrer surtos com transmissão secundária da doença. Isso pode se dar no ambiente domiciliar ou em creches e escolas, entre crianças não imunizadas ou incompletamente imunizadas expostas a um caso de doença por Hib.

A doença secundária por Hib é definida como aquela que surge 1 a 60 dias após o contato com uma pessoa acometida e representa menos de 5% de toda a doença invasiva por Hib. Entre os contatos intradomiciliares, seis estudos verificaram uma taxa de ataque secundário de 0,3% no mês seguinte ao início do caso-índice, o que é cerca de 600 vezes maior do que o risco para a população em geral. As taxas de ataque variaram bastante com a idade, correspondendo a 3,7% entre crianças até 2 anos e a 0% entre contatos a partir de 6 anos. Nos contatos intradomiciliares, 64% dos casos secundários ocorreram na primeira semana do início da doença no caso-índice, 20% durante a segunda semana e 16% no decorrer da terceira e da quarta semana. Quanto à transmissão secundária para adultos, os dados são conflitantes, com taxas de ataque variando até 2,7%. A maioria dos estudos parece sugerir que esses contactantes estão em risco relativamente baixo para a transmissão secundária.

GRUPOS DE RISCO

A faixa etária de maior risco é a de crianças menores de 5 anos, e o impacto da doença é maior em indivíduos entre 4 e 18 meses. Apesar de a doença por Hib ter praticamente desaparecido nos países em que a vacinação de rotina é realizada, as crianças de até 5 anos saudáveis não vacinadas ou com vacinação incompleta que viajam para países onde a cobertura vacinal é inadequada encontram-se em risco de aquisição da doença.

Fatores relacionados a um aumento do risco de doença por Hib já foram descritos, como:

- Fatores relacionados com o grau de exposição: situações que favorecem aglomerações, como famílias numerosas convivendo em um mesmo domicílio ou frequentar creches ou escolas, baixos acesso e qualidade da assistência à saúde, baixo nível socioeconômico e baixo grau de escolaridade familiar
- Fatores relacionados com o hospedeiro: etnia (maior risco entre negros, hispânicos e

indígenas, característica muitas vezes confundida por variáveis socioeconômicas) e presença de trissomias e doenças crônicas (como diabetes melito, cardiopatia, pneumopatia, nefropatia e doenças de depósito). Há um risco aumentado de doença invasiva por Hib em pacientes com distúrbios de imunidade, como imunodeficiência primária (p. ex., imunodeficiência congênita isolada de tipo humoral ou deficiência de complemento), asplenia anatômica ou funcional (incluindo anemia falciforme), infecção pelo HIV e pacientes submetidos a radioterapia ou quimioterapia para malignidade ou pós-transplante hematopoético de células-tronco. Indivíduos que apresentam fístula liquórica ou submetidos a transplante de cóclea também apresentam um risco maior de doença.

EPIDEMIOLOGIA

O Hib era uma causa comum de pneumonia, meningite e doenças invasivas graves em crianças menores de 5 anos em todo o mundo. Estudos de base populacional, prévios à introdução das vacinas conjugadas, mostravam taxas de meningite por Hib de 20 a 60 casos por 100 mil em crianças com menos de 5 anos nos EUA; de 40 a 60 casos por 100 mil na África Subsaariana; e de 10 a 40 por 100 mil na América Latina e na Europa Ocidental.

A inclusão das vacinas conjugadas a partir da década de 1990 promoveu um declínio importante e contínuo na incidência da doença invasiva pelo Hib e na sua letalidade em todas as faixas etárias, refletindo sua capacidade de produzir imunidade indireta ou de rebanho. A introdução na rotina de imunização em países de elevada renda *per capita* levou a uma redução na incidência ≥ 90%; entretanto, o processo de implantação da vacina não se deu de forma equânime no mundo. Em 2004, a Organização Mundial da Saúde (OMS) e a Aliança Global para Vacinas e Imunizações (GAVI, do inglês, *Global Vaccine Alliance and Immunization*) promoveram o desenvolvimento de ferramentas e estudos para a avaliação do impacto da doença pelo Hib em vários países. Em 2006, a OMS recomendou a incorporação da vacina em todos os países, independentemente da capacidade de produzir dados locais de vigilância. Os países elegíveis pela GAVI passaram a receber diretamente a vacina sem custo, além de incentivos para cofinanciamento dessas vacinas até 2015. Como resultado, o número de países com programas contendo a vacina aumentou de 89/193 (46%) em 2004 para 158/193 (82%) em 2009.

Um estudo publicado em 2018, que analisou publicações realizadas com base na comparação de dados antes e após a introdução da vacina, estimou que ocorreram 340 mil episódios (de 196 mil a 669 mil) de doença grave pelo Hib no ano de 2015 em crianças menores de 5 anos ao redor do mundo. O número de casos de pneumonia nessa faixa etária foi estimado em 900 mil no mesmo ano, independentemente de a criança ser ou não infectada pelo HIV, dos quais 298 mil foram consideradas formas graves. A taxa de letalidade para pneumonia foi 8% (5 a 10%) entre crianças não infectadas pelo HIV. Com relação à meningite, 31.400 casos (13.400 a 50.800) ocorreram em menores de 5 anos, independentemente do *status* de infecção pelo HIV, correspondendo a uma incidência de 5/100 mil. A letalidade caiu à metade, atingindo 23% (9 a 36%) em 2015.

Nesse estudo, a estimativa de óbitos em menores de 5 anos em 2015 foi de 29.500 (18.400 a 40.500) relacionados à doença pelo Hib entre crianças não infectadas pelo HIV, além de menos de mil óbitos nas infectadas pelo HIV. Todos os óbitos ocorreram em crianças menores de 2 anos. A pneumonia foi a principal causa em 76% dos casos, seguida pela meningite, com 24%. Outras formas de doença grave pelo Hib corresponderam a menos de 1% dos óbitos. Cerca de 82% dos óbitos ocorreram na África e Sudeste Asiático, regiões que concentram 51% da população nessa faixa etária. Quatro países concentraram os óbitos por doença pelo Hib: Índia (15.600), Nigéria (3.600), China (3.400) e Sudão do Sul (1.000). Por outro lado, as maiores reduções na mortalidade ocorreram no Leste do Mediterrâneo (97%) e nas Américas (96%). Esses dados de mortalidade da doença no mundo refletem uma redução de 90% dos óbitos entre os anos de 2000 (299 mil) e 2015, e coincidem com o aumento do número de países que incorporaram a vacina em seus programas de imunização. Dessa forma, estima-se que a vacina preveniu cerca de 1,2 milhão de mortes por Hib entre crianças não infectadas pelo HIV entre 2000 e 2015.

Todos os países das Américas já introduziram a vacina específica para o Hib, sendo a cobertura vacinal para 3 doses estimada em 2020 em 85%.

No Brasil, o papel do Hib em doenças invasivas em indivíduos menores de 5 anos no período pré-vacinal era avaliado por estudos isolados, retrospectivos, utilizando dados de hospitais e/ou laboratórios de referência, com resultados distintos. A incidência de doença invasiva por Hib antes da introdução da vacina conjugada era de 100/100 mil. Entre as meningites em crianças menores de 5 anos, o Hib era responsável por 3 a 25% dos casos – até 1999, eram notificados mais de 1.300 casos de meningite por Hib ao ano, com mortalidade em torno de 20%. A queda na incidência da doença invasiva pelo Hib foi drástica, passando a ser um agente incomum de doença meníngea. No Brasil, há dificuldade de dados sobre a doença invasiva por Hib de forma geral, inclusive envolvendo o perfil epidemiológico das meningites, doença de notificação compulsória, graças à subnotificação e às dificuldades técnicas em isolamento de agentes etiológicos, acentuada no período após a pandemia de covid-19. Nos anos de 2020 e 2021 foram notificados, respectivamente, 24 e 5 casos de meningoencefalite por Hib, correspondendo a 0,52 e 0,6% dos 4.590 e 831 casos confirmados nesse período.

Em 2017, a OMS, junto a parceiros globais e especialistas envolvidos na prevenção e controle da meningite, desenvolveu um plano para combater as principais causas de meningite bacteriana aguda como problema de saúde pública e erradicar a doença até 2030. Em seu documento de 2021, estabeleceu como uma de suas metas que, até 2022, todos os países deveriam introduzir em seus programas de imunização infantil de rotina as vacinas conjugadas contra Hib. Com o advento da pandemia de covid-19 em 2020, foram observadas reduções de taxas de cobertura vacinal em todo o mundo para a maioria das vacinas. O impacto dessa situação na epidemiologia da doença pelo Hib deverá ser avaliada nos próximos anos.

PREVENÇÃO

A vacina é a medida mais eficaz para reduzir a incidência, a hospitalização e o óbito pela doença invasiva pelo Hib. Em todos os países que introduziram a vacina conjugada para o Hib e alcançaram elevada cobertura vacinal, foi observada uma baixa incidência sustentada de infecção invasiva por esse agente em todas as faixas etárias, ilustrando o notável sucesso dos programas que incorporaram essa vacinação como rotina, que fornece proteção direta e indireta aos receptores da vacina e suas comunidades. As falhas vacinais em crianças totalmente imunizadas são raras, e as vacinas contra o Hib são seguras e bem toleradas.

A vacina contra o Hib foi incorporada ao Programa Nacional de Imunizações (PNI) em meados de 1999. Um estudo para verificar o impacto da introdução da vacina na rotina sobre a incidência de meningite em crianças menores de 5 anos demonstrou uma redução da incidência de meningite por Hib de 78% (10,8/100 mil no período pré-vacinal *vs.* 2,3/100 mil no segundo ano pós-vacina), em especial na faixa etária de 7 a 23 meses ($p < 0{,}05$).

O risco de doença invasiva por Hib é aumentado devido aos contatos domiciliares não imunizados com menos de 4 anos e aos indivíduos de outras faixas etárias com comorbidades de risco. Os contatos de creches também apresentam um risco aumentado de doença secundária, mas a doença secundária em contactantes é rara em maiores de 2 anos.

Para os casos de contactantes menores de 4 anos e indivíduos com risco aumentado de infecção por Hib, indica-se quimioprofilaxia antibiótica, preferencialmente com rifampicina, e atualização do estado vacinal. A rifampicina erradica o Hib da faringe em aproximadamente 95% dos portadores e diminui o risco de doença invasiva secundária em contatos domiciliares expostos.

VACINAS DISPONÍVEIS NO BRASIL

Em 1985, nos EUA, foi licenciada uma vacina polissacarídica (baseada na composição do PRP purificado) contra Hib, usada até 1988. Estudos pós-introdução demonstraram que a vacina não induziu níveis protetores de anticorpos anti-PRP em crianças menores de 18 meses e que a eficácia acima dessa idade variou entre 69 e 88%. A vacina também não tinha impacto na colonização de nasofaringe pelo Hib. Como ocorre com outras vacinas polissacarídicas, a resposta imune não era T-dependente, com fraca imunogenicidade em menores de 2 anos, não induzindo memória (sem resposta de reforço na exposição repetida) e com baixa produção de anticorpos da classe imunoglobulina G (IgG).

O processo de conjugação do polissacarídeo capsular (pouco imunogênico) a uma proteína torna a resposta imune T-dependente e, por consequência, melhora a imunogenicidade da vacina, sobretudo em lactentes. Crianças a partir de 2 meses passam a responder à vacina de maneira eficaz. Além disso, doses repetidas de vacinas conjugadas desencadeiam respostas de reforço e possibilitam a produção de anticorpos específicos, com predominância da classe IgG e memória imunológica. As vacinas para o Hib conjugadas com proteínas (Hib-PRP-proteína) foram desenvolvidas nos anos 1980 e demonstraram capacidade de reduzir o estado de portador nasofaríngeo nos indivíduos vacinados, reduzindo, dessa forma, a transmissão para aqueles suscetíveis. Inicialmente, foram produzidas quatro vacinas monovalentes conjugadas com proteínas carreadoras Hib distintas: toxoide tetânico (PRP-TT), toxoide diftérico (PRP-D), complexo de membrana externa de *Neisseria meningitidis* (PRP-OMP ou HbOC) e uma proteína mutante não tóxica do *Corynebacterium diphtheriae* (PRP-CRM). A vacina PRP-D foi posteriormente descontinuada.

Nos dias atuais, estão disponíveis apenas vacinas conjugadas contra Hib – todas licenciadas para uso em crianças a partir de 6 semanas de vida. Produzidas por laboratórios diferentes, as vacinas utilizam proteínas distintas para conjugação, mas com segurança e eficácia equivalentes, podendo ser substituídas entre si em qualquer das doses, isto é, são intercambiáveis. É importante destacar que essas vacinas são todas inativadas e, portanto, não são capazes de causar doença pelo Hib.

No Brasil, estão disponíveis dois tipos de vacinas conjugadas contra Hib: vacina isolada contra doenças causadas pelo Hib e vacina em combinação com a tríplice bacteriana (difteria, tétano e coqueluche [DTC]) e com outras vacinas.

Todas as vacinas conjugadas contra Hib licenciadas no Brasil são altamente imunogênicas. Mais de 95% das crianças produzem níveis protetores de anticorpos após a série primária de três doses. A efetividade das vacinas conjugadas é estimada em 95 a 100%.

As vacinas também são imunogênicas em pacientes com risco aumentado para doença invasiva, como indivíduos com doença hematológica, portadores do HIV e pessoas esplenectomizadas. Nos portadores do HIV, a imunogenicidade também é ótima, mas pode variar de acordo com a fase de infecção e do grau de imunossupressão.

A aplicação dessas vacinas é por via intramuscular (IM), a partir de 2 meses de idade, em doses de 0,5 mℓ. Em crianças com riscos importantes de hemorragias, como portadores de hemofilia, trombocitopenia ou em uso de anticoagulantes, a vacina pode ser utilizada por via subcutânea (SC). De preferência, aplicar após a administração de fatores de coagulação ou concentrado de plaquetas, se estiverem indicados. Para a aplicação, recomenda-se utilizar uma agulha com o menor calibre possível e pressionar o local da aplicação durante, pelo menos, 2 minutos, sem fazer massagem.

As vacinas podem ser apresentadas em frascos uni ou multidoses.

Nas vacinas, sejam simples, sejam combinadas, o componente Hib tem apresentação liofilizada. No caso das combinadas, o componente deve ser reconstituído com a solução das outras vacinas da combinação, que têm apresentação líquida. As soluções líquidas de vacinas só podem ser utilizadas como diluente para o componente Hib liofilizado, não devendo ser usadas em separado, pois a vacinação será considerada inválida. De maneira similar, o componente Hib deve ser reconstituído somente com as soluções diluentes que contêm as outras vacinas, e qualquer dose de Hib reconstituída com outro diluente também não será considerada válida, devendo ser repetida.

As vacinas devem ser conservadas entre 2 e 8°C, sem congelamento. Após a reconstituição a vacina deve ser aplicada imediatamente.

Vacinas simples

Está disponível somente na rede pública para ser administrada em situações especiais, nos Centros de Referência para Imunobiológicos Especiais (CRIE).

Vacinas combinadas

No Brasil, estão disponíveis as seguintes formulações:

- Combinação com a vacina tríplice bacteriana de células inteiras (DTPw, do inglês, *diphtheria-tetanus-pertussis-whole cell*) e com a vacina contra hepatite B – DTPw-HB/Hib: é chamada vacina quíntupla celular ou "pentavalente". Foi introduzida no calendário básico de rotina no Brasil a partir de setembro 2012 e está disponível na rede pública para as três primeiras doses do esquema vacinal (aos 2, 4 e 6 meses). Contém como adjuvante o fosfato de alumínio. Pode também conter timerosal como conservante ou resíduo de produção

- Combinação com a vacina tríplice bacteriana acelular (DTPa, do inglês, *diphtheria-tetanus-pertussis-acellular*) e com a vacina inativada da poliomielite (VIP) - DTPa-VIP/Hib: é chamada vacina quíntupla acelular ou "pentavalente". Na sua composição inclui lactose (na Infanrix® Penta - GlaxoSmithKline [GSK]), sacarose (Pentaxim® inativada - Sanofi Pasteur), cloreto de potássio, hidróxido de alumínio e formaldeído. Pode conter traços de antibióticos: neomicina e polimixina B nas formulações da Infanrix® Penta e da Pentaxim® inativada. A Pentaxim® também pode apresentar traços de estreptomicina. Está disponível em clínicas privadas para crianças de 6 semanas até 7 anos
- Combinação de vacina DTPa com a VIP e a vacina contra hepatite B - DTPa-VIP-HB/Hib: é chamada vacina sêxtupla ou "hexavalente". Contém na sua composição lactose (Infanrix® Hexa - GSK), sais de alumínio, cloreto de potássio e formaldeído. Pode conter traços de antibióticos semelhantes às formulações pentavalentes: neomicina e polimixina B nas formulações da Infanrix® Hexa e Hexaxim® inativada (Sanofi Pasteur), além de estreptomicina na formulação Hexaxim® inativada. As formulações se encontram disponíveis para crianças de 6 semanas até 7 anos.

As vacinas pentavalentes aplicadas nas redes pública e privada apresentam composições diferentes. A vacina administrada na rede pública é uma combinação da vacina tríplice bacteriana celular com a vacina contra hepatite B + Hib, enquanto a comercializada em nível privado é uma composição de vacina DTPa + VIP + Hib.

Indicações

Todas as crianças, incluindo as prematuras, devem iniciar a série primária da vacina conjugada contra Hib (separada ou combinada) a partir dos 2 meses e até 5 anos. A vacinação antes de 6 semanas de vida pode causar tolerância imunológica para doses subsequentes da vacina contra Hib.

Para crianças nascidas prematuras, o Calendário de Vacinação deve ser seguido conforme a idade cronológica, e a primeira dose deve ser aplicada aos 2 meses. Somente os hospitalizados, em tratamento constante, com locais limitados para a aplicação de injeções e com pouca massa muscular disponível, podem ser beneficiados com o adiamento ou o aumento dos intervalos entre as aplicações.

Indivíduos que concluíram o tratamento para doença por Hib comprovada e apresentam imunização incompleta em suas cadernetas devem ser vacinados assim que possível.

Em geral, a vacinação de indivíduos com mais de 5 anos não é recomendada. No entanto, aqueles que apresentam risco aumentado para doença invasiva por Hib por comorbidades devem ser vacinados, independentemente da idade, sobretudo no caso de não terem sido vacinados na infância. Nesse grupo de risco, incluem-se indivíduos que apresentam:

- Asplenia anatômica ou funcional e doenças relacionadas (p. ex., anemia falciforme e pacientes que foram ou serão submetidos à esplenectomia)
- Imunodeficiências primárias do tipo humoral ou deficiência de complemento
- Infecção pelo HIV/síndrome da imunodeficiência humana (AIDS)
- Imunossupressão terapêutica (radio ou quimioterapia) ou por malignidade ou pós-transplante de medula óssea (TMO)
- Transplantados de órgãos sólidos
- Implante coclear
- Doenças crônicas como diabetes melito, nefropatia crônica (hemodiálise ou síndrome nefrótica), cardiopatia, pneumopatia, fibrose cística, asma persistente (moderada ou grave), fístula liquórica, doença neurológica incapacitante e doenças de depósito
- Trissomias.

Todos esses indivíduos, caso não estejam em idade de aplicação de acordo com o calendário básico do PNI, devem ser encaminhados para atualizar seu estado vacinal nos CRIEs.

Contraindicações

História de anafilaxia provocada por qualquer tipo de componente ou dose anterior da vacina.

Precauções

Não são necessários cuidados especiais antes da vacinação. Indivíduos que apresentem doenças agudas febris moderadas ou graves devem ter a vacinação adiada até a resolução do quadro, para que as manifestações não sejam atribuídas à vacina.

Reações adversas

A ocorrência de reações adversas após vacinas conjugadas contra Hib é incomum. Eventos locais, como vermelhidão, inchaço ou dor no local da aplicação, são relatados entre 3 e 29% dos vacinados, sendo geralmente leves e se limitando às primeiras 24 horas após a vacinação.

A febre nas primeiras 24 horas após a vacinação pode se apresentar em 1 a 6% dos indivíduos. Outras manifestações sistêmicas, como cansaço, tontura, cefaleia, irritabilidade e leve desconforto gastrintestinal, podem ocorrer entre 1 e 20%. Reações adversas graves são raras. Anafilaxia pós-vacinação é evento muito raro, em especial em crianças e adolescentes.

Compressas frias aliviam a reação no local da aplicação. Em casos mais intensos, pode-se usar analgésicos orais, como paracetamol e dipirona. Sintomas que persistam além de 72 horas após a vacinação devem ser avaliados para investigação de outras causas.

ESQUEMAS DE VACINAÇÃO

Vacinação de rotina

A vacina para o Hib conjugada está inclusa no calendário básico do PNI, compondo a vacina pentavalente (DTP/Hib/hepatite B).

A vacina isolada é restrita ao uso em situações especiais nos CRIEs, quando há impossibilidade de uso da vacina combinada pentavalente celular e acelular por reação grave a um dos demais componentes da vacina que não o Hib.

O esquema de vacinação básica recomendado pelo MS contra o Hib encontra-se na Tabela 29.1 e inclui três doses, aos 2, 4 e 6 meses, com intervalo de 60 dias entre as doses (mínimo de 30 dias). A terceira dose não deve ser administrada antes dos 6 meses de idade. Observa-se que o PNI recomenda e disponibiliza a vacina em três doses no primeiro ano de vida sem dose de reforço, que

Tabela 29.1 Esquema de vacinação recomendado pelo Ministério da Saúde (MS) do Brasil.

Idade	Esquema primário	Reforço*
2 a 6 meses	3 doses (com intervalo de 60 dias)	12 a 15 meses
7 a 11 meses	2 doses (4 a 8 semanas de intervalo)	12 a 15 meses
12 a 59 meses	2 doses (4 a 8 semanas de intervalo) se imunodeprimido Dose única se imunocompetente	–
A partir de 5 anos	2 doses (4 a 8 semanas de intervalo) se imunodeprimido Dose única se imunocompetente	–

*Somente para imunodeprimidos (HIV/AIDS, imunossupressão devida a drogas e câncer, imunodeficiência congênita com deficiência isolada de tipo humoral ou deficiência de complemento, transplantados, asplenia anatômica ou funcional).

somente se encontra indicada para indivíduos com condições especiais de risco.

As Sociedade Brasileira de Pediatria (SBP) e Sociedade Brasileira de Imunizações (SBIm) recomendam uma quarta dose entre 12 e 18 meses, em especial para crianças vacinadas com a DTPa.

Vacinação em situação de bloqueio da doença (surto)

Em caso de surto (dois ou mais casos de doença por Hib em 120 dias) em uma creche ou escola primária, a quimioprofilaxia deve ser oferecida a todos os contatos da sala, incluindo funcionários. Todas as crianças não imunizadas e parcialmente imunizadas devem completar sua imunização primária.

VACINAÇÃO SIMULTÂNEA

As vacinas contra Hib podem ser administradas junto a outras vacinas, desde que as regiões anatômicas sejam distintas.

DÚVIDAS COMUNS

Quando o paciente atrasa uma dose

O esquema de vacinação não precisa ser reiniciado. Basta completá-lo, respeitando os intervalos mínimos entre as doses e as recomendações da quantidade de doses por faixa etária.

Quando o paciente deseja antecipar a dose

O intervalo mínimo entre as doses é de 4 semanas. Intervalos inferiores prejudicam a resposta imune, e a dose não é considerada válida.

Quando o paciente precisa antecipar a dose

Se não for possível respeitar o intervalo mínimo de 4 semanas, é preferível atrasar a dose.

Quando não é conhecido o passado vacinal

Deve-se iniciar o esquema vacinal de acordo com as recomendações para a idade.

Quando a paciente descobre que está grávida e foi vacinada

As vacinas não são licenciadas para adultos, mas são inativadas. Se inadvertidamente ocorrer vacinação de uma gestante, não há risco teórico para a gestação e para o feto; no entanto, o médico-assistente deve ser comunicado para que a paciente seja orientada.

BIBLIOGRAFIA

Aguiar TS, Fonseca MC, Santos MC, Nicoletti GP, Alcoforado DSG, Santos SCD et al. Epidemiological profile of meningitis in Brazil, based on data from DataSUS in the years 2020 and 2021. Res Society Devel. 2022;11(3): e50811327016.

American Academy of Pediatrics. Haemophilus influenzae Infections. In: Kimberlin DW, Barnett ED, Lynfield R, Sawyer MH, editors. Red Book: 2021 Report of the Committee on Infectious Diseases. Itasca, IL: American Academy of Pediatrics; 2021. p. 345-353.

Bisgard KM, Kao A, Leake J, Strebel PM, Perkins BA, Wharton M. Haemophilus influenzae invasive disease in the United States, 1994-1995: near disappearance of a vacine-preventable childhood disease. Emerg Infect Dis. 1998;4(2):229-37.

Centers for Disease Control and Prevention. Haemophilus influenzae disease (including Hib) [cited 2022 Apr 22]. Disponível em: http://www.cdc.gov/hi-disease/clinicians.html.

Centers for Diseases Control and Prevention. Progress toward elimination of Haemophilus influenzae type b disease among infants and children – United States, 1998-2000 [Internet]. MMWR. 2002 [cited 2022 Apr 27];51(11):234-7. Disponível em: http://www.cdc.gov/mmwr/preview/mmwrhtml/mm5111a4.htm.

European Centre for Disease Prevention and Control (ECDC). Prevention and control measures for invasive Haemophilus influenzae disease [cited 2022 Apr 23]. Disponível em: ecdc.europa.eu/en/invasive-haemophilus-influenzae-disease/prevention-and-control.

Gilsdorf JR. Vaccines: Their impact on Haemophilus influenzae Type b Disease. J Infect Dis. 2021;224(Suppl 4): S321–S330.

Landgraf IM, Vieira MF. Biotypes and serotypes of Haemophilus influenzae from patients with meningitis in the city of São Paulo, Brazil. J Clin Microbiol. 1993;31(3):743-745.

Ministério da Saúde (BR). Secretaria de Vigilância em Saúde. Departamento de Imunização e Doenças Transmissíveis. Manual dos Centros de Referência para Imunobiológicos Especiais. 5. ed. Brasília, DF: Ministério da Saúde, 2019. 174 p.

Ministério da Saúde (BR). Secretaria de Vigilância em Saúde. Calendário Vacinal 2020 – Instrução Normativa [cited 2022 Apr 22]. Disponível em: https://www.gov.br/saude/pt-br/assuntos/saude-de-a-a-z/c/calendario-nacional-de-vacinacao/calendario-vacinal-2020/instrucao-normativa_calendario-de-vacinacao-2020-1 a 1.pdf/view.

Obonyo CO, Lau J. Efficacy of Haemophilus influenzae Type b vaccination of children: a meta-analysis. Eur J Clin Microbiol Infect Dis. 2006;25(2):90-97.

Oliver SE, Moro P, Blain AE. Haemophilus influenzae type b [Internet]. In: Centers for Diseases Control and Prevention, editor. Epidemiology and Prevention of Vaccine-preventable Diseases. The Pink Book: the course textbook. 14. ed. Georgia: CDC; 2021 [cited 2022 Apr 27]. p. 111-124. Disponível em: https://www.cdc.gov/vaccines/pubs/pinkbook/hib.html.

Peltola H. Worldwide Haemophilus influenzae type b disease at the beginning of the 21 st century: global analysis of the disease burden 25 years after the use of the polysaccharide vaccine and a decade after the advent of conjugates. Clin Microbiol Rev. 2000;13(2):302-17.

Pollard AJ, Perrett KP, Beverley PC. Maintaining protection against invasive bacteria with protein-polysaccharide conjugate vaccines. Nat Rev Immunol. 2009;9(3):213-220.

Simões LLP, Andrade ALSS, Laval CA, Oliveira RM, Silva AS, Martelli CMT et al. Impacto da vacinação contra o Haemophilus influenzae b na redução de meningites, Goiás. Rev Saúde Pública. 2004;38(5):657-663.

Slack MPE, Cripps AW, Grimwood K, Mackenzie GA, Ulanova M. Invasive Haemophilus influenzae Infections after 3 Decades of Hib Protein Conjugate Vaccine Use. Clin Microbiol Rev. 2021;34(3):e0002821.

Sociedade Brasileira de Imunizações. Vacina Haemophilus influenzae tipo b – Hib[cited 2022 Apr 22]. Disponível em: https://familia.sbim.org.br/vacinas/vacinas-disponiveis/vacina-haemophilus-influenzae-tipo-b-hib.

Sociedade Brasileira de Pediatria. Calendário de Vacinação da SBP 2021 [cited 2022 Apr 22]. Disponível em: https://www.sbp.com.br/fileadmin/user_upload/23107b-DocCient-Calendario_Vacinacao_2021.pdf.

Takemura NS, Andrade SM. Meningite por Haemophilus influenzae tipo b em cidades do estado do Paraná, Brasil. J Pediatr. 2001;77(5):387-392.

Wahl B, O'Brien KL, Greenbaum A, Majumder A, Liu L, Chu Y et al. Burden of Streptococcus pneumoniae and Haemophilus influenzae type b disease in children in the era of conjugate vaccines: global, regional, and national estimates for 2000-15. Lancet. 2018;6:e744–e757.

World Health Organization. Defeating meningitis by 2030: a global road map. 2021 [cited 2022 Apr 20]. Disponível em: https://www.who.int/publications/i/item/9789240026407.

30

Hepatite A

Flávio de Oliveira Czernocha • Vanessa de Oliveira Prevedello

A DOENÇA E O IMPACTO NA SAÚDE DA POPULAÇÃO

Vamos tratar neste capítulo sobre a hepatite A, uma doença de fácil transmissão, com sintomas que podem ser inespecíficos e gerar impactos sociais. A precariedade do saneamento básico no Brasil faz com que essa doença se perpetue e torne cada vez mais importante a sua imunização. Seus sintomas corroboram a disseminação e podem levar a surtos isolados como em creches e escolas.

QUADRO CLÍNICO, COMPLICAÇÕES E LETALIDADE

A hepatite A é causada por um vírus de RNA, não envelopado, pertencente à família Picornaviridae, do gênero *Hepatovirus*. As manifestações clínicas têm correlação direta com a faixa etária acometida pelo vírus. Abaixo dos 6 anos, predomina a forma assintomática, e apenas 10% dos indivíduos apresentam icterícia. Já nas crianças maiores, o sintoma está presente em 40 a 50% dos casos, enquanto em adultos chega a 80%. A hepatite A fulminante é uma forma rara, com média de 0,3%, podendo atingir até 2% dos casos acima dos 40 anos.

Sintomas constitucionais inespecíficos como mal-estar, mialgia, fadiga, artralgia, cefaleia e febre surgem durante o pródromo da doença. A fase ictérica começa em torno do décimo dia e é caracterizada por colúria, acolia, hepatomegalia e icterícia de pele e mucosas. As manifestações prodrômicas tendem a diminuir nessa fase, e a recuperação completa ocorre após 1 a 2 meses. Em 10 a 15% dos casos, há persistência dos sintomas por um período maior ou recidiva destes por até 6 meses. Apesar da evolução autolimitada descrita, a morbidade e a letalidade da hepatite A têm impacto significativo se considerado o número de dias de afastamento do trabalho, além da maior possibilidade de falência hepática aguda (FHA) acima dos 40 anos e em portadores de doença hepática. Neste último grupo, a letalidade descrita é de até 35% dos casos. Não há cronicidade na infecção pelo vírus da hepatite A (VHA). Mesmo rara, a hepatite A fulminante em pacientes pediátricos é responsável por expressiva proporção de transplantes hepáticos e foi relatada como a causa mais frequente para essa operação em um estudo realizado em centros de transplante na Argentina. Também em adultos, um estudo realizado no Serviço de Transplantes do Hospital das Clínicas (HC) da Faculdade de Medicina da Universidade de São Paulo (FMUSP) mostrou uma sobrevida pós-transplante menor nos casos de FHA decorrentes da doença pelo VHA.

GRUPO DE RISCO

São considerados grupos em maior risco de aquisição da doença viajantes que se deslocam para as áreas endêmicas, homens que fazem sexo com homens (HSH), usuários de drogas injetáveis, indivíduos com distúrbios de coagulação e portadores de doença hepática crônica.

Os HSH constituem uma população considerada de alto risco de contrair o vírus; há relatos de surtos recentes ao redor do mundo da infecção nos quais esse grupo foi particularmente atingido. O Brasil, a título de exemplo, documentou um aumento exponencial abrupto de número de casos; em 2017, o estado de São Paulo teve uma elevação de mais de 100% nessa taxa em relação ao ano anterior. Nesse sentido, há exemplos de medidas direcionadas para dirimir o impacto do VHA, com ênfase na vacinação indiscriminada de rotina (como se recomenda nos EUA) para HSH.

Considerações devem ser feitas acerca de profissionais de saúde que manipulam água contaminada e esgoto e manipuladores de alimentos, tanto em risco para a hepatite A como possíveis transmissores em situações de surtos, assim como os profissionais que têm contato próximo com crianças pequenas (educação infantil e demais atividades envolvidas no cuidado destas).

Com o aumento da vacinação das crianças, a atenção se volta para os adultos e principalmente para os HSH. A ausência de proteção vacinal associada ao sexo desprotegido e a alta trasmissão fecal-oral do vírus tornam essencial a recomendação para imunização da população adulta ainda desprotegida.

FORMA DE TRANSMISSÃO, PERÍODO DE TRANSMISSIBILIDADE E INCUBAÇÃO

A disseminação do VHA ocorre principalmente por via fecal-oral, de indivíduo para indivíduo ou por ingestão de água e alimentos contaminados. O período de incubação é de 15 a 50 dias, com média de 28 dias. O aumento da excreção fecal do vírus ocorre de 1 a 3 semanas antes do início dos sintomas e, depois do período sintomático, permanece por até 2 semanas, sendo mais facilmente detectado em fezes de recém-nascidos e lactentes. A partir do décimo dia do contágio, o VHA já pode ser detectado nas fezes. O risco de transmissão diminui drasticamente após 1 semana do início da icterícia. Nos menores de 6 anos, é frequente a infecção assintomática, o que faz deste grupo um potencial disseminador da doença no ambiente doméstico e em creches. A ocorrência de surtos por contaminação da água ou de alimentos é menos frequente hoje, mas, em geral, está relacionada ao consumo de alimentos mal-cozidos, como mariscos, e à manipulação destes por um indivíduo infectado. Em menor proporção, a transmissão pode ocorrer por transfusões sanguíneas, uso de drogas injetáveis e relações entre HSH.

DADOS EPIDEMIOLÓGICOS

A hepatite A tem prevalência muito variável geograficamente. A classificação utilizada atualmente considera a ocorrência da doença e/ou presença de anticorpos por faixa etária. O perfil epidemiológico mundial da hepatite A está em transição constante, com diversas regiões mudando sua classificação de endemicidade em função da melhoria nas condições socioeconômicas e sanitárias. Em alguns países da África e da América Latina, considerados de endemicidade alta, há predomínio de casos na infância precoce, e o VHA infecta aproximadamente 90% da população na primeira década de vida. A endemicidade intermediária, que ocorre na maior parte da Europa e da Ásia, caracteriza populações em que há mais de 50% de positividade na segunda ou terceira década de vida. Os EUA tiveram uma diminuição de 95% nas suas taxas de infecção entre 1996 e 2011, após introdução da vacinação infantil universal em 2006. Taxas mais baixas de soroprevalência, próximas de 10% mesmo em idades avançadas, classificam países como Japão, Finlândia, Noruega e Suíça como de muito baixa endemicidade.

No Brasil, existem evidências de mudança da endemicidade de alta para intermediária em algumas regiões. O aumento na idade de aquisição da doença, com acréscimo nas internações e complicações causadas pela hepatite A, está relacionado também à maior gravidade da doença na faixa etária. Um estudo do perfil de soroprevalência em crianças de 1 a 15 anos, realizado em Curitiba, mostrou a presença de anticorpos contra VHA em apenas 19,8% desta população, ou seja, 80% dos indivíduos são suscetíveis, com a possibilidade de doença em idades mais avançadas. A Organização Pan-Americana de Saúde (OPAS) estima que a taxa de infecção pelo VHA em no Brasil seja de aproximadamente 130 novos casos por 100 mil habitantes ao ano. O Ministério da Saúde (MS) recomenda a notificação obrigatória em todo o país, porém alguns estados notificam apenas os surtos, o que contribui para a falha no registro e na avaliação dos dados.

PREVENÇÃO

A fase aguda coincide com período de maior eliminação do VHA nas fezes, portanto recomenda-se o afastamento de creches, escolas e outros ambientes de confinamento. O cuidado minucioso com a higiene pessoal e com a limpeza e a desinfecção de banheiros nos domicílios são muito importantes para evitar a disseminação. A lavagem de mãos continua sendo enfatizada como a grande aliada na prevenção da transmissão de doenças. O manuseio e o preparo de alimentos por pessoas com hepatite A são contraindicados.

A alta eficácia e a baixa reatogenicidade são características importantes das vacinas de hepatite A. As taxas de soroconversão estão entre 94 e 100% em lactentes sem anticorpos maternos. A primeira dose já promove soroconversão de 90% em 15 dias após a aplicação, e a segunda, de 99 a 100%. Modelos matemáticos sugerem a persistência de níveis protetores por pelo menos 20 anos; portanto, atualmente, não há evidências da necessidade de dose de reforço. Países que adotaram a vacinação contra o VHA experimentaram uma mudança expressiva em seus dados de incidência da doença. A redução na faixa etária pediátrica foi evidente, com índices menores em cerca de 90% se comparados aos anos anteriores à introdução da vacina. Além disso, o benefício para a imunidade coletiva ou de rebanho também foi demonstrado. Em Israel, onde foi adotado em 1999 o esquema vacinal de duas doses para crianças de 18 a 24 meses, a redução descrita nas faixas etárias não vacinadas foi de 91% em indivíduos de 15 a 64 anos, e de até 77% naqueles acima de 65 anos. Estudos estadunidenses com resultados semelhantes reforçam a importância da vacinação como forte estratégia na prevenção da hepatite A. A Argentina adotou, em 2005, o esquema de dose única da vacina em crianças de 12 meses, com resultados semelhantes em relação à incidência da doença e imunidade coletiva. Além disso, houve queda significativa no número de casos de FHA e transplantes hepáticos associados ao VHA. Em 2014, esse esquema vacinal também passou a ser realizado pelo Programa Nacional de Imunizações (PNI) no Brasil.

VACINAS DISPONÍVEIS NO BRASIL

Características e fabricantes

As vacinas para hepatite A disponíveis no Brasil são compostas de vírus inteiros cultivados em células humanas, inativados com formaldeído e adsorvidos em sulfato ou hidróxido de alumínio. Podem ser combinadas com a vacina de hepatite B. Com relação à conservação, não podem ser congeladas e devem ser mantidas entre 2 e 8°C. Orienta-se agitar antes da aplicação, quando passam a apresentar coloração ligeiramente opaca (bulas). Em caso de impossibilidade de continuidade do esquema com a mesma apresentação, é permitida a intercambiabilidade dos produtos.

As apresentações e concentrações variam de acordo com o laboratório produtor. Existem frascos-ampola ou seringas com doses individuais para crianças e adolescentes de 0,5 mℓ com 25 UI, 80 UI e 720 U.EL. Para adultos, existem as opções de 0,5 mℓ com 160 UI, de 1 mℓ com 50 UI e 1.440 U. EL, além de uma apresentação para crianças e adultos de 0,5 mℓ > 24 UI. A apresentação combinada contra hepatites A e B também está disponível para crianças e adultos. A Tabela 30.1 apresenta as informações de acordo com cada laboratório.

Indicações

A vacinação contra hepatite A é indicada de rotina a partir dos 12 meses de vida. Crianças, adolescentes, adultos e idosos suscetíveis não vacinados anteriormente e sem história da doença devem ser vacinados a qualquer momento.

As indicações ocupacionais descritas pela SBIm para vacinação contra hepatite A compreendem os profissionais das seguintes áreas de atuação: saúde (lotados em serviço de lavanderia, cozinha e manipuladores de alimentos); preparadores de alimentos e bebidas; militares, policiais e bombeiros em contato com dejetos e águas contaminadas; crianças; profissionais do sexo; profissionais da aviação, receptivos de estrangeiros e viajantes frequentes; coletores de lixo, em regime de confinamento; e atletas profissionais.

A vacina está disponível nos Centros de Imunobiológicos Especiais (CRIE) para as seguintes situações:

- Hepatopatas crônicos
- Portadores do vírus da hepatite B e C (VHB e VHC, respectivamente)

Tabela 30.1 Apresentações das vacinas contra hepatite.

Nome comercial	Laboratório produtor	Faixa etária	Apresentações
Avaxim 80	Sanofi Pasteur	1 a 15 anos	80 UI/0,5 mℓ
Avaxim 80	Sanofi Pasteur	A partir de 16 anos	160 UI/0,5 mℓ
Havrix pediátrica	GSK	1 a 18 anos	720 UI/0,5 mℓ
Havrix adulto	GSK	A partir de 19 anos	1.440 UI/1 mℓ
Vaqta pediátrica	MSD	1 a 17 anos	25 UI/0,5 mℓ
Vaqta adulto	MSD	A partir de 18 anos	50 UI/1 mℓ
Twinrix (hepatites A e B)	GSK	A partir de 1 ano	720 U.EL vírus A e 20 μg de HBsAg

- Portadores de coagulopatias
- Crianças menores de 13 anos, positivas para vírus da imunodeficiência humana (HIV) ou com síndrome da imunodeficiência adquirida (AIDS)
- Adultos HIV-positivos ou com AIDS portadores de VHB e VHC
- Portadores de doenças de depósito
- Portadores de fibrose cística
- Portadores de trissomias
- Portadores de imunodeficiência por neoplasia ou terapêutica
- Doadores cadastrados em programa de transplantes de medula óssea e órgãos sólidos
- Receptores de medula óssea e transplantados ou receptores de órgãos sólidos cadastrados
- Portadores de asplenia ou hemoglobinopatias.

Contraindicações e precauções

Contraindicações

- Hipersensibilidade a qualquer componente da vacina. Algumas apresentações contêm traços de neomicina, portanto deve-se verificar a composição em casos de hipersensibilidade a esse componente.

Precauções

- Trombocitopenia, distúrbios hemorrágicos ou tratamento com anticoagulantes (pode ocorrer sangramento após a administração por via intramuscular [IM])
- Pacientes com doença febril recente
- Doença aguda leve (a vacinação não deve ser excluída).

Eventos adversos

Os eventos adversos mais comuns são locais, como dor, enduração e hiperemia. Os sistêmicos incluem cefaleia, febre, náuseas e inapetência. Na segunda dose, a possibilidade desses eventos tende a ser menor.

ESQUEMAS DE VACINAÇÃO

As vacinas de hepatite A não devem ser aplicadas na região glútea. A via de aplicação deve ser a intramuscular profunda: no vasto lateral da coxa (para menores de 2 anos) ou no ventro glúteo, ou no deltoide para maiores de 2 anos.

Esquemas de rotina

A vacina hepatite A é apresentada nas formulações pediátrica (para uso até 15, 17 ou 19 anos, a depender da bula do fabricante) e para adultos. A SBIm e a SBP recomendam duas doses a partir dos 12 meses de vida, com intervalo de 6 meses entre elas.

O Programa Nacional de Imunizações (PNI) inclui uma dose da vacina contra hepatite para crianças aos 15 meses de vida e para os não vacinados até antes de completar 5 anos.

Para pacientes (inclusive adultos) de alto risco para hepatite A, a vacinação é altamente recomendada (a todos os não vacinados anteriormente e sem história da doença). Nesse caso, são duas doses com intervalo de 6 meses entre elas, inclusive nos CRIE.

Para maiores de 12 meses de vida não vacinados contra a hepatite A, recomenda-se a vacina combinada hepatite A e B:

- Para menores de 15 anos: usar a vacina adulto/pediátrica no esquema de duas doses, com intervalo de 6 meses entre elas
- Para maiores de 15 anos: usar a vacina adulto/pediátrica no esquema de três doses, com intervalo de 1 mês entre a primeira e a segunda dose e de 6 meses entre a primeira e a terceira.

Esquemas diferenciados

A vacina combinada na formulação adulta/pediátrica pode ainda ser utilizada em esquemas acelerados, quando necessário. Nesse caso, serão quatro doses no esquema 0, 7, 21 e 30 dias e uma dose de reforço, 12 meses depois. Esse esquema é particularmente útil nas situações de viajantes para áreas de alta e moderada endemicidade para hepatite B, uma vez que confere a proteção adequada contra essa doença até 15 dias após a aplicação. No que se refere à hepatite A, não existe necessidade de esquema acelerado, visto que uma dose da vacina já confere proteção 15 dias após a vacinação, sendo a segunda dose necessária para a manutenção da imunidade a longo prazo.

CONDUTA NA PÓS-EXPOSIÇÃO

A vacinação já se mostrou eficaz no controle de surtos. Hoje, é consenso que apenas a vacina deve ser indicada para a profilaxia pós-exposição, exceto para crianças menores de 1 ano, pacientes imunodeprimidos, hepatopatas crônicos, idosos e aqueles que apresentam contraindicação para uso da vacina e devem receber a imunoglobulina padrão (IG) e, eventualmente, a vacina. Essa aplicação deve ocorrer preferencialmente até 14 dias após o contato suspeito. A IG deve ser considerada para esses grupos, mesmo se vacinados anteriormente, caso ocorra contato com doente de hepatite A. A IG, quando administrada dentro de 2 meses após a exposição ao HAV, é superior a 85% na eficácia de prevenção de infecções sintomáticas.

BIBLIOGRAFIA

American Academy of Pediatrics. Hepatitis A. In: Kimberlin DW, Barnett ED, Lynfield R, Sawyer MH, editors. Red book: report of the Committee on Infectious Diseases [E-book on the Internet]. 31. ed. Itasca: American Academy of Pediatrics; 2018. p. 392-400.

Foster MA, Hofmeister MG, Albertson JP,Brown KB, Burakoff Aw, Gandhi AO et al. Hepatitis A Virus Infections Among Men Who Have Sex with Men – Eight U.S. States, 2017–2018. MMWR Morb Mortal Wkly Rep. 2021;70:875-878.

Governo do Estado de São Paulo. Secretaria de Estado da Saúde. Coordenadoria de Controle de Doenças. Centro de Vigilância Epidemiológica. Informe Técnico: Aumento de casos de hepatite A no estado de São Paulo [Internet]. São Paulo: Governo do Estado; 2017. Disponível em: http://nhe.fmrp.usp.br/wp-content/uploads/2017/07/informe_tecnico_hepatite_a.pdf.

Ministério da Saúde (BR). Hepatites Virais 2021: Boletim Epidemiológico. Brasília, DF: Ministério da Saúde; 2021.

Ministério da Saúde (BR). Manual dos Centros de Referência para Imunobiológicos Especiais. 5. ed. Brasília, DF: Ministério da Saúde; 2019.

Nelson NP, Weng MK, Hofmeister MG, Moore KL, Doshani M, Kamili S et al. Prevenção da infecção pelo vírus da hepatite A nos EUA: Recomendações do Comitê Consultivo sobre Práticas de Imunização, 2020. MMWR Recomm Rep. 2020;69(nº RR-5):1-38.

31

Hepatite B

Flávio de Oliveira Czernocha • Vanessa de Oliveira Prevedello

A DOENÇA E O IMPACTO NA SAÚDE DA POPULAÇÃO

A hepatite B é um dos grandes problemas atuais da saúde pública mundial. Estima-se que 780 mil pessoas morrem a cada ano devido às consequências agudas ou crônicas dessa doença, principalmente por cirrose e hepatocarcinoma.

QUADRO CLÍNICO, COMPLICAÇÕES E LETALIDADE

As manifestações clínicas da hepatite B podem variar conforme a idade do indivíduo no momento da infecção. A evolução clínica da doença também pode ser determinada pela interação entre o nível de replicação viral e a resposta imune do hospedeiro. Além disso, pode ser agravada por fatores como álcool e coinfecção com outros vírus. O quadro clínico consegue ser dividido em duas fases: aguda e crônica.

Fase aguda

Após a infecção pelo vírus da hepatite B (HBV), segue-se um período de incubação que vai de 40 a 180 dias. Na sequência, boa parte dos indivíduos infectados apresenta quadro clínico inicial inespecífico, caracterizado por anorexia, fraqueza, mal-estar, dores abdominais, intolerância alimentar, náuseas e vômitos. Artralgia, artrites e exantemas também podem surgir, mas a febre não é comum. Cerca de 40% dos indivíduos apresentam icterícia e colúria de intensidades variadas, associadas a acolia fecal, prurido cutâneo e manifestações dispépticas, que podem prolongar-se por várias semanas. Um quadro com essas características levanta fortemente a suspeita de algum tipo de hepatite, porém mais de 50% dos indivíduos infectados seguem com os sinais e sintomas inespecíficos sem a presença de icterícia, com a infecção evoluindo de forma silenciosa.

Menos de 1% dos casos pode evoluir para a forma fulminante, caracterizada por rápida evolução de insuficiência hepática e desenvolvimento de encefalopatia em um período de 2 a 8 semanas do início do quadro. Nessa fase, a mortalidade pode ultrapassar os 80%.

Fase crônica

A fase crônica da infecção pelo HBV tem início quando, após o sexto mês da infecção, sinais da presença do vírus ainda são detectados no soro, com evidência de processo inflamatório no tecido hepático. Grande parte dos indivíduos infectados evolui de forma oligossintomática ou assintomática, mas o vírus segue em multiplicação hepática, causando cirrose hepática ou hepatocarcinoma de forma silenciosa. A degeneração e a necrose celular do parênquima seguem em ritmo variável, demonstrado pelas flutuações dos níveis das transaminases (enzimas produzidas pelo fígado) e da atividade protrombínica (controle da coagulação do sangue, que se mostra alterado quando há insuficiencia hepática).

Podem ocorrer manifestações extra-hepáticas, como poliarterite nodosa, vasculites, glomerulonefrite membranosa e membranoproliferativa. A partir do exame de sangue, obtêm-se dois importantes marcadores de evolução para a cronicidade: a persistência sérica do antígeno de superfície do vírus da hepatite B (HBsAg, do inglês *hepatitis B surface antigen*) e a do antígeno que se eleva durante a replicação do vírus (HBeAg, do inglês *hepatitis B e-antigen*). Em contrapartida, o aparecimento dos anticorpos anti-HBeAg e anti-HBsAg indica um bom prognóstico, pois reflete, respectivamente, a parada da replicação viral e o desaparecimento do vírus no sangue, favorecendo a cura.

Raramente os indivíduos podem apresentar a forma crônica da hepatite B, mas HBeAg-negativos são possíveis. Isso ocorre quando a pessoa é infectada por cepas do HBV com mutações. Nesses casos, o único marcador de atividade é a demonstração do DNA do HBV no sangue. A partir do estudo anatomopatológico do material obtido de biopsia hepática, podem ser determinados três tipos de hepatite crônica: persistente, ativa e lobular. É importante lembrar que todo o processo de cronificação da hepatite é dinâmico, e a subdivisão da forma crônica ativa é meramente didática.

Hepatite crônica persistente

A hepatite crônica persistente é uma forma pouco agressiva de hepatite crônica, que cursa de forma silenciosa, com poucas alterações dos níveis de transaminases, e raramente evolui para cirrose ou hepatocarcinoma. É definida pela permanência no soro por mais de 6 meses de qualquer um dos seguintes componentes: HBsAg ou HBeAg. A inflamação é bem limitada, sem necrose hepática importante.

Hepatite crônica ativa

Na hepatite crônica ativa, ocorre necrose hepática importante, com formação de pontes fibróticas, gerando grave insuficiência hepática e cirrose. Se houver integração do DNA viral ao genoma das células hepáticas, existe a possibilidade de evolução para hepatocarcinoma.

Hepatite crônica lobular

As alterações do tecido hepático observadas nessa fase são similares às da forma aguda, mas com duração superior a 6 meses.

O risco de cronificação da infecção pelo HBV depende da idade em que o indivíduo é infectado. Crianças com menos de 6 anos são as mais propensas a desenvolver infecções crônicas.

- 80 a 90% dos lactentes infectados durante o primeiro ano de vida desenvolvem infecções crônicas
- 30 a 50% das crianças infectadas antes dos 6 anos desenvolvem infecções crônicas
- 5% dos adultos saudáveis que são infectados desenvolvem a infecção crônica
- 15 a 25% dos adultos que se tornam cronicamente infectados durante a infância morrem de câncer de fígado relacionados com hepatite B ou cirrose.

GRUPO DE RISCO

São considerados grupos de maior risco para a infecção pelo HBV:

- Portadores do vírus de imunodeficiência humana (HIV)
- Homens que fazem sexo com homens (HSH)
- Usuários de substâncias injetáveis ilícitas que compartilham agulhas e/ou seringas, cachimbos (*crack*) ou canudos para inalação (cocaína)
- Profissionais de saúde
- Indivíduos em hemodiálise
- Potenciais receptores de múltiplas transfusões de sangue ou que fizeram politransfusão
- Filhos de mães HBsAg-positivas
- Vítimas de abuso sexual
- Vítimas de acidentes com material biológico positivo ou fortemente suspeito de infecção por HBV
- Contactantes em prática sexual com portadores de HBV
- Pacientes em diálise
- Contactantes domiciliares em contato com indivíduos portadores de HBV.

TRANSMISSÃO

O HBV pode ser detectado em todos os fluidos do corpo humano. A concentração de vírus é mais elevada no sangue e relativamente baixa na saliva, no sêmen e no fluido vaginal. Por isso, o HBV pode ser transmitido pelo contato da pele ou das mucosas com fluidos corpóreos, sangue ou derivados contendo o vírus.

A hepatite B é uma infecção sexualmente transmissível (IST), mas que também pode ser transmitida pela exposição ao sangue em agulhas e seringas compartilhadas por usuários de substâncias ilícitas, hemodiálise, exames invasivos, cirurgias, acidente com objetos contaminados por material biológico (tatuagens, piercings, acupunturas, profissionais de saúde acidentados por instrumentos perfurocortantes) ou durante o trabalho de parto (pelo contato do recém-nascido com o sangue materno ou líquido amniótico).

Embora uma quantidade muito pequena de HBV seja detectada no leite materno, não há nenhuma evidência de que a hepatite B seja transmitida na amamentação. Não há relato de transmissão pela via oral-fecal.

Nos países com baixas taxas de prevalência média de hepatite B, o contato sexual é a principal forma de transmissão do vírus em adolescentes e adultos. Em regiões de alta endemicidade, a forma mais comum de transmissão é a vertical, de mãe para filho durante o parto ou de criança para criança.

Essas formas de transmissão também podem representar mais de um terço das infecções crônicas nas áreas de baixa endemicidade, mas a transmissão sexual e o uso de agulhas contaminadas, especialmente entre os usuários de substâncias ilícitas injetáveis, são as principais rotas de infecção. O HBV pode sobreviver fora do corpo humano por pelo menos 7 dias e, durante esse período, pode infectar outros indivíduos.

No entanto, não é transmitido por água ou alimentos contaminados e não pode propagar-se casualmente no ambiente de trabalho. O período de incubação do HBV é de, em média, 75 dias, podendo variar de 30 a 180 dias. O vírus pode ser detectado 30 a 60 dias após a infecção e persiste por períodos variáveis de tempo.

O indivíduo já pode transmitir para outras pessoas 2 a 3 semanas antes do início dos sintomas, por meio das formas citadas anteriormente. O portador crônico pode transmitir o HBV por vários anos.

DADOS EPIDEMIOLÓGICOS

De acordo com estimativa da OMS, em 2019, 296 milhões de pessoas viviam com infecção crônica por hepatite B, e cerca de 820 mil mortes, principalmente por cirrose e carcinoma hepatocelular foram relacionadas a esse vírus. A entidade estima ainda que ocorra 1,5 milhão de novas infecções a cada ano. O HBV é de 50 a 100 vezes mais infeccioso que o HIV. A prevalência da hepatite B é mais elevada na África Subsaariana e no Sudeste Asiático.

A maioria das pessoas nessas regiões é infectada com o HBV durante a infância, e 5 a 10% da população adulta têm infecção crônica. Altas taxas de infecção crônica também são encontradas na Amazônia e nas regiões meridionais da Europa Central e Oriental. No Oriente Médio e no subcontinente indiano, estima-se que 2 a 5% da população têm infecção crônica.

Os dados mais atuais do boletim de hepatites virais de 2021 apontam que, de 1999 a 2020, foram notificados 254.389 casos confirmados de hepatite B no Brasil, sendo 34,2% desses casos na Região Sudeste. De 2010 a 2020, as taxas de detecção na regiões Sul, Norte e Centro-Oeste foram maiores que a taxa nacional (Figura 31.1).

Quando avaliada a distribuição da detecção de hepatite B por faixa etária e sexo, pode-se observar que quase metade dos casos acumulados encontra-se entre indivíduos entre 25 e 49 anos (Figura 31.2).

Na estratificação por sexo, entre os homens há maior detecção de novos casos entre aqueles pertencentes às faixas etárias de 25 a 49 anos. Com relação às mulheres, pouco mais da metade dos casos concentra-se entre 20 e 39 anos (Figura 31.3).

Quando observamos o cenário obstétrico, dos casos notificados entre 1999 e 2020, encontramos 10,8% dos casos em gestantes, na sua maioria registrados na Região Sul (31,8%; Figura 31.4). Houve também uma tendência de queda nas regiões Sul e Centro-Oeste.

PREVENÇÃO

As prioridades para imunização contra hepatite B em ordem de importância, conforme a OMS, são:

- Vacinação infantil de rotina
- Prevenção da transmissão perinatal do vírus da hepatite B – vacinação ao nascimento
- Atualização da vacinação para todas outras faixas etárias, sem limitação de idade.

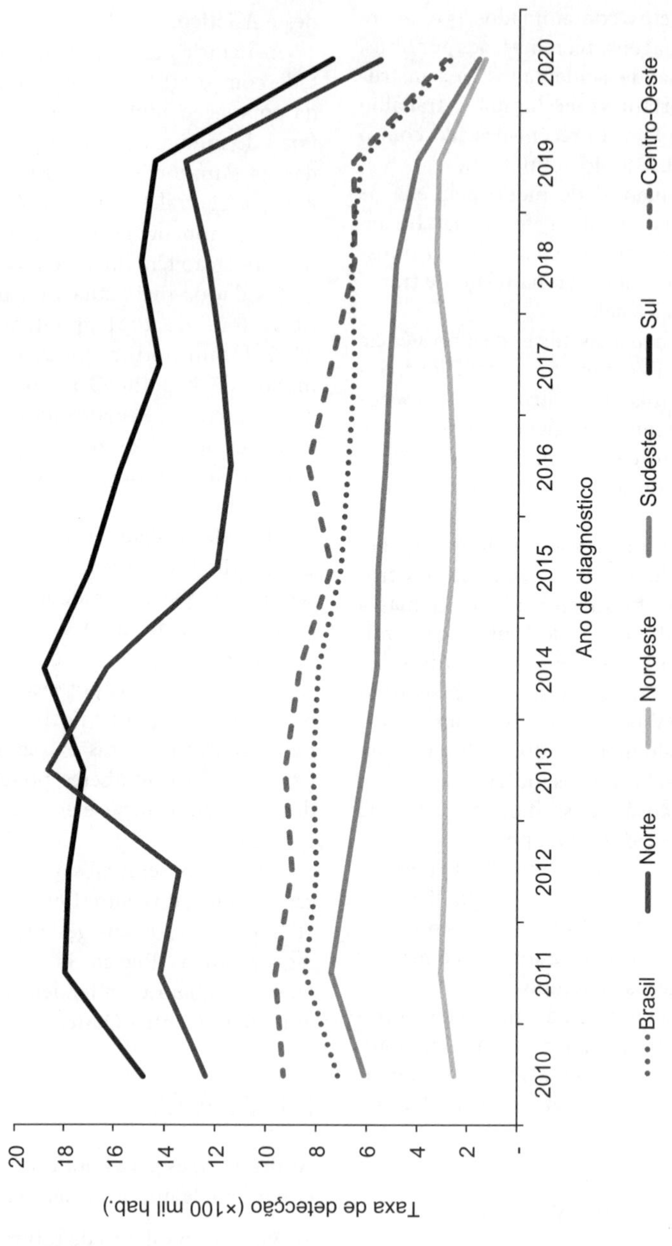

Figura 31.1 Taxa de detecção de hepatite B segundo região de residência e ano de diagnóstico.

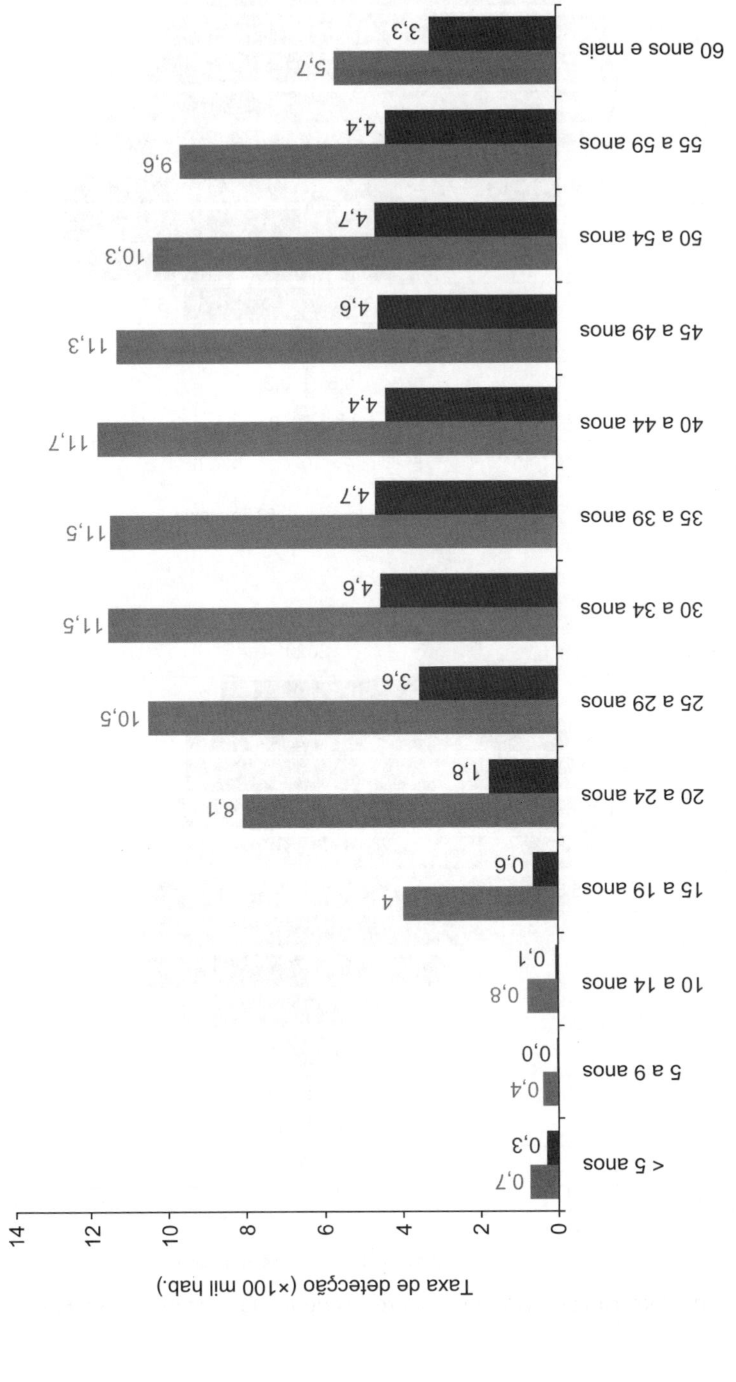

Figura 31.2 Taxa de detecção de casos de hepatite B por faixa etária. Brasil, 2019 e 2020.

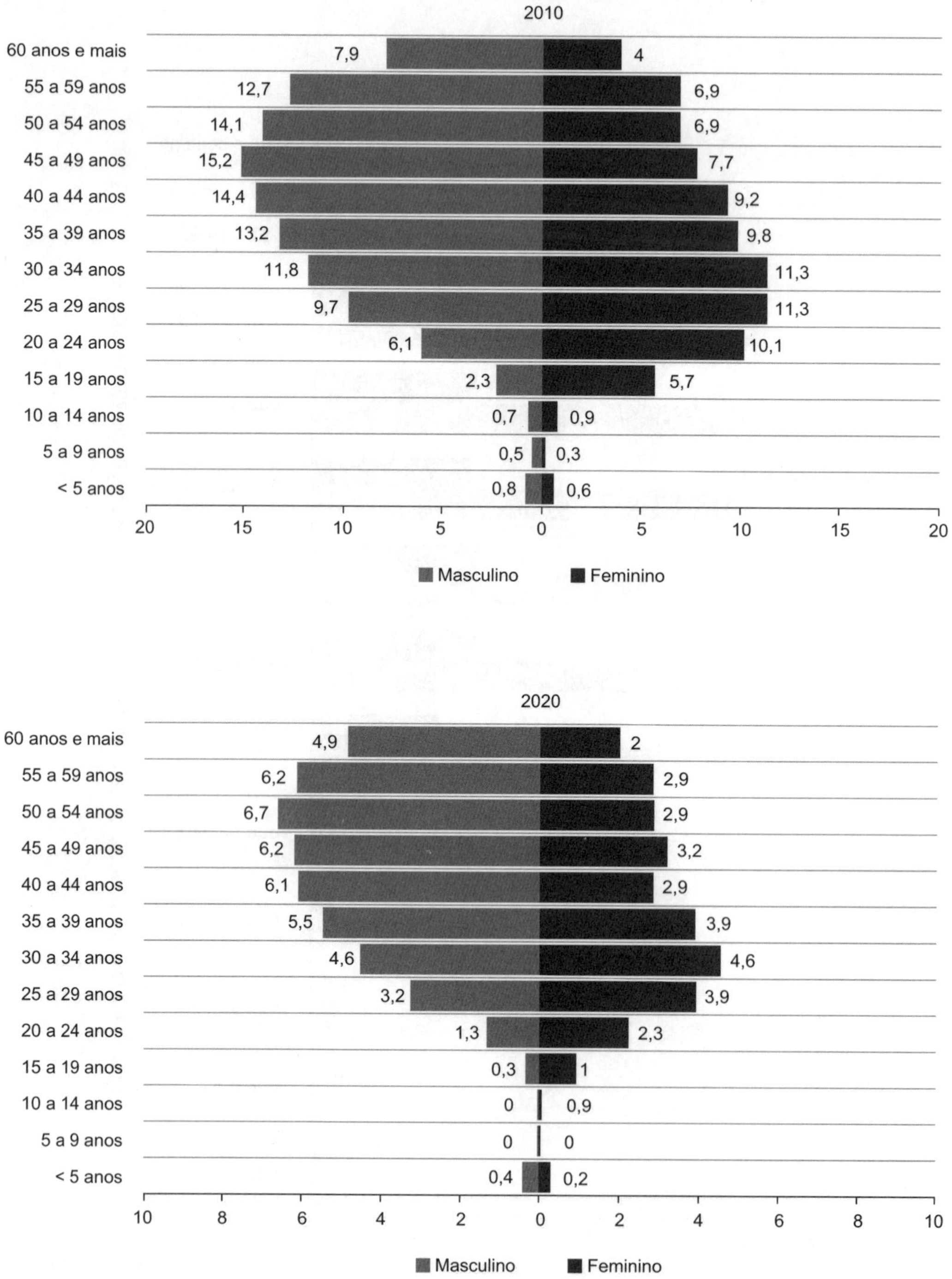

Figura 31.3 Taxa de detecção de casos de hepatite B segundo faixa etária e sexo. Brasil, 2010 e 2020.

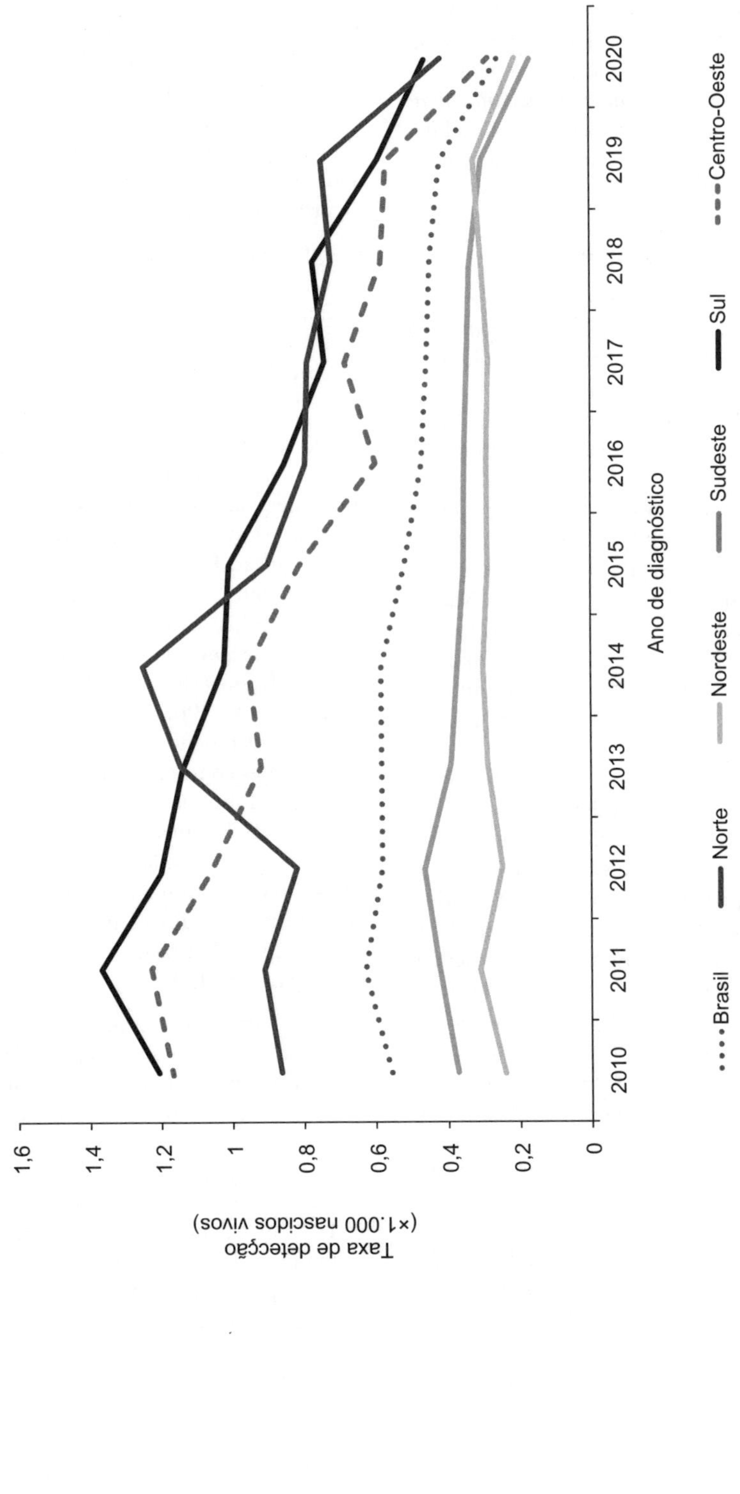

Figura 31.4 Taxa de detecção de casos de hepatite B notificados como gestantes segundo região de residência e ano de diagnóstico. Brasil, 2010 a 2020.

VACINAS DISPONÍVEIS NO BRASIL

Para comercialização, a vacina hepatite B isolada ou como parte de vacinas combinadas (vacina tríplice bacteriana acelular [DTPa, do inglês *diphtheria-tetanus-pertussis-acellular*] – poliomielite inativada [IPV, do inglês *inactivated polio* vaccine] – hepatite B [HB] – *Haemophilus influenzae* tipo b [Hib]; vacina tríplice bacteriana de células inteiras [DTPw, do inglês *diphtheria-tetanus-pertussis-whole cell*] – HB/Hib e hepatites A e B).

Características e fabricantes

As vacinas da hepatite B são compostas pelo antígeno do vírus (HBsAg, do inglês *Hepatitis B surface antigen*) recombinante, produzido pela levedura *Saccharomyces cerevisae*. Nela, é inserido um plasmídeo contendo a região do DNA do vírus da hepatite B responsável pela codificação da região S do genoma.

Ela codifica uma porção menos antigênica das proteínas do vírus e, portanto, com menor risco de desencadear reação. A eficácia da vacina da hepatite B é muito boa. Três doses da vacina induzem a proteção em mais de 95% dos lactentes, crianças e adolescentes e em mais de 90% dos jovens e adultos sadios. A eficácia diminui com a idade, ficando entre 65 e 75% nos indivíduos acima de 50 anos.

A quantidade de proteína HBsAg por dose que induz uma resposta imunitária protetora em lactentes e crianças varia conforme o fabricante (intervalo: 2,5 a 10 mcg), por causa das diferenças no processo de produção das vacinas. Para adultos, a quantidade de proteínas HBsAg varia de 10 a 40 mcg. Além das proteínas, o frasco contém fosfato de alumínio ou hidróxido de alumínio como adjuvante. Não há um padrão internacional de potência da vacina expresso em microgramas de proteína HbsAg. Por isso, a eficácia relativa de diferentes vacinas não pode ser avaliada com base nas diferenças no conteúdo de HBsAg. Adultos e crianças maiores de 10 anos recebem uma dose de 10 a 20 mcg de proteína antigênica em 1 mℓ de suspensão. Recém-nascidos e crianças menores de 10 anos recebem uma dose de 5 a 10 mcg de proteína antigênica em 0,5 mℓ de suspensão, embora uma dose de 20 mcg possa ser utilizada quando a apresentação pediátrica não estiver disponível.

Vacinas combinadas à vacina de hepatite B

A vacina contra hepatite A e B (Twinrix® da GlaxoSmithKline [GSK]) na apresentação pediátrica/adulto é formulada pela combinação de preparações do vírus purificado e inativado de hepatite A e do HBsAg purificado e geneticamente modificado, separadamente adsorvido em sais de alumínio. Cada dose da vacina contém 720 unidades de vírus da hepatite A inativados e 20 mcg de proteína recombinante HBsAg.

- Infanrix® Hexa, da GSK: DTPa + Hib + poliomielite inativada + hepatite B para crianças de 2 meses a 7 anos
- Penta de células inteiras (Fundação Oswaldo Cruz [Fiocruz]/Butantan): DTPw + Hib + hepatite B: para crianças de 2 meses a 7 anos.

De acordo com a OMS, a vacinação universal contra hepatite B é reconhecida como a estratégia mais adequada para todos os países para controle a longo prazo da infecção crônica pelo HBV e de suas sequelas. Essa estratégia foi capaz de reduzir notavelmente a incidência da transmissão do vírus em diversos países de história endêmica elevada.

A vacina para hepatite B começou a ser desenvolvida em 1982. A partir de 1992, o Comitê Consultivo em Práticas de Imunização (ACIP) passou a recomendar a vacinação de crianças e adolescentes contra a hepatite B (Tabela 31.1). No Brasil, em 1992, ela foi introduzida no Programa Nacional de Imunizações (PNI) para grupos de risco e disponibilizada na rede privada. Em 1991, a OMS recomendou a inclusão da vacina contra hepatite B em todos os programas nacionais de imunizações. No Brasil, sua introdução foi gradativa, a partir de 1991:

- 1989: estudos detectam a circulação do HBV no Brasil. Inicia-se a implantação da vacina contra a enfermidade com estratégia de campanha, em área de alta prevalência: Amazônia Legal (área do Purus – Boca do Acre e Lábrea). A vacina é mantida na área em rotina e nos dias de campanhas nacionais de vacinação
- 1991: no calendário básico do Amazonas, para menores de 1 ano
- 1992: passa a fazer parte do calendário básico da Amazônia Legal, Paraná, Espírito Santo, Santa Catarina e Distrito Federal para menores de 5 anos

Tabela 31.1 Vacinas hepatite B: nome comercial, apresentação e composição.

Nome comercial internacional	Proteção	Fabricante	Apresentação	Composição
Enferix B	Hepatite B	GSK	Pediátrica (para menores de 15 anos)	10 μg de proteína recombinante HBsAg/0,5 mℓ
Engerix B	Hepatite B	GSK	Adulto/pediátrica (para maiores de 16 anos)	20 μg de proteína recombinante HBsAg/1 mℓ
Euvax B	Hepatite B	Sanofi Pasteur	Pediátrica (para menores de 16 anos)	10 μg de proteína recombinante HBsAg/0,5 mℓ
Euvax B	Hepatite B	Sanofi Pasteur	Pediátrica (para maiores de 16 anos)	20 μg de proteína recombinante HBsAg/1 mℓ
Recombivax	Hepatite B	MSD	Pediátrica (para menores de 19 anos)	5 μg de proteína recombinante HBsAg/0,5 mℓ
Recombivax	Hepatite B	MSD	Adulto (para maiores de 19 anos)	10 μg de proteína recombinante HBsAg/1 mℓ
Twinrix	Hepatites A e B	GSK	A partir de 1 ano	720 unidades ELISA de vírus da hepatite A + 20 μg de proteína recombinante HBsAg/1 mℓ
Butang, do Butantan Vacina adsorvida hepatite B (recombinante)	Hepatite B	Butantan/LG Chem	A partir de 1 ano	10 μg de proteína recombinante HBsAg/0,5 mℓ

- 1994: sua oferta é ampliada aos profissionais de saúde do setor privado, bombeiros, policiais, militares, estudantes de medicina, odontologia, enfermagem e bioquímica
- 1995: é implantada no Distrito Federal para menores de 1 ano
- 1996: ampliação da oferta da vacina para hepatite B a toda a população brasileira menor de 1 ano, com exceção dos estados da Amazônia Legal, Espírito Santo, Santa Catarina, Paraná e Distrito Federal, onde a oferta passa a ser aos menores de 15 anos de idade. A efetivação dessas novas recomendações, entretanto, apenas acontece em 1998, tendo em vista a falta do produto
- 1997: o Butantan desenvolve projeto e inicia a produção industrial da vacina para hepatite B por engenharia genética
- 2001: sua oferta é ampliada para menores de 20 anos, gradativamente até 2003 em todo o país (30% em 2001, 30% em 2002 e 40% em 2003)
- 2013: ampliada a recomendação para pessoas até 49 anos
- 2015: instituída a vacinação universal contra hepatite B, para toda a população e sem limite de idade.

Pessoas que fazem parte de grupos mais vulneráveis ou com indicação médica também podem receber a vacina na rede pública nos Centros de Referências para Imunobiológicos Especiais (CRIE). Os grupos mais vulneráveis são:

- Vítimas de abuso sexual
- Vítimas de acidentes com material biológico positivo ou fortemente suspeito de infecção por HBV
- Comunicantes sexuais de portadores de HBV
- Profissionais de saúde
- Portadores de hepatopatias crônicas e de hepatite C
- Doadores de sangue
- Indivíduos que fizeram transplante de órgãos sólidos ou de medula óssea
- Doadores de órgãos sólidos ou de medula óssea
- Potenciais receptores de múltiplas transfusões de sangue ou que fizeram politransfusão
- Indivíduos com nefropatias crônicas/diálise/síndrome nefrótica
- Convívio domiciliar contínuo com pessoas portadoras de HBV
- Asplenia anatômica ou funcional e doenças relacionadas

- Fibrose cística (mucoviscidose)
- Doença de depósito
- Imunodeprimidos.

Também é recomendada a vacinação de profissionais com maior risco de exposição ou transmissão para clientes/pacientes. São eles: profissionais da saúde, militares, policiais, bombeiros, profissionais que lidam com dejetos, lixo e águas contaminadas, profissionais do sexo, profissionais da aviação, profissionais que viajam com frequência, manicures e podólogos.

Contraindicações e precauções

A vacina é contraindicada apenas para os indivíduos com alergia grave a um dos componentes da substância. Recomenda-se adiar a vacinação de pacientes com quadro febril agudo.

Eventos adversos

Os eventos adversos surgem no primeiro dia após a vacinação, sendo mais comuns dor (3%) e enduração locais (aproximadamente 10%) ou febre (0,2 a 1%).

ESQUEMA DE VACINAÇÃO

A Sociedade Brasileira de Pediatria (SBP) e a Sociedade Brasileira de Imunizações (SBIm), assim como o PNI, recomendam a aplicação da primeira dose da vacina para hepatite B nas primeiras 12 horas de vida, com o objetivo de prevenir a transmissão intraparto. O esquema de doses padronizado para o primeiro ano de vida é o de três doses: ao nascer, aos 2 e aos 6 meses. Por uma questão logística, o PNI adotou um esquema rotineiro de quatro doses: ao nascer, aos 2, aos 4 e aos 6 meses. Ambos são eficazes e seguros. Crianças com peso de nascimento igual ou inferior a 2 kg ou com menos de 33 semanas de idade gestacional devem, obrigatoriamente, receber quatro doses da vacina (ao nascer, aos 2, aos 4 e aos 6 meses ou ao nascer, a 1, aos 2 e aos 6 meses). Crianças a partir dos 2 meses devem ser vacinadas contra hepatite B com as vacinas combinadas a outras coincidentes nos calendários.

A SBIm e o PNI recomendam a vacinação universal, inclusive para maiores de 60 anos. Crianças, adolescentes, adultos e idosos não previamente vacinados devem receber três doses da vacina, seguindo o esquema ao nascer, a 1 e aos 6 meses (intervalo de 1 mês entre a primeira dose e a segunda, de 4 meses entre a segunda e a terceira e um mínimo de 6 meses entre a primeira e a terceira dose).

A vacina combinada para hepatites A e B (720 UI VHA + 20 mg HBsAg) também pode ser utilizada na vacinação de crianças maiores de 1 ano, com indicação das vacinas e os seguintes esquemas de doses:

- Para menores de 16 anos: usar a vacina para hepatites A e B adulto/pediátrica no esquema de duas doses, com intervalo de 6 a 12 meses entre elas (esquema 0-6-12 meses)
- Para maiores de 16 anos: usar a vacina contra hepatites A e B adulto/pediátrica no esquema de três doses, com intervalo de 1 mês entre a primeira dose e a segunda e de 6 a 12 meses entre a primeira e a terceira.

Esquemas de doses diferenciados

- Esquema acelerado: a vacina combinada para hepatites A e B na formulação adulta/pediátrica (720 UI VHA + 20 mg de proteína recombinante HBsAg/1 mℓ) pode ser utilizada em esquemas acelerados, quando necessário. Nesse caso, são quatro doses no esquema 0-7-21-30 dias e uma dose de reforço 12 meses após. Esse esquema é particularmente útil em

Tabela 31.2 Apresentações das vacinas contra hepatite B.

Ao nascer	2 meses	4 meses	6 meses	15 a 18 meses	4 a 6 anos
HB	1. DTPw-HB/Hib 2. VIP	1. DTPw-HB/Hib 2. VIP	1. DTPw-HB/Hib 2. VOP	1. DTPw 2. VOP	1. DTPw 2. VOP
HB	DTPa-VIP-HB/Hib	DTPa-VIP-HB/Hib	DTPa-VIP-HB/Hib	DTPa-VIP-HB/Hib	DTPa-VIP ou dTpa-VIP
HB	DTPa-VIP-HB/Hib	DTPa-VIP-HB/Hib	DTPa-VIP-HB/Hib	DTPa-VIP-HB/Hib	DTPa-VIP ou dTpa-VIP

DTPw: tríplice bacteriana de células inteiras; DTPa: tríplice bacteriana acelular pediátrica; HB: hepatite B; Hib: *Haemophilus influenzae* tipo b; VIP: poliomielite inativada; VOP: vacina oral poliomielite; dTpa: tríplice bacteriana acelular pediátrica.

situações de viagem para áreas de alta e moderada endemicidade para hepatite B, uma vez que confere a proteção adequada contra HBV em até 15 dias após a aplicação

- Crianças nascidas com peso menor que 2 kg ou menos de 33 semanas de idade gestacional devem, obrigatoriamente, receber quatro doses da vacina (ao nascer, aos 2, 4 e 6 meses de vida, ou ao nascer, aos 1, 2 e 6 meses)
- Esquema de quatro doses dobradas para a idade: pacientes com menor capacidade de resposta imunológica à vacina e/ou em risco aumentado para a infecção e suas complicações devem ser vacinados recebendo o dobro da dose recomendada para a sua idade no esquema 0-1-2-6 meses. Estão incluídos nessa recomendação pacientes com hepatopatia terminal ou com transplante de fígado, renais crônicos, portadores de imunodeficiências primárias, pacientes infectados pelo HIV, com transplante de células-tronco hematopoéticas e pacientes em tratamentos imunossupressores
- Reforços ao longo da vida: não são necessários reforços da vacina para hepatite B para quem já recebeu as três doses. No entanto, pacientes renais crônicos devem dosar o anti-HBs anualmente e, caso essa sorologia caia abaixo dos níveis protetores (10 UI/mℓ), recomenda-se uma dose de reforço.

As vacinas hepatite B não devem ser aplicadas na região glútea. A via de aplicação deve ser a intramuscular (IM) profunda no deltoide ou vasto lateral da coxa (para menores de 2 anos).

TESTE SOROLÓGICO

Considera-se imunizado o indivíduo que apresentar titulação anti-HBs maior que 10 UI/mℓ. O teste sorológico (medida do anti-HBs) pós-vacinal não é rotineiramente indicado para pessoas que não pertencem a grupos de risco, por conta da alta eficácia da vacina. No entanto, está indicada para profissionais lotados em serviços de saúde, imunodeprimidos, renais crônicos e portadores de hepatopatia crônica.

Para a avaliação adequada, recomenda-se a dosagem do anti-HBs 30 a 60 dias depois de aplicada a última dose da vacina. Caso a sorologia se mostre negativa, o indivíduo deve receber novo esquema de três doses (0-1-6 meses) e repetir a sorologia 30 a 60 dias após. Caso o marcador se mostre positivo, considera-se que o indivíduo está imunizado. Se permanecer negativo, pode-se considerar um não respondedor à vacina, sendo, portanto, suscetível.

Não raro, pessoas vacinadas deparam-se com título de anti-HBs não detectável ou menor que 10 UI/mℓ quando medem os marcadores virais mais de 60 dias após a vacinação, o que não significa, obrigatoriamente, ausência de proteção. Esse fato pode estar relacionado a uma queda natural dos anticorpos, que são reativados no caso de exposição ao vírus a tempo de conferir proteção, graças à memória imunológica conferida pela vacina.

O teste sorológico está indicado na rotina e obrigatoriamente para as seguintes situações:

- Profissionais de saúde: a transmissão do HBV após exposição a sangue ou líquidos corporais em hospitais representa um risco importante para o profissional de saúde, variando de 6 a 30%, na dependência da natureza dessas exposições. Esses profissionais devem realizar a sorologia 1 a 2 meses após a última dose do esquema vacinal, para verificar se houve resposta satisfatória à vacina (anti-HBs > 10 UI/mℓ). Sabe-se que cerca de 5 a 10% das pessoas vacinadas não respondem à vacina e, portanto, mantêm-se suscetíveis. O trabalhador de saúde, no caso de acidente perfurocortante, só é considerado imunizado contra hepatite B se comprovar sua soroconversão
- Pacientes renais crônicos: são de alto risco para a infecção pelo HBV e maus respondedores. Mesmo que tenham se soroconvertido após a série de três doses da vacina, podem não responder adequadamente na reexposição (se os níveis de anticorpos estiverem abaixo do desejado). Portanto, devem fazer a sorologia anualmente e receber reforços sempre que o anti-HBs for inferior a 10 UI/mℓ.

Os procedimentos pós-titulação anti-HBs negativa após esquema completo (três doses) da vacina hepatite B são:

- Para sorologias realizadas 30 a 60 dias após a terceira dose
  - Positiva (> 10 UI/mℓ): considerar imunizado
  - Negativa (< 10 UI/mℓ): repetir esquema de três doses (0-1-6 meses) + nova sorologia 30 a 60 dias após a terceira dose

    - Positivou: considerar imunizado
    - Não positivou: considerar não respondedor, estando, portanto, suscetível
- Para sorologias realizadas mais de 60 dias após a terceira dose
  - Reagente (> 10 UI/mℓ): considerar imunizado
  - Não reagente (< 10 UI/mℓ): aplicar uma quarta dose da vacina (dose de desafio) e repetir sorologia 30 a 60 dias após essa dose
    - Reagente: considerar imunizado
    - Não reagente: completar novo esquema de três doses e repetir a sorologia 30 a 60 dias após a última dose
      - Reagente: considerar imunizado
      - Não reagente: considerar não respondedor, estando, portanto, suscetível.

CONDUTA NA PÓS-EXPOSIÇÃO

Filhos de mães HBsAg positivas devem receber a vacina e a imunoglobulina humana específica nas primeiras 12 a 24 horas de vida. Os imunobiológicos devem ser administrados em grupos musculares separados.

O profissional de saúde que sofre acidente com material perfurocortante deve ter acesso a três pilares: seu *status* vacinal, sua comprovação prévia de boa resposta ao esquema recebido – caso contrário, deve colher uma sorologia imediatamente após o acidente – e o *status* do paciente-fonte (se HbsAg positivo, negativo ou desconhecido); caso não se tenha descartada a hipótese de risco de transmissão (profissional com sorologia positiva e/ou fonte HbsAg negativa), procede-se à profilaxia com a imunoglobulina específica e, no que diz respeito à vacina, realiza-se o início, a retomada ou início de novo esquema (em profissionais não respondedores).

BIBLIOGRAFIA

Ministério da Saúde (BR). Hepatites Virais 2021: Boletim Epidemiológico. Brasília, DF: Ministério da Saúde, 2021.

Ministério da Saúde (BR). Manual dos Centros de Referência para Imunobiológicos Especiais. 5. ed. Brasília: Ministério da Saúde, 2019.

32

Herpes-Zóster

Isabella Ballalai • Rodrigo Schrage Lins

INTRODUÇÃO

O agente etiológico do herpes-zóster (HZ) é o mesmo da varicela, o vírus varicela-zóster (VVZ), da família Herpesviridae. Com apenas um sorotipo conhecido, esse vírus infecta unicamente o ser humano, é pouco resistente ao calor e sobrevive no ambiente externo por poucas horas, podendo atingir, raramente, a sobrevivência por até 2 dias. Altamente contagioso, o VVZ está presente em todo o planeta e, na ausência de programas de vacinação, é causa de infecção na maioria das crianças menores de 10 anos. Estima-se que cerca de 95 a 98% da população adulta já foi infectada pelo VVZ. A infecção se transmite de pessoa para pessoa, por via respiratória e pelo contato com erupções vesiculares características da varicela e do HZ.

A infecção primária causa varicela, após a qual o VVZ permanece latente nas raízes dos gânglios neurais e pode reativar-se mais tarde, causando o quadro de HZ. A latência do vírus está presente em cerca de 1 a 7% dos gânglios neurais e está relacionada à magnitude da viremia, ao número de lesões na pele e à gravidade da doença manifestada durante a primoinfecção.

Títulos de anticorpos anti-VVZ não são suficientes para evitar a reativação do VVZ, que provavelmente está relacionada a múltiplos fatores ainda pouco definidos, mas um deles é claramente a perda da imunidade mediada por células. A idade avançada também tem um importante papel no desenvolvimento do HZ, e esse fato está ligado à imunossenescência. A perda de importantes componentes específicos da imunidade mediada por células para o VVZ, combinada à perda da imunidade humoral anti-VVZ (que ocorre com o tempo transcorrido da infecção primária), explicaria a maior incidência do HZ entre adultos mais velhos.

EPIDEMIOLOGIA E FATORES DE RISCO

Epidemiologia

O HZ pode ocorrer em todo indivíduo com história prévia de varicela. Nos EUA, de acordo com o Centers for Disease Control and Prevention (CDC), aproximadamente uma em cada três pessoas desenvolve a doença ao longo da vida, o que resulta em cerca de 1 milhão de casos anuais no país. A idade avançada é o principal fator de risco para o desenvolvimento de HZ (Figura 32.1). A incidência é de 0,74/1.000 pessoas por ano em menores de 10 anos, próxima de 2 casos para cada 1.000 pessoas por ano em pacientes jovens (até 40 anos), aumentando a partir dos 50 anos para cerca de 4 casos/1.000 pessoas por ano, e cerca de 10 casos/1.000 pessoas por ano em pacientes com 80 anos (chegando a 15 casos/1.000 pessoas por ano em um estudo). Estima-se que cerca de 50% das pessoas que vivem até os 85 anos apresentam um episódio de HZ.

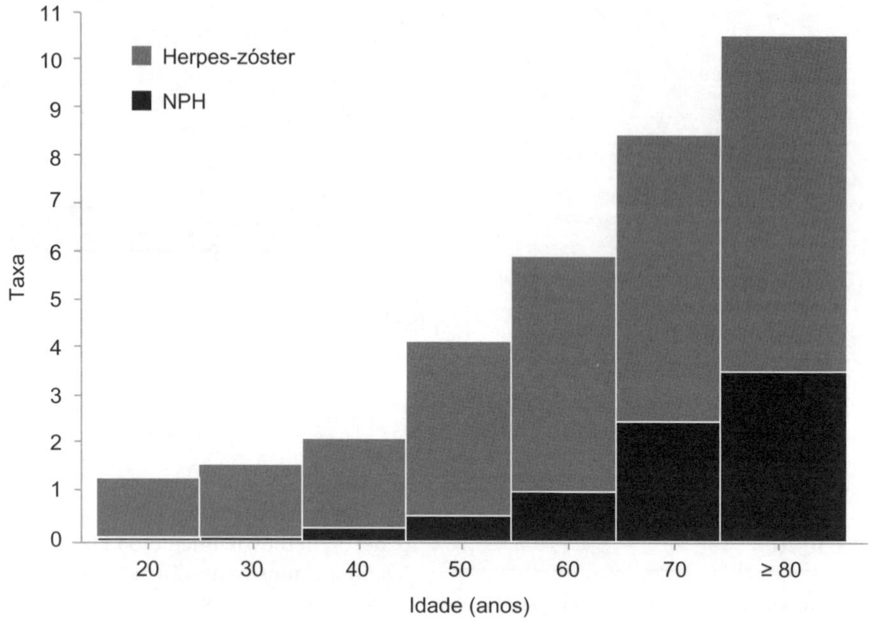

Figura 32.1 Taxa de incidência de herpes-zóster e de neuralgia pós-herpética (NPH) por idade nos EUA. (Adaptada de Harpaz et al., 2008.)

Prevalência no Brasil

Desde 2014, a varicela é uma doença de notificação compulsória no Brasil. De acordo com a Portaria nº 1.271, de 6 de julho de 2014, a varicela foi incluída na lista nacional de notificação compulsória em nível federal e estadual, devendo ser notificados somente os casos graves internados e óbitos, por meio da Ficha de Notificação Individual, segundo a atualização da lista de notificação compulsória de 2020 pela Portaria de nº 264, de 17 de fevereiro de 2020).

Um estudo realizado no país em 1997 avaliou a prevalência da infecção pelo VVZ em 975 amostras de soro de adultos jovens entre 20 e 29 anos, que eram doadores de sangue de cinco capitais brasileiras: Fortaleza, Salvador, São Paulo, Curitiba e Porto Alegre. A soroprevalência global de anticorpos anti-VVZ foi de 94%, e a soroprevalência nas regiões de clima tropical (Fortaleza e Salvador) foram significativamente menores (89%) do que nas regiões de clima temperado (97%), fato já descrito na literatura. Isso significa que, nas regiões temperadas, a exposição à infecção parece ser mais precoce.

Outro estudo, conduzido de 1992 a 1994 em escolas públicas da cidade de São Paulo, indicou que o contato com o VVZ ocorre nos primeiros anos da infância, assim como observado nos EUA, na Inglaterra e na Austrália, antes do período de vacinação contra o VVZ. Cerca de 40% das crianças com 1 ano apresentaram anticorpos anti-VVZ; essa proporção aumentou rapidamente até o terceiro ano, manteve-se ascendente e alcançou 90% aos 10 anos.

Fatores de risco

O HZ pode se manifestar em qualquer idade, inclusive na infância. No entanto, alguns fatores de risco aumentam significativamente o risco de apresentar quadro de HZ: idade superior ou igual a 50 anos, imunodepressão por doença ou tratamento, diabetes, doença renal crônica e doença cardiovascular.

TRANSMISSÃO

A infecção primária pelo VVZ causa varicela e posteriormente HZ, por conta da permanência do vírus latente nos gânglios neurais. Cerca de 95 a 99% da população com mais de 40 anos, variando conforme a região geográfica, já teve varicela.

O VVZ não é transmitido durante a latência. No entanto, durante o quadro agudo de HZ, está presente nas erupções vesiculares e, portanto, pode ser transmitido. Pessoas suscetíveis ao VVZ (que não tiveram varicela, não vacinados ou com menos de duas doses da vacina), contactantes de pacientes com quadro agudo de HZ, podem ser infectadas e, nesse caso, apresentam quadro de varicela. Portanto, recomenda-se, para esses contactantes suscetíveis, a aplicação da vacina varicela (vacinação pós-exposição) até 72 horas após o contato.

Em estudo conduzido por Seiler et al. sobre a transmissão do VVZ por pacientes com HZ, a varicela ocorreu em 15,5% dos contactantes suscetíveis. Em contraste, após a exposição intradomicilar à varicela, 71,5% dos contactantes suscetíveis desenvolveram a infecção. A transmissão intra-hospitalar tem sido documentada entre pacientes ou de pacientes para profissionais de saúde, mas a transmissão dos profissionais para pacientes não foi documentada. Pessoas com HZ localizada são menos propensas a transmitir o VVZ a indivíduos suscetíveis, contactantes intradomiciliares ou no trabalho se suas lesões forem cobertas. Para HZ em ambiente hospitalar, são recomendadas precauções de contato para os casos de acometimento de único dermátomo em pacientes imunocompetentes e precauções de contato e respiratórias (aerossóis) para pacientes imunodeprimidos ou com acometimento de múltiplos dermátomos.

QUADRO CLÍNICO E COMPLICAÇÕES

O HZ caracteriza-se por erupções vesiculares unilaterais, geralmente em um único dermátomo, acompanhadas de dor e desconforto importantes que podem durar semanas, meses e, em casos mais graves, até anos, o que implica prejuízo na qualidade de vida dos indivíduos afetados. A evolução clínica é variável, sendo em geral menos grave em crianças e adultos jovens imunocompetentes. Comumente, o surgimento das erupções é precedido de pródromos (dias ou semanas antes), que podem cursar com mal-estar, cefaleia, fotofobia e, mais raramente, febre. Alterações sensitivas na pele provocadas pelo toque ou outros estímulos simples, mesmo antes do surgimento das erupções, são descritas como dor, queimações ou choques. Embora sejam raros, esses sintomas podem ser as únicas manifestações da reativação do VVZ. Os sintomas dermatológicos têm duração usual de 2 a 4 semanas.

A doença pelo HZ é considerada disseminada se há acometimento visceral e/ou de múltiplos dermátomos no *rash* vesicular, o que ocorre especialmente em pacientes imunodeprimidos. A transmissão da doença é mais intensa na forma disseminada, com indicação de isolamento respiratório semelhante aos casos de varicela em pacientes hospitalizados.

O diagnóstico é clínico, mas a confirmação laboratorial pode ser realizada com a detecção do DNA do vírus pela reação em cadeia da polimerase (PCR) ou pelo isolamento do vírus em cultura celular a partir do fluido vesicular, do líquido cerebrospinal (LCS) ou mesmo da saliva do paciente. O tratamento com antivirais (aciclovir, fanciclovir e valaciclovir) por via oral (VO) está indicado, mesmo em pacientes imunocompetentes, e recomenda-se que seja iniciado preferencialmente nas primeiras 72 horas do início das erupções. Pacientes imunodeprimidos ou com quadros mais graves são beneficiados de tratamento com antivirais por via intravenosa (IV). O uso desses fármacos tem o objetivo de diminuir a gravidade e a duração da dor aguda. No entanto, o uso de analgésicos potentes geralmente se faz necessário e, em casos de dores graves, a prescrição de corticosteroides ou opiáceos pode ser indicada.

O HZ pode ter manifestação oftálmica, acometendo o olho e dermátomo adjacente. Segundo o CDC, ocorre em 10 a 25% dos pacientes, envolvendo o ramo nasociliar do nervo trigêmeo e podendo ser precedido pelo surgimento de vesículas no nariz e causar dor permanente. Complicações específicas do HZ oftálmico (HZO) incluem perda de visão, ceratite, úlcera de córnea, neurite óptica e/ou glaucoma. Nos casos de acometimento oftálmico, há maior risco de neuralgia pós-herpética (NPH).

O HZ pode ser recorrente. Embora os dados sobre a incidência em populações imunocompetentes sejam limitados, certos estudos sugerem uma taxa de recorrência comparável à taxa de episódios iniciais. Recentemente, Yawn et al. examinaram os registros médicos de 1.669 residentes do Condado de Olmsted (Minnesota) com idade superior a 22 anos e encontraram uma taxa de recorrência de 5,7% em pessoas imunocompetentes no momento do seu primeiro episódio de HZ, o que representa uma taxa comparável às de estimativa de incidência dos primeiros episódios. Os autores relataram uma taxa de recorrência de 1,7% nos primeiros 2 anos após o episódio inicial de HZ, e taxas de recorrência cumulativa em 4, 6 e 8 anos após o episódio inicial de 3,2, 4,4 e 5,7%, respectivamente, sugerindo uma alta incidência de recorrência e demonstrando que um episódio de HZ não protege o indivíduo de uma nova ocorrência da doença.

Neuralgia pós-herpética

A complicação mais comum é a NPH, cuja definição é uma dor persistente que se mantém por mais de 3 meses após a resolução do quadro agudo de erupção vesicular. A dor é referida como de alta intensidade, pode ser contínua, intermitente, desencadeada por contato da área afetada com estímulos sutis, como vento ou frio. É muitas vezes referida com sensação de queimação ou choque associada. De acordo com o CDC, o risco de desenvolver NPH nos EUA é de 10 a 18%, que aumenta com a idade, podendo chegar a mais de 70% em pacientes com mais de 70 anos. De acordo com Whitley et al., em torno de 80 a 85% dos casos de NPH ocorre em pacientes com mais de 50 anos. A idade também aumenta significativamente o risco de a dor persistir por mais de 1 ano, o que é incomum em pacientes jovens. O estudo de Choo et al. demonstrou que o risco de vivenciar pelo menos 2 meses de dor relacionada à NPH é 27 vezes maior em pacientes com mais de 50 anos, quando comparados aos menores de 50 anos.

O risco para a NPH não é consideravelmente aumentado entre pessoas imunodeprimidas que desenvolvem HZ.

As consequências da dor crônica na NPH têm impacto significativo na qualidade de vida dos pacientes (sobretudo dos idosos), como diminuição das atividades diárias e de lazer, interferência nas relações sociais, humor, sono e trabalho.

Outras complicações

O HZ tem morbimortalidades mais importantes em pacientes com doença imunossupressora adquirida ou congênita, neoplasias malignas (especialmente na leucemia aguda), sob quimioterapia ou tratamentos com corticosteroides em doses imunossupressoras. Nesses pacientes, é maior o risco de *rash* mais intenso e de duração mais prolongada do quadro agudo, podendo ocorrer disseminação do *rash* cutâneo em até 37% dos casos de HZ na ausência de tratamento antiviral. Essa disseminação cutânea não implica risco à vida, mas é um marcador de alta viremia, que pode resultar em propagação do VVZ para as vísceras, ocasionando pneumonia, hepatite, encefalite e coagulopatia intravascular disseminada em 10 a 50% dos casos. Disseminação visceral, sem envolvimento da pele, pode ocorrer em pessoas gravemente imunodeprimidas. Mesmo com tratamento antiviral, a taxa de mortalidade nos casos de disseminação visceral é 5 a 15%, com a maioria das mortes atribuíveis à pneumonia.

O risco para complicações neurológicas decorrentes do HZ (mielite, encefalite crônica, ventriculite, meningoencefalite e paralisias cranianas) também é maior em pacientes imunodeprimidos, podendo ser fatais.

Os episódios de HZ aumentam o risco de eventos cardíacos em cerca de 30% e de acidentes vasculares encefálicos (AVEs) em cerca de 40%. Esse aumento de risco é maior nos primeiros meses após a HZ; vai diminuindo ao longo do tempo para o risco cardiovascular, mas pode permanecer alto para os AVEs.

Complicações oftalmológicas e neurológicas são mais comuns em pacientes com idade avançada e/ou imunocomprometidos. Um estudo estadunidense demonstrou que cerca de 3% dos pacientes com HZ são hospitalizados. A maior parte dos estudos indicam que a taxa de hospitalização também aumenta com a idade. Em um estudo conduzido em Connecticut, as taxas de hospitalização por HZ foram cerca de 75 vezes maiores entre pessoas com 85 anos ou mais do que entre aquelas com menos de 30. Riscos de internação também aumentaram entre pessoas com resposta imunológica alterada: aproximadamente 30% dos indivíduos hospitalizados com HZ tinham algum tipo de imunodepressão, sobretudo neoplasias malignas e infecção pelo vírus da imunodeficiência humana (HIV). A ocorrência de óbito é rara entre indivíduos imunocompetentes. Um estudo interessante indicou que 0,5% dos pacientes com HZ confirmado foram hospitalizados antes do surgimento da erupção vesicular por diversos motivos, como dor aguda, incluindo suspeita de infarto do miocárdio, forte cefaleia e dor nas costas e abdominal, resultando em apendicectomia.

A superinfecção bacteriana das lesões de pele é uma complicação comum que pode ocorrer.

Uma complicação rara é a síndrome de Ramsay Hunt, uma paralisia facial acompanhada de vesículas no ouvido, no palato duro ou na língua. Dor, tontura, perda auditiva e sensibilidade anormal aos ruídos são alguns dos sintomas relatados por pacientes com essa complicação. A paralisia idiopática do nervo facial pode ser uma manifestação da reativação inaparente do VVZ.

Apesar de já ter sido descrita a ocorrência de HZ causado pela latência do VVZ atenuado presente na vacina varicela (cepa OKA), o risco para o HZ em crianças imunodeprimidas foi aproximadamente 65% menor para aquelas que receberam a vacina contra varicela em comparação àquelas com infecção anterior pelo vírus selvagem. A idade em que ocorre a primoinfecção pelo VVZ influencia na idade em que o HZ ocorrerá: a infecção intrauterina ou no lactente enseja em maior risco para o desenvolvimento do HZ na infância.

PREVENÇÃO

Cuidados com os contactantes

Até que as lesões apresentem crostas, pessoas com HZ devem evitar o contato com pessoas suscetíveis tanto no ambiente intradomiciliar quanto no trabalho, principalmente com indivíduos considerados de alto risco para varicela grave, como gestantes, prematuros nascidos de mães suscetíveis, lactentes nascidos com 28 semanas de gestação ou pesando 1 kg (independentemente do *status* imune materno) e imunodeprimidos de todas as idades. A profilaxia pós-exposição deve ser recomendada para todos os contactantes suscetíveis com a vacina varicela, ou imunoglobulina humana anti-VVZ quando a vacina for contraindicada (ver Capítulo 43).

Prevenção do herpes-zóster

O ônus econômico do HZ para a população idosa é alto e inclui gastos atribuídos aos cuidados de saúde diretos e indiretos, como perdas de produtividade temporária ou permanente. Além disso, grande parte da carga do HZ está relacionada à redução da qualidade de vida, por consequência de dor e sofrimento. Esse fato, somado à realidade atual de uma população idosa crescente em todo o mundo, inclusive no Brasil, põe em foco prevenções que possam melhorar não só a saúde, mas a qualidade de vida dessas pessoas.

Os custos norte-americanos na condução de pacientes em fase aguda de HZ foram avaliados. A despesa média nos EUA variou de US$ 112 a 287 por episódio conduzido ambulatorialmente, de US$ 73 a 180 por tratamento antiviral e de US$ 3.221 a 7.206 por hospitalização. Custos adicionais associados à condução de complicações que não a NPH (oftalmológicas, neurológicas e cutâneas) variaram de US$ 1.158 a 11.255 por complicação e de US$ 566 a 1.914 por episódio de NPH. Entre os pacientes com NPH com persistência de 30 dias a 12 meses, os custos anuais com os cuidados de saúde (incluindo os custos do episódio agudo) variaram de US$ 2.159 a 5.387. Embora existam custos indiretos, decorrentes de morte por consequência de HZ, os gastos resultam principalmente de perdas no tempo de trabalho, em função da deficiência temporária ou permanente. Pacientes com HZ (incluindo indivíduos progredindo para NPH) perdem, em média, 129 horas de trabalho por episódio, incluindo perdas de 12 ou mais horas de tempo de trabalho e 69 horas de tempo de lazer durante os primeiros 30 dias.

A disponibilização de uma vacina herpes-zóster (VHZ) segura e eficaz, inclusive entre os maiores de 60 anos, possibilita diminuir a carga da doença e suas complicações. Os motivos que levaram as autoridades norte-americanas a oferecer e recomendar a vacinação de idosos contra o HZ foram os mais de 1 milhão de novos casos anuais, muitos deles cursando com NPH por meses ou anos, além das complicações, como o HZO e infecções cutâneas. Para os EUA, as evidências sugerem que a relação custo-eficácia da VHZ está no mesmo patamar de outras intervenções de saúde pública. O Canadá recomenda a VHZ em seu programa de vacinação para adultos com 50 anos ou mais. Desde 2013, a Inglaterra optou por vacinar rotineiramente indivíduos com 70 e 79 anos, entendendo que essa seria a melhor estratégia do ponto de vista da saúde pública.

Vacinas disponíveis no Brasil

Há duas vacinas disponíveis no Brasil, ambas não reconstituídas e cujos diluentes devem ser mantidos em temperatura entre 2 e 8°C, protegidos da luz e em suas embalagens originais. As vacinas são sensíveis ao calor e ao frio, podendo perder sua eficácia ou ter a reatogenicidade elevada.

Zostavax®

Produzida pela Merck Sharp and Dohme (MSD), é uma das duas vacinas aprovadas pela Agência Nacional de Vigilância Sanitária (Anvisa) para uso no Brasil. É feita com vírus vivo atenuado, liofilizada, e cada dose de 0,65 mℓ (após reconstituição) contém pelo menos 19.400 unidades formadoras de placa (UFP) de VVZ da cepa Oka/Merck, cerca de 14 vezes mais do que a vacina varicela do mesmo fabricante. Deve ser aplicada exclusivamente por via subcutânea (SC) e conservada entre 2 e 8°C. É indicada para pessoas com 50 anos ou mais, está disponível apenas na rede de clínicas de vacinação privada, e tem indicação em bula para a prevenção do HZ e da NPH e para a redução da dor aguda e crônica associada ao HZ.

Um estudo clínico randomizado pré-aprovação da Zostavax®, que incluiu cerca de 38.500 indivíduos com 60 anos ou mais, estimou uma eficácia global da vacina de 51,3%. A análise dos subgrupos evidenciou maior eficácia entre pessoas com idade entre 60 e 69 anos (64%) em comparação com os de 70 anos ou mais (38%). Nesse grupo (60 anos ou mais), a eficácia da vacina para a prevenção da NPH foi de 69,8%, tendo sido semelhante nos dois subgrupos (60 a 69 e 70 anos ou mais).

Um segundo estudo clínico, conduzido entre indivíduos de 50 anos ou mais, demonstrou eficácia de 69,8%. Dados pós-aprovação sugerem que a eficácia global na prevenção do HZ é de 55%, com eficácia maior para o HZO (63%) e para a redução de hospitalizações relacionadas ao HZ (65%). A efetividade da vacina em 3 anos de uso no programa de imunizações do Reino Unido foi de 64% para HZ e 81% para NPH.

Considerando o curto período decorrido desde o desenvolvimento até a aprovação da VHZ, dados sobre a duração da proteção ainda são limitados. Em adultos com 60 anos ou mais, a eficácia da vacina para evitar episódios de HZ caiu de 51 para 40% em 4 a 7 anos após a vacinação. No mesmo intervalo, a eficácia da vacina contra a NPH diminuiu de 67 para 60%, embora essa diminuição não seja estatisticamente significativa.

A duração da proteção com o uso de dose única de Zostavax® é desconhecida; apesar de os estudos originais da vacina terem feito acompanhamento de 3 anos, a vacina provavelmente protege por mais tempo. Uma avaliação da vacina no Reino Unido mostrou redução da efetividade de 69% no primeiro ano para 45% no terceiro ano. Nos primeiros 5 anos de uso no Reino Unido, cerca de 40.500 casos e 1.840 hospitalizações foram evitadas com o uso da vacina.

No momento, não é indicado reforço com a vacina. Entretanto, os resultados de um estudo conduzido por Levin et al., com o objetivo de avaliar a segurança, a tolerabilidade e a imunogenicidade da dose de reforço da vacina 10 anos após a primeira dose em indivíduos com 70 anos, demonstrou que a concentração de anticorpos anti-VVZ após o reforço não foi inferior à aferida em primovacinados com a VHZ. A dose de reforço foi bem tolerada.

Shingrix®

Produzida pela GlaxoSmithKline (GSK), a Shingrix® foi aprovada pela Anvisa em agosto de 2021 para uso no Brasil. A vacina utiliza a tecnologia de DNA recombinante e contém como antígeno a glicoproteína E (proteína mais abundante do envelope viral) e um adjuvante (AS01B) para melhor resposta imunológica de forma sustentada.

Nos estudos de fase III, randomizados e controlados com placebo, foram avaliados mais de 30 mil participantes, com eficácia de 97,2 e 91,2% em adultos com mais de 50 e mais de 70 anos, respectivamente. Os estudos demonstraram resposta imunológica sustentada a longo prazo em um estudo com 7 anos de seguimento e dados parciais no oitavo ano, mostrando eficácia anual acima de 84% em todos os anos.

A efetividade da vacina em estudo de mundo real foi estimada em 70,1% para duas doses em pacientes nos EUA com mais de 65 anos. Os resultados não foram significativamente menores em pacientes com mais de 80 anos ou em pacientes com doenças autoimunes. A efetividade de duas doses da vacina contra NPH foi de 76% (intervalo de confiança [IC] 95%: 68,4 a 81,8%).

Os estudos pivotais da vacina também descreveram a eficácia na prevenção de NPH, que foi de 91,2% para adultos com mais de 50 anos e 88,8% para adultos com mais de 70 anos.

A posologia da vacina é de 2 doses, com 2 a 6 meses de intervalo entre elas (sendo de forma geral adotado intervalo de 2 meses). Pacientes com imunossupressão iminente ou prevista a curto prazo podem receber a segunda dose 1 mês após a primeira, sob orientação médica.

A vacina Shingrix® foi analisada em imunodeprimidos em estudos clínicos envolvendo pacientes receptores de transplante autólogo de células-tronco hematopoéticas, neoplasias hematológicas, transplantados renais, portadores de tumores sólidos e pessoas vivendo com HIV/síndrome da imunodeficiência adquirida (AIDS). Os estudos que avaliaram a eficácia envolveram apenas as duas primeiras categorias, sendo nos demais grupos realizados estudos de segurança e imunogenicidade. Em pacientes receptores de transplante autólogo de células-tronco hematopoéticas, a eficácia foi de 68,2%, enquanto em pacientes com neoplasias hematológicas, 87,2%, com ótimas respostas (celular e humoral) sustentadas 1 ano após a imunização.

A Sociedade Brasileira de Imunizações (SBIm) emitiu uma nota técnica com recomendação para o uso da vacina herpes-zóster recombinante (HZR) seguindo a posologia descrita acima, destacando ainda os seguintes pontos:

- Não há necessidade de reiniciar o esquema vacinal caso o intervalo seja estendido inadvertidamente por mais de 6 meses
- Não é necessário avaliar previamente o histórico de infecção por varicela ou solicitar sorologia para esse fim
- Para imunocomprometidos, pode ser feita antecipação de 1 mês de intervalo entre as doses
- O grupo de imunocomprometidos mencionados foi: transplantados de células-tronco hematopoéticas, pessoas vivendo com HIV/AIDS, pacientes com tumores sólidos, neoplasias hematológicas, pacientes que receberam transplante renal e portadores de doenças autoimunes
- Sugestão para a vacinação até 6 meses após episódio de HZ, mas não há necessidade de aguardar o prazo aos que optarem por recomendar após a resolução do quadro
- Recomendação para que pessoas vacinadas previamente com a vacina HZ viva atenuada recebam a vacina HZR, respeitando um intervalo mínimo de 2 meses.

A nota da SBIm orienta ainda as seguintes particularidades do uso da vacina HZR em imunodeprimidos (disponível em: https://sbim.org.br/images/files/notas-tecnicas/nota-tecnica-sbim-vacinacao-herpes-zoster-shingrix-080622-v3.pdf):

- Pacientes com transplante de medula óssea (TMO): administrar a vacina HZR de 6 a 12 meses após o transplante. Preferencialmente, administrar 2 meses antes da descontinuação da medicação antiviral
- Receptores de transplantes de órgãos sólidos: quando possível, administrar a vacina antes do transplante – o intervalo mínimo entre as doses é de 4 semanas. Caso a vacinação prévia não seja viável, recomenda-se aguardar de 6 a 12 meses após o procedimento, preferencialmente quando a dosagem de drogas imunossupressoras for baixa (somente de manutenção) e na ausência de doença do enxerto contra hospedeiro (rejeição)
- Pacientes com câncer: quando possível, administrar a vacina HZR antes do início da quimioterapia, tratamento com imunossupressores, radioterapia ou esplenectomia. Se não houver disponibilidade de tempo, vacinar no melhor momento para o paciente, quando a imunossupressão mais intensa tiver cessado
- Pacientes em uso de anticorpos monoclonais (anticélulas B, como rituximabe): a vacina HZR deve ser administrada pelo menos 4 semanas antes da próxima dose
- Portadores de HIV/AIDS: pacientes que estiverem com níveis mais elevados de linfócitos CD4 e carga viral do HIV sob controle têm uma resposta imune melhor às vacinas em geral. O uso de antirretrovirais também melhora a resposta imune às vacinas. Em contrapartida, pacientes com estado imune pior e HIV mais avançado têm maior risco de HZ. Nesses casos, cabe ao médico avaliar o melhor momento para a vacinação
- Pacientes com doenças autoimunes: quando possível, administrar a vacina HZR antes de iniciar imunossupressão mais agressiva.

Indicações e contraindicações

Considerando o grupo de risco para a doença, a SBIm recomenda a vacinação rotineira de pessoas a partir de 50 anos. Ambas as vacinas estão licenciadas para adultos com 50 anos ou mais.

Somente a vacina HZR pode ser utilizada em imunocomprometidos, sendo recomendada a partir dos 18 anos, ao contrário da vacina de vírus vivo (contraindicada nessa população). Como a vacina HZR apresentou melhor desempenho de eficácia em estudo clínicos, existe recomendação de uso mesmo em pessoas já vacinadas com vacina de vírus vivo.

A vacina HZR é indicada para quem já teve a doença, sendo sugerido aguardar 2 a 6 meses após o episódio (período em que é raro um novo episódio) para a imunização. Para realizar a vacina viva atenuada após episódio de HZ, deve-se aguardar 12 meses sem reativações da doença.

Reações adversas

Ambas as vacinas se mostraram seguras e bem toleradas. Os sintomas comuns são dor local, eritema, edema e calor no local de aplicação. Cefaleia, hematoma, fadiga, febre, calafrios, mialgia e alterações gastrintestinais não são raros.

A vacina Shingrix® nos estudos pivotais apresentou pelo menos um efeito adverso local em 81,5% dos pacientes (qualquer grau de intensidade), sendo apenas 10% de maior intensidade (grau 3). Com relação a efeitos sistêmicos, 66,1% apresentaram pelo menos um efeito sistêmico, com cerca de 10% de grau 3. Todos os sintomas tiveram duração de até 2 dias. A vacina é considerada reatogênica pela frequência de efeitos adversos, mas muito segura por serem efeitos leves e de curta duração.

Com relação à doença vacinal com a Zostavax®, durante os estudos da vacina, foram observados casos de vesículas herpetiformes em ambos os grupos, mas em nenhum deles foi encontrado vírus vacinal. Em outro estudo, das 17 erupções cutâneas zosteriformes e semelhantes à varicela relatadas fora do local de injeção, a cepa Oka/Merck foi identificada em apenas dois indivíduos.

A vacina também se mostrou segura e bem tolerada em indivíduos com mais de 50 anos e episódio prévio de HZ, em um estudo clínico, duplo-cego, randomizado, controlado com placebo. Em outro estudo, foram avaliadas a segurança e a tolerabilidade de uma segunda dose da VHZ (atenuada) em indivíduos com histórico desconhecido dessa vacinação, e a vacina foi bem tolerada com efeitos adversos similares na primeira e segunda doses.

ESQUEMAS DE VACINAÇÃO

Zostavax®

A dose única a ser aplicada exclusivamente por via subcutânea. Em caso de história prévia de HZ, respeitar intervalo mínimo de 6 meses (idealmente de 12 meses) para aplicação da vacina.

Pode ser administrada simultaneamente (mas em locais de injeção separados) com a vacina pneumocócica polissacarídica 23-valente ou influenza.

Shingrix®

Duas doses com 2 a 6 meses de intervalo entre elas devem ser aplicadas exclusivamente por via intramuscular (IM). Pacientes imunodeprimidos podem fazer uso da segunda dose 1 mês após a primeira.

Pode ser administrada simultaneamente (mas em locais de injeção separados), com a vacina de influenza, a vacina pneumocócica polissacarídica 23-valente ou a vacina com antígeno reduzido para difteria-tétano-coqueluche acelular tipo adulto (dTpa).

CONDUTA NA PÓS-EXPOSIÇÃO

A primoinfecção com o VVZ não causa HZ. Portanto, pacientes suscetíveis para varicela, quando expostos ao VVZ, devem receber vacina varicela, se não for contraindicada (ver seção "Cuidados com os contactantes").

DÚVIDAS COMUNS

Existe idade limite para recomendação da VHZ?

Não; quanto mais avançada a idade, mais riscos para o HZ. A vacina é segura e eficaz, mesmo em indivíduos maiores de 80 anos.

A VHZ protege do herpes simples labial ou genital?

Não, são vírus diferentes. O HZ é causado pelo vírus varicela-zóster latente nos gânglios neurais. Já o herpes simples é causado pelo herpesvírus humano (HSV 1 e 2) e caracteriza-se pelo aparecimento de pequenas bolhas agrupadas, especialmente nos lábios e nos genitais, mas que podem surgir em qualquer outra parte do corpo. O HSV também pode permanecer latente no organismo e provocar recidivas de tempos em tempos.

Qual o intervalo deve ser respeitado entre uma transfusão de sangue e a aplicação de vacina para HZ com vírus vivo?

Diferentemente do que acontece com a vacina varicela, não é necessário aguardar intervalo mínimo entre uma transfusão de sangue e outros hemoderivados graças à quantidade de antígenos presente na VHZ.

BIBLIOGRAFIA

Advisory Committee Statement, National Advisory Committee on Immunization. Update on the Use of Herpes-zóster Vaccine [Internet]. Ontario: Public Health Agency of Canada; 2015 [cited 2022 Jul 25]. Disponível em: https://www.canada.ca/en/public-health/services/publications/healthy-living/update-use-herpes-zoster-vaccine.html.

Andrews N, Stowe J, Kuyumdzhieva G, Sile B, Yonova I, de Lusignan S et al. Impact of the herpes-zóster vaccination programme on hospitalised and general practice consulted herpes-zóster in the 5 years after its introduction in England: a population-based study. BMJ Open. 2020;10(7):e037458.

Bardach AE, Palermo C, Alconada T, Sandoval M, Balan DJ, Nieto Guevara J et al. Herpes-zóster epidemiology in Latin America: A systematic review and meta-analysis. PloS One. 2021;16(8):e0255877.

Bastidas A, de la Serna J, El Idrissi M, Oostvogels L, Quittet P, López-Jiménez J et al. Effect of Recombinant Zoster Vaccine on Incidence of Herpes-zóster After Autologous Stem Cell Transplantation: A Randomized Clinical Trial. JAMA. 2019;322(2):123-33.

Bolyard EA, Tablan OC, Williams WW, Pearson ML, Shapiro CN, Deitchmann SD. Guideline for infection control in healthcare personnel, 1998. Hospital Infection Control Practices Advisory Committee. Infect Control Hosp Epidemiol. 1998;19(6):407-63.

Boutry C, Hastie A, Diez-Domingo J, Tinoco JC, Yu CJ, Andrews C et al. The Adjuvanted Recombinant Zoster Vaccine Confers Long-Term Protection Against Herpes-zóster: Interim Results of an Extension Study of the Pivotal Phase 3 Clinical Trials ZOE-50 and ZOE-70. Clin Infect Dis Off Publ Infect Dis Soc Am. 2022;74(8):1459-67.

Braverman DL, Ku A, Nagler W. Herpes-zóster polyradiculopathy. Arch Phys Med Rehabil. 1997;78(8):880-2.

Brisson M, Edmunds WJ, Law B, Gay NJ, Walld R, Brownell M et al. Epidemiology of varicella zoster virus infection in Canada and the United Kingdom. Epidemiol Infect. 2001;127(2):305-14.

Choo PW, Galil K, Donahue JG, Walker AM, Spiegelman D, Platt R. Risk factors for postherpetic neuralgia. Arch Intern Med. 1997;157(11):1217-24.

Cunningham AL, Lal H, Kovac M, Chlibek R, Hwang SJ, Díez-Domingo J et al. Efficacy of the Herpes-zóster Subunit Vaccine in Adults 70 Years of Age or Older. N Engl J Med. 2016;375(11):1019-32.

Dagnew AF, Ilhan O, Lee WS, Woszczyk D, Kwak JY, Bowcock S et al. Immunogenicity and safety of the adjuvanted recombinant zoster vaccine in adults with haematological malignancies: a phase 3, randomised, clinical trial and post-hoc efficacy analysis. Lancet Infect Dis. 2019;19(9):988-1000.

Erskine N, Tran H, Levin L, Ulbricht C, Fingeroth J, Kiefe C et al. A systematic review and meta-analysis on herpes-zóster and the risk of cardiac and cerebrovascular events. PloS One. 2017;12(7):e0181565.

Gershon AA. Live-attenuated varicella vaccine. Infect Dis Clin North Am. 2001;15(1):65-81.

Hardy I, Gershon AA, Steinberg SP, LaRussa P. The incidence of zoster after immunization with live attenuated varicella vaccine: A study in children with leukemia. N Engl J Med. 1991;325(22):1545-50.

Harpaz R, Ortega-Sanchez IR, Seward JF, Advisory Committee on Immunization Practices, Centers for Disease Control and Prevention. Prevention of herpes-zóster: recommendations of the Advisory Committee on Immunization Practices (ACIP). MMWR Recomm Rep Morb Mortal Wkly Rep Recomm Rep. 2008;57(RR-5):1-30.

Heymann AD, Chodick G, Karpati T, Kamer L, Kremer E, Green MS et al. Diabetes as a risk factor for herpes-zóster infection: results of a population-based study in Israel. Infection. 2008;36(3):226-30.

Insinga RP, Itzler RF, Pellissier JM, Saddier P, Nikas AA. The incidence of herpes-zóster in a United

States administrative database. J Gen Intern Med. 2005;20(8):748-53.

Izurieta HS, Wu X, Forshee R, Lu Y, Sung HM, Agger PE et al. Recombinant Zoster Vaccine (Shingrix): Real-World Effectiveness in the First 2 Years Post-Licensure. Clin Infect Dis Off Publ Infect Dis Soc Am. 2021;73(6):941-8.

Kawai K, Gebremeskel BG, Acosta CJ. Systematic review of incidence and complications of herpes-zóster: towards a global perspective. BMJ Open. 2014;4(6):e004833.

Keating GM. Shingles (herpes-zóster) vaccine (zostavax(®)): a review of its use in the prevention of herpes-zóster and postherpetic neuralgia in adults aged ≥ 50 years. Drugs. 2013;73(11):1227-44.

Lal H, Cunningham AL, Godeaux O, Chlibek R, Diez-Domingo J, Hwang SJ et al. Efficacy of an adjuvanted herpes-zóster subunit vaccine in older adults. N Engl J Med. 2015;372(22):2087-96.

Langan SM, Smeeth L, Margolis DJ, Thomas SL. Herpes-zóster vaccine effectiveness against incident herpes-zóster and post-herpetic neualgia in an older US population: a cohort study. PLoS Med. 2013;10(4):e1001420.

Locksley RM, Flournoy N, Sullivan KM, Meyers JD. Infection with varicella-zoster virus after marrow transplantation. J Infect Dis. 1985;152(6):1172-81.

Lukas K, Edte A, Bertrand I. The impact of herpes-zóster and post-herpetic neuralgia on quality of life: patient-reported outcomes in six European countries. Z Gesundheitswissenschaften J Public Health. 2012;20(4):441-51.

Marra F, Parhar K, Huang B, Vadlamudi N. Risk Factors for Herpes-zóster Infection: A Meta-Analysis. Open Forum Infect Dis. 2020;7(1):ofaa005.

Marra F, Ruckenstein J, Richardson K. A meta-analysis of stroke risk following herpes-zóster infection. BMC Infect Dis. 2017;17(1):198.

Minassian C, Thomas SL, Smeeth L, Douglas I, Brauer R, Langan SM. Acute Cardiovascular Events after Herpes-zóster: A Self-Controlled Case Series Analysis in Vaccinated and Unvaccinated Older Residents of the United States. PLoS Med. 2015;12(12):e1001919.

Ministério da Saúde (BR). Guia de Vigilância em Saúde [cited 2022 Jul]. 5. ed. Disponível em: https://bvsms.saude.gov.br/bvs/publicacoes/guia_vigilancia_saude_5ed_rev_atual.pdf.

Oxman MN, Levin MJ, Johnson GR, Schmader KE, Straus SE, Gelb LD et al. A vaccine to prevent herpes-zóster and postherpetic neuralgia in older adults. N Engl J Med. 2005;352(22):2271-84.

Pavan-Langston D. Herpes-zóster ophthalmicus. Neurology. 1995;45(12 Suppl 8):S50-S51.

Pellissier JM, Brisson M, Levin MJ. Evaluation of the cost-effectiveness in the United States of a vaccine to prevent herpes-zóster and postherpetic neuralgia in older adults. Vaccine. 2007;25(49):8326-37.

Rogers SY, Irving W, Harris A, Russell NH. Visceral varicella zoster infection after bone marrow transplantation without skin involvement and the use of PCR for diagnosis. Bone Marrow Transplant. 1995;15(5):805-7.

Schmader K. Herpes-zóster in older adults. Clin Infect Dis Off Publ Infect Dis Soc Am. 2001;32(10):1481-6.

Seiler HE. A study of herpes-zóster particularly in its relationship to chickenpox. J Hyg (Lond). 1949;47(3):253-62.

Seward JF, Zhang JX, Maupin TJ, Mascola L, Jumaan AO. Contagiousness of varicella in vaccinated cases: a household contact study. JAMA. 2004;292(6):704-8.

Shaikh S, Ta CN. Evaluation and management of herpes-zóster ophthalmicus. Am Fam Physician. 2002;66(9):1723-30.

Sociedade Brasileira de Imunizações. Nota Técnica – 08/06/2022: vacina herpes-zóster inativada recombinante (Shingrix®). Disponível em: https://sbim.org.br/images/files/notas-tecnicas/nota-tecnica-sbim-vacinacao-herpes-zoster-shingrix-080622-v3.pdf.

Tseng HF, Smith N, Harpaz R, Bialek SR, Sy LS, Jacobsen SJ. Herpes-zóster vaccine in older adults and the risk of subsequent herpes-zóster disease. JAMA. 2011;305(2):160-6.

Varicella and herpes-zóster vaccines: WHO position paper, June 2014. Releve Epidemiol Hebd. 2014;89(25):265-87.

Walker JL, Andrews NJ, Amirthalingam G, Forbes H, Langan SM, Thomas SL. Effectiveness of herpes-zóster vaccination in an older United Kingdom population. Vaccine. 2018;36(17):2371-7.

Whitley RJ, Soong SJ, Dolin R, Betts R, Linnemann C, Alford CA. Early vidarabine therapy to control the complications of herpes-zóster in immunosuppressed patients. N Engl J Med. 1982;307(16):971-5.

Yawn BP, Saddier P, Wollan PC, St Sauver JL, Kurland MJ, Sy LS. A population-based study of the incidence and complication rates of herpes-zóster before zoster vaccine introduction. Mayo Clin Proc. 2007;82(11):1341-9.

33

Infecções Pneumocócicas

Juarez Cunha • Lessandra Michelin

A DOENÇA E O IMPACTO NA SAÚDE DA POPULAÇÃO

O *Streptococcus pneumoniae* (pneumococo) é um coco gram-positivo encapsulado, anaeróbio facultativo, que se apresenta aos pares (diplococos) ou em pequenas cadeias. Atualmente há 100 sorotipos identificados pela diferença na composição de seus polissacarídeos capsulares, que são a base primária da patogenicidade desse microrganismo. Cerca de 10 deles causam mais de 62% das infecções bacterianas invasivas em todas as faixas etárias, sendo alguns sorotipos isolados frequentemente em quadros de pneumonias (1 e 3), meningites (6, 10, 23) e doença pneumocócica invasiva (DPI; 14 e 19A). A distribuição dos sorotipos varia tanto temporal como geograficamente. Entre 2017 e 2021, os sorotipos de pneumococos mais frequentes notificados pelo Instituto Adolfo Lutz (IAL) foram o 19A, 3 e 6C.

QUADRO CLÍNICO, COMPLICAÇÕES E LETALIDADE

As manifestações clínicas graves de infecção pneumocócica incluem doenças invasivas, como bacteriemia, meningite e pneumonia com bacteriemia em crianças, além de pneumonia adquirida na comunidade em adultos. Os pneumococos também são a causa bacteriana mais comum de doenças localizadas de grande incidência, como otite média aguda (OMA), sinusite, mastoidite e traqueobronquite. Outras infecções menos frequentes causadas por esse agente são celulite periorbital, endocardite, osteomielite, pericardite, peritonite, artrite piogênica, infecção de tecidos moles e sepse neonatal.

Os pneumococos são responsáveis por elevadas taxas de morbimortalidade em diferentes faixas etárias. A Organização Mundial da Saúde (OMS) estima que os pneumococos são responsáveis por mais de 300 mil mortes de crianças menores de 5 anos em todo o mundo por ano, e a maioria ocorre em países em desenvolvimento. Pneumonia e meningite são responsáveis por aproximadamente um quarto do total do número de mortes nessas crianças. A incidência de pneumonia adquirida na comunidade (PAC) em adultos varia de 1,8 a 7 por 1.000 pessoas a cada ano na América Latina, enquanto varia de 2,5 a 6,5 em pacientes hospitalizados com PAC por 1.000 adultos nos EUA e 2,5 a 11,6 casos por 1.000 adultos de países selecionados na Europa.

Nos EUA, os pneumococos são a causa bacteriana mais comum de pneumonia na pediatria, especialmente em crianças menores de 5 anos. Em adultos, são responsáveis por 10 a 30% das PAC. A pneumonia pneumocócica causa cerca de 150 mil hospitalizações por ano nesse país. Em 2017, ocorreram mais de 31 mil casos de DPI com 3.500 mortes, sendo mais de 50% em adultos. Além disso, a bactéria é uma causa comum de OMA, detectada em 24 a 31% dos aspirados da orelha média.

O pneumococo é a segunda maior causa de meningite bacteriana no Brasil. Entre 2003 e 2018, foram notificados 18.278 casos confirmados de meningite por pneumococo (MP), dos quais 5.446 evoluíram para o óbito, resultando em uma taxa de letalidade média de 30%. Outro aspecto importante com relação à MP é a forte associação entre a patologia e as complicações neurológicas agudas, além de sequelas.

GRUPO DE RISCO

Os grupos considerados de maior risco para aquisição de doença invasiva e de morbimortalidade pelo pneumococo são:

- Indivíduos menores de 2 anos e maiores de 65 anos
- Portadores de doenças crônicas cardíacas, pulmonares e hepáticas, fibrose cística, diabetes melito, asplenia e anemia falciforme
- Pessoas com imunodeficiências congênitas e adquiridas, insuficiência renal crônica e síndrome nefrótica
- Indivíduos com fístula liquórica, fratura de crânio, síndrome de Down
- Recém-nascidos pré-termo
- Moradores ou frequentadores de ambientes com aglomeração ou ventilação precária (creches, presídios, quartéis, abrigos)
- Indivíduos que fazem uso de álcool e tabaco, afetados por desnutrição e anemia
- Pessoas com infecções respiratórias virais.

TRANSMISSÃO

O pneumococo integra a microflora normal da mucosa da nasofaringe humana. A transmissão ocorre como resultado direto de contato pessoa a pessoa via gotículas respiratórias. A colonização assintomática da mucosa é a primeira etapa da infecção e representa a condição fundamental para a invasão do organismo humano. A colonização se inicia logo após o nascimento, e grande parte dos seres humanos é portadora de um ou mais tipos sorológicos no sistema respiratório superior, com taxas que variam com a idade, o ambiente e a ocorrência de infecção do sistema respiratório. Aos 2 a 3 anos, a criança atinge o pico de prevalência de portação nasal de 50 a 80%, diminuindo posteriormente até estabilizar em 5 a 10% após os 10 anos. Na idade pré-escolar, pode atingir taxas de até 60%, caindo com o aumento da idade. Cerca de 25% das crianças que moram em orfanatos são portadores assintomáticos. Adultos que convivem com crianças apresentam taxas de colonização muito mais alta (18 a 29%) do que indivíduos que não convivem com crianças (5 a 10%).

Da nasofaringe, os pneumococos podem se disseminar para o sistema respiratório inferior ou para outros locais, podendo causar doença invasiva. Os sorotipos associados à infecção e ao estado de portador são os mesmos, mas as infecções parecem ser causadas por sorotipos recém-adquiridos. A ocorrência da doença depende do equilíbrio entre o estado imunológico do hospedeiro e a virulência da cepa com a qual foi infectado; portanto, hospedeiros imunocomprometidos ou com doenças crônicas são altamente suscetíveis à infecção. O período de transmissibilidade do pneumococo é desconhecido e pode prolongar-se enquanto a bactéria estiver presente nas secreções do sistema respiratório, diminuindo em menos de 24 horas após a terapia antimicrobiana eficaz ter começado.

DADOS EPIDEMIOLÓGICOS

Com o objetivo de monitorar o perfil de sorotipos de pneumococo e o padrão de resistência aos antimicrobianos na América Latina, a Organização Pan-Americana de Saúde (OPAS) criou, em 1993, o projeto Sistema Regional de Vacinas (Sireva), com a participação de seis países (entre eles, o Brasil); no relatório de 2018, o último publicado, contou com dados de 18 países. O conhecimento e a distribuição dos sorotipos de pneumococo é a chave para desenvolver vacinas e para estimar o potencial benefício das formulações existentes de vacinas conjugadas. O Brasil continua produzindo relatórios para o Sireva anualmente com o perfil de sorotipos, através do IAL. Até o momento é possível consultar os relatórios de 2013 a 2021.

A distribuição dos sorotipos pode variar conforme a área geográfica, a idade do paciente, o tipo de doença (meningite ou pneumonia), o tipo de material biológico em que foi isolado (sangue, líquido cerebrospinal), a presença de infecção pelo vírus da imunodeficiência humana (HIV) e o intervalo de tempo. A vigilância epidemiológica é atividade fundamental nesse sentido. Como exemplo, salienta-se que, nos países que haviam introduzido a vacina pneumocócica conjugada 7 valente (VPC7) em seus calendários vacinais, ocorreu uma crescente importância de sorotipos não incluídos na vacina, principalmente o 19A, o que gerou a necessidade do desenvolvimento de vacinas conjugadas mais abrangentes.

Nos últimos anos, tem sido documentada a resistência do pneumococo a uma variedade de antibióticos, não só com os betalactâmicos, mas também com os macrolídeos, as tetraciclinas, o sulfametoxazol e as quinolonas. Não há diferença entre manifestações clínicas de infecção causada por pneumococo resistente ou sensível à penicilina, pois a resistência do antibiótico não está relacionada ao aumento de virulência intrínseca. Nos EUA, desde a introdução das VPC, houve um declínio significativo da resistência bacteriana. Atualmente, aproximadamente 30% dos pneumococos são resistentes a um ou mais antibióticos. Essa resistência tem sido maior em vários países, inclusive no Brasil. Dados do Sireva Brasil de 2021 demonstraram que 66,7% dos pneumococos que causaram meningites em crianças menores de 5 anos são resistentes à penicilina. Entre os casos na faixa dos 5 a 49 anos, a resistência observada nos casos de meningite foi de 28,9%.

RELAÇÃO CUSTO-BENEFÍCIO DA VACINAÇÃO

Antes da introdução das vacinas conjugadas, a doença pneumocócica representava um problema mundial significativo em crianças menores de 5 anos. O impacto com a utilização das vacinas varia entre as diferentes regiões geográficas e conforme a prevalência regional dos sorotipos e da vacina utilizada. Nos EUA, antes da introdução da VPC7, a doença pneumocócica era responsável, anualmente, por 700 casos de meningite, 13 mil casos de bacteriemia, 5 milhões de casos de OMA e 200 mortes em crianças. Após a introdução da vacina na infância, houve redução em 97% das doenças invasivas causadas pelos sorotipos contidos nela e de 89% se avaliados todos os sorotipos.

A OMS cita que, além da diminuição de 75% dos casos de meningite causados pelos sorotipos vacinais em crianças menores de 5 anos, houve importante redução das doenças invasivas em todas as faixas etárias, mesmo em pessoas não vacinadas, o que corresponde à chamada imunidade coletiva. Com o uso cada vez mais amplo de uma nova geração de VPC, como a 10 valente (VPC10) e a 13 valente (VPC13), e em esquemas flexíveis, a alta efetividade foi mantida para DPI, doenças de mucosa, colonização nasofaríngea e consequente imunidade coletiva. Essas vacinas mostram-se custo-efetivas, reduzindo custos e a carga da doença. Ao mesmo tempo, é fundamental a vigilância do pneumococo, pois cepas que não estão na composição das vacinas, e que podem passar a circular pela pressão ecológica decorrente da sua utilização, podem ser mais agressivas e mais resistentes.

No ano 2000, somente um país-membro da OMS (1%) utilizava VPC. Segundo o VIEW-hub, uma plataforma *online*, interativa e baseada em mapas para visualizar dados sobre o uso e o impacto das vacinas, em 2022, 148 países já introduziram alguma VPCs. Esse progressivo aumento no número de países utilizando alguma VPC foi muito mais rápido quando comparado a outras vacinas. Segundo projeção da Global Alliance for Vaccines and Immunization (GAVI), responsável pela introdução em 60 dos 148 países, a incorporação dessas vacinas nos calendários vacinais de países mais carentes pode ter evitado 1,5 milhão de óbitos de crianças até o ano 2020.

Estudos brasileiros demonstram que a introdução universal da VPC no Programa Nacional de Imunizações (PNI) é uma intervenção custo-efetiva quando comparada a outras opções de controle da doença. É salientada a importância da carga da doença, dos sistemas de vigilância epidemiológicos e dos efeitos da vacina a longo prazo. No Brasil, após a introdução da VPC10 no calendário do PNI em 2010, diversas publicações têm demonstrado os mesmos ótimos resultados já descritos em outros países.

O uso da VPC13 em adultos é bem mais recente. Após o sucesso da utilização na população infantil, houve recomendação para seu uso em imunodeprimidos até a adolescência, conduta que depois foi ampliada para todas as idades, objetivando a proteção principalmente para DPI. Já o uso em adultos acima de 50 anos e idosos saudáveis, recomendado atualmente, baseia-se em estudos que demonstraram que a vacina provoca melhor resposta imune que a vacina polissacarídica 23 valente (VPP23) para a maioria dos sorotipos cobertos. Essa resposta é potencializada quando a VPC13 é aplicada antes da VPP23 em adultos.

PREVENÇÃO

A prevenção das doenças pneumocócicas se dá por meio de vacinas, as quais podem ser polissacarídicas ou conjugadas.

Vacinas pneumocócicas polissacarídicas

As primeiras VPP (com 14 sorotipos e, após, com 23) são da década de 1990. A VPP23, tem em sua composição cerca de 90% dos sorotipos responsáveis por casos de DPIs, tanto em países da Europa e nos EUA como no Brasil, sendo 20 deles responsáveis por mais de 70% dos casos de DPI. Com relação à eficácia, uma metanálise da Cochrane avaliou estudos randomizados e observacionais envolvendo diversas vacinas polissacarídicas (2 a 23 sorotipos) e relatou efetividade estimada de 82%. Dos cinco estudos randomizados incluídos na análise, três envolviam populações com idades médias ou medianas iguais ou superiores a 60 anos. Nessa mesma metanálise, os estudos que avaliaram pneumonia pneumocócica confirmada bacteriologicamente (e por sorotipos vacinais) mostraram eficácia de 87%. Os mesmos resultados de eficácia não foram demonstrados para a prevenção de PAC ou em indivíduos portadores de comorbidades. A duração da proteção obtida com o uso da vacina VPP23 não é longa, e doses de reforço parecem estar relacionadas a respostas imunes subótimas, fenômeno conhecido como tolerância imunológica. Por ser uma vacina polissacarídica pura, não é eficaz antes dos 2 anos.

Vacinas pneumocócicas conjugadas

A conjugação dos polissacarídeos do pneumococo a uma proteína transportadora (vacina conjugada) resulta em antígeno capaz de induzir uma resposta imunológica T-dependente, mais robusta, capaz de eliminar o estado de portador saudável e de gerar resposta *booster*, inclusive em pacientes imunocomprometidos.

A VPC7 foi licenciada nos EUA no ano 2000. Muitos países passaram a recomendá-la em seus calendários de rotina na infância, e seu uso causou importante impacto na carga e no espectro da doença pneumocócica. Nos EUA, assim como em outros países, houve um declínio significativo na incidência de DPI em vacinados e não vacinados (imunidade coletiva), nas infecções pneumocócicas de mucosa (OMA, sinusite e pneumonia) e na frequência de cepas de pneumococos resistentes a múltiplos antimicrobianos. Por vários motivos, sendo os principais descritos a seguir, foi necessário ampliar a cobertura dos sorotipos contidos na VPC7, surgindo as vacinas VPC10 e PC13:

- A proteção cruzada contra o sorotipo 6A, conferida pela VPC7, era parcial, e muitos estudos mostraram a persistência da colonização nasofaríngea após o uso da vacina, assim como a ocorrência de doença invasiva em crianças devido a esse sorotipo
- Com relação ao 19A, foi observado, além do *replacement*, um aumento importante de resistência a múltiplos fármacos em diversos países, principalmente em crianças menores de 2 anos e em adultos com mais de 65 anos
- Os sorotipos 1 e 5 são prevalentes em muitas regiões, como Ásia, África e América Latina, e são encontrados, geralmente, em crianças com pneumonia e derrame pleural, assim como em casos de bacteriemia
- O sorotipo 3 tem sido encontrado com frequência em secreção da orelha média em crianças com otite média e em infecções do sistema respiratório inferior com empiema
- Com a ampliação de sorotipos, as vacinas VPC10 e VPC13 teriam o potencial de abranger 80 a 92% dos pneumococos produtores de doença invasiva em crianças menores de 5 anos.

Após a introdução no calendário de vacinação da criança do PNI pelo Ministéiro da Saúde (MS) em 2010, a vacina VPC10 demonstrou ter alta efetividade, e contribuiu para a redução do número de casos e óbitos de diversas DPIs, incluindo pneumonia e meningite pneumocócica, com diminuição da taxa de hospitalização em 34,5%.

VACINAS DISPONÍVEIS NO BRASIL

As vacinas pneumocócicas são inativadas e utilizam os polissacarídeos purificados da cápsula bacteriana do *Streptococcus pneumoniae* como antígenos vacinais. As vacinas conjugadas são compostas por polissacarídeos ligados a proteínas carreadoras com 10 sorotipos de pneumococos (VPC10) e 13 sorotipos de pneumococos (VPC13). A vacina polissacarídica 23 valente

(VPP23) é constituída pelos polissacarídeos não conjugados de 23 sorotipos de pneumococos. A seguir, são descritos as características e os fabricantes das vacinas, conforme suas bulas:

- VPC10 (GlaxoSmithKline [GSK]): é constituída pelos sorotipos 1, 4, 5, 6B, 7F, 9V, 14, 18C, 19F e 23F ligados a três diferentes carreadores – proteína D (uma proteína de superfície originalmente produzida pelo *Haemophilus influenzae* não tipável), o toxoide tetânico (TT) e o toxoide diftérico (TD). Contém alumínio como adjuvante
- VPC13 (Pfizer): é constituída pelos sorotipos 1, 3, 4, 5, 6A, 6B, 7F, 9V, 14, 18C, 19A, 19F e 23F ligados ao carreador CRM_{197}, o mesmo da vacina anteriormente utilizada, a VPC7. Contém alumínio como adjuvante
- VPP23 (Sanofi Pasteur, Merck Sharp & Dohme [MSD]): é constituída pelo polissacarídeo capsular dos sorotipos 1, 2, 3, 4, 5, 6B, 7F, 8, 9N, 9V, 10A, 11A, 12F, 14, 15B, 17F, 18C, 19A, 19F, 20, 22F, 23F e 33F. Contém fenol como conservante.

Indicações

As vacinas pneumocócicas são indicadas para a proteção de doenças invasivas e de mucosa causadas pelo *Streptococcus pneumoniae*. Em determinadas situações de risco para doença pneumocócica, listadas mais adiante neste capítulo, estão indicados os dois tipos de vacinas, tanto as conjugadas (VPC10 ou VPC13), quanto a polissacarídica (VPP23).

A VPC10 é licenciada para crianças menores de 5 anos e é a vacina utilizada pelo PNI na vacinação de rotina de menores de 2 anos. Nos Centros de Referência em Imunobiológicos Especiais (CRIEs) está disponível também para crianças entre 2 e 5 anos com maior risco de DPI.

A VPC13 é licenciada para crianças a partir de 6 semanas de idade e para adultos. Assim como a VPC10, é recomendada pela Sociedade Brasileira de Imunizações (SBIm) e pela Sociedade Brasileira de Pediatria (SBP) na vacinação de rotina da criança, a partir dos 2 meses. Após os 6 anos, a VPC13 é recomendada para indivíduos de qualquer idade que pertençam a algum grupo de risco para infecção pneumocócica. Essa vacina também é recomendada como rotina pela SBIm para os idosos. Já para grupos de risco e independentemente da idade, o Guia de Vacinação – Pacientes Especiais da SBIm e os Guias de Vacinação de consenso da SBIm em parceria com a Federação Brasileira de Ginecologia e Obstetrícia (Febrasgo), com a Sociedade Brasileira de Reumatologia (SBR), com a Sociedade Brasileira Pneumologia e Tisiologia (SBPT) e com a Sociedade Brasileira de Geriatria e Gerontologia (SBGG), recomendam o uso das duas vacinas: VPC13 e VPP23. A VPC13 também é recomendada para pessoas que compõem grupos de risco e que já tenham recebido VPC7, VPC10 e/ou VPP23, visando aumentar a proteção. Está disponível na rede privada e na pública somente nos CRIEs, nas seguintes situações de imunodepressão: pessoas que vivem com HIV/síndrome de imunodeficiência adquirida (AIDS), pacientes oncológicos, transplantados de órgãos sólidos e transplantados de células-tronco hematopoéticas (TCTH).

A VPP23 é licenciada a partir dos 2 anos. É recomendada pela SBIm e pela SBGG como rotina para pessoas acima de 60 anos. Assim com VPC13, a SBIm e as outras sociedades científicas citadas anteriormente recomendam a vacina VPP23 para todos os indivíduos que estejam em situação de risco para a infecção pneumocócica. Além disso, em todos os casos, se permanecer a situação de risco, recomenda dose de reforço da VPP23 5 anos após a primeira dose da mesma vacina. Está disponível na rede pública somente nos CRIEs, para indivíduos com mais de 2 anos e em situações de risco. O *Advisory Committee on Immunization Practices* (ACIP) recomenda como rotina dos 65 anos em diante e, antes disso, considera situações de risco, além das citadas anteriormente, adultos fumantes ou com asma leve, indicando a vacina VPP23 também para esses casos.

As situações consideradas de risco para doença pneumocócica são: HIV/AIDS, asplenia anatômica ou funcional e doenças relacionadas, pneumopatias crônicas, exceto asma intermitente ou persistente leve, asma persistente moderada ou grave, cardiopatias crônicas, nefropatias crônicas, hemodiálise e síndrome nefrótica, portadores de transplante de órgãos sólidos ou de células-tronco hematopoéticas (medula óssea), imunodeficiência devido ao câncer ou à imunodepressão terapêutica, diabetes melito, fístula liquórica, fibrose cística (mucoviscidose), doenças neurológicas crônicas incapacitantes, implante de cóclea, trissomias, imunodeficiências congênitas, hepatopatias crônicas e doenças de depósito. Além dessas indicações, o CRIE também recomenda a VPP23 para pessoas a partir dos 60 anos, quando hospitalizados ou residentes em instituições fechadas, como asilos, casas geriátricas e casas de repouso, e para povos indígenas. Além disso, reforça que, em casos de esplenectomia eletiva e de quimioterapia, a vacina deve ser aplicada pelo menos 15 dias antes da cirurgia ou do tratamento, preferencialmente.

Com relação aos adultos de risco e idosos, nesse momento no Brasil, existem duas vacinas seguras e eficazes para protegê-los da doença pneumocócica: a VPP23 e a VPC13. A vacinação é eficaz na prevenção das DPIs e há evidências de proteção também para a PAC.

Embora haja controvérsias, a VPP23 fornece proteção de 50 a 80% para a infecção pneumocócica em adultos; sua indicação se mantém para imunocomprometidos e outros grupos de risco, além de ser indicada também para todos com mais de 60 anos.

Com base em evidências de que a VPC13 proporciona níveis de anticorpos melhores e, possivelmente, persiste por mais tempo em adultos, e considerando também a sugestão de que o uso da vacina conjugada permite uma resposta de reforço quando seguida da aplicação de vacina polissacarídica, a SBIm recomenda que idosos recebam como rotina a VPC13 seguida da VPP23 após 6 a 12 meses (2 meses no mínimo, sendo o intervalo recomendado para imunodeprimidos). Também recomenda as duas vacinas para os indivíduos pertencentes a grupos de risco. É importante salientar que a VPP23 pode ser utilizada a partir dos 2 anos.

A introdução da VPP23 e das VPC nos programas nacionais de imunização de rotina levou à redução da doença causada pelos sorotipos vacinais. No entanto, outros sorotipos surgiram, como 19A, 24F, 6C, 12F, 23B, 15B. Portanto, é uma necessidade impetuosa estabelecer e manter um sistema de vigilância robusto, a fim de monitorar e controlar um ambiente em rápida mudança.

Em algumas áreas, a substituição de sorotipos, que se deve principalmente à disseminação de sorotipos não contidos nas vacinas, está se tornando um problema clínico. As novas vacinas incluem além dos sorotipos da VPC13, os sorotipos 22F e 33F na VPC15 e os sorotipos 8, 10A, 11A, 12F, 15B/15C, 22F e 33F na VPC20. Essa maior abrangência deverá ajudar a reduzir ainda mais a carga da doença pneumocócica no mundo.

Nos EUA, já estão licenciadas e disponíveis para adultos as duas vacinas: VPC15 e VPC20. O ACIP recomenda essas vacinas para adultos com 65 anos ou mais e para pessoas de 19 a 64 anos com certas condições médicas ou fatores de risco e que nunca receberam nenhuma VPC.

Contraindicações e precauções

Tanto as VPC quanto as VPP são contraindicadas para pessoas com reação alérgica grave à dose prévia ou aos componentes da vacina. A administração deve ser postergada em caso de doença aguda moderada ou grave. Com relação à VPP23, a segurança no uso da vacina durante a gestação não foi avaliada, embora não haja relatos de malformações entre os recém-nascidos de mães inadvertidamente vacinadas durante a gestação. Mulheres que estão em alto risco de doença pneumocócica devem ser vacinadas, preferencialmente, antes da gestação.

Eventos adversos

As reações mais frequentes são as locais, como dor, edema e eritema. Após a aplicação da segunda dose da VPP, as reações, principalmente locais, costumam ser mais frequentes. Reações sistêmicas são incomuns, e anafilaxia é extremamente rara.

ESQUEMAS DE VACINAÇÃO

Todas as vacinas pneumocócicas são aplicadas por via intramuscular (IM), e a VPP23 também pode ser aplicada pela via subcutânea (SC). Os esquemas preconizados por PNI, Centers for Disease Control and Prevention (CDC), SBP e SBIm para as vacinas conjugadas na rotina em crianças são apresentados na Tabela 33.1. Não existem estudos de intercambiabilidade entre as vacinas VPC10 e VPC13.

São descritos, a seguir, os esquemas preconizados pela SBIm:

- Para menores de 5 anos: esquema básico com VPC10 ou VPC13, de acordo com a faixa etária (Figura 33.1). Para crianças já vacinadas com a VPC10, recomendar dose(s) adicional(is) de VPC13, seguindo as regras da bula para a idade

Tabela 33.1 Esquema das vacinas VPC10 e VPC13, no Brasil, para uso na rotina em crianças não vacinadas, considerando-se a idade no momento do início da vacinação.

Idade da primeira dose	Série primária de VPC10*	Série primária de VPC13	Reforço
2 a 6 meses	2** ou 3 doses, intervalos de 2 meses entre elas	3 doses, intervalos de 2 meses entre elas	1 dose aos 12 a 15 meses
7 a 11 meses	2 doses, intervalo de 2 meses entre elas	2 doses, intervalo de 2 meses entre elas	1 dose aos 12 a 15 meses
12 a 23 meses	1 dose	2 doses, intervalo de 2 meses entre elas	NA
24 a 59 meses	1 dose***	1 dose	NA

*A SBIm sugere que crianças de até 5 anos, com esquema completo de VPC10, podem se beneficiar com dose(s) adicional(is) de VPC13 com o objetivo de ampliar a proteção, respeitando o intervalo mínimo de 2 meses da última dose da VPC10. **Desde 2016 o PNI recomenda o esquema 2+1 da VPC10. ***A VPC10 está licenciada nessa faixa etária para uso em situações de risco (disponível no CRIE). NA: não se aplica.

- Para grupos de risco: para crianças com esquema básico com VPC10 ou VPC13, agendar dose de VPP23 a partir dos 2 anos. Para crianças já vacinadas com a VPC10 e/ou VPP23, recomendar dose(s) adicional(is) de VPC13, seguindo as regras da bula para a idade
- Para crianças entre 24 e 59 meses, de risco e não vacinadas anteriormente: uma dose de VPC10 (até 59 meses no CRIE) ou VPC13 (na rede privada), seguidas de uma dose de VPP23 2 meses após a última VPC10 ou VPC13. Para aquelas que receberem a VPC10, é recomendada dose adicional de VPC13
- Para maiores de 59 meses, adolescentes e adultos em situação de risco: dose única de VPC13, seguida de uma dose de VPP23 após 6 a 12 meses (intervalo mínimo de 2 meses, utilizado em imunodeprimidos)
- Em todos os casos de risco e permanecendo a situação de risco: agendar reforço de VPP23 5 anos após a primeira VPP23. O ACIP recomenda somente uma segunda dose com a VPP23 após 5 anos, para portadores de asplenia e imunodeprimidos. Se a segunda dose de VPP23 foi aplicada antes dos 65 anos, indica-se uma terceira dose depois dessa idade, com intervalo mínimo de 5 anos da última dose
- Para pessoas com 60 anos ou mais, as duas vacinas são indicadas como rotina – uma única dose da VPC13, seguida de uma dose de VPP23, após 6 a 12 meses (intervalo mínimo de 2 meses, utilizado em imunodeprimidos). Uma segunda dose de VPP23 é recomendada 5 anos depois
- Para indivíduos que já receberam a VPP23, recomenda-se um intervalo de 1 ano para a aplicação de VPC13 e de 5 anos para a aplicação da segunda dose de VPP23, com intervalo mínimo de 2 meses entre as duas. Para os que já receberam duas doses de VPP23, recomenda-se uma dose de VPC13, com intervalo mínimo de 1 ano após a última dose de VPP23. Se a segunda dose de VPP23 for aplicada antes dos 65 anos, está recomendada uma terceira dose depois dessa idade, com intervalo mínimo de 5 anos da última dose.

PROTEÇÃO DE REBANHO

A proteção coletiva induzida pelo uso das vacinas conjugadas, após a introdução nos calendários de rotina, foi comprovada em diversos estudos que demonstraram redução da doença pneumocócica em pessoas não vacinadas de todas as idades, incluindo maiores de 65 anos. Nos EUA, esse efeito foi observado em crianças mais velhas, adolescentes, adultos e idosos com, aproximadamente, dois casos prevenidos por proteção indireta para cada caso prevenido por efeito direto da vacina.

CONDUTA NA PÓS-EXPOSIÇÃO

As vacinas VPC10, VPC13 e VPP23 não são recomendadas na pós-exposição.

DÚVIDAS COMUNS

Quando o paciente atrasa uma dose?

Não reiniciar, somente completar o esquema de doses para a faixa etária.

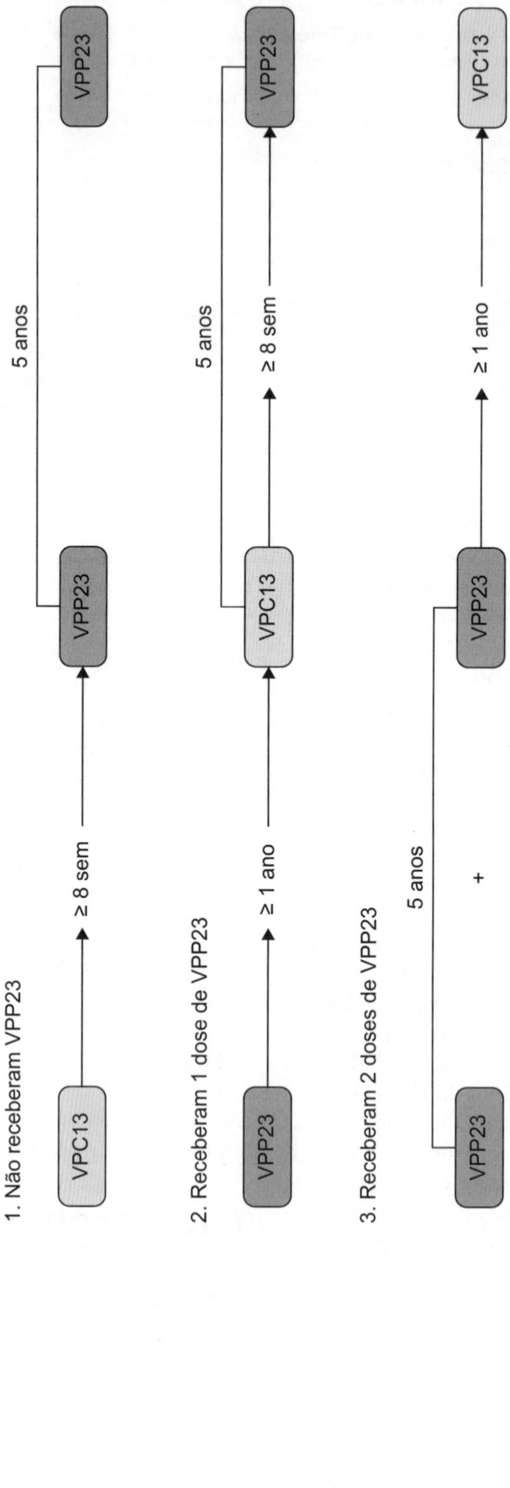

Figura 33.1 Esquema sequencial das vacinas VPC13 e VPP23 para adultos e idosos no Brasil.

Quando o paciente quer antecipar a dose?

Devem-se respeitar as idades e os intervalos mínimos entre as doses.

Quando o paciente precisa antecipar a dose?

Devem-se respeitar as idades e os intervalos mínimos entre as doses.

Quando o passado vacinal não é conhecido?

Considerar como não vacinado e vacinar conforme a faixa etária.

Quando a paciente descobre que está grávida e se vacinou?

As vacinas VPC13 e VPP23 são inativadas e não recomendadas rotineiramente para as gestantes, mas, se recomendadas, podem ser aplicadas.

BIBLIOGRAFIA

Agudelo CI, Castañeda-Orjuela C, Brandileone MCC, Echáviz-Aviles G, Almeida SCG, Carnlla-Barajas MN. The direct effect of pneumococcal conjugate vaccines on invasive pneumococcal disease in children in the Latin American and Caribbean region (SIREVA 2006-17): a multicentre, retrospective observational study. Lancet Infect Dis. 2021;21(3):405-417.

Arguedas A, Trzcinski K, O'Brien KL, Ferreira DM, Wyllie AL, Weinberger D et al. Upper respiratory tract colonization with Streptococcus pneumoniae in adults. Expert Rev Vaccines. 2020;19(4):353-366.

Baxter R, Yee A, Aukes L, Snow V, Fireman B, Atkinson B et al. Risk of underlying chronic medical conditions for invasive pneumococcal disease in adults. Vaccine. 2016;34:4293-4297.

Brandileone MC, Almeida SCG, Bokermann S, Minamisava R, Berezin EN, Harrison LH et al. Dynamics of antimicrobial resistance of Streptococcus pneumoniae following PCV10 introduction in Brazil: Nationwide surveillance from 2007 to 2019. Vaccine. 2021;39(23):3207-3215.

Brandileone MC, Almeida SCG, Minamisava R, Andrade AL. Distribution of invasive Streptococcus pneumoniae serotypes before and 5 years after the introduction of 10-valent pneumococcal conjugate vaccine in Brazil. Vaccine. 2018;36(19):2559-2566.

Brandileone MC, Zanella RC, Almeida SCG, Cassiolato AP, Lemos APS, Salgado MM et al. Long-term effect of 10-valent pneumococcal conjugate vaccine on nasopharyngeal carriage of Streptococcus pneumoniae in children in Brazil. Vaccine. 2019;37(36):5357-5363.

Brandileone MC, Zanella RC, Almeida SCG, Brandao AP, Ribeiro AF, Carvalhanas TRMP et al. Pneumococcal Carriage Study Group. Effect of 10-valent pneumococcal conjugate vaccine on nasopharyngeal carriage of Streptococcus pneumoniae and Haemophilus influenzae among children in São Paulo, Brazil. Vaccine. 2016;34(46):5604-5611.

Brueggemann AB, Rensburg MJJ, Shaw D, McCarthy ND, Jolley KA, Maiden MCJ et al. Changes in the incidence of invasive disease due to Streptococcus pneumoniae, Haemophilus influenzae, and Neisseria meningitidis during the COVID-19 pandemic in 26 countries and territories in the Invasive Respiratory Infection Surveillance Initiative: a prospective analysis of surveillance data. Lancet Digit Health. 2021;3(6): e360-e370.

Cassiolato AP, Almeida SCG, Andrade AL, Minamisava R, Brandileone MCC. Expansion of the multidrug-resistant clonal complex 320 among invasive Streptococcus pneumoniae serotype 19A after the introduction of a ten-valent pneumococcal conjugate vaccine in Brazil. PLoS One. 2018;13(11):e0208211.

Centers for Disease Control and Prevention. About Pneumococcal Disease [cited 2022 Apr 13]. Disponível em: https://www.cdc.gov/pneumococcal/about/index.html.

Centers for Disease Control and Prevention. Child and Adolescent Immunization Schedule: Recommendations for Ages 18 Years or Younger, United States, 2022 [cited 2022 Apr 13]. Disponível em: https://www.cdc.gov/vaccines/schedules/hcp/imz/child-adolescent.html.

Centers for Disease Control and Prevention. Epidemiology and Prevention of Vaccine-Preventable Diseases. 14. ed. Washington, DC: Public Health Foundation, 2021.

Curcio D, Cané A, Isturiz R. Redefining risk categories for pneumococcal disease in adults: critical analysis of the evidence. Int J Infect Dis. 2015;37:30-35.

Deloria Knoll M, Bennett JC, Garcia Quesada M, Kagucia EW, Peterson ME, Feikin DR et al. The Pserenade Team. Global Landscape Review of Serotype-Specific Invasive Pneumococcal Disease Surveillance among Countries Using PCV10/13: The Pneumococcal Serotype Replacement and Distribution Estimation (PSERENADE) Project. Microorganisms. 2021;9(4):742.

Duarte FG, Barberino MG, da Silva Moreira S, Reis JN, Spinardi JR, Almeida RS et al. Incidence, aetiology and serotype coverage for pneumococcal vaccines of community-acquired pneumonia in adults: a population-based prospective active surveillance study in Brazil. BMJ Open. 2022;12:e059824.

Ferreira MN, Netto EM, Nascimento-Carvalho CM. The impact of 10-valent pneumococcal conjugate vaccine upon hospitalization rate of children with pneumonia in different Brazilian administrative regions. Vaccine. 2021;39(15):2153-2164.

Franco CM, Andrade AL, Andrade JG, Almeida e Silva S, Oliveira CR, Pimenta FC et al. Survey of nonsusceptible nasopharyngeal Streptococcus pneumoniae isolates in children attending day-care centers in Brazil. Pediatr Infect Dis J. 2010;29(1):77-79.

Garcia Quesada M, Yang Y, Bennett JC, Hayford K, Zeger SL, Feikin DR et al. The Pserenade Team. Serotype Distribution of Remaining Pneumococcal Meningitis in the Mature PCV10/13 Period: Findings from the PSERENADE Project. Microorganisms. 2021;9(4):738.

GAVI Alliance. Pneumococcal AMC Annual Report 2020 [cited 2022 Apr 13]. Disponível em: https://www.gavi.org/sites/default/files/document/2021/2020-PCV-AMC-Annual-Report.pdf.

GAVI Alliance. Pneumococcal vaccine support [cited 2022 Apr 13]. Disponível em: https://www.gavi.org/types-support/vaccine-support/pneumococcal.

Jackson LA, Gurtman A, van Cleeff M, Frenck RW, Treanor J, Jansen KU et al. Influence of initial vaccination with 13-valent pneumococcal conjugate vaccine or 23-valent pneumococcal polysaccharide vaccine on antipneumococcal responses following subsequent pneumococcal vaccination in adults 50 years and older. Vaccine. 2013;31(35):3594-3602.

Jackson LA, Gurtman A, van Cleeff M, Jansen KU, Jayawardene D, Devlin C et al. Immunogenicity and safety of a 13-valent pneumococcal conjugate vaccine compared to a 23-valent pneumococcal polysaccharide vaccine in pneumococcal vaccine-naive adults. Vaccine. 2013;31(35):3577-3584.

Kaplan SL, Barson WJ, Lin PH Romero JR, Bradley JS, Tan TQ et al. Early trends for invasive pneumococcal infections in children following the introduction of the 13-valent pneumococcal vaccine. Pediatr Infect Dis J. 2013;32(3):203-207.

Kobayashi M, Farrar JL, Gierke R, Britton A, Childs L, Leidner AJ et al. Use of 15-Valent Pneumococcal Conjugate Vaccine and 20-Valent Pneumococcal Conjugate Vaccine Among U.S. Adults: Updated Recommendations of the Advisory Committee on Immunization Practices - United States, 2022. MMWR Morb Mortal Wkly Rep. 2022;71(4):109-117.

Liu L, Oza S, Hogan D, Chu Y, Perin J, Zhu J et al. Global, regional, and national causes of under-5 mortality in 2000–15: an updated systematic analysis with implications for the Sustainable Development Goals. Lancet. 2016;388:3027-3035.

Masomian M, Ahmad Z, Gew LT, Poh CL. Development of Next Generation Streptococcus pneumoniae Vaccines Conferring Broad Protection. Vaccines. 2020;8:132.

Menezes AP, Azevedo J, Leite MC, Campos LC, Cunha M, Carvalho M et al. Nasopharyngeal carriage of Streptococcus pneumoniae among children in an urban setting in Brazil prior to PCV10 introduction. Vaccine. 2016;34(6):791-797.

Ministério da Saúde (BR). Calendário Nacional de vacinação [cited 2022 Apr 13]. Disponível em: https://www.gov.br/saude/pt-br/assuntos/saude-de-a-a-z/c/calendario-nacional-de-vacinacao/calendario-vacinal-2020.

Ministério da Saúde (BR). Secretaria de Vigilância em Saúde. Departamento de Imunização e Doenças Transmissíveis. Manual dos Centros de Referência para Imunobiológicos Especiais. 5. ed. Brasília, DF: Ministério da Saúde; 2019.

Ministério da Saúde (BR). Secretaria de Vigilância em Saúde. Vigilância em saúde no Brasil 2003-2019: da criação da Secretaria de Vigilância em Saúde aos dias atuais [Internet]. Bol Epidemiol.

2019; 50(n.esp.):1-154 [cited 2022 Apr 13]. Disponível em: http://www.saude.gov.br/boletins-epidemiologicos.

Moreira M, Cintra O, Harriague J, Hausdorff WP, Hoet B.Impact of the introduction of the pneumococcal conjugate vaccine in the Brazilian routine childhood national immunization program. Vaccine. 2016;34(25):2766-2778.

Muhoza P, Danovaro-Holliday MC, Diallo MS, Murphy P, Sodha SV, Requejo JH et al. Routine Vaccination Coverage – Worldwide, 2020. MMWR Morb Mortal Wkly Rep. 2021; 70(43):1495-1500.

Musher DM, Rodriguez-Barradas MC. The CAPITA study of protein-conjugate pneumococcal vaccine and its implications for use in adults in developed countries. Hum Vaccin Immunother. 2014;10(5):1331-1333.

Oliveira LH, Trumbo SP, Ruiz Matus C, Sanwogou NJ, Toscano CM. Pneumococcal conjugate vaccine introduction in Latin America and the Caribbean: progress and lessons learned. Expert Rev Vaccines. 2016;15(10):1295-304.

Organización Panamericana de la Salud. Informe regional de SIREVA II, 2018. Washington, DC: Organización Panamericana de la Salud; 2021.

Pinto TCA, Neves FPG, Souza ARV, Oliveira LMA, Costa NS, Castro LFS et al. Evolution of Penicillin Non-susceptibility Among Streptococcus pneumoniae Isolates Recovered from Asymptomatic Carriage and Invasive Disease Over 25 years in Brazil, 1990-2014. Front Microbiol. 2019;10:486.

São Paulo. Secretaria de estado da Saúde, Coordenadoria de Controle de Doenças, Instituto Adolfo Lutz. Informação da vigilância das pneumonias e meningites bacterianas 2020. Disponível em: Boletim SIREVA – Secretaria da Saúde – Governo do Estado de São Paulo (http://www.ial.sp.gov.br/ial/publicacoes/boletim) Acesso em 09 de junho de 2022.

Scelfo C, Menzella F, Fontana M, Ghidoni G, Galeone C, Facciolongo NC. Pneumonia and Invasive Pneumococcal Diseases: The Role of Pneumococcal Conjugate Vaccine in the Era of Multi-Drug Resistance. Vaccines (Basel). 2021;9(5):420.

Shea KM, Edelsberg J, Weycker D, Farkouh RA, Strutton DR, Pelton SI. Rates of pneumococcal disease in adults with chronic medical conditions. Open Forum Infect Dis. 2014;1(1):ofu024.

Sociedade Brasileira de Imunizações. Calendários de vacinação [cited 2022 Apr 13]. Disponível em: https://sbim.org.br/calendarios-de-vacinacao.

Sociedade Brasileira de Imunizações. Calendários de Vacinação de Pacientes Especiais – 2021-2022 [cited 2022 Apr 13]. Disponível em: https://sbim.org.br/images/calendarios/calend-sbim-pacientes-especiais.pdf/.

Sociedade Brasileira de Pediatria. Calendário de vacinação da SBP 2021 [cited 2022 Apr 13]. Disponível em: https://www.sbp.com.br/fileadmin/user_upload/23107b-DocCient-Calendario_Vacinacao_2021.pdf.

VIEW-hub. Current Vaccine Intro Status [cited 2022 Apr 13]. Disponível em: https://view-hub.org/map/?set=current-vaccine=-intro-status&group-vaccine-introduction&category=pcv.

Wahl B, O'Brien KL, Greenbaum A, Majumder A, Liu L, Chu Y et al. Burden of Streptococcus pneumoniae and Haemophilus influenzae type b disease in children in the era of conjugate vaccines: global, regional, and national estimates for 2000-15. Lancet Glob Health. 2018;6(7):e744-e757.

World Health Organization. Pneumococcal conjugate vaccines in infants and children under 5 years of age: WHO position paper – February 2019. WER. 2019;94(08):85-103.

Wyllie AL, Rümke LW, Arp K, Bosch AATM, Bruin JP, Rots NY et al. Molecular surveillance on Streptococcus pneumoniae carriage in non-elderly adults; little evidence for pneumococcal circulation independent from the reservoir in children. Sci Rep. 2016;6:34888.

Zanella RC, Brandileone MCC, Almeida SCG, de Lemos APS, Sacchi CT, Gonçalves CR et al. Nasopharyngeal carriage of Streptococcus pneumoniae, Haemophilus influenzae, and Staphylococcus aureus in a Brazilian elderly cohort. PLoS One. 2019;14(8):e0221525.

34

Influenza

Maria Angela Wanderley Rocha • Rosana Carla de Freitas Aragão

A DOENÇA E O IMPACTO NA SAÚDE DA POPULAÇÃO

A influenza ou gripe é uma infecção viral aguda do sistema respiratório, de distribuição global e elevada transmissibilidade. Causada por um vírus RNA da família dos Ortomixiviridae, se subdivide em três tipos antigenicamente distintos: A, B e C. Os vírus influenza A e B são os responsáveis pela doença endêmica, sendo o tipo A de caráter epidêmico ou mesmo pandêmico. Tem evolução autolimitada, porém, dependendo da antigenicidade do agente etiológico, pode apresentar-se sob formas de menor ou maior gravidade, necessitando de abordagens específicas de vigilância e controle. Comumente é responsável por 75% das infecções respiratórias.

O vírus influenza A tem ampla distribuição na natureza, acometendo, além do ser humano, porcos, cavalos, galinhas, perus, patos e outras aves migratórias, principalmente as aquáticas e as silvestres, que desempenham importante papel na disseminação natural da doença entre os distintos pontos do planeta. O tipo B tem os seres humanos como hospedeiros; e o tipo C, seres humanos e suínos. Nos últimos 40 anos, os vírus influenza A , subtipos H1N1 e H3N2, e influenza B, linhagens Yamagata e/ ou Victoria têm circulado globalmente.

Os vírus A são classificados de acordo com os tipos de proteínas da sua superfície: hemaglutinina (HA – H1, H2, H3) e neuraminidade (NA– N1 e N2), caracterizando os subtipos do vírus. As moléculas de HA e de NA sofrem, de 1 ano para outro, pequenas modificações, gerando leve variação na sua antigenicidade (*drif*), mas sem mudança no seu subtipo. Mudanças mais expressivas ocasionalmente surgem (*shift*) por rearranjos genéticos ou pequenas sucessivas mutações, mudando o sorotipo e podendo produzir pandemias devido à suscetibilidade das populações aos novos subtipos. Exemplos de mudanças antigênicas ocorrem quando um animal é infectado ao mesmo tempo por uma cepa animal da influenza A e uma cepa humana. As cepas pandêmicas também podem aparecer quando os vírus da gripe animal se adaptam diretamente aos humanos.

Os vírus da influenza B não sofrem muitas mudanças de 1 ano para outro, porque o seu espectro de hospedeiro é mais limitado (humanos) e as cepas circulantes pertencem sempre a duas linhagens: Yamagata e Victoria.

QUADRO CLÍNICO, COMPLICAÇÕES E LETALIDADE

As características clínicas da influenza podem ser semelhantes às de outros vírus respiratórios, como rinovírus, sincicial respiratório, parainfluenza, adenovírus e coronavírus. As infecções por esses agentes são denominadas síndromes gripais. O período de incubação dos vírus Influenza é geralmente de 2 dias, variando de 1 a 4 dias. Os sintomas clínicos não são específicos, sendo semelhantes aos causados por outros vírus respiratórios, porém em geral com mais intensidade e maior potencial de complicações.

O quadro clínico caracteriza-se por febre alta (> 38°C) de início súbito, cefaleia, dor de garganta, tosse seca e contínua, prostração, dores musculares e ardor nos olhos. Nas formas graves, o paciente apresenta-se com comprometimento pulmonar, dispneico, que evolui para insuficiência respiratória aguda.

As complicações mais frequentes são as pneumonias bacterianas secundárias, causadas principalmente pelos agentes *Streptoccocus pneumoniae* e *Staphylococus aureus*. A pneumonia causada pelo próprio vírus da Influenza é bem mais rara e muito grave. Outras complicações podem ocorrer, entre elas síndrome de Reye, miocardite, síndrome do choque tóxico, síndrome de Guillain-Barré (SGB) e miosite. A influenza apresenta alta morbidade, porém a letalidade é baixa: 0,5% das pessoas acometidas vão a óbito.

GRUPOS DE RISCO

A influenza pode afetar pessoas de qualquer faixa etária, sexo ou raça; porém, determinados grupos da população podem apresentar maior risco para desenvolver as formas graves e suas complicações, como:

- Extremos de idade (menores de 2 anos e maiores de 65 anos)
- Grávidas
- Pessoas com comorbidades associadas: portadores de doenças crônicas pulmonares ou cardiovasculares, diabetes melito, insuficiência renal, hemoglobinopatias, insuficiência hepática, uso de ácido acetilsalicílico e imunodeprimidos (transplantados, positivos para vírus de imunodeficiência humana [HIV] e pessoas em uso de medicamentos imunodepressores).

A imunidade pode ser adquirida pela infecção natural ou pela vacinação, porém o indivíduo é suscetível a novas infecções com cepas variantes do mesmo vírus. Portanto, o influenza tem capacidade de causar epidemias devido ao seu potencial mutagênico – daí a necessidade de atualização constante na composição das vacinas.

TRANSMISSÃO

A influenza é uma doença altamente contagiosa, com período de transmissão de 1 a 2 dias antes do início dos sintomas clínicos até 5 a 7 dias após a sintomatologia. O pico de excreção viral ocorre nas primeiras 24 a 72 horas, declinando para níveis não detectáveis em torno do quinto ao sétimo dia. Nos imunodeprimidos graves, a excreção viral pode ser bastante prolongada (semanas). As crianças também excretam o vírus por mais tempo (em média 14 dias) se comparadas aos adultos. O modo de transmissão mais comum é de forma direta, por meio de gotículas de secreção do infectado ao suscetível ao falar, tossir ou espirrar. Também pode ocorrer a forma indireta, que se dá pelo contato com objetos ou superfícies contaminadas com secreção do paciente, sendo a mão o maior veiculador um veículo comum ao levar o vírus diretamente à boca, aos olhos e ao nariz.

DADOS EPIDEMIOLÓGICOS

A gripe ocorre mundialmente, como surto localizado ou regional, em epidemias e como devastadoras pandemias. No século XX, houve três grandes pandemias: 1918 a 1920, 1957 a 1960 e 1968 a 1972. A importância da influenza como questão de saúde pública cresceu após 2009, quando se registrou a primeira pandemia do século XXI, devido ao vírus H1N1, com mais de 190 países notificando milhares de casos e óbitos pela doença.

Em regiões de clima temperado, as epidemias ocorrem, quase exclusivamente, nos meses de inverno. No Brasil, o padrão de sazonalidade varia entre as diversas regiões, sendo mais marcado naquelas com estações climáticas bem definidas, e ocorre com maior frequência nos meses de frio, em locais de clima temperado ou no período chuvoso, em locais de clima tropical. A maioria dos casos ocorre entre junho e outubro.

A Organização Mundial da Saúde (OMS) conta com centros de referência para gripe nos EUA, no Reino Unido, no Japão e na Austrália, que recebem amostras de secreções respiratórias de pessoas com gripe de várias partes do mundo. O Sistema de Vigilância Sentinela de Influenza no Brasil foi implantado em 1999, composto pela vigilância sentinela de síndrome gripal (SG) e de síndrome respiratória aguda grave (SRAG) em pacientes hospitalizados ou que evoluíram para óbito. Atualmente, o Brasil conta com 135 municípios e 239 unidades sentinelas de SG, distribuídas em todas as unidades federadas e regiões do país. Essas unidades de saúde coletam cinco amostras clínicas semanais de casos de SG e encaminham aos laboratórios para as pesquisas de vírus respiratórios.

A vigilância sentinela de SG é importante para detectar o início da sazonalidade de epidemia ou surtos pelos vírus da influenza. Os laboratórios de referência para influenza também são responsáveis pelas análises complementares dos vírus, pela caracterização antigênica e genética dos vírus circulantes e identificação de novos subtipos e o monitoramento da resistência aos antivirais. Para avaliação de efetividade da vacina aplicada durante o período de circulação de influenza, é importante saber a taxa de concordância entre a composição da cepa vacinal e a cepa circulante durante aquele ano. A não concordância (*mismatch*) pode ocorrer tanto para componentes de Influenza A, quanto Influenza B. Dados de *mismatch* são fundamentais para avaliações epidemiológicas e de impacto da vacina influenza trivalente, já que ela ainda é utilizada na maior parte da população de risco em rede pública, e a cepa B circulante pode não ser a cepa vacinal daquele período. De 2010 a 2019, a média de não concordância com a cepa B foi de 46%. Um estudo retrospectivo avaliando dados de 2002 a 2018 nos EUA evidenciou que, em 55% das temporadas, antígenos da influenza A/H3N2 em vacinas baseadas em ovo apresentaram menos de 25% de similaridade com os vírus circulantes.

Um exemplo da identificação realizada ocorreu no ano de 2021, durante um surto de influenza fora da sazonalidade, sendo identificado a circulação de uma nova cepa de Influenza A H3N2 Darwin. Essa cepa não estava contida na composição da vacina utilizada em 2021, quando se utilizou a cepa H3N2 Hong Kong.

Relatórios demonstrando a circulação de Influenza são importantes para acompanhamento da efetividade das vacinas. O relatório do ano de 2021 demonstra que ocorreu atividade decrescente do vírus Influenza em todo o mundo:

- Na América Central e em algumas regiões do Caribe, houve circulação do Influenza A (H3N2), principalmente em Honduras, México e Haiti, onde também surgiu o Influenza B
- Na América do Sul, houve atividade predominante do influenza A (H3N2)
- Na Europa e América do Norte predomina também o Influenza A (H3N2)
- No leste da Ásia, a atividade gripal predominante é o vírus Influenza B (Victoria), principalmente na China
- Na Ásia tropical, a atividade da gripe tem tendência decrescente tanto da influenza A como da B; porém, no sul da África, há predomínio do tipo A (H3N2)
- No Brasil, a região Sudeste foi a que registrou o maior número de casos de SRAG por Influenza: 947 (68,2%) de um total de 1.389, com predomínio do vírus Influenza A (H3N2). É seguida das regiões Nordeste (266), Centro-Oeste (92), Norte (54) e Sul (30). Entre os óbitos por SRAG, 162 foram confirmados para Influenza, ocorrendo 154 (95%) em pessoas acima de 40 anos.

Em 2021, no Brasil, foram registrados 13.657 de casos de SG em unidades de saúde sentinelas e confirmados para Influenza e outros vírus respiratórios. Entre os vírus respiratórios identificados, foram detectáveis 8.556 amostras (66,2%) de um total de 12.926 para o vírus da covid-19, enquanto 926 (7,2%) foram positivas para influenza e 26,6% das amostras correspondem a outros vírus respiratórios (vírus sincicial respiratório, parainfluenza, adenovírus e rinovírus).

Entre as amostras positivas para influenza, 621 (67,1%) de um total de 926 foram decorrentes de influenza A (H3N2), 293 (31,6%) de influenza A não subtipado, 8 (0,9%) de influenza B e 4 (0,4%) de influenza A (H1N1) pdm09. Entre os outros vírus respiratórios (excluindo influenza e SARS-CoV-2), houve predomínio da circulação de rinovírus e vírus sincicial respiratório (VSR): 1.678 (48,7%) e 1.123 (32,6%) de um total de 3.444, respectivamente.

PREVENÇÃO

A vacinação contra influenza é considerada, pela OMS, a mais custo-efetiva estratégia de prevenção para a redução da ocorrência da doença, de internações e de óbitos. Estudos mostram que a vacinação pode reduzir entre 32 e 45% do número de hospitalizações por pneumonia, e 39 a 75% da mortalidade global. Ocorreu redução de mais de 50% nas doenças relacionadas com a influenza.

INFLUENZA E COVID-19

A vacinação contra Influenza em tempos de pandemia da covid-19 assume importante papel para proteção das populações, principalmente as mais vulneráveis, que correm maior risco de desenvolver as formas mais graves da doença. Pela possibilidade da cocirculação dos vírus Influenza e do SARS-CoV-2, devemos lembrar da morbidade e mortalidade associadas à influenza e da importância das medidas de prevenção contra a doença.

VACINAS PARA INFLUENZA

As vacinas para influenza diferem quanto à natureza do agente, podendo este ser inativado (vírus morto) ou atenuado (vírus vivo), cultivadas em ovos embrionados ou em cultura de células. Os principais vírus que circulam mundialmente incluem o A (H1N1), A (H3N2) e o vírus B (linhagens Yamagata e Victoria), e as vacinas são formuladas incluindo cepas de cada um desses sorotipos.

Vacinas inativadas

As vacinas inativadas, quanto à natureza dos componentes, podem ser de vírus inteiros, fragmentadas, de subunidade e com adjuvantes.

- Vacinas de vírus inteiros: compostas pela partícula viral inteira. Apresentam elevada imunogenicidade, porém muito reatogênica, em especial com relação à febre, não sendo aprovadas para crianças. Não são utilizadas no Brasil
- Vacinas fragmentadas (*split-vírus*): constituídas de componentes virais fragmentados por tratamento com agentes químicos e depois purificados. As vacinas contêm HA, NA e nucleoproteínas. Apresentam imunidade adequada e menos reatogênica que as de vírus inteiros, com uso aprovado para crianças. São as utilizadas no Brasil
- Vacinas de subunidade: compostas por HA e NA purificadas. São menos imunogênicas e menos reatogênicas. Estão aprovadas para o uso em crianças
- Vacinas com adjuvantes: compostas por HA e NA, fragmentadas purificadas e adicionadas a um adjuvante (virossomas, MF59, AS03 ou AF03). Os adjuvantes têm como objetivo aumentar a imunogenicidade das vacinas; os à base de sais de alumínio, tradicionalmente utilizados nas vacinas, não melhoram de modo significativo a resposta imunogênica da vacina influenza. Os dados da literatura têm demonstrado que esses novos adjuvantes desenvolvidos tornam as vacinas para influenza mais imunogênicas e eficazes. Elas apresentam, em geral, maior reatogenicidade local e sistêmica que as fragmentadas sem adjuvantes.

Vacina atenuada

Uma vacina para influenza com vírus atenuados já se encontra licenciada em alguns países para utilização em pessoas saudáveis de 2 a 49 anos. Com administração por via nasal, se replica no sistema respiratório superior. Não é recomendada para pessoas com imunossupressão, diabetes melito, asma e outras situações clínicas associadas ao maior risco de complicações da gripe.

Vacina recombinante

DNA de HA, purificada e expressa em linhagens celulares com buculovírus e produzida sem o uso do vírus influenza, sem conter proteínas de ovo e sem preservativos. Licenciada nos EUA, na temporada de 2013/2014. Apenas com o componente HA em concentração três vezes maior (45 μg).

Vacinas produzidas em cultivo celular

As vacinas produzidas em cultivo celular (MDCK) são potencialmente mais imunogênicas quando comparadas às cultivadas em ovos embrionados de galinha.

VACINAÇÃO NO BRASIL

A composição da vacina para gripe sazonal é atualizada a cada ano, de acordo com os vírus circulantes e seguindo as recomendações da OMS para o Hemisfério Sul, com base nas informações recebidas dos laboratórios dos centros de referência sobre a prevalência das cepas circulantes. Em setembro, é feita a recomendação da vacina que deverá ser utilizada no inverno seguinte no Hemisfério Sul e, em fevereiro, a que será utilizada no Hemisfério Norte. Todas as cepas devem ser aprovadas pela OMS antes da incorporação nas vacinas para influenza.

As vacinas até então utilizadas anualmente no Brasil contêm três ou quatro cepas dos vírus fragmentados e inativados:

- Vacinas trivalentes: contendo uma cepa de influenza A (H1N1), uma cepa A (H3N2) e uma cepa B (Yamagata e/ou Victoria). São oferecidas anualmente pelo Programa Nacional de Imunizações (PNI) aos grupos de risco
- Vacinas quadrivalentes: contendo cepas de influenza A (H1N1), A (H3N2) e as duas linhagens do vírus B (Yamagata e Victoria). As quadrivalentes atualmente são disponibilizadas apenas nos serviços privados.

Um estudo realizado no Instituto Adolfo Lutz (IAL) demonstrou que, nos anos de 2002 a 2013, não houve em 50% dos casos no Brasil coincidência entre a linhagem de cepa da vacina e a linhagem de cepa circulante do vírus da influenza B, fato que contribui para a menor efetividade da vacina. A vacina quadrivalente é composta das mesmas cepas da vacina trivalente acrescida de uma segunda cepa B, o que possibilita uma maior chance de coincidência entre as cepas da influenza B circulante e as contida na vacina. A Tabela 34.1 mostra as cepas que foram recomendadas pela OMS para as vacinas de 2021 e 2022 para o Hemisfério Sul.

As vacinas influenza fragmentadas e inativadas trivalentes e quadrivalentes utilizadas no Brasil são obtidas a partir de ovos embrionados de galinha. Em geral, contêm 15 μg de cada um dos dois subtipos do sorotipo A e 15 μg de uma cepa do sorotipo B. Na composição, entram antibióticos (neomicina ou polimixina) e timerosal como conservante. O formaldeído é produzido por crescimento viral em ovos embrionados de galinha, purificado, inativado e ajustado à concentração internacionalmente determinada em normas de produção. A apresentação pode ser em doses individuais, de 0,25 mℓ e 0,5 mℓ, ou em frascos multidose (10 doses/0,5 mℓ). É importante sempre consultar a bula do produto que contém as informações e as orientações do fabricante. O Instituto Butantan é o único fornecedor nacional da vacina para influenza utilizada no país.

Tabela 34.1 Cepas das vacinas para influenza trivalente e quadrivalente utilizadas no Brasil (Hemisfério Sul).

Cepas recomendadas para a vacina trivalente	
2021	2022
A/Victoria/2570/2019 (H1N1) pdm09	A/Victoria/2570/2019 (H1N1) pdm09
A/Hong Kong/2671/2019 (H3N2)	A/Darwin/9/2021 (H3N2)
B/Washington/02/2019 (linhagem B/Victoria)	B/Áustria/02/1359417/2021 (linhagem B/Victoria)
Cepa B adicional da vacina quadrivalente	
B/Phuket/3073/2013 (linhagem B/Yamagata)	B/Phuket/3073/2013 (linhagem B/Yamagata)

Para o ano de 2023, no Brasil, as vacinas para influenza trivalentes utilizarão as seguintes cepas: influenza A/Sydney/5/2021 (H1N1) pdm09; influenza A/Darwin/9/2021 (H3N2); e influenza B/Áustria/1359417/2021 (linhagem B/Victoria).
As vacinas quadrivalentes, além dos três tipos de cepas obrigatórias para as trivalentes em 2023, vão conter um vírus similar ao vírus influenza B/Phuket/3073/2013 (B/linhagem Yamagata).

Imunogenicidade/eficácia

Crianças e adultos, na sua maioria, desenvolvem anticorpos inibidores da hemaglutinação em altos títulos após a vacinação, conferindo proteção contra os sorotipos contidos na vacina e contra variantes similares. A detecção de anticorpos protetores se dá entre 2 e 3 semanas, com o pico máximo ocorrendo 4 a 6 semanas, após a vacinação e apresenta, geralmente, duração de 6 a 12 meses. Os níveis declinam com o tempo e se apresentam aproximadamente 2 vezes menores após 6 meses da vacinação, em relação aos obtidos no pico máximo.

Ocorre queda significativa na efetividade vacinal após 3 meses da aplicação da vacina, principalmente em adultos imunodeprimidos e em maiores de 65 anos. A repetição da administração da vacina após 1 a 3 meses nessas populações tem benefício sorológico, embora o impacto clínico ainda seja desconhecido. Pode ser considerada uma segunda dose a partir de 3 meses após a dose anual em imunodeprimidos e/ou idosos, e em situação epidemiológica de risco.

É fundamental para uma boa eficácia que exista uma correlação entre as cepas contidas na vacina e as cepas do vírus da influenza circulante. A vacinação induz uma resposta imune humoral predominantemente subtipo-específica. A proteção é em torno de 70 a 90% em pessoas hígidas menores de 65 anos, quando há boa equivalência entre as cepas vacinais e as circulantes.

Pacientes imunodeprimidos, em imunossupressão terapêutica, com doenças crônicas e idosos debilitados podem apresentar baixos títulos do anticorpo após vacinação, continuando suscetíveis. Pacientes com câncer têm soroconversão de 24 a 71%. Crianças fora de quimioterapia há mais de 4 semanas e com linfócitos abaixo de 1.000/mm^3 apresentam altas taxas de soroconversão. Em pacientes com HIV/síndrome de imunodeficiência adquirida (AIDS), principalmente os com contagens baixas de CD4, a vacina pode não induzir anticorpos protetores, mas é possível ocorrer, transitoriamente, aumento da carga viral e diminuição do CD4. A utilização de vacinas mais imunogênicas (MDCK, recombinante) é fundamental para a melhor soroconversão nesses grupos especiais da população que estão sob maior risco das complicações pelo vírus da influenza.

Esquemas

Os esquemas vacinais variam de acordo com a idade. O Advisory Committee on Immunization Practices (ACIP) e a American Academy of Pediatrics (AAP) recomendam e o Brasil utiliza o esquema apresentado na Tabela 34.2. A vacinação para influenza deve ser aplicada por ano, podendo ser utilizada simultaneamente ou com qualquer intervalo com outras vacinas do calendário de vacinação.

Indicações

A vacina para influenza pode ser indicada para as crianças a partir de 6 meses de idade e em todas as outras faixas etárias, sobretudo nos grupos com maior suscetibilidade de apresentar as formas graves da doença. O PNI disponibiliza a vacina para influenza anualmente em campanhas.

Tabela 34.2 Esquema de administração da vacina para influenza.

Idade	Dose (mℓ)	Nº de doses
6 meses a < 3 anos	0,25 a 0,5*	1 a 2**
3 a 8 anos	0,5	1 a 2**
> 9 anos e adultos	0,5	1

*Dependendo do fabricante, a dose pode variar entre 0,25 e 0,5 mℓ.
**Em crianças com menos de 9 anos, ao receberem a vacina pela primeira vez, são necessárias duas doses com intervalo de 4 a 6 semanas. Nas vacinações subsequentes, é necessário apenas uma dose.

A 24ª Campanha de Vacinação contra Gripe, realizada em 2022, teve o público-alvo formado por pessoas com mais de 60 anos, trabalhadores de saúde, crianças entre 6 meses e 5 anos, gestantes e puérperas, povos indígenas, professores do ensino básico e superior, profissionais das forças de segurança e salvamento, profissionais das forças armadas, pessoas com doenças crônicas não transmissíveis e outras condições clínicas especiais independentemente da idade, pessoas com deficiência permanente, caminhoneiros, trabalhadores de transporte coletivo rodoviário para passageiros urbanos e de longo curso, trabalhadores portuários, população privada de liberdade e funcionários do sistema de privação de liberdade e a população entre 12 e 21 anos sob medidas socioeducativas.

As gestantes podem ser vacinadas contra o vírus Influenza em qualquer idade gestacional, sendo uma estratégia eficaz de proteção para a mãe e para o lactente. Estudos realizados em bebês de mães vacinadas durante a gestação demonstraram que a proteção contra influenza confirmada por testes laboratoriais foi superior a 60% nos primeiros 6 meses de vida.

O PNI também disponibiliza a vacina para influenza de rotina nos Centros de Referência para Imunobiológicos Especiais (CRIEs), independentemente do período das campanhas, para os grupos de pessoas que apresentam condições especiais com maior risco de se contaminar e evoluir para as formas mais graves da doença, mediante prescrição médica e de acordo com as normas do manual dos CRIEs. Ao vacinar grupos prioritários, quebra-se a cadeia de transmissão para a população em geral. As vacinas são liberadas para:

- Imunodeficiência congênita ou adquirida, inclusive HIV-positivo sintomático e assintomático
- Doenças crônicas: pulmonar (inclusive asma), cardíacas, hepáticas, renais, neurológicas e hematológicas
- Diabetes melito
- Asplenia
- Trissomias
- Fibrose cística (mucoviscidose)
- Implante de cóclea
- Usuário crônico de ácido acetilsalicílico
- Transplantados/doadores de órgãos sólidos e medula óssea (TMO)
- Profissionais de saúde
- Familiares em contato com imunodeprimido.

Contraindicações e precauções

Contraindicações:

- Crianças menores de 6 meses
- Pessoas com história de anafilaxia grave a doses anteriores.

Precauções:

- Doenças febris moderadas ou graves: recomenda-se adiar a vacinação até a resolução do quadro clínico. A intenção é não atribuir à vacina as manifestações clínicas apresentadas pelo paciente em razão da dificuldade de caracterizar possíveis eventos adversos da vacina
- Histórico de alergia a ovo: embora a maioria das vacinas contra a gripe sejam produzidas em ovos e contenham quantidades mensuráveis de proteína do ovo, elas são bem toleradas pelos indivíduos com a alergia, mesmo as de maior agravidade, e estudos demonstraram essa boa tolerância. O manejo depende de manifestações clínicas
  - Pessoas que, após a ingestão de ovo, apresentaram apenas urticária: administrar a vacina para influenza, sem a necessidade de cuidados especiais
  - Pessoas que, após ingestão de ovo, apresentam quaisquer outros sinais de anafilaxia (angioedema, desconforto respiratório ou vômitos repetidos): a vacina pode ser administrada, desde que em ambiente adequado para tratar as manifestações alérgicas graves
- Histórico de síndrome de Guillain-Barré (SGB) após a vacinação: é desconhecido, até o momento, se a vacina para influenza pode aumentar o risco de ocorrência da SGB em indivíduos com história pregressa dessa patologia, e os dados sobre o risco de SGB após a vacinação são variáveis e inconsistentes, sendo a frequência de 1 caso por 1 milhão de doses administradas. É importante citar que o próprio vírus Influenza pode desencadear a SGB. A decisão de não imunizar deve ser cuidadosamente ponderada em relação à potencial morbidade e mortalidade associadas à gripe para esses indivíduos.

Eventos adversos

As vacinas inativadas têm baixa reatogenicidade, com eventos adversos leves e pouco frequentes.

- Reações locais: geralmente de pequena intensidade, como eritema, dor e enduração, podem ocorrer nos primeiros 2 dias após a aplicação da vacina, autolimitadas
- Reações sistêmicas: a febre é a mais comum, sobretudo em crianças. Náuseas, cefaleia e mialgia podem ocorrer com menor frequência
- Reações de hipersensibilidade: reações anafiláticas (hipersensibilidade do tipo I) são extremamente raras e podem ser associadas a qualquer componente da vacina
- Manifestações neurológicas: é muito raro a associação com síndrome de Guilain-Barré, mas em raras ocasiões seu surgimento coincide com a aplicação de uma vacina, nesses casos ocorrendo entre 1 e 21 dias, no máximo 6 semanas após a aplicação da vacina.

MEDIDAS DE PROTEÇÃO/ ORIENTAÇÕES SOBRE A INFLUENZA

Além da imunização, são orientadas outras medidas de proteção, como:

- Lavar as mãos com frequência
- Não compartilhar objetos de uso pessoal
- Cobrir a boca e o nariz com lenço descartável ao tossir ou espirrar
- Evitar tocar os olhos, boca e nariz após contato com superfícies que possam estar contaminadas
- Manter dieta balanceada rica em frutas, legumes e verduras
- Aumentar a ingesta de água
- Evitar locais aglomerados
- O doente deve usar máscara quando em contato com outras pessoas.

Para a redução da morbimortalidade associada à influenza, sobretudo nas hospitalizações por SRAG e nas pessoas com maior risco de complicações, é necessário o uso dos antivirais inibidores da neuraminidase (oseltamivir e zanamivir) o mais rápido possível. Recomenda-se o início precoce do tratamento, nas primeiras 48 horas dos sintomas.

BIBLIOGRAFIA

American Academy of Pediatrics. Committee on Infectious Diseases. Recommendations for Prevention and Control of Influenza in Children, 2017-2018. Pediatrics. 2017;140(4):e20172550.

American Academy of Pediatrics. Influenza. In: Red Book: 2021-2024 Report of the committee on infectious disease. 32. ed. Elk Grove Village: American Academy of Pedriatrics; 2021.

American Academy of Pediatrics. Recommendations for Prevention and Control of Influenza in Children, 2021-2022. Pediatrics. 2012;148(4).

Badcock HM, Jernigan JA, Relman DA. The importance of influenza vaccination. JAMA. 2014; 174(4).

Grohskopf LA, Alyanak E, Broder KR, Blanton LH, Fry AM, Jernigan DB et al. Prevention and Control of Seasonal Influenza with Vaccines: Recommendations of the Advisory Committee on Immunization Practices - United States, 2020-21 Influenza Season. MMWR. 2020;69 (No. RR-8):1-24.

Kelso JM, Wang J. Influenza vaccination in individuals with egg allergy. Up to Date; 2019 [cited 2022 Jun 4]. Disponível em: https://www.uptodate. com/contents/influenza-vaccination-in-individualswith-egg-allergy.

Ministério da Saúde (BR). Guia de Vigilância em Saúde. Brasília: Ministério da Saúde; 2019.

Ministério da Saúde (BR). Secretaria de Vigilância em Saúde. Boletim Epidemiológico nº 92: Monitoramento Ministério da Saúde (BR). Secretaria de Vigilância em Saúde. Departamento de Vigilância em Saúde. Manual dos Centros de Referência para Imunobiológicos Especiais. 5. ed. Brasília: Ministério da Saúde; 2019.

Ministério da Saúde (BR). Secretaria de Vigilância em Saúde. Departamento de Imunização e Vigilância de Doenças Transmissíveis. Coordenação Geral do Programa Nacional de Imunizações. Informe Técnico 24ª Campanha Nacional de Vacinação contra a Influenza. Brasília: Ministério da Saúde; 2022.

Vacina influenza trivalente (fragmentada e inativada): CEPAS 2021 - Hemisfério Sul [package insert on the Internet]. São Paulo: Instituto Butantan; 2022. Disponível em: https://butantan.gov.br/assets/arquivos/soros-e-vacinas/Vacina%20influenza%20 trivalente_bula_1660766298293.pdf.

Vogel S. Imunologic adjuvants. In: Plotkin SA, Orenstein WA. Vaccines. 8. ed. Philadelphia: Saunders; 2018.

Waning Vaccine Effectiveness Against Influenza-Associated Hospitalizations Among Adults, 2015–2016 to 2018–2019, United States Hospitalized Adult Influenza Vaccine Effectiveness Network | Clinical Infectious Diseases | Oxford Academic (oup.com).

World Health Organization. Influenza update n. 414. Geeva: WHO [cited 2022 Mar 15]. Disponível em: www.who.int/media/docs/defaut-source/influenzae updates/2021/2022_01_10_surveillance_update_414.pdf?.

Young B, Sadarangani S, Jiang L, Wilder-Smith A, I-Cheng Chen M. Duration of influenza vaccine effectiveness. J Infect Dis. 2018;217(5):731-741.

35

Papilomavírus Humano

Mônica Levi

A DOENÇA E O IMPACTO NA SAÚDE DA POPULAÇÃO

A infecção pelo papilomavírus humano (HPV) é considerada, atualmente, a infecção sexualmente transmissível (IST) mais comum de todas. Entre as patologias que acometem a região genital, as mais frequentes são o condiloma acuminado (verrugas genitais) e o câncer cervical e suas lesões precursoras. Considera-se que a infecção pelo vírus HPV seja uma causa necessária para a ocorrência de câncer cervical, já que, com os métodos laboratoriais atualmente disponíveis, o HPV tem sido identificado em mais de 99% das mulheres com essa neoplasia. Cânceres em outras localizações, como vulva, vagina, pênis, ânus e orofaringe, também estão associados, em percentuais variáveis, à infecção pelo HPV.

O vírus infecta o epitélio escamoso igualmente de ambos os sexos. O impacto das doenças malignas associadas ao HPV é maior em mulheres, visto a altíssima incidência do câncer cervical, que é mais frequente do que todos os cânceres associados ao HPV em outros sítios anatômicos. No entanto, nas últimas décadas, tem sido crescente o registro dos cânceres de ânus e orofaringe em homens e mulheres, sendo o último (câncer de orofaringe), aproximadamente cinco vezes mais prevalente no sexo masculino.

VÍRUS

O HPV é um DNA-vírus de dupla fita, pertencente à família Papillomaviridae. Já foram identificados mais de 100 genótipos, sendo que pelo menos 40 tipos infectam a região genital; destes, 15 são altamente oncogênicos. Dos tipos que infectam a genitália humana, há uma divisão em duas categorias com base no potencial carcinogênico:

- Baixo risco: causa lesões hiperproliferativas benignas, incluindo as displasias leves (NIC1), verrugas genitais e papilomatose de laringe (doença caracterizada pelo aparecimento de tumores nas vias respiratórias). Embora essas condições sejam raramente fatais, o número de recidivas pode ser considerável. As verrugas genitais são muito comuns, altamente infecciosas, e recidivas são frequentes após o tratamento, causando um ônus muito grande aos infectados. Os HPV tipos 6 e 11 causam 90% das verrugas genitais e 12% das lesões NIC1
- Alto risco: causa câncer e lesões precursoras, principalmente em colo uterino, mas também em vulva, vagina, orofaringe, pênis e ânus. Desse subgrupo, os tipos 16, 18, 31 e 45 são os mais frequentemente associados ao câncer cervical. Os HPV tipos 16 e 18 são responsáveis por 70% dos cânceres, 35% das lesões pré-cancerosas de baixo grau (NIC1) em colo uterino e aproximadamente 90% dos casos de câncer de ânus.

TRANSMISSÃO

A transmissão do vírus se dá, quase na totalidade dos casos, pela via sexual, que inclui contato oral-genital, genital-genital ou mesmo manual-genital. Assim, o contágio com o HPV pode ocorrer mesmo na ausência de penetração vaginal ou anal. É controverso se, muito raramente, possa ocorrer também a transmissão por outras vias, como compartilhamento de roupas íntimas e toalhas ou contato com material ginecológico contaminado.

O pico de aquisição ocorre entre 15 e 25 anos, coincidindo com a fase de maior atividade sexual, porém o risco permanece ao longo da vida. O aumento da taxa de infecção em adolescentes é preocupante, porque tem sido ascendente em idades cada vez menores. Vários estudos científicos têm demonstrado alta prevalência de HPV em jovens, pois estes têm iniciado atividade sexual cada vez mais cedo, muitas vezes com múltiplos parceiros e sem exigência do uso de preservativos, o que aumenta a probabilidade de infecção. Mesmo para aqueles que fazem uso de preservativo, a proteção não é garantida (eficácia estimada em cerca de 80%), pois o HPV do parceiro pode estar localizado na virilha, períneo ou região perianal, e não necessariamente na região coberta pelo preservativo. Nesses casos, o preservativo não é uma medida eficiente para barrar a infecção.

Estima-se que 70 a 80% das pessoas sexualmente ativas se infectam com um ou mais tipos de HPV ao longo de suas vidas. Tem sido verificado, em vários estudos, que a contaminação é precoce (primeiros 3 a 4 anos) após o início da vida sexual. Porém, a progressão para o câncer pode levar décadas (pelo menos 10 anos), o que justifica a faixa etária de maior ocorrência do câncer cervical em mulheres ser após os 40 anos.

EPIDEMIOLOGIA

O câncer de colo de útero continua sendo, globalmente, uma das causas mais comuns de morte por câncer em mulheres. É o mais frequente câncer associado ao HPV e ocupa o quarto lugar entre os cânceres mais comuns em mulheres ao redor do mundo, perdendo apenas para os de mama, colo e reto e pulmão. Vale ressaltar que em 42 países é a principal causa de morte por câncer em mulheres.

Em 2018, a estimativa da Organização Mundial da Saúde (OMS) foi de 530 mil novos casos anuais e 311 mil óbitos. Em 2020, as estatísticas globais de mortalidade aumentaram para mais de 340 mil, e é provável que esse crescimento continue, especialmente em comunidades carentes e vulneráveis. Sem novas medidas, o número de casos deve aumentar de 570 mil para 700 mil até 2030, e as mortes devem subir para 400 mil a cada ano. Apesar de o HPV ter distribuição global, as taxas de incidência e mortalidade variam muito, estando diretamente relacionadas ao desenvolvimento socioeconômico de cada país ou região. Países com programas preventivos bem estruturados viram uma grande redução da mortalidade por essa neoplasia, ao passo que cerca de 90% dos óbitos continuam ocorrendo nas regiões menos favorecidas economicamente, onde é comum que o diagnóstico seja feito em estágios mais avançados da doença.

No Brasil, segundo registros do Instituto Nacional de Câncer (INCA), ocorrem aproximadamente 18 mil casos novos e mais de 6 mil mortes anuais em mulheres brasileiras por câncer cervical.

Dados epidemiológicos demonstram que pacientes do sexo masculino também são vítimas do HPV. A doença mais frequentemente relacionada a esse vírus em homens é o condiloma acuminado, sendo 90% dos casos associados aos tipos 6 e 11. A papilomatose respiratória recorrente ocorre também em meninos e homens, assim como câncer anal, oral e peniano.

Os EUA vêm registrando, nas últimas décadas, um aumento progressivo do número de casos de câncer em orofaringe e ânus (1 e 3%, respectivamente) em homens, e esses cânceres encontram-se em curva ascendente.

É igualmente relevante a incidência aumentada de doença associada ao HPV em homens que fazem sexo com homens (HSH), sendo ainda maior naqueles infectados pelo vírus da imunodeficiência humana (HIV).

QUADRO CLÍNICO

As manifestações clínicas são extremamente variáveis, desde infecções assintomáticas ou inaparentes (maioria dos casos) até o câncer cervical invasivo.

No colo uterino, podem apresentar-se como lesões exofíticas ou sob forma subclínica, visíveis apenas sob técnicas de magnificação e após aplicação de reagentes, como o ácido acético. O HPV pode ainda causar infecção latente, sem lesões clínicas identificáveis, apenas com DNA viral detectável por meio de técnicas moleculares.

Os condilomas, também chamados verrugas genitais, podem ser visíveis a olho nu, a depender da localização anatômica e do tamanho. Os sintomas são variáveis, podendo as verrugas ser únicas ou múltiplas e de tamanho variado, apresentar-se dolorosas, friáveis e/ou pruriginosas. Nos homens, as lesões são mais frequentes em glande, sulco balanoprepucial e região perianal, ao passo que nas mulheres aparecem em vulva, períneo, região perianal, vagina e colo uterino.

HISTÓRIA NATURAL/PATOGENIA

Infectando-se com o HPV, aproximadamente 90% das mulheres apresentam a forma latente ou subclínica e, após algum tempo, eliminam espontaneamente o agente (Figura 35.1). Nas mulheres em que o vírus persiste no organismo (cerca de 10%), há o maior risco de desenvolvimento das displasias e neoplasias, principalmente naquelas infectadas com tipo(s) oncogênico(s).

DIAGNÓSTICO

O diagnóstico de condiloma é feito ao exame físico, já que as lesões são visíveis a olho nu. No colo uterino, as lesões subclínicas são, geralmente, detectadas pela citologia oncótica (Papanicolau), devendo ser avaliadas pela colposcopia por meio da coloração da mucosa afetada. Se células anormais são detectadas no exame preventivo, é necessário realizar uma biopsia, com a retirada de pequena amostra de tecido para análise no microscópio e diagnóstico conclusivo.

A investigação de câncer de ânus é feita primeiramente pelo exame de toque e, caso necessário, pela anuscopia e pela proctoscopia. O diagnóstico é realizado por biopsia de uma amostra do tecido. Outros exames, como ressonância magnética (RM), podem ser solicitados pelo médico para detectar a extensão do tumor e orientar na escolha do melhor tratamento.

Não existem exames de rastreamento disponíveis para o câncer de boca e orofaringe em pessoas assintomáticas. Entretanto, muitos pré-cânceres e cânceres nessas regiões são diagnosticados precocemente pelo dentista, durante consultas de rotina, decorrente do aparecimento de lesões com características possíveis do diagnóstico de neoplasia. Faringoscopia e laringoscopia também podem ser úteis para investigar lesões que não são facilmente visíveis na inspeção da cavidade oral. A biopsia com anatomopatológico é o exame que permite confirmar o diagnóstico do câncer.

Todas as lesões ou tumorações penianas devem ser avaliadas por um médico, principalmente aquelas de evolução lenta e que não responderam aos tratamentos convencionais.

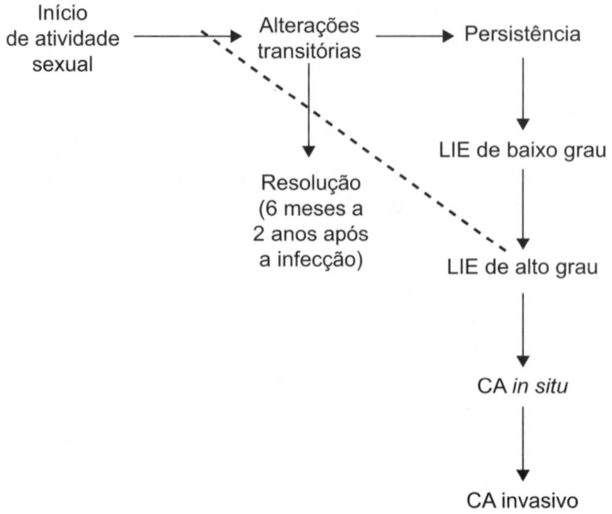

Figura 35.1 Esquematização da história natural. CA: câncer; LIE: lesão intraepitelial.

Essas lesões devem passar por biopsia (retirada de um fragmento de tecido) para análise, quando é dado o diagnóstico final. Quando diagnosticado em estágio inicial, o câncer de pênis apresenta elevada taxa de cura. No entanto, mais da metade dos pacientes demora até 1 ano após as primeiras lesões aparecerem para procurar o médico.

TRATAMENTO

Existem várias modalidades de tratamento para o condiloma, que se limitam a remover o tecido doente ou reforçar o sistema imune:

- Cauterização
- Cirurgia
- Crioterapia
- Medicamentos tópicos
- Imiquimode (pomada)
- 5% fluoruracila (creme)/podofilotoxina (gel).

A eficácia do tratamento dos condilomas, mesmo com todas essas opções, é limitada; as recorrências são frequentes e há sempre o risco de o tecido ao redor da lesão estar também contaminado. Para as lesões pré-neoplásicas, o êxito do tratamento é bem maior.

O tipo de tratamento dos cânceres depende do estadiamento (estágio de evolução) da doença, tamanho do tumor e outros fatores pessoais e deve ser avaliado e orientado por um médico. Entre os tratamentos para os cânceres nos diferentes sítios anatômicos estão a cirurgia, a quimioterapia e a radioterapia.

VACINAS

O vírus possui um capsídio constituído por duas proteínas: L1 e L2. A L1 é a proteína majoritária, perfazendo 95% do capsídio viral. Observou-se que a infecção natural pelo HPV induz a formação de anticorpos neutralizantes contra a L1, e, a partir dessa constatação, foram desenvolvidas as vacinas para HPV. Por meio da técnica de recombinação genética, obteve-se a proteína L1 por clonagem do gene responsável pela sua produção e posteriormente foi introduzida em vetores eucarióticos de expressão. Essas proteínas são capazes de se arranjar espontaneamente, formando partículas virais vazias (VLP, do inglês, *virus-like particles*), idênticas ao vírus, porém destituídas de DNA, não sendo, portanto, infectantes.

Por meio dessa metodologia, foram desenvolvidas vacinas polivalentes (bivalente [HPV2], quadrivalente [HPV4] e nonavalente [HPV9]), consistindo em VLP da proteína L1 do HPV:

- VLP L1 HPV tipos 16 e 18: HPV2, conhecida internacionalmente como Cervarix® (GlaxoSmithKline [GSK])
- VLP L1 HPV tipos 6, 11, 16, 18: HPV4, conhecida internacionalmente como Gardasil® (Merck Sharp & Dohme [MSD])
- VLP L1 HPV tipos 6, 11, 16, 18, 31, 33, 45, 52, 58: HPV9, conhecida internacionalmente como Gardasil 9 (MSD).

A vacina HPV2 foi licenciada no Brasil em 2007, sendo utilizada apenas no setor privado. Teve seu uso suspenso no país por questões comerciais e não se encontra mais disponível.

A vacina HPV4 foi licenciada no Brasil em 2006, sendo utilizada no setor privado desde então e, em 2014, incorporada pelo Programa Nacional de Imunizações (PNI) para meninas e em 2017 para meninos. É a única vacina HPV em uso no país, neste momento.

A vacina HPV9, embora licenciada pela Agência Nacional de Vigilância Sanitária (Anvisa) desde dezembro de 2017, ainda não está disponível no Brasil.

IMUNOGENICIDADE

Quase 100% dos vacinados apresentam soroconversão após o término do esquema vacinal. A cinética dos anticorpos mostra que o pico ocorre 1 mês após a última dose, e a partir daí há um decréscimo progressivo nos títulos de anticorpos até atingir um platô estável, por volta de 12 a 18 meses após a vacinação. E, mesmo com essa queda, permanecem ainda em níveis mais elevados do que os obtidos após infecção natural por um período prolongado para todas as vacinas. Observou-se queda mais acentuada dos títulos anticórpicos anti-HPV18 com a vacina HPV4, porém esse decréscimo não foi acompanhado de aumento do número de casos, mantendo-se inalterada a eficácia também para HPV18.

- Pré-adolescentes: em todos os estudos com as três vacinas HPV, verificou-se que os títulos anticórpicos são mais elevados em pré-adolescentes e adolescentes menores de 15 anos

(dobrados em comparação aos títulos verificados em adolescentes com mais de 15 anos e adultos jovens) para ambos os sexos
- Mulheres com mais de 26 anos: também apresentam boa taxa de soroconversão e, embora com títulos menores comparativamente às mais jovens, ainda bem superiores aos verificados após infecção natural
- Homens de 27 a 45 anos: excelentes resultados observados em estudo que avaliou as taxas de soroconversão
- Imunodeficientes: vários estudos demonstraram que as vacinas induzem resposta imune satisfatória.

Os resultados de estudos de imunogenicidade realizados com a vacina HPV9, em ambos os sexos e diferentes faixas etárias, permitiram que a agência estadunidense Food and Drug Administration (FDA), que regula produtos alimentícios e farmacêuticos nos EUA, aprovasse o uso da vacina Gardasil-9 também para mulheres e homens com idade entre 27 e 45 anos.

EFICÁCIA E EFETIVIDADE

Os dados de eficácia contra os desfechos (*endpoints*) de lesões pré-neoplásicas (NIC 2/3 ou adenocarcinoma *in situ*) têm sido muito semelhantes entre as três diferentes vacinas HPV, de acordo com as publicações das primeiras análises de diversos países. Esses resultados favoráveis foram mantidos durante seguimento prolongado das coortes vacinadas (Tabela 35.1).

Os resultados dos estudos que avaliaram a efetividade são surpreendentes para os diversos desfechos analisados. A vacinação diminuiu entre 70 e 80% o número de infecções pelo vírus em países cuja vacinação contra o HPV foi introduzida há mais tempo, como EUA, Suécia, Canadá e Dinamarca. As taxas de redução de infecção pelo HPV na Austrália, país que teve grande êxito na estratégia adotada desde a introdução da vacina HPV4 em 2007, conseguindo uma das maiores coberturas vacinais do mundo, são bastante surpreendentes: 80% de diminuição em todas as

Tabela 35.1 Eficácia das vacinas bivalente (HPV tipos 16 e 18) e quadrivalente (HPV tipos 6, 11, 16 e 18) em mulheres (população de acordo com protocolos).

Vacina/*endpoint*	Vacina		Placebo		Eficácia	IC
Tipo relatado	Nº	Casos	Nº	Casos	%	(IC 95%)
Vacina quadrivalente* NIC2/3 ou AIS**						
HPV 6, 11, 16, 18	7.864	2	7.865	110	98,2	93,3 a 99,8
HPV 16	6.647	2	6.455	81	97,6	91,1 a 99,7
HPV 18	7.382	0	7.316	29	100	86,6 a 100
NIV/NIVA2/3**						
HPV 6, 11, 16, 18	7.900	0	7.902	23	100	82,6 a 100
HPV 16	6.654	0	6.467	17	100	76,5 a 100
HPV 18	7.414	0	7.343	2	100	< 0 a 100
Verrugas genitais***						
HPV 6 e/ou 11	6.718	2	6.647	186	98,9	96,1 a 99,9
Vacina bivalente† CIN2/3 ou AIS						
HPV 16	7.338	5	7.305	97	94,9	87,7 a 98,4
HPV 16	6.296	2	6.160	81	97,6	91,0 a 99,7
HPV 18	6.789	3	6.739	23	87,1	57,2 a 97,5

AIS: adenocarcinoma *in situ*; HPV: papilomavírus humano; IC: intervalo de confiança; NIC: neoplasia intraepitelial; NIV: neoplasia intraepitelial vulvar; NIVa: neoplasia intraepitelial vaginal. *Vacina HPV quadrivalente: análise combinada de três estudos fase II e fase III. A eficácia *per protocol* inclui mulheres com idade entre 16 e 26 anos, negativas para DNA do respectivo HPV no dia 1 e mês 6, soronegativas no dia 1. A contabilização dos casos foi iniciada 1 mês após a primeira dose. **Adaptado de Kjaer SK et al., 2009. ***Adaptado de Dillner J, 2010. †Vacina HPV bivalente: estudo fase III. De acordo com o protocolo, a população inclui mulheres com idade entre 15 e 25 anos, negativas para DNA do respectivo HPV no dia 1 e mês 6, soronegativas para o respectivo HPV no dia 1 e com citologia normal ou lesão de baixo grau. A contabilização dos casos foi iniciada 1 mês após a primeira dose. (Adaptada de Lehtinen M et al., 2012.)

infecções pelos quatro tipos de vírus presentes na vacina, 90% de redução de verrugas genitais e 70% de queda no número de lesões precursoras do câncer de colo de útero.

Recentemente, começaram a ser publicados dados de efetividade contra o câncer cervical propriamente dito. A Suécia publicou os resultados de acompanhamento populacional e evidenciou que a vacina HPV4 foi associada a um risco substancialmente reduzido de câncer cervical invasivo na população feminina.

As vacinas HPV também demonstraram boa resposta imune e eficácia para mulheres acima de 26 anos e alta eficácia para condiloma e lesões pré-neoplásicas anogenitais para o sexo masculino.

Foi um achado contundente em todos os países o benefício maior da vacinação nas coortes vacinadas em idades menores, quando as taxas de infecção são mais baixas ou ausentes, reforçando a importância da estratégia em saúde pública ser focada em pré-adolescentes ou adolescentes jovens, a partir dos 9 anos.

SEGURANÇA E TOLERÂNCIA

Desde a disponibilização das vacinas quadrivalente e bivalente, em 2006 e 2007, respectivamente, mais de 300 milhões de doses já foram distribuídas em todo o mundo, com mais de 60 milhões de pessoas vacinadas. A segurança das vacinas HPV tem sido monitorada com bastante atenção e constantemente revisada por autoridades e agências regulatórias globais como Global Advisory Committee on Vaccine Safety (GAVCS), FDA, European Medicines Agency (EMA), International Federation of Ginecology and Obstetrician (FIGO) e Centers for Disease Control and Prevention (CDC). Mais de 12 anos de monitoramento permitiram acumular evidências tranquilizadoras de que as vacinas HPV oferecem proteção segura (Tabela 35.2).

Dos eventos adversos sistêmicos graves, somente 0,04% foram julgados como relacionados à vacinação. A maioria dos eventos adversos relatados foram reações locais, como dor, edema e vermelhidão transitórias, e, na maioria das vezes, consideradas de intensidade leve ou moderada.

Foram relatados também eventos adversos sistêmicos, como febre, cefaleia, mialgia e fadiga, que ocorreram na mesma proporção do grupo placebo durante os estudos com as duas vacinas.

Síncope

A reação vasovagal após procedimentos, incluindo injeções, tem sido relatada há vários anos. A adolescência é mais vulnerável a essas reações, e, portanto, deve-se ter o cuidado de observar e orientar adolescentes vacinados com qualquer vacina, pois quando ocorre, relaciona-se com o procedimento e não com o conteúdo do líquido vacinal. O Advisory Committee on Immunization Practices (ACIP) dos EUA e a American Academy of Pediatrics (AAP) fazem recomendações formais de observação por 15 minutos dos indivíduos vacinados, visando prevenir a síncope e seus agravos.

Outros sintomas comprovadamente relacionados ao medo, ansiedade e estresse causados pela injeção, como dormência e fraqueza nas pernas, têm sido descritos esporadicamente em vários países.

Gestação

Houve seguimento rígido de mulheres inadvertidamente vacinadas contra o HPV enquanto gestantes ou que engravidaram durante a vacinação, mas foi descartada relação prejudicial à gestação e/ou ao feto. Não houve aumento do risco de malformações fetais, nem aumento das taxas de prematuridade ou aborto. No entanto, pela ausência de estudos bem conduzidos nesse grupo, não há dados para permitir o uso seguro em gestantes e permanece contraindicado seu uso.

Recomendações para o sexo feminino

A vacinação deve ser rotineira para meninas e indicada o mais precocemente possível a partir dos 9 anos.

Adolescentes não imunizadas na idade recomendada ou parcialmente imunizadas devem regularizar a vacinação o mais breve possível.

Mulheres com mais de 26 anos também podem se beneficiar da vacinação contra o HPV. A indicação nessa faixa etária baseia-se na excelente imunogenicidade e na segurança verificadas nesse grupo, com o objetivo de prevenir infecção pelos tipos de HPV para os quais não foram infectadas previamente e para prevenir recidivas

Tabela 35.2 Estudos de base observacional para a segurança da vacina contra papilomavírus humano quadrivalente (HPV4) em mulheres de 9 a 26 anos, nos EUA e outros três países.

Sistema ou revisão e país	País	Nº de doses avaliadas	Descrição	Métodos	Resultados
Vaccine Safety Datalink*	EUA	600.558	Base de dados utilizada para vigilância ativa e investigação; avaliação de segurança de sete resultados de saúde pré-especificados entre receptoras da vacina**	Estudo de coorte com análises semanais de registros médicos eletrônicos***	Sem aumento significativo de risco para os desfechos monitorados
Pós-comercialização (FDA)¶	EUA	346.972	Avaliação geral de segurança da administração de HPV4 em duas grandes organizações de gestão de cuidados	Intervalo de risco autocontrolado, suplementado com a revisão de prontuários	HPV4 associou-se com síncope no dia da vacinação e infecções de pele nas 2 semanas após a vacinação;¶¶ não foram detectados outros sinais de segurança da vacina
Pós-comercialização (FDA)¶¶¶	EUA	346.972	Avaliação de 16 condições autoimunes pré-especificadas, após o uso de HPV4 em duas grandes organizações de gestão de cuidados	Estudo de coorte retrospectivo, com a utilização de dados médicos eletrônicos, suplementado com revisão de prontuários†	Sinais de segurança não confirmados para as condições monitoradas
Cadastro com base em estudos de coorte††	Dinamarca e Suécia	696.420	Avaliação de 23 condições autoimunes, cinco neurológicas e tromboembolismo venoso após HPV4 entre meninas com 10 a 17 anos	Estudo de coorte retrospectivo, com a utilização de dados de registros nacionais	Sem evidências consistentes entre causalidade da associação de HPV4 e eventos monitorados†††
Pesquisa de extensão em fármaco-epidemiologia#	França	Não se aplica	Avaliação de seis condições autoimunes diferentes entre os 211 casos e 875 controles, com idades entre 14 e 26 anos	Estudo caso-controle, com recrutamento feito por meio de registros	Nenhum aumento de risco para o desfecho combinado das seis desordens autoimunes

*Fonte: adaptado de Gee J et al.[5] **Os resultados pré-especificados incluem síndrome de Guillain-Barré (SGB), acidente vascular encefálico (AVE), apendicite, convulsões, reações alérgicas, anafilaxia, síncope e tromboembolismo venoso. ***Grupos de comparação incluindo histórico de casos de SGB, AVE, apendicite, tromboembolismo venoso e anafilaxia; para casos de convulsão, visitas preventivas simultâneas de saúde; ou, entre adolescentes, visitas de vacinação associada com relato de síncope e/ou reações alérgicas. ¶Adaptado de Klein NP et al.[6] ¶¶A avaliação de prontuários sugeriu que, em alguns casos, tenha sido uma reação do local de aplicação da vacina. ¶¶¶Adaptado de Chao C et al.[7] †Grupos de comparação incluindo casos de incidência. ††Adaptado de Arnheim-Dahlström L et al.[8] †††Para três eventos autoimunes separados (síndrome de Behçet, doença de Raynaud e diabetes melito tipo 1) foram observados, estatisticamente, um aumento significativo dos riscos. Uma avaliação mais aprimorada concluiu que não existem evidências para associação causal entre esses resultados e HPV4. #Adaptado de Grimaldi-Bensouda L et al.[9] ##Púrpura trombocitopênica idiopática, distúrbios do tecido conjuntivo, desmielização do sistema nervoso central (SNC) e esclerose múltipla, SGB, diabetes melito tipo 1 e doenças autoimunes da tireoide. FDA: Food and Drug Administration; HPV4: vacina papilomavírus humano quadrivalente.

em mulheres que já foram infectadas e tratadas de alguma lesão pelo HPV.

As vacinas não demonstraram efeito benéfico para infecções em atividade no momento da vacinação. Trata-se, portanto, de vacina preventiva, e não terapêutica.

Disponibilidade da vacina HPV4 na rede pública, através do Programa Nacional de Imunização

A vacina está disponível nas unidades básicas de saúde (UBSs) para meninas e meninos entre 9 e 14 anos.

É também possível encontrar nos Centros de Referência de Imunobiológicos Especiais (CRIEs) para mulheres e homens de 9 a 45 anos, de acordo com critérios pré-estabelecidos, quais sejam: pacientes oncológicos, transplantados de órgãos sólidos ou de células tronco-hematopoéticas (TCTH) e portadores de HIV.

Recomendações para o sexo masculino

A vacinação contra o HPV está recomendada como rotina para os meninos.

A vacina HPV4 está licenciada no Brasil para meninos e homens de 9 a 26 anos. Idealmente, deve ser feita antes de iniciar exposição ao HPV por meio de contato sexual.

Razões para vacinação para pessoas do sexo masculino:

- Prevenção de câncer anogenital e de condiloma (verrugas genitais), já discutido em outros tópicos
- Redução da transmissão para parceiras(os) sexuais, contribuindo para a imunidade de rebanho.

Disponibilidade da vacina HPV4 na rede pública, através do Programa Nacional de Imunização

A vacina está disponível nas UBSs para meninos e adolescentes entre 9 e 14 anos, assim como nos CRIEs para meninos e homens de 9 a 45 anos, de acordo com critérios pré-estabelecidos, quais sejam: pacientes oncológicos, transplantados de órgãos sólidos e TCTH e portadores de HIV.

INFORMAÇÕES ADICIONAIS

Vacinas para HPV podem ser aplicadas simultaneamente ou com qualquer intervalo com outras vacinas. A HPV4 está especialmente recomendada para imunodeficientes, porém a resposta imune pode estar prejudicada, a depender do grau de imunossupressão. Não há contraindicação de vacinação em lactantes.

PRECAUÇÕES E CONTRAINDICAÇÕES

A vacinação é contraindicada em gestantes. Se a mulher engravidar durante o esquema, deve-se postergar a(s) dose(s) remanescente(s) até o término da gestação.

Contraindica-se a vacinação para pessoas com história de reação de hipersensibilidade imediata a qualquer componente da vacina. HPV4 está contraindicada em pessoas com hipersensibilidade imediata a leveduras.

ESQUEMA DE DOSES

- Iniciando entre 9 e 14 anos de idade: duas doses com intervalo de 6 meses
- Iniciando com 15 anos ou mais: três doses no esquema 0-1-2 meses (6 meses)
- Para imunodeficientes, independentemente da idade: três doses no esquema 0-1 ou 2-6 meses (6 meses).

Intervalos mínimos entre as doses:

- 4 semanas entre dose 1 e 2
- 12 semanas entre dose 2 e 3
- 24 semanas entre dose 1 e 3.

PERSPECTIVAS

Eliminação do câncer de colo de útero

A OMS lançou uma estratégica global para eliminação do câncer cervical, baseada em três pilares:

- 90% de cobertura vacinal de meninas menores de 15 anos

- 70% das mulheres do mundo todo, rastreadas para doenças do colo uterino com testes de alto desempenho
- 90% das mulheres com lesões precursoras ou câncer cervical com acesso ao tratamento.

O movimento "Brasil sem câncer de colo de útero" foi criado por meio de uma coalizão de diversas instituições brasileiras atendendo ao chamado da OMS e somando esforços na direção de atingir esse objetivo.

Vacina HPV9

A HPV9 ainda não tem prazo definido para disponibilização no país, mas, com os cinco tipos adicionais (HPVs 31, 33, 45, 52, 58) que entram na composição da vacina, em comparação à vacina HPV4, ela aumentará a cobertura para os tipos de HPV associados ao câncer cervical, de 70 para 90%.

Dose única

Estudos estão em andamento para a aplicação de dose única, e seus resultados estão previstos a curto prazo. Se satisfatórios, significarão um enorme ganho em saúde pública, especialmente aos países de baixa e média renda, que ainda não iniciaram a vacinação contra o HPV em seus programas de vacinação, principalmente por questões logísticas e financeiras.

BIBLIOGRAFIA

Block SL, Nolan T, Sattler C, Barr E, Giacoletti KE, Marchant CD et al. Comparison of the immunogenicity and tolerability of a prophylactic quadrivalent human papilomavirus (types 6, 11, 16, 18) L1 virus-like particle (VLP) vaccine in male and female adolescents and young adult women. Pediatrics. 2006 Nov;118(5):2135-45.Castellsagué X, Muñoz N, Pitisuttithum P, Ferris D, Monsonego J, Ault K et al. End-of-study safety, immunogenicity, and efficacy of quadrivalent HPV (types 6, 11, 16, 18) recombinant vaccine in adult women 24-45 years of age. Br J Cancer. 2011;105(1):28-37.

Centers for Disease Control and Prevention. FDA Licensure of Bivalent Human Papillomavirus Vaccine (HPV16,18, Cervarix) for Use in females and Updated HPV Vaccination Reccomendations from the Advisory Committee on Immunization Practices (ACIP). MMWR. 2010;59(36);1184.

Centers for Disease Control and Prevention. HPV: Advisory Committee on Immunization Practices (ACIP). Disponível em: https://www.cdc.gov/vaccines/hcp/acip-recs/vacc-specific/hpv.html.

Centers for Disease Control and Prevention. Recommendations on the use of quadrivalent human papillomavirus vaccine in males – Advisory Committee on Immunization Practices (ACIP), 2011. MMWR. 2011;60(50):1705-1708.

Centers for Disease Control and Prevention. Syncope after vaccination – United States, January 2005-July 2007. MMWR. 2008;57(17):457-460.

Garland SM, Kjaer SK, Muñoz N, Block SL, Brown DR, DiNubile MJ et al. Impact and Effectiveness of the Quadrivalent Human Papillomavirus Vaccine: A Systematic Review of 10 Years of Real-world Experience. Clin Infect Dis. 2016;63(4):519-527.

Giuliano AR, Palefsky JM, Goldstone S, Moreira ED Jr, Penny ME, Aranda C et al. Efficacy of Quadrivalent HPV vaccine against HPV Infection and Disease in males. N Engl J Med. 2011; 364(5):401-411.

Haupt RM, Wheeler CM, Brown DR, Garland SM, Ferris DG, Paavonen JA et al. Impact of an HPV6/11/16/18 L1 virus-like particle vaccine on progression to cervical intraepithelial neoplasia in soropositive women with HPV 16/18 infection. Int. J. Cancer. 2011;129(11):2632-2642.

http://portal.anvisa.gov.br/noticias/-/asset_publisher/FXrpx9qY7FbU/content/registrada-vacina-do-hpv-contra-9-subtipos-do-virus/219201?inheritRedirect=false.

Instituto Nacional de Câncer José Alencar Gomes da Silva. Estimativa 2020: Incidência de Câncer no Brasil. Rio de Janeiro: INCA; 2019. Disponível em: https://www.inca.gov.br/sites/ufu.sti.inca.local/files/media/document/estimativa-2020-incidencia-de-cancer-no-brasil.pdf.

Joura EA, Garland SM, Paavonen J, Ferris DG, Perez G, Ault KA et al. Effect of the human papillomavirus (HPV) quadrivalent vaccine in a subgroup of women with cervical and vulvar disease: retrospective pooled analysis of trial data. BMJ. 2012;344:e1401.

Kang WD, Choi HS, Kim SM. Is vaccination with quadrivalent HPV vaccine after Loop Electrosurgical Excision Procedure effective in preventing recurrence in patients with High-grade

Cervical Intraepithelial Neoplasia (CIN2-3)? Gynecol Oncol. 2013;130(2):264-268.

Lei J, Ploner A, Elfström KM, Wang J, Roth A, Fang F et al. HPV Vaccination and the Risk of Invasive Cervical Cancer. N Engl J Med. 2020;383(14):1340-1348.

Levi M. Infecção pelo vírus do papiloma humano (HPV). In: Amato Neto V. Imunizações. São Paulo: Segmento Farma; 2011. p. 367-382.

Luna J et al. HPV611/16/18 vaccine efficacy in women 24 to 45: follow-up through 6.3 years post-vaccination. In: International Papillomavirus Conference (IPV); 2012 Nov 30-Dec6; San Juan, Puerto Rico. ep. 765-762.

Markowitz LE, Dunne EF, Saraiya M, Lawson HW, Chesson H, Unger ER et al. Quadrivalent Human Papillomavirus Vaccine. Recommendations of the Advisory Committee on Immunization Practices (ACIP). MMWR. 2007;56(RR02):1-24.

Markowitz LE, Naleway AL, Lewis RM, Crane B, Querec TD, Weinmann S et al. Declines in HPV vaccine type prevalence in women screened for cervical cancer in the United States: Evidence of direct and herd effects of vaccination. Vaccine. 2019;37(29):3918-3924.

Muñoz N, Manalastas R Jr, Pitisuttithum P, Tresukosol D, Monsonego J, Ault K et al. Safety, immunogenicity and efficacy of quadrivalent human papillomavirus (types 6, 11, 16, 18) recombinant vaccine in women aged 24 a 45 years: a randomised, double-blind trial. Lancet. 2009; 373(9679):1949-1957.

Organização Pan-Americana da Saúde. HPV e cancer do colo do útero. Washington: OPAS; [s.d.] [cited 2022 Mar 8]. Disponível em: https://www.paho.org/pt/topicos/hpv-e-cancer-do-colo-do-utero.

The Global Advisory Committee on Vaccine Safety. Safety update on HPV vaccines. Geneva: WHO; 2015. Disponível em: https://www.who.int/vaccine_safety/committee/GACVS_HPV_statement_17Dec2015.pdf.

World Health Organization. Fact sheet. Human papillomavirus (HPV) and cervical cancer. Geneva: WHO; 2019.

World Health Organization. GACVS Statement on Safety of HPV vaccines – 17 December 2015. Geneva: WHO; 2015 [cited 2021 Feb 28]. Disponível em: www.who.int/vaccine_safety/committee/topics/hpv/statement_Dec_2015.

World Health Organization. Human Papillomavirus vaccines: WHO Position Paper, May 2017. WER. 2017;19(92):241-268.

36

Poliomielite

Luiza Helena Falleiros Arlant

A DOENÇA E O IMPACTO NA SAÚDE DA POPULAÇÃO

Altamente contagiosa e potencialmente fatal, a poliomielite, conhecida também como "paralisia infantil", é provocada pelos vírus da poliomielite (PV) sorotipos I, II e III, classificados como enterovírus humanos. Os sintomas iniciais são habitualmente gerais e incluem febre, cansaço, cefaleia, vômitos, rigidez de nuca e dor nos membros. Entretanto, cerca de 95% das infecções são assintomáticas. Meningite asséptica com ou sem parestesias ocorre em 1 a 5% dos pacientes. Paralisia flácida aguda assimétrica de início rápido com arreflexia dos membros envolvidos ocorre em 0,1 a 2% das infecções. Uma em cada 200 infecções leva a uma paralisia assimétrica irreversível, geralmente dos membros inferiores.

Entre os paralisados, 5 a 10% vão a óbito, em consequência da paralisia da musculatura respiratória. Paralisia mais extensa, envolvendo o tronco e os músculos do tórax e abdome, pode resultar em quadriplegia. Outra complicação bastante grave é a poliomielite bulbar, em que o PV ataca as células nervosas do tronco cerebral e, em consequência, reduz a capacidade respiratória, dificultando a deglutição e a fala.

Adultos que foram acometidos pela poliomielite paralítica na infância podem desenvolver uma síndrome pós-pólio não infecciosa 15 a 40 anos depois. Essa síndrome é caracterizada por uma exacerbação lenta e irreversível da fraqueza dos músculos envolvidos na infecção original, além de dores musculares e nas articulações.

O último caso da doença pelo vírus selvagem registrado no Brasil ocorreu em 1989.

VÍRUS DA POLIOMIELITE, SOROTIPOS E MODOS DE APRESENTAÇÃO

O PV é um enterovírus humano e consiste em um genoma de RNA e uma cápside proteica. Os humanos são os únicos reservatórios, e a disseminação ocorre pelas fezes e/ou secreções respiratórias.

A forma paralítica da poliomielite pode ser causada tanto pelo PV selvagem (PVS) como pelos vírus derivados da vacina oral atenuada, chamada OPV ou VOP (como é conhecida no Brasil). Esses PV são os chamados poliovírus derivados da vacina, conhecidos pela sigla VDPV, que adquiriram propriedade de neurovirulência e transmissibilidade. Podem circular de pessoa para pessoa no meio ambiente, especialmente em condições sanitárias precárias e em população inadequadamente imunizada. São os chamados VDPV circulantes (cVDPVs). Quando isolados do ambiente (esgotos, rios poluídos etc.), são classificados como aVDPV e, quando isolados de imunossuprimidos, são chamados de iVDPV. É importante ressaltar que os VDPVs podem ser isolados na ausência de casos clínicos.

Além desses vírus, existe outra manifestação de pólio paralítica denominada poliomielite paralítica associada à vacina, conhecida pela sigla

VAPP, que pode ocorrer nos vacinados com a VOP e/ou seus contatos próximos. A ocorrência de VAPP é muito maior após a primeira dose da vacina VOP. Com a recomendação da Organização Mundial da Saúde (OMS) há vários anos para utilizar apenas a vacina inativada (IPV ou VIP, como é conhecida no Brasil) na aplicação da primeira dose, o número de casos de VAPP diminuiu substancialmente. Além disso, após 2016, a trivalente VOP foi substituída pela bivalente VOP, retirando o componente atenuado do PV2, o qual era o principal agente causal da VAPP, e mantendo apenas os componentes atenuados PV1 e PV3.

Indivíduos com imunodeficiências têm um risco expressivamente maior de desenvolverem VAPP ou albergarem o vírus em seus intestinos (iVDPV) por bastante tempo.

Atualmente, existe um número muito maior de casos de poliomielite causados por VDPVs que por vírus selvagem. Os casos de VDPVs ou VAPP têm as mesmas características clínicas, gravidade e letalidade dos casos provocados pelos vírus selvagens.

É importante dizer que tanto o PVS, como o PV que provoca VAPP e os VDPVs têm graus diferentes de divergência genética. Os VDPVs inclusive aumentam seu grau de divergência genética conforme o tempo de circulação no meio ambiente.

O PVS ocorre naturalmente e apresenta-se em três sorotipos, conforme uma pequena diferença em sua cápside proteica: tipos 1, 2 e 3. Imunidade a um sorotipo não confere imunidade aos outros dois. O PV tipo 2 já foi eliminado e erradicado do mundo na sua forma selvagem. O último caso foi detectado na Índia, em 1999. Desde então, apenas o PV tipo 2 derivado da vacina atenuada (VDPV2) tem sido detectado. O PV3 na sua forma selvagem também já foi eliminado e erradicado do mundo. Atualmente, desde 2013, pela primeira vez na história, todos os casos de poliomielite causados por PVSs são pelo tipo 1.

Das seis regiões da OMS, cinco já conseguiram seu certificado de erradicação do vírus selvagem (Sudeste Asiático, Américas, África, Europa, Pacífico Oeste), faltando apenas a região do Leste do Mediterrâneo. Os PVS continuam circulando nas áreas ainda consideradas endêmicas, sobretudo Paquistão e Afeganistão. Entretanto, em novembro de 2021 foi notificado um caso de poliomielite por PVS1 em Malawi, na região africana, já considerada livre do PVS desde 2020, quando a África obteve seu certificado de erradicação.

Já os VDPVs continuam circulando pelo mundo, provocando casos de pólio ou sendo isolados do meio ambiente. É importante ressaltar que os VDPVs isolados são tanto pelo sorotipo 1 (VDPV1), como pelo VDPV2, na sua imensa maioria, mas houve um caso recentemente isolado pelo sorotipo 3 (VDPV3) em Israel (fevereiro de 2022).

EPIDEMIOLOGIA

O PV incide somente em humanos suscetíveis, principalmente crianças com menos de 5 anos que vivem em más condições higiênicas e de saneamento básico. O risco da doença paralítica aumenta com a idade.

O vírus é transmitido via alimentos e fezes, multiplica-se no intestino e pode invadir o sistema nervoso central (SNC). Mesmo os infectados assintomáticos excretam o vírus nas fezes e são transmissores da infecção. Crianças ainda sem controle esfincteriano são igualmente fonte de transmissão por via fecal. A transmissibilidade do vírus é alta, imediatamente antes e após a doença clínica, quando o vírus está presente na garganta e é excretado em altas concentrações nas fezes. O vírus persiste na garganta por cerca de 1 semana e nas fezes por várias semanas. Enquanto existir vírus nas fezes, o indivíduo é contaminante. Pode seguir assim por semanas, meses ou até anos, como em alguns casos de imunossuprimidos.

Alguns fatores de risco para paralisias incluem imunodeficiências, gravidez, ato cirúrgico de remoção das amígdalas (amigdalectomia), injeções intramusculares (IM), exercício intenso e vigoroso e trauma.

O PVS está erradicado do continente americano desde 1991 e, em 1994, a região recebeu o certificado de erradicação, o que significa 3 anos livres da poliomielite selvagem e obedecendo aos critérios internacionais adequados de Vigilância Epidemiológica para Paralisia Flácida Aguda (PFA).

Em 2021, foram contabilizados apenas 6 casos de PVS no mundo: Afeganistão com 4, Paquistão e Malawi com apenas um caso cada – todos pelo PVS1. Tanto Paquistão como Afeganistão têm gerado uma enorme preocupação, devido não só à violência contra os vacinadores pelos grupos antivacinas, como pelos enormes conflitos políticos na região. Até março de 2022, apenas um caso de pólio foi confirmado no Afeganistão.

Não há cura para a doença, mas a poliomielite pode apenas ser prevenida pela vacinação correta.

PREVENÇÃO

Vacinas disponíveis no Brasil

Existem dois tipos de vacinas que diferem quanto à via de administração e mecanismos imunobiológicos envolvidos: VOP e VIP. Ambas são indicadas tanto no calendário básico da criança como nos reforços. A VOP trivalente continha PV1, PV2 e PV3. Após ser descontinuada em 2016, alguns países do mundo que optaram por continuar usando a VOP depois da VIP foram orientados a utilizar apenas a VOP bivalente, ou seja, contendo exclusivamente PV1 e PV3. No Brasil (e em várias partes do mundo), apenas as VIP são indicadas na série primária de vacinação com três doses. Os reforços, ou seja, uma quarta dose no segundo ano de vida e uma quinta dose na idade pré-escolar, são feitos no serviço público com a vacina atenuada, por enquanto. No serviço privado no Brasil, as quatro primeiras doses são administradas em forma de vacina combinada hexavalente, que contém a vacina VIP. Como quatro doses já são suficientes para proteger praticamente 100% dos vacinados, não há necessidade de receber nenhuma dose adicional com vacina oral bivalente VOP.

Independentemente da região e da vacina a ser utilizada, os níveis de cobertura vacinal devem ser superiores ou próximos a 95% para prevenir a doença causada pelo PVS e os surtos provocados pelos vírus derivados da VOP, especialmente se houver um alto risco de importação tanto do PVS como do VDPV.

IMUNOGENICIDADE E EFICÁCIA

As duas vacinas são altamente imunogênicas e efetivas na prevenção.

A soroconversão conferida com duas doses da VIP é em torno de 95%; com três doses, sobe para cerca de 99 a 100% e prolonga-se provavelmente pela vida toda. Não suscita imunidade de mucosa intestinal, mas, se aplicada no calendário de vacinação da criança, confere proteção de rebanho pela redução substancial da doença na comunidade.

Já após a administração da VOP, estudos mostram que a imunogenicidade pode sofrer a interferência de alguns fatores, como condição de higiene inadequada, parasitoses intestinais e a ação de outros enterovírus. Portanto, para países em desenvolvimento que utilizam VOP, aconselha-se a administração de mais doses para a obtenção de imunidade adequada da mucosa intestinal e, pela disseminação do vírus e redução da doença na comunidade, para a proteção de rebanho ou coletiva.

Embora a VOP tenha algumas vantagens, como a facilidade da administração oral e o baixo custo (embora o uso das campanhas eleve bastante o custo total da vacinação), o vírus da cepa Sabin dessa vacina pode sofrer mutações no intestino humano, revertendo-se ao estado de neurovirulência e podendo, assim, provocar VAPP. Outro problema é que os vírus mutantes que não forem eliminados completamente pelos intestinos ficam circulando na comunidade e, desse modo, aumentam seu grau de virulência (cVDPV). Se a população não for vacinada em percentual alto, os vírus mutantes podem acarretar poliomielite em surtos na população suscetível (caso de cVDPV causando surtos).

Por esse motivo, em um mundo em fase de erradicação final da doença, não se justifica usar uma vacina que pode, por si só, acarretar a doença. A OMS preconiza que os países se programem para substituir completamente a VOP pela VIP, sempre mantendo coberturas vacinais altas acima de 90%.

Desde 2016, o Brasil passou ao esquema primário com três doses de VIP seguidas de duas de VOP em campanhas, organizando campanhas anuais de vacinação com VOP. Essa certamente deve ser uma etapa transitória enquanto se prepara para o uso único da VIP.

Importante dizer que, sendo as três primeiras doses com VIP, o risco de VAPP associada à VOP cai substancialmente. Entretanto, a continuidade do uso da VOP não tira o vírus de circulação. Se a cobertura não se mantiver alta, os riscos de mutação na luz intestinal, meio ambiente e surtos de pólio pelo cVDPV são mantidos.

ADMINISTRAÇÃO COM OUTRAS VACINAS E INTERCAMBIALIDADE

Tanto VOP como VIP podem ser administradas simultaneamente com qualquer vacina do

Calendário de Vacinação recomendado para crianças, mas apenas a VIP existe em forma combinada com outras vacinas na mesma aplicação.

Ambas as vacinas podem ser intercambiadas nos diversos esquemas vacinais, independentemente do produtor. Entretanto, o esquema mais recomendado para a criança é com VIP, em razão dos possíveis eventos adversos com a VOP.

A criança que não recebeu pelo menos duas doses da VIP não deve receber VOP, pelos riscos de VAPP.

INDICAÇÕES E ESQUEMA DE DOSES

A vacina VIP é administrada por via intramuscular. No calendário público brasileiro, a recomendação é de três doses da vacina VIP na vacinação primária aos 2 meses, 4 meses e 6 meses, sob forma *stand alone* ou combinada a outras vacinas.

A vacina VOP deve ser administrada por via oral – duas gotas por dose. Não há necessidade de jejum prévio ou restrição ao aleitamento materno. No Brasil, ainda é utilizada nas doses de reforço, após a imunização primária com as três doses de VIP no primeiro ano de vida: o primeiro reforço entre 6 e 12 meses após a imunização primária, e o segundo reforço dos 4 aos 6 anos. O Programa Nacional de Imunização (PNI) recomenda a utilização de uma campanha anual de vacinação com VIP e/ou VOP, dependendo do estado vacinal prévio da criança.

Nos centros privados de vacinação no Brasil, a terceira dose da VIP acaba sendo indicada aos 6 meses, pela comodidade da aplicação combinada a outras vacinas (vacina hexavalente). Entretanto, como duas doses são altamente imunizantes, conforme o calendário de vacinação dos EUA e pela recomendação da Sociedade Latinoamericana de Infectologia Pediátrica (Slipe), a terceira dose pode ser administrada dos 6 aos 18 meses e uma quarta dose (primeiro reforço) entre os 4 e 6 anos. A quarta dose de vacina pode ser feita com a própria VIP, mas essa é uma prática dos centros privados de vacinação, e não do serviço público, que ainda utiliza a VOP para os reforços,

Se uma criança recebeu quatro doses antes dos 4 anos, uma quinta dose é altamente recomendada após essa idade, desde que seja cumprido um intervalo mínimo de 6 meses após a última aplicação.

Em nosso meio, a VIP está disponível sem custo para alguns pacientes nos Centros de Referência para Imunobiológicos Especiais (CRIEs), de acordo com indicações específicas, quando indicada fora do calendário vacinal adotado pela rede pública.

Os calendários propostos pelo Ministério da Saúde (MS), Sociedade de Pediatria de São Paulo (SPSP) e Sociedade Brasileira de Imunizações (SBIm) não contemplam a vacinação do adolescente com vacina para poliomielite, desde que tenha sido corretamente vacinado na infância. Entretanto, é sabido que a imunidade declina com o passar dos anos. Portanto, mesmo não tendo uma indicação formal pelos calendários disponíveis no Brasil, se existir a oportunidade de vacinar com VIP um adolescente ou adulto anteriormente vacinado com VOP, mesmo que não seja um viajante a áreas consideradas endêmicas, deve ser feita em dose única, não havendo contraindicação.

RECOMENDAÇÕES PARA OS VIAJANTES NO BRASIL

O intenso fluxo de pessoas oriundas de vários países pode favorecer a reintrodução do PVS e/ou surgimento do VDPV no território brasileiro, o que seria considerado uma emergência de saúde pública, visto que há mais de 30 anos não são registrados casos de poliomielite no Brasil.

O cenário epidemiológico atual demonstra o risco de importação de casos de pólio, fato preocupante especialmente para localidades com baixa cobertura vacinal, bolsões de não vacinados e locais que mantêm viagens internacionais ou relações comerciais com os países que apresentam PVS e/ou países com casos e/ou isolamento de VDPVs.

A Nota Informativa de Vacinação do Viajante publicada pelo MS no ano de 2021, tanto para indivíduos emigrantes quanto imigrantes, está publicada e pode ser consultada. Como a epidemiologia da doença é um processo dinâmico, as condutas podem mudar a intervalos curtos. Por esse motivo, é prudente que sejam sempre consultadas *online* (em leitura recomendada) na medida da necessidade.

Idade mínima e intervalo mínimo entre as doses

A idade mínima para aplicação da vacina de poliomielite é de 6 semanas, seja VOP, seja VIP.

Contudo, conforme a OMS, não se deve utilizar a VOP no esquema primário, e sim a VIP.

O intervalo mínimo recomendado entre a primeira e a segunda dose e entre a segunda e terceira dose é de 4 semanas.

Atraso entre as doses

Se houver atraso entre as doses, não é necessário recomeçar um esquema, apenas continuá-lo. Não há contraindicação formal da VOP na idade adulta, embora a VIP deva ser a preferida. Para crianças não vacinadas ou incompletamente vacinadas, a VIP é recomendada na rotina até os 18 anos, embora não haja contraindicação da vacina após essa idade. Existem no comércio dois preparados de vacina combinada para aplicação no adulto Tdap-VIP (tétano, difteria, *pertussis* acelular e VIP), liberados para uso no Brasil e amplamente usados na Europa e outros países.

Reações adversas

Não há eventos adversos relacionados à VIP. Muito raramente, pode haver reação de hipersensibilidade aos componentes da vacina (estreptomicina, neomicina e polimixina B).

Por conter vírus mortos e ser de aplicação parenteral, a VIP imuniza sem o risco de disseminação do vírus entre os comunicantes. Portanto, não há risco de desenvolvimento de cepas mutantes capazes de produzir eventuais casos de paralisia. Também por isso pode ser usada com segurança nos pacientes imunossuprimidos e seus comunicantes.

Quanto à VOP, foram relatados raros casos de VAPP em vacinados e seus comunicantes, geralmente familiares, conforme já comentado, nos países que ainda usavam a VOP como primeira dose (praticamente inexistentes no momento). Além disso, o vírus atenuado da VOP pode disseminar pelo meio ambiente, favorecendo as mutações e reversão ao estado de neurovirulência, o que provoca os surtos de paralisia flácida aguda atuais e/ou a instalação no intestino de imunossuprimidos que não conseguem eliminar o vírus. Por esse motivo, para a erradicação da poliomielite, é preciso suspender o uso da VOP e continuar com o uso apenas da VIP.

Precauções e advertências

A vacina oral está contraindicada para indivíduos hospitalizados, que em hipótese alguma devem receber VOP, pela possibilidade de disseminação do vírus vivo dentro do ambiente hospitalar.

Crianças imunossuprimidas e seus comunicantes devem receber VIP no calendário recomendado. A resposta imunogênica depende do grau de imunossupressão.

Contraindicações

- VIP: nos casos de reação prévia de hipersensibilidade aos produtos contidos na vacina
- VOP: não deve ser recomendada em indivíduos imunossuprimidos e seus comunicantes, seja qual for a causa da imunossupressão. Também é contraindicada durante a gestação, embora o risco de acometimento do concepto seja teórico. Nesses casos, a VIP deve ser recomendada.

OUTRAS VACINAS CONTRA PÓLIO

Outras formulações de vacinas têm sido sintetizadas por vários laboratórios com objetivos bem específicos. Estão a seguir relacionados:

- VIP ID (fVIP): a quantidade de antígeno é fracionada e a via de aplicação é intradérmica – opção oferecida aos países da América Latina na falta eventual de vacina VIP via intramuscular. Atualmente é usada apenas em Cuba e no Equador, pois o Brasil não está em falta de vacinas VIP para aplicação intramuscular
- mOPV2: é uma vacina monovalente atenuada oral que protege contra o sorotipo 2 do PV, que vinha sendo usada para contenção de surtos. Seu inconveniente é que propaga PV2 atenuado no meio ambiente, com as mesmas características e inconvenientes (mutações e reversão à neurovirulência) dos vírus contidos na antiga VOP trivalente
- nOPV2: é uma vacina monovalente atenuada oral contra PV2, mais estável que a VOP clássica e a mOPV2, mas não totalmente isenta de riscos de reversão. Já está aprovada pelos órgãos internacionais (uso emergencial) para aplicação em massa, para contenção de surtos pelo PV2. Tem sido usada com enorme sucesso e efetividade em vários países africanos e da Ásia Central na contenção dos surtos.

Existem estudos com vários outros produtos, alguns já pré-qualificados pela Organização

Pan-Americana de Sáude (OPAS), porém nenhum no Brasil:

- Vacinas contra pólio VIP inativadas e fracionadas por via intramuscular
- Vacina inativada adjuvantada (com alumínio) com doses menores, licenciada em 2019 e pré-qualificada pela OMS
- Vacinas inativadas derivadas da cepa Sabin, uma delas licenciada no Japão e na China e outra produzida pelo laboratório LG, pré-qualificada pela OMS
- Vacina VIP S19 em desenvolvimento clínico
- Vacina VIP de partículas *virus like* em desenvolvimento pré-clínico
- Vacinas nOPV1 e nOPV3: em fase inicial de desenvolvimento clínico, também visando a contenção de surtos.

BIBLIOGRAFIA

American Academy of Pediatrics. Poliovirus Infections. In: Kimberlin DW, Brady MT, Jackson MA, Long SS, editors. Red Book 2015: Report on Committee on Infectious Diseases. 30. ed. Elk Grove Village, IL: American Academy of Pediatrics; 2015. p. 644-50.

Arbo A, Falleiros-Arlant LH, López EL, Brea Del Castillo J, Martínez de Cuellar C, Study Group of Sociedad Paraguaya de Pediatría et al. Remarks on the possibility of introducing the fractionated dose of the inactivated poliomyelitis vaccine in the Latin American Child Immunization Schedule. Rev Chilena Infectol. 2019;36(1):83-90.

Bandyopadhya AS, Gast C, Rivera L, Sáez-Llorens X, Oberste MS, Weldon WC et al. Safety and immunogenicity of inactivated poliovirus vaccine schedules for the post-eradication era: a randomized open-label, multicentre, phase 3, non-inferiority trial. Lancet. 2021; 21:559-68.

Carvalho LH, Weckx LY. Universal use of inactivated polio vaccine. J Pediatr. 2006;82(3 Suppl):S75-S82.

Center of Diseases Control and Prevention. Vaccines and preventable Diseases: Polio. Disponível em: https://www.cdc.gov/vaccines/vpd/polio/.

Divisão de Imunização. Centro de Vigilância Epidemiológia "Prof. Alexandre Vranjac". Nota Informativa nº 315/2021-CGPNI/DEIDT/SVS/MS. Vacinação contra poliomielite de viajantes internacionais, provenientes ou que se deslocam para áreas com circulação de poliovírus selvagem e/ou derivado vacinal. São Paulo: Governo do Estado de São Paulo; 2022. Disponível em: https://saude.sp.gov.br/wp-content/uploads/2022/09/COMUNICADO-DVIMUNI-01-2022-1-1.pdf.

Falleiros-Arlant LH, Avila-Aguero ML, Brea del Castillo J, Mariño C. The challenge of changing the inactivated poliomyelitis vaccine in Latin America: declaration of the Latin American Society of Pediatric Infectious Diseases (SLIPE). Rev Chilena Infectol. 2014;31(5):590-603.

Falleiros-Arlant LH, Ayala SEG, Domingues C, Brea J, Colsa-Ranero A. Current status of poliomyelitis in Latin America. Rev Chilena Infectol. 2022;37(6):701-709.

Ministério da Saúde (BR). Secretaria de Vigilância em Saúde. Departamento de Imunizações e Doenças Transmissíveis. Manual dos Centros de Referência de Imunobiológicos Especiais [Internet]. 5. ed. Brasília: Ministério da Saúde; 2019. Disponível em: https://bvsms.saude.gov.br/bvs/publicacoes/manual_centros_imunobiologicos_especiais_5ed.pdf.

Ministério da Saúde do Brasil – https://www.gov.br/saude/pt-br.

Modlin JF, Bandyopadhyay AS, Sutter R. Immunization Against Poliomyelitis and the Challenges to Worldwide Poliomyelitis Eradication. J Infect Dis. 2021;224(S4): S398–S404

OPS-Organização Panamericana de Saúde – http://www.paho.org/.

Plotkin S & Vidor E. Poliovirus vaccine-inactivated. In: Plotkin S, Orenstein W, Offit P. Vaccines. 5. ed. Philadelphia: Saunders Elsevier; 2008. p. 605-629.

Sociedade Brasileira de Imunizações – http://www.sbim.org.br.

Sociedade Brasileira de Pediatria – https://www.sbp.com.

Sutter RW, Kew OM, Cochi SL. Poliovirus vaccine-live. In: Plotkin S, Orenstein W, Offit P. Vaccines. 5. ed. Philadelphia: Saunders Elsevier; 2008. p. 631-85.

Sutter RW, Prevots DR. Vaccine-associated paralytic poliomyelitis among in immunodeficient persons. Infect Med. 1994;11:426-38.

WHO – www.polioeradication.org. Acesso em 19-03-2022.

World Health Organization. Polio Eradication Strategy 2022-2026: delivering on a promise. Geneva: WHO; 2021 [cited 2022 Mar 19]. Disponível em: https://polioeradication.org/wp-content/uploads/2022/06/Polio-Eradication-Strategy-2022-2026-Delivering-on-a-Promise.pdf.

37
Raiva

Jacy Amaral Freire de Andrade

INTRODUÇÃO

A raiva é uma encefalomielite aguda, sendo o ser humano um hospedeiro acidental e não reservatório do vírus. Ela faz parte do grupo de doenças denominado pela Organização Mundial da Saúde (OMS) como doenças tropicais negligenciadas, em referência às doenças que atingem populações pobres e marginalizadas em ambiente de baixa renda. É uma zoonose imunoprevenível, transmitida pelos mamíferos, únicos animais suscetíveis ao vírus. É uma doença endêmica em mais de 150 países, sendo a maior parte dos casos registrada na África e Ásia.

Nos últimos 20 anos, a OMS registrou uma diminuição de mais 95% de casos de raiva humana e 98% de raiva canina na América Latina e Caribe, comparando com a década de 1980. Esse sucesso é atribuído às campanhas de vacinação canina em massa, à introdução em tempo adequado de profilaxia pós-exposição à raiva quando indicado, ao suporte laboratorial e à educação em saúde. Contudo, o Brasil ainda registra casos de raiva humana: até 24 de julho de 2022, foram cinco casos, relacionados à mudança epidemiológica importante do principal transmissor da doença nos últimos anos.

A pandemia do coronavírus desafiou o sistema de saúde pública em muitos países, inclusive no Brasil, em relação a vigilância e intervenções ativas para o controle de várias doenças imunopreveníveis, incluindo a raiva, e a participação da sociedade civil é um fator importante para dar suporte a essas ações e fortalecer o controle dessas doenças.

A nível global, foi pactuado um acordo para controle e eliminação da raiva em 2020 entre a OMS, a Food and Agriculture Organization of United Nations (FAO) e a World Organisation for Animal Health (WOAH): "Raiva zero em 2030" – um plano de estratégia global para acabar com as mortes humanas por raiva transmitida pelo cão. Segundo a OMS, uma pessoa morre pela doença a cada 9 minutos no mundo, a maioria dos casos sendo crianças. A OMS destaca a importância da abordagem multidisciplinar pelos programas de controle de zooneses nos diversos países, com necessidade do envolvimento de governos em seus diferentes níveis, para que os sistemas de saúde possam se fortalecer, juntamente à sociedade civil, e, dessa forma, melhorar o controle dessas doenças, como a raiva.

A profilaxia da raiva é uma urgência médica, mas não uma emergência, portanto a decisão não deve ser adiada.

A raiva é causada por um vírus RNA, membro do gênero *Lyssavirus*, família Rhabdoviridae; na maioria das vezes, o genótipo 1 é o responsável pelos casos humanos e, menos comumente, os *Lyssavirus* relacionadas à raiva, sendo a apresentação clínica de ambos indistinguível.

A raiva é um problema relevante de saúde pública, não só pelo número de casos notificados, mas pela sua alta letalidade, considerada 100% quando os sintomas se desenvolvem. Contudo, é uma doença que pode ser 100% prevenida se a profilaxia, pré e/ou pós-exposição, for realizada de forma adequada.

Apesar dos avanços no entendimento dos mecanismos moleculares que envolvem o ciclo de vida do vírus da raiva (RABV, do latim *Rabies virus*), mecanismos regulatórios da interação vírus-hospedeiro ainda necessitam de maior compreensão para ajudar na elucidação da sua neuropatogênese e tratamento.

VÍRUS

O vírus da raiva pertence à ordem Mononegavirales, família Rhabdoviridae, gênero *Lyssavirus*, espécie *Rabies virus* (RABV). Ele tem RNA de fita simples, não segmentado, mede cerca de 200 nm de comprimento e 75 nm de largura. Seu genoma é compacto (cerca de 12 kb) e codifica cinco proteínas: nucleoproteína (N), fosfoproteína (P), matriz proteica (M), glicoproteína (G) e polimerase (L). Seus componentes estruturais são: a ribonucleoproteína helicoidal (RNP), resultante da ligação das proteínas L, N e P ao RNA do vírion, e o envelope. A RNP é o centro da informação genética. A proteína M é uma lipoproteína e está associada ao envelope. A proteína G forma cerca de 400 espículas dispostas na superfície do vírus, que reconhece os receptores celulares por interação direta e faz a mediação da fusão da membrana celular com a proteína M, para permitir a entrada do vírus na célula, iniciando o processo infeccioso. O ciclo de vida do RABV é inteiramente citoplasmático. Essa proteína é o principal antígeno para indução de anticorpos neutralizantes, conferindo imunidade contra a infecção letal pelo vírus da raiva, apesar de conter também determinantes de virulência do vírus. Contudo, outros aspectos relacionados à patogênese viral são importantes: a proteína P interfere na produção de interferona do hospedeiro; as proteínas G e M são capazes de bloquear a apoptose após a infecção pelo vírus, que é um mecanismo protetor para o hospedeiro; o RNA viral não gera resposta imune inata, em função da proteção pela sua ligação com a proteína N; a atividade imunogênica da proteína G parece estar associada a uma variedade de maneiras de determinar a base estrutural da produção de anticorpos neutralizantes após a imunização. A arrumação dessas proteínas e o genoma de RNA determinam a estrutura do vírus em um formato cilíndrico, sendo uma extremidade convexa e outra plana, assemelhando-se a uma bala.

No processo de multiplicação do RABV nas glândulas salivares dos mamíferos, o vírus brota principalmente da membrana da célula infectada para o lúmen acinar, justificando assim a grande concentração viral e o risco de infecção de um novo hospedeiro. A infecção em humanos em geral resulta da mordida ou da arranhadura de animal contaminado, mas outras vias de exposição também são documentadas na literatura, como inalação do vírus e transplante de córnea ou órgão sólido infectado.

A multiplicação do vírus no local da agressão parece ocorrer em células musculares adjacentes ao local da inoculação ou em macrófagos. O vírus entra nas células nervosas através dos nervos sensoriais ou pelas junções neuromusculares dos nervos motores. A sequência da proteína G tem algumas semelhanças com as neurotoxinas, facilitando a entrada do vírus na célula nervosa, onde ele se multiplica e se dissemina para o sistema nervoso central (SNC). A ação dos anticorpos neutralizantes é predominantemente extracelular, apesar de algumas evidências científicas sugerirem alguma atividade intracelular em animais.

O vírus é neurotrópico, invade as terminações nervosas locais e se dissemina por via retrógrada axonal, em uma velocidade de 50 a 100 mm/dia até chegar ao SNC. Após atingir a medula, rapidamente alcança o cérebro, e as medidas profiláticas podem não ser mais eficazes; por esta razão, a profilaxia pós-exposição deve ser realizada o mais precocemente possível. Em seguida, o vírus faz um caminho contrário, descendente, para se replicar na periferia, sobretudo nas células acinares das glândulas salivares, garantindo desta forma sua concentração elevada na saliva, mantendo sua transmissão para o ser humano e/ou outros mamíferos. O vírus também é encontrado em células não neurais, achado ainda não compreendido do ponto de vista fisiopatogênico, mas que poderia contribuir para longos períodos de incubação.

O vírus da raiva é sensível aos solventes de lipídios (sabão, éter, clorofórmio e acetona), etanol a 45 a 70%, preparados iodados e compostos de amônia quaternária. São resistentes à dessecação e ao congelamento e descongelamento sucessivos, tendo relativa estabilidade a um pH entre 5 e 10 e sensibilidade à temperatura de pasteurização e à luz ultravioleta (UV). É inativado a 60°C em 35 segundos; a 4°C, mantém sua infectividade por dias; a -70°C ou liofilizado (4°C), se mantém durante anos.

EPIDEMIOLOGIA

A raiva ainda tem ocorrência quase universal, mas está erradicada em locais como algumas ilhas do Japão, Reino Unido, Havaí e certas ilhas do Pacífico. As fontes de infecção variam na dependência da área geográfica. Na África e Ásia, o ciclo predominante é o urbano, sendo o cão o principal transmissor. Na América Latina e no Caribe, embora o ciclo urbano ainda esteja presente em algumas regiões, o ciclo silvestre vem assumindo maior importância no morcego hematófago, na mangusta, no cachorro do mato e no sagui.

A família Rhabdoviridae tem muitas espécies que, na natureza, infectam predominantemente os canídeos. Essa família tem três gêneros que infectam mamíferos: *Vesiculovirus*, *Ephemerovirus* e *Lyssavirus*. O *Lyssavirus* tem mais de 15 espécies, todas capazes de causar sintomas de raiva, apesar de serem raros em humanos. Delas, apenas o RABV tem múltiplos reservatórios em mamíferos voadores e não voadores.

A raiva não é causada por um único vírus. Os vírus relacionados à doença têm sido descritos desde a década de 1950, com características imunológicas próprias, apesar de muitos apresentarem reatividade imunológica cruzada com o vírus espécie-tipo do gênero (RABV).

Avaliações moleculares do RABV evidenciam que esse genótipo tem muitos reservatórios. Os estudos genéticos e antigênicos de isolados de RABV na América Latina tem ajudado a esclarecer o perfil epidemiológico da raiva e identificar possíveis hospedeiros e reservatórios envolvidos nos diferentes ciclos epidemiológicos da doença. Análise genotípica das variantes do vírus não corresponde a diferenças nos quadros clínicos de raiva furiosa ou paralítica.

Apesar de ser considera fatal, a raiva é uma doença 100% prevenível. A OMS estima que cerca de 70 milhões de doses de vacina antirrábica são aplicadas em aproximadamente 20 milhões de pessoas no mundo anualmente. A carga de doença é estimada em 60 mil mortes por ano, segundo a OMS, a maioria ocorrendo na Ásia e África, em crianças com menos de 15 anos; a maior parte das pessoas de risco vive em áreas rurais, onde vacinas e imunoglobulina nem sempre estão disponíveis. Ainda segundo a OMS, mais de 99% dos casos de raiva humana no mundo ainda são transmitidos por cão infectado. É importante lembrar que, quando indicado nas condutas de pós-exposição, só se observam cão e gato, pois a eliminação do vírus pela saliva nesses animais acontece 2 a 5 dias antes do início dos sintomas, e a morte acontece 2 a 5 dias após, somando um período de 10 dias de transmissibilidade da raiva – tempo de observação do animal, recomendado pela OMS e pela Organização Pan-Americana de Saúde (OPAS). Em outros animais, como gambás, guaxinins, raposas e morcegos, não há certeza do período de incubação e, por essa razão, quando o vírus aparece na saliva, não é possível ter a mesma conduta adotada para cães e gatos.

Mesmo nos países endêmicos, estudos de modelagem avaliando a utilização da vacina antirrábica na rotina dos programas de imunização das crianças têm evidenciado um custo muito elevado, o que justifica sua não utilização. Ao mesmo tempo, esse dado fortalece a necessidade de triagem e indicação adequadas pelos profissionais de saúde para a profilaxia da raiva.

A América Latina e o Caribe têm registrado diminuição significativa do número de casos de raiva humana e animal na última década. No Brasil, nos últimos 15 anos, houve diminuição progressiva do número de agressões causadas pelo cão, mas um aumento crescente do número de agressões por morcegos, com epidemias bem documentadas. Em relação à raiva no gado bovino, equino e caprino, a doença ainda acarreta prejuízos importantes para o produtor brasileiro.

Em 2017, o perfil antigênico do RABV no Brasil foi avaliado por Menozzi BD e colaboradores, que identificaram em São Paulo, sudeste do Brasil, oito perfis isolados de morcegos, chamando atenção de que o perfil AgV-3, característico do morcego hematófago *Desmodus rotundus*, também foi encontrado em morcegos não hematófagos.

Variantes do vírus da raiva que circulam nos morcegos, hematófagos ou não, têm sido documentadas com frequência crescente nos casos de raiva humana no Brasil, à medida que o controle da raiva canina vem se fortalecendo. Este fato mostra a importância do morcego no *ciclo aéreo* da raiva, sobretudo nos casos de raiva associados a animais herbívoros. O morcego, que consegue albergar o vírus por períodos prolongados, pode agredir o cão ou outros animais e transmitir a raiva, expondo o homem quando em atividades de lazer ou laborais com esses animais. Os programas de vacinação canina, juntamente à vigilância epidemiológica e genômica do vírus da raiva, são essenciais no melhor entendimento dessa epidemiologia. Além disso, as agressões por morcego podem ser discretas e até mesmo imperceptíveis, pelas características anatômicas de suas presas, contrastando com os ferimentos caninos, que em geral são mais extensos.

A transmissão da raiva ocorre em geral por mordedura, arranhadura ou lambedura de animais infectados, com inoculação de saliva em mucosa ou pele lesada; mas também pode ocorrer por via respiratória através da inalação de aerossóis, zoofilia, manipulação de carcaças de animais infectados e transplante de órgãos, como córnea, rim e fígado. A literatura ainda documenta transmissão via transplacentária e ingesta de carne animal contaminada.

No Brasil, os registros de raiva humana evidenciam 11 casos em 2018, sendo 10 associados a um surto no Pará, onde o morcego teve papel fundamental, e destes 9 eram menores de 18 anos, com história de exposição a morcego e sem profilaxia antirrábica. O 11º caso foi um homem adulto no Paraná, com exposição a morcego em Ubatuba, em São Paulo. Em 2019, houve um caso no estado de Santa Catarina, transmitido por felino. Em junho de 2020, a Secretaria de Saúde de Estado do Rio de Janeiro divulgou, através do Ofício Circular SES/SVS SEI nº 77, de 15 de junho, um caso de raiva humana transmitida por morcego, e houve registro no Brasil de um segundo caso transmitido por raposa em Catolé do Rocha, na Paraíba. Em 2021, houve um caso registrado por transmissão por raposa em uma criança de 2 anos em Chapadinha, no Maranhão. Em 2022, foram registrados quatro casos de raiva humana transmitidos por morcego em uma comunidade indígena de Minas Gerais e um caso em Brasília transmitido por felino. Esta situação epidemiológica evidencia ainda mais a importância do trabalho de vigilância canina e felina, ainda heterogênea no país, além da importância da vigilância genômica para caracterizar adequadamente as variantes do vírus.

A exposição ao vírus da raiva em viajantes para áreas endêmicas da doença tem sido documentada na literatura com certa frequência, sendo a taxa de exposição em viajantes internacionais estimada em 16 a 200 exposições por 100 mil viajantes.

É rara a ocorrência de sobrevida em casos sintomáticos de raiva, que são associados a sequelas neurológicas. Não há tratamento eficaz para a doença. Em geral, essa situação é associada ao uso inadequado de esquemas antirrábicos pós-exposição. Desde 2011, o Brasil padronizou, através do Ministério da Saúde (MS), o Protocolo de Tratamento da Raiva Humana.

RESPOSTA IMUNE

Tanto na infecção viral como após a vacinação, as respostas imune, inata e adaptativa são ativadas. A resposta inata leva à produção de citocinas pró-inflamatórias, mas não há evidência robusta de que seria capaz de eliminar o vírus. Variantes virulentas do RABV são capazes de burlar a imunidade inata do hospedeiro e interferir nos processos neuronais.

A resposta imune adaptativa tem um desenvolvimento mais tardio, em geral quando os sintomas iniciais da doença se apresentam clinicamente e os anticorpos neutralizantes ainda não são detectáveis no soro do paciente, aumentando sua titulação à medida que os sintomas neurológicos aparecem. A resposta humoral parece ser inibida pela capacidade imunussupressiva dos antígenos do RABV. Contudo, trabalhos experimentais em primatas não humanos evidenciam boa resposta humoral ao vírus. Além da resposta imune celular se mostrar necessária para indução de anticorpos, ela tem importância na destruição de células extraneurais infectadas antes da entrada do vírus SNC.

A resposta sorológica ao vírus da raiva pode ser demonstrada por várias técnicas laboratoriais. Na infecção natural em humanos não vacinados previamente, anticorpos séricos se desenvolvem entre o sexto e o décimo dia de doença, aumentando rapidamente após este período, estando presente no líquido cefalorraquidiano (LCR) em concentrações maiores que a esperada para passagem de anticorpos oriundos do sangue periférico, sugerindo produção local. A vacinação antirrábica não induz anticorpos no LCR, e sua presença neste local fortalece o diagnóstico da doença.

Anticorpos neutralizantes contra o RABV podem ser encontrados em mamíferos, incluindo o ser humano, sem evidência de infecção ou vacinação antirrábica prévia. Isto pode sugerir uma infecção inaparente, mas com alguma ativação das células B.

A resposta sorológica após vacinação é mais precoce que após a doença. Na situação de pós-exposição, anticorpos antirrábicos já podem ser detectados no sangue periférico a partir da terceira dose, se o esquema padronizado pela OMS for utilizado, nos dias 0, 3 e 7. Por esta razão, a gamaglobulina antirrábica não é mais utilizada após o sétimo dia, na ocasião da terceira dose da vacina. Quando a profilaxia pós-exposição é realizada adequadamente, a gamaglobulina injetada no local da lesão tem a finalidade de neutralizar o vírus da raiva antes que ele penetre nas células, quando não mais se consegue esse objetivo. Se houver atraso da terceira dose da vacina no esquema de pós-exposição, a gamaglobulina deve ser utilizada se indicada, preferencialmente no local da lesão, mesmo após o sétimo dia, pois o referencial de 7 dias se relaciona à terceira dose do esquema vacinal e não ao tempo da ocorrência da lesão. Todos os esforços devem ser no sentido de neutralizar o vírus da raiva no local da entrada, através da imunização ativa (vacina) e passiva (imunoglobulina), quando indicada.

A proteção da vacina é traduzida inicialmente pela presença precoce de anticorpos neutralizantes do tipo imunoglobulina M (IgM), que são produzidos por células plasmáticas de curta duração; em seguida, há a mudança da classe de anticorpos para imunoglobulina G (IgG), produzidos pelas células de vida longa que se diferenciaram nos centros germinativos, sendo capazes de produzir anticorpos maduros, com maior afinidade. A literatura evidencia que células de memória induzidas pela vacinação podem ser reativadas 10 a 20 anos após o estímulo inicial.

Apesar de não haver correlato de proteção para a raiva, o melhor indicador de sobrevivência pós-exposição é um título de anticorpos > 0,5 UI/mℓ, que reflete a resposta imune ao vírus da raiva, quer seja por exposição, quer seja por vacinação. Este título é determinado pela OMS, escolhido como um valor representativo que define uma quantidade de anticorpos neutralizantes, e a sorologia deve ser realizada em laboratório de referência seguindo os requerimentos regulatórios da organização.

Apesar de a literatura questionar o papel da resposta imune humoral ao vírus da raiva, há evidências convincentes da importância dos anticorpos neutralizantes na prevenção da infecção em humanos e outros mamíferos. Contudo, a presença de anticorpos no sangue periférico e/ou no LCR não protege contra a evolução fatal da doença.

QUADRO CLÍNICO

O diagnóstico diferencial da raiva deve ser incluso nas situações clínicas em que o paciente apresenta sintomas neurológicos, sobretudo sugestivos de encefalites ou quadros atípicos. Além de uma história clínica detalhada, é fundamental avaliar o contexto sociocultural-epidemiológico, exposição a animais suspeitos e história de vacinação prévia para raiva.

O tempo entre a exposição ao vírus e o aparecimento dos sintomas é o período de incubação, que pode ser de dias, semanas, meses ou anos. Em geral, dura 20 a 60 dias e é influenciado pela localização da exposição, tipo de vírus da raiva e imunidade prévia. Há relato bem documentado na literatura, com dados filogenéticos, evidenciando variante canina do vírus da raiva em um paciente imigrante nos EUA, exposto em Rondônia, norte do Brasil, 8 anos antes do quadro clínico da doença. Muitas vezes não é possível distinguir os diferentes estágios clínicos da raiva: período de incubação, período prodrômico, fase neurológica aguda, coma e morte. Eles podem acontecer sucessivamente ou sem uma ordem cronológica.

Após o período prodrômico, que pode durar 2 a 10 dias, os sintomas evoluem para disfunção cerebral podendo clinicamente se apresentar de duas maneiras:

- Furiosa: a mais comum, em geral associada à exposição a cães, que apresenta períodos de hiperatividades, comportamento agressivo, alucinações, agitação, hipersalivação, fasciculação muscular, convulsões, febre, sudorese excessiva, priapismo, dificuldade de deglutir, hidrofobia (medo de água) em função de espasmos dolorosos em orofaringe, fotofobia e aerofobia

- Paralítica: mais comum após exposição a morcegos, em que ocorre fraqueza muscular ascendente, perda de sensibilidade e paralisia simétrica ascendente.

Evolução para coma, parada cardiorrespiratória e morte em geral acontecem com 5 dias de doença na forma furiosa e 13 dias na paralítica. Há documentação na literatura de raros casos de recuperação da raiva em humanos. Contudo, ainda é considerada uma doença 100% fatal e 100% imunoprevenível.

Alguns indicadores podem ajudar o diagnóstico da raiva:

- Sintomas prodrômicos inespecíficos antes do início dos sinais neurológicos, como fraqueza, desconforto, formigamento no local da lesão, cefaleia e febre: em geral ocorrem 3 a 4 dias antes
- História de exposição a animal suspeito: avaliar epidemiologia local, pois a história pode ser negativa ou a exposição inaparente – nunca descartar o diagnóstico apenas porque não há história de exposição
- Sinais neurológicos de encefalite e/ou mielite, como disfagia, hidrofobia, dor, paresias ou parestesias no local da lesão, instabilidade autonômica, delírio, alteração do comportamento, alucinações, insônia, ansiedade, agitação e depressão
- Progressão dos sinais neurológicos: uma vez instalados, não há melhora dos sintomas, nem estabilidade clínica neurológica
- Duração da doença em geral não ultrapassa 2 a 3 semanas
- Exames laboratoriais negativos para outras etiologias podem fortalecer o diagnóstico.

A encefalite causada pelo RABV é disseminada, sem contudo haver destruição dos neurônios. A morte parece resultar do descontrole do sistema cardiovascular secundário à disfunção dos centros cerebrais. Manifestações neurológicas atípicas têm sido associadas a variantes do vírus da raiva transmitido por morcegos.

Estudos eletrofisiológicos sugerem que, na forma clínica furiosa da raiva, desnervação e disfunção de células do corno anterior são predominantes; na forma paralítica, há inflamação e desmielinização de nervos periféricos. A autoimunidade parece desempenhar papel na desmielinização.

O diagnóstico diferencial da encefalite por raiva inclui outras encefalites infecciosas, como herpes simples, enterovírus, arbovírus, toxoplasma, príons, tétano, além de envenenamento por atropina, neoplasias intracranianas, lesão cerebral aguda como acidente vascular encefálico (AVE), mielite transversa e reações histéricas a mordida de animais.

O eletroencefalograma e exames de imagens, como ressonância magnética (RM) e tomografia computadorizada (TC) de cérebro, mostram alterações que não são específicas para a doença.

Tentativas de tratamento da raiva têm sido documentadas na literatura. Em 2011, o Brasil padronizou o primeiro Protocolo de Tratamento de Raiva Humana, tendo em vista a sobrevivência de um paciente com diagnóstico de raiva na Universidade de Pernambuco, em 2008, chamando a atenção para o fato de o tratamento não ser o mesmo que profilaxia.

O diagnóstico laboratorial pode ser feito por meio da detecção do antígeno viral presente nos nervos cutâneos na base dos folículos pilosos, principalmente na área do pescoço, através de biopsia e utilização de anticorpos fluorescentes. O epitélio da córnea também pode ser analisado com a mesma técnica. Isolamento viral ou detecção de seus produtos por técnica de reação em cadeia polimerase (PCR, do inglês, *polymerase chain reaction*) pode ser feita 2 semanas após o início dos sintomas utilizando saliva, LCR, sedimento urinário ou secreção pulmonar. Anticorpos neutralizantes específicos para raiva podem ser detectados, no soro ou no LCR, 1 a 2 semanas após os sintomas. O diagnóstico definitivo, tanto em humanos como em animais, depende da detecção de antígeno do vírus ou de inclusões neurais intracitoplasmáticas (corpúsculo de Negri); porém, nem todas as células infectadas apresentam o corpúsculo. Há maior quantidade de vírus na substância cinzenta, mas esse achado não se correlaciona com a gravidade dos sintomas. Variantes virulentas do vírus da raiva podem ser capazes de evadir a imunidade inata e destruir processos neuronais, justificando as disfunções neuronais evidenciadas no quadro clínico.

Sorologias e/ou pesquisa de antígenos para descartar outras encefalites, como herpes simples, enterovírus e arboviroses, podem ser realizadas.

PROFILAXIA

A profilaxia da raiva, quando indicada precoce e corretamente, mesmo após exposição grave e de alto risco, e associada aos cuidados com a ferida, é altamente eficaz na prevenção da doença. Ela pode ser indicada na situação de pré ou pós-exposição ao vírus rábico.

Desvios das condutas padronizadas nos guias de orientação para prevenção da doença, associados à falta de acesso aos cuidados de saúde e à dificuldade de fornecimentos de imunobiológicos específicos, contribuem para mortes desnecessárias pela doença.

Quando indicada, a primeira dose da vacina deve ser feita o mais precocemente possível após a exposição. Durante os primeiros 12 meses pós-exposição, a probabilidade de desenvolver raiva declina progressivamente com o passar do tempo. De acordo com a OMS, quando a profilaxia pós-exposição for indicada tardiamente, em caso de dificuldade de suprimento de vacina e/ou imunoglobulinas antirrábicas, ela ainda deve ser realizada dentro dos 12 meses após a exposição.

A prevenção da raiva humana exige um trabalho multidisciplinar, sobretudo na atenção primária à saúde, pois a orientação adequada e precoce na ocasião de uma exposição ao vírus da raiva evita o uso desnecessário de vacinas e/ou imunoglobulinas. Ao mesmo tempo é fundamental medidas educativas para conscientizar a população sobre a doença e suas medidas preventivas nas áreas de risco.

Evidências científicas de não inferioridade dos esquemas antirrábicos nas situações de pré e pós-exposição levaram a mudanças dos esquemas de profilaxia, tanto em duração como em número de doses.

Imunobiológicos

Vacinas

As vacinas antirrábicas mais utilizadas são as de cultivo celular. O Brasil utiliza, na rotina das redes pública e privada, a vacina de cultivo celular de rim de macaco (células Vero). No serviço público, a vacina utilizada é produzida pelo Instituto Butantan, apresentada na forma liofilizada com 0,4 mℓ de diluente (cloreto de sódio 0,4%). Essa vacina contém maltose ou albumina humana como estabilizadores, não tem preservativos, como timerosal, e não está disponível em multidose, apenas em doses individuais com volume padronizado para uso intramuscular. Pode ter traços de antibióticos, como neomicina, estreptomicina e/ou polimixina B.

A dose intramuscular sempre corresponde a um frasco da vacina, que pode conter 0,5 ou 1 mℓ, dependendo do fabricante. A potência padronizada pela OMS da vacina de cultivo celular para uso intramuscular é de 2,5 UI/dose, independentemente do volume da apresentação do produto (Tabela 37.1).

Por via intradérmica, a vacina utilizada é a mesma da apresentação intramuscular. Nesta via, a dose padronizada pela OMS é de 0,1 mℓ que corresponde a uma potência ≥ 0,25 UI/dose. O motivo para utilizar um volume menor na dose por via intradérmica é que as camadas da epiderme e derme têm uma grande quantidade de células imunocompetentes, como células de Langerhans e células dendríticas – células apresentadoras de antígeno, que desempenham papel importante no desenvolvimento da imunidade adaptativa. Esquemas de profilaxia da raiva por via intradérmica utilizam doses pequenas (padronização é de 0,1 mℓ) e múltiplas doses simultaneamente.

Tabela 37.1 Vacina de cultivo celular para utilização por via intramuscular e intradérmica no Brasil.

Vacina	Composição Instituto Butantan	Via de aplicação	Volume da dose	Potência por dose	Conservação	Tempo de uso após reconstituição
Cultivo células VERO	Vírus inativado da raiva: Wistar PM/WI38 1503-3 M – 2,5 UI Diluente: cloreto de sódio 0,4% a 0,5 mℓ Estabilizantes: maltose e albumina humana	IM	1 mℓ ou 0,5 mℓ	2,5 UI	2 a 8°C	6 a 8 h protegida da luz
		ID	0,1 mℓ	0,25 UI		

IM: intramuscular; ID: intradérmica. (Fonte: SVS/MS Normas Técnicas Profilaxia Raiva Humana, 2014.)

A literatura documenta que vários antígenos, quando utilizados por via intradérmica, desencadeiam uma resposta imune maior que quando utilizados por via intramuscular. Além disso, as células apresentadoras de antígeno são capazes de processar antígenos proteicos e não proteicos como lipídios e glicolipídios. A via intradérmica tem sido custo-efetiva na prevenção da raiva humana, em um momento de pouca disponibilidade de imunobiológicos para raiva, sobretudo em áreas geográficas de endemicidade da doença.

Desde 2017, tanto a via intradérmica como a intramuscular foram autorizadas pelo MS para serem utilizadas na situação de pré e/ou pós-exposição, apesar de essa recomendação ainda não constar na bula da vacina utilizada no serviço público. A utilização de ambas as vias é recomendada pela OMS e pelo Centers for Disease Control and Prevention (CDC). A via intradérmica tem se mostrado segura e imunogênica e vem sendo utilizada em muitos países. A vacinação via intradérmica resulta em resposta imune equivalente à via intramuscular, inclusive na situação de dose de reforço. Além disso, como o custo da vacina é alto e na via intradérmica se utiliza menor quantidade, esta via tem se mostrado, além de eficaz, bastante econômica, sobretudo em países onde a raiva é um grande problema de saúde, como Tailândia, Sri Lanka e Filipinas. Na situação de pós-exposição, por exemplo, um esquema completo de vacinação utiliza dois frascos, reduzindo o volume e o custo da vacina em 60 a 80%, comparado com a dose padrão por via intramuscular.

A estandardização internacional para vacina da raiva utiliza o teste de proteção no camundongo e ensaios *in vitro* para conteúdo de proteína G. Apesar de existirem mais de 12 espécies ou genótipos de *Lyssavirus* descritos que possam causar a doença, com grande variação de genoma, apenas o RABV é utilizado na produção de vacinas, sendo também o agente mais comum da doença.

Sempre que possível a via de administração deve ser a mesma em todo o esquema vacinal. Contudo, se necessário, a via de aplicação pode ser alternada, sem necessidade de reiniciar o esquema vacinal.

A memória imunológica após a utilização das vacinas celulares tem sido bem documentada, mesmo quando os anticorpos neutralizantes não são mais detectados no soro. A resposta imune após uma dose de reforço em indivíduos que fizeram uso de esquema pré ou pós-exposição há algumas décadas é detectada no intervalo de 7 dias, independentemente se o esquema anterior e/ou a dose de reforço for via intramuscular ou intradérmica. A capacidade de resposta anamnéstica rápida após a dose de reforço é interpretada como imunidade duradoura contra raiva e é observada mesmo depois de 21 anos da vacinação primária. A repetição periódica das doses de reforço tem sido questionada, exceto se a exposição laboral do indivíduo for constante e de risco.

Na via intramuscular, a vacina deve ser aplicada na região deltoide ou vasto lateral da coxa, enquanto na via intradérmica, na região deltoide ou antebraço. Não se deve utilizar a região glútea, em função da interferência do tecido gorduroso local, que absorve a vacina.

A vacina de cultivo celular é segura, podendo ser utilizada em grávidas, crianças menores de 1 ano e indivíduos imunocomprometidos.

Deve ser conservada entre 2 e 8°C e, após sua reconstituição, deve ser utilizada imediatamente ou até 6 a 8 horas após, se mantida nessa temperatura. A via intradérmica não está recomendada para pacientes imunodeprimidos ou que estejam utilizando o medicamento cloroquina, por não proporcionar resposta imune adequada. Eventos adversos locais são os mais comuns, ocorrendo em 35 a 45% dos indivíduos vacinados (eritema, dor, calor). Hipersensibilidade à vacina é rara. Reações sistêmicas acontecem em 5 a 15% (febre, cefaleia, tontura, sintomas gastrintestinais). Se o indivíduo for imunocomprometido e houver indicação de profilaxia pós-exposição, utilizar vacina e gamaglobulina, mesmo com história anterior de esquema pré e/ou pós-exposição, tendo o cuidado de dosar os títulos de anticorpos pós-vacinação.

A falha vacinal é rara, desde que a indicação do esquema vacinal siga a padronização dos guias de referência, os cuidados com a ferida sejam adequados, a cadeia de frio esteja bem calibrada e o indivíduo tenha adesão ao esquema de vacinação. Para isso, são necessários profissionais de saúde capacitados para uma triagem correta, com bom treinamento de comunicação na área de saúde e integração multiprofissional para fazer seguimento e apoiar o indivíduo vulnerável em diferentes contextos socioculturais, contribuindo dessa forma para uma boa adesão às medidas de profilaxia, tendo em vista que a raiva é considerada 100% prevenível.

Com o avanço da tecnologia em vacinas, novos produtos têm sido avaliados em relação ao seu potencial para substituir as vacinas atuais, como vacinas proteicas modificadas geneticamente, vacinas de RNA, vacinas de vetor viral e associação de adjuvantes em algumas, mas todas ainda estão em estudo.

Imunoglobulina

Nos acidentes onde a imunoglobulina antirrábica está indicada, sua finalidade é neutralizar o RABV no local da ferida antes que o sistema imune possa responder às vacinas, produzindo anticorpos neutralizantes. Por esta razão, a infiltração no local da lesão é prioritária, quando há sua indicação.

As imunoglobulinas antirrábicas podem ser homólogas ou heterólogas. No Brasil, a imunoglobulina heteróloga está disponível nos locais de referência para atendimento antirrábico, e a homóloga está disponível apenas nos Centros de Referência para Imunobiológicos Especiais (CRIE) para indivíduos que apresentaram evento adverso à imunoglobulina heteróloga.

A Nota Técnica nº 8/2022-CGZV/DEIDT/SVS/MS padronizou a nomenclatura das imunoglobulinas utilizadas no Brasil para profilaxia da raiva homóloga e heteróloga:

- Soro antirrábico (SAR): nomenclatura nacional; imunoglobulina heteróloga (eRIG, do inglês, *equine rabies immunoglobulin*): nomenclatura internacional
- Imunoglobulina humana antirrábica (IGHAR): nomenclatura nacional; imunoglobulina homóloga (hRIG, do inglês, *human rabies immunoglobulin*): nomenclatura internacional.

Quando indicada a imunização passiva (utilização de imunoglobulinas), deve ser utilizada nas doses:

- IGHAR: 20 UI/kg
- SAR: 40 UI/kg.

Ambas as imunoglobulinas são consideradas similares em relação a sua efetividade, mas têm dificuldades em relação a suprimento, custo e qualidade. Globalmente, cerca de 29,2 milhões de pessoas recebem profilaxia pós-exposição para raiva. A OMS estima que 99% dos acidentes de risco que teriam indicação para sua utilização não o fazem. Contudo, a OMS também registra que em áreas endêmicas para raiva, mesmo na ausência de imunoglobulinas, 99% dos indivíduos expostos a raiva que recebem cuidados locais com a ferida e profilaxia pós-exposição com vacinas quando indicado sobrevivem. Esses dados evidenciam a necessidade de uma triagem adequada nas situações de risco, com indicação precoce e adequada da profilaxia com vacinas e/ou imunoglobulinas.

Apesar de vacinas e imunoglobulinas para raiva serem classificadas como medicamentos essenciais na lista da OMS, ou seja, necessários para o sistema básico de saúde, a imunoglobulina tem tido descontinuidade no seu suprimento.

O suprimento limitado, a variabilidade das imunoglobulinas por serem policlonais – o que leva a concentrações diferentes de anticorpos neutralizantes específicos –, o custo associado a produtos derivados de sangue (no caso, a imunoglobulina homóloga) e questões éticas sobre utilização de animais (no caso, o cavalo para produção da heteróloga), apesar das técnicas avançadas de purificação para a imunoglobulina heteróloga, levaram ao desenvolvimento de anticorpos monoclonais que são eficazes, podem ser produzidos em larga escala, têm menor custo e são estáveis na sua composição. Isso reduz o risco de eventos adversos, sendo uma excelente alternativa para a imunização passiva para raiva, pois é possível selecionar anticorpos neutralizantes específicos para este fim. Contudo, ainda não se tornaram realidade na maior parte do mundo.

Em 1992, a OMS padronizou que, quando indicada, a maior quantidade possível da imunoglobulina deve ser infiltrada no local da lesão. Quando a lesão se localizar nos dedos, a administração deve ser cautelosa, utilizando uma agulha menor, lentamente, para não induzir síndrome compartimental. O restante da dose pode ser aplicado via intramuscular, em local diferente da aplicação da vacina. Contudo, a OMS salienta que a infiltração local é o procedimento mais importante, havendo tendência atual na literatura de não fazer a injeção fora do local da agressão. No Brasil, a orientação é fazer a infiltração da imunoglobulina no local da agressão e o restante do imunobiológico em outros locais por via intramuscular.

Com relação aos eventos adversos da imunoglobulina homóloga, dor no local da aplicação e febre são os mais comuns. A heteróloga, além dos eventos anteriores, pode levar com mais frequência à hipersensibilidade ou mesmo anafilaxia; contudo, teste de sensibilidade antes da aplicação tem valor preditivo baixo e não é indicado.

Quando indicadas, devem ser utilizadas nas doses referidas acima. A proteção oferecida pelas imunoglobulinas é sempre transitória.

Nas situações com indicação de fazer vacina e imunoglobulina, esta última não deve ser aplicada após a terceira dose do esquema de pós-exposição. Há evidência científica de que as três primeiras doses são essenciais para a proteção do indivíduo que sofreu agressão e, após esse período, com as três doses sendo realizadas nos dias recomendados (0, 3 e 7), o indivíduo já é capaz de produzir níveis elevados de anticorpos neutralizantes. Estes anticorpos são os responsáveis por neutralizar o vírus no local da aplicação. Por essa razão, a imunoglobulina antirrábica deve ser administrada, quando indicada, até e incluindo o sétimo dia do esquema vacinal de pós-exposição, na terceira dose, sendo a maior quantidade possível infiltrada na lesão para neutralizar os vírus inoculados na região anatômica da agressão. Após o sétimo dia, a imunoglobulina não é mais indicada, porque se presume que a resposta vacinal é suficiente para a proteção do indivíduo. Após a primeira dose, o sistema imune já começa a ser ativado. Os anticorpos da classe IgM produzidos inicialmente por linfócitos que não passaram pelo centro germinativo são transitórios, e a resposta imune robusta ocorre em geral em 7 a 14 dias. Isto não acontece só com a vacina de raiva: é uma resposta que acontece em outras situações de imunização ativa. A literatura mostra que após 7 a 10 dias os níveis de anticorpos neutralizantes são mais significativos no local da lesão, suficientes para a neutralização do vírus no local. Esse entendimento é essencial para que o profissional de saúde valorize a utilização correta das vacinas e/ou imunoglobulinas nas datas agendadas no esquema padronizado pela OMS.

A prevenção da raiva humana pode ser feita antes ou depois da exposição ao vírus rábico. Nessas situações, utiliza-se imunobiológicos, que de forma *ativa* e/ou *passiva*, induzem proteção para o indivíduo. Tanto as vacinas como as imunoglobulinas homólogas e heterólogas são disponibilizadas no Serviço Único de Saúde (SUS).

Há poucos produtores de vacina e imunoglobulina para raiva, o que tem acarretado muitas vezes dificuldade de suprimento desses imunobiológicos em diferentes regiões do mundo. As vacinas de raiva para uso humano são padronizadas de acordo com as estandardizações de produção de biológicos, seguindo as normas da OMS.

Profilaxia pré-exposição

Indicada para situações em que, pelo desenvolvimento da atividade laboral, o indivíduo está mais exposto a acidentes de risco para raiva. O esquema de profilaxia pré-exposição deve ser incentivado para todas as pessoas com risco de exposição ao vírus rábico. Nessa situação, como acontece em outros países, o MS desde 2014 tem incentivado a utilização de esquemas vacinais por via intradérmica, priorizando o atendimento em grupos, uma vez que essa situação é sempre eletiva, e o objetivo é otimizar os custos dos imunobiológicos. Contudo, se não houver pessoal técnico adequadamente treinado para aplicação via intradérmica, além do número mínimo de pessoas expostas (pelo menos duas), a intramuscular pode ser utilizada também na pré-exposição (Tabela 37.2). A profilaxia pré-exposição não elimina a necessidade de avaliação adequada após exposição de risco.

São grupos de risco para exposição à raiva e devem receber esquema pré-exposição:

- Médicos veterinários
- Estudantes de veterinária, zootécnica, biologia, agronomia, agrotécnica e áreas afins
- Biólogos
- Profissionais de laboratório de virologia e anatomia patológica para raiva

Tabela 37.2 Esquema de vacinação pré-exposição com vacina de cultivo celular (adaptado).

Nº de doses	Via de aplicação	Local anatômico da aplicação	Dias
Total: 2 doses Dose: 0,5 ou 1,0 mℓ – frasco inteiro, independentemente da apresentação	IM	Deltoide ou vasto lateral da coxa	0 e 7
Total: 4 doses Dose: 0,1 mℓ	ID	Inserção de músculo deltoide	2 doses no D0 e 2 doses no D7
Controle sorológico após 14 dias (2 a 4 semanas) da última dose, se indicado.			

IM: intramuscular; ID: intradérmica. (Adaptada WHO/CDC/MS NT nº 8/2022.)

- Pessoas que atuam na captura, contenção, manejo, coleta de amostras, vacinação, pesquisas, investigações ecoepidemiológicas, identificação e classificação de mamíferos domésticos (cão e gato) e/ou de produção (bovídeos, equídeos, caprinos, ovinos e suínos) e animais silvestres de vida livre ou de cativeiro, incluindo funcionário de zoológicos, espeleólogos, guias de ecoturismo, pescadores e outros profissionais que trabalham em áreas de risco
- Viajantes para áreas de risco e/ou remotas, com exposição em cavernas: considerar risco de exposição e acesso a vacina e imunoglobulina.

As vantagens do esquema pré-exposição são:

- Protege contra exposição inaparente
- Protege quando a pós-exposição é retardada
- Simplifica a terapia pós-exposição
- Elimina necessidade de imunização passiva nos indivíduos hígidos
- O número de doses na pós-exposição pode ser menor, na dependência do intervalo de tempo em que foi realizada a pré-exposição
- Desencadeia resposta imune secundária mais rápida (*booster*).

Profilaxia pós-exposição

Desde 2017 o MS atualizou o esquema de vacinação pós-exposição, oficializando o uso de apenas quatro em vez de cinco doses via intramuscular nos indivíduos hígidos. O Ministério também introduziu a possibilidade de utilizar doses múltiplas via intradérmica na situação de pós-exposição. Os esquemas de pré-exposição foram mantidos e já contemplavam tanto a via intradérmica como a intramuscular para a utilização da vacina. Detalhes dos referidos esquemas podem ser consultados na Nota Informativa nº 26-SEI/2017-CGPNI/DEVIT/SVS/MS, de 17 de julho de 2017, e nas Normas Técnicas de Profilaxia da Raiva Humana, de 2014 (Tabela 37.3). A redução do número de doses de cinco para quatro no esquema de pós-exposição já vinha sendo recomendado, desde 2010, pelo CDC e indicado pela OMS desde 2013.

Quando houver indicação de profilaxia pós-exposição, ela deve ser iniciada o mais precocemente possível – lembrando que o vírus é neurotrópico e precisa ser neutralizado ainda no local da lesão.

A conduta inicial é lavar bem o ferimento com água e sabão, pois o vírus da raiva é sensível a detergentes iônicos, como o sabão. Além disso, é preciso avaliar a necessidade de vacina para tétano e seguir outras recomendações dos guias de abordagem de mordidas de animais.

Em seguida, na avaliação da indicação de esquemas de profilaxia pós-exposição, o profissional de saúde deve levar em consideração a situação epidemiológica do local geográfico onde o acidente ocorreu, além de avaliar e caracterizar cuidadosamente, por meio da história clínica, o tipo de exposição superficial ou profunda, o local anatômico, a situação vacinal prévia para raiva, a condição de saúde de base, sobretudo investigando se há alguma situação de imunossupressão, a condição clínica do animal, se domiciliado ou não, se o tipo do animal permite observação do mesmo etc.

Na Nota Técnica nº 8/2022-CGZV/DEIDT/SVS/MS, chama a atenção que, nas situações de ferimento grave, em vez de iniciar o esquema de vacinação e observar o animal, como nas orientações anteriores, a conduta passa a ser observar esses animais sem iniciar esquema de vacinação e só então, se necessário, fazer o esquema vacinal.

Tabela 37.3 Esquema de vacinação pós-exposição com vacina de cultivo celular.

Nº de doses	Via de aplicação	Local anatômico da aplicação	Dias
Total: 4 doses Dose: 0,5 ou 1,0 mℓ, dependendo do fabricante	IM	Deltoide ou vasto lateral da coxa	0, 3, 7 e 14
Total: 8 doses Dose: 2 para cada dia do esquema – 0,1 mℓ	ID	Músculo deltoide	D0 – 2 doses D3 – 2 doses D7 – 2 doses D28 – 2 doses
Se o imunocomprometido não usar via ID, o esquema deve ter cinco doses de vacina, sempre por via IM.			

IM: intramuscular; ID: intradérmica. (Adaptada da Nota Informativa nº 26-SEI/2017-CGPNI/DEVIT/SVS/MS.)

Na visão da autora, este é um ponto de atenção importante, pois a situação da raiva canina e felina é bem diferente entre os estados, o que deve ser contextualizado na tomada de decisão nesta situação específica. Além disso, os resultados das vigilâncias epidemiológicas canina e felina são bem heterogêneos quando se compara o Norte/Nordeste com o Sul.

Com relação às indicações de profilaxia pós-exposição, a OMS categoriza didaticamente as exposições de risco em I, II e III, devendo ser consultadas na triagem para as indicações da profilaxia pós-exposição.

Na situação de agressões por mamíferos silvestres, como morcego de qualquer espécie, e outros animais, mesmo domiciliados, como micos, macacos, raposas, guaxinins, quatis, gambás, capivaras, cachorros-do-mato, felídeos selvagens e javalis, o acidente é sempre classificado como grave, havendo necessidade de, além dos cuidados locais com a lesão, utilizar vacinas e imunoglobulinas (SAR ou IGHAR), como referido na Nota Técnica nº 8/2022-CGZV/DEIDT/SVS/MS. No adentramento por morcego, a orientação é iniciar a vacina e gamaglobulina conforme "Quadro sobre profilaxia da raiva humana (cartaz)", indicado na "Bibliografia".

Com relação aos pacientes que faltam ao esquema aprazado originalmente, não há necessidade de reiniciar o esquema vacinal. Esse princípio se aplica a outras vacinas utilizadas na rotina de imunização. Não se perde a dose de vacina anterior, exceto em situações de transplante de células hematopoéticas (TCTH) ou situações muito especiais de imunodepressão. O esquema vacinal deve ser continuado, mantendo os intervalos das doses previamente programadas.

Mais comumente na situação de pós-exposição, a via utilizada é a intramuscular, pois, na maior parte dos casos, a exposição não ocorre de maneira simultânea, com várias pessoas sendo envolvidas, exceto nas agressões por morcego. Por essa razão, a via intradérmica em geral não é utilizada na pós-exposição, pois haveria desperdício de vacina, tendo em vista que a dose individual da via intradérmica é 0,1 mℓ, enquanto na intramuscular todo o conteúdo do frasco é utilizado. Portanto, é preciso que o serviço de saúde tenha demanda maior que dois indivíduos por dia para indicação de esquema pós-exposição para utilizar a via intradérmica e tenha pessoal técnico treinado para aplicar por essa via. Para condições de conservação, volume e local de aplicação, ver Tabela 37.1.

É importante lembrar que, na situação de pós-exposição, apenas cães e gatos são candidatos a observação durante o período de transmissibilidade, padronizado em 10 dias pela OMS e OPAS. Em poucos outros animais esse período é definido. Entre os silvestres e outros, o período de incubação não é bem estabelecido, e, por essa razão, observar não é a conduta adequada.

Em caso de dúvida, o profissional de saúde deve consultar não só a bibliografia, mas uma instituição de referência, além de discutir com colegas, lembrando que o trabalho multidisciplinar sempre agrega valor para o paciente e melhora a qualidade do atendimento. É importante ter clareza da situação para decidir qual a indicação adequada: vacina e/ou imunoglobulina. A decisão correta da indicação do esquema de profilaxia antirrábica tem um grande impacto nos custos dessa medida preventiva.

VACINAÇÃO EM SITUAÇÕES CLÍNICAS ESPECIAIS

Diante do aumento de pessoas com imunossupressão por uso de imunomoduladores ou por doenças, a profilaxia da raiva tanto pré como pós-exposição também pode ser necessária nessa população.

Na situação de imunossupressão por uso de corticoide, radiação, outros agentes e/ou doenças imunossupressoras, como linfomas, leucemia, neoplasias e imunodeficiência congênita, pode haver influência no desenvolvimento da resposta imune ativa às vacinas, e a sorologia controle é indicada. Nessas situações, a literatura recomenda em geral que o esquema de vacinação pós-exposição seja com cinco doses e sempre por via intramuscular.

Apesar de a literatura referir interferência dos antimaláricos na resposta imune à vacina da raiva, a OMS registra que, desde 1983, não há casos de raiva humana em pessoas que receberam profilaxia pós-exposição (PEP), com ou sem profilaxia pré-exposição (PrEP), e que estavam usando cloroquina ou hidroxicloroquina, indicando nessa situação a sorologia pós-vacinal para controle. Não há evidência de interferência com outras drogas antimaláricas, exceto cloroquina, apesar de as evidências não serem robustas.

Alguns autores consideram que pessoas vivendo com HIV/AIDS em uso adequado de antirretrovirais não seriam consideradas imunodeprimidas e responderiam bem ao esquema padrão da vacinação com quatro doses e/ou imunoglobulina se indicada. Outros autores recomendam que mesmo nessa situação o esquema padrão para PVHA seja com cinco doses, como é recomendado para outras situações de imunossupressão. A condição imunológica da PVHA deve ser avaliada individualmente.

Quando a imunossupressão for planejada, como transplante de órgãos sólidos, e houver indicação de vacina antirrábica pré-exposição, a vacina deve ser utilizada preferencialmente por via intramuscular e completada pelo menos 14 dias antes do transplante. Nessa situação, tanto na profilaxia pré quanto na pós-exposição, o controle sorológico deve ser realizado.

Em TCTH, a vacinação pré-exposição, se indicada, pode ser utilizada 6 a 12 meses após o transplante.

Na situação de pós-exposição em imunossuprimido, o esquema de cinco doses (0, 3, 7, 14 e 28 dias), de preferência por via intramuscular, deve ser utilizado sempre com o uso simultâneo, no primeiro dia, de imunoglobulina antirrábica humana, preferencialmente hRIG, mesmo que vacinado anteriormente. O controle sorológico deve ser realizado com 7 a 14 dias após completar o esquema de vacinação.

Com relação às gestantes, lactantes e crianças, os esquemas antirrábicos devem ser utilizados sempre que indicados, pois nessa população a vacina também é segura e eficaz.

Na situação de o indivíduo apresentar reação alérgica à vacina antirrábica de cultivo celular, está indicado a troca da vacina por outra que tenha um substrato diferente para o crescimento viral na sua preparação, a exemplo da vacina produzida com embrião de galinha.

CONTROLE SOROLÓGICO PÓS-VACINAL

Apesar de não haver correlato de proteção para a raiva, o melhor indicador de sobrevivência pós-exposição é um título de anticorpos > 0,5 UI/mℓ, que reflete a resposta imune ao vírus da raiva, quer seja por exposição, quer seja por vacinação. A sorologia deve ser realizada em laboratório de referência, seguindo os requerimentos regulatórios para os testes específicos.

O controle sorológico deve ser realizado sempre que possível e prioritariamente nas seguintes situações:

- Anual nos indivíduos com exposição de risco, evitando doses de vacina desnecessárias. Se sorologia < 0,5 UI/mℓ, fazer uma dose de reforço e nova sorologia após 14 dias
- A cada 6 meses em indivíduos de alto risco, como trabalhadores de laboratório de virologia e anatomia patológica para raiva e indivíduos que capturam morcegos. Se titulação < 0,5 UI/mℓ, mesma conduta
- Indivíduos imunocomprometidos, para avaliar necessidade de doses extras e/ou imunoglobulina
- Quando há desvio de esquema recomendado em situação de alto risco
- Se for exigência para transportar animal.

BIBLIOGRAFIA

Andrade J. Avaliação da resposta imune humoral a quatro esquemas de vacinação anti-rábica pré-exposição [dissertation]. Salvador: Curso de Pós-Graduação em Medicina, Universidade Federal da Bahia; 1997. 139 p.

Andrade J. Controvérsias na profilaxia pós-exposição à raiva: quando e como vacinar? In: Lima APB, Levi G, Kfouri R, editores. Controvérsias em imunizações 2014. São Paulo: Segmento Farma; 2015. p. 35-42.

Andrade J. Profilaxia da raiva: quando e como utilizar? In: Kfouri R, Levi G, editores. Controvérsias em imunizações 2020. São Paulo: Segmento Farma; 2021. p. 57-71.

Andrade J. Uso da vacina raiva por via intradérmica: alternativa eficiente? In: Kfouri R, Levi G, editores. Controvérsias em imunizações 2017. São Paulo: Segmento Farma; 2018. p. 118-122.

Boland TA, McGuone D, Jindal J, Rocha M, Cumming M, Rupprecht CE et al. Phylogenetic and Epidemiologic Evidence of Multiyear Incubation in Human Rabies. Ann Neurol. 2014;75:155-160.

Brown CM, DeMaria Jr A. Rabies immune globulin and vaccine. UpToDate [cited 2020 Nov 8]. Disponível em: https://www.uptodate.com/contents/rabies-immune-globulin-and-vaccine.

Brown CM, DeMaria A. When to use rabies prophylaxis [Internet]. Waltham (MA):UpToDate; 01 Jul 2021 [citado em 19 Julho 2022]. Available from: https://www.uptodate.com/contents/when-to-use-rabies-prophylaxis?search=prophilaxys%20rabies&source=search_result&selectedTitle=1~34&usage_type=default&display_rank=1#H19.

Brunker K, Mollentze N. Rabies virus. Trends Microbiol. 2018;26(10):886-887.

Casos de raiva humana Brasil. Brasília: Ministério da Saúde; 2021 [cited 2022 Mar 3]. Disponível em: https://www.gov.br/saude/pt-br/media/pdf/2021/novembro/26/tabela-1_2021.pdf Tabela 1.

Centers for Disease Control and Prevention. Use of a reduced (4-Dose) Vaccine Schedule for Pos exposure Prophylaxis to Prevent Human Rabies: Recommendations of Advisory Committee on Immunization Practices. MMWR. 2010;59(RR-2).

Engelke L, Winter G, Hook S, Engert J. Recent insights into cutaneous immunization: How to vaccinate via the skin. Vaccine. 2015;33(37):4663-4674.

Fooks A, Banyard AC, Ertl HCJ. New human rabies vaccines in the pipeline. Vaccine. 2019;37:A140-A145.

Gautret P, Parola P. Rabies pre travel vaccination. Curr Opin Infect Dis. 2012:25(5):500-506.

Guo Y, Duan M, Wang X, Gao J, Guan Z, Zhang M. Early events in rabies virus infection: Attachment, entry, and intracellular trafficking. Virus Res. 2019;263:217-225.

Hemachudha T, Ugolini G, Wacharapluesadee S, Sungkarat W, Shuangshoti S, Laothamatas J. Human rabies: neuropathogenesis, diagnosis and management. Lancet Neurol. 2013;12(5):498-513.

Ives A, Dieuzy-Labauye I, Abela-Ridder B. Global characteristics of the rabies biologics Market in 2017. Vaccine. 2019;37:A73-A76.

Jackson AC. Bat Rabies Virus Variants Causing Human Rabies. J Pediatr Infect Dis. 2008;25(6):570.

Jerrard DA. The Use of Rabies Immune Globulin By Emergency Physicians. J Emerg Med. 2014:27(1):15-19.

Manning SE, Rupprecht CE, Fishbein D, Hanlon CA, Lumlertdacha B, Guerra M et al. Human Rabies Prevention – United States, 2008: Recommendations of the Advisory Committee on Immunization Practices. MMWR. 2008;57(RR-3):1-26,28.

Marston DA, Banyard AC, McElhinney LM, Freuling CM, Finke S, Lamballerie X et al. The lyssavirus host-specificity conundrum – rabies virus – the exception not the rule. Curr Opin Virol. 2018;28:68-73.

Mattner F, Bitz F, Goedecke M, Viertel A, Kuhn S, Gastmeier P et al. Adverse Effects of Rabies Pre- and Post exposure Prophylaxis in 290 Health-Care-Workers Exposed to a Rabies Infected Organ Donor or Transplant Recipients. Infection. 2007;35(4):219-224.

Menozzi BD, Oliveira RN, Paiz LM, Richini-Pereira VB, Langoni H. Antigenic and genotypic characterization of rabies virus isolated from bats (Mammalia: Chiroptera) from municipalities in São Paulo State, Southeastern Brazil. Arch Virol. 2017;162:1201-1209.

Ministério da Saúde (BR). Secretaria de Vigilância em Saúde. Departamento de Vigilância Epidemiológica. Normas Técnicas de Profilaxia da Raiva Humana. Brasília: Ministério da Saúde; 2014.

Ministério da Saúde (BR). Secretaria de Vigilância em Saúde. Departamento de Vigilância Epidemiológica. Protocolo de tratamento da raiva humana no Brasil. Brasília: Ministério da Saúde; 2011 [cited 2022 Mar 15]. Disponível em: https://bvsms.saude.gov.br/bvs/publicacoes/protocolo_tratamento_raiva_humana.pdf.

Ministério da Saúde (BR). Secretaria de Vigilância em Saúde. Departamento de Imunização e Doenças Transmissíveis. Coordenação-Geral de Vigilância de Zoonoses e Doenças de Transmissão Vetorial. Tabela 1: Casos de Raiva Humana por Região Administrativa e Unidades Federadas no período de 2010 a 2021. Brasília: Ministério da Saúde; 2021.

Ministério da Saúde (BR). Secretaria de Vigilância em Saúde. Departamento de Vigilância Epidemiológica. Nota Informativa nº 26-SEI/MS – 0075874/2017-CGPNI/DEVIT/SVS/MS de 17 de julho de 2017. Brasília: Ministério da Saúde; 2017.

Ministério da Saúde (BR). Secretaria de Vigilância em Saúde. Departamento de Imunização e Doenças Transmissíveis. Coordenação-Geral de Vigilância de Zoonoses e Doenças de Transmissão Vetorial.

Ministério da Saúde (BR). Secretaria de Vigilância em Saúde. Esquemas para profilaxia da raiva humana com vacina de *cultivo celular*. Brasília: Ministério da Saúde; 2010 [cited 2020 Nov 8]. Disponível em: https://bvsms.saude.gov.br/bvs/folder/esquema_profilaxia_raiva_humana.pdf.

Ministério da Saúde. Secretaria de Vigilância em Saúde. Departamento de Vigilância Epidemiológica. Nota Técnica nº 8/2022- CGZV/DEIDT/SVS/MS. Brasília: Ministério da Saúde; 2022 [cited 2022 Jul 13]. Disponível em: https://www.gov.br/saude/pt-br/assuntos/saude-de-a-a-z/r/raiva/imagens/nota-tecnica-n-8_2022-cgzv_deidt_svs_ms.pdf/view#:cercade:text=Informa%20sobre%20atualiza%C3%A7%C3%B5es%20no%20 Protocolo,da%20raiva%20 humana%20no%20Brasil.

Ministério da Saúde. Secretaria de Vigilância em Saúde. Profilaxia da raiva humana [poster on the Internet]. Brasília: Ministério da Saúde; 2022 [cited 2022 Jul 24]. Disponível em: https://www.gov.br/saude/pt-br/centrais-de-conteudo/publicacoes/publicacoes-svs/raiva/profilaxia-da-raiva-humana-cartaz/view.

O'Brien KL, Nolan T; SAGE WG on Rabies. The WHO position on rabies immunization – 2018 updates. Vaccine. 2019;37 Suppl 1(Suppl1):A85-A87.

Public Health Agency of Canada. Rabies vaccine: Canadian Immunization Guide[cited 2022 Mar 13]. Disponível em: https://www.canada.ca/en/public-health/services/publications/healthy-living/canadian-immunization-guide-part-4-active-vaccines/page-18-rabies-vaccine.html#p4 c17t2.

Reichman MLAB, Pinto HBF, Nunes VFP. Vacinação contra cães e gatos. São Paulo: Instituto Pasteur; 1999. 32 p.

Rodriguez-Romo R, Morales-Buenrostro LE, Lecuona L, Escalante-Santillán N, Velasco-Villa A, Kuzmin I et al. Immune response after rabies vaccine in a kidney transplant recipient. Transpl Infect Dis. 2011:13:492-495.

Rodriguez-Romo R, Morales-Buenrostro LE, Lecuona L, Escalante-Santillán N, Velasco-Villa A, Kuzmin I et al. Immune response after rabies vaccine in a kidney transplant recipient. Transpl Infect Dis. 2011;13(5):492-495.

Rosa EST, Kotait I, Barbosa TFS, Carrieri ML, Brandão PE, Pinheiro AS et al. Bat-transmitted Human Rabies Outbreaks, Brazilian Amazon. Emerg Infect Dis. 2006;12(8):1197-1202.

Rupprecht C, Briggs D, Brown CM, Franka R, Katz SL, Kerr HD et al. Evidence for 4-dose vaccine schedule for human rabies pos-exposure prophylaxis in previously non-vaccinated individuals. Vaccine. 2009;27:7141-7148.

Secretaria da Saúde do Estado de São Paulo. Instituto Pasteur São Paulo. Norma Técnica De Profilaxia Da Raiva Humana [cited 2022 Mar 30]. Disponível em: https://www.saude.sp.gov.br/resources/instituto-pasteur/pdf/nota-tecnica-2016/profilaxiadaraivahumana-normatecnicaatualizadaemjulhode2021.pdf.

Secretaria de Estado de Saúde do Rio de Janeiro. Alerta Raiva Humana nº 001/2020. Medidas de prevenção da raiva humana dirigida à população do estado do Rio de Janeiro. Disponível em: http://www.riocomsaude.rj.gov.br/Publico/MostrarArquivo.aspx?C=D2Zql3xc1S8%3D#:~:text=Com%20base%20em%20comunicados%20do,%2C%20porco%2C%20etc.

Sparrow E, Torvaldsen S, Newall AT, Wood JG, Sheikh M, Kieny MP et al. Recent advances in the development of monoclonal antibodies for rabies post exposure prophylaxis: A review of the current status of the clinical development pipeline. Vaccine. 2019;37:A132-A139.

Suwansrinon K, Jaijaroensup W, Wilde H, Sitprija V. Is Injecting a Finger With Rabies Immunoglobulin Dangerous? Am J Trop Med Hyg. 2006;75(2):363-364.

Uwanyiligira M, Landry P, Genton B, Valliere S. Rabies Postexposure Prophylaxis in Routine Practice in View of the New Center for Disease Control and Prevention and World Health Organization Recommendations. Clin Infect Dis. 2012;55(2):201-205.

Wada MY. Avaliação da Profilaxia Anti-Rábica Humana Pós-Exposição no Brasil [master's thesis]. Salvador: Programa de Pós-Graduação em Saúde Coletiva, Universidade Federal da Bahia; 2007. 29 p.

Wilde H. Failures of post-exposure rabies prophylaxis. Vaccine. 2007;25:7605-7609.

World Health Organization. Rabies Vaccine: WHO position paper. WER. 2018;16(93):201-220.

World Health Organization. Rabies vaccines and immunoglobulins: WHO position [Internet]. Geneva: WHO; 2018 [cited 2022 Mar 23]. Disponível em: https://www.who.int/publications/i/item/WHO-CDS-NTD-NZD-2018.04.

World Health Organization. Rabies. Geneva: WHO; 2021 [cited 2020 Nov 8]. Disponível em: https://www.who.int/news-room/fact-sheets/detail/rabies#:~:text=Rabies%20is%20a%20vaccine%2Dpreventable,and%20prevention%20of%20dog%20bites.

World Health Organization. Report of the WHO collaborative study to calibrate a candidate replacement for the Fifth International Standard for rabies vaccine. Geneva: WHO; 2008 [cited 2022 Mar 30]. Disponível em: http://apps.who.int/iris/bitstream/10665/70593/1/WHO_BS_08.2087_eng.pdf.

World Health Organization. United Against Rabies collaboration: First annual progress report. Global strategic plan to end human deaths from dog-mediated rabies by 2030. Geneva: WHO; 2019 [cited 2022 Mar 23]. Disponível em: https://www.who.int/publications/i/item/WHO-CDS-NTD-NZD-2019.04.

World Health Organization. WHO Expert Consultation on Rabies, third report. Geneva: WHO; 2018 [cited 2022 Mar 24]. Disponível em: https://apps.who.int/iris/handle/10665/272364.

World Health Organization. WHO Expert Consultation on Rabies: WHO TRS nº 1012. Geneva: WHO; 2018. Disponível em: https://www.who.int/publications/i/item/WHO-TRS-1012.

World Health Organization. WHO Immunological Basis for immunization Series. Modulo 17: Rabies [Internet]. Geneva: WHO; 2017 [cited 2019 Jun 13]. Disponível em: https://www.who.int/publications/i/item/9789241513371.

Wyatt J. Rabies. Update on a Global Disease. J Ped Infect Dis. 2007;26(4):351-352.

38

Rotavírus

Lessandra Michelin • Marco Aurélio Palazzi Sáfadi

DADOS EPIDEMIOLÓGICOS

O rotavírus, na era pré-vacinal, era reconhecido no mundo como o principal agente etiológico da gastrenterite aguda (GEA) grave em lactentes e crianças pequenas. Estudos de coortes acompanhadas desde o nascimento identificaram que praticamente todas as crianças antes de completar 5 anos apresentavam evidências de já terem sido expostas ao vírus. Mesmo em locais desenvolvidos, com boas condições sanitárias e de higiene, o rotavírus foi identificado como o mais importante patógeno causador de hospitalização por gastrenterite em crianças pequenas. Dados do período que precedeu a introdução das vacinas de rotavírus em programas de imunização rotineira de lactentes estimaram que ocorria, anualmente, um total de 125 milhões de casos de gastrenterite pelo rotavírus (GE-RV), resultando em cerca de 2 milhões de internações e 600 mil óbitos. A maioria destas mortes ocorre em países e locais cujos serviços médicos são de difícil acesso à população, em particular na África e na Ásia.

No Brasil, antes da introdução rotineira da vacinação, estimava-se que a GE-RV era responsável por aproximadamente 3 milhões de episódios de gastrenterite, mais de 90 mil hospitalizações e 850 mortes em crianças menores de 5 anos.

Diversas vacinas orais de vírus vivos atenuados foram pré-qualificadas pela Organização Mundial da Saúde (OMS) e implementadas em mais de 100 países, contribuindo para uma redução substancial nas hospitalizações e mortes associadas à GE-RV. A despeito do sucesso desses programas, o rotavírus ainda é responsável por relevante morbidade e mortalidade associadas à diarreia globalmente. Entre os anos de 2013 e 2017, estima-se que 122 mil a 215 mil crianças morreram anualmente pela doença, representando um declínio de 59 a 77% desde 2000.

ETIOLOGIA

Os rotavírus pertencem à família Reoviridae, com um único gênero *Rotavirus*. As partículas virais medem cerca de 70 nm de diâmetro, com simetria icosaédrica e não envelopadas. O rotavírus é composto de três camadas proteicas concêntricas (Figura 38.1): *core* viral (camada interna do capsídio), constituído pelas proteínas estruturais VP1, VP2 e VP3; capsídio interno (camada que circunda o *core*), constituído pela proteína VP6, a mais representativa proteína estrutural do vírus e que serve de base para a classificação do rotavírus em distintos grupos antigênicos (A-H); e capsídio externo (camada que circunda o capsídio interno), constituído por duas proteínas estruturais, a proteína VP4, que corresponde às espículas da partícula viral e define os sorotipos e os genótipos P, e a glicoproteína VP7, que define os sorotipos e os genótipos G.

Os vírus do grupo A destacam-se pela sua importância epidemiológica e respondem pela maioria dos casos de GE-RV no mundo. As proteínas de superfície são as principais responsáveis pela indução de anticorpos neutralizantes

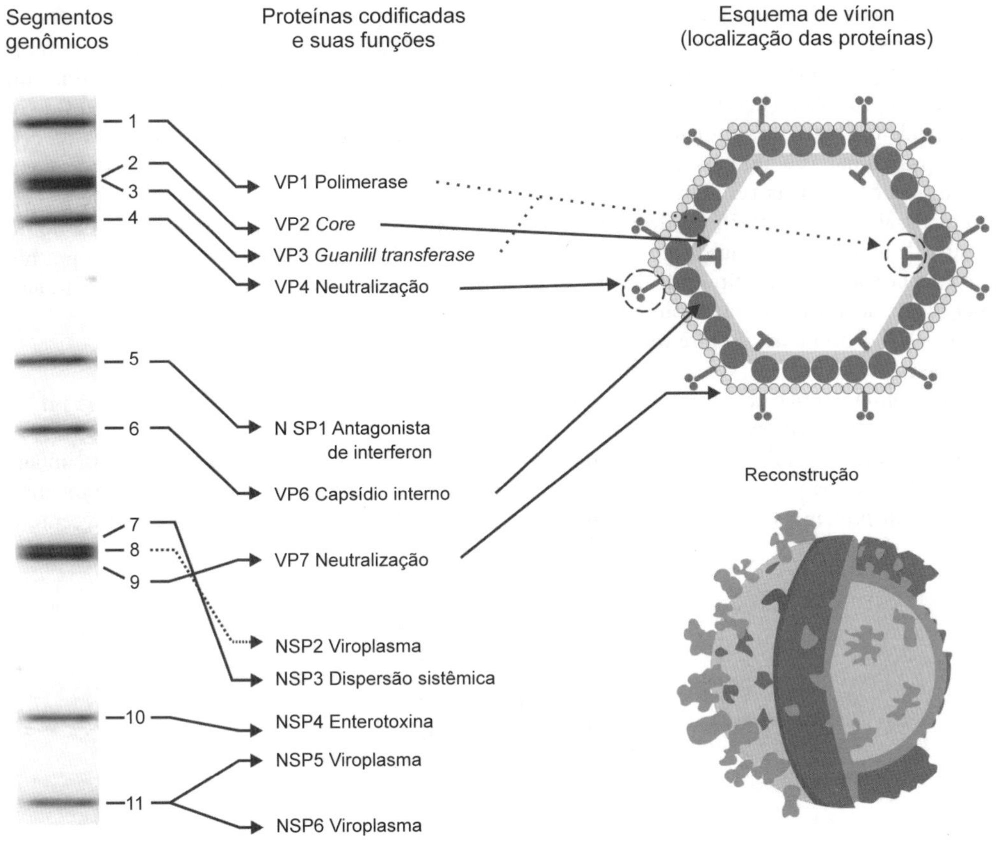

Figura 38.1 Eletroforese em gel de poliacrilamida do dsRNA (do inglês, *double-stranded RNA*) segmentado do rotavírus (*esquerda*) e as proteínas codificadas por esses genes e suas funções (*centro*). Partícula de rotavírus representada esquematicamente (*direita, superior*). Partícula de rotavírus e sua estrutura determinada por eletromicroscopia associada ao processamento da imagem por computador (*direita, inferior*). (Adaptada de Greenberg e Estes, 2009.)

protetores e são denominadas VP4 e VP7. A nomenclatura binária classifica o rotavírus em diferentes genótipos de acordo com as suas especificações antigênicas, tanto de VP7 (utilizam a letra G, de "glicoproteína") quanto de VP4 (utilizam a letra P, por ser uma proteína sensível a proteases).

Até o momento, 36 tipos G e 51 tipos P foram descritos em diferentes estudos de vigilância em humanos e animais ao redor do mundo. Mais recentemente, o sistema binário de tipagem foi substituído por um sistema de tipagem de 11 genes (WGS, do inglês, *whole genome sequencing*). Diversas espécies de animais, como primatas e bovinos, são suscetíveis à infecção por rotavírus, mas as cepas de origem animal são diferentes das cepas que infectam humanos. Na espécie humana, os rotavírus mais encontrados são os do grupo com os seguintes sorotipos: genótipo P1A associado aos sorotipos G1, G3, G4, G9 e G12; genótipo P1B associado ao sorotipo G2; e genótipo P2 associado aos sorotipos G9 e G12. Três constelações de genótipos foram descritas para os rotavírus humanos: Wa-like (genogrupo 1; G1/3/4/9/12-P[8]-I1-R1-C1-M1-A1-N1-T1-E1-H1), DS-1-like (genogrupo 2; G2-P[4]-I2-R2-C2-M2-A2-N2-T2-E2-H2) e AU-1-like (genogrupo 3; G3-P[9]-I3-R3-C3-M3-A3-N3-T3-E3-H3). Os genótipos AU-1-like são relatados com pouca frequência.

Quando infecções mistas causadas por distintas cepas de rotavírus ocorrem na natureza ou em condições programadas em laboratório, os segmentos genômicos podem reagrupar-se de maneira independente, resultando em novas cepas de linhagem mista (Figura 38.2). Da mesma forma, podem ocorrer reagrupamentos naturais entre cepas humanas e animais. A diversidade e a evolução do rotavírus resultam de rearranjos genômicos, alterações antigênicas decorrentes do acúmulo de mutações pontuais (*genetic drift*) durante a replicação do RNA viral e de desvios antigênicos (*genetic shift*) por reagrupamento de segmentos RNA genômicos durante infecção mista em uma única célula. Os vírus originados por rearranjo genômico não representam um potencial risco significativo de saúde pública, pois esses rearranjos ocorrem geralmente em genes que codificam proteínas não estruturais (NSP, do inglês, *nonstructural protein*). O acúmulo de mutações pontuais pode resultar em cepas mutantes com capacidade de originar surtos e epidemias em populações *naive* imunologicamente, assim como as cepas híbridas de rotavírus resultantes de reagrupamento com proteínas adquiridas de cepas animais e humanas. A transmissão de rotavírus entre espécies é frequente e, apesar de as cepas animais replicarem de maneira limitada no hospedeiro humano, elas podem adquirir – por meio de rearranjo com uma cepa humana – vantagens de replicação e de transmissibilidade.

TRANSMISSÃO E FISIOPATOGENIA

Os rotavírus são considerados de alta contagiosidade, e o modo predominante de transmissão é a via fecal-oral. O rotavírus está presente em

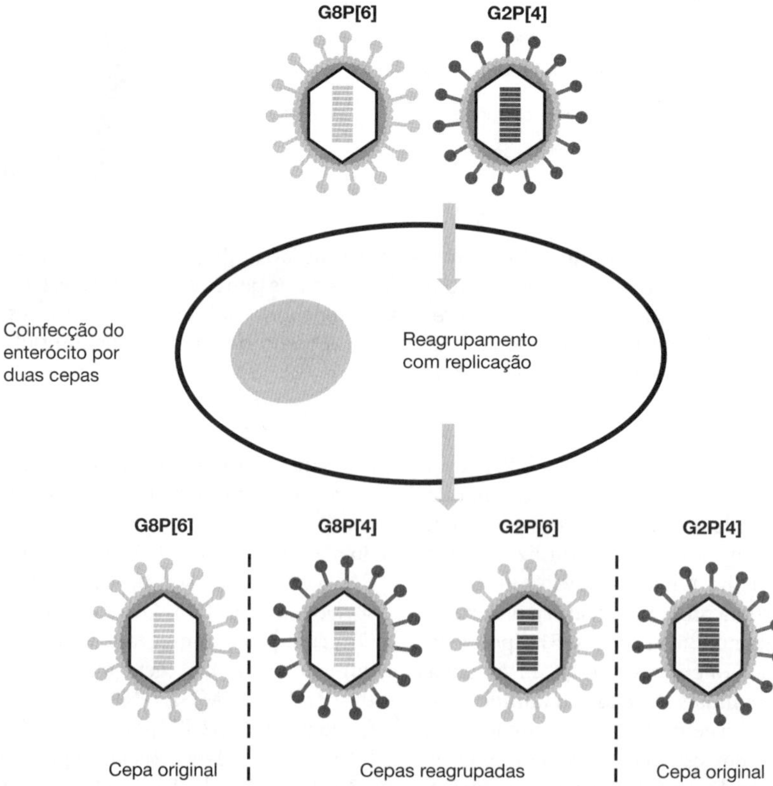

Figura 38.2 Exemplo de reagrupamento entre cepa humana de rotavírus (G2 P[4]) e cepa de rotavírus animal (G8 P[6]), em que a cepa animal adquire o gene responsável pela codificação da proteína VP4 (P[4]) do rotavírus humano, e o rotavírus humano adquire o gene que codifica a proteína VP4 (P[6]) da cepa animal.

elevados títulos (> 10^{12} partículas/grama) nas fezes e vômito de pacientes infectados, desde pouco antes do início dos sintomas, podendo persistir por até 10 a 15 dias depois. É possível identificar a presença de rotavírus em brinquedos e outros objetos em creches e berçários, indicando que os fômites têm papel importante na transmissão da doença. Admite-se também que a transmissão respiratória exista, sem que isso signifique multiplicação viral no sistema respiratório.

Após a ingestão do rotavírus, ocorre a infecção dos enterócitos na extremidade das vilosidades do intestino delgado. As partículas virais replicam no citoplasma da célula e são disseminadas, provocando danos na célula e interferindo na absorção de fluidos e nutrientes. A replicação do rotavírus é restrita a células epiteliais vilosas na superfície da mucosa do intestino delgado, indo da porção proximal à distal. Isso resulta em anormalidade absortiva associada a uma migração acelerada de células epiteliais imaturas em direção à ponta vilosa. Como não ocorrem alterações inflamatórias na lâmina própria, nas placas de Peyer ou na superfície da mucosa intestinal, é improvável que o dano às células epiteliais intestinais seja mediado pela resposta imune do hospedeiro.

A fisiopatologia da diarreia induzida por rotavírus é multifatorial. Os dois principais mecanismos são o secretor e o osmótico. A diarreia osmótica resulta da má absorção secundária a lesão de enterócitos ou diminuição da função absortiva epitelial, e a diarreia secretora resulta da atividade da enterotoxina NSP4 codificada pelo vírus e da ativação do sistema nervoso entérico. Além da perda de células absortivas nas vilosidades e da proliferação de células secretoras da cripta, a infecção por rotavírus e a presença de NSP4 medeiam a inibição do soluto de sódio ($Na+$) e sistemas de cotransporte envolvidos na reabsorção de fluidos. A NSP4 é uma enterotoxina viral que aumenta os níveis citoplasmáticos de cálcio, resultando na ativação de canais de cloreto dependentes de cálcio, que leva à secreção excessiva de íons de cloreto e água, provocando diarreia secretora. Além disso, a NSP4 pode causar ruptura de junções apertadas entre enterócitos e alterar a permeabilidade paracelular, além de ativar secreção de 5-hidroxitriptamina (5-HT), levando a motilidade intestinal alterada e ativando nervos vagais associados a náuseas e vômitos.

Sabe-se hoje que existe uma viremia associada ao rotavírus, com detecção de antígenos e RNA viral no sangue. Crianças com antigenemia apresentam formas mais sintomáticas da doença, não havendo a associação de antigenemia com manifestações extraintestinais.

QUADRO CLÍNICO E TRATAMENTO

Após o período de incubação de 1 a 3 dias, iniciam os sintomas. O quadro clínico é caracterizado pelo início súbito de febre acompanhada de diarreia aquosa e vômitos. A maioria dos quadros é leve, mas aproximadamente 1% das crianças infectadas apresenta desidratação grave. A febre e vômitos em geral persistem por 2 a 3 dias, e a diarreia por 4 a 7 dias, mas a doença pode se prolongar por 2 a 3 semanas. A mortalidade relacionada à doença está diretamente relacionada à dificuldade de acesso oportuno aos serviços de saúde para reidratação. Exposições repetidas ao rotavírus ocorrem ao longo da vida, mas após a infecção ou a vacinação na primeira infância, a maioria das infecções são leves ou assintomáticas.

A doença associada ao rotavírus não é distinguível clinicamente das resultantes de outros vírus entéricos. O diagnóstico basicamente é clínico, mas quadros graves necessitam de confirmação diagnóstica laboratorial. Uma metodologia muito utilizada é o ensaio imunoenzimático (ELISA, do inglês, *enzyme-linked immunosorbent assay*), que usa anticorpo policlonal ou monoclonal em preparações dirigidas contra o antígeno interno conservado da proteína do capsídio VP6, sendo tão sensível quanto a microscopia eletrônica. Testes rápidos, como a aglutinação em látex e o teste imunocromatográfico, são simples de usar e funcionam como alternativas com boa sensibilidade e especificidade. As técnicas baseadas em reação em cadeia de polimerase (PCR), como RT-PCR, qPCR e PCR em tempo real, que detectam RNA na amostra clínica, são métodos mais sensíveis do que as plataformas de detecção de antígenos, mas, até o momento, permanecem principalmente como uma ferramenta de pesquisa e de informação epidemiológica.

Não há tratamento específico para rotavírus, nem mesmo indicação de uso de antivirais. Diversos medicamentos foram testados, alguns ainda em investigação, porém até o momento nenhum deles demostrou evidências convincentes de eficácia clínica. Assim como em outras diarreias infantis, os pilares do tratamento são a reposição de líquidos, para prevenir ou tratar a desidratação, e o tratamento com zinco, que reduz a duração e a gravidade dos episódios de diarreia, o volume das fezes e a necessidade de cuidados médicos avançados. Deve ser mantida alimentação durante o manejo sintomático, com ênfase para o aleitamento materno.

IMUNIDADE

A primeira infecção por rotavírus resulta em rápida resposta imune, produzindo anticorpos séricos (imunoglobulina G [IgG] e A [IgA]) e secretórios de mucosa. A infecção primária não confere imunidade contra a reinfecção, mas protege contra o desenvolvimento de formas clínicas significativamente sintomáticas na nova infecção. A história natural da infecção pelo rotavírus foi detalhada em um clássico estudo realizado no México, que acompanhou uma coorte de 200 crianças desde o nascimento até os 2 anos. Os autores puderam demonstrar que, nessa idade, 96% das crianças já tinham apresentado infecção pelo rotavírus. Após a primeira infecção, 38% dos indivíduos ficaram protegidos contra infecções subsequentes pelo rotavírus, 77% ficaram protegidos contra gastrenterite subsequente e 87% ficaram protegidos contra formas graves de GE-RV. A primeira infecção gera resposta homotípica, predominantemente sorotipo-específico, e as infecções subsequentes, mesmo que causadas pelo mesmo sorotipo, geram resposta imune mais ampla, heterotípica, com proteção cruzada para outros sorotipos, conferindo maior grau de proteção contra a GE-RV.

Anos após a publicação desse clássico estudo, outro estudo, realizado com uma coorte de 373 crianças na Índia acompanhadas por 3 anos, mostrou resultados diversos, com proteção de apenas 79% contra gastrenterite moderada ou grave após três infecções por rotavírus, não sendo possível a comprovação da presença de indução de proteção homotípica após a infecção inicial. Esses resultados, obtidos em um país de condições peculiares como a Índia, mostram que a infecção ocorre precocemente (com 6 meses de vida, mais de 50% das crianças já tinham evidência de infecção) e que o grau de proteção contra gastrenterite é menor do que o sugerido em estudos prévios, trazendo importantes implicações práticas nas futuras estratégias de prevenção da doença.

Considera-se que a proteção imune contra o rotavírus é multifatorial, havendo participação combinada de anticorpos secretórios, séricos e de imunidade celular. Apesar de alguns estudos associarem a presença de anticorpos séricos contra VP7 (antígenos G) e VP4 (antígenos P) à proteção, ainda não foram claramente estabelecidos os correlatos imunes de proteção contra infecção e doença pelo rotavírus.

É possível afirmar que praticamente todas as crianças são infectadas até os 3 anos, sendo o pico de incidência entre os 4 e os 24 meses. Nos primeiros 2 ou 3 meses, as infecções são, em geral, menos sintomáticas, assim como nas crianças mais velhas. O aleitamento materno não tem capacidade de prevenir a infecção, mas pode estar associado a formas mais leves da doença. Em pacientes imunocomprometidos, a infecção por rotavírus não está regularmente associada a diarreia grave ou doença sistêmica, embora a disseminação do vírus possa ser prolongada.

PREVENÇÃO

Em 1998, foi licenciada a primeira vacina contra o rotavírus (RRV-TV, internacionalmente conhecida por Rotashield®), produzida pelo laboratório Wyeth. A vacina era tetravalente e constituída de três cepas de vírus vivos atenuados símio-humanos, com expressão dos tipos G humanos (G1, G2 e G4) e a própria cepa símia G3, que apresentava elevada similaridade antigênica com o G3 humano. A vacina revelou-se imunogênica nos estudos clínicos, com eficácia de 57 a 90% para proteção das formas graves de infecção por rotavírus. Após seu licenciamento e uso em larga escala nos EUA, com mais de 1 milhão de doses aplicadas, o Centers for Disease Control and Prevention (CDC) identificou aumento no risco de intussuscepção nos primeiros 14 dias após a primeira (cerca de 20 vezes) e a segunda dose (cerca de 5 vezes) da vacina. O risco de intussuscepção foi estimado em 1 caso para cada 10 mil lactentes vacinados com a RRV-TV. Esse risco, aparentemente, mostrou-se maior quando a primeira dose era dada após os 3 meses da criança.

Em 1999, a vacina foi voluntariamente retirada do mercado pelo fabricante. Os casos de intussuscepção relacionados à vacina nos lactentes que receberam a RRV-TV parecem ter sido desencadeados pelas características de elevada replicação da cepa símia no intestino delgado, mas permanece ainda incerto o exato mecanismo responsável.

Em 2006, foram publicados os resultados dos estudos clínicos principais de larga escala com duas novas vacinas, que demonstraram segurança, ausência de risco de intussuscepção da mesma magnitude que a observada com a vacina RRV-TV e comprovada eficácia em prevenir formas graves de infecção por rotavírus, permitindo que ambas as vacinas (RotaTeq® e Rotarix®) fossem licenciadas. Em 2018, duas vacinas adicionais foram pré-qualificadas pela OMS: Rotavac® (Bharat Biotech International Ltd, Índia) e Rotasil® (Serum Institute of India, Índia). Estas últimas, como não estão licenciadas para uso no Brasil, não são discutidas neste capítulo.

Vacina pentavalente bovino-humana

Internacionalmente conhecida por RotaTeq®, do laboratório Merck Sharp & Dohme (MSD), é uma vacina oral de reagrupamento genético bovino-humano, contendo cinco cepas, cada uma expressando uma diferente proteína viral de origem humana (VP7 - G1, G2, G3 e G4; ou VP4 - P[8]), em um arcabouço da cepa de origem bovina naturalmente atenuada (WC3 - G6 P7[5]).

Eficácia

Esses cinco sorotipos respondem por 75% das cepas de rotavírus isoladas em todo o mundo, embora a prevalência de cada sorotipo possa variar de uma região para outra. Estudos clínicos com a vacina envolveram mais de 70 mil lactentes, e os resultados demonstraram eficácia de 74% (intervalo de confiança [IC] 95%: 66,8 a 79,9%) para proteção contra GEA pelos rotavírus G1-G4 de qualquer gravidade e de 98% (IC 95%: 88,3 a 100%) para proteção contra formas graves de infecção por rotavírus no seguimento de 1 ano. A vacina reduziu o número de consultas médicas ambulatoriais por GEA causada pelos rotavírus G1-G4 em 86% (IC 95%: 73,9 a 92,5%).

Eventos adversos

Não foi observado aumento de risco de intussuscepção nos primeiros 42 dias após qualquer uma das doses da vacina nos lactentes vacinados (risco relativo [RR]: 1,6; IC 95%: 0, 4 a 6, 4%). No seguimento de 1 ano após cada dose da vacina, foram observados 12 casos de intussuscepção no grupo que recebeu a vacina e 15 casos no grupo que recebeu placebo (RR: 0,8; IC 95%: 0,3 a 1,8%). Não foram observadas diferenças significativas na incidência de febre e irritabilidade entre os dois grupos, havendo um discreto aumento na incidência de diarreia leve e vômitos no grupo que recebeu a vacina. Eventos adversos considerados graves não foram associados a qualquer dose da vacina.

Posologia

A vacina é administrada por via oral, em preparação líquida, pronta para o uso, em três doses (aos 2, 4 e 6 meses). Pode ser administrada concomitantemente às demais vacinas do calendário da infância, inclusive com a vacina de pólio oral (VOP). Um estudo que comparou a imunogenicidade da vacina pentavalente bovino-humana, quando administrada junto à VOP ou com 8 a 10 semanas de intervalo entre elas, observou que a administração concomitante das vacinas não interferiu na resposta imune aos três poliovírus (1, 2 e 3), havendo uma tendência de menores concentrações de IgA para o rotavírus no grupo que recebeu as vacinas na mesma visita. Apesar das menores concentrações, observou-se aumento de pelo menos 3 vezes nos títulos de anticorpos em 93% dos lactentes vacinados, contemplando a definição de não inferioridade da resposta em relação ao grupo que recebeu as vacinas com intervalo de 8 a 10 semanas.

Considerações

O aleitamento materno não altera a eficácia da vacina, não havendo restrições em relação ao aleitamento e à alimentação dos lactentes vacinados. A vacina mostrou um adequado perfil de tolerabilidade e eficácia para a redução de hospitalizações e consultas ao serviço de emergência em lactentes prematuros vacinados, permitindo que ela seja utilizada tanto em prematuros quanto em lactentes nascidos a termo.

Vacina monovalente de cepa humana

Internacionalmente conhecida por Rotarix® e fabricada pelo laboratório GlaxoSmithKline (GSK), é constituída de uma cepa P1A[8]G1 de rotavírus humano atenuada por passagens em cultivo celular. Apesar de expressar apenas uma cepa, o compartilhamento de alguns epítopos protetores comuns a outras cepas propicia a possibilidade de proteção cruzada contra outros sorotipos. Um dos racionais da vacinação para rotavírus é que ela não só provoca uma resposta imune contra o sorotipo da vacina, mas também contra sorotipos heterólogos.

Eficácia

Os resultados do estudo multicêntrico, que envolveu mais de 60 mil lactentes, demonstraram que a vacina apresentou adequado perfil de reatogenicidade e não se associou a risco de intussuscepção nos primeiros 30 dias após a administração das duas doses da vacina (RR: 0,85; IC 95%: 0,3 a 2,4%), propiciando eficácia de 84,7% (IC 95%: 71,7 a 92,4%) em prevenir formas graves (definidas através de escala de Vesikari ≥ 11) de infecção por rotavírus durante o primeiro ano de vida nos estudos feitos na América Latina. Um estudo realizado na Europa, utilizando os mesmos desfechos clínicos, demonstrou eficácia de 96% (IC 95%: 90 a 99%) em prevenir formas graves da infecção durante os primeiros 2 anos de vida dos lactentes. Os estudos demonstraram também a possibilidade de proteção contra sorotipos diferentes do vacinal. No estudo feito na América Latina, a proteção observada contra o sorotipo G2 P[4], um sorotipo que não compartilha os tipos G ou P com a cepa contemplada na vacina, foi menor (44%; IC 95%: < 0 a 84%), não havendo, porém, um número suficiente de casos para que fosse observada significância estatística. Entretanto, as análises posteriores do estudo mencionado e de uma metanálise integrada verificaram a presença de proteção estatisticamente significativa contra gastrenterite grave associada ao G2 P[4] (86%; IC 95%: 24 a 99% e 67%; IC 95%: 15 a 87%, respectivamente).

Eventos adversos

Os eventos adversos associados à vacina foram similares aos observados nos indivíduos que receberam placebo, sendo relatados com mais frequência irritabilidade, inapetência, febre, diarreia, vômitos, dor abdominal e flatulência. Na avaliação do risco de intussuscepção, foram observados seis casos nos primeiros 31 dias após cada uma das doses, entre os 31.673 lactentes que receberam a vacina, em comparação a sete casos entre os 31.552 lactentes que receberam placebo (RR: 0,85; IC 95%: 0,3 a 2,42%), comprovando a ausência de risco de intussuscepção associado à vacinação.

Posologia

A vacina monovalente humana deve ser administrada em duas doses, aos 2 e aos 4 meses. Após a primeira dose, já existe um grau parcial de proteção, sendo a proteção máxima atingida após a segunda dose. A vacina pode ser administrada simultaneamente com qualquer uma das seguintes vacinas: tríplice bacteriana de células inteiras (DTPw, do inglês, *diphtheria tetanus pertussis whole-cell*), tríplice bacteriana acelular (DTPa, do inglês, *diphtheria tetanus pertussis acellular*), *Haemophilus influenzae* tipo b (Hib), hepatite B (HB), pólio oral (VOP), pólio inativada (VIP), DTPa-VIP-HB/Hib, DTPa-VIP/Hib, DTP-HB/Hib, meningococo C conjugada, meningococo ACWY, meningococo B e pneumococo conjugada. Em relação à VOP, foram feitos estudos com um intervalo de 15 dias entre a administração dessa vacina e a de rotavírus monovalente humana, não havendo interferência nas respostas imunes contra rotavírus e contra pólio quando utilizadas dessa maneira. Em um estudo realizado na África do Sul, com aplicação concomitante da vacina de rotavírus monovalente humana e da VOP, demonstrou-se que a resposta imune aos três poliovírus (1, 2 e 3) não foi alterada quando comparada com a resposta observada nos lactentes que receberam as vacinas com 15 dias de intervalo, havendo discreta diminuição nos títulos de anticorpos contra rotavírus após a primeira dose da vacina. Na avaliação feita após a segunda dose, essa diferença não se mostrou relevante.

Considerações

A vacina está contraindicada em bula para crianças com imunodeficiências primárias ou secundárias (pela ausência de estudos publicados utilizando a vacina nesses pacientes) ou com história prévia de intussuscepção. É contraindicada também para indivíduos com hipersensibilidade conhecida aos componentes da vacina ou à dose anterior e com doença crônica gastrintestinal.

A vacina deve ser adiada nos casos de doenças febris agudas e em crianças com vômitos e/ou diarreia grave. Filhos de mães que vivem com o vírus da imunodeficiência humana (HIV), desde que assintomáticos e sem sinais de imunossupressão, podem receber a vacina. Comunicantes de pacientes portadores de imunodeficiência também podem receber a vacina.

Com relação à posologia das duas vacinas, o Advisory Committee on Immunization Practices (ACIP) publicou em 2009 um documento posicionando-se em relação a alguns aspectos práticos ainda polêmicos e sem dados de literatura, como a intercambialidade das vacinas. Nesse documento, o ACIP estabelece que ambas as vacinas tenham sua primeira dose realizada até, no máximo, 14 semanas e 6 dias de vida da criança e que a última dose seja administrada até, no máximo, 7 meses e 29 dias. Lactentes que iniciam a vacinação com determinada vacina devem, de preferência, terminar o esquema com o mesmo produto. Entretanto, havendo indisponibilidade, a vacinação não deve ser interrompida, e a vacina que estiver disponível deve ser administrada. Caso uma das doses tenha sido da pentavalente bovino-humana, um total de três doses deve ser realizado. O intervalo mínimo entre as doses é de 4 semanas. Enquanto as respostas de anticorpos de ligação a IgG ou IgA à vacina não se correlacionaram consistentemente como correlatos de proteção, uma análise encontrou títulos séricos de IgA antirrotavírus, em conjunto, correlacionados com a eficácia da vacina com base em dados clínicos em testes das duas vacinas atualmente em uso amplo. As respostas de anticorpos neutralizantes séricos específicos do sorotipo também podem ser medidas e são considerados bons correlatos de proteção.

Dados de estudos de caso-controle mostram que a vacina monovalente e a pentavalente são mais eficazes quando o curso completo é dado, mas alguma proteção também pode ser alcançada após uma série de vacinações incompletas. Além disso, uma meta-análise de dados de países de renda média e alta mostrou que ambas as vacinas têm eficácia contra cepas homotípicas e heterotípicas de rotavírus. Quanto à duração da proteção, ensaios de eficácia em ambientes de alta renda demonstraram alta proteção contra doenças graves durante o terceiro ano de vida, ainda com impacto na diminuição de consultas em serviços de emergência e internação hospitalar.

No Brasil, a vacina rotavírus monovalente está disponível nas redes pública e privada com esquema de duas doses, preferencialmente aos 2 e aos 4 meses de vida. A vacina rotavírus pentavalente está disponível apenas na rede privada e tem esquema de três doses, idealmente aos 2, 4 e 6 meses. Para ambas as vacinas, a primeira dose pode ser feita a partir de 6 semanas de vida e, no máximo, até 3 meses e 15 dias, e a última dose até os 7 meses e 29 dias. O intervalo mínimo entre as doses é de 30 dias. Se a criança cuspir, regurgitar ou vomitar após a vacinação, a dose não deve ser repetida.

A OMS publicou em 2013 uma nova recomendação em relação à idade de aplicação das vacinas rotavírus, estabelecendo que a primeira dose seja administrada o mais cedo possível, a partir de 6 semanas de vida, junto à DTP, independentemente da data em que sejam feitas essas vacinas, com o limite de 24 meses para a vacinação. O Brasil optou pela manutenção das recomendações que estabelecem o limite de 3 meses e 15 dias para a primeira dose das vacinas de rotavírus.

De grande relevância sob o prisma da saúde pública, a vacinação gerou a redução de internações por gastrenterite de qualquer causa em crianças com menos de 1 ano. No estudo conduzido pela GSK na América Latina, a vacina rotavírus monovalente humana reduziu em 42% as internações por diarreia aguda nessa população, enquanto no estudo conduzido pela MSD nos EUA e na Finlândia, a vacina pentavalente bovino-humana reduziu em 63% as internações durante o primeiro ano de vida. Esses resultados de redução significativa de hospitalizações por diarreia de qualquer causa foram positivos e superaram as mais otimistas previsões com relação à proteção oferecida por essas vacinas. Estudos posteriores realizados na África e na Ásia comprovaram a eficácia da vacinação para a prevenção de GEA grave em crianças.

Os dados de eficácia de ambas as vacinas em cenários desafiadores, como em muitos países africanos e asiáticos, motivaram a OMS a recomendar a inclusão das vacinas de rotavírus nos programas de imunização para todas as crianças no mundo. Nos países em que a diarreia é a causa de pelo menos 10% da mortalidade em crianças menores de 5 anos, a introdução dessas vacinas é fortemente recomendada. Na América Latina, os resultados de avaliação dos programas de imunização com as vacinas de rotavírus também corroboram os obtidos nos principais estudos de eficácia na região, com redução significativa de hospitalização por GEA de todas as causas, sobretudo a causada pelo rotavírus, em diversos países, inclusive o Brasil. Evidências de proteção indireta, com redução da doença em grupos etários não vacinados, também foram observadas nesses locais.

A proteção indireta já nos primeiros anos após o uso das vacinas de rotavírus, quando apenas os lactentes são vacinados, salienta a importância desse grupo etário como o principal responsável na cadeia de transmissão do vírus na comunidade. Outro aspecto relevante com relação à proteção indireta é que seus benefícios devem, a princípio, ser de maior relevância sob o ponto de vista de saúde pública nos países em desenvolvimento, nos quais observa-se uma tendência de menor eficácia das vacinas. Um achado reproduzido por esses estudos foi que a redução da doença grave sugere que a proporção de casos de GE-RV mostrou-se maior que a esperada, com base nos dados de vigilância anteriores à introdução das vacinas, salientando a importância desse agente como uma das mais frequentes causas de infecção imunoprevenível.

O monitoramento da distribuição de genótipos de rotavírus, após a vacinação rotineira ser implementada, foi investigado em várias regiões do país. A proporção de cepas G1 P[8] flutuou antes da vacina (≤ 1995 e 2001 a 2006). Em São Paulo, o genótipo G9 P[8] era o predominante no momento da introdução da vacina. Nos anos subsequentes, foi observada elevada predominância do G2 P[4] (58,8% das cepas identificadas em 2007 e 73,7% em 2008). Estudos realizados em outras regiões investigaram a distribuição de genótipos de rotavírus após a introdução da vacina e verificaram o mesmo padrão de predominância do G2 P[4]. Uma das possíveis interpretações para esse fenômeno foi sua atribuição à menor efetividade da vacina contra esse genótipo, visto que essa cepa não compartilha os tipos G ou P com a cepa G1 P[8] contemplada na vacina – criando, dessa maneira, condições nas quais as cepas com o genótipo G2 P[4] têm vantagem seletiva sobre outras cepas que compartilham tipos G ou P com a cepa vacinal. Mais recentemente, uma seleção de linhagem, resultante da pressão exercida pela vacina, foi sugerida como possível explicação para a predominância desse genótipo.

Apesar de ser inesperada a predominância tão elevada de uma cepa no Brasil, já era observada uma tendência de incremento do G2 P[4] antes da introdução da vacina, e a sua predominância foi também verificada em outros países da América Latina que não haviam introduzido a vacinação. A predominância de G2 P[4] foi relatada na Nicarágua, que, em 2006, introduziu em seu programa de imunizações a vacina pentavalente bovino-humana, cuja composição contempla o antígeno G2. Durante o período do estudo, 88% das amostras identificadas eram do genótipo G2 P[4], e a efetividade da vacina pentavalente bovino-humana contra GE-RV grave (escore de Vesikari ≥ 11) e muito grave (escore de Vesikari ≥ 15) foi de 65 e 82%, respectivamente.

Uma publicação dos dados de vigilância de circulação de genótipos após a incorporação da vacina oral monovalente humana na Bélgica e nos territórios da Austrália que incorporaram essa vacina mostra que o mesmo fenômeno foi constatado nesses locais. Na Austrália, nos 2 anos seguintes à introdução da vacina monovalente, observou-se predominância do genótipo G2P[4] de 47 e 60%, respectivamente. Isso só ocorreu nos territórios em que a vacina monovalente foi introduzida. Na Bélgica foi observado também um aumento da prevalência do genótipo G2 após a incorporação da vacinação de rotina, com manutenção da maior prevalência (30 a 40%) nos anos seguintes.

É importante destacar que, em estudos caso-controle realizados em diferentes regiões do Brasil, a vacina monovalente demonstrou efetividade contra GEA grave causada pelo genótipo G2 P[4]. No estudo de Recife, observou-se efetividade de 77% em crianças de 6 a 11 meses, não havendo proteção significativa para os maiores de 12 meses. No estudo de Belém, observou-se proteção não só em crianças de 3 a 11 meses, mas também para aquelas acima de 12 meses, apesar de ser em menor magnitude. Em um estudo que incluiu dados de cinco diferentes regiões do país, a efetividade da vacina para prevenir hospitalização causada por GE-RV foi de 89% (IC 95%: 78 a 95%) para G1 P[8] e 76% (IC 95%: 64 a 84%) para G2 P[4], sendo para qualquer cepa G1 74% (IC 95%: 35 a 90%) e para qualquer G2 76% (IC

95%: 63 a 84%). A efetividade com uma dose foi de 62% (IC 95%: 39 a 97%).

A partir de 2011, observou-se uma diminuição gradual da prevalência de G2 P[4] no Brasil, sendo substituído por G3, G9 e G12 com o tipo P[8]. Genótipos incomuns têm sido frequentemente detectados, como: G3[P6], G12[P6], G8P[4] e G8P[6] e mais recentemente o G3 P equina-*like* [8]. Apesar desses achados, ainda é possível constatar uma redução significativa na incidência de doença grave associada ao rotavírus, a exemplo do que foi também observado em outros países. As taxas de hospitalização por diarreia no Brasil diminuíram 52,5%, de 68,4 para 32,5 hospitalizações por 10 mil crianças menores de 5 anos entre 2006 e 2018, com reduções significativas na mortalidade por diarreia (-9,8% [-11,2%, -8,5%]). A Região Nordeste apresentou as maiores reduções (-13,9% [-15,7%, -12,2%]).

Com relação ao risco de intussuscepção, um baixo risco de 1 a 6 casos por 100 mil bebês vacinados foi documentado para ambas as vacinas em vários países de renda alta e média, e não foi documentado risco em avaliações pós-licenciamento da vacina monovalente na África. Um estudo que avaliou o risco de intussuscepção à vacina monovalente humana após a sua incorporação nos programas de vacinação do México e do Brasil observou um discreto aumento nos primeiros 7 dias após a primeira dose da vacina no México; no Brasil, não houve aumento após a primeira dose, e sim um discreto aumento após a segunda dose. Um aumento de 96 casos por ano foi calculado para o México (um caso para cada 52 mil vacinados) e o Brasil (um caso para cada 72 mil vacinados) juntos. Considerando que a vacina preveniu 80 mil hospitalizações e 1.300 mortes anualmente nos dois países, conclui-se que os benefícios da imunização superam substancialmente a morbidade atribuída aos casos de intussuscepção. Uma possível explicação para a diferença de risco encontrada é o fato de o Brasil ainda usar a VOP concomitante à vacina de rotavírus, o que contribuiria para diminuir a replicação do rotavírus vacinal.

Na Austrália, onde algumas regiões incorporaram a vacina monovalente humana, enquanto outras adotaram a vacina pentavalente bovino-humana, não se observou aumento na prevalência total de intussuscepção após a vacinação no primeiro ano de vida; entretanto, a vigilância ativa detectou aumento de risco de intussuscepção no período imediatamente após a primeira dose de ambas as vacinas. Nos EUA, onde ambas as vacinas estão disponíveis, estudos identificaram maior risco de intussuscepção associado às duas (aproximadamente 1 a 2 casos por 100 mil vacinados). Revisões períodicas são realizadas pelo Global Advisory Committee on Vaccine Safety (GACVS) sobre o uso das vacinas monovalente e pentavalente. Pareceres de segurança foram oficializados em 2011, 2013 e 2017. Em dezembro de 2019, o GACVS avaliou dados de segurança de ambas as vacinas na África Subsaariana, relatando que os dados não indicaram um risco significativamente maior de intussuscepção durante os períodos pós-vacinação do que no período de referência, ficando evidente que os benefícios proporcionados pela vacinação superam o baixo risco de intussuscepção.

Para ambas as vacinas contra rotavírus, os fabricantes salientam que história prévia de intussuscepção é uma contraindicação formal para a vacinação. As duas vacinas foram bem toleradas e demonstraram ser imunogênicas em prematuros (< 37 semanas de gestação), lactentes vivendo com HIV ou que foram expostos ao HIV mas são não infectados.

A vacinação contra rotavírus para cada criança deve ser completada com o mesmo produto sempre que possível. No entanto, se o produto usado para uma dose anterior não estiver disponível, a série deve ser completada com qualquer produto licenciado disponível, sem necessidade de reiniciar o esquema. Para uma série mista, devem ser administradas três doses de vacina contra rotavírus para se considerar imunização completa.

BIBLIOGRAFIA

Aliabadi N, Antoni S, Mwenda JM, Weldegebriel G, Biey JNM, Cheikh D et al. Global impact of rotavirus vaccine introduction on rotavirus hospitalisations among children under 5 years of age, 2008-16: findings from the Global Rotavirus Surveillance Network. Lancet Glob Health. 2019;7(7):e893-e903.

Baker JM, Alonso WJ. Rotavirus vaccination takes seasonal signature of childhood diarrhea back to pre-sanitation era in Brazil. J Infect. 2018;76(11):68-77.

Burnett E, Parashar UD, Tate JE. Real-world effectiveness of rotavirus vaccines, 2006-19: a literature review and meta-analysis. Lancet Glob Health. 2020;8(9):e1195–202.

Carvalho-Costa FA, Araújo IT, Santos de Assis RM, Fialho AM, de Assis Martins CM, Boia MN et al. Rotavirus genotype distribution after vaccine introduction, Rio de Janeiro, Brazil. Emerg Infect Dis. 2009;15(1):95-97.

Carvalho-Costa FA, Volotão E de M, de Assis RM, Fialho AM, de Andrade J da S, Rocha LN et al. Laboratory-based rotavirus surveillance during the introduction of a vaccination program, Brazil, 2005-2009. Pediatr Infect Dis. 2011;30(1 Suppl):S35-S41.

Centers for Disease Control and Prevention. Rotavirus: Advisory Committee on Immunization Practices (ACIP). Disponível em: https://www.cdc.gov/vaccines/hcp/acip-recs/vacc-specific/rotavirus.html.

Church JA, Parker EP, Kirkpatrick BD, Grassly NC, Prendergast AJ. Interventions to improve oral vaccine performance: a systematic review and meta-analysis. Lancet Infect Dis. 2019;19(2):203-14.

Clark A, Tate J, Parashar U, Jit M, Hasso-Agopsowicz M, Henschke N et al. Mortality reduction benefits and intussusception risks of rotavirus vaccination in 135 low-income and middle-income countries: a modelling analysis of current and alternative schedules. Lancet Global Health. 2019;7(11): e1541-e1552.

Clark A, van Zandvoort K, Flasche S, Sanderson C, Bines J, Tate J et al. Efficacy of live oral rotavirus vaccines by duration of follow-up: a meta-regression of randomised controlled trials. Lancet Infect Dis. 2019;19(7):717-27.

Correia JB, Patel MM, Nakagomi O, Montenegro FM, Germano EM, Correia NB et al. Effectiveness of monovalent rotavirus vaccine (Rotarix) against severe diarrhea caused by serotypically unrelated G2 P[4] strains in Brazil. J Infect Dis. 2010;201(3):363-9.

De Jesus MCS, Santos VS, Storti-Melo LM, De Souza CDF, Barreto ÍDC, Paes MVC et al. Impact of a twelve-year rotavirus vaccine program on acute diarrhea mortality and hospitalization in Brazil: 2006-2018. Expert Rev Vaccines. 2020; 19(6):585-593.

Do Carmo GM, Yen C, Cortes J, Siqueira AA, de Oliveira WK, Cortez-Escalante JJ et al. Decline in diarrhea mortality and admissions after routine childhood rotavirus immunization in Brazil: a time-series analysis. PLoS Med. 2011; 8(4):e1001024.

Gouveia MG, Rodriguez ZM, Dallas MJ, Itzler RF, Boslego JW, Heaton PM et al. Safety and efficacy of the pentavalent human-bovine (WC3) reassortant rotavirus vaccine in healthy premature infants. Pediatr Infect Dis J. 2007;26:1099-104.

Greenberg HB, Estes MK. Rotaviruses: from pathogenesis to vaccination. Gastroenterology. 2009;136(6):1939-51.

Groome MJ, Tate JE, Arnold M, Chitnis M, Cox S, de Vos C et al. Evaluation of intussusception after oral monovalent rotavirus vaccination in South Africa. Clin Infect Dis. 2020;70(8):1606-12.

Gurgel RQ, Cuevas LE, Vieira SC, Barros VC, Fontes PB, Salustino EF et al. Predominance of rotavirus P[4]G2 in a vaccinated population, Brazil. Emerg Infect Dis. 2007;13(10):1571-3.

Gutierrez MB, Fialho AM, Maranhão AG, Malta FC, Andrade JDSR, Assis RMS et al. Rotavirus A in Brazil: Molecular Epidemiology and Surveillance during 2018-2019. Pathogens. 2020;9(7):515.

Ichihara MY, Rodrigues LC, Teles Santos CA, Teixeira Mda G, De Jesus SR, Alvim de Matos SM et al. Effectiveness of rotavirus vaccine against hospitalized rotavirus diarrhea: A case-control study. Vaccine. 2014;32(23):2740-7.

Justino MC, Linhares AC, Lanzieri TM, Miranda Y, Mascarenhas JD, Abreu E et al. Effectiveness of the monovalent G1 P[8] human rotavirus vaccine against hospitalization for severe G2 P[4] rotavirus gastroenteritis in Belém, Brazil. Pediatr Infect Dis J. 2011;30(5):396-401.

Kirkwood CD, Boniface K, Barnes GL, Bishop RF. Distribution of rotavirus genotypes after introduction of rotavirus vaccines, Rotarix® and RotaTeq®, into the National Immunization Program of Australia. Pediatr Infect Dis J. 2011;30(1 Suppl):S48-S53.

Lanzieri TM, Linhares AC, Costa I, Kolhe DA, Cunha MH, Ortega-Barria E et al. Impact of rotavirus vaccination on childhood deaths from diarrhea in Brazil. Int J Infect Dis. 2011;15(3):e206-e210.

Leite JP, Carvalho-Costa FA, Linhares AC. Group A rotavirus genotypes and the ongoing Brazilian experience: a review. Mem Inst Oswaldo Cruz. 2008;103(8):745-53.

Libster R, McNeal M, Walter EB, Shane AL, Winokur P, Cress G et al. Safety and immunogenicity of sequential rotavirus vaccine schedules. Pediatrics. 2016;137(2):e20152603.

Ministério da Saúde (BR). Sistema de Informação do Programa Nacional de Imunizações. Informações estatísticas: Coberturas. [cited 2022 Jul 31] Disponível em: http://pni.datasus.gov.br/inf_estatistica_cobertura.asp.

Omatola CA, Olaniran AO. Rotaviruses: From Pathogenesis to Disease Control: A Critical Review. Viruses. 2022;14:875.

Parashar UD, Cortese MM, Offit PA. Rotavirus vaccines. In: Orenstein W, Offit P, Edwads KM, Plotkin S, editors. Plotkin's Vaccines. 7. ed. Philadelphia: Elsevier; 2018. p. 950-69.

Patel M, Glass RI, Jiang B, Santosham M, Lopman B, Parashar U. A systematic review of antirrotavirus serum IgA antibody titer as a potential correlate of rotavirus vaccine efficacy. J Infect Dis. 2013;208(2):284-94.

Patel MM, López-Collada VR, Bulhões MM, De Oliveira LH, Bautista Márquez A, Flannery B et al. Intussusception risk and health benefits of rotavirus vaccination in Mexico and Brazil. N Engl J Med. 2011;364(24):2283-92.

Patel MM, Steele D, Gentsch JR, Wecker J, Glass RI, Parashar UD. Real-world impact of rotavirus vaccination. Pediatr Infect Dis J. 2011;30(1 Suppl): S1-S5.

Payne DC, Sulemana I, Parashar UD, New Vaccine Surveillance Network. Evaluation of effectiveness of mixed rotavirus vaccine course for rotavirus gastroenteritis. JAMA Pediatr. 2016;170(7):708-10.

Santos VS, Nóbrega FA, Soares MWS, Moreira RD, Cuevas LE, Gurgel RQ. Rotavirus Genotypes Circulating in Brazil Before and After the National Rotavirus Vaccine Program: A Review. Pediatr Infect Dis J. 2018;37(3):e63-e65.

Shioda K, de Oliveira LH, Sanwogou J, Rey-Benito G, Nuñez Azzad D, Castillo RE et al. Identifying signatures of the impact of rotavirus vaccines on hospitalizations using sentinel surveillance data from Latin American countries. Vaccine. 2020;38(2):323-9.

Troeger C, Khalil IA, Rao PC, Cao S, Blacker BF, Ahmed T et al. Rotavirus vaccination and the global burden of rotavirus diarrhea among children younger than 5 years. JAMA Pediatr. 2018;172(10):958-65.

Vesikari T, Karvonen A, Prymula R, Schuster V, Tejedor JC, Cohen R et al. Efficacy of human rotavirus vaccine against rotavirus gastroenteritis during the first 2 years of life in European infants: randomized, double-blind controlled study. Lancet. 2007;370(9601):1757-63.

World Health Organization. Rotavirus vaccine safety update. Geneva: WHO; 2021 [cited 2022 Jul 31]. Disponível em: https://www.who.int/groups/global-advisory-committee-on-vaccine-safety/topics/rotavirus-vaccines/safety-vaccine.

World Health Organization. Rotavirus vaccines: WHO Position Paper - 2021. [cited 2022 Jul 31] Disponível em: Rotavirus (who.int). Acesso em: 31 jul. 2022.

World Health Organization. WHO immunological basis for immunization series. Module 21: Rotavirus. Geneva: World Health Organization; 2019 [cited 2022 Jul 31]. Disponível em: https://apps.who.int/iris/bitstream/handle/10665/331323/9789240002357-eng.pdf.

Yih WK, Lieu TA, Kulldorff M, Martin D, McMahill-Walraven CN, Platt R et al. Intussusception risk after rotavirus vaccination in U.S. infants. N Engl J Med. 2014;370(6):503-12.

39

Rubéola

Flavia Bravo • Lessandra Michelin

A DOENÇA E O IMPACTO NA SAÚDE DA POPULAÇÃO

Inicialmente, a rubéola era considerada uma variante do sarampo ou da escarlatina e conhecida como "terceira doença". Foi descrita pela primeira vez como entidade clínica distinta somente em 1814, na literatura alemã; por isso, foi também chamada sarampo alemão (*german measles*).

Após uma epidemia em 1940, o oftalmologista australiano Norman Gregg relatou, em 1941, a ocorrência de catarata congênita entre 78 recém-nascidos após a infecção materna no início da gestação. Essa foi a primeira publicação que reconhecia a síndrome da rubéola congênita (SRC). O vírus da rubéola foi isolado pela primeira vez em 1962, e as primeiras vacinas contra a doença foram licenciadas em 1969.

QUADRO CLÍNICO, COMPLICAÇÕES E LETALIDADE

A rubéola é uma doença exantemática aguda, que apresenta alta contagiosidade por transmissão respiratória, acometendo principalmente crianças. O vírus da rubéola pertence à família Togaviridae e é o único membro do gênero *Rubivírus*. Geralmente leves e autolimitadas, as formas assintomáticas da doença são frequentes, sobretudo em crianças. Não há tratamento específico para essa condição, mas pode ser prevenida pela vacinação.

Caracterizada por curso benigno, a importância epidemiológica da SRC está relacionada ao risco de abortos, natimortos e malformações congênitas, como cardiopatias, catarata e surdez. É denominada síndrome da rubéola congênita por ser decorrente de infecção ocorrida durante a gestação.

A rubéola tem um período de incubação de 12 a 23 dias. Durante a primeira semana após a exposição, não há sintomas. A fase prodrômica, na segunda semana, tem sintomas inespecíficos, com febre baixa (< 39°C), cefaleia, mal-estar, coriza, artralgia, mialgia, tosse e conjuntivite discreta (mais comum em adultos). O sintoma mais típico e que ocorre em 50 a 80% dos infectados é o exantema maculopapular e puntiforme difuso, iniciando na face, no couro cabeludo e no pescoço, e espalhando-se posteriormente para o tronco e os membros. A linfadenopatia retroauricular, occipital e cervical posterior é característica, geralmente antecede o exantema por 5 a 10 dias e pode perdurar por algumas semanas. A leucopenia é comum, e raramente ocorrem manifestações hemorrágicas.

O exantema pode ser pruriginoso e em geral dura entre 1 e 3 dias, podendo passar despercebido. Costuma ser mais discreto que o exantema do sarampo; as manchas não coalescem, mas, em raras ocasiões, podem assemelhar-se ao sarampo, ainda que não apresentem as manchas de Koplik.

Podem ocorrer sintomas articulares transitórios (artrite e artralgia), principalmente em mulheres adultas (em até 70% dos casos), em geral

1 semana após o início do exantema e com duração de 3 a 10 dias, embora, ocasionalmente, possam durar por até 1 mês. Complicações ainda que incomuns e em geral acometendo adultos incluem púrpura trombocitopênica (1 em 3 mil casos de rubéola) e encefalite (1 em 6 mil casos). Sequelas a longo prazo, como panencefalite progressiva, são raras.

O diagnóstico laboratorial é realizado por sorologia, utilizando a técnica de ensaio imunoenzimático (ELISA, do inglês, *enzyme-linked immunosorbent assay*) para detecção de anticorpos imunoglobulinas M (IgM) específicos, soroconversão ou aumento na titulação de anticorpos imunoglobulinas G (IgG). O vírus também pode ser identificado pela técnica de transcrição reversa seguida de reação em cadeia da polimerase em tempo real (RT-PCR), em amostras de orofaringe, nasofaringe, urina, liquor ou tecidos do corpo.

O diagnóstico diferencial deve ser realizado com outras doenças exantemáticas agudas, como sarampo, exantema súbito (herpes-vírus 6), dengue, eritema infeccioso (parvovírus B19), febre de chikungunya, Zika, enteroviroses e riquetsioses, considerando a situação epidemiológica local.

SÍNDROME DA RUBÉOLA CONGÊNITA

O vírus da rubéola pode afetar todos os órgãos e causar uma variedade de defeitos congênitos e morte fetal, aborto espontâneo ou parto prematuro. Na gestante, ocorre a viremia 5 a 7 dias após a exposição, com disseminação viral e possibilidade de transmissão transplacentária e infecção fetal.

O risco e a gravidade da infecção fetal relacionam-se com a idade gestacional no momento da infecção materna. Quanto mais inicial estiver a gravidez, maior o risco de dano à gestação e ao feto. Em caso de infecção durante as primeiras 11 semanas, a chance de SRC é de 85 a 90%. O risco declina até a 17ª ou 18ª semana de gestação, quando a surdez passa a ser uma consequência rara e, em geral, única. Se houver uma nova exposição ao vírus no início da gestação, a transmissão para o feto é rara, e o risco de defeitos congênitos é menor do que 5%.

As sequelas mais comuns da SCR são déficit auditivo (unilateral ou bilateral de origem neurossensorial), defeitos oculares (catarata, glaucoma congênito, retinopatia pigmentar) e defeitos cardíacos (persistência do canal arterial, estenose pulmonar, coarctação da aorta). Outras possíveis manifestações clínicas da SRC incluem microcefalia, atraso no desenvolvimento, autismo, púrpura trombocitopênica, meningoencefalite, pneumonite intersticial, hepatoesplenomegalia, baixo peso ao nascimento e doença óssea. As crianças com SRC podem desenvolver manifestações tardias, como distúrbios endócrinos (diabetes melito, disfunção da tireoide) e alterações visuais (glaucoma, ceratocone) e neurológicas (panencefalite progressiva).

GRUPO DE RISCO

Todas as pessoas não imunizadas (que não foram infectadas, nem vacinadas) estão em risco de contrair a doença. As gestantes representam o principal grupo de risco, em virtude da possibilidade de SRC.

A imunidade ativa é adquirida pela infecção natural ou por vacinação, permanecendo por quase toda a vida. Os filhos de mães imunizadas podem, pela transferência materno-fetal, apresentar imunidade transitória por, em média, 6 meses após o nascimento.

MODO DE TRANSMISSÃO

O único reservatório do vírus é o ser humano, que o transmite por contato direto ou gotículas de secreções respiratórias (espirro ou tosse). A transmissão indireta é pouco frequente, podendo ocorrer por contato com objetos contaminados com secreções nasofaríngeas, sangue e urina de pessoa infectada.

O período de maior transmissibilidade normalmente é de 5 a 7 dias antes do início do exantema e 5 a 7 dias após, mas a eliminação viral pela nasofaringe pode ser detectada até 2 semanas depois do início do exantema. A viremia pode ser detectada 1 semana antes do início do exantema e desaparece logo após seu surgimento, coincidindo com o aumento de anticorpos IgM específicos para a rubéola.

As crianças nascidas com SRC podem transmitir o vírus por meio de secreções por até 27 meses, embora a maioria já não o transmita após

1 ano de vida. Essas crianças são responsáveis por surtos de rubéola entre trabalhadores de saúde que cuidam delas. Por isso, é necessário assegurar que todos os contactantes (profissionais da saúde, membros da família, cuidadores) estejam imunizados contra a doença. O período de incubação varia de 12 a 23 dias, mas em geral ocorre em 14 a 17 dias.

DADOS EPIDEMIOLÓGICOS

A introdução da vacina para rubéola nos programas de vacinação e a implementação da vacinação em larga escala durante as últimas décadas reduziram muito ou praticamente eliminaram a rubéola e a SRC em muitos países desenvolvidos e em desenvolvimento.

Os países ocidentais e muitos da Europa Oriental erradicaram a rubéola e a SRC. A transmissão endêmica do vírus na região das Américas foi interrompida desde 2009. O maior risco de SRC existe nos países com altos índices de suscetibilidade à rubéola entre as mulheres em idade fértil. Antes da introdução da vacina da rubéola nas rotinas, a incidência de SRC variou de 0,1 a 0,2 por 1.000 nascidos vivos durante períodos endêmicos e de 0,8 a 4 por 1.000 nascidos vivos durante epidemias da doença.

Segundo dados da Organização Mundial da Saúde (OMS), em 1996, nasceram cerca de 22 mil bebês com SRC na África, 46 mil no Sudeste Asiático e 13 mil na região do Pacífico Ocidental. Poucos países dessas regiões tinham introduzido a vacina da rubéola como rotina até o ano de 2009 e, portanto, o impacto da SRC nesses países não deve ser muito diferente nos dias atuais.

No Brasil, a rubéola passou a fazer parte da lista de doenças de notificação compulsória somente na segunda metade da década de 1990. Com o estabelecimento do Plano de Erradicação do Sarampo no país a partir de 1999 e da meta de eliminação da rubéola e do sarampo até o ano de 2010, o Brasil vem fazendo um grande esforço para o controle dessas doenças. A vigilância epidemiológica foi intensificada e tem se mostrado bastante efetiva.

A vacina dupla (sarampo e rubéola [SR]) e a tríplice viral (sarampo, caxumba e rubéola [SCR]) começaram a ser introduzidas progressivamente no calendário básico de imunização a partir de 1992. Durante os anos de 2001 e 2002, ocorreram campanhas de vacinação em massa de mulheres em idade fértil. Em 2008, foi realizada a maior campanha de vacinação contra rubéola até então, com foco na faixa etária de 19 a 39 anos, e houve uma grande cobertura vacinal em todo o país (94,06% da população-alvo).

O resultado da estratégia de vacinação pode ser verificado nos índices de incidência observados desde então:

- Na epidemia de sarampo de 1997, foram encontrados, entre os casos notificados como suspeita de sarampo, cerca de 30 mil casos de rubéola
- Entre 1999 e 2001, ocorreram surtos de rubéola em vários estados brasileiros, bem como um aumento progressivo no número de casos suspeitos de SRC (de 200 para 600)
- Em 2002, ocorreram 1.480 casos de rubéola, o que corresponde a uma queda de 95% em relação à incidência de 1997
- Em 2003, foram confirmados 563 casos; em 2004, 401 casos; e em 2005, 233 casos (quando ocorreu um surto de rubéola no Rio Grande do Sul, com 44 casos confirmados e com a identificação do genótipo que circulava na Europa)
- Em 2006, houve um aumento no número de casos confirmados (1.317 casos) e ocorreram surtos nos estados do Rio de Janeiro, Minas Gerais, Ceará e São Paulo
- Em 2007, o número de casos confirmados aumentou para 8.753 (aumento de 81%), sendo 8.145 (93%) confirmados pelo critério laboratorial. A vigilância epidemiológica foi intensificada e a vacinação de bloqueio foi ampliada, de modo que, em 2008, o número de casos confirmados reduziu em 77%, encerrando o ano com 2.005 casos de rubéola. A cobertura vacinal alcançada nessa campanha foi de 97%
- No Brasil, o último caso confirmado de rubéola ocorreu no mês de dezembro de 2008, no estado de São Paulo. Em resposta aos esforços para controle da doença, o Brasil alcançou a meta de eliminação da rubéola e da SRC até o ano de 2010
- Entre 2011 e 2017, foram notificados 18.640 casos suspeitos de rubéola, todos encerrados pelo critério laboratorial ou vínculo epidemiológico. Somente em 2014 foi confirmado um caso importado de rubéola no estado do

Rio de Janeiro, em um tripulante de navio proveniente das Filipinas: foi identificado o genótipo 2B, sem nenhum caso secundário

- Em abril de 2015, a Organização Pan-Americana da Saúde (OPAS) declarou a região das Américas livre da rubéola e da SRC. Para que a situação continue assim, é necessária a manutenção de altas coberturas vacinais (Figura 39.1).

PREVENÇÃO

A principal medida de controle da rubéola é a vacinação dos suscetíveis, que inclui a vacinação na rotina de crianças e adultos, o bloqueio vacinal de surtos e as campanhas de vacinação direcionadas para os públicos-alvo. Como a circulação do vírus permanece em diversas regiões do mundo, o risco da doença também permanece enquanto existirem indivíduos suscetíveis, mesmo para países que controlaram a doença. Para reduzir o risco de adoecimento dessas pessoas e controlar a doença, é necessária a interrupção da cadeia de transmissão e, para isso, é fundamental manter alta cobertura vacinal (igual ou superior a 95% da população).

Vacinas disponíveis no Brasil

As vacinas para rubéola disponíveis são atenuadas: combinada apenas com a vacina sarampo (dupla viral [SR]), combinada com as vacinas caxumba e sarampo (tríplice viral [SCR]) ou combinada com as vacinas caxumba, sarampo e varicela (quádrupla viral [SCRV]). A SR só pode ser encontrada na rede pública. Tanto o sistema público como o privado dispõem das vacinas SCR e SCRV.

As vacinas SCR de três laboratórios diferentes estão licenciadas no Brasil (GlaxoSmithKline [GSK], Merck Sharp and Dohme [MSD] e Sanofi Pasteur), enquanto as vacinas SCRV licenciadas atualmente são produzidas pelos laboratórios GSK e MSD. Todas contêm a cepa Wistar RA 27/3 do vírus vivo de rubéola atenuado.

Os vírus atenuados encontram-se em um preparado liofilizado estéril, para garantia de estabilidade até sua reconstituição. Os vírus do sarampo e da caxumba são cultivados em células de embrião de galinha, enquanto o vírus da rubéola é cultivado em células diploides humanas. Essas substâncias não contêm adjuvantes e, por isso, podem ser administradas por via subcutânea.

Por tratar-se de vacina atenuada, pode ser administrada simultaneamente a outras vacinas atenuadas injetáveis ou com intervalo de 4 semanas. Embora os vírus vacinais possam ser isolados na nasofaringe de vacinados, não há risco de transmissão da doença.

As vacinas, quaisquer que sejam as apresentações, só devem ser utilizadas antes de a criança completar 1 ano em situações especiais, quando há recomendação de vacinação de bloqueio, em caso de surtos, e geralmente a partir dos 9 meses. Nesse caso, é preciso repetir a vacinação aos 12 meses, para proteção adequada. A maioria das crianças, a partir de 12 meses, responde adequadamente, mas outra dose posterior (aos 15 meses) garante a proteção em caso de eventual falha na resposta à primeira dose.

Indivíduos suscetíveis que planejam viajar para o exterior devem estar em dia com a vacinação, pois podem adquirir sarampo, caxumba ou rubéola e transmitir essas doenças em suas comunidades ao retornar. A imunidade adquirida pela infecção natural ou pela vacinação é duradoura.

Contraindicações

- História de reação alérgica grave (anafilaxia) a um componente da vacina ou após uma dose prévia da SCR, SR ou SCRV. Os vírus vacinais do sarampo e da caxumba são cultivados em embriões de ovo de galinha, mas hoje não existe contraindicação para as vacinas SR e SCR em pacientes com histórico de anafilaxia após contato com ovo de galinha: estudos demonstraram que não há maior risco de anafilaxia pela vacina nesses pacientes em comparação a pacientes sem o histórico. Pacientes alérgicos a ovo devem ser vacinados respeitando as mesmas precauções relativas a anafilaxia que existem para qualquer outra vacina
- Mulheres sabidamente grávidas: embora não haja evidência de que o vírus da vacina provoque dano fetal, a gravidez deve ser evitada durante 4 semanas após a vacinação
- Indivíduos com imunodeficiência ou imunossupressão resultantes de doença ou terapia imunossupressora: a vacina pode ser considerada

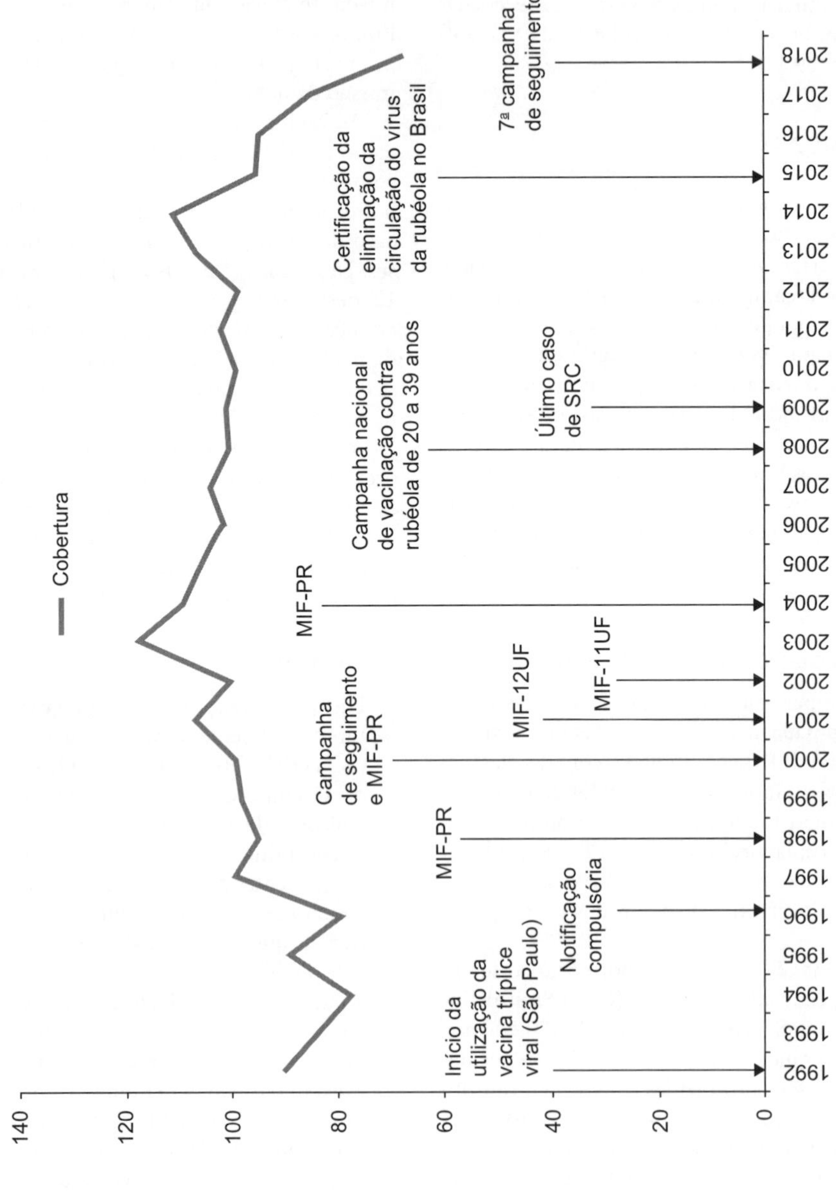

Figura 39.1 Estratégias de controle da rubéola, Brasil, 1992 a 2018. (Fonte: https://www.dive.sc.gov.br/phocadownload/guia-vigilancia/2022/GV5-5edicao-04-05-2022.pdf. Acesso em: 23 jul. 2022.)

para pessoas assintomáticas ou levemente sintomáticas vivendo com vírus da imunodeficiência humana (HIV), de acordo com níveis de CD4 e risco epidemiológico. Como regra, a vacinação pode ser realizada 1 mês após cessar terapia imunossupressora com corticosteroides e 3 meses após cessar quimioterapia. A vacina só deve ser aplicada em geral 24 meses após transplante de células-tronco hematopoéticas (TCTH) e eventualmente após 12 meses, a depender de recomendação médica.

Não há contraindicações para:

- Tratamentos com corticosteroides em dose baixa e anti-inflamatória, ou tópica, ou em aerossol
- Tratamentos com antibióticos
- História pessoal ou familiar de convulsão febril ou epilepsia.

Crianças apresentando esses históricos devem ser vacinadas, uma vez que os benefícios da vacina nesse grupo geralmente superam os riscos.

Precauções

- Em caso de doença febril aguda moderada ou grave, deve-se adiar a vacinação até que o quadro melhore. Doenças brandas não são contraindicações à vacinação contra rubéola
- Como a transfusão de hemoderivados contendo anticorpos (imunoglobulina, sangue total, concentrado de hemácias) pode interferir na soroconversão, a vacina deve ser administrada 2 semanas antes ou adiada por períodos variáveis, a depender do produto administrado. A administração prévia de imunoglobulina humana anti-Rh (D) geralmente não interfere na resposta imune e não é uma contraindicação, mas as mulheres devem avaliar a sorologia 6 a 8 semanas após a vacinação, para assegurar a resposta vacinal
- A vacina pode ser aplicada simultaneamente ou com qualquer intervalo com vacinas inativadas
- Em caso de vacinação simultânea com a vacina para febre amarela, pode haver prejuízo na resposta das duas vacinas.

Tanto a SCR como a SR e a SCRV são muito seguras e pouco reatogênicas. Os eventos adversos mais observados são febre, exantema e cefaleia, em geral 5 a 10 dias após a vacinação, e são atribuíveis ao componente do sarampo. Sintomas articulares, como artralgia (dor nas articulações) e artrite (vermelhidão comum e/ou inchaço), associados ao componente rubéola, são raros e geralmente ocorrem mais em adultos, sobretudo nas mulheres. Reações de hipersensibilidade são raras, assim como reações locais.

Esquemas de vacinação

- Para crianças: uma dose de SCR ou SCRV aos 12 meses e outra entre 15 e 24 meses
- Para adolescentes e adultos: são considerados protegidos contra a rubéola após duas doses da vacina com componente rubéola (SCR, SR ou SCRV) acima de 1 ano e com intervalo mínimo de 1 mês entre elas.

O Ministério da Saúde (MS) adotou a vacinação de crianças com uma dose da SCR aos 12 meses e uma dose da SCRV aos 15 meses. A vacina SCR está disponível nos postos públicos de saúde para indivíduos com até 59 anos. Como gestantes não podem ser vacinadas, a vacinação deve ser atualizada em todas as mulheres em idade fértil.

A vacina SCR é altamente estável no estado congelado. A 4°C, a viabilidade do vírus e a potência da vacina também são mantidos por pelo menos 5 anos; à temperatura ambiente, há significativa perda após 3 meses; a 37°C, um período de 3 semanas é suficiente para prejudicar a potência da vacina. A vacina deve ser armazenada entre 2 e 8°C e protegida da luz. O vírus é lábil após reconstituição e deve ser usado dentro de 8 horas.

Imunogenicidade

A soroconversão para a rubéola nas combinações triplas ou quádruplas geralmente é de 97 a 98%. As respostas vacinais às SCR, SCRV ou SR são semelhantes em qualidade e quantidade, mas resultam em menores títulos do que os observados após infecção natural. O vírus atenuado produz viremia e excreção faríngea, mas ambas são de baixa magnitude e não transmissíveis. Há respostas de anticorpos IgG e IgM pós-vacinação. Assim como a infecção natural, que provoca produção de anticorpos secretores nasais úteis na prevenção da reinfecção, as vacinas SCR, SCRV e

SR têm a mesma propriedade. Anticorpos maternos são identificados por apenas 2 a 6 meses após o nascimento e não interferem na vacinação da rubéola em crianças após os 9 meses.

Na avaliação da resposta imune, o melhor correlato de proteção é a avaliação de anticorpos neutralizantes. Como a medição de anticorpos neutralizantes não está disponível rotineiramente, a presença de anticorpos IgG contra rubéola maiores ou iguais a 10 UI/mℓ é em geral considerada como evidência de proteção (segundo a OMS).

DÚVIDAS COMUNS

O que fazer quando o paciente atrasa uma dose?

O esquema de vacinação não precisa ser reiniciado. Basta completá-lo com a segunda dose.

O que fazer quando o paciente precisa antecipar uma dose?

Segundo orientação do PNI e sociedades científicas, a primeira dose em crianças deve ser realizada como rotina aos 12 meses, pelo risco da persistência de anticorpos maternos. Caso a vacinação ocorra antes dessa idade, a dose não deve ser considerada, e o esquema de rotina permanece recomendado, como uma dose aos 12 meses e outra aos 15 meses. No caso de crianças maiores e adultos, a segunda dose não deve ser aplicada com intervalo menor do que 30 dias, sendo melhor optar por atrasar do que antecipar a segunda dose.

O que fazer quando o passado vacinal é desconhecido ou não se tem mais a carteira de vacinação?

Nesse caso, é recomendado o esquema vacinal completo de duas doses.

O que fazer quando o paciente é suscetível e entrou em contato com o vírus?

A vacinação de bloqueio é eficaz, mas deve ser limitada aos contatos (pessoas residentes no mesmo domicílio do caso suspeito, indivíduos da mesma sala de aula e de trabalho, do mesmo grupo de creche ou pessoas que ocupem o mesmo quarto). A vacina consegue elevar os títulos de anticorpos a níveis protetores em prazo menor que o período de incubação da doença, mas deve ser administrada dentro de até 72 horas após a exposição, para aumentar a chance do bloqueio. Apesar de nem sempre ser possível estabelecer o momento exato da exposição, a vacinação de todos os contactantes de um caso suspeito, na pior das hipóteses, aumenta a cobertura vacinal da área, mesmo que esse prazo tenha sido ultrapassado.

O que fazer quando a paciente descobre que está grávida e recebeu a vacina?

Antes de vacinar, é recomendável perguntar à mulher se está grávida ou com probabilidade de engravidar nas próximas 4 semanas. Ela deve ser informada dos riscos teóricos da vacinação durante a gestação e da importância de evitar a gravidez nas 4 semanas seguintes. Caso uma mulher seja vacinada inadvertidamente durante a gestação ou se engravidar dentro de 4 semanas, deve ser tranquilizada e orientada que não há recomendação para a interrupção da gravidez. Diversos estudos já demonstraram que, embora a infecção subclínica fetal possa ser detectada sorologicamente em 1 a 2% dos recém-nascidos, não houve nenhuma evidência de SCR. Visto que o risco da vacina para o feto é extremamente baixo, o aconselhamento individual para essa mulher é recomendado.

BIBLIOGRAFIA

Associação Brasileira de Alergia e Imunologia. Vacinação contra o sarampo e pacientes alérgicos. São Paulo: ASBAI; 2018 [cited 2022 Aug 2]. Disponível em: https://asbai.org.br/vacinacao-contrao-sarampo-e-pacientes-alergicos/.

Lanzieri T, Haber P, Icenogle JP, Patel M. Rubella. In: Advisory Committee on Immunization Practices Vaccine Recommendations and Guidelines. The Pink Book [Internet]. 12. ed. Washington: Centers for Disease Control and Prevention; 2021 [cited 2022 Jul 23]. Disponível em: https://www.cdc.gov/vaccines/pubs/pinkbook/rubella.html.

Ministério da Saúde (BR). Secretaria de Vigilância em Saúde. Departamento de Vigilância Epidemiológica. Guia de Vigilância em Saúde. 5. ed. Brasília: Ministério da Saúde; 2022 [cited 2022 Jul 23]. Disponível em: https://www.dive.sc.gov.br/phocadownload/guia-vigilancia/2022/GV-5-5edicao-04-05-2022.pdf.

Ministério da Saúde (BR). Situação epidemiológica: dados. Disponível em: http://portalsaude.saude.gov.br/index.php/o-ministerio/principal/leia-mais-o-ministerio/761-secretaria-svs/vigilancia-de-a-a-z/rubeola/11443-situacao-epidemiologica-dados.

Reef SE, Plotkin S. Rubella vaccines. In: Orenstein W, Offit P, Edwards KM, Plotkin S et al. editors. Plotkin's Vaccines. 7. ed. Philadelphia: Elsevier; 2017. p. 970-1000.

World Health Organization. Rubella vaccines: WHO Position Paper – July 2020. WER. 2020; 97(27):1-24.

World Health Organization. The immunological basis for immunization series. Module 11: Rubella. Geneva: WHO; 2008 [cited 2022 Jul 23]. Disponível em: https://www.who.int/publications/i/item/9789241596848.

40

Sarampo

Patricia de Mattos Guttmann

A DOENÇA E O IMPACTO NA SAÚDE DA POPULAÇÃO

O sarampo é uma doença viral infecciosa aguda, potencialmente grave, transmissível, extremamente contagiosa. Sua gravidade é maior em crianças menores de 5 anos, pessoas desnutridas e imunodeprimidas. É causada por um vírus RNA chamado *Morbillivirus*, da família Paramyxoviridae. A transmissão do vírus ocorre de forma direta, por meio de secreções nasofaríngeas expelidas ao tossir, espirrar, falar ou respirar próximo às pessoas sem imunidade contra o sarampo. Além disso, o contágio também pode ocorrer pela dispersão de aerossóis com partículas virais no ar, em ambientes fechados como escolas, creches e clínicas. O sarampo continua sendo uma causa importante de morbidade e mortalidade em todo o mundo. Por ser extremamente contagiosa, coberturas vacinais maiores que 95% são necessárias para evitar transmissão e surtos.

QUADRO CLÍNICO E COMPLICAÇÕES

Caracteriza-se por febre alta (acima de 38,5°C), exantema maculopapular morbiliforme de direção cefalocaudal, tosse inicialmente seca, coriza, conjuntivite não purulenta e manchas de Koplik (enantema característico com pequenos pontos brancos na mucosa bucal, na altura do terceiro molar, que antecede o aparecimento do exantema). As manifestações clínicas do sarampo são divididas em três períodos:

- Período de infecção: dura cerca de 7 dias, iniciando com período prodrômico, quando surge a febre, acompanhada de tosse, coriza, conjuntivite e fotofobia. Do segundo ao quarto dia, surge o exantema, quando se acentuam os sintomas iniciais. O paciente apresenta prostração e lesões características de sarampo
- Período toxêmico: a ocorrência de superinfecção viral ou bacteriana é facilitada pelo comprometimento da resistência do hospedeiro à doença. São frequentes as complicações, sobretudo nas crianças até os 2 anos, especialmente as desnutridas, e nos adultos jovens
- Remissão: caracteriza-se pela diminuição dos sintomas, com declínio da febre. O exantema torna-se escurecido e, em alguns casos, surge descamação fina, lembrando farinha – daí o nome de furfurácea.

A permanência da febre por mais de 3 dias após o aparecimento do exantema é um sinal de alerta e pode indicar o aparecimento de complicações. As taxas de complicações e óbitos causados pelo sarampo são extremamente variáveis, sendo maiores em crianças com menos de 5 anos, gestantes, imunocomprometidos, adultos maiores de 20 anos, pessoas desnutridas ou com deficiência de vitamina A e pessoas que residem em situações de grandes aglomerados. As complicações comuns são otite média, diarreia, pneumonia e laringotraqueobronquite. A encefalite e a panencefalite esclerosante subaguda são mais raras. Quadros de desnutrição proteico-calórica grave secundária a complicações gastrintestinais, como diarreia prolongada, lesões orais e redução da aceitação alimentar, podem ocorrer.

Óbitos pelo sarampo ocorrem em aproximadamente 0,01 a 0,1% dos casos em países desenvolvidos, mas em países em desenvolvimento essa taxa pode chegar a 30%, especialmente em regiões isoladas e sem contato prévio com o vírus.

GRUPOS DE RISCO

São considerados grupos de maior risco: crianças menores de 5 anos; profissionais da área da saúde e da educação; estudantes do ensino fundamental ao médio; populações institucionalizadas de quartéis, prisões, centros de reclusão de menores, albergues e alojamentos; adolescentes e adultos jovens que viajam para países onde o sarampo é endêmico; trabalhadores da construção civil; trabalhadores do setor de turismo; pessoas de todas as idades que pretendem viajar para áreas endêmicas e que não foram vacinadas; crianças desnutridas; e indivíduos com doenças crônicas, como as cardíacas, fibrose cística, asma e tuberculose ou outras pulmonares.

EPIDEMIOLOGIA

O sarampo continua a ser uma das principais causas de morbilidade e mortalidade em todo o mundo, com uma estimativa 9,7 milhões de casos e mais de 140 mil mortes relacionadas ao sarampo em 2018, a maior parte em países de baixa renda, sendo este um importante medidor da inequidade em saúde no mundo.

Entre os anos de 2000 e 2016, houve uma redução importante do número de casos de sarampo notificados no mundo; até 2020, também diminuiu a mortalidade, com oscilações, quando foram notificados 26 surtos de importância, a maior parte no continente africano. Houve uma aparente queda no número de casos durante a pandemia de covid-19, mas, apesar desse declínio, ocorreu um aumento substancial de crianças suscetíveis ao sarampo por redução da cobertura vacinal.

No Brasil, o sarampo era a principal causa de óbito até 1970, principalmente em crianças menores de 5 anos. Em 1973, foi criado o Programa Nacional de Imunizações (PNI), cujo objetivo era implementar as ações de imunização em todo o país. Após décadas de estratégias vacinais, como vacinação de rotina, intensificação vacinal, campanhas, vacinação em situações especiais e em surtos e bloqueio vacinal, houve uma redução importante do número de casos.

Em 2016, o Brasil recebeu certificação da eliminação do vírus. Não foram confirmados casos de sarampo no país em 2016 e 2017. Entretanto, em 2018, foram confirmados 10.346 casos da doença. Em 2019, o país perdeu a certificação da eliminação do vírus com novos surtos, totalizando 20.901 casos confirmados da doença. Em 2020, foram confirmados 8.448 casos e, em 2021, 668. A maioria foi em menores de 1 ano e a maior incidência no grupo etário de 0 a 5 anos.

PREVENÇÃO

A vacinação de rotina contra o sarampo para crianças, combinada com campanhas de imunização em massa em países com altas taxas de casos e mortalidade, e o bloqueio e a intensificação vacinais são estratégias-chave de saúde pública para reduzir a incidência e morte por sarampo.

A vacina é o meio mais eficaz de prevenção e está disponível na rede pública brasileira. É importante que todas as pessoas de 1 a 59 anos estejam vacinadas contra o sarampo, de acordo com as indicações do Calendário Nacional de Vacinação. Nos locais com circulação do vírus, crianças entre 6 e 11 meses e 29 dias devem receber uma dose (dose zero) da vacina tríplice viral (sarampo, rubéola e caxumba [SRC]), que não é válida para fins do Calendário Nacional de Vacinação, devendo seguir o calendário habitual após os 12 meses.

O PNI estabelece a meta de 95% da cobertura vacinal de forma homogênea em todas as localidades. Para avaliar e monitorar essa cobertura local, o Monitoramento Rápido de Cobertura (MRC) deve ser realizado de forma sistemática, com articulação entre as equipes de vigilância epidemiológica e imunizações, o Programa de Agentes Comunitários de Saúde (PACS) e a Estratégia de Saúde da Família (ESF).

VACINAS DISPONÍVEIS NO BRASIL

Atualmente, são duas as vacinas utilizadas para a prevenção do sarampo: a tríplice viral (SRC) e a tetraviral (sarampo, rubéola, caxumba e varicela [SRCV]).

Tríplice viral

A SCR é uma vacina combinada de vírus vivos atenuados de sarampo, caxumba e rubéola sob a forma liofilizada, acompanhada de diluente (água estéril para injeção). Sua aplicação é por via subcutânea e as apresentações disponíveis no Brasil são:

- Priorix® (GlaxoSmithKline [GSK]): composta pela cepa Schwarz (sarampo), cepa RIT 4385 (caxumba) e cepa Wistar 27/3 (rubéola). Contém resíduos de neomicina. Encontra-se em apresentação liofilizada, com diluente (0,5 mℓ). Deve ser conservada entre 2 e 8°C. Está licenciada para adultos e crianças, mas a resposta em menores de 12 meses pode ser insuficiente, devendo considerar a administração de uma nova dose aos 12 meses ou mais
- M-M-R II® (Merck Sharp & Dohme [MSD]): composta pela cepa Edmonston (sarampo), cepa Jeryl-Lynn (caxumba) e cepa Wistar 27/3 (rubéola). Contém resíduos de neomicina. A apresentação é liofilizada, com diluente (0,5 mℓ), e a conservação é entre 2 e 8°C. Está licenciada para indivíduos maiores de 12 meses; pode ser feita em crianças entre 6 e 12 meses em situações de surtos da doença, mas a resposta pode ser insuficiente
- SCR (Instituto de Tecnologia em Imunobiológicos Bio-Manguinhos da Fundação Oswaldo Cruz [Fiocruz]): composta pela cepa Wistar RA 27/3 (rubéola), cepa Schwarz (sarampo) e cepa RIT 4385 derivada da Jeryl-Lynn (caxumba). A apresentação é liofilizada em frasco multidose (10 doses), com diluente (5 mℓ), e contém resíduos de neomicina. A vacina é apresentada como um pó esbranquiçado ligeiramente rosa. O líquido diluente é límpido e incolor, mas a vacina reconstituída tem coloração rosada. Deve ser conservada entre 2 e 8°C e tem validade de 8 horas após o preparo. É licenciada para crianças e adultos; porém, se aplicada antes dos 12 meses pode ter resposta insuficiente, devendo considerar a administração de uma nova dose aos 12 meses ou mais
- Sarampo, parotidite e rubéola (Laboratório Serum): composta pela cepa Edmoston-Zagreb (sarampo), cepa Leningrad-Zagreb (parotidite) e cepa Wistar 27/3 (rubéola). Encontra-se em apresentação liofilizada a ser diluída em 0,5 mℓ de água para injetáveis. Deve ser conservada entre 2 e 8°C com validade de 6 horas após reconstituição. Licenciada apenas para crianças de 12 meses a 10 anos.

Tetraviral

A SCRV é composta de vírus vivos atenuados de sarampo, caxumba, rubéola e varicela sob a forma liofilizada, acompanhada de diluente (água estéril para injeção). Sua aplicação é SC, e as apresentações disponíveis no Brasil são:

- Priorix tetra® (GSK): composta pela cepa Schwarz (sarampo), cepa RIT4385 derivada da cepa Jeryl-Lynn (caxumba), cepa RA 27/3 (rubéola) e cepa OKA (varicela). Contém neomicina. Há um aumento do risco de febre e convulsões febris 5 a 12 dias após a primeira dose em comparação com duas injeções separadas de SCR e varicela. Uso adulto e pediátrico (a partir de 9 meses)
- ProQuad® (MSD): composta pela cepa Edmonston (sarampo), cepa Jeryl-Lynn (caxumba), cepa Wistar 27/3 (rubéola) e cepa Oka/Merck (varicela). Liberada para uso em pacientes de 1 a 12 anos
- SCRV (Instituto de Tecnologia em Imunobiológicos Bio-Manguinhos da Fiocruz): composta pela cepa Wistar RA 27/3 (rubéola), cepa Schwarz (sarampo), cepa RIT 4385 derivada da Jeryl-Lynn (caxumba) e cepa OKA (varicela). A apresentação é liofilizada, com diluente 0,5 mℓ. A conservação é entre 2 e 8°C. É licenciada para indivíduos maiores de 12 meses. Tem resíduos de sulfato de neomicina. Validade de 8 horas após o preparo. Há um aumento do risco de febre e convulsões febris 5 a 12 dias após a primeira dose de SCRV em comparação com duas injeções separadas de SCR e varicela. Uso adulto e pediátrico (a partir de 9 meses).

CONTRAINDICAÇÕES

As contraindicações para a aplicação da vacina de sarampo são:

- História de hipersensibilidade a componentes da vacina

- Presença de imunodeficiência congênita ou adquirida
- Pessoas em tratamento com corticosteroides em dose imunossupressora (equivalente a 20 mg/dia, para adultos): devem ser vacinadas com intervalo de, pelo menos, 1 mês após a suspensão do medicamento
- Pessoas em quimioterapia antineoplásica ou radioterapia: devem ser vacinadas 3 meses após a suspensão do tratamento
- Grávidas: não devem ser vacinadas pelo risco teórico de danos ao feto. Recomenda-se que a gravidez seja evitada por 30 dias após a administração da vacina. Caso seja aplicada inadvertidamente, não é indicada a interrupção da gravidez
- Indivíduos com transplante de medula óssea: recomenda-se vacinar com intervalo de 2 anos após o transplante
- Pessoas com imunodeficiências congênitas ou adquiridas, na possibilidade de exposição ao vírus selvagem: avaliar o risco-benefício individual. A infecção assintomática pelo HIV não constitui uma contraindicação
- Os componentes da vacina por serem produzidos em culturas de células de embriões de galinha, podem conter traços de proteína do ovo. Porém a alergia ao ovo, mesmo quando grave, *não* contraindica o uso das vacinas SCR e SCRV, e reações anafiláticas são extremamente raras. Por precaução, pessoas com anafilaxia grave ao ovo devem ser vacinadas em ambiente hospitalar onde possam receber tratamento adequado para anafilaxia caso ocorra essa reação
- Pessoas comprovadamente portadoras de alergia à proteína do leite de vaca: não devem ser vacinadas com a vacina tríplice viral do Laboratório Serum.

PRECAUÇÕES

Indivíduos que apresentem de doenças agudas febris moderadas ou graves devem ter a vacinação adiada até resolução do quadro, para que não se atribua à vacina as manifestações. A vacinação deve ser adiada por pelo menos 3 meses após o uso de imunoglobulina, sangue e derivados, devido ao possível prejuízo na resposta imunológica.

REAÇÕES ADVERSAS

As reações adversas podem ser classificadas em manifestações locais e sistêmicas. As manifestações locais são vermelhidão e edema localizado no primeiro dia de aplicação (pouco frequente), nódulo ou pápula com rubor (podem ocorrer em indivíduos com hipersensibilidade aos componentes da vacina), linfadenopatia regional (raro) e abscesso quente com sinais de flutuação e fistulização, quando ocorre contaminação na aplicação por germes piogênicos (raro).

Já a febre alta (superior a 39°C) é uma manifestação sistêmica que pode ocorrer 5 a 12 dias após a vacina, com duração de 1 a 2 dias, e estar associada a qualquer componente da vacina. Acontece em 5 a 15% dos vacinados. Crianças predispostas podem apresentar convulsão febril benigna. Cefaleia, irritabilidade, conjuntivite e manifestações catarrais também são manifestações sistêmicas e ocorrem 5 a 12 dias após a vacinação em 0,5 a 4% dos primovacinados. A conjuntivite e as manifestações catarrais estão associadas aos componentes do sarampo e da rubéola. Outra ocorrência do tipo sistêmica é o exantema de extensão variável, que ocorre 7 a 10 dias após a vacinação, durando em torno de 2 dias; aparece em 5% dos primovacinados e está associada ao componente do sarampo e da rubéola. As linfadenopatias podem aparecer 7 a 21 dias após a vacinação em menos de 1% dos primovacinados, normalmente associadas ao componente da rubéola.

ESQUEMAS DE VACINAÇÃO

Vacinação de rotina

A primeira dose deve ser administrada aos 12 meses e o esquema completo aos 15 meses. O PNI preconiza que a dose dos 12 meses seja com a SCR e aos 15 meses, SCRV. A Sociedade Brasileira de Pediatria (SBP) e a Sociedade Brasileira de Imunização (SBIm) recomendam que aos 12 meses seja feita também a primeira dose de varicela. A vacina tetraviral está disponível na rotina de vacinação para crianças com idade entre 15 meses e 4 anos, 11 meses e 29 dias pelo PNI.

Pelo PNI, pessoas de 5 a 29 anos de idade não vacinadas ou com esquema incompleto devem receber ou completar o esquema de duas doses de tríplice viral, conforme situação encontrada, considerando o intervalo mínimo de 30 dias entre as doses. Considerar vacinada a pessoa que comprovar duas doses de vacina contendo os componentes sarampo e rubéola (SR, SCR ou SCRV), sendo a primeira dose aplicada após os 12 meses.

Pessoas de 30 a 59 anos de idade não vacinadas devem receber uma dose de SCR. Considerar vacinada contra o sarampo a pessoa que comprovar uma dose de vacina contendo o componente sarampo (monovalente, SR ou SCR).

Trabalhadores de saúde, independentemente da idade, devem receber duas doses de SCR, conforme situação vacinal encontrada, observando o intervalo mínimo de 30 dias entre as doses.

- 12 meses a 29 anos de idade: duas doses
- 30 a 59 anos de idade: uma dose
- Trabalhadores da saúde: duas doses

Vacinação em situação de emergência da doença (surto)

A vacinação deve ser realizada de maneira seletiva e oportuna para interrupção da transmissão do vírus e para a redução das internações e de óbitos. Deve-se realizar análise de risco para a priorização de grupos que apresentam maior chance de complicações e morte pelo sarampo e incidência elevada da doença.

Em situação epidemiológica de risco para o sarampo ou a rubéola, a vacinação de crianças de 6 a 11 meses pode ser temporariamente indicada, devendo administrar a dose zero da SCR. A dose zero não é considerada válida para cobertura vacinal de rotina. Após a administração da dose zero virada SCR, deve-se manter o esquema vacinal recomendado no Calendário Nacional de Vacinação.

Vacinação de bloqueio

A vacinação de bloqueio é a vacinação seletiva dos contatos de caso suspeito ou confirmado de sarampo conforme situação vacinal encontrada. O bloqueio vacinal deve ser feito até 72 horas após a identificação do caso suspeito ou confirmado, uma vez que este é o período máximo para interromper a cadeia de transmissão da doença e evitar casos secundários.

Todos os contatos a partir dos 6 meses devem receber a vacina, exceto gestantes, imunocomprometidos e pessoas com sinais e sintomas de sarampo. A dose zero de SCR deve ser feita em crianças de 6 a 11 meses e 29 dias, mantendo posteriormente o esquema recomendado no Calendário Nacional de Vacinação. A vacinação de pessoas de 1 a 59 anos deve seguir recomendações do Calendário Nacional de Vacinação. Está indicada uma dose de SR em pessoas a partir dos 60 anos não vacinadas ou sem comprovante de vacinação para o sarampo e a rubéola.

A imunização passiva como forma de profilaxia após contato é feita com imunoglobulina humana padrão. A imunoglobulina pode ser utilizada para prevenir ou atenuar o sarampo até 6 dias após a exposição, sendo recomendada para os contatos suscetíveis, sobretudo crianças menores de 1 ano, gestantes e imunocomprometidos.

Vacinação simultânea

Essas vacinas podem ser administradas simultaneamente com as demais do calendário de vacinação, exceto a da febre amarela em crianças menores de 2 anos de idade. Nesse caso, deve ser respeitado o intervalo de 30 dias entre as duas vacinas (mínimo de 15 dias), salvo em circunstâncias específicas, como surtos ou baixas coberturas vacinais. Caso a vacina SCR não seja administrada simultaneamente com a vacina varicela (atenuada), considerar o intervalo mínimo de 30 dias entre as doses.

DÚVIDAS COMUNS

Quando o paciente atrasa uma dose?

Em caso de atraso de alguma dose, não é preciso reiniciar o calendário, basta aplicar a dose que falta.

Quando o paciente quer antecipar a dose?

Para criar uma resposta imunológica, é necessário um tempo de intervalo entre as doses; o intervalo mínimo entre duas doses de vacina contendo o sarampo é de 1 mês.

Quando a paciente descobre que está grávida e recebeu a vacina?

As vacinas de vírus vivo atenuado são contraindicadas em gestantes, mas, durante as campanhas de vacinação, muitas mulheres no Brasil e no mundo foram inadvertidamente vacinadas durante a gestação. No estado de São Paulo, nos anos 2000 e 2001, foram vacinadas inadvertidamente mais de 6 mil grávidas, não tendo sido evidenciado nenhum caso de síndrome de rubéola congênita, nem intercorrência ou prejuízo para a gestante ou para o feto. Essa e outras casuísticas na literatura são muito úteis para tranquilizar as gestantes quando esse fato ocorrer.

BIBLIOGRAFIA

Dixon MG. Progress Toward Regional Measles Elimination Worldwide, 2000-2020. MMWR. 2021; 70(45):1563-1569.

Fundação Oswaldo Cruz. Instituto de Tecnologia em Imunologia. Memento Terapêutico. Rio de Janeiro: Fundação Oswaldo Cruz; 2020

Kimberlin DW, Brady MT, Jackson MA. Red Book: 2018-2021 Report of the Committee on Infectious Diseases. 31. ed. AAP Committee on Infectious Diseases; 2018.

McLean HQ, Fiebelkorn AP, Temte JL, Wallace GS. Prevention of Measles, Rubella, Congenital Rubella Syndrome, and Mumps, 2013 Summary Recommendations of the Advisory Committee on Immunization Practices (ACIP). MMWR. 2013;62(RR04):1-34.

Ministério da Saúde (BR). Secretaria de Vigilância em Saúde. Guia de Vigilância em Saúde. 5. ed. Brasília: Ministério da Saúde; 2021.

Ministério da Saúde (BR). Secretaria de Vigilância em Saúde. Vigilância epidemiológica do sarampo no Brasil – semanas epidemiológicas 1 a 52 de 2021. Boletim Epidemiológico. 2022;53(3):1-14.

Ministério da Saúde. Secretaria de Vigilância em Saúde. Instrução Normativa Referente ao Calendário Nacional De Vacinação. Brasília: Ministério da Saúde; 2020.

Sociedade Brasileira de Imunizações. Vacinação: calendários de vacinação. São Paulo: SBIm; 2022 [cited 2022 Mar 27]. Disponível em: http://www.sbim.org.br/vacinacao/.

World Health Organization. Measles and rubella strategic framework 2021-2030. Geneva: WHO; 2020.

41
Tétano

Alberto dos Santos de Lemos

INTRODUÇÃO

O tétano é uma enfermidade conhecida desde a Antiguidade e descrita em todo o mundo. Acomete pessoas não vacinadas, em especial crianças com menos de 5 anos. Embora a incidência tenha diminuído em todo o mundo, a letalidade permanece em níveis preocupantes, marcadamente em recém-nascidos e pessoas acima de 60 anos. No Brasil, dados do Ministério da Saúde (MS) referentes a 2018 revelaram incidência de 0,95 por 1 milhão de habitantes e letalidade de 40,7%.

A doença é causada por neurotoxinas produzidas por cepas toxigênicas do bacilo gram-positivo *Clostridium tetani*, um anaeróbio descrito por Arthur Nicolaier em 1894. A bactéria pode se apresentar na natureza em duas formas: esporulada e vegetativa. Os esporos permitem a subsistência do patógeno no solo e em fezes humanas e animais. Há também na literatura o relato da identificação de esporos tetânicos em drogas entorpecentes de uso intravenoso. Sabe-se que as formas esporuladas são muito resistentes ao calor e à ação de soluções antissépticas de uso comum. Já as formas vegetativas são as responsáveis pela infecção e produção de toxinas, que, por sua vez, são responsáveis pela fisiopatologia da doença. O patógeno, em si, não é invasivo.

A transmissão ocorre quando há inoculação dos esporos em tecidos traumatizados, que produzem um ambiente de anaerobiose propício para a germinação e multiplicação das formas vegetativas (focos tetânicos). Não ocorre transmissão de pessoa a pessoa. O tétano acidental ocorre quando a doença tem como porta de entrada feridas perfurocortantes, contusas ou abrasivas na pele (profundas ou não), queimaduras, mordeduras, úlceras vasculares, processos infecciosos cutâneos, bucais ou otológicos, abortamentos ou procedimentos cirúrgicos praticados sem a técnica asséptica correta, e injeções de substâncias venosas contaminadas ou sem o uso de dispositivos estéreis. Já o tétano neonatal ocorre em recém-nascidos cujo foco tetânico é o coto do cordão umbilical. Em 15 a 50% dos casos não é possível determinar a localização do foco. O tempo de incubação (período entre o surgimento da porta de entrada e a ocorrência do primeiro sintoma) é de 1 a 21 dias (mediana de 7 dias) no tétano acidental e 5 a 7 dias no tétano neonatal.

As exotoxinas de importância clínica produzidas por *C. tetani* são a tetanolisina – responsável por destruir os tecidos que circundam a região do foco da infecção e favorecer a multiplicação da bactéria – e a tetanospasmina – uma das mais potentes toxinas conhecidas. A tetanospasmina, uma vez liberada na corrente sanguínea, difunde-se por terminações nervosas por meio da ligação à membrana de neurônios terminais, sendo internalizada na célula nervosa e transportada retrogradamente pelos axônios, até atingir o corpo celular de neurônios inibitórios pré-sinápticos. Ali, bloqueia a liberação do ácido gama-aminobutírico (GABA) e da glicina, o que promove um estado de hiperexcitabilidade. Também ocorre o acometimento dos sistemas simpático e parassimpático, mas o transporte neuronal retrógrado por essas vias segue uma trajetória mais lenta. Esse bloqueio da ação inibitória dos neurônios é o mecanismo fundamental na fisiopatologia da doença. A tetanospasmina, no entanto, não é capaz de ultrapassar a barreira hematencefálica.

QUADRO CLÍNICO

Na maioria dos casos, a doença é generalizada. Os sinais e sintomas mais comuns são trismo (riso sardônico, diminuição da rima palpebral e hipertonia dos músculos da mímica facial), rigidez de nuca, hipertonia e espasmos musculares dolorosos, paroxísticos ou subentrantes no tórax, abdome e membros, desencadeados por estímulos luminosos, sonoros ou táteis. As contraturas podem causar opistótono e até mesmo apneia. Também podem ocorrer febre, taquicardia, disfagia e retenção urinária. O nível de consciência é mantido, ocorrendo rebaixamento apenas com hipoxemia ou distúrbios metabólicos.

Apresentações mais graves cursam com disautonomia (flutuações da pressão arterial e das frequências cardíaca e respiratória), acúmulo de secreção na árvore brônquica, rabdomiólise, distúrbios eletrolíticos e acidose. Outras complicações graves são sepse, infecção hospitalar, tromboembolismo pulmonar, fraturas, úlceras de pressão, broncoaspiração, arritmias cardíacas e insuficiência renal.

Casos com menor gravidade, restritos a um segmento do corpo, podem ocorrer (tétano localizado). O chamado tétano cefálico tem como porta de entrada focos dentários, otológicos ou em ferimentos na cabeça, e os sintomas prevalecem apenas nesse segmento (contraturas faciais e cervicais, riso sardônico). As formas localizadas podem evoluir para quadros generalizados se não forem tratadas.

Os principais fatores de mau prognóstico são tempo de incubação menor que 7 dias, tempo de progressão menor que 48 horas, persistência do foco tetânico, ocorrência de disautonomia grave ou apneia e apresentação neonatal, pós-abortamento ou pós-parto.

O diagnóstico do tétano é essencialmente clínico. Não há exames complementares acessíveis que permitam o diagnóstico específico. A diminuição da incidência gera desconhecimento e subestimação da doença por parte dos profissionais da saúde, o que pode acarretar retardo no diagnóstico e tratamento, com consequências desfavoráveis aos pacientes.

Os principais diagnósticos diferenciais do tétano acidental são transtornos metabólicos (hipocalcemia, alcalose ventilatória e hipoglicemia), intoxicação por estricnina e síndromes extrapiramidais causadas por medicamentos, principalmente antipsicóticos (p. ex., haloperidol, clorpromazina, risperidona, olanzapina), antieméticos (p. ex., metoclopramida, bromoprida) e antivertiginosos (p. ex., cinarizina, flunarizina). Essas condições estão associadas à ocorrência de contraturas musculares que podem ser semelhantes às encontradas no tétano. Outras condições são as meningoencefalites virais ou bacterianas, incluindo a raiva. Crises convulsivas de diferentes causas, assim como algumas síndromes conversivas, devem ser igualmente incluídas no diagnóstico diferencial.

O tétano cefálico deve ser diferenciado das doenças da articulação temporomandibular e dos abscessos dentários. Tocotraumatismos, crises convulsivas e sepse fazem parte do diagnóstico diferencial do tétano neonatal.

TRATAMENTO

Os quatro pilares do tratamento do tétano são suporte clínico, controle dos sintomas, erradicação de *C. tetani* e neutralização da tetanospasmina. Todos os casos de tétano generalizado, seja acidental ou neonatal, devem ser manejados em ambiente de terapia intensiva ou em unidades de referência especializadas.

A prioridade no atendimento inicial do paciente é a proteção de suas vias respiratórias. A intubação deve ser reservada a serviços que dispõem de equipe experiente e medicamentos bloqueadores neuromusculares. Alguns serviços recomendam a realização de traqueostomia precoce para todos os quadros graves ou fatores de mau prognóstico.

Os medicamentos mais indicados para o controle dos espasmos são os benzodiazepínicos (p. ex., midazolam, diazepam) e o sulfato de magnésio. Outros medicamentos coadjuvantes utilizados são propofol, fentanila, dantroleno e dexmedetomidina. Os casos de difícil controle devem ser submetidos a bloqueio neuromuscular. O controle da hiperatividade simpática pode ser atingido com betabloqueadores (p. ex., labetalol, esmolol) e clonidina.

Outra importante medida a ser tomada o mais rápido possível é o desbridamento dos focos de infecção, com eventual remoção de corpos estranhos. No caso do tétano neonatal, o coto do cordão umbilical deve ser removido. Abscessos da orofaringe e dentários devem ser drenados. O tratamento antibiótico auxilia na extirpação dos focos da infecção. O metronidazol ou a penicilina G cristalina são os antimicrobianos de primeira escolha.

A neutralização da toxina é obtida com o soro antitetânico (SAT), de origem equina, ou com a imunoglobulina hiperimune antitetânica (IGHAT), um hemoderivado altamente purificado proveniente do soro de voluntários humanos vacinados. O SAT está amplamente disponível em unidades do Sistema Único de Saúde (SUS). Já a IGHAT é um fármaco de alto custo, disponibilizado apenas nos Centros de Referência para Imunobiológicos Especiais (CRIE) ou por intermédio dos serviços de vigilância em saúde municipais. Seu uso é preferível em relação ao do SAT por possuir maior meia-vida e menor incidência de eventos adversos. Contudo, frente à não disponibilidade da imunoglobulina, o soro deve ser empregado.

Tanto o SAT quanto a IGHAT têm ação somente contra a toxina que se encontra livre na circulação. A tetanospasmina já internalizada nos neurônios não dispõe de mecanismos de neutralização conhecidos, o que resulta na manutenção de espasmos por até 6 semanas e uma plena recuperação somente a longo prazo, podendo alcançar meses, inclusive após a administração da antitoxina e extirpação do foco da infecção. As doses das antitoxinas são apresentadas na Tabela 41.1.

A infusão do SAT pode causar reações de hipersensibilidade, e alguns serviços adotam protocolos de prevenção de reações previamente.

O tétano não induz imunidade pós-infecção. A vacinação durante o quadro agudo é uma boa oportunidade para reforçar ou iniciar a imunização ativa, utilizando-se qualquer vacina que contenha o toxoide tetânico (TT) em sua composição.

PROFILAXIA

Rotina

A vacinação contra o tétano faz parte do calendário vacinal do SUS há décadas, mas é comum que os reforços na idade adulta sejam negligenciados. É fundamental aproveitar as inúmeras oportunidades em avaliações médicas de rotina para a atualização vacinal de pacientes de todas as faixas etárias.

Consideram-se completamente vacinados contra o tétano os indivíduos que receberam pelo menos três doses de vacinas contento TT e pelo menos um reforço tomado há menos de 10 anos. Existem diversas vacinas que contêm o TT, que é um derivado da toxina tetânica, e estão listadas na Tabela 41.2. Dependendo da marca, podem conter sais de alumínio, fenoxietanol, polissorbato e lactose. Portanto, a bula deve ser sempre verificada para informações detalhadas. O componente da coqueluche, presente na maioria das vacinas, pode se tratar de células inteiras de

Tabela 41.1 Tratamento para neutralização da toxina tetânica.

Antitoxina	Dose	Via de administração	Observações
Tétano acidental*			
IGHAT	1.000 a 6.000 UI	IM	Em dois grupamentos musculares diferentes
SAT	10.000 a 20.000 UI	IV	Diluir em soro glicosado 5%, infusão lenta
Tétano neonatal**			
IGHAT	1.000 a 3.000 UI	IM	Em dois grupamentos musculares diferentes
SAT	10.000 a 20.000 UI	IV	Diluir em soro glicosado 5%, infusão lenta

*O Ministério da Saúde (MS) recomenda que as doses sejam individualizadas pelo médico-assistente. Em geral, são usadas as doses máximas para todos os casos de tétano acidental grave. **Doses de IGHAT para recém-nascidos podem ser menores, como 500 UI, segundo algumas fontes. IGHAT: imunoglobulina hiperimune antitetânica; IM: intramuscular; IV: intravenosa; SAT: soro antitetânico.

Bordetella pertussis (sinalizadas como Pw) ou apenas de proteínas de sua cápsula (sinalizadas como Pa ou pa).

O calendário vacinal recomendado pelo SUS prevê a vacinação de rotina de crianças com três doses da vacina pentavalente, composta por imunizantes contra tétano, difteria, coqueluche de células inteiras (DTPw, do inglês, *diphtheria, tetanus and pertussis whole-cell*), *Haemophilus influenzae* tipo b (Hib) e hepatite B. O esquema básico é de três doses no segundo, quarto e sexto mês de vida. O intervalo recomendado entre as doses é de 60 dias, caso ocorra algum atraso. Na indisponibilidade da vacina pentavalente, é possível realizar a substituição pela vacina tríplice bacteriana (DTPw), com componente *pertussis* de células inteiras, simultaneamente às vacinas contra a hepatite B e Hib.

Os reforços ou complementações são realizados com a vacina DTPw ou DTPa aos 15 meses e aos 4 anos, e com a vacina dT ou dTpa aos 9 ou 10 anos. Se houver atraso, deve-se respeitar os intervalos de 9 meses após a terceira dose para o primeiro reforço e de 3 anos entre o primeiro e o segundo reforço. O limite de idade para uso da DTPw ou DTPa é 6 anos. Para todas as pessoas a partir de 7 anos, está indicado reforço a cada 10 anos com vacinas que contenham os toxoides tetânico e diftérico em sua composição (Tabela 41.2).

Adultos com histórico vacinal desconhecido devem receber o esquema integral, com a vacina dT nos momentos 0, 2 e 4 a 8 meses, seguido dos reforços a cada 10 anos. É prevista a disponibilização da vacina dTpa na rotina do SUS, sendo restrita para gestantes a partir da 20ª semana, puérperas e profissionais de saúde. A vacinação de gestantes é a medida mais importante para a prevenção do tétano neonatal. Os CRIEs também disponibilizam a vacina dTpa para receptores de transplante de células-tronco hematopoéticas (TCTH).

Na rede privada, as outras vacinas combinadas estão disponibilizadas, e podem ser utilizadas em substituição a qualquer uma do calendário do SUS, mediante o respeito aos limites de idade, intervalos mínimos e precauções.

A única contraindicação absoluta das vacinas dT e DT é o histórico de alergia grave (anafilaxia) a algum dos componentes da vacina ou à dose anterior. Para as vacinas cujas formulações contêm componente *pertussis*, destaca-se a contraindicação absoluta nos casos de encefalopatia instalada no período de até 7 dias após a aplicação. Nesse caso, os esquemas devem ser completados com dT ou DT.

A respeito dos eventos adversos específicos do TT, sabe-se que, na maioria das vezes, ocorrem apenas manifestações leves e transitórias no local da aplicação, com melhora dos sintomas dentro de 24 a 48 horas. A dor local é a reação mais comum, acometendo de 50 a 85% dos vacinados, seguida por inflamação no local da aplicação (edema, calor, rubor) em 25 a 30% e febre em 0,5 a 0,7% dos vacinados. Mal-estar, sonolência, náuseas, vômitos e manifestações alérgicas ocorrem em menos de 0,5% dos casos.

A reação de Arthus (hipersensibilidade tipo III) é um evento raro, mas muito desconfortável. Contudo, não contraindica doses subsequentes

Tabela 41.2 Vacinas que contém o toxoide tetânico como componente e suas características.

Vacina	Componentes
DT	Difteria e tétano
dT	Difteria e tétano
DTPw	Difteria, tétano e coqueluche (células inteiras)
DTPa	Difteria, tétano e coqueluche (acelular)
dTpa	Difteria, tétano e coqueluche (acelular)
dTpa-VIP	Difteria, tétano, coqueluche (acelular) e poliomielite inativada
DTPw-HB/Hib	Difteria, tétano, coqueluche (células inteiras), hepatite B e *Haemophilus influenzae* tipo b
DTPa-VIP/Hib	Difteria, tétano, coqueluche (acelular), poliomielite inativada e *Haemophilus influenzae* tipo b
DTPa-VIP-HB/Hib	Difteria, tétano, coqueluche (acelular), poliomielite inativada, hepatite B e *Haemophilus influenzae* tipo b

A nomenclatura de letras maiúsculas e minúsculas usadas para se referirem aos componentes de difteria e coqueluche se referem a formulações infantis e adultas, respectivamente.

da vacina. São recomendadas precauções (adiamento para um melhor momento, se possível) a pacientes com história prévia de síndrome Guillain-Barré (SGB) até 6 semanas após receber a vacina, doença neurológica progressiva até estabilização do quadro clínico e presença de doença aguda moderada ou grave.

A neuropatia do plexo braquial (NPB) resulta em contraindicação a qualquer vacina que contenha o TT. Trata-se de uma condição que acomete 0,5 a 1 pessoa a cada 100 mil vacinados, caracterizada por dor intensa e constante na parte superior do braço e cotovelo, seguida de fraqueza, atrofia muscular e eventual diminuição da sensibilidade local após alguns dias ou semanas. A NPB pode ser homolateral ou contralateral ao local da injeção ou mesmo bilateral.

Existem poucos trabalhos avaliando a efetividade da vacinação contra o tétano em populações imunodeprimidas. Na literatura, predomina a proposição de que o prejuízo à imunogenicidade não é suficiente para recomendar mudanças nos esquemas de vacinação para esse grupo frente à atual epidemiologia.

Urgências

É muito comum que pacientes cheguem à emergência por conta de ferimentos, e acaba sendo necessário avaliar a necessidade de profilaxia do tétano acidental. A averiguação do histórico vacinal e a classificação de risco dos ferimentos são as bases dessa avaliação:

- Baixo risco: ferimentos superficiais limpos
- Alto risco
  - Ferimentos superficiais sujos
  - Ferimentos profundos
  - Áreas de necrose
  - Queimaduras
  - Mordeduras
  - Ferimentos por armas brancas ou de fogo
  - Fraturas expostas
  - Politraumatismos.

A limpeza dos ferimentos está sempre indicada, com eventual retirada de tecidos desvitalizados, corpos estranhos e sujidades. Nos casos de mordeduras, é necessário avaliar concomitantemente se há indicação da profilaxia da raiva. As medidas adicionais de imunização ativa e passiva estão expostas na Tabela 41.3.

A imunização ativa deve ser realizada com qualquer vacina que contenha o TT em sua composição, e a imunização passiva com as mesmas antitoxinas utilizadas para o tratamento, mas em doses diferentes (SAT 5.000 UI por via intravenosa [IV], diluído em soro glicosado (SG) 5%, ou IGHAT 250 UI por via intramuscular [IM]). As vacinas e a IGHAT devem ser administradas em grupamentos musculares diferentes. Nas unidades de emergência e urgência do SUS, é disponibilizado apenas o SAT.

O SAT é usado preferencialmente no Brasil para a imunização passiva em virtude do custo e da logística envolvidos em relação à produção de IGHAT. As principais diferenças dizem respeito à segurança e às meias-vidas (14 dias para o SAT). O risco de reações anafiláticas é de aproximadamente 1 a cada 40 mil. Portanto, sua administração deve ocorrer em serviços de saúde equipados para o tratamento desse evento.

A IGHAT tem meia-vida de 21 a 28 dias em indivíduos sem imunização prévia. É disponibilizada nos CRIEs sob as seguintes indicações:

Tabela 41.3 Profilaxia do tétano acidental.

História de vacinação prévia contra tétano	Ferimentos com baixo risco		Ferimentos com alto risco	
	Vacina	SAT/IGHAT	Vacina	SAT/IGHAT
3 ou mais doses, UD há menos de 5 anos	Não	Não	Não	Não
3 ou mais doses, UD entre 5 e 10 anos	Não	Não	Sim	Não
3 ou mais doses, UD há mais de 10 anos	Sim	Não	Sim	Sim em certas situações*
Incerta ou menos de 3 doses	Sim	Não	Sim	Sim

*Situações em que está indicada a imunização passiva: imunodeprimidos, desnutridos, idosos e dificuldade de se garantir a limpeza completa e continuada do foco. IGHAT: imunoglobulina hiperimune antitetânica; SAT: soro antitetânico; UD: última dose.

- Indivíduos que apresentaram algum tipo de hipersensibilidade quando da utilização de qualquer soro heterólogo (antitetânico, antirrábico, antidiftérico, antiofídico etc.)
- Indivíduos imunodeprimidos, nas indicações de imunoprofilaxia contra o tétano, mesmo que vacinados (utilizar IGHAT em vez de SAT para todos os grupos de imunodeprimidos)
- Recém-nascidos em situações de risco para tétano, cujas mães sejam desconhecidas ou não tenham sido adequadamente vacinadas
- Recém-nascidos prematuros com lesões potencialmente tetanogênicas, independentemente do histórico vacinal da mãe.

A proteção conferida pelo SAT ou IGHAT é temporária e de curta duração. Como a doença não confere imunidade permanente, o paciente deve ser orientado a terminar e manter atualizado seu esquema vacinal na rede.

BIBLIOGRAFIA

Carvalho LC, Marques CPC, Rodrigues VP. Temporal trends in tetanus incidence and lethality in Brazil: analysis of the national database from 2009 to 2018. Rev Assoc Med Bras. 2021;67(12):1804-1809.

Havers FP, Moro PL, Hunter P, Hariri S, Bernstein H. Use of Tetanus Toxoid, Reduced Diphtheria Toxoid, and Acellular *pertussis* Vaccines: Updated Recommendations of the Advisory Committee on Immunization Practices - United States, 2019. MMWR. 2020;69(3):77-83.

Ministério da Saúde (BR). Secretaria de Vigilância em Saúde. Coordenação-Geral de Desenvolvimento da Epidemiologia em Serviços. Guia de Vigilância em Saúde. 3. ed. Brasília: Ministério da Saúde; 2019 [cited 2022 May 3]. Disponível em: https://bvsms.saude.gov.br/bvs/publicacoes/guia_vigilancia_saude_3ed.pdf.

Ministério da Saúde (BR). Secretaria de Vigilância em Saúde. Departamento de Imunização e Doenças Transmissíveis. Manual dos Centros de Referência para Imunobiológicos Especiais. 5. ed. Brasília: Ministério da Saúde; 2019.

Rodrigo C, Fernando D, Rajapakse S. Pharmacological management of tetanus: an evidence-based review. Crit Care. 2014;18(2):217.

Yen LM, Thwaites CL. Tetanus. Lancet. 2019; 393(10181):1657-1668.

42

Tuberculose

Felipe Moreira Ridolfi • Valeria Cavalcanti Rolla

INTRODUÇÃO

A tuberculose (TB) é uma doença milenar causada por *Mycobacterium tuberculosis* (Mtb) e até os dias de hoje uma única vacina está disponível para uso: a vacina de bacilo de Calmette-Guérin (BCG), que tem sido questionada quanto a sua eficácia e limitações, uma vez que fornece proteção eficiente contra TB em recém-nascidos, mas não previne a infecção por Mtb ou reativação de doença pulmonar em adultos. Sendo um organismo viável, a atividade do BCG depende de sua replicação inicial e, portanto, não pode ser usado como reforço em uma população adulta já sensibilizada por vacinação prévia com BCG, exposição ambiental a micobactérias ou infecção latente da tuberculose (ILTB).[1] Dessa maneira, uma estratégia de vacinação nova e eficaz contra TB em adultos é uma prioridade global no contexto de TB, um campo ativo de pesquisa, desenvolvimento e avaliação clínica.[2]

O controle da TB tem sido realizado por meio da identificação e do tratamento de pessoas com a doença. Inicialmente, acreditava-se que o tratamento (e por conseguinte a cura de casos) seria suficiente para reduzir a incidência, mortalidade e transmissão. No entanto, a queda de incidência de 2% tem sido considerada muito lenta para que esse objetivo seja atingido.[2,3]

No mundo, a incidência de TB é de 10 milhões de casos novos e 1,6 milhão de mortes por ano. Os 30 países que concentram 87% de todos os casos incluem 8 países que são responsáveis por $^2/_3$ de todos os casos novos de TB: Índia, China, Indonésia, Filipinas, Paquistão, Nigéria, Bangladesh e África do Sul.[2] Em 2020/2021, o número de casos de TB registrados no Brasil sofreu o impacto da pandemia de covid-19[4] e não reflete a realidade epidemiológica nacional e nem de outros países. Em 2019, foram diagnosticados 73.864 novos casos da doença (taxa de incidência: 35/100 mil, taxa de mortalidade: 2,2/100 mil habitantes), com redução média anual de 1% na incidência e 2,1% na mortalidade entre 2009 e 2018. Os maiores coeficientes de incidência no Brasil foram registrados nos estados do Amazonas (71,3) e Rio de Janeiro (67,4), já os menores foram registrados no Mato Grosso do Sul (34,9), Espírito Santo (34,7) e Amapá (35,2). Dos 59.735 casos novos de TB pulmonar notificados em 2021, 41.904 (70,1%) ocorreram em homens. Observa-se essa predominância masculina em quase todas as faixas etárias, com exceção do grupo de 10 a 14 anos. Homens de 20 a 34 anos apresentam um risco 2,8 maior de adoecer do que as mulheres na mesma faixa etária, seguidos do grupo de 50 a 64 anos, cujo risco de adoecimento por TB pulmonar é 2,6 vezes maior.[4]

A maioria dos casos concentra-se, portanto, na população economicamente ativa e alguns grupos populacionais têm um maior risco de adquirir ILTB e TB ativa, como pessoas em situação de rua, população indígena e prisioneiros – o ambiente prisional contribui muito para a transmissão de TB, pois reúne indivíduos que utilizam drogas ilícitas, tabaco e álcool, confinados em celas superlotadas e malventiladas, com acesso muitas vezes limitado aos cuidados de saúde e ao diagnóstico de TB. Um estudo ecológico com dados de 5.565 municípios brasileiros mostrou que a prisão é um fator independente associado com maior incidência de TB.[5]

FISIOPATOLOGIA E RESPOSTA IMUNE

O bacilo de TB é transmitido por via respiratória por meio de aerossóis. Após a fagocitose, o Mtb "escapa" com sucesso da destruição imunomediada dentro do endossoma do macrófago usando vários mecanismos, dentre eles a alteração do pH endossomal, inibição de apoptose e destruição de superóxidos tóxicos secretados pelas células imunes. Macrófagos alveolares infectados e células dendríticas migram para os linfonodos adjacentes onde antígenos micobacterianos são apresentados e uma resposta do tipo Th1 é iniciada. Esse tipo de resposta imune acaba resultando na formação de granuloma ao redor dos macrófagos infectados. A interferona gama (IFN-γ), que atua com o fator de necrose tumoral alfa (TNF-α), é crucial para a ativação de macrófagos e o isolamento de Mtb dentro do granuloma, que é inicialmente composto de células $TCD4^+$ e $CD8^+$, mas um conjunto complexo de células T, incluindo células $TCD4^+$, $CD8^+$, $\gamma\delta$ e células T $\alpha\beta$ restritas a CD1, também é demandado para orquestrar a resposta imune e conter a infecção.[6-8]

A infecção micobacteriana progressiva em pacientes com sinalização deficiente de IFN-γ e TNF-α fornece evidências convincentes da importância dessas citocinas no controle da TB. A principal fonte dessas citocinas são as células T $CD4^+$, a população de linfócitos mais importante na resposta imune protetora e o principal alvo da maioria das estratégias de vacinação.[9] O papel das células T $CD8^+$ é menos claro; elas são induzidas durante a infecção natural por Mtb e, embora não pareçam ter um papel importante no controle inicial da infecção, podem estar mais envolvidas nos estágios posteriores e crônicos da doença.[10]

Em estágios posteriores, o granuloma é circundado por uma parede fibrótica e estruturas foliculares linfoides. O granuloma pode persistir por décadas, contendo a infecção – privando as micobactérias de oxigênio e nutrientes. No entanto, a falha em conter a infecção pode resultar na liberação de organismos, caseificação e necrose, com consequente doença clínica ativa e transmissão de TB (Figura 42.1).

O desenvolvimento de uma resposta de hipersensibilidade do tipo retardado ao antígeno tuberculínico, denominado "teste tuberculínico" (TT), é considerado um marcador de ILTB. Apenas 20 a 50% dos indivíduos expostos a Mtb são infectados, fato evidenciado por um TT positivo ($\geq$ 5 mm). Cerca de 5% dos indivíduos infectados por Mtb desenvolvem TB ao longo de 2 a 5 anos, já nos outros 95% dos indivíduos infectados e com TT positivo a infecção por Mtb permanece latente, sem sintomas clínicos evidentes ao longo da vida. Indivíduos com ILTB têm cerca de 5 a 10% de chance ao longo da vida de desenvolver TB ativa – acredita-se que haja um desequilíbrio entre a imunidade natural do hospedeiro e o patógeno, por exemplo após um evento imunossupressor, resultando em replicação e reativação bacteriana maciça da doença.[12]

RACIONAL PARA UMA VACINA CONTRA TUBERCULOSE

A maioria dos humanos tem resistência, seja ela completa, seja parcial, à TB após serem expostos a Mtb. Por outro lado, certos grupos de pessoas portadoras de imunodeficiências têm maior suscetibilidade a essa doença: pessoas com defeitos hereditários em mediadores da resposta imune como IFN-γ,[13,14] indivíduos tratados com fármacos antagonistas de TNF-α para artrite reumatoide,[15] bem como pacientes com infecção pelo HIV/AIDS e imunodeficiência avançada, nos quais as células $TCD4^+$ estão funcionalmente comprometidas.[16] Portanto, embora a resistência à TB seja em parte uma propriedade da resposta imune mediada pelo hospedeiro, em pessoas não naturalmente resistentes, a vacinação pode conferir um grau adicional de proteção.[10]

Quatro indicações potenciais foram identificadas como alvos para o desenvolvimento de vacinas contra TB em adolescentes e adultos: 1) prevenção da TB (PoD); 2) prevenção da TB recorrente, relacionada com recaída ou reinfecção, em pessoas curadas após o tratamento da doença ativa (PoR); 3) prevenção de infecção

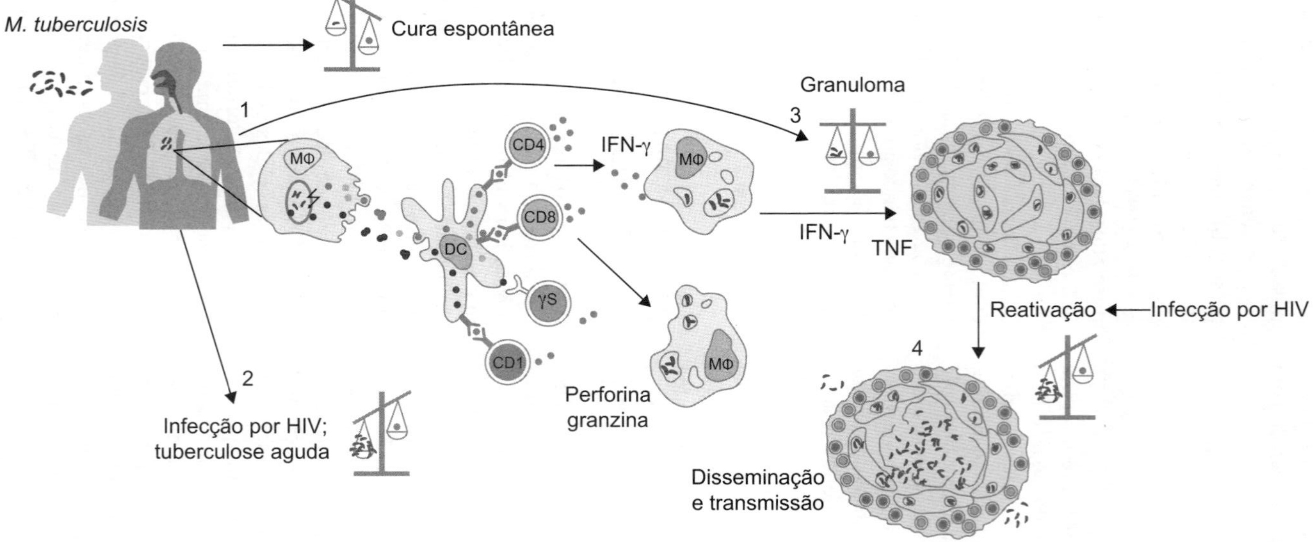

Figura 42.1 Mecanismo de infecção pelo Mtb e formação do granuloma. Mtb penetra no hospedeiro pela via respiratória. Três desfechos são possíveis para a infecção: (i) eliminação imediata de Mtb pela resposta imune; (ii) TB primária, principalmente em indivíduos infectados pelo HIV; (iii) contenção de Mtb no granuloma conduzindo a ILTB latente. Após o estabelecimento da latência, a infecção pode ser reativada levando ao rompimento do granuloma e a disseminação de Mtb (iv).[11]

estabelecida por Mtb em pessoas não infectadas (PoI) (sem ILTB); e 4) como adjuvante imunoterapêutico ao tratamento medicamentoso para encurtar o tempo de tratamento ou aumentar a eficácia do tratamento de cepas resistentes aos medicamentos. Em lactentes, os principais objetivos têm sido desenvolver uma vacina mais eficaz e/ou mais segura que a BCG que possa servir como substituto do BCG, bem como desenvolver um reforço para melhorar e estender a proteção fornecida pelo BCG.[17]

A indicação de prevenção da doença é a de maior prioridade, pois sugere-se que prevenir TB em adolescentes e adultos seria a maneira mais rápida de controlar a epidemia global de TB.[18,19]

Existem duas estratégias potenciais de vacinação contra TB: administrar a vacina antes (pré-exposição, profilático) ou após exposição ao Mtb (pós-exposição, terapêutico). As vacinas terapêuticas também podem ser usadas de modo combinado à terapia medicamentosa. Vacinas específicas projetadas para prevenir a ILTB ou a reativação do estado latente estão nos estágios iniciais de desenvolvimento.[17] Além disso, modelar o impacto das vacinas de TB com várias características na epidemia de TB em geral, e especificamente em TB resistente a medicamentos, bem como do uso de fármacos antimicobacterianos associados a TB, seria valioso.[20]

Todas as novas vacinas candidatas contra TB que estão sob avaliação clínica são projetadas como vacinas de pré-exposição: visam estimular uma resposta imune capaz de controlar a infecção subsequente de forma mais eficaz do que a resposta imune que é estimulada durante a infecção natural, retardando assim a reativação. Não se sabe se a administração pós-exposição dessas vacinas em indivíduos com ILTB prolongaria a contenção de TB latente no hospedeiro e preveniria a reativação, ou se isso exigiria vacinas pós-exposição especialmente projetadas com antígenos expressos pelas bactérias durante a latência.[21]

A Organização Mundial da Saúde (OMS) estabelece requisitos para o desenvolvimento da vacina ideal contra TB, com parâmetros e características desejados:[20]

- Indicação: imunização para prevenir TB pulmonar ativa
- População-alvo: adolescentes e adultos. Adolescentes e adultos com TB ativa representam as fontes mais comuns de disseminação de Mtb, por isso são a meta prioritária da OMS para o desenvolvimento da vacina de TB; outrossim, mudanças demográficas em alguns países de alta endemias justificam a inclusão de idosos na população-alvo
- Medidas de desfecho e eficácia: eficácia de 50% ou mais na prevenção de TB pulmonar confirmada. A vacina deve ser protetora em ambos os indivíduos (com e sem evidência de ILTB), em diferentes regiões geográficas e latitudes, independentemente da exposição ambiental às micobactérias. Nos países de alta endemia, o rápido impacto vacinal em nível populacional será derivado principalmente da prevenção de TB em indivíduos com infecção latente por Mtb. Prevê-se que as vacinas que protegem contra TB sensível a medicamentos também protegeriam contra TB resistente a medicamentos
- Duração da proteção: 10 anos ou mais de proteção devem ser conferidos após a imunização primária
- Segurança: o perfil de segurança demonstra não reação ou apenas uma reação leve, transitória e nenhum evento adverso grave relacionado com a vacinação. Considerando a gravidade e a preocupação com a saúde pública associadas à doença-alvo, as mitigações podem precisar ser consideradas para reações leves ou eventos muito raros. A segurança deve ser favorável em determinados grupos de risco, como indivíduos vivendo com HIV/AIDS e outras imunodeficiências, além de idosos, gestantes e lactantes. Serão necessárias investigações cuidadosas para candidatos a vacinas de plataforma ao vivo
- Esquema vacinal: um número mínimo de doses e reforços necessários. A exigência de mais de três doses para a imunização primária não seria desejável em razão de preocupações com logísticas e custos. Se for necessário um reforço, a administração 10 anos ou mais após a conclusão da série de imunização primária seria a preferida. Um requisito para que os "*boosters*" sejam administrados mais do que a cada 5 anos provavelmente será associado com desafios de entrega
- Coadministração: demonstração de segurança favorável e ausência de interferência imunológica com outras vacinas recomendadas para uso na mesma população-alvo

- Imunogenicidade: identificação de um correlato/"*surrogate*" de proteção usando um ensaio clínico validado. Entretanto, não existe atualmente correlato/"*substituto*" de eficácia clínica para a vacina de TB. A identificação de correlatos/substitutos imunológicos de proteção deve ser incluída como objetivo de imunogenicidade em estudos de eficácia da vacina de TB
- Adequação programática e pré-qualificação: critérios para adequação programática das vacinas, seguindo orientações sobre apresentação, embalagem, termoestabilidade, formulação e descarte. Além disso, a inovação relacionada com a adequação programática, como a facilidade de administração e a termoestabilidade, levaria a grandes benefícios à saúde pública e é fortemente incentivada
- Proposta de valor: a dosagem, o regime e o custo das mercadorias devem ser favoráveis à oferta acessível. Custo-efetividade favorável deve ser estabelecido, e o preço não deve ser uma barreira ao acesso, incluindo em países de baixa e média rendas.

As tentativas atuais de desenvolver estratégias aprimoradas de vacinação contra TB podem ser divididas em duas abordagens. A primeira estratégia visa substituir o BCG por uma vacina mais efetiva. Acredita-se que isso exija uma variedade de vacinas micobacterianas atenuadas e melhoradas, obtidas por meio da geração de mutantes de exclusão genética de Mtb ou pela reintrodução de antígenos importantes ou outros fatores na cepa de vacina BCG existente.[22] A segunda estratégia envolve o desenvolvimento de uma vacina de reforço que aproveita a vacinação inicial BCG na infância e é administrada para aumentar a resposta imune, além de prolongar a imunidade para abranger também a população adulta. É geralmente aceito que essa estratégia de vacinação pode ser mais bem implementada com uma vacina de subunidade, pois esse tipo de vacina tem como base um número restrito de antígenos, consistindo em uma resposta imune altamente focada para proteção. Em várias das principais vacinas candidatas, os antígenos individuais são fundidos em poliproteínas, algo que aumenta a imunogenicidade desses antígenos e tem vantagens óbvias do ponto de vista da fabricação.[9]

Atualmente, múltiplas vacinas candidatas estão sendo avaliadas em ensaios clínicos. As estratégias de vacina que estão sendo avaliadas incluem: micobactérias vivas atenuadas (MTBVAC, VPM-1002), micobactérias de células inteiras (DAR-901, *M. vaccae*, MIP), micobactérias mortas ou extratos micobacterianos (RUT-1); vacinas proteicas com adjuvante – vacina de subunidade – (M72/AS01E, H56:IC31, ID93 + GLA-SE); e vacinas com vetor viral (Ad5Ag85A, ChAdOx185A/MVA85A, TB/FLU-04L)[18,23] (Tabela 42.1).

Eventualmente, a estratégia de vacina final poderia ter como base uma combinação de ambas as abordagens: um regime de vacinação de reforço inicial que compreendesse a preparação com o melhor candidato de vacina viável possível e o reforço com o melhor candidato de vacina de subunidade possível.[9]

VACINA BACILO DE CALMETTE-GUÉRIN

A primeira vacina contra TB foi desenvolvida, a partir de linhagens atenuadas de TB bovina, por pesquisadores da França, Albert Calmette e Jean-Marie Camille Guérin, em 1906. A vacina viva atenuada *Mycobacterium bovis* Calmette-Guérin (BCG) foi usada pela primeira vez em humanos em 1921, em Lille na França; naquela ocasião, o seu uso foi impedido nos EUA, na Alemanha e no Reino Unido até o final da Segunda Guerra Mundial.[24]

A vacina BCG foi obtida após 13 anos de repicagens sucessivas de uma cepa responsável por mastite tuberculosa bovina denominada "Lait Nocard", isolada por Nocard em 1908,[25] sendo então liofilizada no Instituto Pasteur da França. Essas passagens sequenciais resultaram em oito mutações genéticas ao longo de 40 anos; dentre as cepas, a trazida para o Uruguai em 1925, por Júlio Elvio Moreau, já tinha sofrido duas mutações em relação à cepa original.[26] Foi Arlindo de Assis quem trouxe a BCG para o Brasil em 1927, uma vez que recebeu uma estirpe-filha da BCG brasileira trazida por Júlio Elvio Moreau; por esse motivo a vacina BCG passou a ser denominada "BCG Moreau – Rio de Janeiro".[25] A capacidade protetora estava mantida na cepa brasileira apesar das modificações genéticas e, naquela ocasião, não se observou redução da capacidade protetora descrita inicialmente[27] – na verdade, essa cepa é uma das mais imunogênicas dentre as 12 estirpes vacinais atualmente em uso.[28] Em

Tabela 42.1 Candidatas à vacina de tuberculose.

Nome da vacina	Tipo de vacina	Estágio de desenvolvimento	Instituição
VPM1002	Viva atenuada	Fase III	Vakzine Projekt Management, Alemanha e Aeras
AERAS 422	Viva atenuada	Descontinuada	Aeras
MTBVAC	Viva atenuada	Fase IIb/IIa	Universidade de Zaragoza (Espanha) e Iniciativa para Vacina de Tuberculose (TBVI)
RUT-1	Mortas/células inteiras	Fase II	Archival Pharma
DAR-901	Mortas/células inteiras	Fase IIb	Universidade Dartmouth e Aeras
Vaccae®	Mortas/células inteiras	Fase III (licenciada na China)	Anhui Zhifei Longcom Biologic Pharmacy Co., Ltd. (Anhui, China)
Mycobacterium indicus pranii (MIP)	Mortas/células inteiras	Fase III	Fundação Talwar Research & Cadila Pharmaceuticals
H1:IC31	Adjuvante, subunidade	Fase II	Statens Serum Institut (Dinamarca), Valneva (França) e Iniciativa para Vacina de Tuberculose (TBVI)
H56:IC31	Adjuvante, subunidade	Fase II	Statens Serum Institut (Dinamarca), Valneva (França) e Aeras
H4:IC31	Adjuvante, subunidade	Fase II	Sanofi Pasteur Staten's Serum Institute (Dinamarca) e Valneva (França)
ID93/GLA-SE	Adjuvante, subunidade	Fase IIb	Infectious Diseases Research Institute
M72/AS01E	Adjuvante, subunidade	Fase II	GlaxoSmithKline (GSK) e Aeras
GamTBVac	Adjuvante, subunidade	Fase IIb	Gamaleya Federal Research Center (Rússia)
MVA85A	Vetor-viral (vírus ankara)	Fase I (*booster*)	Universidade de Oxford e Aeras
ChAdOx1.85A/ MVA85A	Vetor-viral (adenovírus)	Fase I (*booster*)	Universidade de Oxford
AdAg85A	Vetor-viral (adenovírus)	Fase I (*booster*)	Universidade McMaster e CanSino
Crucell Ad35 ou AERAS-402	Vetor-viral (adenovírus)	Fase IIb – interrompida	Crucell e Aeras
TB/FLU-04 L	Vetor-viral (*influenza* A/Portto Rico/8/34 H1N1)	Fase IIa (*booster*)	Instituto de Pesquisa da Gripe (São Petersburgo – Rússia)

Adaptada de Gopalaswamy e Subbian (2022).[23]

1927, foi introduzida a técnica intradérmica de aplicação do BCG e, em 1939, a de multipuntura. No Brasil, a vacina era administrada por via oral até 1968.[29]

Em 1930, os primeiros ensaios clínicos para avaliar o efeito protetor da primeira dose de BCG foram iniciados. Com os resultados favoráveis obtidos a partir de 1948, a OMS e o Fundo das Nações Unidas para a Infância (Unicef) orientaram a realização de campanhas de vacinação em todo o mundo. Entre 1948 e 1974, estima-se que foram vacinadas 1,5 bilhão de pessoas.[29] Em 1974, a vacinação com BCG foi incorporada ao Programa Ampliado de Imunização da OMS (PAI/OMS). A cobertura vacinal da BCG, que era de 85% dos recém-nascidos, entretanto, foi impactada em 2020 pela pandemia de covid-19 no Rio de Janeiro.[4] São observadas coberturas vacinais mais baixas que no Brasil em países africanos, Sudeste Asiático e oeste do Pacífico.[3]

O efeito protetor da vacina BCG contra outras doenças e micobacterioses, a exemplo da hanseníase e da úlcera de Buruli, foi relatado,[2] bem como na imunoterapia de algumas formas de câncer, em especial do câncer de bexiga.[4] Há também relatos na literatura sobre proteção da vacina BCG contra ancilostomíase, entre outras infecções por helmintos.[30] A redução na frequência de atopia em crianças vacinadas com BCG tem sido descrita também.[31,32] Atualmente, o ensaio clínico randomizado (BRACE) está sendo realizado para determinar se a vacina BCG reduz a incidência de covid-19 sintomático e grave em profissionais de saúde.[33,32]

De modo geral, os resultados dos estudos de eficácia do BCG, além da prevenção de TB miliar e meníngea em lactentes, têm sido marcados por extraordinária variabilidade e inconsistência, com taxas de proteção induzida pelo BCG variando de 80% a totalmente não protetora em qualquer faixa etária. Várias hipóteses foram aventadas para explicar essa variação e a relativa falta de eficácia.[34] Essas hipóteses incluem: diferenças em antígenos-chave entre Mtb e BCG, incluindo a ausência em BCG das importantes regiões genéticas de Mtb; diferenças na potência das várias cepas de BCG em uso globalmente; e interferência da exposição a micobactérias ambientais atípicas. Outra incógnita sobre o BCG é até que ponto a proteção persiste após a vacinação infantil.[35]

Embora o BCG geralmente seja considerado seguro, a disseminação hematogênica de 1% após a administração intradérmica foi relatada, principalmente em bebês com infecção pelo HIV e outras formas de imunossupressão. Por essa razão, BCG é contraindicado para uso em lactentes imunossuprimidos. O potencial para o desenvolvimento de complicações graves, incluindo morte, após disseminação hematogênica descontrolada quando administrado aos bebês imunossuprimidos representa uma razão importante para a necessidade de substituir o BCG por uma vacina contra TB mais segura para todos os bebês, independentemente do *status* de infecção pelo HIV ou da competência imunológica.[36]

Em geral, o desenvolvimento de vacinas mais novas visa a uma nova forma de BCG recombinante (rBCG) ou aquelas que fazem um "*booster*" na vacina BCG.[37] Muitas vacinas de TB de última geração começaram com a rBCG expressando vários antígenos da região da diferença (RD), um *locus* genético presente em cepas patogênicas de Mtb.[38]

VACINAS EM DESENVOLVIMENTO

Vacina de células inteiras vivas atenuadas

Recentemente desenvolvidos, os candidatos a vacinas micobacterianas vivas atenuadas destinadas a substituir a atual vacina BCG incluem cepas do BCG recombinantes (rBCG), como VPM1002, bem como mutantes Mtb recombinantes que têm uma exclusão em um ou muitos genes, como MTBVAC.

VPM1002

É uma vacina rBCG que está sendo desenvolvida tanto como um substituto para a vacinação BCG em lactentes quanto como vacina contra TB em adolescentes e adultos. Nela, o rBCG pode escapar do lisossomo do macrófago – o processo induz a autofagia do macrófago infectado com VPM1002, estimulando a imunidade inata de uma maneira não vista com BCG. O rBCG foi testado quanto à segurança e eficácia em testes pré-clínicos.[39] A Vakzine Projekt Management (VPM) da Alemanha facilitou o desenvolvimento da vacina patrocinando-a. Em colaboração com a organização de desenvolvimento de produtos sem fins lucrativos, Aeras,[40] testes de fase I e fase IIa mostraram que VPM1002 era segura e imunogênica para respostas de células B e células T. Atualmente, VPM1002 está sendo avaliada quanto à sua eficácia contra recidiva de TB entre adolescentes e adultos tratados para TB ativa em estudos de fase III na Índia.[41,42]

Aeras 422

É uma vacina viva atenuada, recombinante de BCG, derivada da cepa dinamarquesa 1331 que expressa perfringolisina-O, associada com lise do endossoma e sobre expressão de antígenos imunodominantes vitais – Ag85A, Ag85B e TB10.4. Essa vacina de estratégia primordial desenvolvida pela Aeras apresentou melhores respostas imunes em camundongos e modelos de cobaia em comparação com o BCG parental e segurança aceitável em estudos pré-clínicos.[43] No entanto, no ensaio clínico da fase I, houve reativação da infecção pelo vírus varicela-zóster; assim, outros estudos com a vacina foram descontinuados.[44]

MTBVAC

É uma vacina viva atenuada derivada de um isolado clínico de Mtb, MT103, por deleção dos genes *phoP* e *fadD26*; foi desenvolvida pela Universidade de Zaragoza, Biofabri, Espanha e pela Iniciativa para Vacina de Tuberculose (TBVI).[45] Uma dessas deleções interfere diretamente na virulência de Mtb e outra na ligação à síntese de lipídios da superfície celular que desempenham um papel crítico na patogenicidade de Mtb.[46]

A MTBVAC foi considerada segura em todos os estudos pré-clínicos e é a primeira vacina viva atenuada com base em um isolado clínico de Mtb. Estudos clínicos em humanos demonstraram perfil de segurança semelhante ao BCG[47] e a revacinação pareceu melhorar a eficácia do BCG em modelo de cobaia.[48] A imunogenicidade do MTBVAC e seus efeitos na conversão e reversão de *interferon gamma release assay* (IGRA) também foram investigados e demonstraram uma indução promissora de células T $CD4^+$ específicas para micobactérias.[49] Dois ensaios adicionais de fase II estão em andamento na África do Sul.[50,51]

Vacinas com células micobacterianas mortas ou células inteiras

Outro tipo de candidato a vacina usa células micobacterianas mortas ou extratos celulares micobacterianos como fonte de antígenos para estimular resposta imune protetora.

RUT-1®

Está sendo desenvolvida como agente imunoterapêutico adjuvante para adultos, com o objetivo de melhorar a eficácia e diminuir a duração do tratamento medicamentoso para casos de TB ativa, incluindo TB resistente a medicamentos. Desenvolvida pela Archival Pharma, RUT-1®, é feita de fragmentos de parede celular de Mtb formulado em uma suspensão de lipossomas.[52,53] Essa vacina reduziu a duração do tratamento para ILTB, induziu resposta imune mais robusta, bem como foi segura e eficaz em estudos pré-clínicos.[54] Estudos clínicos estabeleceram o perfil de segurança e a capacidade profilática e imunoterapêutica da RUT-1® contra TB.[55,56] Estudos da fase II demonstraram a segurança, eficácia e imunogenicidade da vacina para ILTB entre os casos infectados ou não pelo HIV.[57] Um teste adicional em indivíduos com TB multidrogarresistente está em andamento.[50]

DAR-901

É uma vacina de células inteiras, preparada a partir de *M. obuense*, com base em uma vacina previamente testada, a SRL72, desenvolvida pela Universidade de Dartmouth, em parceria com a Aeras. Uma vacina que foi segura, bem-tolerada e imunogênica em humanos e se tornou a primeira vacina após o BCG a entrar no ensaio clínico de fase III; entretanto, em razão da falta de eficácia na prevenção de casos confirmados de TB, os estudos foram interrompidos após 7 anos.[58,59] Mais tarde, demonstrou-se que a DAR-901 induz a imunidade celular e a humoral, bem como aumenta a proteção contra o desafio com aerossol de Mtb em comparação a um homólogo reforço de BCG.[60] Portanto, um ensaio clínico de fase I foi realizado com voluntários saudáveis IGRA-negativos e descobriu-se que o DAR-901 tinha um perfil de segurança aceitável, bem-tolerado, sem efeitos adversos graves e com indução de respostas imunes celulares e humorais a antígenos micobacterianos.[61] Um ensaio clínico (fase IIb) foi iniciado com adolescentes que já haviam recebido BCG na Tanzânia.[50,61]

Vaccae®

É uma preparação morta/extrato micobacteriano de *Mycobacterium vaccae*, uma micobactéria não tuberculosas. Vaccae® já foi licenciada na China como imunoterapia adjuvante para o tratamento medicamentoso de TB ativa.[50] Mostrou-se eficaz para potencializar a resposta Th1 para manifestar uma imunidade antibacteriana mais protetora e suprimir o componente Th2.[62] Ensaios clínicos de fase II em adultos infectados pelo HIV e vacinados com BCG na Finlândia indicaram o papel exato de proteção ao hospedeiro para *M. vaccae* que impediu a TB associada ao HIV.[63] Um estudo de fase III na Tanzânia sugeriu que a administração de uma série de doses múltiplas de *M. vaccae* para adultos infectados pelo HIV com imunização BCG infantil é segura e está associada a uma proteção significativa contra TB associada ao HIV.[59]

Mycobacterium indicus pranii

Mycobacterium indicus pranii (MIP) é uma vacina morta/extrato micobacteriano que foi desenvolvida na Fundação Talwar Research na Índia e Cadila Pharmaceuticals para uso como vacina para hanseníase. No entanto, testes em um modelo de cobaia mostrou que a vacina poderia proteger contra a infecção por Mtb. Isso foi confirmado em vários modelos com camundongos infectados por Mtb, em comparação à BCG, e comprovadamente oferece proteção em formas viva e morta, ao contrário da BCG, que funciona apenas na forma viva atenuada.[64] Nos modelos com ratos e cobaias, o MIP foi dado como um reforço para as respostas imunes de BCG e induziu as respostas Th1 e Th17, e a vacina apresentou eficácia protetora.[65] O potencial imunoterapêutico do MIP, como terapia adjuvante ao tratamento anti-TB, foi testado e, no estudo,[66] a vacinação MIP dos pacientes apresentou melhora no tratamento e redução na conversão para MDR.

Vacinas de subunidades com proteína adjuvante

Os antígenos de TB não conseguem induzir uma resposta imune robusta quando administrados sozinhos. Sendo assim, as vacinas de subunidades requerem outro componente, o adjuvante, para estimular e ativar a resposta imune à vacina, especialmente as respostas Th1 e Th17.[67]

H56:IC31

É uma proteína de fusão com adjuvante, desenvolvida pelo Statens Serum Institut, na Dinamarca, pela Valneva, na França, e TBVI. É composta de três antígenos de Mtb altamente imunogênicos – Ag85B, ESAT-6 e Rv2660 c – e se mostrou segura em modelos pré-clínicos.[68] Rv2660 c é uma proteína associada à latência bem-conhecida e mostrou uma melhor proteção contra a reativação de micobactérias em estudos pré-clínicos.[69] A segurança e eficácia foram comprovadas em estudo clínicos em indivíduos com ILTB.[70] Duas a três aplicações em dose baixa foram consideradas como ideal em termos de segurança e tolerância.[71] Um estudo de fase II para reduzir a recorrência de TB em pessoas HIV-soronegativas está em andamento na África do Sul e na Tanzânia.[51]

H1:IC31

É uma vacina adjuvante de subunidade desenvolvida pelo Statens Serum Institut, na Dinamarca, pela Valneva, na França, e TBVI. O H1 é um híbrido de antígenos de TB ESAT-6 e Ag85B combinado a IC31, que utiliza um polipeptídeo catiônico como veículo de entrega.[72] Em estudos clínicos com indivíduos saudáveis, também demonstrou segurança e indução de resposta imune sustentada por 2,5 anos.[73] Nos estudos com participantes vacinados com BCG e com ILTB, mostrou resposta de memória persistente quando acompanhados por 32 semanas e efeitos locais ou sistêmicos foram raros, indicando boa segurança,[74] assim como no estudo com indivíduos com ou sem TB em uma área altamente endêmica de TB e em pacientes infectados pelo HIV.[75,76]

H4: IC31

É outra vacina adjuvante desenvolvida pela Sanofi Pasteur e pelo Instituto Staten's Serum, Dinamarca, e Valneva, na França. O H4 é um peptídeo de fusão de Ag85B e TB10.4 de Mtb, coformulado com o adjuvante IC31.[72] Nos modelos de ratos e cobaias, foram estabelecidas a segurança e a imunogenicidade da vacina, bem como sua dose ideal.[77] O ensaio fase I foi realizado em indivíduos imunizados pelo BCG, com diferentes quantidades de antígeno e adjuvante. Embora esse estudo tenha sido realizado na Suécia e Finlândia, países com baixa incidência de TB, a vacina foi segura, eficaz e induziu uma resposta de células T nas condições testadas.[78] No ensaio da fase II, a vacina foi administrada em indivíduos imunizados anteriormente com BCG que foram negativos para ILTB, conforme estimado pela conversão de IGRA. O H4:IC31 parece ser um candidato promissor à vacina, semelhante ao H1:IC31 e H56:IC31.[79]

M72/AS01E

É a vacina candidata da GSK, atualmente pertencente a Bill & Melinda Gates Foundation; consiste em uma proteína de fusão que expressa dois antígenos de Mtb imunogênicos: Mtb39A e Mtb32A, ambos voltados para promover uma resposta imune Th1. No geral, M72/AS01E foi considerada segura e bem-tolerada nas populações selecionadas, com maior reatogenicidade observada em indivíduos com TB ativa.[80] Em um estudo de fase IIb no Quênia, na África do Sul e na Zâmbia, a M72/AS01E mostrou 54% de proteção entre adultos infectados por Mtb contra TB pulmonar ativa, com bom perfil de segurança, mostrando que a vacina pode ajudar no controle da transmissão de TB.[81] Em outro estudo de fase II realizado na Índia, a vacina demonstrou provocar respostas celulares e humorais, que persistiram por quase 3 anos em indivíduos HIV-soronegativos e HIV-soropositivos.[82]

GamTBVac

Foi fabricada pelo Gamaleya Federal Research Center, na Rússia. Essa vacina consistia em uma proteína de fusão de antígenos de TB, ESAT6, CFP10 e Ag85A, combinada a uma nova composição adjuvante denominada "dextrana/CpG", que foi comprovadamente segura e imunogênica em modelos pré-clínicos.[83] O ensaio de fase I de GamTBVac foi feito em indivíduos saudáveis vacinados com BCG, não infectados por Mtb, com diferentes doses da vacina; foi considerada imunogênica e segura nas condições testadas. Atualmente, o estudo de fase IIa está em andamento na Rússia em adultos saudáveis vacinados com BCG.[66,84]

ID93/GLA-SE

É uma vacina com adjuvante desenvolvida pelo Instituto de Pesquisa de Doenças Infecciosas e tem uma proteína de fusão de quatro antígenos micobacterianos -Rv2608, Rv3619, Rv3620 e Rv1813 - administrado com GLA-SE como um adjuvante.[85] Trata-se de uma fusão de quatro antígenos de Mtb com diversos papéis que são reconhecidos por células T isoladas de indivíduos expostos a Mtb e carecem de homologia de sequência humana. As proteínas fundidas na vacina ID93 incluem: Rv1813, um antígeno regulado positivamente sob condições hipóxicas; Rv2608, a proteína PPE, provavelmente associada à membrana externa de Mtb; e Rv3619 com Rv3620, ambos incluídos na família de proteínas EsX de fatores de virulência secretados.[86] A vacina ID93/GLA-SE está sendo desenvolvida para duas indicações: como agente imunoterapêutico para melhorar o resultado do tratamento medicamentoso para TB ativa e como vacina profilática para prevenir infecção por TB.[87] Um ensaio clínico de fase IIa da vacina ID93:GLA-SE, realizado na África do Sul para avaliar a segurança e a imunogenicidade dos adultos coinfectados por TB-HIV após a conclusão do tratamento, mostrou-se encorajador com boas respostas de células T $CD4^+$ e respostas de anticorpos à vacinação. Ensaios clínicos de fase IIb estão em andamento na mesma população destinada a evitar a recorrência de TB.[51,88]

Vacinas de vetor viral

Vírus vivos, atenuados e não replicadores podem ser projetados para fornecer genes codificando os antígenos de interesse em células hospedeiras. As vacinas de vetor viral não necessitam de adjuvantes, podendo induzir respostas imunes robustas e sustentadas. No entanto, o vetor deve ser seguro o suficiente para evitar a ocorrência de patogênese desencadeada por vetores e/ou a indução de imunidade específica ao vetor, a qual pode interferir nas vacinas subsequentes de reforço, particularmente em indivíduos imunossuprimidos.[88-90]

MVA85A

É uma vacina com vetor viral de subunidade na qual uma cepa recombinante e deficiente em replicação do vírus vaccinia Ankara é usada como vetor para transportar o antígeno Mtb 85A. Foi desenvolvida pela Universidade de Oxford em parceria com Aeras - AERAS-485. O vírus modificado vaccinia Ankara (MVA) foi atenuado por meio de múltiplas passagens, mas mantém a capacidade de expressar proteínas de Mtb.[90-92] A segurança e eficácia do MVA85A foram demonstradas em vários estudos de fase I, que envolveram diferentes doses, vias de administração e grupos populacionais. A segurança e a imunogenicidade do MVA85A também foram avaliadas em adultos saudáveis expostos a micobactérias, mas não infectados por TB em uma área endêmica da doença na África do Sul, bem como em indivíduos com infecção latente no Reino Unido; ambos os estudos mostram eficácia significativa para essa vacina.[93,94] No estudo de fase IIa, o MVA85A foi considerado seguro e imunogênico quando testado em indivíduos infectados pelo HIV e/ou Mtb em ambientes endêmicos de TB.[95] Atualmente, a MVA85A é testada quanto ao seu efeito como vacina de reforço combinada a outras vacinas com vetor viral em estudos de fase I.[96]

ChAdOx1.85A/MVA85A

Essa vacina utiliza como vetor um adenovírus que transporta Mtb Ag85A e foi desenvolvida pela Universidade de Oxford. Em estudos pré-clínicos, a combinação de ChAdOx1.85[a]/MVA85A administrada por via mucosa ou sistêmica melhorou a vacina BCG.[97] Estudos da fase I em adultos saudáveis vacinados com BCG no Reino Unido mostraram que a vacinação de reforço com ChAdOx1.85 prime–MVA85A era segura e eficaz sem eventos adversos graves.[98]

Ad5Ag85A

É um vetor de adenovírus deficiente de replicação do sorotipo 5 (Ad5) e contém o antígeno Mtb natural 85A. Essa vacina foi desenvolvida pela Universidade McMaster e CanSino.[99] O Ad5Ag85A mostrou melhor proteção em comparação ao BCG quando administrado por via intranasal, se comparado com a via intramuscular. No entanto, uma administração sistêmica de Ad5Ag85A seguida por um reforço em mucosa com a mesma vacina mostrou melhor resposta de célula T do que o BCG sozinho. Em um estudo de fase I, a vacina foi bem-tolerada e imunogênica em adultos saudáveis não vacinados com BCG e vacinados com BCG com células T CD4 e CD8 mais potentes. Preocupações foram levantadas sobre o uso de Ad5 como vetor de vacina em razão da alta prevalência de anticorpos neutralizantes de adenovírus sorotipo 5 preexistentes. Ainda assim, o estudo mostrou pouco efeito na potência das vacinas contra a TB.[100]

Crucell Ad35

Vetores adenovirais do tipo Crucell Ad35 com base no adenovírus 35 mostram baixa imunidade natural e forte resposta de células T e B. O vetor adenoviral Ad35 estável carrega antígenos Mtb Ag85A, Ag85B e TB10.4 como uma proteína de fusão e foi gerado pela Crucell em parceria com Aeras, EUA, sendo denominada "Crucell Ad35" ou "AERAS-402". No ensaio de fase I realizado em área endêmica de baixa incidência de TB, o AERAS-402 mostrou uma boa resposta de células T quando usado para estimular voluntários e bebês saudáveis vacinados com BCG, bem como adultos infectados pelo HIV. Todavia, os estudos foram interrompidos por falta de eficácia.[101-103]

TB/FLU-04L

Consiste em um vetor de vírus *influenza* A/Porto Rico/8/34 H1N1 atenuado vivo que expressa os antígenos Mtb Ag85A e ESAT-6, administrado via intranasal; é considerado seguro e imunogênico.[50] Foi desenvolvido pelo Instituto de Pesquisa da Gripe, São Petersburgo, Rússia. Estudos pré-clínicos mostraram a eficácia. Em um estudo de fase I realizado em voluntários saudáveis previamente vacinados com BCG, IGRA-negativos, a vacina mostrou-se segura e imunogênica sem efeitos adversos graves, bem como ausência de infecção por *influenza*.[66,104] Um estudo fase IIa está planejado com adultos IGRA-positivo.[50,72]

Vacinas recombinantes de citomegalovírus contra tuberculose

A justificativa primária para uma vacina de TB vetorizada por citomegalovírus (CMV) é gerar células T efetoras de tecido capazes de intercepção imediata de macrófagos infectados por Mtb em locais de infecção pulmonar inicial antes do início da modulação substancial do sistema imunológico (causada por Mtb) necessária para permitir a sobrevivência e replicação deste.[105] Em um estudo com vacinas vetorizadas por CMV em macacos *rhesus*, a prevenção de TB ocorreu em mais de 40% dos animais vacinados e foi atribuída à imunidade inata reprogramada e à manutenção do CMV de células T de memória efetoras induzidas pela vacina.[106]

Vacinas de RNA mensageiro

As vacinas de RNA mensageiro (mRNA) representam um sistema de entrega não viral de antígenos vacinais que oferece o potencial de estimular os sistemas imunológicos inato e adaptativo de maneira a fornecer uma resposta específica de antígeno celular e humoral equilibrada. Os fatores que estimulam o interesse nas vacinas de mRNA incluem sua capacidade de expressar proteínas de membrana complexas, induzir respostas de células T $CD4^+$ e $CD8^+$ (diferentemente de muitos antígenos proteicos), permitir uma redosagem eficiente dada a ausência de imunidade antivetor e sua plataforma de fabricação, permitindo uma produção mais rápida do que para vacinas que exigem processos de fabricação com base em cultura de células. Os potenciais contras da utilização de vacinas de mRNA incluem a reatogenicidade dos sistemas de entrega atualmente em uso, que limitam a dose de mRNA e a multiplicidade de antígenos, e as considerações de custo dos produtos, considerando os preços-alvo de uma vacina contra TB.[107]

Nenhuma vacina de mRNA ainda foi desenvolvida para TB. A tecnologia de mRNA, entretanto, é uma estratégia de vacina potencialmente atraente contra TB à luz da capacidade da plataforma de induzir respostas potentes de células T e B. Atualmente, o mRNA é caro de fazer, mas os custos de fabricação certamente cairão em resposta à demanda. Além disso, o mRNA puro é altamente estável, quando congelado em um frasco selado, por exemplo. Portanto, vacinas futuras podem não exigir uma cadeia fria para entrega se o adjuvante estável térmico adequado puder ser realizado. Vários antígenos podem ser transcritos *in vitro*, combinados e enviados como doses secas estáveis no calor.[108]

CONSIDERAÇÕES FINAIS

Um modelo do impacto na saúde projetado considerou a introdução de uma vacina com 60% de eficácia e 10 anos de proteção para adolescentes e adultos em países de baixa e média renda. Esse modelo sugere que aproximadamente 17 milhões de casos de TB poderiam ser evitados entre 2024 e 2050. Se essa vacina fosse administrada a lactentes, com taxa de cobertura de aproximadamente 90%, 890 mil casos de TB seriam cumulativamente evitados até 2050.[19]

A maioria das vacinas candidatas compartilha um ponto em comum importante: foram selecionadas para desenvolvimento com base em sua capacidade de induzir células T produtoras de IFN-γ obtidas de animais e indivíduos vacinados mediante estimulação *in vitro* do antígeno micobacteriano.[109]

Diante das evidências apresentadas, os autores deste capítulo esperam que algumas dessas vacinas possam estar disponíveis nas próximas décadas e que as novas tecnologias, como uso de vetores virais e o potencial das vacinas de mRNA, possam transformar a TB em uma doença do passado.

REFERÊNCIAS BIBLIOGRÁFICAS

1. Andersen P, Doherty TM. The success and failure of BCG – implications for a novel tuberculosis vaccine. Nat Rev Microbiol. 2005;3(8):656-62. Disponível em: http://www.ncbi.nlm.nih.gov/pubmed/16012514.
2. WHO. Global Tuberculosis Report 2021. Geneva: World Health Organization; 2020.
3. Bloom BR, Atun R, Cohen T, Dye C, Fraser H, Gomez GB et al. Tuberculosis. In: Disease Control Priorities; 2017 [cited 2017 Nov 6]. Disponível em: http://dx.doi.org/10.1596/978-1-4648-0524-0_ch11.
4. Ministério da Saúde, Secretaria de Vigilância em Saúde. Boletim Epidemiológico de Tuberculose 2021. Brasília-DF: MS; 2021 Mar.
5. Pelissari DM, Diaz-Quijano FA. Household crowding as a potential mediator of socioeconômic determinants of tuberculosis incidence in Brazil. PLoS ONE. 2017; 12(4):e0176116. Disponível em: http://www.ncbi.nlm.nih.gov/pubmed/28419146.
6. Lewinsohn DM, Lewinsohn DA, Grotzke JE. TB vaccines at the turn of the century: insights into immunity to M. tuberculosis and modern approaches for prevention of an ancient disease. Semin RespInfect. 2003;18(4): 320-38. Disponível em: http://www.ncbi.nlm.nih.gov/pubmed/14679479.
7. Kaufmann SHE, McMichael AJ. Annulling a dangerous liaison: vaccination strategies against AIDS and tuberculosis. Nat Med. ; 2005; 11(4 Suppl):S33-44. Disponível em: http://www.ncbi.nlm.nih.gov/pubmed/15812488.
8. Flynn JL, Chan J. Immunology of tuberculosis. Ann Rev Immunol. 2001; 19: 93-129. Disponível em: http://www.ncbi.nlm.nih.gov/pubmed/11244032.
9. Kaufmann SHE. Recent findings in immunology give tuberculosis vaccines a new boost. Trends Immunol. 2005; 26(12): 660-7. Disponível em: http://www.ncbi.nlm.nih.gov/pubmed/16246622.
10. Woodworth JSM, Behar SM. Mycobacterium tuberculosis-specific CD8+ T cells and their role in immunity.Crit Rev Immunol.. 2006; 26(4): 317-52. Disponível em: http://www.ncbi.nlm.nih.gov/pubmed/17073557.
11. GOIS, Luana Leandro. Perfil da resposta imune celular em pacientes infectados pelo HIV com leishmaniose ou tuberculose. 107 f. il. Tese (Doutorado) – Fundação Oswaldo Cruz, Centro de Pesquisas Gonçalo Moniz, Salvador, 2015.
12. Smith PG, Moss AR. Tuberculosis: Pathogenesis, Protection, and Control, chapter Epidemiology of tuberculosis. 1992

13. Jouanguy E, Altare F, Lamhamedi S, Revy P, Emile JF, Newport M et al. Interferona-gamma-receptor deficiency in an infant with fatal bacille Calmette-Guérin infection. N Eng J Med. 1996;335(26):1956-61. Disponível em: http://www.ncbi.nlm.nih.gov/pubmed/8960475.
14. Jouanguy E, Lamhamedi-Cherradi S, Lammas D, Dorman SE, Fondanèche MC, Dupuis S et al. A human IFNGR1 small deletion hotspot associated with dominant susceptibility to mycobacterial infection. Nat Genet. 1999; 21(4):370-8. Disponível em: http://www.ncbi.nlm.nih.gov/pubmed/10192386.
15. Toussirot E, Wendling D. The use of TNF-alpha blocking agents in rheumatoid arthritis: an overview. Expert Opin Pharmacother. 2004;5(3):581-94. Disponível em: https://pubmed.ncbi.nlm.nih.gov/pubmed/15013927.
16. Voss G, Casimiro D, Neyrolles O, Williams A, Kaufmann SHE, McShane H et al. Progress and challenges in TB vaccine development. F1000Res. 2018;7:199. Disponível em: http://www.ncbi.nlm.nih.gov/pubmed/29568497.
17. Hawn TR, Day TA, Scriba TJ, Hatherill M, Hanekom WA, Evans TG et al. Tuberculosis vaccines and prevention of infection. Microbiol Mol Biol Rev. 2014;78(4):650-71. Disponível em: http://www.ncbi.nlm.nih.gov/pubmed/25428938.
18. Harris RC, Sumner T, Knight GM, White RG. Systematic review of mathematical models exploring the epidemiological impact of future TB vaccines. Hum Vaccin Immunother. 2016;12(11):2813-32. Disponível em: http://www.ncbi.nlm.nih.gov/pubmed/27448625.
19. Knight GM, Griffiths UK, Sumner T, Laurence YV, Gheorghe A, Vassall A et al. Impact and cost-effectiveness of new tuberculosis vaccines in low and middle-income countries. Proc Natl Acad Sci USA. 2014;111(43):15520-5. Disponível em: http://www.ncbi.nlm.nih.gov/pubmed/25288770.
20. World Health Organization. WHO Preferred Product Characteristics for New Tuberculosis Vaccines.
21. Andersen P. Vaccine strategies against latent tuberculosis infection. Trends Microbiol. 2006; 15(1):7-13. Disponível em: http://www.ncbi.nlm.nih.gov/pubmed/17141504.
22. Kamath AT, Fruth U, Brennan MJ, Dobbelaer R, Hubrechts P, Ho MM et al. New live mycobacterial vaccines: the Geneva consensus on essential steps towards clinical development. Vaccine. 2005;23(29):3753-61. Disponível em: http://www.ncbi.nlm.nih.gov/pubmed/15893612.
23. Gopalaswamy R, Subbian S. An Update on Tuberculosis Vaccines. Methods Mol Biol. 2022; 2410:387-409. Disponível em: http://www.ncbi.nlm.nih.gov/pubmed/34914059.
24. Imagens da Peste Branca – História da Tuberculose. Centro Cultural do Ministério da Saúde [Internet cited 2022 Apr 1]. Disponível em: http://www.ccs.saude.gov.br/peste-branca/tb-historia.php.
25. Grange JM, Gibson J, Osborn TW, Collins CH, Yates MD. What is BCG? Tubercle. 1983; 64(2):129-39. Disponível em: http://www.ncbi.nlm.nih.gov/pubmed/6412409.
26. Behr MA. Correlation between BCG genomics and protective efficacy. Scand J Infect Dis. 2001;33(4): 249-52. Disponível em: http://www.ncbi.nlm.nih.gov/pubmed/11345214.
27. Brewer TF, Colditz GA. Relationship between bacille Calmette-Guérin (BCG) strains and the efficacy of BCG vaccine in the prevention of tuberculosis. Clin Infec Dis. 1995;20(1):126-35. Disponível em: http://www.ncbi.nlm.nih.gov/pubmed/7727638.
28. Ladefoged A, Bunch-Christensen K, Guld J. Tuberculin sensitivity in guinea-pigs after vaccination with varying doses of BCG of 12 different strains. Bull World Health Organ. 1973;53(4):435-43.
29. World Health Organization. Global Tuberculosis Control: Surveillance, Planning, Financing. WHO Report 2004.
30. Barreto ML, Pereira SM, Ferreira AA. Vacina BCG: eficácia e indicações da vacinação e da revacinação. J Ped. 2006; 82 [cited 2006 Jul 1]. Disponível em: http://www.scielo.br/pdf/jped/v82n3 s0/en_v82n3 sa06.pdf.
31. Aaby P, Shaheen SO, Heyes CB, Goudiaby A, Hall AJ, Shiell AW et al. Early BCG vaccination and reduction in atopy in Guinea-Bissau. Clin Exp Allerg. 2000;30(5):644-50. Disponível em: http://www.ncbi.nlm.nih.gov/pubmed/10792355.
32. Cunha SS da, Cruz AA, Dourado I, Barreto ML, Ferreira LDA, Rodrigues LC. Lower prevalence of reported asthma in adolescents with symptoms of rhinitis that received neo-

natal BCG.Allergy. 2004;59(8):857-62. Disponível em: http://www.ncbi.nlm.nih.gov/pubmed/15230819.

33. Estudo com vacina BCG investiga resposta imune à Covid-19. Fiocruz [Internet]. 2021 [cited 2022 Apr 7]. Disponível em: https://portal.fiocruz.br/noticia/estudo-com-vacina-bcg-investiga-resposta-imune-covid-19.
34. Dockrell HM, Smith SG. What Have We Learnt about BCG Vaccination in the Last 20 Years?Front Immunol. 2017;8:1134. Disponível em: http://www.ncbi.nlm.nih.gov/pubmed/28955344.
35. Roy A, Eisenhut M, Harris RJ, Rodrigues LC, Sridhar S, Habermann S et al. Effect of BCG vaccination against Mycobacterium tuberculosis infection in children: systematic review and meta-analysis. BMJ. 2014;349:G4643. Disponível em: http://www.ncbi.nlm.nih.gov/pubmed/25097193.
36. Hesseling AC, Johnson LF, Jaspan H, Cotton MF, Whitelaw A, Schaaf HS et al. Disseminated bacille Calmette-Guérin disease in HIV-infected South African infants. Bull World Health Organ. 2009;87(7):505-11. Disponível em: http://www.ncbi.nlm.nih.gov/pubmed/19649364.
37. Orme IM. The Achilles heel of BCG. Tuberculosis. 2010;90(6):329-32. Disponível em: http://www.ncbi.nlm.nih.gov/pubmed/20659816.
38. Nieuwenhuizen NE, Kaufmann SHE. Next-Generation Vaccines Based on Bacille Calmette-Guérin. Front Immunol. 2018;9:121. Disponível em: http://www.ncbi.nlm.nih.gov/pubmed/29459859.
39. Kaufmann SH, Cotton MF, Eisele B, Gengenbacher M, Grode L, Hesseling AC et al. The BCG replacement vaccine VPM1002: from drawing board to clinical trial. Expert Rev Vaccines. 2014;13(5):619-30. Disponível em: http://www.ncbi.nlm.nih.gov/pubmed/24702486.
40. Velmurugan K, Grode L, Chang R, Fitzpatrick M, Laddy D, Hokey D et al. Nonclinical Development of BCG Replacement Vaccine Candidates. Vaccines. 2013; 1(2):120-38. Disponível em: http://www.ncbi.nlm.nih.gov/pubmed/26343962.
40. Nieuwenhuizen NE, Kulkarni PS, Shaligram U, Cotton MF, Rentsch CA, Eisele B et al. The Recombinant Bacille Calmette-Guérin Vaccine VPM1002: Ready for Clinical Efficacy Testing. Front Immunol. 2017; 8:1147. Disponível em: http://www.ncbi.nlm.nih.gov/pubmed/28974949.
42. Retrieving publications from Library.
43. Sun R, Skeiky YAW, Izzo A, Dheenadhayalan V, Imam Z, Penn E et al. Novel recombinant BCG expressing perfringolysin O and the over-expression of key immunodominant antigens; pre-clinical characterization, safety and protection against challenge with Mycobacterium tuberculosis. Vaccine. 2009;27(33):4412-23. Disponível em: http://www.ncbi.nlm.nih.gov/pubmed/19500523.
44. Hoft DF, Blazevic A, Selimovic A, Turan A, Tennant J, Abate G et al. Safety and Immunogenicity of the Recombinant BCG Vaccine AERAS-422 in Healthy BCG-naïve Adults: A Randomized, Active-controlled, First-in-human Phase 1 Trial. EBioMedicine. 2016;7: 278-86. Disponível em: http://www.ncbi.nlm.nih.gov/pubmed/27322481.
45. Retrieving publications from Library.
46. Arbues A, Aguilo JI, Gonzalo-Asensio J, Marinova D, Uranga S, Puentes E et al. Construction, characterization and preclinical evaluation of MTBVAC, the first live-attenuated M. tuberculosis-based vaccine to enter clinical trials. Vaccine. 2013;31(42):4867-73. Disponível em: http://www.ncbi.nlm.nih.gov/pubmed/23965219.
47. Spertini F, Audran R, Chakour R, Karoui O, Steiner-Monard V, Thierry A-C et al. Safety of human immunisation with a live-attenuated Mycobacterium tuberculosis vaccine: a randomised, double-blind, controlled phase I trial. Lancet Respir Med. 2015;3(12):953-62. Disponível em: http://www.ncbi.nlm.nih.gov/pubmed/26598141.
48. Clark S, Lanni F, Marinova D, Rayner E, Martin C, Williams A. Revaccination of Guinea Pigs With the Live Attenuated Mycobacterium tuberculosis Vaccine MTBVAC Improves BCG's Protection Against Tuberculosis. J Infect Dis. 2017;216(5):525-33. Disponível em: http://www.ncbi.nlm.nih.gov/pubmed/28329234.
49. Tameris M, Mearns H, Penn-Nicholson A, Gregg Y, Bilek N, Mabwe S et al. Live-attenuated Mycobacterium tuberculosis vaccine MTBVAC *versus* BCG in adults and neonates: a randomised controlled, double-blind dose-escalation trial. Lancet Respir Med. 2019;

7(9):757-70. Disponível em: http://www.ncbi.nlm.nih.gov/pubmed/31416768.
50. Sable SB, Posey JE, Scriba TJ. Tuberculosis Vaccine Development: Progress in Clinical Evaluation. Clin Microbiol Rev. 2019;33(1):e00100-19. Disponível em: http://www.ncbi.nlm.nih.gov/pubmed/31666281.
51. Li J, Zhao A, Tang J, Wang G, Shi Y, Zhan L et al. Tuberculosis vaccine development: from classic to clinical candidates. Eur J Clin Microbiol Infect Dis. 2020;39(8):1405-25. Disponível em: http://www.ncbi.nlm.nih.gov/pubmed/32060754.
52. Nell AS, D'lom E, Bouic P, Sabaté M, Bosser R, Picas J et al. Safety, tolerability, and immunogenicity of the novel antituberculous vaccine RUTI: randomized, placebo-controlled phase II clinical trial in patients with latent tuberculosis infection. PLoS ONE. 2014;9(2):e89612. Disponível em: http://www.ncbi.nlm.nih.gov/pubmed/24586912.
53. Retrieving publications from Library.
54. Cardona P-J. RUTI: a new chance to shorten the treatment of latent tuberculosis infection. Tuberculosis. 2006;86(3-4):273-89. Disponível em: http://www.ncbi.nlm.nih.gov/pubmed/16545981.
55. Vilaplana C, Gil O, Cáceres N, Pinto S, Díaz J, Cardona P-J. Prophylactic effect of a therapeutic vaccine against TB based on fragments of Mycobacterium tuberculosis. PLoS ONE. 2011;6(5):e20404. Disponível em: http://www.ncbi.nlm.nih.gov/pubmed/21647222.
56. Vilaplana C, Montané E, Pinto S, Barriocanal AM, Domenech G, Torres F et al. Double-blind, randomized, placebo-controlled Phase I Clinical Trial of the therapeutical antituberculous vaccine RUTI. Vaccine. 2009; 28:1106-16.
57. Retrieving publications from Library.
58. Lahey T, Arbeit RD, Bakari M, Horsburgh CR, Matee M, Waddell R et al. Immunogenicity of a protective whole cell mycobacterial vaccine in HIV-infected adults: a phase III study in Tanzania. Vaccine. 2010; 28(48):7652-8. Disponível em: http://www.ncbi.nlm.nih.gov/pubmed/20875492.
59. Reyn CF von, Mtei L, Arbeit RD, Waddell R, Cole B, Mackenzie T et al. Prevention of tuberculosis in Bacille Calmette-Guérin-primed, HIV-infected adults boosted with an inactivated whole-cell mycobacterial vaccine. AIDS. 2010;24(5):675-85. Disponível em: http://www.ncbi.nlm.nih.gov/pubmed/20118767.
60. Lahey T, Laddy D, Hill K, Schaeffer J, Hogg A, Keeble J et al. Immunogenicity and Protective Efficacy of the DAR-901 Booster Vaccine in a Murine Model of Tuberculosis. PLoS ONE. 2016;11(12):e0168521. Disponível em: http://www.ncbi.nlm.nih.gov/pubmed/27997597.
61. Reyn CF von, Lahey T, Arbeit RD, Landry B, Kailani L, Adams LV et al. Safety and immunogenicity of an inactivated whole cell tuberculosis vaccine booster in adults primed with BCG: A randomized, controlled trial of DAR-901. PLoS ONE. 2017;12(5):e0175215. Disponível em: http://www.ncbi.nlm.nih.gov/pubmed/28498853.
62. Yang X-Y, Chen Q-F, Li Y-P, Wu S-M. Mycobacterium vaccae as adjuvant therapy to antituberculosis chemotherapy in never-treated tuberculosis patients: a meta-analysis. PLoS ONE. 2011;6(9):e23826. Disponível em: http://www.ncbi.nlm.nih.gov/pubmed/21909406.
63. Vuola JM, Ristola MA, Cole B, Järviluoma A, Tvaroha S, Rönkkö T et al. Immunogenicity of an inactivated mycobacterial vaccine for the prevention of HIV-associated tuberculosis: a randomized, controlled trial. AIDS. 2003; 17(16):2351-5. Disponível em: http://www.ncbi.nlm.nih.gov/pubmed/14571187.
64. Talwar GP, Gupta JC, Mustafa AS, Kar HK, Katoch K, Parida SK et al. Development of a potent invigorator of immune responses endowed with both preventive and therapeutic properties. Biologics. 2017;11:55-63. Disponível em: http://www.ncbi.nlm.nih.gov/pubmed/28496303.
65. Saqib M, Khatri R, Singh B, Gupta A, Kumar A, Bhaskar S. Mycobacterium indicus pranii as a booster vaccine enhances BCG induced immunity and confers higher protection in animal models of tuberculosis. Tuberculosis. 2016;101:164-73. Disponível em: http://www.ncbi.nlm.nih.gov/pubmed/27865389.
66. Sharma SK, Katoch K, Sarin R, Balambal R, Jain NK, Patel N et al. Efficacy and Safety of Mycobacterium indicus pranii as an adjunct therapy in Category II pulmonary tuberculosis in a randomized trial. Sci Rep.; 2017;7(1):3354. Disponível em: http://www.ncbi.nlm.nih.gov/pubmed/28611374.

66. Kaufmann SHE. Vaccination Against Tuberculosis: Revamping BCG by Molecular Genetics Guided by Immunology. Front Immunol. 2020;11:316. Disponível em: http://www.ncbi.nlm.nih.gov/pubmed/32174919.
67. Stewart E, Triccas JA, Petrovsky N. Adjuvant Strategies for More Effective Tuberculosis Vaccine Immunity. Microorganisms.; 2019;7(8):255. Disponível em: http://www.ncbi.nlm.nih.gov/pubmed/31409028.
68. Agger EM, Rosenkrands I, Olsen AW, Hatch G, Williams A, Kritsch C et al. Protective immunity to tuberculosis with Ag85B-ESAT-6 in a synthetic cationic adjuvant system IC31. Vaccine. 2006;24(26):5452-60. Disponível em: http://www.ncbi.nlm.nih.gov/pubmed/16675077.
69. Aagaard C, Hoang T, Dietrich J, Cardona P-J, Izzo A, Dolganov G et al. A multistage tuberculosis vaccine that confers efficient protection before and after exposure. Nat Med. 2011;17(2):189-94. Disponível em: http://www.ncbi.nlm.nih.gov/pubmed/21258338.
70. Lin PL, Dietrich J, Tan E, Abalos RM, Burgos J, Bigbee C et al. The multistage vaccine H56 boosts the effects of BCG to protect cynomolgus macaques against active tuberculosis and reactivation of latent Mycobacterium tuberculosis infection. J Clin Invest. 2011;122(1):303-14. Disponível em: http://www.ncbi.nlm.nih.gov/pubmed/22133873.
71. Suliman S, Luabeya AKK, Geldenhuys H, Tameris M, Hoff ST, Shi Z et al. Dose Optimization of H56: IC31 Vaccine for Tuberculosis-Endemic Populations. A Double-Blind, Placebo-controlled, Dose-Selection Trial. Am J Respir Crit Care Med. 2019;199(2):220-31. Disponível em: http://www.ncbi.nlm.nih.gov/pubmed/30092143.
72. Usman MM, Ismail S, Teoh TC. Vaccine research and development: tuberculosis as a global health threat. Cent Eur J Immunol. 2017;42(2):196-204. Disponível em: http://www.ncbi.nlm.nih.gov/pubmed/28867962.
73. Dissel JT van, Arend SM, Prins C, Bang P, Tingskov PN, Lingnau K et al. Ag85B-ESAT-6 adjuvanted with IC31 promotes strong and long-lived Mycobacterium tuberculosis specific T cell responses in naïve human volunteers. Vaccine. 2010;28(20): 3571-81. Disponível em: http://www.ncbi.nlm.nih.gov/pubmed/20226890.
74. Dissel JT van, Soonawala D, Joosten SA, Prins C, Arend SM, Bang P et al. Ag85B-ESAT-6 adjuvanted with IC31® promotes strong and long-lived Mycobacterium tuberculosis specific T cell responses in volunteers with previous BCG vaccination or tuberculosis infection. Vaccine. 2011; 29(11):2100-9. Disponível em: http://www.ncbi.nlm.nih.gov/pubmed/21256189.
75. Hussein J, Zewdie M, Yamuah L, Bedru A, Abebe M, Dagnew AF et al. A phase I, open-label trial on the safety and immunogenicity of the adjuvanted tuberculosis subunit vaccine H1/IC31® in people living in a TB-endemic area. Trials. 2018;19(1):24. Disponível em: http://www.ncbi.nlm.nih.gov/pubmed/29321075.
76. Reither K, Katsoulis L, Beattie T, Gardiner N, Lenz N, Said K et al. Safety and immunogenicity of H1/IC31®, an adjuvanted TB subunit vaccine, in HIV-infected adults with CD4+ lymphocyte counts greater than 350 cells/mm3: a phase II, multicentre, double-blind, randomized, placebo-controlled trial. PLoS ONE. 2014;9(12):e114602 Disponível em: http://www.ncbi.nlm.nih.gov/pubmed/25490675.
77. Aagaard C, Hoang TTKT, Izzo A, Billeskov R, Troudt J, Arnett K et al. Protection and polyfunctional T cells induced by Ag85B-TB10.4/IC31 against Mycobacterium tuberculosis is highly dependent on the antigen dose. PLoS ONE. 2009;4(6):e5930. Disponível em: http://www.ncbi.nlm.nih.gov/pubmed/19529771.
78. Norrby M, Vesikari T, Lindqvist L, Maeurer M, Ahmed R, Mahdavifar S et al. Safety and immunogenicity of the novel H4:IC31 tuberculosis vaccine candidate in BCG-vaccinated adults: Two phase I dose escalation trials. Vaccine. 2017;35(12):1652-61. Disponível em: http://www.ncbi.nlm.nih.gov/pubmed/28216183.
79. Nemes E, Geldenhuys H, Rozot V, Rutkowski KT, Ratangee F, Bilek N et al. Prevention of M. tuberculosis Infection with H4: IC31 Vaccine or BCG Revaccination. N Eng J Med. 2018;379(2): 138-49. Disponível em: http://www.ncbi.nlm.nih.gov/pubmed/29996082.
80. Day CL, Tameris M, Mansoor N, Rooyen M van, Kock M de, Geldenhuys H et al. Induction and regulation of T-cell immunity by the novel tuberculosis vaccine M72/AS01 in South African adults. Am J Respir Crit Care Med. 2013;188(4):492-502. Disponível em: http://www.ncbi.nlm.nih.gov/pubmed/23306546.

81. Meeren OVD, Hatherill M, Nduba V, Wilkinson RJ, Muyoyeta M, Brakel IV et al. Phase 2b Controlled Trial of M72/AS01E Vaccine to Prevent Tuberculosis. N Eng J Med. 2018;379(17): 1621-34. Disponível em: http://www.ncbi.nlm.nih.gov/pubmed/30280651.
82. Kumarasamy N, Poongulali S, Beulah FE, Akite EJ, Ayuk LN, Bollaerts A et al. Long-term safety and immunogenicity of the M72/AS01E candidate tuberculosis vaccine in HIV-positive and negative Indian adults: Results from a phase II randomized controlled trial. Medicine. 2018;97(45):e13120. Disponível em: http://www.ncbi.nlm.nih.gov/pubmed/30407329.
83. Tkachuk AP, Gushchin VA, Potapov VD, Demidenko AV, Lunin VG, Gintsburg AL. Multissubunit BCG booster vaccine GamTBvac: Assessment of immunogenicity and protective efficacy in murine and guinea pig TB models. PLoS ONE. 2017;12(4):e0176784. Disponível em: http://www.ncbi.nlm.nih.gov/pubmed/28453555.
84. McShane H, Williams A. A review of preclinical animal models utilised for TB vaccine evaluation in the context of recent human efficacy data. Tuberculosis. 2013; 94: 105-10.
85. Retrieving publications from Library.
86. Penn-Nicholson A, Tameris M, Smit E, Day TA, Musvosvi M, Jayashankar L et al. Safety and immunogenicity of the novel tuberculosis vaccine ID93 + GLA-SE in BCG-vaccinated healthy adults in South Africa: a randomised, double-blind, placebo-controlled phase 1 trial. Lancet Respir Med. 2018;6(4):287-98. Disponível em: http://www.ncbi.nlm.nih.gov/pubmed/29595510.
87. Coler RN, Bertholet S, Pine SO, Orr MT, Reese V, Windish HP et al. Therapeutic immunization against Mycobacterium tuberculosis is an effective adjunct to antibiotic treatment. J Infect Dis. 012; 207(8): 1242-52. Disponível em: http://www.ncbi.nlm.nih.gov/pubmed/22891286.
88. Schrager LK, Vekemens J, Drager N, Lewinsohn DM, Olesen OF. The status of tuberculosis vaccine development. Lancet Infect Dis. Elsevier; 2020;20. p. e28–37.
89. Andersen P, Scriba TJ. Moving tuberculosis vaccines from theory to practice. Nat Rev Immunol. 2019;19:550-62.
90. Rowland R, McShane H. Tuberculosis vaccines in clinical trials. Expert Rev Vaccines. 2011;10(5):645-58. Disponível em: http://www.ncbi.nlm.nih.gov/pubmed/21604985.
91. Hatherill M, Tait D, McShane H. Clinical Testing of Tuberculosis Vaccine Candidates. Microbiol Spectrum. American Society for Microbiology. 2016;4.
92. Retrieving publications from Library.
93. Hawkridge T, Scriba TJ, Gelderbloem S, Smit E, Tameris M, Moyo S et al. Safety and immunogenicity of a new tuberculosis vaccine, MVA85A, in healthy adults in South Africa. J Infect Dis. 2008; 198:544-52.
94. Sander CR, Pathan AA, Beveridge NER, Poulton I, Minassian A, Alder N et al. Safety and immunogenicity of a new tuberculosis vaccine, MVA85A, in Mycobacterium tuberculosis-infected individuals. Am J Respir Crit Care Med. 2009; 179(8):724-33. Disponível em: http://www.ncbi.nlm.nih.gov/pubmed/19151191.
95. Scriba TJ, Tameris M, Smit E, Merwe L van der, Hughes EJ, Kadira B et al. A phase IIa trial of the new tuberculosis vaccine, MVA85A, in HIV and/or Mycobacterium tuberculosis-infected adults. Am J Respir Crit Care Med. 2012;185:769-78.
96. Vilaplana C, Cardona P-J. How Far Are we Away From an Improved Vaccine For Tuberculosis? Current Efforts and Future Prospects. Archivos De Bronconeumología (English Edition). 2018; 55: 373-7.
97. Stylianou E, Griffiths KL, Poyntz HC, Harrington-Kandt R, Dicks MD, Stockdale L et al. Improvement of BCG protective efficacy with a novel chimpanzee adenovirus and a modified vaccinia Ankara virus both expressing Ag85A. Vaccine. 2015;33:6800-8.
98. Wilkie M, Satti I, Minhinnick A, Harris S, Riste M, Ramon RL et al. A phase I trial evaluating the safety and immunogenicity of a candidate tuberculosis vaccination regimen, ChAdOx1 85A prime – MVA85A boost in healthy UK adults. Vaccine. 2019; 38: 779-89.
99. Pang Y, Zhao A, Cohen C, Kang W, Lu J, Wang G et al. Current status of new tuberculosis vaccine in children. Hum VaccinesImmunother. 2016;12:960-70.
100. Smaill F, Jeyanathan M, Smieja M, Medina MF, Thanthrige-Don N, Zganiacz A et al. A human type 5 adenovirus-based tuberculosis vaccine induces robust T cell responses in humans despite preexisting antiadenovirus immunity. Sci Translational Med. 2013;5.

101. Hoft DF, Blazevic A, Stanley J, Landry B, Sizemore D, Kpamegan E et al. A recombinant adenovirus expressing immunodominant TB antigens can significantly enhance BCG-induced human immunity. Vaccine. 2012; 30: 2098-108.
102. Churchyard GJ, Snowden MA, Hokey D, Dheenadhayalan V, McClain JB, Douoguih M et al. The safety and immunogenicity of an adenovirus type 35-vectored TB vaccine in HIV-infected, BCG-vaccinated adults with CD4(+) T cell counts > 350 cells/mm(3). Vaccine. 2015; 33:1890-6.
103. Kagina BMN, Tameris MD, Geldenhuys H, Hatherill M, Abel B, Hussey GD et al. The novel tuberculosis vaccine, AERAS-402, is safe in healthy infants previously vaccinated with BCG, and induces dose-dependent CD4 and CD8T cell responses. Vaccine. 2014;32:5908-17.
104. Khoshnood S, Heidary M, Haeili M, Drancourt M, Darban-Sarokhalil D, Nasiri MJ et al. Novel vaccine candidates against Mycobacterium tuberculosis. Internat J Biol Macromol. 2018;120:180-8.
105. Hansen SG, Zak DE, Xu G, Ford JC, Marshall EE, Malouli D et al. Prevention of tuberculosis in *rhesus* macaques by a cytomegalovirus-based vaccine. Nat Med. 2018;24(2):130-43. Disponível em: http://www.ncbi.nlm.nih.gov/pubmed/29334373.
106. Carpenter SM, Behar SM. A new vaccine for tuberculosis in *rhesus* macaques. Nat Med. 2018;24(2):124-6. Disponível em: http://www.ncbi.nlm.nih.gov/pubmed/29414932.
107. Brito LA, Kommareddy S, Maione D, Uematsu Y, Giovani C, Scorza FB et al. Self-amplifying mRNA vaccines. Adv Genet. 2015;89:179-233. Disponível em: http://www.ncbi.nlm.nih.gov/pubmed/25620012.
108. Fan X-Y, Lowrie DB. Where are the RNA vaccines for TB? Emerg Microbes Infect. 2021; 10:1217-8.
109. Lewinsohn DA, Lewinsohn DM, Scriba TJ. Polyfunctional CD4+ T Cells As Targets for Tuberculosis Vaccination. Front Immunol. 2017; 8:1262. Disponível em: http://www.ncbi.nlm.nih.gov/pubmed/29051764.

43 Varicela

Marion Burger

A DOENÇA E O IMPACTO NA SAÚDE DA POPULAÇÃO

A varicela resulta da infecção primária pelo vírus varicela-zóster (VVZ). Geralmente afeta crianças em idade pré-escolar e tem maior incidência no fim do inverno e início da primavera. Esse vírus tem a capacidade de persistir como uma infecção latente nos gânglios dos nervos sensoriais e, muitos anos após a infecção primária, pode ocorrer a reativação do VVZ, o que causa a doença conhecida como herpes-zóster.

QUADRO CLÍNICO, COMPLICAÇÕES E LETALIDADE

A varicela é uma doença infecciosa aguda e altamente contagiosa. Caracteriza-se por um exantema pruriginoso de aspecto inicialmente maculopapular que, após algumas horas, torna-se vesicular, evoluindo rapidamente para pústulas e, posteriormente, crostas. A transmissão do VVZ se dá predominantemente pelo contato direto com pessoas que apresentam a doença, seja por meio de secreções respiratórias, seja pelo contato com o conteúdo das vesículas cutâneas. O período de contágio tem início 2 dias antes do aparecimento do exantema e estende-se até que todas as lesões estejam em fase de crosta. O surgimento de novas lesões ocorre durante 3 a 4 dias, concentrando-se na cabeça e no tronco (distribuição centrípeta); o polimorfismo (diversos estágios) dessas lesões em uma mesma área cutânea (dermátomos) permite confirmar o diagnóstico da varicela. A doença pode cursar ainda com febre moderada e outros sintomas como mal-estar.

Em razão de sua alta transmissibilidade, a varicela resulta mundialmente em elevada morbidade e, apesar da evolução ser geralmente benigna em crianças, complicações da varicela podem resultar em hospitalizações, sequelas e óbitos, tanto em pacientes imunocomprometidos como em imunocompetentes. Estima-se que 2 a 6% dos casos de varicela atendidos ambulatorialmente podem resultar em complicações como infecção cutânea bacteriana secundária (particularmente pelo estreptococo β-hemolítico do grupo A), pneumonia, complicações neurológicas que incluem ataxia cerebelar aguda transitória e encefalite, distúrbios hemorrágicos, hepatite e artrite séptica. A encefalopatia associada à síndrome de Reye é atualmente considerada complicação rara da doença, e a redução na sua incidência tem sido associada à contraindicação ao uso de ácido acetilsalicílico (AAS) para indivíduos com varicela.

Estudos demonstraram que crianças que frequentam creches apresentam maior risco para complicações e óbito por causa da varicela, possivelmente pelo aumento do inóculo quando o tempo de exposição é prolongado e em razão da maior virulência do agente a cada nova infecção. Indivíduos imunocomprometidos também tendem a apresentar quadros mais graves da doença. Os adultos são responsáveis por apenas 5% de todos os casos de varicela, mas apresentam com mais frequência doença grave e risco de morte 25 vezes maior do que as crianças.

DADOS EPIDEMIOLÓGICOS

No Brasil, a varicela não é uma doença de notificação compulsória universal, sendo registrados no Sistema de Informação de Agravos de Notificação (Sinan) somente os casos internados e óbitos decorrentes da doença, assim como os surtos em ambientes restritos como creches, escolas e hospitais. A notificação dessas situações visa possibilitar a investigação e adoção de medidas de controle pertinentes. Contudo, a ausência dos dados de notificação universal impossibilita estudos amplos do real impacto da doença e da vacinação no Brasil. A implantação da vacina contra a varicela no calendário de rotina do Sistema Único de Saúde (SUS) das crianças brasileiras menores de 5 anos ocorreu em setembro de 2013. No referido ano, o Ministério da Saúde (MS), por meio do Programa Nacional de Imunizações (PNI), passou a disponibilizar uma dose da vacina tetraviral contra sarampo, caxumba, rubéola e varicela (SCRV) aos 15 meses de idade. A segunda dose com a vacina varicela isolada passou a ser aplicada a partir de 2017, aos 4 anos. Essas vacinas estão disponíveis na rotina das mais de 34 mil salas de vacinação de toda a rede pública de saúde do Brasil, visando a uma redução de 80% das hospitalizações por varicela no país.

Estima-se que antes de 2013 ocorriam anualmente no país cerca de 3 milhões de casos de varicela, que resultavam em 880 mil consultas ambulatoriais, 4.500 hospitalizações e 120 óbitos decorrentes de complicações da infecção pelo VVZ. Isso representava um custo anual de aproximadamente R$ 14,5 milhões para o sistema de saúde brasileiro, acrescido de um ônus social anual de mais R$ 27,5 milhões.

Mesmo não sendo de notificação obrigatória, os registros do Sinan evidenciam que no período entre 2012 e 2017 foram notificados 602.136 casos de varicela no Brasil, o que representa uma média de 100.356 notificações anuais. A faixa etária com a maior frequência de casos notificados foi de 1 a 4 anos (227.660 ou 37,8%), seguida da faixa etária de 5 a 9 anos (179.592 ou 29,8%). O menor registro foi observado em pessoas com mais de 50 anos (4.081 casos ou 0,68%). A região sul notificou o maior número de casos (199.057 ou 33%), seguida da região sudeste (189.249 ou 31,4%), já a região norte notificou apenas 40.325 casos (6,6%) em todo esse período. O ano com o maior registro de casos de varicela no Sinan foi 2013 (197.628 casos ou 32,8%).

Dados sobre internamentos e óbitos no Brasil são oriundos do Sistema de Informações Hospitalares do SUS (SIH/SUS), gerido pelo MS, por meio da Secretaria de Assistência à Saúde (SAS), de modo conjunto às Secretarias Estaduais de Saúde e as Secretarias Municipais de Saúde, sendo processado pelo Departamento de Informática do SUS (Datasus), da Secretaria Executiva do MS.

Segundo dados disponibilizados no SIH-SUS, o número de internações de crianças entre 0 e 9 anos por complicações da varicela no Brasil no período de 2008 a 2019 totalizou 43.292. A Figura 43.1 demonstra que há diferenças importantes nos períodos pré e pós-implantação da vacina. Entre 2008 e 2012, a média anual de internações de crianças por varicela foi de 5.194, reduzindo para uma média anual de 1.763 internações nos anos de 2015 a 2019. O ano com maior número de internações de crianças foi 2010 (6.508) e o com menor foi 2019 (1.304). Os dados demonstram a nítida redução do número de internações por varicela em crianças após a introdução em 2013 da vacina tetraviral no calendário nacional de vacinação.

Com relação aos óbitos decorrentes das complicações da varicela no Brasil, no período de 2008 a 2019 foram registrados 300 óbitos por varicela em crianças menores de 10 anos, com uma média anual de 25 óbitos nesse período (Figura 43.2). Nos anos de 2010 e 2013, foram registrados os maiores números de óbitos por varicela em crianças (40 e 43, respectivamente), ao passo que em 2018 e 2019 foram os menores (8 e 10, respectivamente), evidenciando o grande impacto da vacinação na redução dos óbitos de crianças no país.

PREVENÇÃO

Estudos de perspectiva populacional da epidemiologia da varicela e do herpes-zóster são menos frequentes. Contudo, várias publicações retratam recortes populacionais com a soroepidemiologia da infecção por VVZ, como descrito por Clemens (1999), Bellesi (2000), Yu (2000), Dias Reis (2003), Semenovitch (2003), Lafer (2005),

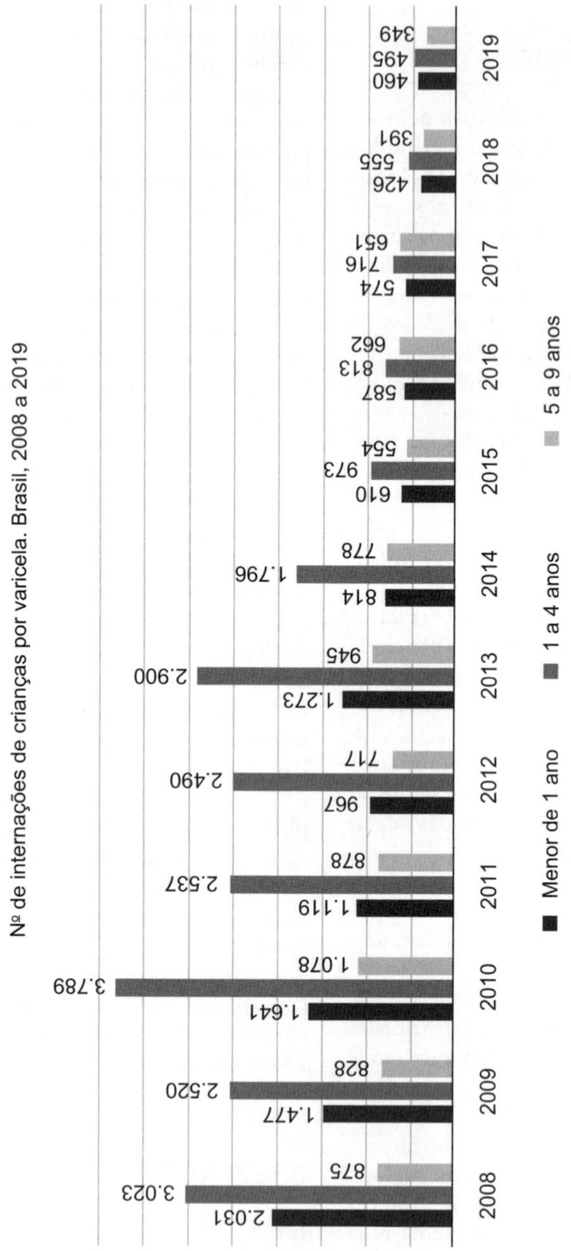

Figura 43.1 Número de internações por varicela de crianças entre 0 e 9 anos de idade no Brasil nos anos de 2008 a 2019. (Fonte: Ministério da Saúde – Sistema de Informações Hospitalares do SUS (SIH/SUS). Acesso em 9 abr. 2022. Disponível em: http://tabnet.datasus.gov.br/cgi/tabcgi.exe?sih/cnv/niuf.def.)

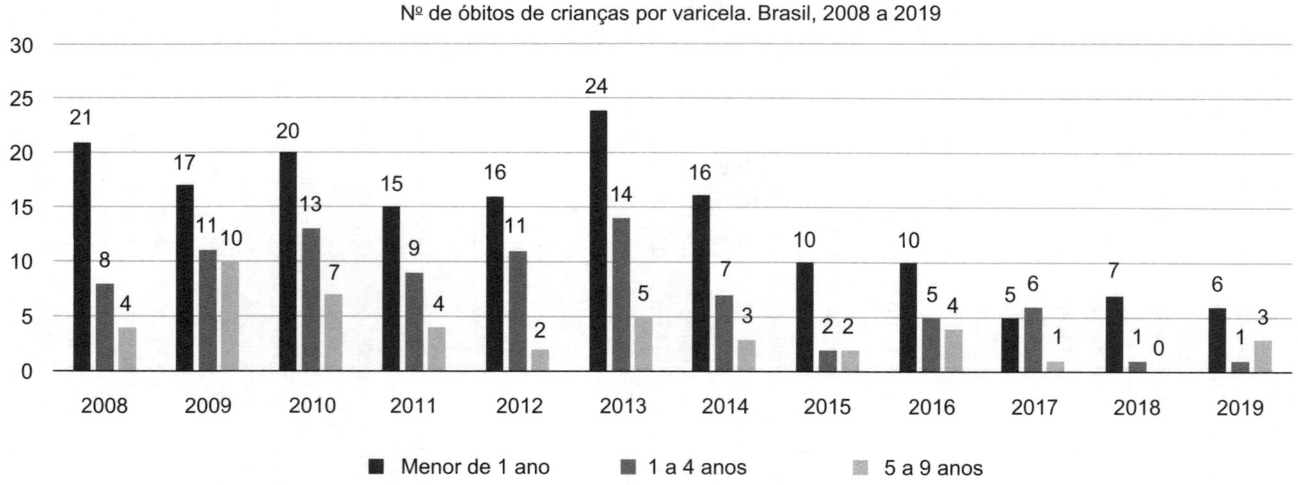

Figura 43.2 Número de óbitos por varicela de crianças entre 0 e 9 anos de idade no Brasil nos anos de 2008 a 2019. (Fonte: Ministério da Saúde – Sistema de Informações Hospitalares do SUS (SIH/SUS). Acesso em 9 abr. 2022. Disponível em: http://tabnet.datasus.gov.br/cgi/tabcgi.exe?sih/cnv/niuf.def.)

Andrade (2018), Arlant (2019) e Pinto (2020). Um estudo de base populacional evidenciou que a chance de crianças vacinadas com uma dose desenvolverem varicela moderada ou grave (definida como mais de 50 lesões de pele) foi 13 vezes menor em relação às crianças não vacinadas, além de metade da probabilidade de apresentar complicações da doença. Nesse estudo, os indivíduos vacinados apresentaram ainda 67% menos hospitalizações do que pessoas não vacinadas. Além disso, estima-se que, com um programa de vacinação na primeira infância, as crianças vacinadas estarão protegidas da varicela antes de desenvolverem condições ou doenças como a leucemia linfoblástica aguda, situações que as colocam em maior risco para evoluir para as formas graves da varicela.

A vacina contra varicela foi desenvolvida no Japão na década de 1970 e licenciada inicialmente em 1984 na Alemanha e Suécia para pacientes de risco; o licenciamento ocorreu no Japão em 1987 e na Coreia do Sul em 1988. Apesar de ser o país onde a vacina varicela foi desenvolvida, o Japão não demonstrou grande impacto da vacina sobre a circulação do vírus nem sobre a epidemiologia da varicela em razão da baixa cobertura vacinal entre crianças (que passou de 6,8%, quando a vacina foi introduzida em 1987, para apenas 32,1% em 2005).

Nos EUA, em 1995, foi iniciada a vacinação universal da varicela com uma dose. Estudos pós-licenciamento demonstraram que essa estratégia possibilita prevenir cerca de 85% de qualquer forma de apresentação da varicela e que a vacinação é ainda mais efetiva (97 a 100%) para prevenir os casos graves da doença. Segundo o Centers for Disease Control and Prevention (CDC), antes da vacinação universal, ocorriam nos EUA em torno de 4 milhões de casos anuais de varicela, ocasionando cerca de 9 mil hospitalizações e aproximadamente 100 óbitos por ano, dos quais mais de 90% dos casos da doença e a maioria dos óbitos eram de crianças entre 1 e 14 anos. O programa de vacinação com uma dose deu enfoque, inicialmente, a crianças entre 12 e 18 meses, sendo que a cobertura vacinal entre crianças de 19 a 35 meses aumentou progressivamente, de 27% em 1997 para 76% em 2001 e 90% em 2007. Com o envelhecimento das coortes de crianças e a implementação da exigência de comprovação da vacinação contra a varicela para ingresso escolar (inclusive no Ensino Médio), as taxas elevadas de vacinação também foram atingidas entre adolescentes de 13 a 17 anos (76% em 2007). Após 1995, houve uma diminuição importante nas taxas de hospitalização e de óbitos decorrentes de casos graves ou complicações da varicela; por conseguinte, os gastos médicos decorrentes da doença diminuíram em cerca de US$ 63 milhões por ano até 2005. Dos 77 óbitos relatados ao CDC entre 1997 e 2005, apenas dois ocorreram em crianças previamente vacinadas com uma dose; porém, ambas estavam em corticoideterapia por apresentarem outra doença de base. Um estudo publicado em 2011 evidenciou que, durante os 12 anos do programa de vacinação com uma dose nos EUA, os óbitos associados à varicela diminuíram 88% em comparação aos anos pré-vacina. A queda ocorreu em todos os grupos etários, com uma redução extremamente alta entre crianças e adolescentes menores de 20 anos (97%) e de 96% entre indivíduos com menos de 50 anos. Como crianças e adolescentes eram responsáveis por mais de 90% dos casos de varicela nos EUA na era pré-vacina, o declínio do número de casos e das mortes pela doença pode ser diretamente atribuído à implementação bem-sucedida do programa de vacinação.

Entre os anos de 1995 e 2005, o Advisory Committee on Immunization Practices (ACIP) e a American Academy of Pediatrics (AAP) recomendavam a vacinação de rotina com uma dose para todas as crianças suscetíveis a partir de 12 meses de vida e com duas doses para pessoas suscetíveis com idade igual ou superior a 13 anos. Contudo, essa estratégia de vacinação com uma dose para menores de 12 anos mostrou pouco impacto na redução da incidência de surtos em creches e pré-escolas, mesmo em populações que apresentavam elevada cobertura vacinal. Os dados de efetividade sugerem que o nível de proteção foi mais alto e houve redução do avanço da varicela com duas doses da vacina, em relação a uma dose. Assim, com a finalidade de reduzir ainda mais a incidência, surtos, complicações e óbitos pela varicela, o ACIP publicou em 2006 novas recomendações para a vacinação contra a doença, incluindo, rotineiramente, uma segunda dose da vacina entre os 4 e 6 anos para indivíduos que receberam apenas uma dose de vacina previamente. Nos EUA, a efetividade dessa estratégia com duas doses da vacina varicela foi de 98,3% nos 2,5 primeiros anos após a recomendação da aplicação de rotina da segunda dose da vacina, com grande potencial para eliminar a ocorrência de óbitos por varicela grave ou complicada. Desde 1995, o programa de vacinação contra varicela dos EUA levou à prevenção de mais de 91 milhões de casos de varicela, 238 mil internações e quase 2 mil mortes, além de uma economia social líquida de mais de US$ 23 bilhões.

Nas últimas duas décadas, vários outros países, como Canadá, Uruguai, Espanha, Austrália, Alemanha, Grécia, Qatar, Arábia Saudita, Taiwan e algumas regiões da Itália (como a Sicília), também implantaram a vacinação universal contra varicela. A Organização Mundial da Saúde (OMS) afirmou, em 2003, que:

> *(...)"a imunização de rotina contra varicela pode ser considerada em países onde esta doença seja um problema socioeconômico e de saúde pública relativamente importante, onde a vacina seja acessível, e onde possa ser alcançada e sustentada uma alta cobertura vacinal (85 a 90%)".*

Em qualquer país, a vacina varicela pode ser oferecida individualmente para adolescentes e adultos imunocompetentes sem história de varicela, em especial para indivíduos com maior risco de contrair ou disseminar a infecção.

Hoje, a vacinação da varicela recomendada contempla a administração de duas doses da vacina como rotina de imunização para todas as crianças com idade igual ou superior a 12 meses, adolescentes e adultos suscetíveis. Para crianças entre 1 e 12 anos, é recomendado um intervalo mínimo de 3 meses entre a primeira e a segunda dose da vacina. Entretanto, se a segunda dose for administrada mais de 4 semanas (28 dias) após a primeira, é considerada válida e não há necessidade de repeti-la.

O componente da varicela está incluído na vacina SCRV que, desde setembro de 2013, é disponibilizada no Brasil em substituição à segunda dose da vacina tríplice viral contra sarampo, caxumba e rubéola (SCR ou VTV). Antes de 2013, a vacina varicela era importada e ofertada apenas na rede pública em situações como surtos ou campanhas específicas. A produção nacional da vacina tetraviral é resultado de um acordo para transferência de tecnologia entre o laboratório privado GlaxoSmithKline (GSK) e o laboratório público Bio-Manguinhos. Essa foi a sétima parceria entre esses dois laboratórios, sendo inicialmente investidos R$ 127,3 milhões para a compra de 4,5 milhões de doses da vacina tetraviral por ano. Como em todos os acordos de transferência de tecnologia firmados pelo MS por meio de parcerias para o desenvolvimento produtivo (PDP), os laboratórios da rede privada transferem a tecnologia de produção aos laboratórios públicos. A partir de 2017, o calendário brasileiro de vacinação das crianças contempla também uma segunda dose da vacina varicela isolada para as crianças de 4 a 6 anos que tenham recebido apenas uma dose da vacina varicela ou tetraviral e que ainda não tiveram a doença.

Quanto à imunogenicidade e duração da proteção, estudos realizados no Japão mostraram que, cerca de 7 a 10 anos após a vacinação, 97% das crianças vacinadas apresentavam títulos semelhantes às pessoas que tiveram a doença previamente. Um estudo de acompanhamento de 20 anos revelou que os níveis de anticorpos foram ainda maiores do que os observados após 10 anos de acompanhamento, provavelmente por causa da exposição ao vírus selvagem nos anos subsequentes. Nos ensaios clínicos, demonstrou-se que a maioria dos indivíduos vacinados contra varicela e expostos ao vírus selvagem desenvolveu uma forma atenuada da doença ou ficou completamente protegido.

Com relação à vacina combinada tetraviral (SCRV), em três ensaios clínicos realizados na Europa (Áustria, Finlândia, Alemanha, Grécia e Polônia), cerca de 2 mil crianças com 11 a 23 meses de vida, não vacinadas anteriormente, receberam duas doses da vacina, com intervalo de 6 semanas entre elas. As taxas de soroconversão e as médias geométricas das concentrações/títulos de anticorpos (GMC/GMT) foram semelhantes às observadas em indivíduos vacinados separadamente com a vacina viva contra varicela (OKA/RIT) e com a vacina SCR, ambas fabricadas pelo laboratório GlaxoSmithKline. Em lactentes vacinados com 11 meses, a proporção de indivíduos com títulos protetores contra sarampo (ou seja, $\geq$ 150 mUI/mℓ) após a primeira dose foi de 91 a 92%, número inferior à proporção observada quando a primeira dose foi administrada a partir de 12 meses. A persistência dos anticorpos foi avaliada em 250 indivíduos que receberam duas doses da vacina tetraviral. Dois anos depois da vacinação, as taxas de soropositividade foram de 100% contra sarampo, 94,6% contra caxumba, 100% contra rubéola e 97,3% contra varicela.

O VÍRUS E A VACINA VARICELA

VVZ é um dos oito membros da família Herpesviridae para os quais os seres humanos são os hospedeiros primários. Ele é o agente etiológico de duas doenças diferentes: a varicela ("catapora") e o herpes-zóster (popularmente conhecido como "cobreiro"). Apenas um sorotipo de VVZ é conhecido e os humanos são os únicos reservatórios desse vírus. Após a infecção inicial que caracteriza a varicela, o VVZ permanece em latência nos gânglios neurais sensitivos, uma característica comum a todos os vírus da subfamília Alphaherpesvirinae. A doença denominada "herpes-zóster" é causada pela reativação do vírus latente, com lesões no dermátomo correspondente ao gânglio neural no qual o vírus foi reativado. Normalmente, essa reativação decorre do comprometimento da imunidade celular do indivíduo, que pode ser em função do envelhecimento (imunossenescência), de situações de estresse ou da imunodepressão decorrente de doenças ou medicamentos.

O VVZ foi o primeiro herpes-vírus humano para o qual uma vacina foi licenciada. A vacina varicela é o produto derivado da atenuação da cepa Oka após sucessivas passagens em cultivos celulares. O VVZ utilizado para desenvolver a vacina varicela foi isolado no Japão, no início da década de 1970, a partir de amostras clínicas coletadas de um menino de 3 anos com varicela e cujo sobrenome era "Oka". O VVZ original foi inoculado em culturas de células humanas embrionárias do pulmão, adaptado para propagação em culturas de células embrionárias de cobaias (*guinea pig*) e, então, propagado em culturas de células diploides humanas. Assim, essa atenuação sucede após 11 passagens em meios de cultura de fibroblastos embrionários humanos a 34°C, 12 passagens em fibroblastos de cobaia a 37°C, e cinco passagens em fibroblastos de células diploides humanas (WI-38 e MRC-5). Outras etapas são realizadas nos laboratórios fabricantes para possibilitar a produção da vacina em larga escala.

Pelo fato de o VVZ ter uma forte ligação celular, o produto final da atenuação sofre sonicação e centrifugação para que sejam obtidas partículas virais livres. Hoje, é mundialmente aceito que a cepa vacinal Oka é um vírus atenuado cuja replicação é menos eficiente na pele humana do que o VVZ do tipo selvagem. O genoma viral constitui-se de uma dupla fita linear de DNA contendo 125 mil pares de bases (nucleotídios) e aproximadamente 70 regiões denominadas "ORF" (*open reading frames*). Várias mutações estão presentes na cepa vacinal e ausentes no vírus Oka progenitor (*parental Oka virus*), sendo a maioria dessas mutações localizadas na região ORF 62. Embora a vacina difira do vírus progenitor por mais de 40 mutações, o mecanismo exato responsável pela atenuação do VVZ continua em estudo.

A Oka é, portanto, uma vacina de vírus vivos atenuados utilizada para prevenir a varicela. Atualmente, a vacina varicela é produzida pelos laboratórios Merck (MSD), GlaxoSmithKline (GSK), Instituto Biken (Sanofi Pasteur) e Green Cross Vaccine Corp (da Coreia do Sul); sendo mais de 90 milhões de doses administradas mundialmente.

Vacinas disponíveis no Brasil

As vacinas contra varicela estão licenciadas no Brasil na apresentação monovalente ou combinada à vacina SCR, formando a tetraviral (SCRV).

Vacinas varicela monovalentes

Vacina Varivax® – varicela atenuada (MSD ou Merck Sharp & Dohme)

A vacina varicela (atenuada) MSD, internacionalmente conhecida como Varivax®, é uma preparação liofilizada do vírus varicela-zóster vivo e atenuado, obtida a partir da propagação do vírus em cultura de células diploides humanas MRC-5. Cada dose de 0,5 mℓ da vacina reconstituída contém um mínimo de 1.350 unidades formadoras de placas (UFP) do vírus da varicela (cepa Oka/Merck). Os outros componentes são sacarose, gelatina (suína hidrolisada), ureia, cloreto de sódio, glutamato de sódio monobásico, fosfato de sódio dibásico, fosfato de potássio monobásico e cloreto de potássio. A vacina também contém componentes residuais de células MRC-5, traços de neomicina e soro fetal bovino do meio de cultura de MRC-5. O produto não contém conservantes e é apresentado em cartucho contendo um frasco-ampola de dose única acompanhado de um frasco-ampola de diluente.

Para manter a potência, a vacina liofilizada deve ser armazenada sob refrigeração (2 a 8°C) e deve ser utilizada antes de expirar a data de validade. O diluente deve ser armazenado à parte, à temperatura ambiente (20 a 25°C) ou refrigerado (2 a 8°C). Deve-se proteger a vacina da luz. Após a reconstituição, pode permanecer em temperatura ambiente e protegida da luz por até 30 minutos. É imprescindível que apenas o diluente especial que acompanha a vacina seja utilizado na reconstituição ao estado líquido, uma vez que é isento de substâncias antivirais que possam inativar o vírus. Quando reconstituída conforme o indicado, é uma preparação estéril para administração subcutânea (dados obtidos da bula da vacina Varivax®).

Vacina Varilrix® – varicela atenuada (GSK ou GlaxoSmithKline)

É uma preparação liofilizada do vírus varicela-zóster vivo e atenuado, obtida a partir da propagação do vírus em cultura de células diploides humanas MRC-5. Cada dose de 0,5 mℓ da vacina reconstituída contém um mínimo de 2 mil unidades formadoras de placa (UFP) do vírus da varicela (cepa Oka/RIT), além dos excipientes (suplemento de aminoácidos, lactose, sorbitol e manitol) e resíduo (sulfato de neomicina). Apresentada em embalagem que contém um frasco-ampola + um diluente em seringa preenchida + duas agulhas ou dez frascos-ampola + dez ampolas com diluente. A embalagem deve ser armazenada em geladeira à temperatura de 2 a 8°C e protegida da luz; contém um frasco-ampola monodose de vidro com um tablete levemente rosado que corresponde ao vírus vacinal liofilizado. Nessas condições, o prazo de validade do produto é de 24 meses a contar da data de fabricação. A vacina liofilizada deve ser transportada sob condições refrigeradas e não é afetada por congelamento. O diluente estéril é água para injeção, transparente e incolor, em uma ampola que pode ser armazenada no refrigerador ou à temperatura ambiente. A vacina Varilrix® deve ser administrada imediatamente após a reconstituição. O álcool ou qualquer outro agente usado na desinfecção deve ser evaporado antes da injeção, já que pode inativar o vírus.

Vacina Suduvax® (Green Cross Vaccine Corp. – Coreia do Sul)

A Suduvax®, fabricada pela GC Pharma, é uma vacina derivada do MAV/06 e comumente usada na Coreia. A empresa sul-coreana Green Cross ganhou, em 2010, a licitação internacional para fornecer a vacina varicela (denominada Suduvax®) para a Organização Pan-Americana da Saúde/Organização Mundial da Saúde (OPAS/OMS), sendo por muitos anos a vacina monovalente contra a varicela importada pelo MS do Brasil e disponibilizada nos Centros de Referência de Imunobiológicos Especiais (CRIEs) para os pacientes de risco e com indicação específica. A vacina sul-coreana é uma preparação liofilizada de vírus vivo atenuado da varicela (cepa MAV/06) e torna-se uma solução transparente, incolor ou amarelada quando reconstituída com o diluente fornecido. Após reconstituído, um frasco com 0,7 mℓ contém 1.400 UFP do vírus vivo atenuado da varicela. Deve ser armazenado em temperatura refrigerada (2 a 8°C) em recipiente fechado e protegido da luz. O prazo de validade é de 24 meses.

Vacinas combinadas contra sarampo, caxumba, rubéola e varicela

Desde 2005, duas vacinas tetravirais combinadas contra sarampo, caxumba, rubéola e varicela foram licenciadas para crianças entre 1 e 12 anos. Uma delas é produzida pela empresa Merck (vacina denominada "ProQuad®" ou MMRV [*Measles-Mumps-Rubella-Varicella Virus Live Vaccine*]) e a outra pela empresa GSK (vacina denominada Priorix-Tetra® ou vacina tetraviral).

Vacina ProQuad® ou MMRV (MSD)

É uma vacina de vírus vivos atenuados combinados do sarampo, da caxumba, da rubéola e da varicela.

A preparação liofilizada estéril contém: uma cepa mais atenuada de vírus vivo do sarampo, derivada da linhagem atenuada de Edmonston de Enders e reproduzida em cultura de célula de embrião de galinha; além da cepa Jeryl Lynn® (nível B) de vírus vivo da caxumba reproduzida em cultura de célula de embrião de galinha; a cepa Wistar RA 27/3 de vírus vivo atenuado da rubéola reproduzida em fibroblastos diploides WI-38 de pulmão humano; e a cepa Oka/Merck do vírus vivo da varicela-zóster reproduzida em células MRC-5 (denominada "vacina varicela (atenuada) da MSD").

Cada dose de 0,5 mℓ contém um mínimo de 3 $\log_{10}$ $CCID_{50}$ (dose 50% infecciosa de cultura de célula) de vírus do sarampo; 4,30 $\log_{10}$ $CCID_{50}$ de vírus da caxumba; 3 $\log_{10}$ $CCID_{50}$ de vírus de rubéola e um mínimo de 3,99 $\log_{10}$ UFP de vírus da varicela da cepa Oka/Merck.

Excipientes: sacarose, gelatina (suína hidrolisada), ureia, cloreto de sódio, sorbitol, L-glutamato monossódico, fosfato de sódio monobásico, fosfato de sódio dibásico, albumina humana (recombinante), bicarbonato de sódio, fosfato de potássio monobásico, fosfato de potássio dibásico, cloreto de potássio, vermelho de fenol, componentes residuais de células MRC-5, incluindo DNA e proteínas, neomicina, albumina sérica bovina e outros ingredientes de tampão e de meios de cultura. O produto não contém conservantes. As células, conjuntos de vírus, soro bovino e albumina humana (recombinante) utilizados na fabricação são examinados para assegurar a ausência de agentes adventícios. Diluente: água para injetáveis.

Antes da reconstituição, é preciso armazenar a vacina liofilizada em um refrigerador entre 2° e 8°C ou menos, mas sem exceder temperaturas inferiores a −50°C. A vacina liofilizada também pode ser armazenada em um congelador e posteriormente ser transferida para uma geladeira, no entanto não pode voltar a ser congelada. A vacina liofilizada não pode ser armazenada à temperatura ambiente, devendo ser descartada se isso ocorrer. É necessário proteger a vacina contra a luz durante todo o tempo, uma vez que a exposição à luz pode inativar os vírus da vacina. O diluente deve ser armazenado no refrigerador (2 a 8°C) ou separadamente à temperatura ambiente.

É preciso descartar a vacina reconstituída, caso não seja utilizada dentro de 30 minutos.

Vacina Priorix®-Tetra (GlaxoSmithKline ou GSK)

Vacina contendo os vírus atenuados de sarampo, caxumba, rubéola e varicela (catapora), indicada para a prevenção dessas quatro doenças. Cada dose (0,5 mℓ) da vacina reconstituída contém ≥ 10^3 $CCID_{50}$ do vírus vivo atenuado do sarampo (cepa Schwarz); ≥ $10^{4,4}$ $CCID_{50}$ do vírus vivo atenuado da caxumba (cepa RIT4385 – derivada da cepa Jeryl Lynn®); ≥ 10^3 $CCID_{50}$ do vírus vivo atenuado da rubéola (cepa RA 27/3); e ≥ $10^{3,3}$ UFP do vírus vivo atenuado da varicela (cepa OKA/RIT). Os vírus do sarampo e da caxumba são produzidos em células de embrião de galinha, e os vírus da rubéola e da varicela são produzidos em células diploides humanas (MRC-5). Excipientes: lactose anidra, sorbitol, manitol, aminoácidos e água para injeção na quantidade suficiente para (qsp) 0,5 mℓ. Contém resíduos de sulfato de neomicina. Apresentação: pó liofilizado para reconstituição com diluente. Embalagens com um frasco-ampola + uma seringa preenchida com diluente (0,5 mℓ) + duas agulhas.

Essa vacina deve ser armazenada em geladeira à temperatura de 2 a 8°C e protegida da luz. Nessas condições, o prazo de validade do produto é de 24 meses, a contar da data de fabricação. A vacina liofilizada deve ser transportada sob condições refrigeradas e não é afetada por congelamento.

Se uma situação epidemiológica (contato, surto, epidemia) justificar a utilização dessa vacina em crianças com menos de 12 meses, a primeira dose pode ser administrada a partir de 9 meses. Uma segunda dose deve ser administrada 3 meses após a primeira. Recomenda-se respeitar o intervalo de pelo menos 6 semanas entre as doses. Em nenhuma circunstância esse intervalo deve ser menor que 4 semanas.

ADMINISTRAÇÃO E CONSERVAÇÃO

As vacinas contra varicela (monovalentes ou combinadas) devem ser administradas por via subcutânea (SC) imediatamente após a reconstituição. A vacina é reconstituída adicionando-se todo o conteúdo do recipiente de diluente fornecido ao frasco que contém o pó (liofilizado). Após adicionar o diluente ao pó, a mistura deve ser homogeneizada com cuidado até que se forme uma suspensão finamente dispersa, com o pó completamente dissolvido. A formação de espuma deve ser evitada, pois pode interferir na retirada da dose adequada. Como todo produto de administração parenteral, a vacina deve ser inspecionada visualmente quanto à presença de partículas e descoloração antes de ser administrada, sempre que a solução e a embalagem permitirem. A vacina é sensível à luz, a qual inativa os vírus rapidamente; por isso, deve-se mantê-la protegida da luz direta antes e depois da reconstituição.

Antes da administração, devem ser tomadas todas as precauções no sentido de prevenir o aparecimento de reações adversas à vacina. Isso inclui a revisão do histórico médico do paciente em relação a uma possível sensibilidade a essa vacina ou a outras semelhantes, histórico das imunizações anteriores e estado de saúde atual.

A vacina deve ser administrada por injeção subcutânea, de preferência na região deltoide superior do braço (próximo à inserção do músculo deltoide), ou na região anterolateral superior da coxa. Não pode ser injetada por via intravascular nem intradérmica. O local da injeção deve ser preparado com antisséptico. É necessário aguardar até que o álcool ou outro agente desinfetante evapore antes que seja feita a injeção da vacina, uma vez que pode inativar os vírus atenuados.

INDICAÇÕES DA VACINAÇÃO

A vacina varicela é recomendada para toda pessoa suscetível com mais de 12 meses de vida e que não apresente contraindicações para seu uso, especialmente mulheres suscetíveis antes de engravidar e indivíduos que moram ou trabalham em ambientes com grande risco de transmissão da varicela (profissionais de saúde, professores, trabalhadores de instituições coletivas e militares).

A profilaxia da varicela deve ser feita preferencialmente pré-exposição, por intermédio de vacina, que também pode ser utilizada pós-exposição para indivíduos imunocompetentes suscetíveis. Na profilaxia pós-exposição, ela pode ser utilizada a partir de 9 meses de vida e é disponibilizada no SUS em situações especiais de acordo com os critérios do PNI.

Pessoas em uso de corticoides podem ser imunizadas se esse medicamento tiver sido suspenso há pelo menos 1 mês ou se estiverem recebendo doses baixas (menores que 2 mg/kg de peso/dia até um máximo de 20 mg/dia de prednisona ou equivalente). O uso de corticosteroides por via inalatória, tópica ou intra-articular não contraindica a administração da vacina.

Indicações dos Centros de Referência para Imunobiológicos Especiais

No Brasil, além da vacinação de rotina disponível no SUS para as crianças desde setembro de 2013, a vacina varicela é disponibilizada gratuitamente pelos CRIEs, desde 1999, para pessoas suscetíveis à varicela pertencentes aos grupos relacionados, conforme descrito a seguir.

Vacina varicela na pré-exposição

- Pessoas imunocompetentes de grupos especiais de risco (profissionais de saúde, cuidadores e familiares) suscetíveis à doença e que estejam em convívio domiciliar ou hospitalar com pacientes imunodeprimidos
- Indivíduos maiores de 1 ano, imunocompetentes e suscetíveis à doença, que forem internados em local onde haja caso(s) de varicela
- Candidatos a transplante de órgãos, suscetíveis à doença, até pelo menos 3 semanas antes do procedimento, desde que não estejam imunodeprimidos
- Nefropatas crônicos
- Pessoas com síndrome nefrótica
- Doadores de órgãos sólidos e de células-tronco hematopoéticas (medula óssea)
- Receptores de transplante de células-tronco hematopoéticas (medula óssea): para pacientes transplantados há 24 meses ou mais, sendo contraindicada quando houver doença do enxerto *versus* hospedeiro
- Crianças e adolescentes infectados pelo vírus da imunodeficiência humana (HIV) suscetíveis à varicela nas categorias clínicas (CDC) N, A e B, com CD4 superior a 15%; recomenda-se a vacinação de crianças expostas, mesmo quando já tiver sido excluída a infecção pelo HIV, para prevenir a transmissão da varicela em contato domiciliar com outras pessoas imunodeprimidas
- Pacientes com deficiência isolada de imunidade humoral (com imunidade celular preservada)
- Indivíduos com doenças dermatológicas graves, como ictiose, epidermólise bolhosa, psoríase, dermatite atópica grave e outras semelhantes que predispõem a complicações da varicela
- Pessoas em uso crônico de ácido acetilsalicílico (suspender o uso por 6 semanas após a vacinação)
- Pacientes com asplenia anatômica e funcional e doenças relacionadas
- Trissomias.

Vacina varicela após exposição ao vírus da varicela-zóster

A vacina varicela é indicada até 120 horas (5 dias) após o contato com caso de varicela ou herpes-zóster para indivíduos com mais de 9 meses que sejam suscetíveis à varicela e imunocompetentes.

Pelo SUS, a disponibilização da vacina varicela é feita pelos CRIEs para o bloqueio pós-exposição visando ao controle de surto em ambiente hospitalar, creches e escolas que atendam crianças menores de 7 anos.

Contraindicações da vacina

A vacina varicela tem algumas restrições e está contraindicada nas seguintes situações:

- Durante a gestação
- Imunodeprimidos, incluindo pacientes com imunodeficiências primárias ou secundárias, exceto os casos previstos nas indicações do CRIE. Qualquer vacina para varicela é contraindicada em indivíduos com contagem global de linfócitos menor que $1.200/mm^3$ ou que apresentam outra evidência de falta de imunocompetência celular. Pacientes em uso de terapia imunossupressora ou uso de corticoide por mais de 2 semanas em altas doses (equivalente à prednisona na dose de 2 mg/kg/dia para crianças e de ≥ 20 mg/dia para adultos) só deverão receber a vacina após 3 meses de suspensão da medicação
- Anafilaxia à dose anterior da vacina ou alergia sistêmica a qualquer um dos seus componentes. O histórico de dermatite de contato com neomicina não é uma contraindicação, mas a reação anafilática à neomicina sim
- A vacina SCRV é contraindicada para indivíduos que já apresentaram reações de hipersensibilidade após a administração de vacinas contra sarampo, caxumba, rubéola e/ou varicela
- A vacina SCRV não deve ser usada em pacientes que apresentam problemas raros de intolerância hereditária à frutose
- A administração de qualquer vacina varicela (assim como em outras profilaxias) deve ser adiada em pacientes com doença febril aguda grave.

ESQUEMAS DE DOSES

A seguir, serão descritos os esquemas de dose:

- Crianças imunocompetentes suscetíveis com idade entre 1 e 12 anos: recomenda-se duas doses de 0,5 mℓ, SC, com intervalo mínimo de 3 meses entre as doses. A primeira dose da vacina varicela (isolada/monovalente ou combinada) deve ser administrada aos 12 meses e a segunda dose, entre 15 e 24 meses. A vacina SCRV pode ser usada para a primeira e/ou segunda dose
- Pessoas com 13 anos ou mais: recomenda-se duas doses de 0,5 mℓ, SC, com intervalo de 4 a 8 semanas entre as doses.

É considerado protegido o indivíduo que tenha recebido duas doses da vacina varicela (isolada/monovalente ou combinada) após 1 ano de vida e com intervalo mínimo de 1 mês entre elas. Para garantir ótima proteção contra as quatro doenças (sarampo, caxumba, rubéola e varicela), indivíduos a partir de 9 meses devem receber duas doses da vacina tetraviral, preferencialmente a partir de 12 meses.

Conforme apresentado anteriormente, no Brasil, desde setembro de 2013, uma dose da vacina tetraviral passou a ser disponibilizada para crianças entre 15 meses e menores de 2 anos no calendário de vacinação de rotina do SUS. A partir de 2017, houve a ampliação da tetraviral para crianças até os 4 anos. Além disso, passou a ser disponibilizada também uma segunda dose da vacina varicela isolada para as crianças de 4 a 6 anos que ainda não tiveram a doença e que tenham recebido apenas uma dose da vacina varicela (isolada ou combinada). Para a população indígena, a vacina está disponibilizada a partir dos 7 anos, sendo porém indicada para todo indivíduo suscetível ainda não vacinado anteriormente.

PRECAUÇÕES

Assim como para qualquer vacina injetável, o tratamento médico e a supervisão adequada sempre devem estar prontamente disponíveis para intervenção imediata em caso de um raro evento anafilático após a administração da vacina. Crianças com histórico de epilepsia, convulsões (febris ou não) ou outras doenças neurológicas devem ser observadas com muita cautela após a administração da vacina. O histórico de convulsões febris e o histórico familiar de convulsões não constituem contraindicações ao uso da vacina varicela (monovalente ou combinada tetraviral). Contudo, os vacinados com histórico de convulsão febril devem ser cuidadosamente monitorados, uma vez que pode ocorrer febre associada à vacina durante o período de 4 a 12 dias após a vacinação. A imunização com a vacina varicela deve ser adiada na presença de doenças agudas, incluindo doenças febris, mas pode ser aplicada na vigência de condições menos graves, como o resfriado comum. Pessoas imunocompetentes que apresentarem lesões cutâneas variceliformes entre 7 e 21 dias após receber a vacina devem evitar contato até o desaparecimento das lesões apenas com pacientes de risco (recém-nascidos, gestantes e imunodeprimidos). Cabe ressaltar que o risco de transmissão do vírus vacinal é muito raro e está diretamente associado à presença de lesões cutâneas; porém, menos de 5% das pessoas imunocompetentes apresentam lesões após a vacinação. Por esse motivo, não se preconiza o uso de imunoglobulina específica (VZIG, do inglês, *varicella-zoster imune globulin*) ou medicamento antiviral para os pacientes dos grupos de risco suscetíveis à varicela que tiveram contato com pessoas vacinadas assintomáticas.

As mulheres em idade fértil devem evitar a gravidez durante 30 dias após receber a vacina varicela (monovalente ou combinada tetraviral). Categoria C de risco na gravidez.

Deve-se evitar a utilização de salicilatos em crianças e adolescentes até 6 semanas após a vacinação por causa da associação com a síndrome de Reye após o uso de salicilatos durante a infecção natural por varicela. Como qualquer outra vacina, essa substância pode não proteger 100% dos indivíduos suscetíveis, principalmente se for usada em imunocomprometidos.

Em razão da possível persistência dos anticorpos maternos, lactentes que tenham sido vacinados antes do 1º ano de vida podem não responder suficientemente à vacina (sobretudo em relação ao componente do sarampo na vacina combinada tetraviral).

Além disso, há precauções relativas às vacinas combinadas (SCRV ou MMRV):

- Pessoas com histórico de convulsão febril devem ser cuidadosamente monitoradas, uma vez que pode ocorrer febre associada à vacina durante o período que varia de 4 a 12 dias após a vacinação
- Como os componentes de sarampo e caxumba são produzidos em cultura de células de embrião de galinha, a vacina pode conter traços de proteínas do ovo. Pessoas com histórico de reações anafiláticas, anafilactoides ou outras reações alérgicas imediatas subsequentes à ingestão de ovo (p. ex., urticária generalizada, edema da boca e orofaringe, dispneia, hipotensão ou choque) podem correr mais risco de hipersensibilidade logo após a vacinação, embora tenha sido demonstrado que esses tipos de reação são muito raros. Os indivíduos que sofreram anafilaxia após a ingestão de ovo devem ser vacinados com extrema precaução e receber o tratamento adequado disponível para anafilaxia, caso essa reação ocorra
- Foram relatados casos de agravamento e de recaída de trombocitopenia após a primeira dose de vacinas que continham vírus vivos de sarampo, caxumba e rubéola. Nesses casos, o risco/benefício da vacinação com a vacina tetraviral deve ser avaliado com cautela
- O uso da vacina SCRV não foi estudado em pacientes assintomáticos com HIV. A administração dessa vacina deve ser considerada com cuidado nessa população, quando há restrição à vacina, pois envolve um risco maior
- A vacina SCRV não é indicada para adultos; por isso, não foram realizados estudos para avaliar seus efeitos sobre a habilidade de dirigir e operar máquinas.

Administrações simultâneas e interações

A vacina varicela pode ser administrada simultaneamente (mas em locais de injeção separados) com qualquer outra vacina, tanto monovalentes quanto vacinas combinadas. Com relação à administração de outras vacinas injetáveis de vírus vivo atenuado (como também é a vacina tríplice viral [sarampo, caxumba e rubéola], assim como a da febre amarela), caso não sejam administradas no mesmo dia, recomenda-se aguardar um intervalo de 1 mês entre as doses.

Quanto a interações da vacina tetraviral e o teste tuberculínico: se for realmente necessário, o teste tuberculínico deve ser aplicado antes ou no mesmo dia da vacinação, uma vez que foi relatado que as vacinas combinadas contra sarampo, caxumba e rubéola podem causar depressão temporária da sensibilidade da pele à tuberculina. Visto que a sensibilidade pode durar no máximo 6 semanas, o teste tuberculínico não deve ser realizado dentro desse período após a vacinação, a fim de evitar resultados falsos-negativos.

Em pacientes que receberam gamaglobulina ou transfusão de sangue, a vacinação deve ser adiada por 3 meses, no mínimo, por conta da probabilidade de falha da vacina resultante dos anticorpos passivamente adquiridos. Para indivíduos que estiverem recebendo altas doses de terapia com gamaglobulina, isto é, 200 mg/kg ou mais (pacientes com doença de Kawasaki ou púrpura trombocitopênica imune aguda), a vacinação deve ser adiada por um período de 6 meses ou mais. Se o paciente receber gamaglobulina até 14 dias após a vacinação, a vacina pode não ter o efeito esperado. Nesses casos, recomenda-se uma segunda dose da vacina após 3 ou mais meses.

Os salicilatos devem ser evitados por 6 semanas após cada vacinação, pois foi relatada síndrome de Reye após o uso de salicilatos em vigência de infecção natural por varicela.

Eventos adversos da vacina varicela (monovalente ou combinada)

As reações locais podem ser hiperemia, edema e induração; essas condições podem ocorrer no local da injeção em cerca de 25% dos vacinados.

Reações sistêmicas podem ser febre e erupções cutâneas. Aparecem em menos de 5% dos vacinados (crianças saudáveis e adultos) e geralmente entre 1 e 3 semanas após a vacinação. Essas erupções variceliformes caracterizam-se por duas a cinco vesículas de curta duração (1 a 2 dias). Contudo, pacientes de alto risco podem apresentar erupções cutâneas papulares e/ou vesiculares acompanhadas de febre 14 a 30 dias após a vacinação. Essa reação clínica foi relatada em cerca de 20% dos pacientes com leucemia linfoide aguda vacinados contra varicela. Além disso, a vacinação de pacientes de alto risco pode levar posteriormente ao aparecimento de herpes-zóster, mas a incidência tem se mostrado menor do que em indivíduos que tiveram a doença (varicela).

Reações alérgicas sistêmicas intensas, como urticária, eritema, prurido, febre, dispneia e edema perioral ou laríngeo ocorrem muito raramente e logo após a aplicação da vacina. Púrpura trombocitopênica, sangramento nasal e sangramento da mucosa oral podem aparecer em até 3 semanas após a vacinação. O indivíduo vacinado que desenvolver esse tipo de reação deve ser cuidadosamente observado e ter acompanhamento médico.

Entre os anos de 1995 e 1999, mais de 16 milhões de doses de vacina varicela foram distribuídas nos EUA. *Rash* foi o evento adverso relatado com mais frequência. A grande maioria dos relatos de erupções cutâneas com mais de 50 lesões foram causadas pelo VVZ selvagem, principalmente os casos ocorridos nas primeiras 2 semanas após a imunização. Apenas três pacientes com erupções causadas pela cepa da vacina Oka tinham mais de 200 lesões de pele, o que é inferior até mesmo à quantidade média de lesões (cerca de 300) em crianças que apresentam a varicela natural. Não houve nenhum caso de encefalite, ataxia ou infecção fatal pela cepa vacinal Oka. Apesar da ocorrência de cinco crianças com varicela grave e/ou disseminada por causa da cepa vacinal Oka, todos os casos tiveram diagnóstico posterior de imunodeficiência, situação que não havia sido motivo de suspeita no momento da vacinação; todas essas crianças receberam terapia antiviral para VVZ e se recuperaram.

Portanto, nos estudos norte-americanos de pré e pós-comercialização, a vacina varicela foi considerada extremamente segura, tanto para crianças quanto para adultos suscetíveis. Nos ensaios clínicos pré-licenciamento, mais de 11 mil crianças e adultos saudáveis foram imunizados, sem nenhum evento de toxicidade moderada. Efeitos adversos, como irritação no local da injeção e erupção cutânea variceliforme, foram leves e transitórios.

Eventos adversos da vacina combinada contra sarampo, caxumba, rubéola e varicela

Durante os estudos clínicos, os seguintes eventos foram registrados por até 42 dias após a vacinação com a tetraviral em crianças com idade de 9 a 27 meses:

- Muito comuns ($\geq$ 1/10): dor e vermelhidão no local da injeção e febre ($\leq$ 39,5° C)
- Comuns (de $\geq$ 1/100 a < 1/10): irritabilidade, eritema na pele (*rash*), edema no local da injeção e febre (> 39,5° C). Após a administração da primeira dose da vacina sarampo, caxumba, rubéola e varicela em crianças entre 12 e 23 meses de vida, foi observada uma incidência maior de febre (de aproximadamente 1,5 vez) e convulsões febris em comparação à administração concomitante das vacinas contra sarampo, caxumba e rubéola e da vacina varicela em locais separados de injeção
- Incomuns (de $\geq$ 1/1.000 a < 1/100): infecção do sistema respiratório superior (otite, sinusite, faringite), linfadenopatia, edema da parótida (aspecto semelhante à caxumba),

perda de apetite, choro, nervosismo, insônia, rinite, diarreia, vômito, letargia, indisposição, fadiga

- Raros (de ≥ 1/10.000 a < 1/1.000): otite média, convulsões febris, tosse, bronquite. Observação: em casos raros, isolados e transitórios, foi relatado edema doloroso dos testículos após a vacinação combinada contra sarampo, caxumba e rubéola (SCR ou SCRV).

Imunoprofilaxia de bloqueio pós-exposição ao vírus varicela-zóster

Conforme visto, a vacina varicela pode ser administrada em pessoas imunocompetentes suscetíveis em até 120 horas (5 dias) após contato com um caso de varicela ou outro tipo de exposição ao VVZ, mas é preferível que a aplicação seja feita nos primeiros 3 dias com vistas a obter grande probabilidade de prevenção ou diminuição da gravidade da doença. No Brasil, a vacina varicela subvencionada pelo PNI está disponível apenas para o bloqueio de surtos em ambiente hospitalar ou outras situações específicas. Aqui, é importante conceituar dois pontos: são consideradas comunicantes as pessoas que tiveram contato próximo por mais de 1 hora em um ambiente fechado; por sua vez, são considerados suscetíveis indivíduos que não foram vacinados e sem referência de ter tido a doença.

Não há registro de efeitos colaterais causados pela vacinação contra a varicela em indivíduos que já apresentam a imunidade. Também não há evidências de que a vacinação em indivíduos que estejam incubando a doença possa ser prejudicial. Pelo contrário: uma vez que os anticorpos induzidos pela vacina desenvolvem-se mais rapidamente do que os resultantes da infecção natural, alguns estudos indicam que a vacina pode ser utilizada para proteger contatos suscetíveis durante um surto de varicela se for administrada nos primeiros dias após o contágio.

Para pacientes contraindicados para receber a vacina de vírus vivo atenuado, o bloqueio após contágio poderá ser feito com uma imunização passiva utilizando a imunoglobulina específica preparada a partir de plasma humano contendo níveis elevados de anticorpos contra o VVZ, a imunoglobulina humana antivaricela-zóster (IGHAVZ) ou varicela-zóster imunoglobulina G (VZIG). Esse imunobiológico é uma preparação de imunoglobulina purificada que pode ser administrada após o contato com um caso-índice de varicela ou de herpes-zóster disseminado. Publicações recentes da Food and Drug Administration (FDA) indicam que o prazo máximo para a aplicação dessa imunoglobulina poderia ser de até 10 dias após a exposição ao VVZ. Contudo, quanto antes ela for administrada, maior seu potencial de proteção. A imunoglobulina é indicada apenas para pacientes expostos à varicela ou ao herpes-zóster que apresentam alto risco para doença grave/complicações, que não possam receber a vacina e que não tenham evidência de imunidade à varicela (ou seja, sem um diagnóstico ou história prévia de varicela ou herpes-zóster, sem vacinação comprovada ou sem evidência laboratorial de imunidade). Essas indicações incluem pacientes imunocomprometidos, gestantes suscetíveis (devido ao risco de complicação materna), recém-nascidos de mães que apresentaram varicela nos últimos 5 dias antes e até 48 horas após o parto, recém-nascidos prematuros com mais de 28 semanas de gestação, cuja mãe não teve varicela, assim como em recém-nascidos com menos de 28 semanas de gestação ou com peso de nascimento menor que 1 kg, independentemente de história materna de varicela.

Imunoglobulina após exposição ao vírus varicela-zóster

Como já foi mencionado, para indivíduos imunodeprimidos, a profilaxia pós-exposição à varicela não é feita com a vacina, e sim com uma imunoglobulina específica, a IGHAVZ, que é administrada em dose única por via intramuscular nas primeiras 96 horas após o contato de indivíduo suscetível com o VVZ. Essa medicação é obtida de plasma humano contendo títulos altos de IgG contra o vírus da varicela. A dose de IGHAVZ é de 125 UI para cada 10 kg de peso corporal, sendo a dose mínima de 125 UI e máxima de 625 UI. A sua formulação apresenta de 10 a 18% de globulinas e timerosal como conservante, e as apresentações contêm 125 unidades por frasco, com o volume variando de 1,25 a 2,5 mℓ. Deve-se observar as orientações do fabricante a cada nova partida do produto.

A IGHAVZ não tem qualquer indicação terapêutica. Seu uso tem finalidade exclusivamente profilática pós-exposição.

A utilização dessa imunoglobulina específica depende do atendimento de três condições conjuntas (suscetibilidade, contato significativo e condição especial de risco), as quais são definidas a seguir:

- Que o comunicante seja suscetível, isto é:
  - Pessoas imunocompetentes e imunodeprimidas sem história bem-definida da doença e/ou de vacinação anterior
  - Pessoas com imunodepressão celular grave, independentemente de história anterior de varicela
- Que tenha havido contato significativo com o VVZ, isto é:
  - Contato domiciliar contínuo: permanência com o doente durante pelo menos 1 hora em ambiente fechado
  - Contato hospitalar: pessoas internadas no mesmo quarto do doente ou que tenham mantido com ele contato direto prolongado, de pelo menos 1 hora
- Que o suscetível seja pessoa com risco especial de varicela grave, isto é:
  - Crianças ou adultos imunodeprimidos
  - Gestantes
  - Bebês com menos de 1 ano, quando o contato ocorrer no hospital
  - Recém-nascidos de mães nas quais o início da varicela ocorreu nos 5 últimos dias de gestação ou até 48 horas depois do parto
  - Recém-nascidos prematuros com 28 ou mais semanas de gestação, cuja mãe nunca teve varicela
  - Recém-nascidos prematuros com menos de 28 semanas de gestação (ou com menos de 1 kg ao nascimento), independentemente de história materna de varicela.

Após as medidas específicas de bloqueio, deve-se monitorar o aparecimento de casos novos e recomendar que crianças suscetíveis não sejam internadas até que tenham decorrido 21 dias do último caso. Caso isso não seja possível, deve-se vacinar a criança antes que venha a ser internada. Após 21 dias sem novos casos, considera-se o surto de varicela controlado. Contudo, em pacientes imunodeprimidos, o período de excreção viral, a incubação da varicela e o prazo para controle de um surto são mais prolongados do que o habitual, podendo chegar a mais de 30 dias. É importante lembrar que, nas situações de controle de surto em hospitais, mesmo utilizando a imunoglobulina, existe a possibilidade de que um pequeno percentual de pessoas ainda desenvolva a doença.

BIBLIOGRAFIA

Advisory Committee on Immunization Practices, Centers for Disease Control and Prevention (CDC). Immunization of health-care personnel: recommendations of the Advisory Committee on Immunization Practices (ACIP). MMWR Recomm Rep. 2011; 25;60(RR-7):1-45.

American Academy of Pediatrics (AAP). Varicella. In: Kimberlin DW et al. (editors). Red book: Report of the Committee on Infectious Diseases. 31. ed. Itasca: American Academy of Pediatrics, 2018. Edição eletrônica. p. 869-83.

Andrade AL, da Silva Vieira MA, Minamisava R, Toscano CM, de Lima Souza MB et al. Single-dose varicella vaccine effectiveness in Brazil: a case-control study. Vaccine. 2018;36(4):479-83. https://doi.org/10.1016/j.vaccine.2017.12.011 . Disponível em: https://pubmed.ncbi.nlm.nih.gov/29249544/.

Arlant LHF, Garcia MCP, Avila Aguero ML, Cashat M, Parellada CI, Wolfson LJ. Burden of varicella in Latin America and the Caribbean: findings from a systematic literature review. BMC Public Health. 2019;19(1):528. Disponível em: https://pubmed.ncbi.nlm.nih.gov/31068173/ ou https://www.ncbi.nlm.nih.gov/pmc/articles/PMC6507223/pdf/12889_2019_Article_6795.pdf.

Arvin A. Aging, immunity, and the varicella-zoster virus. N Engl J Med. 2005; 2;352(22):2266-7.

Arvin A, Gershon A. Control of varicella: why is a two-dose schedule necessary? Pediatr Infect Dis J. 2006; 25(6):475-6.

Bayer O, Heininger U, Heiligensetzer C, von Kries R. Metaanalysis of vaccine effectiveness in varicella outbreaks. Vaccine. 2007; 17;25 (37-38): 6655-60.

Bellesi N, Monteiro TAF, Linhares AC. Imunidade para varicela entre habitantes de Belém, Pará. Rev. Bras. Alerg. Imunopatol. 2000;23(3):100-4. Disponível em: http://www.sbai.org.br/revistas/Vol233/imun.htm.

Bialek SR, Perella D, Zhang J, Mascola L, Viner K, Jackson C et al. Impact of a routine two-dose varicella vaccination program on varicella epidemiology. Pediatrics. 2013;132(5): e1134-40.

Bonanni P, Breuer J, Gershon A, Gershon M, Hrynewicz W, Papaevangelou V et al. Varicella vaccination in Europe – taking the practical approach. BMC Medicine. 2009;7(26):7015-26.

Bonanni P, Gershon A, Gershon M, Kulcsár A, Papaevangelou V, Rentier B et al. Primary *versus* secondary failure after varicella vaccination: implications for interval between 2 doses. Pediatr Infect Dis J. 2013;32(7):e305-13.

Brasil. Ministério da Saúde. Calendários Nacionais de Vacinação 2020. MS [Internet cited 2022 oct 21]. Disponível em: https://www.gov.br/saude/pt-br/assuntos/saude-de-a-a-z/c/calendario-nacional-de-vacinacao/calendario-vacinal-2020.

Brasil. Ministério da Saúde. Calendário de Vacinação de Criança 2020. MS [Internet cited 2022 oct 21]. Disponível em: https://www.gov.br/saude/pt-br/assuntos/saude-de-a-a-z/c/calendario-nacional-de-vacinacao/calendario-vacinal-2020/calendario-de-vacinacao-2020_crianca-1.pdf/@@download/file/calendario-de-vacinacao-2020_crianca(1).pdf.

Brasil. Ministério da Saúde. Coordenação Geral do Programa Nacional de Imunizações (CGPNI). Nota-Informativa-nº-80 a 2018-Orientações-Vacina-Varicela. Publicado originalmente em 26/04/2018 e atualizado em 06/2020. MS [Internet cited 2022 oct 21]. Disponível em: https://www.vs.saude.ms.gov.br/wp-content/uploads/2020/06/Nota-Informativa-N%C2%BA-80 a 2018-Orienta%C3%A7%C3%B5es-Vacina-Varicela.pdf.

Brasil. Ministério da Saúde. Secretaria de Ciência, Tecnologia e Insumos Estratégicos. Departamento de Gestão e Incorporação de Tecnologias em Saúde. Vacina Tetraviral (Sarampo, Caxumba, Rubéola e Varicela) – Relatório de Recomendação da Comissão Nacional de Incorporação de Tecnologias no SUS - CONITEC - 21 Janeiro de 2013. Comissão Nacional de Incorporação de Tecnologias [Internet cited 2022 21 oct]. Disponível em: http://conitec.gov.br/images/Incorporados/VacinaTetraviral-final.pdf.

Brasil. Ministério da Saúde. Secretaria de Vigilância em Saúde. Departamento de Vigilância das Doenças Transmissíveis. Manual dos Centros de Referência para Imunobiológicos Especiais - CRIE. 5. ed. Brasília: Ministério da Saúde; 2020.

Brasil. Ministério da Saúde. Secretaria de Vigilância em Saúde. Departamento de Vigilância das Doenças Transmissíveis. Manual de normas e procedimentos para vacinação. Brasília: Ministério da Saúde; 2014.

Brasil. Ministério da Saúde. Secretaria de Vigilância em Saúde. Departamento de Vigilância das Doenças Transmissíveis. Manual de Vigilância Epidemiológica de Eventos Adversos Pós-vacinação. 4. ed. Brasília: Ministério da Saúde; 2021.

Brasil. Ministério da Saúde. Varicela Situação epidemiológica da Catapora (Varicela). Publicado em 16/11/2020 e atualizado em 27/12/2021. MS [Internet cited 2022 oct 21]. Disponível em: https://www.gov.br/saude/pt-br/assuntos/saude-de-a-a-z/c/catapora-varicela.

Bricks LF, Sato HK, Oselka GW. Vacinas contra varicela e vacina quádrupla viral. J Pediatr. 2006;82(3 Suppl):S101-8.

Centers for Disease Control and Prevention (CDC). Assessment of varicella surveillance and outbreak control practices – United States, 2012. MMWR Morb Mortal Wkly Rep. 2014; 12;63(36):785-8.

Centers for Disease Control and Prevention (CDC), Infectious Diseases Society of America (IDSA). The varicella vaccination program in the United States: 25 years of saving lives and preventing illness. Journal of Infectious Diseases. 2022;226(Suppl 4). Disponível em: https://academic.oup.com/jid/issue/226/Supplement_4 ou https://www.cdc.gov/vaccines/vpd/varicella/hcp/index.html.

Centers for Disease Control and Prevention (CDC). Use of combination measles, mumps, rubella, and varicella vaccine: recommendations of the Advisory Committee on Immunization Practices (ACIP). MMWR Morb Mortal Wkly Rep. 2012; 759;(RR-03):1-12.

Centers for Disease Control and Prevention (CDC). National and State vaccination coverage among adolescents aged 13-17 years – United States, 2012. MMWR Morb Mortal Wkly Rep. 2013; 30;62(34):685-93.

Centers for Disease Control and Prevention (CDC). Updated recommendations for use of VariZIG – United States, 2013. MMWR Morb Mortal Wkly Rep. 2013; 19;62(20):574-6.

Centers for Disease Control and Prevention (CDC). National, State, and selected local area vaccination coverage among children aged 19-35 months – United States, 2013. MMWR Morb Mortal Wkly Rep. 2014; 29;63(34):741-8.

Centers for Disease Control and Prevention (CDC). Two-dose varicella vaccination coverage among children aged 7 years – six sentinel sites, United States, 2006-2012. MMWR Morb Mortal Wkly Rep. 2014; 28;63(8):174-7.

Chaves SS, Lopez AS, Watson TL, Civen R, Watson B, Mascola L et al. Varicella in infants after implementation of the US Varicella Vaccination Program. Pediatrics. 2011;128(6):1071-7.

Chaves SS, Zhang J, Civen R, Watson BM, Carbajal T, Parella D et al. Varicella disease among vaccinated persons: clinical and epidemiological characteristics, 1997-2005. J Infect Dis. 2008;197(2 Suppl):S127-31.

Clemens SAC, Azevedo T, Fonseca JC, Silva AC, da Silveira TR, Clemens R. Soroepidemiologia da varicela no Brasil – resultados de um estudo prospectivo transversal. J. pediatr. (Rio J.). 1999;75(6):433-41. Disponível em: https://www.jped.com.br/pt-soroepidemiologia-da-varicela-no-brasil-articulo-X2255553699024980 ou https://www.jped.com.br/pt-pdf-X2255553 699024980.

Daly ER, Anderson L, Dreisig J, Dionne-Odom J. Decrease in varicella incidence after implementation of the 2-dose recommendation for varicella vaccine in New Hampshire. Pediatr Infect Dis J. 2013 Sep;32(9):981-3.

European Centre for Disease Prevention and Control. Varicella vaccine in the European Union. Stockholm: ECDC; 2014.

Gershon AA, Takashaki M, Seward J. Varicella vaccine. In: Plotkin S, Orenstein W, Offit P et al., editors. Vaccines. 7. ed. Philadelphia: Elsevier; 2018. p.1145-80.

Gershon AA, Katz SL. Perspective on live varicella vaccine. J Infect Dis. 2008; 1(197 Suppl 2):S242-5.

Goh P, Lim FS, Han HH, Willems P. Safety and immunogenicity of early vaccination with two doses of tetravalent measles-mumps-rubella-varicella (MMRV) vaccine in healthy children from 9 months of age. Infection. 2007;35(5):326-33.

Instituto de Tecnologia em Imunobiológicos (Bio-Manguinhos) – Fundação Oswaldo Cruz (Fiocruz). Vacina Tetravalente Viral – Bio-Manguinhos/Fiocruz. Fiocruz [Internet cited 2022 oct 21]. Disponível em: http://bio.fiocruz.br/index.php/produtos/vacinas/virais/tetravalente-viral.

Hales CM, Harpaz R, Joesoef MR, Bialek SR. Examination of links between herpes zoster incidence and childhood varicella vaccination. Ann Intern Med. 2013; 3;159(11):739-45.

Hambidge SJ, Newcomer SR, Narwaney KJ, Glanz JM, Daley MF, Xu S et al. Timely *versus* delayed early childhood vaccination and seizures. Pediatrics. 2014;133(6):e1492-9.

Kawai K, O'Brien MA, Conway JH, Marshall GS, Kuter BJ. Factors associated with receipt of two doses of varicella vaccine among adolescents in the United States. Pediatr Infect Dis J. 2013;32(5):538-42.

Kim JI, Jung GS, Kim YY, Ji GY, Kim HS, Wang WD et al. Sequencing and characterization of Varicella-zoster virus vaccine strain SuduVax. Virol J. 2011;8:547. Disponível em: https://www.ncbi.nlm.nih.gov/pmc/articles/PMC3265557/ ou https://www.ncbi.nlm.nih.gov/pmc/articles/PMC3265557/pdf/1743-422X-8-547.pdf.

Kupek E, Tritany EF. Impacto da vacinação contra varicela na redução da incidência da doença em crianças e adolescentes de Florianópolis (SC). J Pediatr. 2009;85(4):365-8.

Lafer MM, Moraes-Pinto MI de, Weckx LY. Prevalence of IgG varicella zoster virus antibodies in the Kuikuro and Kaiabi indigenous communities in Xingu National Park, Brazil, before varicella vaccination. Rev. Inst. Med. trop. S. Paulo. 2005;47(3):139-42. Disponível em: http://old.scielo.br/pdf/rimtsp/v47n3/a04v47n3.pdf ou https://www.scielo.br/j/rimtsp/a/wcpVx8PYTCtSf3KJTLVBVyy/abstract/?lang=pt. https://doi.org/10.1590/S0036-46652005000300004.

Lopez AS, Guris D, Zimmerman L, Gladden L, Moore T, Loparev VN et al. One dose of varicella vaccine does not prevent school outbreaks: is it time for a second dose? Pediatrics. 2006;17(6):e1070-7.

Marin M, Meissner HC, Seward JF. Varicella prevention in the United States: a review of successes and challenges. Pediatrics. 2008;122(3):e744-51.

Marin M, Zhang JX, Seward JF. Near elimination of varicella deaths in the US after implementation of the vaccination program. Pediatrics. 2011;128(2):214-20.

Michalik DE, Steinberg SP, LaRussa PS, Edwards KM, Wright PF, Arvin AM et al. Primary vaccine failure after 1 dose of varicella vaccine in healthy children. J Infect Dis. 2008; 2;197(7):944-9.

National Center for Immunization and Respiratory Diseases. Varicella. In: The Pink Book: epidemiology and prevention of vaccine-preventable diseases. 12. ed. CDC. [Internet cited 2022 oct 21]; Disponível em: http://www.cdc.gov/vaccines/pubs/pinkbook/downloads/varicella.pdf.

Nguyen MD, Perella D, Watson B, Marin M, Renwick M, Spain CV. Incremental effectiveness of second dose varicella vaccination for outbreak control at an elementary school in Philadelphia, Pennsylvania, 2006. Pediatr Infect Dis J. 2010;29(8):685-9.

Oh SH, Choi EH, Shin SH, Kim YK, Chang JK et al. Varicella and varicella vaccination in South Korea. Clin Vaccine Immunol. 2014;21(5):762-8.

Patel MS, Gebremariam A, Davis MM. Herpes zoster-related hospitalizations and expenditures before and after introduction of the varicella vaccine in the United States. Infect Control Hosp Epidemiol. 2008;29(12):1157-63.

Perella D, Fiks AG, Jumaan A, Robinson D, Gargiullo P, Pletcher J et al. Validity of reported varicella history as a marker for varicella zoster virus immunity among unvaccinated children, adolescents, and young adults in the post-vaccine licensure era. Pediatrics. 2009;123(5):e820-8.

PharmAsia News. Korea's Green Cross wins bid to supply chicken pox vaccine to WHO. Elsevier [Internet cited 2022 oct 21]. Disponível em: https://scrip.pharmaintelligence.informa.com/SC073010/Koreas-Green-Cross-Wins-Bid-To-Supply-Chicken-Pox-Vaccine-to-WHO.

Pinto ICT, Diniz LMO, de Carvalho LK, Resende LS, Silva HBA, Araújo RFA et al. Number of cases of varicella and hospitalization in a pediatric reference hospital in Brazil after introducing the vaccine. Rev. Paul. Pediatr. 2020;39:e2019215. Disponível em: https://www.scielo.br/j/rpp/a/tLTB7RCYNRjtsnWzfgSwQ6q/?lang=en.

Quian J, Rüttimann R, Romero C, Dall'Orso P, Cerisola A, Breuer T et al. Impact of universal varicella vaccination on 1-year-olds in Uruguay: 1997-2005. Arch Dis Child. 2008;93(10):845-50.

Quinlivan M, Breuer J, Schmid DS. Molecular studies of the Oka varicella vaccine. Expert Rev Vaccines. 2011;10(9):1321-36.

Reis AD, Pannutti CS, De Souza VAUF. Prevalence of varicella-zoster virus antibodies in young adults from different Brazilian climatic regions. Rev. Soc. Bras. Med. Trop. 2003;36(3):317-20. Disponível em: https://www.scielo.br/j/rsbmt/a/qZGCS59hfFSzGrDPDxGLpLR/?lang=pt ou https://www.scielo.br/j/rsbmt/a/qZGCS59hfFSzGrDPDxGLpLR/?format=pdf&lang=pt.

Sadzot-Delvaux C, Rentier B, Wutzler P, Asano Y, Suga S, Yoshikawa T et al. Varicella vaccination in Japan, South Korea, and Europe. J Infect Dis. 2008;1(197 Suppl 2):S185-90.

São Paulo. Centro de Vigilância Epidemiológica Prof. Alexandre Vranjac. Varicela: distribuição de surtos, casos e óbitos, por ano de início de sintomas e faixa etária, Estado de São Paulo, 2002 a 2014. CVE [Internet cited 2022 oct 21]. Disponível em: http://www.cve.saude.sp.gov.br/htm/resp/vari_tab.htm.

Semenovitch I, Lupi O. A seroepidemiologic survey of the prevalence of varicella-zoster virus in the pediatric population in two university hospitals in Brazil. Int. J. Derm. 2003;42(3):193-6. Disponível em: https://pubmed.ncbi.nlm.nih.gov/12653913/.

Seward JF, Marin M, Vázquez M. Varicella vaccine effectiveness in the US vaccination program: a review. J Infect Dis. 2008;197(Suppl 2):S82-9.

Shapiro ED, Vazquez M, Esposito D, Holabird N, Steinberg SP, Dziura J et al. Effectiveness of 2 doses of varicella vaccine in children. J Infect Dis. 2011;203(3):312-5.

Singleton RJ, Holman RC, Person MK, Steiner CA, Redd JT, Hennessy TW et al. Impact of varicella vaccination on varicella-related hospitalizations among American Indian/Alaska Native people. Pediatr Infect Dis J. 2014;33(3):276-9.

Sociedade Brasileira de Pediatria. Calendário de vacinas da SBP. SBP [Internet cited 2022 oct 21]. Disponível em: http://www.sbp.com.br.

Stucchi RSB, Lopes MH, Kumar D et al. Vaccine Recommendations for Solid-Organ Transplant Recipients and Donors. Transplantation. 2018; 102(2S):S72-80,

Takahashi M, Asano Y, Kamiya H, Baba K, Ozaki T, Otsuka T et al. Development of varicella vaccine. J Infect Dis. 2008;1(197 Suppl 2):S41-4.

Takahashi M, Otsuka T, Okuno Y, Asano Y, Yazaki T. Live vaccine used to prevent the spread of varicella in children in hospital. Lancet. 1974;2(7892):1288-90.

Thomas CA, Shwe T, Bixler D, Del Rosario M, Grytdal S, Wang C et al. Two-dose varicella vaccine effectiveness and rash severity in outbreaks of varicella among public school students. Pediatr Infect Dis J. 2014;33(11):1164-8.

Vacina Priorix® TETRA - Vacina sarampo, caxumba, rubéola e varicela atenuada [Bula]. GlaxoSmithKline; 2020.

Vacina Proquad® – Vacina sarampo, caxumba, rubéola e varicela atenuada [Bula]. Merck Sharp & Dohme; 2021.

Vacina SuduVax® – Varicella Vaccine-GCC inj; 2020.

Vacina Varilrix® – Vacina varicela atenuada [Bula]. GlaxoSmithKline; 2020.

Vacina Varivax® – Vacina varicela atenuada [Bula]. Merck Sharp & Dohme; 2022.

Valentim J, Sartori AM, de Soárez PC, Amaku M, Azevedo RS, Novaes HM. Cost-effectiveness analysis of universal childhood vaccination against varicella in Brazil. Vaccine. 2008; 26(49):6281-91.

Watson B. Humoral and cell-mediated immune responses in children and adults after 1 and 2 doses of varicella vaccine. J Infect Dis. 2008; 197(Suppl 2):S143-6.

Waye A, Jacobs P, Tan B. The impact of the universal infant varicella immunization strategy on Canadian varicella-related hospitalization rates. Vaccine. 2013;31(42):4744-8.

Wilson E, Goss MA, Marin M, Shields KE, Seward JF, Rasmussen SA et al. Varicella vaccine exposure during pregnancy: data from 10 years of the pregnancy registry. J Infect Dis. 2008; 1(197 Suppl 2):S178-84.

Wolfe RM. Update on adult immunizations. J Am Board Fam Med. 2012;25(4):496-510.

Wood SM, Shah SS, Steenhoff AP, Rutstein RM. Primary varicella and herpes zoster among HIV-infected children from 1989 to 2006. Pediatrics. 2008;121(1):e150-6.

World Health Organization. Varicella and herpes zoster vaccines: WHO position paper, June 2014. Wkly Epidemiol Rec. 2014; 20;89(25):265-87.

Yamanishi K. Molecular analysis of the Oka vaccine strain of varicella-zoster virus. J Infect Dis. 2008;197(Suppl 2):S45-8.

Yu ALF, Costa JM, Amaku M, Pannuti CS, Souza VAUF, Zanetta DMT. Three year seroepidemiological study of varicella-zoster virus in São Paulo, Brazil. Rev Inst Med Trop S. Paulo. 2000;42(3):125-8. Disponível em: https://www.scielo.br/j/rimtsp/a/X5d6MGPCrVyg85jBgddwcyv/?format=pdf&lang=en.

Zhou F, Harpaz R, Jumaan AO, Winston CA, Shefer A. Impact of varicella vaccination on health care utilization. JAMA. 2005;17;294(7):797-802.

44

Vírus Sincicial Respiratório

Renato de Ávila Kfouri

INTRODUÇÃO

O palivizumabe é um anticorpo monoclonal cuja utilização vem sendo recomendada em diferentes esquemas por diversos países para a prevenção das infecções causadas pelo vírus sincicial respiratório (VSR). O desfecho clínico a ser considerado é a redução das taxas de hospitalização. Em face do elevado custo da imunoprofilaxia, muito se discute em relação aos grupos prioritários a serem beneficiados.

A prematuridade, presença de doença pulmonar crônica (DPC) e cardiopatia congênita constituem os principais fatores de risco para infecções graves por VSR; assim, certamente o grupo de lactentes é o que mais se beneficiará com a imunização passiva.

EPIDEMIOLOGIA

O VSR é um RNA-vírus não segmentado que causa infecção aguda do sistema respiratório em indivíduos de todas as idades. De altíssima prevalência, estima-se que virtualmente todas as crianças serão infectadas pelo VSR ao menos uma vez até o fim do 2º ano de vida. Reinfecções ocorrerão durante toda a vida, mas o acometimento de vias respiratórias inferiores predomina na primoinfecção.

É a principal causa de infecção respiratória aguda em lactentes, sendo responsável, de acordo com a Organização Mundial da Saúde (OMS), por cerca de 60 milhões de infecções, com aproximadamente 200 mil mortes anuais em todo o mundo.

No Brasil, estudos em diversas regiões do país e dados de hospitalização por bronquiolite – a principal manifestação clínica da doença – indicam que a carga da doença entre a população brasileira assemelha-se aos relatos mundiais.

A infecção precoce pelo VSR frequentemente correlaciona-se à sibilância recorrente, muitas vezes persistente até a adolescência, quadro que causa um impacto da infecção na infância ainda maior em longo prazo. Além disso, há um crescente aumento nas taxas de hospitalização por bronquiolite nas últimas décadas em todo o mundo, inclusive no Brasil.

SAZONALIDADE

Apesar de ocorrerem durante todo o ano, as infecções por VSR predominam no Brasil entre os meses de março e setembro, em temporadas que costumam preceder a de influenza. Na região norte do país, à semelhança do que ocorre com outros vírus respiratórios, a circulação normalmente se inicia de maneira mais precoce, nos meses de janeiro e fevereiro, durante a estação chuvosa. É importante destacar que a duração da estação costuma ser de 16 a 20 semanas e tende a ser mais bem-definida nas regiões Sul e Sudeste. Sendo assim, um sistema de vigilância epidemiológica mais eficiente para o VSR, com reconhecimento do período de início da estação do vírus nas diferentes regiões do país, colaboraria muito para implementar programas de prevenção mais efetivos.

TRANSMISSÃO, DIAGNÓSTICO E TRATAMENTO

A transmissão do VSR se dá entre indivíduos, principalmente por contato direto e fômites. Surtos em instituições como creches, berçários e hospitais são frequentes. A lavagem de mãos é extremamente eficaz para reduzir a circulação do vírus.

O diagnóstico pode ser feito por meio de diferentes métodos laboratoriais, desde os mais simples, como os testes rápidos de antígenos, aos mais complexos, por biologia molecular (proteína C reativa [PCR]). Não há um tratamento específico dirigido contra o vírus; o que se busca é a manutenção da oxigenação, hidratação e adequada nutrição, além do controle de distúrbios eletrolíticos. Os parâmetros normalmente utilizados para indicar hospitalização são: idade, grau de insuficiência respiratória e hipoxia, patologias concomitantes e eventuais complicações.

FATORES DE RISCO

Os fatores de risco para desenvolvimento de formas graves das infecções pelo VSR são prematuridade, cardiopatia congênita e DPC da prematuridade. A seguir, esses fatores estão descritos.

Prematuridade

É o principal fator de risco para hospitalização pelo VSR. A imaturidade do sistema imune do prematuro e a reduzida transferência de anticorpos maternos - aspectos associados com o reduzido calibre de vias respiratórias - são os principais fatores. Além dessas condições, somam-se frequentes infecções, anemia, uso de corticosteroides e ausência de aleitamento materno, o que aumenta a vulnerabilidade. Ademais, diversos estudos demonstram que o risco de hospitalização decresce com o aumento da idade gestacional.

Cardiopatia congênita

As cardiopatias congênitas, especialmente as associadas à hipertensão pulmonar, relacionam-se com quadros mais graves de infecções pelo VSR, com risco aumentado de hospitalização e admissão em terapia intensiva. A hiper-reatividade vascular pulmonar e a hipertensão pulmonar são responsáveis pela maior gravidade do quadro, com taxas de hospitalização até três vezes maiores quando comparadas às taxas da população sem doença de base; outrossim, a internação em terapia intensiva é duas a cinco vezes mais frequente, requerendo três vezes mais ventilação mecânica e maior tempo de hospitalização, além de ter maior taxa de letalidade (3,4%) quando comparada à população em geral (0,5%).

Doença pulmonar crônica da prematuridade

A DPC da prematuridade caracteriza-se por uma condição adversa pulmonar que se estabelece em um pulmão imaturo e requer suplementação de oxigênio e outras terapias medicamentosas. Muitos estudos demonstram que bebês prematuros com DPC são mais suscetíveis a desenvolver infecções graves pelo VSR.

Além desse maior risco de hospitalização, crianças portadoras de DPC necessitam com maior frequência de ventilação mecânica, permanecem mais tempo hospitalizadas (11 *versus* 4 dias) e são mais admitidas em terapia intensiva (4 *versus* 0,2 dias) quando acometidas por infecções pelo VSR, se comparadas com crianças previamente saudáveis, respectivamente. A infecção pelo VSR é a principal causa de hospitalização de bebês com DPC.

PROFILAXIA COM PALIVIZUMABE

A prevenção de infecções respiratórias virais e/ou bacterianas no pré-termo de muito baixo peso ao nascimento (idade gestacional inferior a 32 semanas e peso de nascimento < 1.500 g) é de grande importância, pois há incompleta alveolarização pulmonar e vias respiratórias de menor calibre. Outras populações de risco elegíveis para a profilaxia são os portadores de DPC da prematuridade e cardiopatias congênitas com repercussão hemodinâmica.

Nesses bebês, os critérios para profilaxia das infecções pelo VSR estão bem evidenciados. É preciso estabelecer o maior benefício, considerando o custo e a efetividade da intervenção, o que normalmente requer protocolos definidos e cuidadosa padronização no uso da imunoprofilaxia.

O risco de hospitalização secundária à infecção pelo VSR entre lactentes jovens de alto risco, sem a devida profilaxia, é de cerca de 15%. Essas internações costumam ser mais prolongadas e com maior tempo em terapia intensiva quando comparadas com internações de bebês sem fatores de risco.

Nesse cenário, o palivizumabe é recomendado como imunoprofilaxia. Ele é um anticorpo monoclonal humanizado direcionado contra a glicoproteína de fusão (proteína F) de superfície do VSR. Age por meio da neutralização e inibição da fusão do VSR ao epitélio respiratório, reduzindo a incorporação do material genético viral pelo hospedeiro e, consequentemente, a gravidade da infecção. É considerado uma imunização passiva.

Foi inicialmente licenciado nos EUA e hoje é utilizado em todo o mundo. No Brasil, encontra-se disponível no mercado privado desde 1999 e, no sistema público, está disponível desde 2014 em todo o território nacional para: prematuros com menos de 29 semanas de idade gestacional, bebês no 1º ano de vida e portadores de cardiopatias congênitas ou DPC nos primeiros 2 anos, inclusive hospitalizados.

O estudo de licenciamento do produto, o Impact RSV Study, demonstrou a segurança e a eficácia do palivizumabe para prevenir a hospitalização por VSR mediante um ensaio clínico randomizado, duplo-cego, multicêntrico, controlado por placebo, que incluiu 1.502 bebês prematuros, os quais receberam, na ocasião, palivizumabe na dose de 15 mg/kg ou placebo a cada 30 dias, em um total de cinco doses. O estudo demonstrou que houve redução significativa nas taxas de admissão e de permanência hospitalar, menor número de dias com necessidade de oxigenoterapia e menor escore de gravidade clínica durante a internação no grupo tratado.

Estudos pós-licenciamento demonstram redução nas taxas de hospitalização em até 78% nos últimos anos. Taxas semelhantes de efetividade vêm sendo observadas no Canadá e em diferentes países europeus. No entanto, o uso de profilaxia com palivizumabe em grupos não selecionados resulta em aumento significativo nos custos, pouca redução de gastos com menor taxa de hospitalização e nenhuma redução nas taxas de mortalidade.

A Sociedade Brasileira de Pediatria (SBP), por meio de seus departamentos de infectologia, pneumologia e neonatologia, atualizou, em 2020, sua diretriz para o manejo adequado das infecções pelo VSR. Ademais, a Sociedade Brasileira de Imunizações (SBIm), em seu calendário de imunização do prematuro, também reforça as mesmas indicações profiláticas. Essas recomendações tiveram como base níveis de evidências, com objetivo primário de oferecer imunoprofilaxia e redução das hospitalizações por VSR em grupos selecionados de maior risco, incluindo como população elegível para a profilaxia prematuros nascidos entre 29 e 32 semanas de idade gestacional, nos primeiros 6 meses de vida.

A diretriz ressalta também a importância de medidas gerais de controle para infecções virais, como lavagem das mãos, incentivo ao aleitamento materno, não exposição da criança à fumaça de tabaco e frequência tardia a creches e berçários. As condutas em surtos hospitalares são também discutidas na normatização.

RECOMENDAÇÕES DA SOCIEDADE BRASILEIRA DE PEDIATRIA E DA SOCIEDADE BRASILEIRA DE IMUNIZAÇÕES PARA RECEBER ATÉ CINCO DOSES DE PALIVIZUMABE

A administração de até cinco doses do imunizante é recomendada para crianças que apresentem as seguintes condições: prematuridade, DPC e doença cardíaca.

Prematuridade

Recomenda-se a profilaxia ao pré-termo com idade gestacional inferior a 28 semanas e 6 dias, sem DPC, estando com menos de 12 meses no início do período de sazonalidade do VSR. Também é aconselhada ao pré-termo entre 29 a 31 semanas e 6 dias, sem DPC, estando com menos de 6 meses no início da sazonalidade. Estando acima de 32 semanas, o pré-termo ainda representa um grupo de risco para morbidades respiratórias, quando comparado aos recém-nascidos de termo, mas não existe evidência de ensaios clínicos randomizados que forneçam subsídios consistentes o suficiente para recomendar a profilaxia com palivizumabe.

Doença pulmonar crônica na prematuridade

Para crianças com menos de 2 anos com DPC que necessitam de tratamento dessa condição clínica nos 6 meses anteriores ao início do período de sazonalidade, recomenda-se repetir a profilaxia na segunda estação se ainda estiver sob tratamento.

Doença cardíaca

Recomenda-se a profilaxia em crianças menores de 2 anos com cardiopatia congênita que necessitem de tratamento da insuficiência cardíaca ou que tenham hipertensão pulmonar moderada a grave, ou, ainda, que apresentem doença cardíaca cianótica.

Nesses casos, é necessário:

- Repetir a profilaxia na segunda estação se ainda estiver sob tratamento
- Realizar dose pós-operatória em caso de cirurgia com *by-pass*.

Cardiopatias congênitas que não necessitam receber profilaxia com palivizumabe: comunicação intraventricular (CIV) e comunicação interatrial (CIA) sem repercussão hemodinâmica, cardiomiopatia moderada e as corrigidas totalmente por método cirúrgico, sem insuficiência cardíaca residual.

CONSIDERAÇÕES DE USO EM OUTRAS SITUAÇÕES

Discute-se, atualmente, o uso da profilaxia com palivizumabe em outros grupos, como prematuros tardios (nascidos entre 32 e 35 semanas de gestação), portadores de fibrose cística, indivíduos transplantados de órgãos sólidos, portadores de doenças neuromusculares, anomalias congênitas de vias respiratórias e síndrome de Down. Porém, mais estudos são necessários para a confirmação do benefício.

ESPECIFICAÇÕES DO PRODUTO

O palivizumabe é um medicamento registrado na Agência Nacional de Vigilância Sanitária (Anvisa) sob o número de registro 105530231. As apresentações disponíveis são frascos-ampola com 50 e 100 mg em pó liofilizado mais solução diluente (1 mℓ). A dose recomendada é de 15 mg/kg, com aplicação intramuscular em face lateral de coxa. A aplicação deve ser mensal durante a estação de risco para infecção por VSR. Após a reconstituição, o produto deve ser utilizado em até 6 horas, portanto, recomenda-se agendar a aplicação em mais de um bebê, durante um mesmo período, para otimizar o uso dos frascos.

CONSIDERAÇÕES FINAIS

Devido ao alto custo, o uso da profilaxia com palivizumabe deve ser direcionado aos grupos de maior risco para hospitalização, internação em unidade de terapia intensiva (UTI) e necessidade de ventilação mecânica. Essa estratégia certamente reduz a morbidade decorrente da infecção pelo VSR, tornando a profilaxia custo-efetiva. Hoje, no Brasil, o palivizumabe está disponível no Sistema Único de Saúde (SUS) e incorporado também na saúde suplementar para os grupos mais vulneráveis.

Por fim, é crucial lembrar os seguintes pontos:

- O calendário vacinal da criança deve estar atualizado
- O anticorpo monoclonal não interfere na rotina da imunização infantil
- Crianças hospitalizadas durante a estação sazonal do VSR que preencham critérios para profilaxia devem receber as doses mesmo internadas nas UTI neonatais
- O processo de imunização deve ser mantido mesmo que a criança contraia o VSR durante o curso da profilaxia
- Crianças que tenham iniciado esquema com palivizumabe e estejam hospitalizadas seja qual for a causa, não necessariamente infecção viral, devem seguir recebendo doses conforme agendado durante a internação
- A melhor maneira de prevenir infecção por VSR entre crianças hospitalizadas é por meio de práticas de controle de infecção (higiene das mãos e uso de máscaras)
- Pacientes cujo nascimento ocorra no ano anterior à próxima estação do VSR devem receber profilaxia no próximo ano conforme indicações.

BIBLIOGRAFIA

Agência Nacional de Vigilância Sanitária. Palivizumabe (Synagis®) bula do produto. Anvisa. Disponível em: http://www.portal.anvisa.gov.br. Acesso em: 30 abr. 2012.

American Academy of Pediatrics, Committee on Infectious Diseases. Modified recommendations for use of palivizumab for prevention of respiratory syncytial virus infections. Pediatrics. 2009;124:1694-701.

American Academy of Pediatrics, Committee on Infectious Diseases, American Academy of Bronchiolitis Guidelines Committee. Updated guidance for palivizumab prophylaxis among infants and young children at increased risk of hospitalization for respiratory syncytial virus infection. Pediatrics. 2014;134(2):e620-38.

Anderson EJ, DeVicenzo JP, Simões EAF, Krilov LR, Forbes ML, Pannaraj PS et al. SENTINEL1: Two-Season Study of Respiratory Syncytial Virus Hospitalizations among U.S. Infants Born at 29 to 35 Weeks' Gestational Age Not Receiving Immunoprophylaxis Am J Perinatol. 2020;37:421-9.

Batista JDL, Ferreira MAP, Xavier CDS, Souza ITA, Cruz LN, Polanczyk CA. A post-incorporation study on the use of palivizumab in the Brazilian public health system. Rev Inst Med Trop Sao Paulo. 2021;63:e5. doi: 10.1590/S1678-9946202163005. PMID: 33533808; PMCID: PMC-7845933.

Buckingham SC, Quasney MW, Bush AJ, DeVincenzo JP. Respiratory syncytial virus infections in pediatric intensive care unit: clinical characteristics and risk factors for adverse outcomes. Pediatr Crit Care Med. 2001;2(4):318-23.

Carbonell-Estrany X, Quero J, IRIS Study Group. Hospitalization rates for respiratory syncytial virus infection in premature infants born during two consecutive seasons. Pediatr Infect Dis J. 2001;20(9):874-9.

Carpenter TC, Stenmark KR. Predisposition of infants with chronic lung disease to respiratory syncytial virus-induced respiratory failure: a vascular hypothesis. Pediatr Infect Dis J. 2004;23(1 Suppl):S33-40.

Checchia PA, Nalysnyk L, Fernandes AW, Mahadevia PJ, Xu Y, Fahrbach K et al. Mortality and morbidity among infants at high risk for severe respiratory syncytial virus infection receiving prophylaxis with palivizumab: a systematic literature review and meta-analysis. Pediatr Crit Care Med. 2011;12(5):580-8.

Forbes M. Strategies for preventing respiratory syncytial virus. Am J Health Syst Pharm. 2008; 65(23 Suppl 8):S13-9.

Hall CB, Weinberg GA, Iwane MK, Blumkin AK, Edwards KM, Staat MA et al. The burden of respiratory syncytial virus infection in young children. N Engl J Med. 2009;360(6):588-98.

Henrickson KJ, Hall CB. Diagnostic assays for respiratory syncytial virus disease. Pediatr Infect Dis J. 2007;26(11 Suppl):S36-40.

Kfouri RA, Wagner NH. Infecção pelo vírus sincicial respiratório. In: Neto VA. Imunizações: atualizações, orientações e sugestões. São Paulo: Segmento Farma: 2011. p. 393-403.

Kneyber MC, Steyerberg EW, de Groot R, Moll HA. Long-term effects of respiratory syncytial virus (RSV) bronchiolitis in infants and young children: a quantitative review. Acta Paediatr. 2000;89(6):654-60.

Langley GF, Anderson LJ. Epidemiology and prevention of respiratory syncytial virus infections among infants and young children. Ped Infec Dis J. 2011;30(6):510-7.

Medrano C, Garcia-Guereta L, Grueso J, Insa B, Ballesteros F, Casaldaliga J et al. Respiratory infection in congenital cardiac disease. Hospitalizations in young children in Spain during 2004 and 2005: the CIVIC Epidemiologic Study. Cardiol Young. 2007;17(4):360-71.

Ministério da Saúde. Secretaria de Atenção à Saúde. Portaria nº 522, de 13 de maio de 2013. Disponível em: https://bvsms.saude.gov.br/bvs/saudelegis/sas/2013/prt0522_13_05_2013.html Acesso em: janeiro 2022.

Mohammed MHA, Agouba R, Obaidy IE, Alhabshan F, Abu-Sulaiman R. Palivizumab prophylaxis against respiratory syncytial virus infection in patients younger than 2 years of age with congenital heart disease. Ann Saudi Med. 2021;41(1):31-5. doi: 10.5144/0256-4947.2021.31. Epub 2021 Feb 4. PMID: 33550912; PMCID: PMC7868616.

Paes B, Manzoni P. Special populations: do we need evidence from randomized controlled trials to support the need for respiratory syncytial virus prophylaxis? Early Human Dev. 2011;87 (Suppl 1):S55-8.

Panozzo CA, Fowlkes AL, Anderson LJ. Variation in timing of respiratory syncytial virus outbreaks:

lessons from national surveillance. Pediatr Infect Dis J. 2007;26(11 Suppl):S41-5.

Rodriguez-Fernandez R, Mejias A, Ramilo O. Monoclonal Antibodies for Prevention of Respiratory Syncytial Virus Infection. Pediatr Infect Dis J. 2021;40(5S):S35-9. doi: 10.1097/INF.0000000000003121. PMID: 34042909.

Scheltema NM, Gentile A, Lucion F, Nokes DJ, Munywok PK, Madhi SA et al. Global respiratory syncytial virus-associated mortality in young children (RSV GOLD): a retrospective case series. Lancet Glob Health. 2017; 5(10):e984–91.

Shay DK, Holman RC, Newman RD, Liu LL, Stout JW, Anderson LJ. Bronchiolitis-associated hospitalizations among US children, 1980-1996. JAMA. 1999;282(15):1440-6.

Sociedade Brasileira de Imunizações. Calendário de Imunização do Prematuro 2021/2022. Disponível em: https://sbim.org.br/images/calendarios/calend-sbim-prematuro.pdf. Acesso em: 14 abr. 2022.

Sociedade Brasileira de Pediatria. Diretrizes para o manejo da infecção causada pelo vírus sincicial respiratório (VSR). Disponível em: https://www.sbp.com.br/fileadmin/user_upload/20277e-Diretrizes_VSR.pdf. Acesso em: 14 abr. 2022.

Stein RT, Sherrill D, Morgan WJ, Holberg CJ, Halonen M, Taussig LM et al. Respiratory syncytial virus in early life and risk of wheeze and allergy by age 13 years. Lancet. 1999;354(9178):541-5.

Stensballe LG, Simonsen JB, Thomsen SF, Larsen AM, Lysdal SH, Aaby P et al. The casual direction in the association between respiratory syncytial virus hospitalization and asthma. J Allergy Clin Immunol. 2009;123(1):131-7.

The Impact-VSR Study Group. Palivizumab, a humanized respiratory syncytial virus monoclonal antibody, reduces hospitalization from respiratory syncytial virus infection in high-risk infants. Pediatrics. 1998;102(3 Pt 1):531-7.

Vieira SE, Stcwien KE, Queiroz DA, Durigon EL, Török TJ, Anderson LJ et al. Clinical patterns and seasonal trends in respiratory syncytial virus hospitalizations in São Paulo, Brazil. Rev Inst Med Trop Sao Paulo. 2001;43(3):125-31.

Zachariah P, Shah S, Gao D, Simões EA. Predictors of the duration of the respiratory syncytial virus season. Pediatr Infect Dis J. 2009;28(9):772-6.

Zorc JJ, Hall CB. Bronchiolitis: recent evidence on diagnosis and management. Pediatrics. 2010; 125(2):342-9.

Parte 5

Programas de Vacinação

Isabella Ballalai • Flavia Bravo

45

Critérios da Organização Mundial da Saúde para Introdução de Vacinas no Programa Nacional de Imunizações

Reinaldo de Menezes Martins (*in memoriam*)
Maria de Lourdes de Sousa Maia • Cristina Possas • Akira Homma

INTRODUÇÃO

Vários critérios orientam a decisão de introduzir novas vacinas em um programa de vacinações. Em razão da importância do tema e para nortear o processo decisório dos governos, a Organização Mundial da Saúde (OMS) publicou, em 1985, um guia considerando os fatores políticos e programáticos, além de questões relacionadas com a implementação da decisão, como os dados epidemiológicos, as especificações das vacinas existentes, as fontes de suprimento das vacinas, a análise de custo-efetividade, a logística das operações (p. ex., a estocagem de vacinas), além da sustentabilidade econômica do programa com a introdução de vacinas. Em 2014, e vigente até a data atual, a OMS publicou um novo documento, atualizado com princípios e considerações para adicionar uma nova vacina ao Programa Nacional de Imunizações (PNI).

O Brasil, país continental e com grande população, além de levar em conta todos os aspectos citados, considera critérios de políticas de saúde pública que fundamentam suas decisões estratégicas quanto a incluir ou não novas vacinas no calendário do PNI, do Ministério da Saúde (MS).

O país tem seguido a estratégia política de somente implantar uma nova vacina no calendário básico de imunizações se houver simultaneamente um processo de transferência de tecnologia aos produtores nacionais, visto o enorme mercado cativo do Brasil, pelo grande poder de compra do Sistema Único de Saúde (SUS), o que tem permitido acelerar a incorporação de tecnologias de produção de vacinas. Essa estratégia tem a vantagem de qualificar os produtores nacionais e torna muito mais segura a garantia de abastecimento da vacina de maneira contínua, uma condição relevante para introduzir novas vacinas. Foi assim que Bio-Manguinhos/Fiocruz absorveu, recentemente, a tecnologia de produção da vacina covid-19 (recombinante), por meio de transferência de tecnologia realizada com a AstraZeneca. Isso também aconteceu com a vacina conjugada *Haemophilus influenzae* tipo b (Hib) conjugada, contra o rotavírus, a tríplice viral (com GlaxoSmithKline), e a contra *influenza*, produzida pelo Instituto Butantan e pela Sanofi Pasteur.

Esses acordos e parcerias têm se mostrado vantajosos para todos os envolvidos, sobretudo para o PNI, que pode incluir novas vacinas em prazo curto após o seu licenciamento, como aconteceu também com as vacinas pneumocócica conjugada 10-valente e contra papilomavírus humano (HPV), vírus da hepatite A (HAV) e covid-19 (recombinante).

Essas considerações devem ser relacionadas com outros critérios que permitem estabelecer as prioridades para introdução de novas vacinas, apresentados a seguir.

Outrossim, para que haja uma mais completa compreensão das questões políticas, estratégicas e técnicas envolvidas na introdução de novas vacinas, os autores deste capítulo julgam ser importante apresentar breve informação sobre o mercado mundial de vacinas e o papel dos Comitês Técnicos Assessores em Imunizações, resumido nos itens seguintes.

SITUAÇÃO INTERNACIONAL DO MERCADO DE VACINAS

As vacinas constituem uma pequena fração (3,5%) do mercado farmacêutico mundial. Apesar disso, em 2018, o mercado farmacêutico mundial apresentou um faturamento de US$ 864 bilhões, dos quais US$ 30,5 bilhões são provenientes da venda de vacinas, 3,5% da receita do setor. Dados de mercado revelam que o segmento de vacinas, nas últimas décadas, apresentou uma taxa de crescimento duas vezes maior do que a do resto da indústria farmacêutica. Projeções indicam um faturamento de quase US$ 37 bilhões em 2027, o que deverá resultar na ampliação da parcela desse segmento no mercado global do setor farmacêutico. Com a pandemia de covid-19, o faturamento dos laboratórios produtores desta vacina aumentou significativamente, ficando a expectativa de uma queda de faturamento quando a pandemia terminar.

O Fundo das Nações Unidas para a Infância (Unicef) fornece em torno de 45% da demanda global por vacinas infantis para mais de 100 países de baixa e média rendas. Além disso, dispõe de estoques estratégicos das vacinas de meningite meningocócica, cólera oral, febre amarela e ebola. Apesar disso, o crescente domínio das grandes farmacêuticas globais com vacinas mais modernas e mais complexas tecnologicamente vem elevando o custo para a aquisição de vacinas, principalmente as de última geração, e dificultando o acesso para populações, países e regiões mais vulneráveis, acirrando iniquidades.

SITUAÇÃO INTERNACIONAL DA COMPRA DE VACINAS

Os custos dos programas nacionais de imunizações aumentaram significativamente nos últimos anos, especialmente pela introdução de vacinas inovadoras e mais caras.

Em países de baixa e média rendas, o fornecimento é parcialmente operado por organismos internacionais como o Unicef e a Organização Pan-Americana de Saúde (OPAS).

A tendência internacional é auxiliar os países a se apropriarem de informações e instrumentos necessários para priorizar as imunizações na gestão governamental, tornando-as menos dependentes de ajuda internacional.

A Global Alliance for Vaccines and Immunization (GAVI), criada em 2000, com a doação de US$ 750 milhões da Fundação Bill e Melinda Gates, apoia a introdução de vacinas novas e subutilizadas, prioritariamente em países com renda *per capita* abaixo de US$ 1.000, valor reajustado recentemente para US$ 1.500. A GAVI, embora não compre diretamente as vacinas, é, hoje, a principal fonte de financiamento dos programas de vacinação dos países mais pobres, dando apoio ao fortalecimento das estruturas de vacinação, logística, monitoramento e compra de vacinas.

O Unicef, conforme apontado anteriormente, é o principal comprador de vacinas para países de baixa renda e, devido ao enorme volume de vacinas adquiridas, tem conseguido obter o menor preço internacional de vacinas. A OPAS, pelo Fundo Rotatório de Vacinas, também atua comprando vacinas a baixo preço para os países das Américas. Em determinadas situações, o número pequeno de fornecedores é fator limitante para a competição de preços e contribui para o custo elevado de algumas vacinas essenciais à saúde pública.

Nos últimos anos, os produtores dos países em desenvolvimento têm sido os maiores fornecedores de vacinas, em número de doses, para os organismos internacionais, que somente adquirem vacinas pré-qualificadas pela OMS. Quase 95% dos produtos adquiridos pelo Unicef são fornecidos por poucos fabricantes, dada a condição de ter a vacina aprovada pela OMS, em um procedimento muito complexo, que envolve as autoridades regulatórias dos países, chamado "pré-qualificação". Bio-Manguinhos tem a sua vacina de febre amarela pré-qualificada desde o ano 2000. A OMS e o *Developing Countries Vaccine Manufacturers Network* (DCVMN) fazem grande esforço para aumentar os produtores de vacinas pré-qualificadas, visto que a baixa oferta de vacinas gera preocupação quanto ao futuro suprimento aos países em desenvolvimento. Entre as causas do reduzido número de produtores, destacam-se a crescente complexidade tecnológica das novas vacinas e as exigências regulatórias cada vez mais rigorosas, onerando a produção.

Dados do Unicef demonstram que os preços das vacinas são diretamente ligados aos locais onde elas são produzidas. Países desenvolvidos gastam entre US$ 200 e 400 milhões por vacina nas linhas de produção, ao passo que, nos países emergentes, esse custo fica abaixo dos US$ 100 milhões. Mão de obra e outros insumos de produção podem ser obtidos a preços mais baixos nos mercados emergentes, mas os custos para construção das linhas de produção também são importantes, pois respondem por 60% dos custos de produção de vacinas.

Na América Latina, as compras de vacinas pelo setor público têm sido realizadas pelos seguintes mecanismos:

- Aquisição direta pelos governos nacionais
- Aquisição por intermédio do fundo rotatório da OPAS - criado em 1977 e amplamente utilizado por países da América Latina, inclusive o Brasil
- Aquisição por intermédio do Unicef
- Consórcio Covax Facility para vacinas contra covid-19.

Os países industrializados pagam preços muito mais altos pelas vacinas do que a OPAS ou o Unicef. Em qualquer país (desenvolvido ou não), o setor público consegue sempre preços menores do que o setor privado, devido ao alto volume de doses que adquire.

SITUAÇÃO DOS PAÍSES DE RENDA MÉDIA INFERIOR E PREÇOS DIFERENCIADOS

O Banco Mundial divide os países segundo suas faixas de renda: alta, média e baixa. Os países de renda média são subdivididos em países de renda média inferior e superior. Países de baixa renda (*low income*) são aqueles com renda *per capita* anual de US$ 1.026 ou menos em 2011; países de renda média inferior (*lower middle income*) são aqueles com renda *per capita* anual de US$ 1.026 a 4.036; os de renda média superior (*upper middle income*), de US$ 4.036 a 12.476; e países de renda alta (*high income*) são aqueles com renda *per capita* anual igual ou superior a US$ 12.476. Países com rendas baixa e média são chamados comumente "economias em desenvolvimento".

Do ponto de vista da ajuda internacional para inclusão de novas vacinas, os países de renda média inferior (*lower middle income*) ficaram em desvantagem, pois não preenchem o critério de renda para receber ajuda de organismos como a GAVI, mas também não dispõem de recursos suficientes para introduzir vacinas como as de pneumococos e de rotavírus em seus programas de imunizações.

Há várias iniciativas em curso tentando resolver esse problema, como os preços diferenciados (*tiered prices*), pelo qual as empresas vendem a custo mais baixo para os países de renda média e ainda mais baixo para os de renda baixa, em comparação àqueles de renda alta.

COMPROMISSOS ANTECIPADOS DE MERCADO

Para facilitar o desenvolvimento de novas vacinas de interesse relevante para os países pobres ou incluir novas vacinas em seus calendários, a GAVI criou a possibilidade de compromissos antecipados de mercado (*advanced market commitment*), pelos quais se garante às empresas um mercado para produtos em processo de desenvolvimento, que não podem ser pagos somente pelos países, mas financiados por um fundo especialmente criado para esse propósito (doações da Inglaterra, Itália, Alemanha, Canadá e outros países).

Do ponto de vista dos produtores, o principal benefício desse mecanismo é a garantia de compra, permitindo-lhes comprometer parte de sua atividade produtora com o fornecimento de vacinas com preço relativamente baixo para países de baixo e incerto poder de compra, o que, nas condições habituais de mercado, seria desaconselhável.

O *Strategic Advisory Group of Experts* (SAGE) da OMS, que tem participação de peritos em vacinas e vacinação de vários países, reúne-se duas vezes por ano, analisa os avanços e problemas e emite recomendações para a direção da OMS sobre as ações e providências a serem implementadas para o fortalecimento das operações de vacinação no mundo. A OPAS, o escritório regional para as Américas da OMS, tem também um grupo de peritos (TAG, do inglês, *technical advisory group*) para discutir, analisar e encaminhar questões de vacinação, fazendo recomendações aos países do continente americano.

Quanto aos países, o Comitê Técnico Assessor em Imunizações (CTAI) do Ministério da Saúde deve ter papel relevante na recomendação de introduzir ou não uma vacina e sobre as melhores condições para introduzi-la; por exemplo, esquema vacinal com melhor perfil de custo-efetividade, faixas etárias recomendadas, introdução imediata ou progressiva, com vacinação *catch up* ou não etc.

A revista *Vaccine* publicou um número especial sobre os CTAIs de vários países. Foram avaliados 89 CTAIs de todo o mundo por meio de questionários cujo objetivo era analisar suas experiências, forças e fraquezas, modos de funcionamento e processos decisórios.

Foram considerados componentes de um CTAI bem-constituído: termos de referência formais, base legislativa ou administrativa, pelo menos cinco áreas de *expertise* nele representadas, pelo menos uma reunião por ano, agenda da reunião distribuída previamente e declaração de conflitos de interesse de seus membros.

Definiram-se algumas recomendações para sua constituição e funcionamento. As suas atribuições ("termos de referência") devem ser:

- Conduzir análises da política de imunizações e determinar a política nacional ótima de imunizações
- Orientar o governo nacional e o PNI na formulação de estratégias para o controle de doenças evitáveis por vacinação
- Aconselhar as autoridades nacionais sobre o monitoramento do programa de imunizações de maneira que o impacto possa ser medido e quantificado
- Aconselhar o governo na coleta de dados e informações sobre as doenças e as coberturas vacinais
- Identificar a necessidade de mais dados para permitir o estabelecimento de políticas
- Orientar, quando apropriado, organizações, instituições, ou agências governamentais na formulação de políticas, planos e estratégias para pesquisa e desenvolvimento de novas vacinas e tecnologias futuras de administração de vacinas.

Ressalte-se que cada país deve ajustar os termos de referência do CTAI às suas próprias necessidades e recursos. Portanto, os termos de referência citados são gerais e não necessariamente obrigatórios. No Brasil, o CTAI teve suas atividades interrompidas em abril de 2019, por meio do decreto presidencial nº 9.759, que extinguiu e estabeleceu diretrizes, regras e limitações para colegiados da administração pública federal. Em agosto de 2021, a Portaria GM/MS nº 1.841 instituiu a Câmara Técnica de Assessoramento em Imunização (CTAI) e a Câmara Técnica em Imunização da covid-19 (CTAI covid-19), em vigor.

O papel do CTAI é essencialmente consultivo, com o objetivo de avaliar os aspectos técnicos e científicos necessários à implementação do PNI com decisões finais sobre o programa nas mãos das autoridades governamentais. Espera-se que o CTAI volte a ter atuação conforme preconiza a OMS, pois sabe-se que um trabalho cooperativo e harmonioso entre o CTAI e as autoridades de saúde trará benefícios como manter um alto nível de informação científica entre os responsáveis e o estabelecimento de parcerias entre governo, sociedade civil e a indústria farmacêutica, com repercussões benéficas na aceitação, implementação e sustentabilidade do programa.

GUIA DA ORGANIZAÇÃO MUNDIAL DA SAÚDE PARA INTRODUÇÃO DE NOVAS VACINAS

A OMS publicou, em 1985, um guia para orientar a introdução de novas vacinas por meio de seu Programa Expandido de Imunizações, atualizado em 2014, com os seguintes objetivos:

- Ajudar no processo de decisão de incluir uma vacina no programa de imunizações
- Assegurar que a introdução seja feita tranquilamente
- Promover o fortalecimento do programa de imunizações por meio da introdução da nova vacina
- Fortalecer o sistema de saúde como um todo.

Conforme visto, esse guia considera aspectos políticos e programáticos que permitam incluir uma nova vacina de maneira tecnicamente correta. Propõe um processo genérico de introdução, com suas etapas operacionais, reconhecendo que cada vacina tem aspectos específicos a serem também considerados.

Ênfase é dada na oportunidade de introdução de uma nova vacina para reforçar o programa de imunizações e o sistema de saúde. Os princípios são:

- Processo decisório nacional, com base em evidências, planejamento e priorização confiáveis e coordenados com outros componentes do sistema de saúde
- Programa de imunizações com bom desempenho ou que esteja melhorando e seja capaz de responder adequadamente às questões e problemas que surjam
- Aproveitar a oportunidade para obter:
  - Força de trabalho bem-treinada e motivada
  - Educação de qualidade e comunicação sobre a nova vacina para os profissionais de saúde e a comunidade
  - Rede de frio funcional, sistemas logístico e de gerenciamento de vacinas
  - Práticas seguras de imunização e monitoramento de eventos adversos
  - Monitoramento e avaliação de alta qualidade, incluindo vigilância de doenças e monitoramento de coberturas vacinais
  - Confiabilidade de gerência de recursos e desempenho
- Maximizar as oportunidades para disponibilizar as vacinas como um componente da promoção da saúde, prevenção e controle de doenças, de maneira que elas sejam fornecidas como parte de um conjunto de intervenções efetivas, possíveis e acessíveis, com base em contextos nacionais
- Alocar recursos humanos e financeiros suficientes para introduzir a nova vacina e manter o seu uso, sem afetar negativamente outros programas e serviços
- Disponibilizar vacina segura e eficaz, apropriada para uso local e disponível com suprimento suficiente e ininterrupto.

A Figura 45.1 delineia as questões críticas a serem consideradas antes de se decidir introduzir a vacina. O primeiro grupo, questões políticas, leva os tomadores de decisão de alto nível a concordar se a introdução de uma determinada vacina é aceitável do ponto de vista da política de imunizações. O segundo grupo, questões programáticas, refere-se à possibilidade de introdução do ponto de vista técnico-operacional. Embora se recomende levar em conta todos os aspectos, alguns deles podem ter maior peso, dependendo das circunstâncias. Como resultado dessa avaliação, a decisão pode ser a de introduzir a vacina, ou esperar por mais evidências (carga da doença, estudos de custo-efetividade), ou até que as condições (preço, recursos financeiros, suprimento, força do programa etc.) mudem.

Na avaliação da força (*i. e.*, consistência) do PNI, os seguintes itens devem ser considerados:

- Requisitos para obtenção de rendimento máximo das atuais vacinas:
  - Plano plurianual e anual, com atualização regular
  - Coberturas vacinais adequadas
  - Objetivos específicos para as vacinas atuais são atingidos
- Programa financeiramente bem-sustentado
- Rede de frio funcional
- Estoque de vacinas bem-administrado
- Vigilância adequada de eventos adversos
- Vigilância adequada das doenças.

A avaliação da carga da doença leva em consideração:

- Taxa de incidência: quantos casos novos ocorrem por ano por unidade da população e em que faixas etárias?
- Taxa de prevalência: quantos casos existem em determinado tempo por unidade-padrão da população? Esse indicador é relevante para doenças crônicas.
- Hospitalizações: quantos casos resultaram em hospitalização por ano?
- Sequelas (*disability*): quantos casos resultaram em sequelas de longo prazo?
- Mortalidade: quantos casos resultaram em morte por ano?

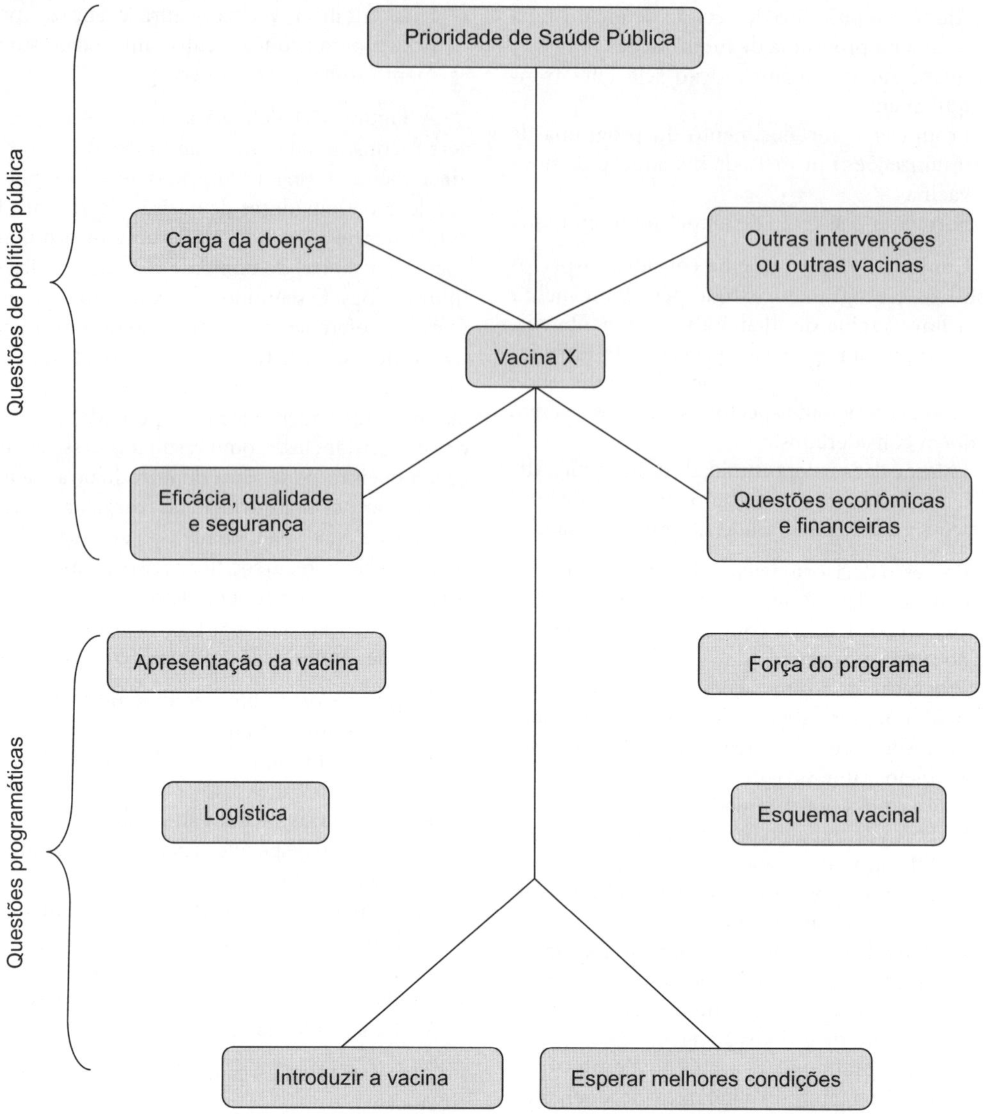

Figura 45.1 Questões-chave para a introdução de novas vacinas.

É evidente que apenas por meio de supervisão e sistema de vigilância adequados será possível responder adequadamente a todas essas perguntas. É importante prever quais vacinas se desejam introduzir no futuro, para que a vigilância da doença se faça desde antes de sua introdução e que seja com base em dados consistentes, para que, uma vez introduzida a vacina, se possa avaliar seu impacto.

Se a vigilância global da doença é inviável, será necessário realizar estudos epidemiológicos especiais, como por meio de sítios sentinelas.

A OMS preparou instrumentos de avaliação rápida, protocolos de vigilância e normas para avaliar a carga de várias doenças, como: Hib, rotavírus, *shigella*, vírus sincicial respiratório (VSR), rubéola e febre amarela.

A eficácia da vacina é estimada em estudos clínicos antes do licenciamento. As condições dos estudos clínicos são controladas e melhores dos que as existentes na rotina dos serviços, então a sua eficácia nas condições reais pode ser menor em termos de "efetividade".

Para doenças de baixa incidência, como a meningocócica, somente é possível avaliar de forma definitiva a eficácia após o licenciamento. Portanto, os estudos clínicos avaliam a imunogenicidade e a busca do *surrogate* de proteção é muito importante.

Contudo, a aplicação em larga escala pode promover imunidade de rebanho, como acontece com as vacinas pneumocócica e meningocócica C conjugadas, em vacinas em geral, e indivíduos não vacinados podem ser protegidos indiretamente; assim, a efetividade pode ser maior do que a eficácia avaliada nos estudos clínicos.

Outra questão é escolher uma vacina que tenha um perfil de reatogenicidade aceitável, e, algumas vezes, as vacinas menos reatogênicas também são menos imunogênicas. A escolha do tipo de vacina, com o equilíbrio desejado entre reatogenicidade e imunogenicidade, dependerá da carga da doença e do grau de aceitação dos eventos adversos pela comunidade. Por exemplo, as vacinas combinadas com componente *pertussis* de células inteiras, mais reatogênicas do que as vacinas acelulares, tendem a promover melhor imunidade contra coqueluche, para o componente Hib e para outros presentes nas vacinas combinadas. A cepa Urabe da vacina caxumba, com maior frequência de eventos adversos, é mais imunogênica do que a cepa Jeryl-Lynn, a qual é mais segura.

Aspectos econômicos e financeiros são relevantes. Sendo assim, é preciso assegurar-se de que haja recursos para manter a vacina, uma vez introduzida.

Nesse cenário, estudos de custo-efetividade podem ajudar no processo decisório. Na análise, o custo da intervenção é dividido pelo objetivo alcançado, como o custo por criança totalmente imunizada, custo por morte evitada, ou custo por anos de vida ajustados para sequelas (DALYs, do inglês *disability-adjusted life years*). A OMS publicou uma norma para avaliação econômica dos programas de imunizações. A OPAS realizou, entre 2004 e 2006, reuniões com o objetivo de promover estudos de custo-efetividade para a introdução de novas vacinas e avaliações econômicas de intervenções, a chamada iniciativa ProVac.

A análise de custo-efetividade deve comparar diversos esquemas vacinais e diversas estratégias de implementação. O esquema de vacinação "ideal" para um indivíduo pode não ser o melhor, do ponto de vista de custo-efetividade.

O ideal é que a vacina seja introduzida ao mesmo tempo em todo o país e em todas as faixas etárias recomendadas, mas pode haver situações em que a introdução precisa ser progressiva, como a vacina covid-19, que, por ausência de estudos com crianças (agora já disponíveis) e limitação do quantitativo de vacinas, teve de priorizar alguns grupos, iniciando pelos mais vulneráveis e gradativamente avançando para toda população. A recuperação (*catch up*) de grupos etários não vacinados no momento da introdução da vacina é uma estratégia que permite causar impacto imediato na incidência da doença.

O esquema vacinal deve ser adaptado à situação epidemiológica do país e ser orientado pelas análises de custo-efetividade com diversos cenários. A Holanda introduziu a vacina conjugada meningococo C a partir dos 14 meses de vida, com vacinação *catch up* de 1 a 19 anos, com base em estudos de custo-efetividade que indicaram ser essa a melhor opção; a Argentina, por sua vez, introduziu a vacina hepatite A em dose única aos 12 meses; e o Uruguai a vacina varicela, também com uma única dose, aos 12 meses. Há proteção de grupos não vacinados pela imunidade de rebanho e controle das doenças em todos esses casos.

É especialmente relevante que o esquema de administração da vacina a ser introduzida possa ser harmonizado com o esquema vacinal existente e, se possível, que não exija maior número de visitas ao serviço de saúde.

Também se deve comparar o custo da vacinação com o de outras intervenções, como educação para a saúde, saneamento, suplementação nutricional, exames preventivos e intervenção precoce (como o Papanicolau). É preciso considerar que, em geral, há um sinergismo entre as diversas opções; assim, elas não são excludentes.

É preciso avaliar cuidadosamente a capacidade de compra da nova vacina pelo país, de maneira sustentada. O guia da OMS admite que, quando a nova vacina tem um custo de mais de 5% do total de gastos do orçamento de saúde em

1 ano, o limite de aceitação foi atingido e talvez ultrapassado.

A garantia de abastecimento da vacina de maneira sustentada é indispensável. Dessa maneira, avaliar a força (consistência) do programa é analisar se o programa de imunizações é suficientemente bem-estruturado e capaz de fazer frente a mais uma vacina, com cobertura, rede de frio e vigilância de eventos adversos pós-vacinais.

A formulação da vacina tem implicações: vacina combinada ou monovalente, liofilizada (operacionalmente mais difícil) ou líquida, bem como apresentação em frasco-ampola multidose ou monodose.

O frasco multidose pode baratear o custo da dose da vacina, mas, em geral, aumenta o desperdício e a preocupação com a rede de frio e o risco de contaminação. Outrossim, a facilidade de administração é fator relevante. A embalagem tem implicações no espaço de armazenamento e as condições de rede de frio devem ser similares às das vacinas já em uso.

Falar de reatogenicidade é fazer referência a eventos adversos não graves, como vermelhidão local ou febre; e de segurança para referir eventos adversos graves, que implicam, por exemplo, hospitalização ou sequelas. A estratégia de implementação sob a forma de campanha só deve ser considerada se a vacina tiver baixa reatogenicidade e elevada segurança. Pode acontecer de a vacina ser de baixa reatogenicidade, mas ensejar problemas de segurança, como determinadas cepas de vacina contra caxumba, que podem causar meningite asséptica. Mesmo sendo um quadro clínico de evolução benigna, implica hospitalizações e pode repercutir negativamente para o programa de imunizações.

São aspectos também primordiais para introdução de uma nova vacina:

- Capacitação e supervisão de pessoal
- Revisão dos instrumentos de notificação e registro
- Preparação da rede de frio
- Técnica de aplicação das vacinas
- Avaliação e correção de desperdícios
- Monitoramento de eventos adversos
- Vigilância da doença
- Avaliação do impacto.

É muito importante ter uma estratégia de comunicação social, com mensagens objetivas, claras e simples. Para os profissionais de saúde, deve haver um informe técnico detalhado, contendo informações sobre a vacina, cuidados de armazenamento, modo de administração, eficácia e eventos adversos esperados.

A experiência demonstra a necessidade de compreender melhor o calendário de vacinação por todos os profissionais que atuam na atenção primária de saúde, incluindo os agentes comunitários de saúde (ACS) para a avaliação das cadernetas de vacinação, identificando os faltosos e promovendo, assim, a recuperação das doses não aplicadas. Esse calendário deverá estar visível na sala de vacinação e para população em geral, propiciando ajudar no controle social.

Uma questão que deve ser discutida nos próximos anos é a conveniência ou não de introduzir novas vacinas para doenças de alta prevalência, como dengue e malária, utilizando vacinas que não atinjam os altos níveis de proteção que, em geral, são conferidos por elas. Se a decisão for introduzi-las, isso exigirá um grande trabalho de preparação dos profissionais de saúde e de comunicação social.

Finalmente, para garantir o sucesso da implementação, é fundamental o estabelecimento de alianças do PNI com todas as partes interessadas na introdução da nova vacina; por exemplo, gestores nas esferas estaduais e municipais, sociedades médicas, a educação, outras associações da área de saúde, profissionais de comunicação e formadores de opinião.

CRITÉRIOS PARA INCLUSÃO DE UMA VACINA CONTRA COVID-19 NO BRASIL

A Fiocruz, por meio de Bio-Manguinhos, foi designada para avaliar as tecnologias em desenvolvimento. Em suas análises prospectivas de diversos projetos de vacinas em desenvolvimento, a partir de critérios tecnológicos (como aderência à estrutura fabril já disponível), científicos, econômicos e clínicos, identificou a vacina desenvolvida pela Universidade de Oxford, cujo estágio de desenvolvimento era, naquele período, um dos mais avançados dentre os projetos existentes. Houve o avanço nas discussões técnicas com a AstraZeneca, detentora dos direitos sobre a vacina, e o Governo Federal firmou acordos de cooperação junto à Embaixada Britânica e ao laboratório para que as negociações seguissem e a transferência de tecnologia ocorresse, dando início à produção da vacina covid-19 (recombinante). Paralelamente a isso, a Coordenação Geral do Programa de Imunizações (CGPNI/MS) deu início ao Plano Operacional da estratégia de vacinação contra a covid-19 no Brasil. Foi criado um grupo de trabalho dividido em 10 eixos, conforme listados a seguir, com participação de técnicos e especialistas em diversas áreas de atuação, para mapeamento e ampla discussão e definição do Plano Nacional de Operacionalização (PNO) da vacinação contra a covid-19. Lançado em dezembro de 2020, o PNO teve por base as discussões dos grupos técnicos no âmbito da Câmara Técnica Assessora em Imunização e Doenças Transmissíveis, de acordo com a Portaria nº 28 de 3 de setembro de 2020, até a publicação da Portaria GM/MS nº 1.841, de 5 de agosto de 2021, que também criou a Câmara Técnica de Assessoramento em Imunização da covid-19, passando a coordenação da vacinação contra a doença à Secretaria Extraordinária de Enfrentamento à covid-19 (Secovid), instituída pelo Decreto nº 10.697, de 10 de maio de 2021. Atualmente, o PNO está na 12ª edição sob coordenação da Secovid.

1. Situação epidemiológica da covid-19 e definição da população-alvo para vacinação.
2. Vacinas contra covid-19.
3. Monitoramento e orçamento.
4. Operacionalização.
5. Farmacovigilância.
6. Estudos necessários para monitoramento pós-*marketing*.
7. Sistema de informações.
8. Monitoramento, supervisão e avaliação.
9. Comunicação.
10. Encerramento da campanha de vacinação.

É importante salientar que, assim como para outras vacinas, para covid-19 não houve exigência de aprovação pela OMS antes de sua utilização em um país; entretanto, a organização avalia a qualidade, segurança e eficácia das vacinas contra a doença. Essa avaliação gera uma lista de vacinas aprovadas, a listagem de uso de emergência (EUL, do inglês, *emergency use listing*), para serem adquiridas por meio do Fundo Rotatório da OPAS e do mecanismo Covax Facility, uma aliança internacional conduzida pela OMS, entre outras organizações, com o objetivo de acelerar o desenvolvimento e a produção de vacinas contra covid-19 e garantir o acesso igualitário à imunização em todo o mundo. Cada país tem sua soberania para aprovar e administrar vacinas contra covid-19 e suas autoridades reguladoras nacionais podem aprovar o uso de uma vacina contra a covid-19 em seu país sem que a vacina tenha sido incluída na EUL da OMS.

Atualmente existem quatro vacinas para covid-19 em uso no Brasil, duas com autorização para uso emergencial e duas com registro definitivo. Com autorização para uso emergencial, tem-se: vacina Coronavac®, da farmacêutica Sinovac em parceria com o Instituto Butantan – com tecnologia de antígeno do vírus inativado, é utilizada para maiores de 6 anos, em duas doses; e a vacina Janssen, com tecnologia de vetores de adenovírus (Ad26) para maiores de 18 anos, de dose única, aprovada desde 31 de março de 2021.

A Agência Nacional de Vigilância Sanitária (Anvisa) concedeu registro definitivo para: vacina covid-19 (recombinante) de vetor adenovírus recombinante, uma parceria com a AstraZeneca, Oxford e Fiocruz, disponibilizada para maiores de 18 anos, em 12 de março de 2021; e para a vacina Comirnaty (Pfizer/Wyeth) de tecnologia RNA mensageiro sintético, em 23 de fevereiro de 2021, oferecida a partir de 5 anos, em duas doses.

CONSIDERAÇÕES FINAIS

A decisão de incluir ou não uma vacina no calendário de imunizações ultrapassa os limites de uma análise puramente técnico-científica sobre qual é a melhor vacina. Há questões políticas, econômicas e estratégicas que precisam ser consideradas e que têm implicações na segurança sanitária do país em curto, médio e longo prazos.

Ainda assim, os aspectos técnicos e científicos são relevantes e precisam ser considerados, e o processo decisório deve obedecer a critérios estruturados capazes de garantir transparência e confiabilidade, com participação de todos os interessados.

O PNI é reconhecido internacionalmente por sua capilaridade em um país populoso e de dimensões continentais como o Brasil, e mais uma vez ficou evidente sua força durante a recente vacinação de covid-19. Foi responsável pelo bem-sucedido enfrentamento da pandemia pelo SUS, que, de forma geral, obteve uma boa aceitação da vacina pela população.

Atualmente, está sendo feito um grande esforço para a população maior de 18 anos receber duas doses e mais um reforço da vacina. Até 18 de março de 2022, cerca de 85% da população recebeu ao menos uma dose, 75% recebeu duas doses e menos de 35% recebeu a dose de reforço. Nesse cenário, o PNI provou mais uma vez sua robustez e sustentabilidade com a extraordinária adesão da população brasileira à campanha, apesar do declínio das coberturas vacinais no país. A altíssima aceitação à vacinação contra a covid-19 demonstrou a histórica confiança da população brasileira no PNI e suas vacinas ofertadas.

BIBLIOGRAFIA

Andrus J, Toscano CM, Lewis M, Oliveira L, Ropero AM, Dávila M et al. A model for enhancing evidence-based capacity to make informed decisions on the introduction of new vaccines in the Americas: PAHO's PROVAC initiative. Public Health Reports. 2007;122(6):811-6.

Bryson M, Duclos P, Jolly A, Cakmak N. A global look at national Immunization Technical Advisory Groups. Vaccine. 2010;28(Suppl 1):A13-7.

Coronavirus (COVID-19) Vacinnations. Our World in Data [Internet cited 2022 oct 22]. Disponível em: https://ourworldindata.org/covid-vaccinations?country=BRA.

Duclos P. National Immunization Technical Advisory Groups (NITAGs): Guidance for their establishment and strengthening. Vaccine. 2010; 28(Suppl 1):A18-25.

Gadelha CAG, Braga PSC, Montenegro KBM, Cesário BB. Acesso a vacinas no Brasil no contexto da dinâmica global do Complexo Econômico-Industrial da Saúde. Cad Saúde Pública. 2020;36(Suppl 2):e00154519.

Plotkin SA, Rubin SA. Mumps vaccine. In: Plotkin SA, Orenstein WA, Offit PA, editors. Vaccines. 3. ed. Saunders: China; 2008 p. 434-65.

The Right Shot: Extending the reach of affordable and adapted vaccines. Disponível em: http://www.msfaccess.org/sites/default/files/MSF_assets/Vaccines/Docs/VACC_report_RightShot_ENG_2012 Update.pdf. Acesso em: 28 dez. 2014.

World Health Organization. Vaccine introduction guidelines. WHO; 2005 [Internet cited 2022 oct 22]. Disponível em: www.who.int/vaccines-documents.

World Health Organization. Guide for standardization of economic evaluations of immunization programmes. WHO; 2008 [Internet cited 2022 oct 22]. Disponível em: www.who.int/vaccines-documents.

World Health Organization. Principles and considerations for adding a vaccine to a national immunization programme. WHO; 2014.

Wilson P. Giving developing countries the best shot: an overview of vaccine access and R & D. Oxfam International, Geneva; 2010.

46

Trajetória do Programa Nacional de Imunizações

Carla Magda Allan Santos Domingues • Antonia Maria da Silva Teixeira

INTRODUÇÃO

O Ministério da Saúde (MS), com o objetivo de organizar a política nacional de vacinação do país, instituiu o Programa Nacional de Imunizações (PNI) em 1973. Em 1975, com a criação do Sistema Nacional de Vigilância Epidemiológica (SNVE) pela Lei nº 6.259, foram formalizadas as ações a serem desenvolvidas pelo PNI, contribuindo para a sua estruturação e o fortalecimento das estratégias ao encargo dos três entes federativos (União, Estados e Municípios); o objetivo, com isso, era obter o controle, a eliminação e/ou a erradicação de doenças imunopreveníveis. Desde então, o PNI vem alcançando importantes resultados que impactaram o perfil de morbimortalidade da população brasileira.

No primeiro Calendário Nacional de Vacinação (CNV), publicado em 1977, constavam apenas as quatro vacinas que eram ofertadas às crianças menores de 1 ano: vacina bacilo de Calmette-Guérin (BCG), poliomielite, sarampo, bem como a difteria, tétano e coqueluche (DTP). Ao longo da sua trajetória, o PNI foi introduzindo novas vacinas no CNV e na década de 1990 já havia vacinas disponíveis para todos os ciclos da vida (crianças, adolescentes, adultos e idosos). Atualmente, o Brasil disponibiliza, gratuitamente, 47 imunobiológicos, entre vacinas, soros e imunoglobulinas, ofertados em uma extensa rede de vacinação composta de cerca de 48 mil salas de vacinas. Ainda foram criados os Centros de Referência para Imunobiológicos Especiais (CRIEs), serviços com infraestrutura e logísticas específicas, destinados ao atendimento de indivíduos portadores de quadros clínicos especiais.

O alcance da população-alvo acontece a partir de distintas estratégias de vacinação, com ênfase nas ações de rotina e nas campanhas de vacinação em massa, de abrangência nacional. As ações são compartilhadas com os estados e municípios e desenvolvidas de forma hierarquizada e descentralizada, atendendo às diretrizes do Sistema Único de Saúde (SUS).

O último CNV foi publicado em 2016 por meio da Portaria nº 1.553. A partir de então, a introdução de novas vacinas, as alterações de esquemas vacinais, bem como a extensão de recomendações para outros grupos populacionais são atualizados a partir de Notas Informativas. Desde 2016, novas vacinas foram introduzidas pelo PNI, conforme pode ser observado na Figura 46.1.

Vale ressaltar que, em 2022, o CNV foi constituído por 20 vacinas incluídas no programa regular de vacinação, das quais 15 são para as crianças, 9 para os adolescentes e 5 para os idosos (Figura 46.2).

Ainda estão acessíveis mais 11 vacinas, 13 soros e 4 imunoglobulinas, indicados para a população mais vulnerável a determinadas doenças ou

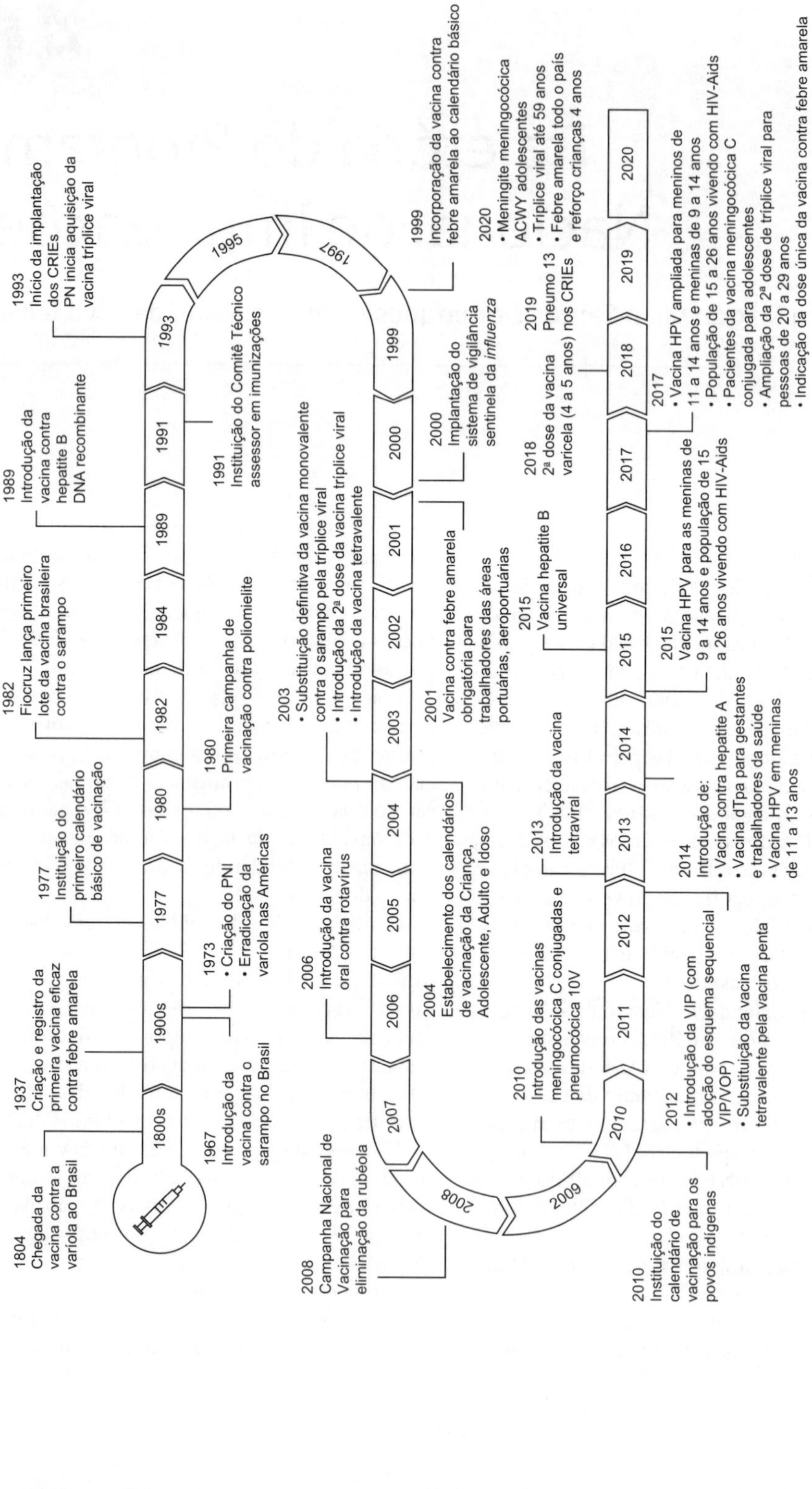

Figura 46.1 Linha do tempo – Programa Nacional de Imunizações. (Fonte: Programa Nacional de Imunizações/SVS/MS.)

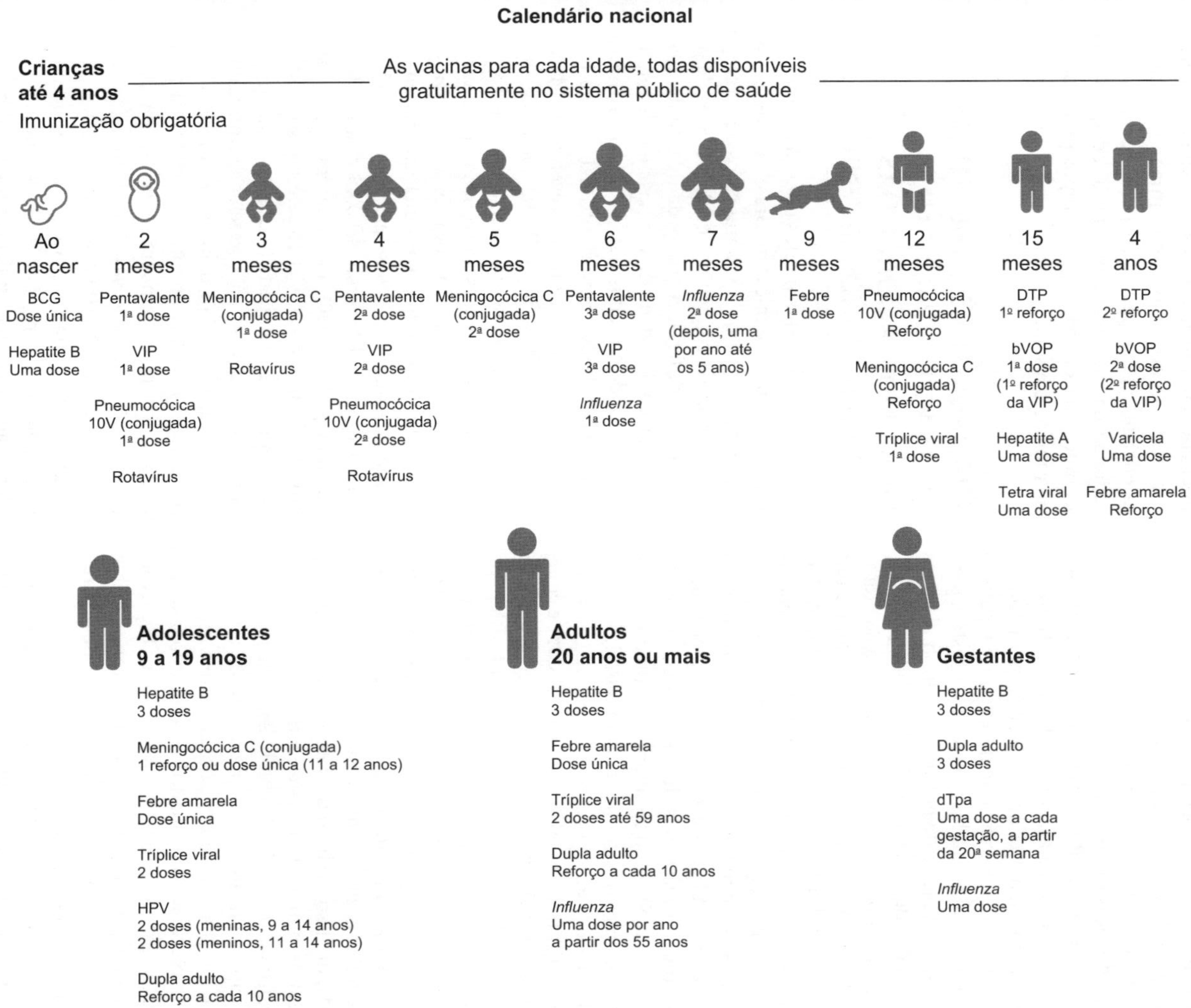

Figura 46.2 Calendário Nacional de Vacinação 2022. (Fonte: Programa Nacional de Imunizações.)

com condições clínicas especiais, em consonância aos princípios de equidade e universalidade da atenção, preceitos considerados básicos do SUS. Esses produtos são fornecidos, em sua maioria, pelos CRIEs. Os povos indígenas e as gestantes também são alvo de atenção especial do PNI e são beneficiados com calendários de vacinação específicos, por causa da maior vulnerabilidade a certas doenças imunopreveníveis.

A expansão do PNI, com a constante introdução de novas vacinas, sobretudo nos últimos 15 anos, impôs maior complexidade à operacionalização das ações. Paralelamente, exigiu a expansão da rede de frio em todas as esferas de gestão, para a garantia da oferta de produtos imunobiológicos com qualidade, desde a aquisição ao adequado armazenamento, distribuição e conservação. Também foram necessários: desenvolvimento de um sistema de informação (SI) que permitisse avaliar as informações com mais qualidade e consistência; implementação da vigilância dos eventos adversos pós-vacinação (VEAPV); e, sobretudo, a criação de condições propícias à adequada capacitação de profissionais de saúde que atuam nos serviços do SUS, considerando a dinâmica nas distintas áreas que compreendem o PNI.

Destaca-se que o PNI sempre seguiu os princípios doutrinários do SUS de universalidade e equidade da atenção, bem como de descentralização organizativa, com direção única em cada esfera de governo, definidos a partir da regulamentação do SUS pela Lei Orgânica de Saúde nº 8080 de 1990. Sem dúvida, esse foi um dos fatores que contribuiu para o fortalecimento do PNI e o alcance de muitas vitórias na área de imunização.

Além disso, ao herdar as experiências exitosas da saúde pública brasileira, como a erradicação da varíola, em 1973 o PNI foi além e passou a ser principal protagonista na prevenção de infecções com impacto na saúde pública, administrando a complexidade do quadro epidemiológico das doenças imunopreveníveis no país e o desenvolvimento de novas vacinas, que passaram a exigir uma mais adequada e inédita maneira de organização das ações de vacinação.

A criação de um programa de imunizações nacional, integrado e estruturado foi fundamental para assegurar a uniformidade do calendário vacinal, a introdução sustentável de novas vacinas, a padronização técnica, e a adoção de estratégias inovadoras como a combinação de vacinação de rotina com campanhas de vacinação. Esses fatores tiveram um papel essencial na eliminação da poliomielite, da rubéola, do tétano neonatal e promoveram a diminuição drástica da circulação de outras doenças no país.

Dessa forma, o PNI é um dos programas públicos de saúde de maior custo-efetividade, caracterizando-se, portanto, como uma política pública eficiente que impactou no perfil de morbimortalidade da população brasileira, adequando-se às mudanças ocorridas nos campos político, epidemiológico e social.

AVALIAÇÃO DAS COBERTURAS VACINAIS E IMPACTO NA MORBIMORTALIDADE DAS DOENÇAS IMUNOPREVENÍVEIS

Até a década de 1980, muitas doenças imunopreveníveis eram endêmicas no Brasil. Todos os anos ocorriam em torno de 100 mil casos de sarampo, 80 mil casos de coqueluche e 10 mil casos de poliomielite e difteria. A partir da década de 1990, com a disponibilidade de vacinas na rede pública e o alcance de elevados índices de cobertura vacinal (ICV), houve importante redução na incidência das infecções imunopreveníveis. Merece destaque a certificação do Brasil como país livre da circulação do poliovírus selvagem, em 1994.

Acerca das doenças preveníveis pela vacina DTP (difteria, tétano e coqueluche), observou-se queda importante nas incidências anuais. À medida que os ICVs se elevaram, a incidência da difteria decresceu de 0,45 casos/100 mil habitantes em 1990, para ausência de casos em 2012, 16 casos em 2015, até registro de um caso em 2021. Também houve redução importante na incidência da coqueluche, diminuindo de 10,6 casos/100 mil habitantes em 1990, para 0,9 casos/100 mil habitantes em 2000 – a partir de 2011, fenômeno também observado em outros países, houve elevação nas taxas de incidência, alcançando 4,2 casos/100 mil habitantes e, a partir de 2014, observou-se nova queda, coincidindo com uma nova conquista do PNI, que foi a implantação da vacina tríplice acelular (difteria, tétano e coqueluche acelular) para a gestante. Essa estratégia teve como objetivo induzir a produção de altos títulos de anticorpos contra a coqueluche na gestante, possibilitando a transferência transplacentária desses anticorpos para o feto. Nos anos de 2020 e 2021, notou-se redução acentuada nos coeficientes de incidência de coqueluche comparados ao ano de 2019, quando houve o registro de 1.545 casos (0,72/100 mil habitantes), caindo para 0,10/100 mil habitantes e ao redor de 0,06/100 mil habitantes, respectivamente, com 243 e 130 casos, nessa ordem (dados disponibilizados pela Coordenação Geral do Programa Nacional de Imunizações [CGPNI]).

As doenças pneumocócicas representam importante causa de morbidade e mortalidade. A Organização Mundial da Saúde (OMS) estima a ocorrência de 1 milhão de mortes por ano por doença pneumocócica, a maioria em crianças menores de 5 anos. Entre as crianças que sobrevivem a um episódio de meningite pneumocócica, uma proporção é afetada por deficiências de longo prazo, como perda da audição, distúrbio de linguagem, retardo mental, anormalidade motora e distúrbios visuais. A partir da introdução da vacina pneumocócica conjugada no CNV, em 2010, nos 2 anos seguintes, observou-se significativa redução de internações e óbitos por pneumonia em crianças menores de 1 ano: cerca de 30% e 17%, respectivamente.

Da mesma forma, a vacina contra o rotavírus reduziu as visitas aos serviços de saúde e as hospitalizações decorrentes de diarreia por rotavírus.

Portanto, embora o impacto sobre a mortalidade infantil por si só seja um argumento suficiente para a vacinação de crianças, a redução de complicações e sequelas de longo prazo e a economia alcançada pela diminuição dos custos com tratamento e hospitalizações mais do que justificam seu uso nessa população.

Esses resultados, reflexos da evolução das ações de imunização no país, são monitorados por meio do acompanhamento dos ICVs, tanto na rotina quanto em campanhas, para antigas e novas vacinas, e refletem a capacidade do PNI em mobilizar os grupos-alvos estabelecidos, que prontamente atendem ao chamado à vacinação.

MONITORAMENTO DE COBERTURAS VACINAIS E DOS RESULTADOS DO PROGRAMA NACIONAL DE IMUNIZAÇÕES

Para monitorar o avanço do PNI foi necessário estabelecer metas de ICV a serem atingidas para cada vacina incluída no CNV, de acordo com o objetivo específico, ou seja, contribuir para o controle, a eliminação ou erradicação de uma doença imunoprevenível. Para as vacinas meningocócicas conjugadas C e ACWY e para a vacina contra papilomavírus humano (HPV), a meta é de 80%; para as vacinas BCG e rotavírus humano (VORH) é de 90%; para as demais vacinas, 95%.

Na década de 1980, os ICVs mantiveram-se em torno de 60%. A partir do fortalecimento e da priorização das ações de vacinação, bem como da ampliação do número de salas de vacinação em todo o país e a garantia de fornecimento das vacinas, observou-se na década seguinte a elevação dos ICVs: de 2000 até 2015, as metas preconizadas pelo MS foram alcançadas para quase todas as vacinas do CNV, mesmo com a incorporação de novas vacinas. A manutenção de elevados ICVs por mais de duas décadas contribuiu para a significativa redução no número de casos e óbitos, bem como das sequelas decorrentes de doenças imunopreveníveis.

No entanto, a partir de 2016, registrou-se queda dos ICVs, com patamares abaixo das metas preconizadas. A partir de 2019, a situação tornou-se mais preocupante, quando a maioria das vacinas do CNV atingiu coberturas vacinais em torno de 60 a 70%, voltando aos patamares alcançados na década de 1980 (Figura 46.3).

Em 2021, a situação tornou-se mais crítica, pois nenhuma Unidade Federada (UF) atingiu as metas preconizadas para as vacinas do calendário infantil (Tabela 46.1).

A análise da homogeneidade de coberturas vacinais é feita a partir da avaliação dos ICVs das vacinas poliomielite, pneumocócica 10-valente, pentavalente em menores de 1 ano e da primeira dose da vacina tríplice viral em crianças de 1 ano. Esses ICVs foram selecionados como indicadores de vigilância e pactuados nacionalmente pelos três níveis de gestão do SUS no Programa de Qualificação das Ações de Vigilância em Saúde (PQAVS), norteador dos objetivos da Programação das Ações de Vigilância em Saúde (PAVS). A avaliação da homogeneidade demonstra queda progressiva na proporção de municípios com coberturas vacinais adequadas para cada uma dessas vacinas (Figura 46.4). Destaca-se que, além das metas estabelecidas pelo PQAVS, os ICVs dessas vacinas compõem o elenco de indicadores do Plano Plurianual de Saúde e do Objetivo do Desenvolvimento Sustentável.

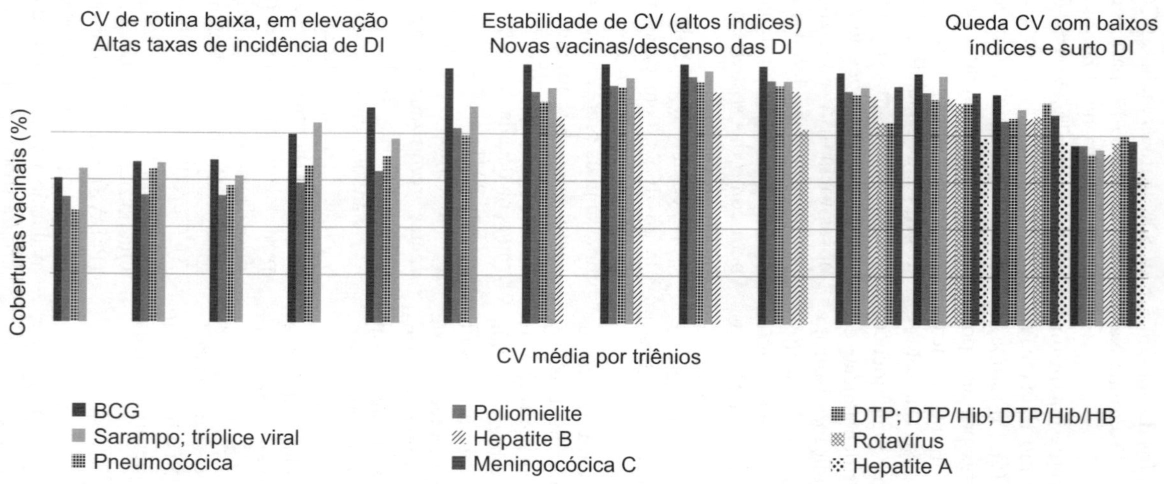

Figura 46.3 Coberturas vacinais (CV) médias por triênio, para vacinas do calendário da criança menor de 1 ano e 1 ano de idade, Brasil, 1980 a 2021 . DI: doenças imunopreveníveis. (Dados preliminares 2021 em 03/03/2022). (Fonte: SES e http/sipni.datasus.gov.br a partir de 1994. Sarampo (< 1 ano) D1 tríplice viral em 1 ano. Penta corresponde a vacinas com componentes DTP. A Hepatite B, considerada a média da penta a partir de 2012.)

Quando analisada a homogeneidade de coberturas entre as quatro vacinas, objeto de pactuação no PQAVS, verificou-se que em nenhum dos anos da série analisada a meta pactuada de 100% de homogeneidade foi alcançada. O ano de 2015 foi o que teve melhor desempenho e, com exceção da cobertura vacinal da pneumocócica, as três demais vacinas atingiram mais de 95% de cobertura vacinal, alcançando 75% de homogeneidade. As coberturas vacinais pactuadas caíram no ano seguinte e apenas uma vacina teve ICV adequado; nos anos subsequentes, nenhuma vacina atingiu meta de cobertura (95%), conforme pode ser observado na Tabela 47.2.

RISCOS ASSOCIADOS A BAIXAS COBERTURAS VACINAIS

O maior exemplo do risco de manutenção de baixas coberturas vacinais por longos períodos é observado nos últimos anos com relação à vacina tríplice viral (com proteção para sarampo, rubéola e caxumba). O acúmulo de pessoas suscetíveis, ou seja, de não vacinados ou incompletamente vacinados, possibilitou o retorno de casos de sarampo no país, com registro de surtos em vários estados a partir de 2016, culminando nos registros de mais de 10 mil casos em 2018 e mais de 20 mil em 2019. Isso levou o Brasil a perder o título concedido pela OMS de "área livre da circulação do vírus autóctone" em 2018, recebido apenas 2 anos antes. É importante registrar que, para a manutenção da meta de eliminação do sarampo preconizada pela OMS, é essencial alcançar e manter altas coberturas vacinais com a vacina tríplice viral para a população de crianças, adolescentes e adultos jovens.

A situação do sarampo aponta o risco que o país está correndo com as demais doenças imunopreveníveis, que vêm mantendo, por vários anos, os ICVs abaixo das metas preconizadas para todas as vacinas, em especial as do calendário da criança. Além do sarampo, o risco do recrudescimento de outras doenças que estão controladas no território nacional é indiscutível, ressaltando-se as informações divulgadas pela OMS sobre ocorrência de casos de poliomielite pelo poliovírus selvagem tipo 1 em Malawi e de poliovírus derivado do vírus vacinal tipo 1.

Vale destacar que baixas coberturas também representam uma preocupação crescente para o público adolescente. Nesse grupo, a vacina HPV, introduzida em 2014 no calendário do adolescente, é um exemplo de baixa cobertura. É um dos principais imunizantes para essa faixa etária, pois visa à prevenção e à redução das doenças ocasionadas pelo vírus HPV (câncer do colo do útero, vulva, vagina, região anal, pênis e orofaringe e verrugas genitais). Não obstante os resultados de inúmeros estudos nacionais e internacionais que comprovam a segurança desse imunobiológico e os benefícios da vacinação contra o HPV e apesar da sua disponibilidade nos mais de 49 mil postos de vacinação em todo o país, as coberturas vacinais ainda estão distantes da meta preconizada pelo PNI (80%).

Atualmente, as informações obtidas por intermédio de uma avaliação de coorte realizada pelo PNI revelam que a cobertura acumulada para meninas de 9 a 14 anos no período de 2013 a 2021 é de 74,9% para a primeira dose da vacina HPV e 56,2% para a segunda dose. Essa mesma análise realizada para o sexo masculino de 11 a 14 anos mostra uma cobertura de 55,5% para a primeira dose e 36% para segunda dose. Vale lembrar que a inclusão dos meninos como grupo-alvo da vacinação contra HPV se deu no final de 2017 e há ainda um desconhecimento por parte das famílias sobre a importância da vacinação desse sexo. Esses dados, portanto, mostram a necessidade de um maior esforço, nos três níveis de gestão, dos profissionais de saúde e de toda a sociedade, para o desenvolvimento de estratégias que aumentem a adesão do adolescente a essa vacina, melhore a integração escola *versus* unidade de saúde, reduza o impacto negativo das *fake news* e dos grupos antivacinas e promova a divulgação em todo o país de informações sobre a importância da vacina HPV.

A OMS vem alertando sobre o risco da manutenção de baixas coberturas vacinais por longo período e suas implicações. Busca-se entender esse fenômeno que ocorre em vários países, com objetivo de reunir evidências, a fim de desenvolver intervenções em saúde pública que revertam esse quadro.

Nesse contexto, a hesitação vacinal foi definida pela OMS, em 2019, como um dos 10 maiores

Tabela 46.1 Coberturas vacinais por tipo de vacinas, grupo-alvo e Unidade Federada, Brasil, 2021.*

Unidade da Federação	BCG	Hep B ≤30 dias	Rotavírus humano	Meningo-coco C	Penta	Pneumo-cócica	Polio-mielite	Febre amarela	Hepatite A	Tríplice viral D1	Tríplice viral D2	Pneumo-cócica (1º ref)	Meningo-coco C (1º ref)	Poliomielite (1º ref)	DTP (1º ref)	DTP (2º ref) 4 anos	Poliomielite (2º ref) 4 anos
Rondônia	65,01	63,22	72,81	73,73	71,54	76,47	71,74	66,15	64,52	79,54	39,56	68,73	71,59	62,7	64,57	58,27	57,13
Acre	67,24	62,44	62,17	64,19	60,98	68,85	60,35	48,02	52,15	58,77	25,33	43,96	58,62	41,73	48,32	42,9	35,38
Amazonas	85,2	82,27	61,76	67,27	63,73	72,03	63,57	51,83	60,53	69,42	42	66,81	66,92	56,36	54,7	52,59	54,55
Roraima	70,95	71,94	49,93	53,17	50,08	57	49,25	37,81	47,7	65,67	34,49	43,82	50,27	43,59	42,93	50,86	50,71
Pará	66,12	57,99	57,45	58,17	54,13	60,45	54,44	44,96	51,06	60,4	26,2	54,37	55,35	45,23	46,26	38,69	36,02
Amapá	91,01	86,83	48,89	48,72	43,3	49,8	43,12	36,75	40,95	62,09	33,15	45,42	46,55	35,81	35,57	34,31	34,46
Tocantins	83,99	84,03	77,61	79,91	78,25	82,54	78,01	67,92	73,02	78,5	48,65	78,26	77,58	68,25	72,52	65,71	61,76
Maranhão	62,29	57,52	59,28	60,01	59,18	63,73	58,34	49,17	50,9	60,2	37,61	54,77	56,39	45,08	46,47	38,11	35,18
Piauí	75,1	74,07	67,9	69,46	72,22	72,46	69,38	59,56	64,54	72,17	46,2	67,89	67,08	58,99	63,34	60,04	53,13
Ceará	62,57	60,1	69,81	70,34	70,63	72,34	69,58	24,31	65,31	70,92	51,26	66,4	67,32	58,4	61,7	55,42	51,19
Rio Grande do Norte	81,3	80,07	70,59	70,16	68,88	73,23	68,29	9,47	62,29	69,39	42,07	67,35	67,35	56,18	57,88	48,45	44,76
Paraíba	61,3	58,41	66,8	66,34	67,18	70,14	66,36	45,09	58,93	67,69	41,74	63,57	64,02	54,05	56,99	50,44	46,76
Pernambuco	71,8	70,28	65,47	65,95	66,39	68,93	66,11	46,23	61,44	69,72	42,91	63,47	64,1	51,52	56,53	47,72	40,81
Alagoas	63,01	58,94	75,43	74,79	74,6	78,96	73,79	41,86	65,36	75	46,76	66,53	69,45	55,78	61,29	51,81	46,18
Sergipe	76,86	77,76	69,39	70,01	68,65	72,14	68,26	1,94	64,27	74,16	58,63	66,2	68,51	57,24	58,75	52,91	51,11
Bahia	55,97	53,59	57,12	58,09	58,84	60,13	57,59	50,56	53,4	61,67	41,02	54,65	56,04	42,78	50,78	43,94	35,2
Minas Gerais	73,39	68,27	74,51	73,87	74,84	75,59	73,95	72,57	75,46	79,91	64,77	70,91	72,38	66,53	71,72	65,2	59,77
Espírito Santo	78,66	70,96	76,25	77,99	76,6	79,95	76,31	66,58	74,32	77,82	62,65	74,46	74,89	63,79	73,22	66,41	58,96
Rio de Janeiro	58,62	46,72	53,3	53,22	52,84	55,35	52,53	43,27	50,95	56,25	36,44	50,47	51,87	43,45	44,82	39,28	38,24
São Paulo	61,88	52,12	71,69	71,79	71,27	73,88	71,44	63,73	70,58	73,93	60,42	64,3	68,43	65,34	66,81	62,14	60,96
Paraná	77,87	58,14	78,82	79,12	78,56	80,87	77,54	71,73	77,79	82,82	64,35	71,46	75,96	66,02	72,86	72,57	65,65
Santa Catarina	64,79	59,19	81,16	81,05	81,41	83,62	80,01	71,7	76,93	82,73	65,85	73,05	76,8	73,23	75,2	75,82	74,85
Rio Grande do Sul	73,18	63,45	75,35	75,29	73,66	78,19	73,58	59,12	68,64	75,93	53,15	66,75	71,81	64,76	66,73	61,1	59,83
Mato Grosso do Sul	59,74	52,86	72,61	73,14	72,08	75,78	72,01	65,06	66,28	75,04	34,22	69,76	70,6	63,53	63,38	59,86	59,7
Mato Grosso	76,98	71,2	75,25	75,74	74,38	79,41	74,47	64,83	68,78	79,27	40,47	72,14	74,47	64,2	67,84	66,11	61,59
Goiás	70,87	64,93	73,31	73,68	71,61	76,39	71,23	65,07	69,36	76,91	47,2	69,47	70,57	60,97	63,49	57,77	54,76
Distrito Federal	90,16	90,25	75,1	75,55	72,46	77,99	72,5	70,69	72,83	79,83	52,41	74,45	73,81	66,13	66,85	65,99	66,22
Brasil	67,6	60,76	68,56	68,98	68,34	71,46	67,88	56,17	65,15	71,63	50,18	64,04	66,33	58,22	61,33	55,98	52,61

*Dados preliminares, acesso em 12 abr. 2022. Destaque em vermelho para ICV abaixo da meta preconizada 95% (exceção rotavírus e BCG – com meta de 90%). (Fonte: http://tabnet.datasus.gov.br/cgi/webtabx.exe?bd_pni/cpnibr.def.)

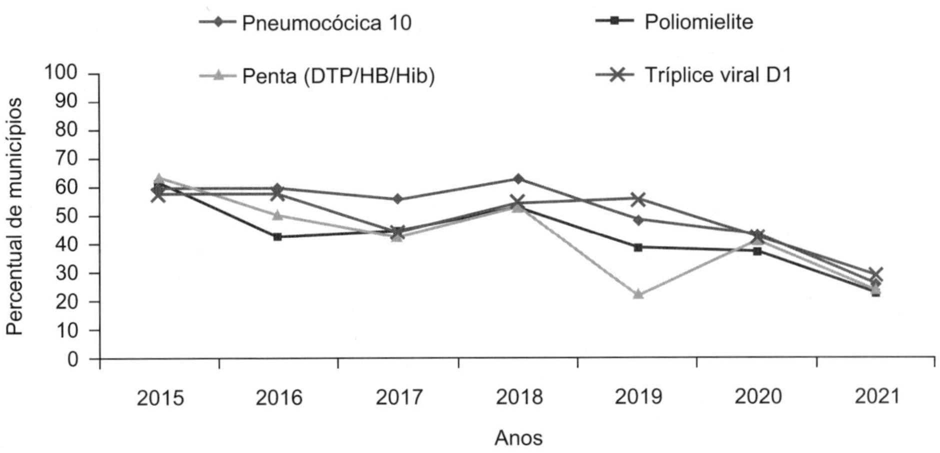

Figura 46.4 Homogeneidade de coberturas vacinais por tipo de vacinas que compõem o pacto intergestores no Programa de Qualificação das Ações de Vigilância em Saúde, Brasil, 2015 a 2021* (dados preliminares, sujeito a revisão). (Fonte: elaborado com dados preliminares para 2021, extraídos de sipni.datasus.gov.br, acesso em 11 abr. 2021.)

Tabela 47.2 Coberturas vacinais por tipo de vacina e homogeneidade de coberturas entre vacinas que compõem o pacto intergestores no Programa de Qualificação das Ações de Vigilância em Saúde, Brasil, 2015 a 2021.*

Vacinas	2015	2016	2017	2018	2019	2020	2021
Penta	96,3	89,3	84,2	88,5	70,8	77,1	68,3
Poliomielite	98,3	84,4	84,7	89,5	84,2	76	67,9
Pneumocócica	88,4	84,1	76,3	82	83,5	71,3	64
Tríplice viral	96,1	95,4	86,02	92,6	93,1	79,6	71,6
% de vacinas com ICV de 95%	75	25	0	0	0	0	0

*Elaborado com dados preliminares para 2021, extraídos do *site* do SIPNI, disponível em: sipni.datasus.gov.br, acesso em 11 abr. 2021.

males que acometem a saúde pública mundial. Engloba desde o atraso até a recusa vacinal e tem sido apontada como uma das causas de redução das coberturas vacinais.

ESTRUTURA, ORGANIZAÇÃO E OPERACIONALIZAÇÃO DO PROGRAMA NACIONAL DE IMUNIZAÇÕES

Com o processo de descentralização das ações da área de epidemiologia e controle de doenças, iniciado em 1999, o PNI insere-se definitivamente no contexto do SUS, com responsabilidades específicas em cada esfera de gestão, em que a maioria das ações de vacinação é desenvolvida e executada pela atenção primária em saúde.

A partir de 2003, com a criação da Secretaria de Vigilância em Saúde (SVS), o PNI, antes vinculado ao Centro Nacional de Epidemiologia (Cenepi) da Fundação Nacional de Saúde (Funasa), passou a compor a estrutura do Departamento de Vigilância Epidemiológica da SVS.

Nos estados e municípios, o PNI é representado pelos Programas Estaduais e Municipais de Imunizações, em geral vinculados às áreas técnicas de vigilância em saúde. Contam com um fórum de caráter técnico-operacional composto de coordenadores estaduais de imunizações das 27 UFs e representantes do Conselho Nacional de Secretários de Saúde (CONASS) e do Conselho Nacional de Secretários Estaduais de Saúde (CONASEMS). Nesse fórum, são discutidas de forma compartilhada as questões relacionadas com as ações do PNI.

Desde 1991, as decisões de caráter técnico-científico vinham sendo apoiadas por um Comitê Técnico Assessor em Imunizações (CTAI), formado por peritos na área, formalizado por portaria ministerial, com caráter consultivo, e cuja reunião ordinária ocorria duas vezes ao ano ou, extraordinariamente, quando necessário. No entanto, a partir de 2019, com a extinção do CTAI pelo MS, o apoio técnico e científico ao PNI tem se dado por meio de câmaras técnicas, instituídas para discussões de assuntos específicos, a exemplo da Câmara Técnica para enfrentando da covid-19. Nesse contexto, a reconstituição do CTAI pelo MS torna-se fundamental para garantir que a tomada de decisões do PNI seja baseada em discussões pautadas por evidências científicas, respaldadas pela representação de todas as sociedades científicas que interagem com o tema imunização, garantindo a participação de especialistas de notório saber, a fim de ampliar e fortalecer esse fórum consultivo do PNI, como já vinha acontecendo por mais de três décadas.

As ações a serem implementadas são pactuadas nos diversos fóruns de gestão do SUS, como o Grupo Técnico de Vigilância em Saúde, o Grupo Técnico de Informação e Informática do Conselho Nacional de Secretários de Saúde e as Comissões Intergestores Tripartite (representação das três esferas gestoras do SUS) e Bipartite (representação dos estados e municípios).

A introdução de novas vacinas no CNV exige do PNI a constante realização de pesquisas, destacando-se os estudos de custo-efetividade, como suporte para avaliar a viabilidade operacional e econômico-financeira para implantação desses insumos. Destacam-se os estudos realizados com as vacinas contra varicela, rotavírus, meningocócica C conjugada, hepatite A e pneumocócica conjugada. Esses estudos subsidiaram a implantação dessas vacinas: em 2006, a vacina oral de rotavírus humano; em 2010, as vacinas meningocócica C conjugada e pneumocócica 10-valente; em 2014, as vacinas hepatite A e HPV. A introdução dessas vacinas ampliou consideravelmente o CNV. Recentemente, foi realizado um estudo para verificar a efetividade da vacina HPV.

Sistematização das informações

Com o intuito de melhorar a qualidade da informação sobre vacinação no país, foi desenvolvido, em parceria com o Departamento de Informática do Sistema Único de Saúde (Datasus), um sistema de informação nominal, denominado "Sistema de Informação do Programa Nacional de Imunizações" (SIPNI), com o objetivo de avaliar de modo mais preciso as coberturas vacinais e, assim, auxiliar na gestão do PNI quanto à demanda por imunobiológicos especiais. A concepção desse sistema também visou a um conhecimento mais preciso das perdas técnicas de vacinas, decorrentes da abertura de um frasco multidoses quando o número de pessoas a vacinar é menor que a quantidade de doses contidas no frasco, ocasionando o vencimento do produto após a abertura do frasco. O SIPNI foi também desenhado para gerar outras informações relevantes, como perdas físicas decorrentes de quebras, problemas na rede de frio e vencimento do prazo de validade dos produtos. Portanto, o SIPNI permite congregar, em uma única base de dados, os vários subsistemas existentes anteriormente que forneciam dados separados sobre doses aplicadas, coberturas vacinais, proporção de abandono de vacinas, vacinados nos CRIEs, além dos EAPVs e da apuração de imunobiológicos utilizados (AIU).

Em 2019, as plataformas e as funcionalidades foram modernizadas e passaram a disponibilizar a caderneta eletrônica de vacinação para acesso da população, atendendo às novas estratégias de Governo Eletrônico (e-GOV) e da Política Nacional de Informação em Saúde (e-Saúde), combinadas às orientações da OMS para o Registro Nominal de Vacinação Eletrônico (RNVe). Houve, ainda, a integração das bases de dados de vacinação do Sistema de Informação da Atenção Básica (SIAB) com o SIPNI. A partir de 2020, foi desativado o módulo de coleta de dados agregados (APIWEB) de vacinação de rotina, registrando-se a partir de então somente dados individuais, identificados nominalmente por local de aplicação da vacina e local de residência do vacinado. Atualmente, o registro dos imunobiológicos se dá por diferentes formas dependendo do tipo de estabelecimento de saúde e da finalidade do registro:

Ainda em 2019, iniciou-se a integração dos sistemas de informação da estratégia e-SUS AB com o SIPNI; assim, de acordo com a Portaria GM/MS nº 2.499, de 23 de setembro de 2019, a partir de 1º de agosto de 2020 os registros sobre vacinas e outros imunobiológicos nas unidades de atenção primária à saúde passaram a ser feitos, exclusivamente, nos sistemas de informação da estratégia e-SUS AB, conforme Portaria GM/MS nº 1.645, de 26 de junho de 2020.

A estratégia e-SUS AB conta com dois *softwares* de coleta de dados disponíveis para os municípios e acessíveis para os profissionais da atenção primária: prontuário eletrônico do cidadão (PEC) e coleta de dados simplificada (CDS). A escolha de um dos sistemas considera os diferentes cenários de informatização dos serviços de atenção primária nos Municípios e no Distrito Federal, conforme orientações da Secretaria de Atenção Primária à Saúde (SAPS) e as referidas Portarias pactuadas.

Estruturação da rede de frio

Quanto à estrutura da rede de frio, em 2012, o PNI realizou um diagnóstico situacional contemplando as centrais estaduais e regionais da rede de frio das 27 UFs. Esse diagnóstico subsidiou a elaboração de um plano para melhorar a capacidade da rede, visando à garantia da qualidade no estoque, ao armazenamento e à distribuição dos produtos até chegarem ao usuário final. Por meio da Portaria nº 2.992, de 26 de dezembro de 2012, foram transferidos recursos financeiros para as Secretarias de Estado de Saúde com a finalidade de reestruturar cada rede de frio estadual. Da mesma forma, há investimentos na avaliação da estrutura estadual da VEAPV e dos CRIEs visando à melhoria da qualidade e à cobertura desses serviços.

Dar continuidade ao diagnóstico situacional da rede de frio é imperativo, tendo em vista o elevado volume de imunobiológicos adquiridos atualmente pelo PNI. Em 2021, foram distribuídas cerca de 300 milhões de doses de imunobiológicos. Com a campanha de vacinação contra a covid-19, esse volume duplicou, o que exige a necessidade de fortalecer essa estrutura para garantir a manutenção da qualidade dos produtos ofertados pelo PNI, desde a sua saída da central nacional até cada uma das salas de vacinas existentes no país.

DESAFIOS E PERSPECTIVAS DO PROGRAMA NACIONAL DE IMUNIZAÇÕES

A pandemia de covid-19 e a campanha de vacinação

Diante da rápida disseminação da covid-19 em todos os continentes, em 30 de janeiro de 2020, a OMS declarou o novo surto de coronavírus (classificado como SARS-CoV-2) uma emergência de saúde pública de interesse internacional (PHEIC, do inglês, *public health emergency of international concern*), o mais alto nível de alarme. Dentre as recomendações, foram propostas a aceleração do desenvolvimento e produção de vacinas, de terapêuticas e de métodos diagnósticos. Nesse contexto, foi desencadeada uma corrida pelo desenvolvimento de vacina contra o SARS-CoV-2. Cerca de 200 projetos de desenvolvimento foram registrados na OMS e, em dezembro de 2020, as primeiras vacinas contra covid-19 já estavam disponíveis.

O Brasil iniciou a campanha de vacinação em janeiro de 2021, priorizando a população acima de 80 anos e os profissionais de saúde. Gradativamente, com a aquisição de maiores volumes da vacina, novos grupos foram incorporados à campanha de vacinação. Em setembro de 2021, a vacina passou a ser oferecida aos adolescentes a partir de 12 anos e, em novembro do mesmo ano, a população brasileira acima de 5 anos passou a ter acesso à vacina. O PNI está buscando atingir coberturas elevadas para as doses preconizadas nos esquemas de cada uma das vacinas disponíveis, bem como as doses de reforço que estão sendo incluídas ao longo da campanha. É preciso ressalvar que a inclusão dessa vacina no CNV vai depender da situação epidemiológica da doença nos próximos anos, do tempo de imunidade que as vacinas disponíveis no PNI terão e do surgimento de novas variantes que não respondam às vacinas hoje existentes.

Apesar da campanha de vacinação contra a covid-19 ter uma evolução relevante para o enfrentamento da doença, já tendo atingido 80% de cobertura vacinal com duas doses para a população-alvo acima de 18 anos, os dados regionais são muito heterogêneos, e, como exemplo, a maioria dos estados da região norte permanecem com coberturas em torno de 50% (dados atualizados em

28/03/2022). Infelizmente, a vacinação infantil está muito aquém da meta, atingindo uma cobertura vacinal de 22% em crianças de 3 a 4 anos , apesar da vacinação ter se iniciado em novembro de 2021.

Em decorrência da pandemia covid-19, houve uma diminuição da busca por vacinas nos postos de vacinação; assim, as coberturas vacinais, que já estavam aquém do esperado, ficaram ainda menores, aumentando o risco da ocorrência de novos surtos de doenças evitáveis por vacinas disponíveis no CNV. A necessidade de distanciamento social não pode ser motivo para deixar de se vacinar, em especial crianças, adolescentes e gestantes, além de portadores de comorbidades e grupos de risco. A OMS e a Organização Pan-Americana da Saúde (OPAS) têm publicado alertas e diretrizes afirmando ser imperativo manter a continuidade dos serviços de imunização, desde que esta possa ser realizada em condições seguras. A vacinação deve ser considerada uma atividade essencial durante o período pandêmico.

Comunicação com a população

Campanhas de comunicação informando sobre a importância da vacinação de rotina são fundamentais e devem ser implementadas. É fundamental a manutenção da aplicação de todas as vacinas disponíveis no CNV, já que, com o aumento de pessoas suscetíveis, a incidência das infecções imunopreveníveis pode voltar a crescer, trazendo mortes e sequelas irreversíveis, além de gerar aumento da demanda dos serviços de saúde, que já funcionam muitas vezes em seu limite, o que ficou mais evidente durante a pandemia de covid-19 em todas as regiões do país.

Nesse sentido, analisar os possíveis efeitos da pandemia nas coberturas vacinais provocou maior reflexão no sentido de propor ações que melhorem a adesão da população e paralelamente melhor organização das salas de vacina, de extrema importância para evitar queda ainda mais drástica nos ICVs. Dessa maneira, seria possível estimular o retorno da população aos serviços de atenção primária o mais precocemente possível.

É fundamental uma articulação com a sociedade civil, envolvendo os líderes comunitários que possam apoiar a mobilização da sociedade, alertando sobre a importância da vacinação, a exemplo da relevante atuação do Rotary e da Pastoral da Criança, entre outros organismos que sempre foram parceiros das ações de vacinação no país.

Os meios de comunicação também devem ser envolvidos, e cada município deve divulgar os respectivos ICVs para as vacinas do CNV, apontando as áreas que estão com menores índices.

Análises situacionais e planejamento de estratégias

O PNI planejou um inquérito de cobertura vacinal que tem como objetivo conhecer se as crianças nascidas em 2017 e em 2018 e que vivem nas áreas urbanas das cidades brasileiras estão com as vacinas em dia. A partir desse estudo, será possível: estimar as coberturas vacinais das vacinas do calendário infantil até 2 anos; comparar as doses aplicadas e os dados fornecidos pelos serviços de atenção básica à saúde; estimar a proporção de crianças que utilizam serviços privados para imunização; além de identificar os motivos que estão contribuindo para as quedas de cobertura nessa população. Espera-se que os resultados desse estudo permitam que o MS trace novas estratégias de resgate da história de sucesso do PNI, voltando a atingir elevadas coberturas vacinais para todas as vacinas do CNV, em especial as do calendário infantil.

É fundamental que o PNI continue a investir em estudos que avaliem o impacto da vacinação no país, outra importante ferramenta que permite reestruturar o CNV a partir dos resultados encontrados, seja ampliando para novas faixas etárias, seja aumentando ou diminuindo o número de doses dos esquemas das vacinas que integram o CNV. Essas adequações são fundamentais para garantir a eficiência do PNI no controle das doenças imunopreveníveis de maneira sustentável.

Não há dúvida de que o PNI, como componente de uma política pública de abrangência nacional, já se comprovou efetivo, impactando no perfil epidemiológico das doenças imunopreveníveis sob vigilância no Brasil. No entanto, é preciso buscar, cada vez mais, alinhamento com o conjunto de parceiros nos estados e municípios, em termos de estratégias e procedimentos técnicos e operacionais que busquem a preservação das conquistas alcançadas ao longo dos 48 anos de existência do PNI.

Para isso, é imperioso ter como prioritária a identificação de medidas voltadas para o avanço na homogeneidade de coberturas vacinais entre os municípios, entendendo que um bom resultado alcançado pelas médias nacionais ou estaduais pode ocultar baixas coberturas para algumas delas em determinadas localidades. A heterogeneidade das coberturas vacinais contribui para o acúmulo de um contingente de suscetíveis ao longo dos anos, pondo em risco conquistas já alcançadas, a exemplo do que se observou com o sarampo no Brasil, cuja identificação de casos perdura por mais de 4 anos, comprometendo a eliminação da doença em todo o continente americano, a despeito de todos os esforços realizados na busca da eliminação ao longo dos últimos 20 anos.

Monitoramento das coberturas vacinais

O PNI recomenda monitorar o indicador de coberturas vacinais categorizando os municípios em níveis de risco estabelecidos conforme os estratos de coberturas vacinais e o porte populacional.

Cabe aos serviços de saúde o levantamento das crianças que estão com esquema em atraso e realizar busca ativa dessa população. A Estratégia de Saúde da Família (ESF) deve ser atuante nessa atividade para garantir que a população em sua área de abrangência de atuação esteja devidamente vacinada.

Deve-se priorizar a vacinação de doenças com elevada carga de morbimortalidade como as pneumonias e meningites, bem como aquelas com potencial de desencadear surtos, como o sarampo, a difteria, coqueluche e pólio. Deve-se buscar aplicar o maior número de vacinas na mesma visita, respeitando a recomendação de aplicação simultânea para cada produto.

Recuperação de esquemas vacinais em atraso

A OMS recomenda a recuperação dos esquemas vacinais de pessoas que não iniciaram ou estão com o esquema de vacinação em atraso. Os esquemas vacinais devem ser completados no menor tempo possível; os esquemas não devem ser reiniciados, devendo ser consideradas as doses anteriormente aplicadas, ajustando os intervalos entre doses de modo a respeitar os intervalos mínimos preconizados para cada vacina. A adoção de intervalos menores que os preconizados nos esquemas de rotina do CNV permite garantir que crianças com vacinas em atraso possam se beneficiar ao completar os esquemas vacinais a curto prazo de tempo, atualizando os esquemas das vacinas preconizadas para a sua idade, o que evita perder as oportunidades de alcançar a proteção adequada oferecida pelas vacinas.

Durante a pandemia, creches e escolas ficaram fechadas. Dessa maneira, no retorno das atividades, o envolvimento dos profissionais da educação é de extrema relevância. Assim, junto à ESF, é importante verificar se as cadernetas de vacinação estão em dia, uma vez que escolas são ambientes propícios para a disseminação de doenças na comunidade, principalmente se existe elevado número de suscetíveis nesse retorno às atividades escolares.

É fundamental que a população inserida no Bolsa Família (ou programa social equivalente) tenha condição de garantir a devida vacinação às crianças. Desse modo, a integração do setor de saúde com outros setores é de extrema relevância para que essa população vulnerável esteja devidamente vacinada.

O PNI realiza a campanha anual de multivacinação para indivíduos menores de 15 anos, em caráter seletivo, além de normatizar o monitoramento rápido de coberturas vacinais, estratégias que possibilitam atualizar a situação vacinal, identificar e corrigir bolsões de suscetíveis. No entanto, a baixa visibilidade dessas ações deve-se à falta de investimento em campanhas de comunicação ao longo dos últimos anos, bem como nas demais ações executadas pelo PNI, tanto de vacinação infantil, como de adolescentes e gestantes.

Registro de doses aplicadas

O MS vem incentivando a implantação de sistemas com registro nominal, objetivando, a curto prazo, avaliar de forma mais eficiente os resultados das coberturas vacinais e auxiliar a gestão, a identificação de não vacinados bem como dos reais bolsões de suscetíveis, o que permite o planejamento e desenvolvimento de ações mais eficientes.

Não há dúvida quanto à importância do registro nominal de vacinação em todos os aspectos, dentre outros destacando-se a facilitação do acompanhamento de esquemas vacinais e o registro do histórico vacinal de cada indivíduo que aderiu ao programa de vacinação. Além disso, possibilita a recuperação do registro de doses aplicadas em caso de extravio ou perda da caderneta física ou do cartão de vacinação, evitando revacinação desnecessária. A partir de um sistema informatizado é possível realizar busca ativa de não vacinados, bem como identificar bolsões de suscetíveis no município de residência e não no local onde o indivíduo é vacinado.

No entanto, a simples mudança no mecanismo de coleta de dados não é suficiente para garantir qualidade da informação. É necessário que os profissionais de saúde envolvidos na vacinação tenham conhecimento sobre as vacinas e os esquemas básicos de cada vacina ou produto que integra o CNV, incluindo intervalos entre doses, população-alvo, bem como as estratégias de vacinação que estão sendo desenvolvidas, seja na rotina, seja nas campanhas de vacinação.

Para o registro adequado, é fundamental cumprir as regras determinadas para cada produto, possibilitando que o sistema responda às expectativas para as quais foi desenvolvido. A qualidade do dado assume um papel preponderante nesse sentido, visto que, do mesmo modo que um dado corretamente registrado facilita avanços inquestionáveis na identificação do indivíduo vacinado e no monitoramento da situação vacinal, a falta de qualidade no registro da informação ocasiona erros no sistema (p. ex., duplicidade decorrente de diversas falhas, como nomes incorretos, falta de procura por cadastro já existente, vacinação em diferentes serviços, inconsistência e incompletude na entrada das informações a partir da sala de vacinação).

Porém, o desafio imposto pela adoção de um sistema de coleta de dados nominais vai além da entrada de registros corretos, completos e consistentes na geração da informação de qualidade. Requer a usabilidade das funcionalidades do sistema, como a possibilidade de avaliar a qualidade do dado a partir da leitura de relatórios produzidos e monitorar o avanço da vacinação, seja individual, seja de grupo.

Sendo assim, é necessário avaliar a origem dos registros quando são utilizados diferentes sistemas, monitorar a adesão e evasão da demanda e sobretudo a integridade da base, requisito fundamental para a produção de indicadores confiáveis, com identificação oportuna de problemas decorrentes da transmissão de dados locais para a base nacional, já que essa última é composta de bases de dados locais, formadas por diferentes sistemas de registro nominal próprios, públicos ou privados.

Registro e vigilância de eventos adversos pós-vacinais

Com a redução da incidência das doenças preveníveis por vacinas e o consequente desconhecimento dessas pela população, os EAPVs tornam-se mais evidentes e, por esse motivo, cada vez mais se faz necessário o suporte de um sistema de vigilância sensível e de qualidade que permita análises consistentes, capazes de dar resposta adequada à população usuária de vacinas. O desenvolvimento de um módulo *on-line* no SI-PNI para os registros desses eventos trouxe melhorias importantes para o monitoramento desses eventos adversos pela gestão, destacando-se que, mais recentemente, o módulo do SIPNI foi substituído pelo e-SUS notifica.

Suprimento de imunobiológicos

O suprimento dos produtos imunobiológicos configura-se como um dos grandes desafios para o PNI, que vai além da permanente articulação com os laboratórios produtores de vacinas. Esse suprimento depende da capacidade de resposta na produção e na distribuição de cada produto em tempo oportuno, dado que o desabastecimento não apenas compromete a credibilidade do PNI, mas sobretudo a sua efetividade.

É imprescindível investir no estreitamento da articulação, tanto com a atenção primária na esfera local (principal porta de entrada do SUS e onde acontece majoritariamente a vacinação de rotina) quanto com os serviços de maior complexidade, tendo em vista a necessidade do conhecimento e do apoio na assistência dos casos de EAPVs.

CONSIDERAÇÕES FINAIS

Uma importante questão a ser considerada é que, em decorrência da redução da incidência de diversas doenças imunopreveníveis, a prevenção deixa de ser uma preocupação da população e passa a ser colocada em segundo plano, acreditando-se muitas vezes e de forma equivocada ser desnecessária, pela falsa sensação de que a doença não mais representa risco e a vacinação é desnecessária.

A manutenção de coberturas vacinais adequadas passa por questões complexas, pois envolve aspectos culturais, sociais e econômicos e variam ao longo do tempo, do local e dos tipos de vacinas que estão sendo utilizadas nos diversos programas de vacinação. A busca por coberturas vacinais adequadas deve ser entendida como um processo contínuo, que englobe desde indivíduos hesitantes que aceitam apenas algumas vacinas, outros que atrasam propositalmente e não aceitam os esquemas vacinais recomendados, até aqueles que se recusam a vacinar, independentemente do imunobiológico que está sendo ofertado.

Dessa forma, a redução dos ICVs, nos últimos anos, não pode ser atribuída a uma única causa. É necessário entender os múltiplos fatores que estão contribuindo para a hesitação e para a recusa vacinal, como o desconhecimento da importância da vacinação e do real risco das infecções imunopreveníveis, bem como a veiculação de falsas notícias sobre o malefício que as vacinas podem provocar à saúde, especialmente nas redes sociais.

Somam-se, ainda, o desabastecimento parcial de alguns produtos e os problemas operacionais para a execução adequada da vacinação, incluindo o correto registro dos dados e a dificuldade de acesso às unidades de saúde. Entender esses múltiplos fatores é de extrema relevância para buscar novos caminhos e estratégias, visando restabelecer os altos ICVs alcançados até poucos anos atrás.

A avaliação dos ICVs aponta que, nos últimos anos, cada vez mais são perdidas oportunidades de garantir a completude do calendário da criança em tempo oportuno. Isso pode ser concluído a partir da identificação de diferentes ICVs para vacinas que devem ser aplicadas no mesmo momento, conforme esquemas vacinais estabelecidos pelo PNI. Isso revela que mesmo as crianças que comparecem rotineiramente aos postos de saúde não estão sendo vacinadas simultaneamente. Para algumas vacinas, os ICVs são inclusive menores do que os decorrentes de desabastecimento. Essa situação se agravou durante a pandemia covid-19.

Nesse momento, é necessário que haja uma forte mobilização da população, esclarecendo o risco que o país corre por causa da diminuição nas coberturas vacinais, em especial das crianças. O surto do sarampo já demonstrou que essa ameaça é uma realidade que tornou necessário interromper imediatamente a cadeia de transmissão do vírus instalada no país, além de evitar que outras doenças possam voltar a circular no território brasileiro.

É importante reconhecer, por fim, que, ao longo dos 48 anos de efetiva política brasileira de imunizações, o SUS e seus atores mantiveram o compromisso de continuar avançando cada vez mais para cumprir a missão do PNI. São 48 anos de conquistas e resultados concretos na perspectiva de prevenir e promover a saúde da população brasileira. Dessa maneira, esse legado, além de não poder ser perdido, precisa ser resgatado para que volte a ser uma política prioritária para o SUS, com o envolvimento de vários setores da sociedade, como foi feito no passado e garantiu a estruturação e o fortalecimento das ações de vacinação em todo o país.

Portanto, é necessário um amplo debate na sociedade brasileira para garantir elevados ICVs e assim evitar o retorno e a propagação de doenças imunopreveníveis por vacinas que integram o CNV, freando o aumento da morbimortalidade decorrente dessas doenças. Buscar estratégias para garantir elevadas coberturas vacinais é fundamental para que as conquistas do passado não sejam perdidas, o que acarretaria um retrocesso inadmissível na saúde pública do Brasil.

BIBLIOGRAFIA

Brasil. Ministério da Saúde. Departamento de Informática do Sistema Único de Saúde. Sistemas de Informações do Programa Nacional de Imunizações. PNI/Datasus [Internet cited 2022 oct 24]. Disponível em: http://pni.datasus.gov.br/.

Brasil. Ministério da Saúde. Portaria nº 1.498, de 19 de julho de 2013. Redefine o Calendário Nacional de Vacinação, o Calendário Nacional de Vacinação dos Povos Indígenas e as Campanhas Nacionais de Vacinação, no âmbito do Programa Nacional de Imunizações (PNI), em todo o território nacional. Brasília; 2013.

Brasil. Ministério da Saúde. Secretaria de Vigilância em Saúde. 40 anos do Programa Nacional de Imunizações: Uma história de sucesso. Saúde Brasil 2012. Brasília: Ministério da Saúde; 2013.

Brasil. Ministério da Saúde. Secretaria de Vigilância em Saúde. Departamento de Vigilância Epidemiológica. Coordenação Geral de Doenças

Transmissíveis. Boletim de Notificação Semanal das Doenças Exantemáticas (sarampo e rubéola). Semana Epidemiológica 41. Brasília, 2014.

Brasil. Ministério da Saúde. Secretaria de Vigilância em Saúde. Departamento de Vigilância Epidemiológica. Guia de vigilância epidemiológica. 7. ed. Brasília: Ministério da Saúde; 2009.

Brasil. Ministério da Saúde. Secretaria de Vigilância em Saúde. Departamento de Vigilância Epidemiológica. Programa Nacional de Imunizações (PNI): 40 anos. Brasília: Ministério da Saúde; 2013.

Brasil. Ministério da Saúde. Secretaria de Vigilância em Saúde. Ofício-circular Gab SVS nº 146/2014. Implantação do Sistema de Informação do Programa Nacional de Imunizações (SI-PNI), de 02 de setembro de 2014. Brasília; 2014.

Brasil. Ministério da Saúde. Secretaria de Vigilância em Saúde. Vigilância em Saúde no SUS: fortalecendo a capacidade de resposta aos velhos e novos desafios. Brasília: Ministério da Saúde; 2006.

Brasil. Ministério Da Saúde. Vigilância das Coberturas Vacinais. In: Guia de Vigilância em Saúde. Secretaria de Vigilância em Saúde. Departamento de Articulação Estratégica de Vigilância em Saúde. Coordenação-Geral de Desenvolvimento da Epidemiologia em Serviços. 5. ed. Brasília (DF): MS; 2021. 1.126 p.: il.

Domingues CMAS, Desafios para a realização da campanha de vacinação contra a COVID-19 no Brasil. Cad Saúde Pública. 2021;37(1):e00344620.

Domingues CMAS, Maranhão AGK, Teixeira AM, Fantinato FFS, Domingues RAS. 46 anos do Programa Nacional de Imunizações. Cad Saúde Pública. 2020;36(Sup 2):e00222919.

Domingues CMAS, Teixeira AMS. Coberturas vacinais e doenças imunopreveníveis no Brasil no período 1982-2012: avanços e desafios do Programa Nacional de Imunizações. Epidemiol Serv Saúde. 2013;22(1):9-27.

Domingues CMAS. Desafios para o Programa Nacional de Imunizações diante da pandemia covid-19. Reflexos e Futuro. In: xxxx. Santos A O, Lopes LT. Brasília DF: Conselho Nacional de Secretários de Saúde; 2021. 326 p (Coleção Covid 19, v. 6).

Goldstone SE, Giuliano AR, Palefsky JM, Lazcano-Ponce E, Penny ME, Cabello RE et al. Efficacy, immunogenicity, and safety of a quadrivalent HPV vaccine in men: results of an open-label, long-term extension of a randomised, placebo-controlled, phase 3 trial. Lancet Infect Dis. 2022;22(3):413-25. doi.org/10.1016/s1473-3099(21)00327-3.

Lavine JS, Bjørnstad ON, de Blasio BF, Storsaeter J. Short-lived immunity against *pertussis*, age-specific routes of transmission, and the utility of a teenage booster vaccine. Vaccine. 2012; 30(3):544-51.

Organização Mundial da Saúde. Poliovírus selvagem tipo 1 (WPV1) – Malawi.

Scheller NM, Svanström H, Pasternak Björn, Dahlström LA, Sundström K, Fink K et al. Quadrivalent HPV Vaccination and Risk of Multiple Sclerosis and Other Demyelinating Diseases of the Central Nervous System. JAMA, 2015;313(1):54-61. Doi: 10.1001/jama.2014.16946.

Silva Junior JB. 40 anos do Programa Nacional de Imunizações: uma conquista da Saúde Pública brasileira. Epidemiol Serv Saúde. 2013; 22(1):7-8.

Wendelboe AM, Njamkepo E, Bourillon A, Floret DD, Gaudelus J, Gerber M et al. Transmission of Bordetella *pertussis* to young infants. Pediatr Infect Dis J. 2007;26(4):293-9.

WHO [Internet cited 2022 oct 24]. Disponível em: www.who.int/emergencies/disease-outbreak-news/item/wild-poliovirus-type-1-(WPV1)-malawi.

47

Vacinação de Crianças

Flavia Bravo

INTRODUÇÃO

Em seu crescimento normal e saudável, as crianças passam rapidamente por muitos estágios de desenvolvimento. A conclusão bem-sucedida de cada etapa é essencial para o sucesso das seguintes. Essas características únicas da infância e suas fases influenciam o planejamento e a execução de qualquer programa voltado para a saúde infantil, de modo que as abordagens dos programas, incluindo os de vacinação, devem ser adequadas a cada fase.

CARACTERÍSTICAS DO GRUPO

A infância caracteriza-se por maior suscetibilidade a muitas doenças agudas e infecciosas decorrentes de diferenças fisiológicas com relação aos adultos, como uretra e canais auditivos mais curtos, maior labilidade hidreletrolítica, maior necessidade de ajustes de doses de medicamentos ao peso ou à superfície corporal. Por outro lado, crianças apresentam menor tendência para doenças crônicas.

Apesar do sucesso dos programas nacionais de vacinação em todo o mundo, dados epidemiológicos mostram maior suscetibilidade a algumas doenças infecciosas nos primeiros meses de vida, em parte pela imaturidade imunológica. Observam-se maiores taxas de complicações pelas infecções, como coqueluche, influenza e hepatite B, entre outras, nas crianças infectadas no período perinatal e nos lactentes jovens. Neonatos prematuros (idade gestacional < 37 semanas) e de baixo peso ao nascer (< 2.500 g) correm risco ainda maior quando comparados aos nascidos a termo. Isso contribui para que as taxas de morbimortalidade por infecções entre lactentes se mantenham elevadas, a despeito de o desenvolvimento tecnológico e científico ter proporcionado aumento da sobrevida de neonatos extremos.

Com relação ao sistema imune, existem diferenças claras entre as respostas imunológicas de adultos e de crianças frente aos patógenos e às vacinas, sobretudo entre recém-nascidos (RN) e lactentes jovens. Ao lado da alta suscetibilidade a infecções, observa-se menor eficácia da maioria das vacinas em comparação à eficácia em crianças mais velhas, adolescentes e adultos. Isso torna a imunização infantil um campo particularmente importante, pois o desenvolvimento de vacinas capazes de induzir imunidade protetora no período inicial da vida representa um desafio e implica, em grande parte das vezes, necessidade de esquemas vacinais com mais doses.

Como regra geral, a imaturidade imunológica do neonato caracteriza-se por fraca resposta T-independente a antígenos polissacarídicos e baixa produção e curta persistência de anticorpos na resposta T-dependente a antígenos proteicos. Apesar disso, sabe-se que as células B de RNs podem conduzir à geração de células B de memória.

A proteção mediada por anticorpos desempenha papel fundamental na defesa contra bactérias extracelulares por diversos mecanismos, isoladamente ou de modo associado com a resposta imune celular: anticorpos facilitam a opsonização e a fixação de complemento, apresentam citotoxicidade celular (importante na defesa de patógenos como *Haemophilus influenzae* [Hib], pneumococo e meningococo), bloqueiam os sítios celulares de ligação com toxinas (importante na defesa contra o tétano e a difteria), além de desempenharem papel importante na neutralização de vírus. Embora neonatos sejam capazes de produzir anticorpos IgM, IgG e IgA após exposição a antígenos, é importante lembrar as diferenças das respostas das células B nessa fase quando comparadas às respostas geradas mais tarde na vida. A aquisição da capacidade de resposta completa não ocorre antes de vários meses de idade. A maturação imunológica progressiva é responsável, por exemplo, pelo aumento gradual, com a idade, da resposta humoral às vacinas de subunidades, em que o atraso de um único mês na primeira dose de uma vacina e o atraso nos intervalos entre doses são capazes de melhorar significativamente a magnitude da resposta de anticorpos. Dessa forma, a obtenção de resposta imune precoce e adequada nas primeiras semanas de vida, muitas vezes necessária para a proteção contra algumas doenças (como o vírus sincicial respiratório), representa um grande desafio, já que a produção de anticorpos na infância é não apenas mais lenta e menos robusta como tem menor duração. Além disso, mesmo que haja boa resposta inicial à imunização primária, os anticorpos tendem a cair rapidamente durante os meses seguintes, atingindo limiar que exige a administração de dose de reforço no segundo ano de vida.

Além das limitações na produção de anticorpos em resposta às vacinas proteicas, a resposta T-independente a antígenos polissacarídicos de bactérias encapsuladas (pneumococo, meningococo, Hib) também mostra limitação dependente da idade. Embora alguns tipos de antígenos polissacarídicos possam estimular certa resposta imune já aos 3 meses de vida (como o sorotipo 3 do pneumococo e o meningococo do grupo A), a maioria é pouco imunogênica antes de 18 a 24 meses de idade. Mesmo que tenha havido alguma transferência de anticorpos maternos IgG específicos, ocorre um importante intervalo de suscetibilidade a infecções por bactérias encapsuladas entre 4 e 12 meses de vida. Entretanto, essas limitações da resposta imune podem ser ultrapassadas pela técnica de conjugação do polissacarídio capsular com proteínas transportadoras, transformando a resposta das células B em resposta T-dependente.

As vacinas de polissacarídios conjugados a proteínas desenvolvidas nas últimas décadas para a prevenção de infecção causada por pneumococo, meningococo e Hib representaram grande avanço na redução do impacto dessas infecções, sobretudo nas crianças pequenas. Uma vez que crianças menores de 5 anos, em especial as menores de 1 ano, são as principais vítimas dessas doenças, elas são também o alvo prioritário para prevenção, de modo que o esquema de vacinação deve ser iniciado o mais cedo possível (em geral entre 2 e 3 meses de vida). No entanto, mesmo tratando-se de vacinas conjugadas, a resposta imunológica tem menor magnitude e é menos persistente em comparação à resposta imunológica de crianças mais velhas.

Com relação à doença meningocócica e às vacinas meningocócicas conjugadas (C e ACWY), estudos demonstraram perda de proteção com o passar dos anos, sobretudo nas crianças vacinadas no 1º ano de vida. Nessas crianças, a proteção adequada persiste por 3 a 5 anos, quando os níveis de anticorpos atingem patamares insuficientes contra uma doença com período de incubação curto e que, portanto, demanda altos níveis de anticorpos circulantes, não havendo tempo para resposta anamnéstica. Por esse motivo, há a necessidade de doses de reforços, enquanto houver maior risco de adoecimento (infância e adolescência).

Finalmente, os tipos de anticorpos induzidos por vacinas na infância podem diferir daqueles induzidos mais tarde na vida. Respostas infantis são caracterizadas por forte predominância de IgM, IgA1 e IgG1, ao passo que a produção de anticorpos IgG2 permanece fraca durante os primeiros 12 a 18 meses de vida, independentemente do antígeno ou do sistema de apresentação deste. Essa deficiência fisiológica de IgG2 se reflete na dificuldade em induzir resposta preferencial de linfócitos Th2, em vez de Th1, com fraca ligação ao sistema complemento, o que limita a proteção contra os agentes infecciosos que exigem ligação ao complemento para sua eliminação.

Do mesmo modo que a resposta humoral, a resposta imune mediada por células nos neonatos é menos potente do que nos adultos. Um fator-chave subjacente a esse fenômeno é a interação menos efetiva entre antígeno e células dendríticas neonatais. Além da imaturidade imunológica inerente ao RN, a presença de concentrações inibitórias de anticorpo de origem materna impõe uma barreira adicional à imunização precoce eficaz com vacinas vivas, sendo um desafio para o desenvolvimento de vacinas eficazes e definição de esquemas para esse grupo etário.

Pelos motivos expostos, novas estratégias de vacinação, incluindo iniciação precoce com posterior reforço, têm mais chance de neutralizar esses efeitos e fornecer proteção adequada contra a exposição a doenças infecciosas na infância.

Recém-nascido prematuro

Vários fatores colaboram para a relativa deficiência da imunidade de prematuros: maior fragilidade da pele, carência dos produtos de ativação do sistema complemento, menor *pool* de reserva de precursores de neutrófilos na medula óssea, bem como menores quimiotaxia, aderência e atividade enzimática neutrofílica. Ocorrem, ainda, reduzida citotoxicidade linfocitária, menor produção de citocinas pelos linfócitos T, menor cooperação entre células T e B e menor síntese de anticorpos pelos linfócitos B. Assim, como consequência da imaturidade de diversos componentes da imunidade, prematuros extremos são altamente suscetíveis a infecções.

Além das características imunológicas, prematuros apresentam outras particularidades: intervenções médicas no período neonatal, uso frequente de medicamentos, em especial corticosteroides, administração de derivados do sangue e imunoglobulinas e longo tempo de internação, o que, nesse último caso, frequentemente ultrapassa as datas apropriadas para o início do esquema vacinal preconizado.

A imunização do prematuro é ainda um grande desafio pela incerteza sobre a adequada eficácia da resposta imune e sobre a possibilidade de eventos adversos às vacinas. Apesar disso, em princípio, a idade gestacional e o baixo peso ao nascer não devem ser considerados fatores limitantes para que um RN prematuro clinicamente estável seja imunizado na mesma idade cronológica indicada para as crianças nascidas a termo, independentemente do peso ao nascer ou da idade gestacional, com raras exceções, como a vacina contra o bacilo Calmette-Guérin (BCG).

Saliou et al. publicaram, em 2002, um estudo sobre a eficácia da vacinação de prematuros, bem como sua tolerância. Nesse estudo, verificaram que a maturação imunológica depende mais da idade cronológica do que da idade gestacional; além disso, com exceção da vacina BCG, constataram que a duração da imunidade tampouco a segurança das vacinas são modificadas pela prematuridade. Contudo, publicações anteriores mostraram que, quando se trata de prematuros extremos (< 1.000 g e < 29 semanas de idade gestacional), pode ocorrer diminuição da resposta imune a algumas vacinas, embora os níveis de anticorpos produzidos ainda sejam apropriados para induzir imunidade.

Outros estudos demonstraram que a estabilidade clínica da criança, com ganho regular de peso, tem melhor valor de predição da resposta imunológica do que o peso ao nascer isoladamente. De qualquer modo, com idade cronológica de 1 mês, todos os prematuros, independentemente do peso de nascimento inicial, responderão de forma tão adequada às vacinas quanto os nascidos com peso adequado.

Com relação ao número e ao volume de doses para imunização de RN prematuros e de baixo peso, devem ser os mesmos recomendados para o RN a termo, com exceção da vacina hepatite B; nesse último caso, são quatro doses obrigatoriamente necessárias para RN prematuros e três doses para RN a termo. Não há recomendação para fracionamento de doses no grupo dos prematuros, mas alguns cuidados podem ser tomados para minimizar dano ao músculo, como adequar o tamanho das agulhas à escassa massa muscular.

Com relação à incidência de efeitos adversos, a relativa imaturidade do sistema imune pode diminuir a reatogenicidade de várias vacinas, ocasionando menor incidência de reações indesejáveis. No entanto, existem relatos de apneia até 72 horas após a administração das vacinas mais reatogênicas, como a tríplice bacteriana de células inteiras em RN com menos de 31 semanas de idade gestacional, o que não é menos observado após a vacina acelular. Crise convulsiva febril benigna e descompensação cardiovascular também foram relatadas mais frequentemente em lactentes jovens nascidos prematuros quando comparadas a nascidos a termo que receberam a vacina pneumocócica conjugada concomitantemente à DPT (células inteiras) e à vacina Hib.

Crianças com condições crônicas de saúde

Uma das prioridades de programas de saúde infantil é garantir que crianças com condições crônicas de saúde possam ter acesso a medidas preventivas que reduzam riscos de adoecimento ou descompensação da patologia de base.

O denominador comum dessas condições é uma deficiência parcial ou total da imunidade, inerente à doença de base (imunodeficiência primária) ou consequente a esta ou ao seu tratamento (imunodeficiência secundária), podendo haver combinação de déficit imunológico celular e humoral.

Em qualquer situação em que haja comprometimento da competência imunológica, a incidência e a gravidade de algumas doenças imunopreveníveis são mais elevadas; portanto, a maior parte das vacinas é especialmente recomendada. Entretanto, é preciso considerar que a vacinação pode ser menos eficaz em situação de imunocomprometimento, ademais, as vacinas inativadas administradas durante período de imunodepressão podem necessitar de novas doses após melhora da resposta imune. Já as vacinas vivas atenuadas são, a princípio, contraindicadas e podem requerer adiamento até restabelecimento da função imunológica. Outrossim, pode haver risco aumentado para reações adversas pós-vacinais.

Assim, em caso de crianças com doenças crônicas e/ou imunocomprometimento, o grau de deficiência imune deve ser avaliado para consideração da segurança e eficácia das vacinas, especialmente quando novas modalidades terapêuticas estão sendo utilizadas e não existem informações sobre segurança e eficácia de vacinas administradas concomitantemente.

Crianças com doenças crônicas devem receber todas as vacinas inativadas seguindo a faixa etária recomendada, sobretudo as vacinas conjugadas e da gripe, em razão da eficácia demonstrada e do risco aumentado para as doenças invasivas causadas por pneumococos, meningococos, Hib e influenza. A aplicação de vacinas inativadas durante quimioterapia e/ou radioterapia deve ser cuidadosamente avaliada e, se aplicadas, a revacinação deve ser programada porque a resposta de anticorpos pode ter sido inadequada. Da mesma forma, pacientes vacinados com menos de 14 dias antes de iniciar a terapia imunossupressora devem ser considerados não imunizados, devendo ser revacinados após restituição do sistema imunológico, pelo menos 3 meses após a interrupção do tratamento. Durante qualquer tratamento imunossupressor, vacinas atenuadas são contraindicadas.

Os contatos domiciliares e outros contatos próximos de crianças com doenças crônicas e/ou em tratamento com imunossupressores também devem estar em dia com seus calendários vacinais, especialmente com relação às vacinas contraindicadas para imunodeprimidos (tríplice viral, varicela), para proteção indireta da criança imunocomprometida e que não pode receber vacinas atenuadas. É importante salientar que os vírus vacinais, em geral, não são transmitidos pelos vacinados a seus contatos, não sendo necessárias precauções específicas, exceto em caso de aparecimento de exantema após vacinação contra a varicela, quando o contato direto deve ser evitado até o desaparecimento da erupção. Familiares e outros contatos próximos devem também estar em dia com todas as vacinas que previnem infecções de transmissão interpessoal, como a vacina da gripe, além das vacinas inativadas recomendadas nos calendários para cada faixa etária.

OBJETIVOS DE VACINAÇÃO DE CRIANÇAS

O objetivo primário dos programas de vacinação infantil é reduzir a morbidade e a mortalidade infantis pela prevenção das doenças infecciosas imunopreveníveis e, desde o início do século XX, eles têm sido uma importante iniciativa preventiva de saúde. O aumento global da expectativa de vida observado nas últimas décadas deve-se, em grande parte, ao aumento na sobrevivência infantil associado à redução na mortalidade por doenças infecciosas, sobretudo por causa da imunização.

No entanto, pessoas de todo o mundo continuam a ter doenças que são evitáveis por vacinas. As hepatites virais, a gripe e a tuberculose ainda figuram entre as principais causas de morbimortalidade por infecções imunopreveníveis em muitos países, inclusive no Brasil, e ainda acarretam gastos substanciais para a saúde pública. Para que se consiga redução de incidência, hospitalização e morte por infecções imunopreveníveis e outras, a vigilância é uma ferramenta fundamental, permitindo rápidas respostas em saúde pública, incluindo produção de vacinas e atualização de recomendações.

Abordagem das crianças

Para atingir seus objetivos, um programa de vacinação infantil precisa buscar, além de boa resposta imunológica em todas as faixas etárias, altas coberturas vacinais. Na elaboração do calendário, alguns fatos devem ser considerados:

- Em geral, a procura por cuidados médicos diminui após o 1º ano de vida
- A imunização precoce é necessária para proteger contra agentes patogênicos aos quais a exposição ocorre no início da vida e que resulta em morbidade e mortalidade altas
- Nos primeiros meses de vida, observam-se imunogenicidade menor, maior reatogenicidade e a presença de anticorpos de origem materna em níveis capazes de interferir nas respostas a vacinas atenuadas
- O número de vacinas atualmente disponível é grande e tende a aumentar, de modo que a inclusão de vacinas no calendário infantil deve buscar a otimização das aplicações, a fim de reduzir o número de injeções e de idas aos serviços de vacinação, facilitando a adesão pela população
- A manutenção da saúde da criança depende de seus responsáveis, e algumas pessoas questionam a necessidade de vacinação, uma vez que não conhecem as consequências devastadoras das doenças imunopreveníveis e acreditam que muitas não mais representam ameaças; outras hesitam em função do medo com relação à segurança e da crença em mitos, como a falsa correlação entre vacinas e autismo, bem como a falsa alegação de que vacinas podem sobrecarregar o sistema imune da criança.

Considerando os tipos de vacinas, as atenuadas que podem sofrer interferência de anticorpos maternos, como a do sarampo ou a da febre amarela, em geral são adiadas para o fim do 1º ano de vida. Consequentemente, a maioria das vacinas do 1º ano consiste em vacinas inativadas, constituídas de subunidades proteicas purificadas, toxoides, antígenos recombinantes ou gerados por tecnologia biossintética, polissacarídeos conjugados a proteínas, com pureza aumentada e mais segurança. Entretanto, de modo geral, as vacinas inativadas são pouco imunogênicas até várias semanas após o nascimento e sua utilização em lactentes requer a administração de múltiplas doses durante o 1º ano de vida.

Em razão da grande quantidade de vacinas e da grande quantidade de doses no início da vida, fica evidente a necessidade de desenvolver novas apresentações de produtos, capazes de incorporar múltiplos antígenos em uma única vacina, para reduzir o número de injeções necessárias. Além disso, tornam-se necessários o uso de adjuvantes e novas tecnologias capazes de superar as limitações das respostas imunológicas observadas no início da vida.

CALENDÁRIOS DE VACINAÇÃO

No Brasil, estão disponíveis alguns calendários de vacinação para crianças, inclusive o específico para o prematuro, elaborados pelo Programa Nacional de Imunizações (PNI), pela Sociedade Brasileira de Pediatria (SBP) e pela Sociedade Brasileira de Imunizações (SBIm).

Tanto os calendários da SBP quanto os da SBIm contemplam todos os imunobiológicos disponíveis atualmente no país, nas redes pública e privada. Esses calendários foram elaborados partindo do princípio de que, independentemente das condições socioeconômicas da família, todo indivíduo tem direito a ser informado a respeito de todos os meios possíveis para preservação e prevenção da sua saúde. Cabe ao profissional de saúde fornecer as informações e apresentar todas as opções possíveis.

Na Tabela 47.1, estão apresentadas vacinas indicadas na infância, esquemas vacinais, justificativas para uso, condutas em diferentes situações e disponibilidade na rede pública e/ou privada.

DÚVIDAS FREQUENTES

Muitas vacinas no mesmo dia sobrecarregam o organismo e causam mais eventos adversos?

Não, pois as respostas imunológicas à maioria das vacinas não interferem umas nas outras. As crianças são expostas constante e naturalmente a inúmeras agressões ambientais e a diversos agentes patogênicos todos os dias, e o sistema imune tem grande capacidade de resposta, garantindo a proteção necessária. Além disso, inúmeros estudos comprovam que a administração de múltiplas vacinas simultaneamente tem pouca influência no

Tabela 47.1 Calendário de vacinação da criança.

Vacina	Esquema	Justificativa	Observações	Disponibilização (rede)	
				Pública	Privada
BCG	Uma dose a partir do nascimento até 5 anos	Proteção contra formas graves de tuberculose (miliar, meningite)	Caso não haja reação esperada (formação da cicatriz), revacinação não é recomendada. Também indicada para contactantes de pessoas com hanseníase	Sim	Sim
Hepatite B	1ª dose nas primeiras 12 h de vida; a 2ª, 1 ou 2 meses após a 1ª; e a 3ª 6 meses após a 1ª dose Esquema-padrão: 0-2-6 meses	A 1ª dose nas primeiras horas de vida é essencial para prevenção de hepatite crônica no neonato Hoje, por questões logísticas, na rede pública são aplicadas 4 doses: 0-2-4 a 6 meses	Pode ser aplicada utilizando-se as formulações combinadas hexavalente acelular (combinada a DTPa, Hib e VIP) ou penta de células inteiras (em combinação com DTPw e Hib)	Sim (isolada ou como parte da vacina penta de células inteiras)	Sim (isolada ou como parte das vacinas penta e hexavalente acelulares)
Poliomielite	Aos 2, 4 e 6 meses, com reforços entre 15 e 18 meses e entre 4 e 6 anos	Como existem países endêmicos e risco de reemergência da infecção, a vacinação se faz necessária para manter a doença eliminada no Brasil	A VIP é mais segura que a VOP e é preferível, pelo menos, nas primeiras doses do esquema. A SBP e a SBIm recomendam preferir a VIP em todas as doses do esquema, inclusive reforços	VIP nas três primeiras doses VOP para os reforços	VIP (como parte das vacinas penta e hexavalente acelulares)
DTPw/DTPa	Aos 2, 4 e 6 meses, com reforços entre 15 e 18 meses e entre 4 e 6 anos Para o reforço dos 4 aos 6 anos, pode ser usada a vacina tríplice bacteriana do tipo adulto (dTpa) combinada à vacina pólio inativada (dTpa-VIP) Idealmente, uma dose de reforço deve ser aplicada a cada 10 anos, obrigatoriamente com dTpa ou dTpa-VIP	DTPa é preferível à DTPw, pois os eventos adversos associados são menos frequentes e menos intensos do que os induzidos pela DTPw. Para crianças a partir de 3 anos e em atraso com os reforços de DTPw ou DTPa, pode ser utilizada a vacina dTpa ou dTpa-VIP	Vacinas combinadas são consideradas estratégicas para o alcance de coberturas vacinais ideais, permitem a inclusão de novos imunobiológicos e a melhor adesão da população, devendo ser adotadas sempre que possível	DTPw (como parte da vacina penta de células inteiras)	DTPa (como parte das vacinas penta e hexa acelulares)

Rotavírus	Vacina monovalente: duas doses; vacina pentavalente: três doses. Para ambas, a 1ª dose pode ser feita a partir de 6 semanas de vida até 3 meses e 15 dias; e a última até os 7 meses e 29 dias O intervalo mínimo entre as doses deve ser de 30 dias Esquema-padrão: 2, 4 e 6 meses para a pentavalente; e 2 e 4 meses para a monovalente	As vacinas contra infecções por rotavírus licenciadas podem ser indicadas a partir de 6 semanas de idade As vacinas contra o rotavírus estão contraindicadas para imunodeprimidos	Se a criança cuspir, regurgitar ou vomitar após a vacinação, não repetir a dose	Monovalente	Monovalente e pentavalente
Meningocócica conjugada ACWY/C	Rotina: uma dose aos 3 e 5 meses e reforços entre 12 e 15 meses, aos 5 e aos 11 anos O esquema pode variar conforme a idade de início da vacinação e a marca da vacina utilizada	A morbimortalidade da doença meningocócica é maior em menores de 5 anos, sendo que a quase totalidade dos óbitos concentra-se na faixa etária abaixo de 12 meses	Sempre que possível, preferir a vacina ACWY, inclusive os reforços	MenC até antes de completar 5 anos e ACWY aos 11 a 12 anos	MenC e Men ACWY
Meningocócica B	Rotina: duas doses, aos 3 e 5 meses e reforço entre 12 e 15 meses O esquema pode variar conforme a idade de início da vacinação	Morbimortalidade da doença meningocócica é maior em menores de 5 anos; a quase totalidade dos óbitos concentra-se na faixa etária abaixo de 12 meses	Crianças imunossuprimidas devem receber dose de reforço 1 ano após o fim do esquema primário para cada faixa etária e revacinar a cada 3 anos	Não	Sim
Tríplice viral (sarampo, caxumba, rubéola)	1 dose aos 12 meses e a 2º dose aos 15 meses	A 2º dose é recomendada para prevenir falha vacinal	Contraindicada em gestantes e imunodeprimidos A rede privada e a rede pública dispõem da vacina quádrupla viral (combina a vacina tríplice viral e a vacina varicela) É uma opção para crianças	Sim (tríplice viral para pessoas até 49 anos e quádrupla viral para crianças de 15 meses)	Sim (tríplice viral e quádrupla viral)

(continua)

Tabela 47.1 Calendário de vacinação da criança. (*continuação*)

Vacina	Esquema	Justificativa	Observações	Disponibilização (rede)	
				Pública	Privada
Influenza (gripe)	2 doses com intervalo de 1 mês na primovacinação e, depois, dose única anual	Indicada para crianças a partir de 6 meses. Lactentes são mais suscetíveis a desenvolver complicações da doença e a transmitem por mais tempo	Necessária revacinação anual, mesmo em casos de mesmas cepas virais presentes em anos anteriores, a fim de manter níveis de anticorpos protetores Contactantes de lactentes e crianças imunodeprimidas também devem ser vacinados anualmente	Sim, para crianças de 6 meses a 5 anos e crianças de qualquer idade com comorbidades	Sim, para todas as crianças a partir de 6 meses
HPV (papilomavírus humano)	Para meninos e meninas de 9 a 14 anos, 2 doses no esquema: –0-6 meses. A partir de 15 anos, três doses, no esquema: 0-1-2 a 6 meses	HPV é transmitido pelo contato pele com pele, podendo causar doenças benignas (condilomas, verrugas genitais, HPV tipos 6 e 11) ou câncer de colo uterino (HPV tipos 16 e 18). É a infecção mais comum do sistema reprodutivo. A vacina protege contra verrugas genitais e câncer de colo do útero, da vagina, do ânus e de orofaringe	Quanto mais precoce a vacinação, a partir de 9 anos, melhor é a resposta à vacina Imunodeprimidos devem sempre usar esquema de três doses, independentemente da idade	Sim (HPV tipos 6, 11, 16 e 18), para meninas menores de 13 anos	Sim (vacinas HPV tipos 16 e 18 e HPV tipos 6, 11, 16 e 18)
Febre amarela	Rotina: uma dose aos 9 meses e outra aos 4 anos. Para crianças que iniciam a vacinação a partir de 4 anos, a SBIm recomenda duas doses com intervalo mínimo de 1 mês	A febre amarela pode apresentar formas clínicas graves, inclusive com risco de encefalite e manifestações hemorrágicas	Contraindicada em imunodeprimidos e menores de 6 meses A vacina pode ser obrigatória para cumprir exigências sanitárias de determinadas viagens internacionais Deve ser aplicada 10 dias antes da possível exposição/viagem	Sim	Sim

ACWY: meningocócicas conjugadas; BCG: bacilo Calmette-Guérin; DTPa: tríplice bacteriana acelular; dTpa: tríplice bacteriana do tipo adulto; DTPw: tríplice bacteriana de células inteiras; Hib: *Haemophilus influenzae* b; HPV: papilomavírus humano; SBIm: Sociedade Brasileira de Imunizações; SBP: Sociedade Brasileira de Pediatria; VIP: vacina da poliomielite inativada; VOP: vacina da poliomielite oral. (Adaptada de Calendário de Vacinação da Criança – SBIm, 2015.)

risco de eventos adversos, o que inclusive impulsiona a busca por mais vacinas combinadas. Por fim, a administração múltipla de vacinas é menos traumática para as crianças e permite menor número de visitas aos serviços de vacinação.

Vacinas causam autismo?

Não existe nenhuma evidência científica que comprove que alguma vacina possa levar ao desenvolvimento do autismo. Esse mito foi criado em 1998, quando o médico britânico Andrew Wakefield publicou um artigo no periódico The Lancet correlacionando a vacina tríplice viral ao autismo. A tese foi desmascarada 6 anos depois e caracterizada como fraude, e vários outros estudos foram feitos, com número maior de participantes, descartando a correlação.

Pode-se atrasar ou omitir alguma vacina ou dose?

Não é aconselhável atrasar doses de vacinas sem justificativa, pois isso permitirá um período prolongado de maior vulnerabilidade às doenças, sobretudo nos primeiros anos de vida, quando as crianças são mais suscetíveis às doenças e a suas complicações. A omissão de vacinas ou doses mantém a criança vulnerável à doença, de modo que os esquemas vacinais recomendados devem ser completados.

Se as doenças-alvo das vacinas são atualmente raras, por que é necessário manter a vacinação?

Muitas doenças imunopreveníveis são atualmente raras em razão da vacinação, porque a imensa maioria das pessoas está vacinada, mas os patógenos ainda existem e continuam a ser uma ameaça. Por isso, ocorrem surtos provocados por algumas delas, além da reemergência de infecções antes controladas, sempre que as coberturas vacinais caem. Dessa maneira, a manutenção de altas coberturas vacinais garante que essas doenças permaneçam controladas e raras, pois, além da proteção individual, a vacinação acarreta proteção para toda a comunidade, por interromper a transmissão, inclusive para aqueles que não foram ou não podem ser vacinados.

É melhor ser naturalmente infectado do que vacinado?

Não, as doenças são sempre mais graves do que possíveis eventos adversos. A imunidade obtida com a vacinação oferece proteção semelhante à conferida pela infecção natural, mesmo que sejam necessárias várias doses para obter o grau de proteção adequado.

É possível ficar doente mesmo estando vacinado?

Não é frequente, mas pode acontecer. Nenhuma vacina é 100% eficaz. Além disso, algumas pessoas, por fatores individuais, não desenvolvem imunidade para a doença.

É possível desenvolver uma doença a partir de sua vacina?

Com as vacinas inativadas não é possível; mas com as vacinas atenuadas (vivas), alguns indivíduos podem desenvolver determinados sintomas leves da doença. Em imunodeprimidos, as vacinas vivas também apresentam maior risco de desenvolver doença pelo vírus vacinal. Ademais, a criança pode apresentar algumas reações à vacina, que não ocorrem com frequência, mas são esperadas, como febre, mal-estar e reações no local de aplicação, mas isso não significa que ela esteja doente em decorrência da vacina.

Pais e cuidadores também devem ser vacinados?

Sim, em especial com as vacinas que não podem ser aplicadas no 1º ano de vida (varicela, sarampo, caxumba, rubéola) e contra doenças cuja suscetibilidade é maior nos primeiros meses de vida da criança (*influenza*, coqueluche).

CONSIDERAÇÕES FINAIS

Os programas de vacinação devem estar atualizados com os avanços tecnológicos e devem permitir que o setor público e o privado funcionem em parceria, na tentativa de controlar a propagação de doenças infecciosas, refletindo uma sociedade mais móvel, em que a transmissão de doenças não respeita as fronteiras geopolíticas. A conscientização da população sobre as doenças e sua prevenção, bem como sobre os custos com tratamentos, é fundamental para o sucesso de qualquer programa que vise reduzir a transmissão de doenças infecciosas e que almeje fornecer um alto retorno sobre o investimento.

Para que sejam atingidas alta adesão e as coberturas vacinais necessárias, além de um calendário otimizado, é fundamental não perder oportunidades. Para isso, a orientação por parte dos profissionais de saúde, tanto da esfera pública quanto da privada, deve ir além de simplesmente recomendar as condutas preventivas, dentre elas a vacinação, mas também tranquilizar os responsáveis, eliminando os medos e mitos a respeito das vacinas. A qualidade dessa abordagem, que deve utilizar linguagem de fácil entendimento, poderá garantir maior adesão à vacinação.

Cabe ao profissional de saúde estar preparado para orientar quanto à prevenção de doenças, aos riscos e às consequências da recusa da vacinação, bem como quanto à segurança e à eficácia das vacinas atualmente disponíveis. Somente desse modo poderão ser atingidas maiores taxas de cobertura vacinal e menores índices de esquemas vacinais incompletos.

BIBLIOGRAFIA

American Academy of Pediatriacs. Recommended Childhood and Adolescent Immunization Schedules United States. CDC [Internet]; [cited 2022 oct 3]. Disponível em: http://www.cdc.gov/vaccines/schedules/hcp/child-adolescent.html.

Blanchard-Rohner G, Pollard AJ. Sustaining immunity after immunization against encapsulated bacteria. Hum Vaccin. 2008;4(4):309-12. PubMed ID: 18398302.

Booy R, Aitken SJ, Taylor S, Tudor-Williams G, Macfarlane JA, Moxon ER et al. Immunogenicity of combined diphtheria, tetanus, and *pertussis* vaccine given at 2, 3 and 4 months *versus* 3, 5 and 9 months of age. Lancet. 1992;339(8792):507-10.

Centers for Disease Control and Prevention (CDC). Vaccines [Internet] [cited 2022 oct 03]. Disponível em: http://www.cdc.gov/vaccines.

Dougherty D, Simpson LA. Measuring the quality of children's health care: a prerequisite to action. Pediatrics. 2004;113(1 Pt 2):185-98.

Hammer LD, Curry ES, Harlor AD, Laughlin JJ, Leeds AJ, Lessin HR et al. Increasing immunization coverage. Pediatrics. 2010;125(6):1295-304.

Healy MC. Immunization Strategies to Protect Preterm Infants. NeoReviews. 2010; 11(8):e409-18. American Academy of Pediatrics. Disponível em: https://publications.aap.org/neoreviews/article-abstract/11/8/e409/89375/Immunization-Strategies-to-Protect-Preterm-Infants?redirectedFrom=fulltext. Acesso em: 30 dez. 2014.

Keren R, Pati S, Feudtner C. The generation gap: differences between children and adults pertinent to economic evaluations of health interventions. Pharmacoeconomics. 2004;22(2):71-81.

Kimberlin DW, Barnett ED, Lynfield R, Sawyer MH. American Academy of Pediatrics. Committee on Infectious Diseases. Active and passive immunization. In: Pickering LK, editor. Report of the Committee on Infectious Diseases. Red Book; 2013. Available from: https://publications.aap.org/redbook/book/347/Red-Book-2021-2024-Report-of-the-Committee-on.

National Academy of Sciences. Children's Health, the Nation's Wealth: Assessing and Improving Child Health [cited 2022 oct 3]. Disponível em: http://www.nap.edu/openbook.php?record_id=10886&page=R1.

Pollard AJ, Perrett KP, Beverley PC. Maintaining protection against invasive bacteria with protein-polysaccharide conjugate vaccines. Nat Rev Immunol. 2009; 9(3):213-20. PubMed ID: 19214194.

Saliou P, Ajjan N, Guerin N. Efficacy and tolerance of vaccinations in premature infants. Arch Pediatr. 2002;9:629-37

Sociedade Brasileira de Imunizações (SBIm). Calendário de Vacinação Criança e do Prematuro [cited 2022 oct 3]. Disponível em: http://www.sbim.org.br/vacinacao.

Siegrest CA. The Challenges of Vaccine Responses in Early Life: Selected Examples. J Comp Pathol. 2007;137(1):S4-S9.

Tavares EC, Ribeiro JG, Oliveira LA. Imunização ativa e passiva no prematuro extremo. Jornal Pediat. 2005; 81(1 suppl): S89-94.

48

Vacinação de Adolescentes

Ricardo Becker Feijó • Jordana Vaz Hendler Bertotto

INTRODUÇÃO

A adolescência apresenta características peculiares em relação às demais etapas da vida, pois o crescimento e o desenvolvimento físico e psicossocial ocorrem de modo intenso em curto período. Assim, o adolescente encontra-se em uma fase marcada pela busca de identificação pessoal e de grupo, necessitando de informações, atenção, acompanhamento e ações preventivas a fim de construir bases sólidas para o início da vida adulta.

Exatamente por essas características dinâmicas, marcadas também por variações familiares e socioculturais, os jovens apresentam, com frequência, atitudes consideradas inadequadas, que apresentam risco para a sua saúde. A prevenção de doenças por meio das imunizações nessa faixa etária é crucial para o pleno desenvolvimento dos adolescentes.

CARACTERÍSTICAS DO GRUPO

A adolescência deve ser analisada da forma mais ampla possível, a fim de entender as mudanças físicas, afetivas e cognitivas que ocorrem durante a segunda década da vida. Do ponto de vista físico, a *puberdade* dá início às alterações no corpo do jovem, o que gera ansiedade e preocupação para ele e seus familiares. Esse processo inicia-se a partir do crescimento testicular nos meninos e aparecimento de broto mamário nas meninas; em seguida, ocorrem os primeiros sinais de pelos pubianos. Além disso, ocorre de forma intensa o crescimento ósseo e muscular, até atingir o estirão de crescimento (um adolescente pode crescer 10 cm por ano, sendo a média anual de 4 a 5 cm por ano). Além do aumento da força muscular, existe um significativo incremento na capacidade cardiovascular e respiratória, que deve adaptar-se ao crescimento linear. Com o início da menstruação (menarca), a adolescente atinge a etapa final da puberdade; em contrapartida, os meninos apresentam um período mais prolongado de maturação da região genital (pênis e testículos), assim como de pelos faciais e corporais, culminando com o evento da semenarca.

Durante o processo da puberdade, ocorrem as modificações psicossociais, ou seja, a *adolescência*. Esses dois processos, por mais que sejam intimamente relacionados, podem não ocorrer de forma simultânea, uma vez que um jovem pode identificar alterações em seu corpo, sentindo-se (e agindo) ainda como uma criança. Na fase inicial da adolescência, observa-se um predomínio de atitudes infantis e de dependência direta dos pais, com interesses relacionados ao grupo do mesmo sexo. Na fase intermediária, os jovens expressam interesse em relacionar-se com grupos de ambos os sexos, além disso, demonstram suas convicções pessoais, buscando momentos e espaços individuais distantes da família. Na fase final da adolescência, os jovens costumam apresentar definições sobre planos e relacionamento de pares, em busca de uma relação estável com seus familiares e demais adultos, inseridos no contexto sociopolítico a que pertencem.

Com frequência, o "descompasso" entre maturação física e psicológica frustra o êxito de abordagens preventivas. Os cuidados preventivos com a saúde são um exemplo observado internacionalmente. As consultas médicas de rotina na infância são substituídas por consultas esporádicas e relacionadas a um objetivo único (processo febril agudo, traumatismos, dores específicas), não havendo interesse em procedimentos e informações que não estejam presentes no dia a dia do jovem. Da mesma maneira, as decisões sobre saúde são compartilhadas (muitas vezes, disputadas) entre pais e filhos, gerando discussões e conflitos.

Os grupos de iguais (em que os adolescentes fortalecem seus vínculos e decisões), apesar de reforçarem a autoestima e independência, podem não reconhecer adequadamente os riscos aos quais os jovens estão submetidos diariamente: riscos físicos em relação a práticas esportivas, hábitos sociais em relação ao consumo de bebidas alcoólicas e drogas ilícitas, sexualidade e doenças transmissíveis.

Apenas por meio de informações apropriadas, apresentadas de forma clara, objetiva e em linguagem acessível, os adolescentes podem demonstrar interesse em participar ativamente dos cuidados de sua saúde. Nesse contexto, instituições governamentais e de ensino, além dos pais e familiares, precisam estar envolvidos em oferecer canais de comunicação que criem oportunidades.

Os jovens constituem uma população com capacidades físicas, afetivas, sociais e cognitivas adequadas para assumir seus direitos no mundo moderno, por isso precisam ser orientados a entender as responsabilidades inseridas nesse contexto. As principais dificuldades de abordagem na adolescência estão relacionadas com o binômio informação-comunicação: quanto à imunidade, devem estar cientes dos riscos individuais e coletivos a que estão sujeitos. Uma vez portadores de agentes transmissíveis, a não prevenção por meio de imunizações corresponde a um risco próprio, bem como ao seu grupo. Dessa maneira, a prevenção de saúde torna-se uma ferramenta de interesse direto a todos os adolescentes.

A resposta imunológica dos adolescentes é adequada, principalmente considerando indivíduos hígidos, com boas condições nutricionais e hábitos saudáveis. Entretanto, uma parcela considerável de adolescentes portadores de doenças crônicas com ou sem imunossupressão precisa de um enfoque especial. A imunização na adolescência representa um grande desafio em todos os níveis: individual, familiar e social. Assim como existe dificuldade de adesão a tratamentos longos, esquemas vacinais compostos de várias doses podem facilitar o descumprimento do calendário vacinal, tornando um jovem saudável suscetível a uma doença imunoprevinível e, por conseguinte, um potencial portador de disseminação de doenças.[1]

As taxas de coberturas vacinais entre os jovens, embora venham crescendo gradativamente, permanecem muito aquém da necessidade para proteção dessa população. Desde o início da pandemia da covid-19 (2020), tem sido observado um declínio ou atraso na vacinação em todo o mundo, que persiste mesmo durante a fase de desaceleração da pandemia (2022). Esse fato demonstra a necessidade de um programa para recuperar a vacinação, sendo fundamental manter uma perspectiva específica para a população de adolescentes. Nos últimos anos, as barreiras para a vacinação dos adolescentes já vêm sendo objeto de inúmeras pesquisas na comunidade científica internacional, com o objetivo de encontrar respostas e soluções para esse problema. Dentre as estratégias relatadas, destacam-se algumas que envolvem todos os níveis de inserção do adolescente:

- Estímulo às consultas preventivas de saúde
- Orientação específica sobre imunizações fornecida em todas as oportunidades de consulta
- Vacinação simultânea de duas ou mais vacinas para otimizar as visitas às unidades básicas de saúde
- Materiais informativos sobre doenças imunopreviníveis elaborados de forma didática, clara e com linguagem acessível
- Envolvimento dos adolescentes como agentes de saúde na transmissão de informações
- Envolvimento de instituições de ensino na divulgação, discussão e aplicação de vacinas em ambiente escolar
- Estímulos às famílias para participar em discussões sobre prevenção da saúde, inclusive em oportunidades de vacinação de grupo de adolescentes no mesmo ambiente (escolas)
- Campanhas de vacinação e programas de extensão em escolas, clubes ou igrejas
- Comunicações eletrônicas frequentes, como lembretes e avisos nas redes sociais e dispositivos celulares.

Não se pode, contudo, obter sucesso sem considerar a utilização do maior número dessas estratégias simultaneamente. Alguns autores destacam outros fatores que limitam o sucesso da imunização dos jovens, por exemplo: ainda que a maioria dos médicos e dos agentes de saúde confirme a importância da proteção oferecida pelas vacinas, muitos relatam dúvidas sobre a eficácia e segurança das imunizações, tornando-se uma barreira inicial para a imunoprevenção. Outrossim, o tempo escasso e o excesso de informações necessárias para uma consulta médica tornam-se justificativas para não incluir vacinas como enfoque nessas visitas.

Com relação ao núcleo familiar, existem evidências consistentes de que o grau de convencimento dos pais está diretamente relacionado com a vacinação de seus filhos adolescentes. Entre os familiares, a mãe representa um papel fundamental nesse tipo de decisão: insegurança, culpa, desconhecimento sobre o processo de imunização e medo de efeitos adversos graves estão entre as principais preocupações. Os pais que não vacinam seus filhos baseiam-se nas seguintes premissas: os filhos têm baixo risco de contrair a doença; o risco de efeitos adversos é muito grande; não há pesquisas suficientes sobre a vacina; ou a vacina não está sendo utilizada há tempo suficiente. Dessa maneira, a educação dos pais quanto às vacinas tem papel crucial para tomada de decisões informadas sobre a vacinação dos adolescentes.

Outras barreiras para a imunização dos adolescentes são as fontes da internet ou da mídia, que dão informações erradas sobre as vacinas, principalmente quanto à segurança destas. Frente a todos esses obstáculos, a atitude assertiva e segura dos profissionais de saúde ao indicarem imunizações aos adolescentes é considerada decisiva para evitar que a hesitação (indecisão) possa prevalecer na atitude dos pais e dos jovens.

Individualmente, o jovem estará mais suscetível a aceitar uma vacina quanto mais esclarecido estiver em relação ao risco de ser infectado, à gravidade da doença e à segurança da vacina, ainda que saiba estar sendo submetido a um procedimento potencialmente doloroso. Deve compreender, também, que a ocorrência de uma doença (por falta de imunização) pode inviabilizar uma atividade importante em curto prazo (festa, viagem) para a qual o adolescente já esteja programado. As fantasias sobre o desconhecido, sobretudo quanto a procedimentos na área da saúde, são um dos principais fatores de não aceitação por parte dos jovens, inclusive em relação a consultas médicas de rotina.

OBJETIVOS DA VACINAÇÃO DE ADOLESCENTES

Considerando as baixas taxas de cobertura vacinal dos adolescentes em relação à população infantil, as principais metas de imunização para os jovens estão direcionadas a atingir níveis de cobertura que promovam a proteção individual e coletiva na comunidade. Embora estudos de cobertura vacinal variem amplamente em metodologia e sofram influência de fatores socioculturais e econômicos, seus resultados podem apresentar indicadores de interesse geral.

Embora o registro de vacinação nos EUA relacionado às vacinas recomendadas (tríplice bacteriana acelular do tipo adulto [dTpa], vacina meningocócica quadrivalente conjugada [ACWY], papilomavírus humano [HPV]) na faixa etária de 13 a 17 anos tenha sido em torno de 60%, observa-se que, em relação à aceitação da vacinação simultânea, os índices são bem inferiores, indicando que apenas 48% dos meninos e 11% das meninas aceitaram a aplicação de vacinas no mesmo momento. Esse dado demonstra que há oportunidades perdidas na vacinação de adolescentes, particularmente para HPV; por exemplo, se a vacina HPV tivesse sido administrada com outra vacina na mesma oportunidade, estima-se que a taxa de vacinação para meninas poderia ter sido significativamente superior.[2]

Além das taxas de cobertura vacinal, torna-se fundamental avaliar o sucesso de esquemas vacinais completos na população jovem. Reiter et al.[3] observaram que, apesar de altas taxas de vacinação para esquemas de uma dose de reforço (87% para dTpa), os índices de vacinas com várias doses decresceram rapidamente (36% com primeira dose para HPV e apenas 17% com esquema completo de três doses).

Não obstante, têm sido relatados resultados animadores sobre a tendência de aumento na adesão aos esquemas vacinais. Um estudo populacional nos EUA evidenciou um incremento da adesão a vacinas dTpa e meningococo ACWY de 11 para 56% e de 12 para 54%, respectivamente, entre os anos de 2006 e 2009. Com relação à vacina

HPV, entre 2007 e 2009, meninas com, no mínimo, uma dose, representaram um aumento na adesão de 25 para 44%, e, entre 2008 e 2009, as taxas de esquema completo (três doses) aumentaram de 18 para 27%.[4] Entre as principais conclusões, Stokley et al.[4] recomendam que, para aumentar a cobertura vacinal, deve-se investir em informações aos pais sobre imunizações e estímulo a aplicações simultâneas na mesma visita médica.

Recentemente, foram alvo dos meios de comunicação os surtos de doenças imunopreveníveis entre adolescentes, demonstrando o grande impacto que pode ter a proteção desse grupo etário. Os adolescentes funcionam como reservatórios de algumas infecções e podem ser transmissores para populações mais vulneráveis, como os lactentes. O reconhecimento do impacto do estado de portador sadio (carreamento do agente infeccioso assintomático) foi demonstrado inicialmente no Reino Unido por meio da evidência da vacinação contra meningococo em adolescentes, que resultou em menor incidência da doença em outras faixas etárias. Entre as diversas estratégias de ampliação da proteção de crianças e adolescentes, um atual exemplo avaliado está relacionado à prevenção de *pertussis* (coqueluche). Nesse caso, apesar do enfoque clássico da vacinação de crianças a partir dos 2 meses, diversos modelos metodológicos evidenciaram o alcance obtido pela atuação das vacinas na população de adolescentes, que representam um grupo importante na transmissão da doença, conforme pesquisa recente no Brasil.

Órgãos como a Organização Mundial da Saúde (OMS), Organização Pan-americana de Saúde (OPAS) e a American Academy of Pediatrics (AAP) atuam de forma consoante a fim de individualizar o atendimento aos jovens, conforme suas necessidades e peculiaridades. Com relação à imunização, o Centers for Disease Control and Prevention (CDC) e a AAP apresentam, anualmente, as recomendações de vacinação para adolescentes, com material informativo para profissionais da saúde, familiares e para os próprios jovens.

No Brasil, a Sociedade Brasileira de Imunizações (SBIm), a Sociedade Brasileira de Pediatria (SBP) e o Ministério da Saúde apresentam, a cada ano, o calendário de vacinação do adolescente, variando com imunobiológicos disponíveis, mas mantendo a meta: proteger a saúde dos jovens. Felizmente, a cada ano novas vacinas são incorporadas a esses calendários, seja na rede pública, seja na rede privada, proporcionando maior benefício a todos os adolescentes.

ABORDAGEM DOS ADOLESCENTES

Historicamente, os adolescentes não eram reconhecidos como um grupo distinto, ora fazendo parte da pediatria, ora pertencendo à medicina interna. À medida que órgãos internacionais e sociedades nacionais da área da saúde mobilizaram-se na valorização do adolescente, foi observado um rápido crescimento nos indicadores de saúde proporcionado por regulamentação de diretrizes da medicina voltadas ao adolescente. Essas diretrizes apontam prioritariamente para a promoção da saúde, facilitando o acesso a atendimento médico, estratégias de prevenção (na qual incluem-se as imunizações) e prevenção a comportamentos de risco relacionados com sexualidade, uso de álcool e drogas, transtornos alimentares e mentais, bem como violência.

Entre as inúmeras diretrizes apresentadas pela medicina do adolescente, uma premissa fundamental se impõe: *não perder oportunidades*. Em todos os contatos entre profissionais da saúde e jovens, aqueles devem aproveitar para orientar sobre condutas necessárias e encaminhar a procedimentos a fim de promover a saúde do adolescente.

Por causa da redução de consultas de rotina na adolescência em relação à infância, o período inicial da adolescência representa o momento mais adequado para intervenção, visto que taxas de 9 a 15% de consultas preventivas anuais decrescem rapidamente após os 14 anos.

Considerando a escassez de tempo durante a consulta, tornam-se necessárias ferramentas que agilizem e otimizem o tempo de todos. A internet tem a velocidade de comunicação dos jovens, sendo rápida, objetiva e de acesso fácil: *sites, folders, blogs, podcasts*, redes sociais, todos esses recursos podem ser utilizados. Muitos órgãos de saúde (internacionais e nacionais) já os usam com muita propriedade, ademais, essas ferramentas podem ser úteis para profissionais da saúde, das redes pública e privada.

A qualidade da abordagem definirá se os resultados serão obtidos, por meio da adesão do jovem a programas de imunização, por exemplo, e da multiplicação das informações apresentadas. Portanto, é de fundamental importância o preparo dos profissionais da saúde, de ensino e dos próprios familiares para discutir adequadamente a prevenção de doenças, bem como riscos e consequências de não se vacinar. Assim, é possível obter melhores taxas de cobertura vacinal e menores índices de esquemas vacinais incompletos.

Órgãos governamentais têm acesso aos mais variados canais de comunicação em massa, e, nesse âmbito, a experiência de países de menor extensão territorial (mas altamente engajados com informação à população) demonstra que a veiculação massiva de estratégias sustentáveis para a saúde dos adolescentes vem obtendo resultados cada vez mais promissores. O alvo fundamental da mensagem deve ser o próprio adolescente, desde que toda uma rede de comunicação, envolvendo família, escola e a própria sociedade, esteja engajada no processo. No âmbito individual, o jovem deve ser esclarecido de que a vacinação significa tanto um benefício de proteção individual como de proteção coletiva (de grupo); sendo assim, informações que podem parecer muito técnicas (p. ex., mecanismo de ação das vacinas, produção de anticorpos e efeito de rebanho de vacinas conjugadas) podem, na verdade, ser atrativas e interessantes aos adolescentes, incentivando-os a conhecer melhor os processos que envolvem seu corpo e sua saúde.

COMPORTAMENTO DOS ADOLESCENTES NA VACINAÇÃO

Embora a maioria dos adolescentes responda de maneira satisfatória à vacinação, desde que devidamente informados (com abordagem adequada, conforme exposto anteriormente), é preciso saber que é possível haver manifestações clínicas e psicológicas que podem atingir não apenas o jovem, mas também o grupo social ou escolar a que ele pertence.

Sinais de ansiedade, agitação, queixas de cefaleia, náuseas, dor abdominal ou tonturas podem manifestar-se muito antes do ato vacinal, tendo início desde o momento em que o adolescente é informado que será vacinado. Os mesmos sintomas podem ocorrer durante ou após a administração do imunobiológico, desde os primeiros instantes até dias após. Com a referida diversidade de apresentação clínica e variabilidade temporal, é importante que os profissionais da saúde estejam cientes e preparados para identificar e diferenciar as causas dessas manifestações.

Ademais, visto que a resposta à dor da aplicação da vacina pode variar desde um desconforto local até síncope devido à síndrome vasovagal (com taxas de 8,2/100 mil vacinados), deve-se observar atentamente o comportamento do adolescente desde o início do procedimento, oferecendo oportunidades para que ele expresse seus sentimentos e, no caso de apresentar alguma sintomatologia, direcionamento a local apropriado para atendimento.

O comportamento dos jovens é, com frequência, influenciado pelo grupo com o qual se identifica, amigos ou colegas de escola; dessa forma, muitas alterações comportamentais associadas à vacinação têm sido descritas independentemente de questões culturais ou socioeconômicas. Em 2003, Clements[5] descreveu episódios de transtornos psicogênicos em massa (MPI, do inglês, *mass psychogenic illness*) após a vacinação. Nesses episódios, a manifestação de sintomas sugeriam doença orgânica sem uma causa identificada, atingindo um grupo de indivíduos durante determinado período de tempo. Esse comportamento tem sido relatado em diferentes culturas e locais, como escolas e ambientes de trabalho, assim como durante atividades militares, como consequência de uma sensação de ameaça por algum agente que causa envenenamento/intoxicação, como alimentos, gases ou agentes químicos. Independentemente do local envolvido, os sintomas são semelhantes: cefaleia, tonturas, fraqueza e perda de consciência. Relatos semelhantes são encontrados desde a Idade Média.

Episódios de MPI podem rapidamente atingir grandes proporções por intermédio dos meios de comunicação, que disseminam rapidamente as informações, dificultando o manejo dessas situações. Diante disso, uma vez identificada determinada vacina como provável causadora desse tipo de episódio, autoridades governamentais e institucionais diretamente envolvidas não devem desconsiderar os acontecimentos, devendo informar objetivamente e de forma tranquilizadora o público (que será cético até que a vacina seja testada e os indivíduos envolvidos apresentem sinais de melhora clínica), ao mesmo tempo que investigam aspectos clínicos e epidemiológicos do evento.

Os eventos de MPI, de fácil manifestação em grupos de adolescentes e adultos, não são vistos no comportamento de lactentes e crianças, mesmo quando vacinados junto a grupos da mesma idade: embora reajam chorando em função da dor ou do medo, crianças não apresentam episódios de perda de consciência após a vacinação, provavelmente por não a identificarem como uma ameaça e interagirem com seu grupo de forma diferente de como fazem os adolescentes.

Um dos primeiros episódios de MPI relatado na literatura científica ocorreu na Jordânia em 1998, quando 160 adolescentes de 15 anos foram vacinados na escola para difteria e tétano (dT). No dia seguinte à vacinação, um jovem vacinado tropeçou na escola e caiu, ferindo o rosto. Os professores, preocupados por acharem que o jovem havia desmaiado, encaminharam-no ao hospital. Poucas horas depois, outro estudante (que apresentara mal-estar no dia anterior) teve episódio de desmaio na escola. A partir desse momento, uma situação de pânico disseminou-se na escola e na comunidade, envolvendo autoridades governamentais que recomendaram hospitalização por suspeita da vacinação. Os meios de comunicação (jornais, televisão e rádio) divulgaram o episódio rapidamente, e, no 2º dia, 806 estudantes apresentavam sintomas semelhantes e 122 foram hospitalizados. Por não estarem preparados para uma situação assim, os profissionais envolvidos no atendimento desses jovens recomendaram tratamento hospitalar com hidrocortisona e anti-histamínicos antes que fosse realizada uma avaliação clínica adequada. A investigação oficial foi realizada rapidamente e de forma subjetiva, sem planejar instrumentos e informações a pesquisar. Mesmo após a investigação ter afastado outros agentes externos e não sendo identificada alteração na vacina, a forma como o episódio foi conduzido evidenciou resultados desastrosos, com a população tornando-se descrente com relação à vacinação. Esses resultados poderiam ser evitados com adequado preparo prévio.

Na China, um relato de 2002 descreve que aproximadamente 1 mil estudantes entre 7 e 17 anos foram atendidos em hospitais após vacinação para encefalite japonesa; eles apresentavam náuseas, vômitos e febre, o que gerou pânico por suspeita de miocardite. Um relatório médico precocemente realizado indicava possível manifestação de uma doença grave, o que causou mobilização da polícia local, com prisões e processos judiciais contra autoridades envolvidas. A população esteve presente em massa nas ruas da cidade, causando tumultos e problemas sociais. Após uma investigação detalhada, nenhuma evidência de doença clínica grave ou de alteração na vacina utilizada foi identificada.

De forma semelhante, episódios foram relatados no Irã em 1992 (vacina de toxoide tetânico), na Itália no ano 2000, em Madri em 1996 (vacina para hepatite B), no Canadá em 1992 (vacina dT) e em Taiwan em 2009 (vacina contra *influenza*), todos envolvendo adolescentes vacinados em ambiente escolar, com manifestações em grupo consideradas psicogênicas, sendo a maioria apresentada no sexo feminino. No ano de 1981, em Montreal, durante um passeio escolar de trem, aproximadamente 500 meninas de 13 e 14 anos apresentaram tonturas, fraqueza e desmaios, após informação entre as jovens de que poderia ter ocorrido um vazamento químico no ar-condicionado, o que não houve, mas ocasionou inúmeras hospitalizações desnecessárias.

Essas reações de grupo, quando relacionadas com vacinas, não são exclusivamente associadas a vacinas injetáveis. Em 2003, Ha Ba Khiem et al.[6] publicaram o relato de um episódio de MPI em estudantes de 10 a 12 anos no Vietnã após aplicação de vacina oral para cólera: 42% dos jovens apresentaram tremores, náuseas, cefaleia e extremidades frias. Uma ação rápida e coordenada da equipe responsável pela vacinação permitiu que houvesse adequada avaliação clínica pediátrica, tratamento conservador e observação hospitalar dos casos mais sintomáticos, com liberação dos indivíduos no mesmo dia, análise da vacina e divulgação dos resultados em curto prazo para a comunidade, colaborando para que a campanha prosseguisse sem interrupção ou rejeição por parte da população.

Episódios de alterações psicogênicas em adolescentes podem acontecer como resposta a uma percepção (real ou imaginária) de ameaça entre o grupo. Entretanto, quando uma vacina está envolvida como suspeita de fator causal, existem complicadores a serem considerados, como o fato de a vacina ser injetada no corpo do indivíduo, não podendo ser removida. Esse aspecto faz com que as possíveis "vítimas" prossigam sua vida "carregando uma ameaça dentro de seu organismo", de forma indefinida. Uma vez potencializados pelos meios de comunicação, esses eventos aumentam em número e intensidade.

Em 2015, a OMS, por meio de um comitê de especialistas (Global Advisory Committee for Vaccine Safety [GACVS]), trocou o termo MPI por ISRR (*immunization stress-related responses*), evitando o termo "ansiedade". Essas reações de estresse relacionadas à imunização (RERI), que podem ocorrer antes, durante ou após o ato vacinal, manifestam-se como:

- Reação aguda ao estresse
- Reação vasovagal
- Reação com sintomas neurológicos dissociativos.

No Brasil, a introdução da vacina contra HPV entre jovens esteve relacionada com vários episódios de manifestações clínicas consideradas efeitos adversos pós-vacinais (EAPV) que deram origem à insegurança e hesitação vacinal entre pais e adolescentes. Marchetti et al.[7] realizaram estudos metodologicamente consistentes demonstrando que essas manifestações clínicas não estavam relacionadas com efeitos adversos da vacina. Entretanto, as taxas de cobertura vacinal contra HPV seguem baixas, demonstrando a importância de monitorar e acompanhar essa população em todas as fases de uma campanha de vacinação.

Durante a pandemia de covid-19, a vacinação representou um novo desafio na área das imunizações: demonstrar a segurança e eficácia de novas vacinas desenvolvidas em curto período e com emprego de novas tecnologias. Esse desafio tornou-se maior à medida que adolescentes e crianças foram elegíveis para vacinação: o temor de efeitos adversos imprevisíveis e graves aumentou a hesitação e recusa vacinal. Apesar disso, à medida que novos estudos foram sendo divulgados, associados a campanhas de informação consistentes e combate a *fake-news*, observou-se uma gradual recuperação.

A vacinação de adolescentes deve sempre considerar, seja por questões individuais, seja por questões de grupo, possíveis manifestações repetidas entre os jovens. Assim, recomenda-se: evitar informar os jovens no mesmo dia de vacinação (causando estresse pré-vacinal); oferecer área física destinada para aplicação da vacina com uma entrada distinta da saída dos jovens já vacinados; e evitar agrupamentos na espera da aplicação.

Entre aspectos institucionais, a identificação da autoridade responsável pela campanha, contatos prévios com meios de comunicação, atitude positiva e proativa de investigação de efeitos adversos, informação e discussão das características da vacinação para os jovens, familiares e professores são elementos que devem estar presentes em um protocolo para o qual todos os profissionais envolvidos devem estar cientes e preparados.

Seguindo as diretrizes para atendimento do adolescente, a informação prévia é fundamental para prevenir complicações clínicas e comportamentais, devendo alcançar todos os indivíduos próximos (familiares, professores e profissionais da saúde). A preocupação de que novos episódios de MPI ou ISRR possam ocorrer em quaisquer campanhas de grupos deve sempre estar presente antes da implementação da campanha, para que medidas preventivas ou estratégias de ação sejam previamente definidas.

CALENDÁRIOS DE VACINAÇÃO

Existem diferentes calendários de vacinação disponíveis para adolescentes. No Brasil, destaca-se o informe da SBIm, caracterizado por contemplar imunobiológicos disponíveis tanto na rede pública como na rede privada. Independentemente das condições socioeconômicas, todo jovem tem direito à informação da forma mais completa possível, e, desse modo, os profissionais de saúde devem apresentar todas as opções possíveis de cobertura vacinal.[8]

Na Tabela 48.1, estão apresentadas as vacinas indicadas na adolescência, com esquemas vacinais, justificativas para uso, condutas em diferentes situações e disponibilidade das vacinas na rede pública e/ou privada.

DÚVIDAS FREQUENTES

Inúmeras dúvidas surgem diariamente nas salas de vacinação, nos consultórios, ambulatórios e nos lares em relação às vacinas indicadas para adolescentes. São respondidas, a seguir, algumas delas.

Pode-se aplicar mais de uma vacina no mesmo dia?

Sim, pois a maioria das vacinas não interfere na eficácia nem na resposta imunológica de cada

Tabela 48.1 Calendário de vacinação do adolescente.

Vacina	Esquema	Justificativa	Observações	Disponibilização (rede)	
				Pública	Privada
SCR: sarampo, caxumba e rubéola (tríplice viral)	Adolescentes com esquema completo: 2 doses com intervalo mínimo de 1 m entre elas); não há necessidade de 3ª dose como rotina, podendo ser considerada em situações de risco epidemiológico, como surtos de caxumba e/ou sarampo.	A proteção oferecida por essas vacinas na infância pode não ser suficiente para que os adolescentes continuem protegidos.	Adolescentes não vacinados ou com esquema incompleto devem receber ou completar o esquema de 2 doses, conforme a situação encontrada, com intervalo mínimo de 30 dias entre as doses. Contraindicada para gestantes. O uso em imunossuprimidos deve ser avaliado caso a caso.	Sim	Sim
Hepatites A, B ou A e B	Hepatite A: 2 doses no esquema 0-6 m.	Adolescentes não vacinados na infância, em sua maioria, são suscetíveis a essas infecções e de risco para elas. Aqueles vacinados na infância, não precisam de reforços.	Adolescentes não vacinados na infância para as hepatites A e B devem ser vacinados assim que possível. A vacina combinada para as hepatites A e B é uma opção e pode substituir a vacinação isolada.	Não	Sim
	Hepatite B: 3 doses no esquema 0-1-6 m.			Sim	Sim
	Hepatite A e B: para menores de 16 anos, 2 doses no esquema 0-6 m; para maiores de 16 anos, 3 doses no esquema 0-1-6 m.			Não	Sim
HPV	Vacinar meninas e meninos a partir dos 9 anos. Para meninos e meninas menores de 15 anos o esquema é de 2 doses com intervalo de 6 m (0-6 m). Para adolescentes com 15 anos ou mais, não imunizados anteriormente, o esquema é de 3 doses (0-1-6 m).	O HPV é uma IST e pode causar doenças benignas, como condilomas (verrugas genitais, HPV 6 e 11), ou malignas, como câncer de colo de útero (HPV 16 e 18).	Ambas as apresentações de vacinas são produzidas em uma estrutura semelhante ao vírus HPV, sem, contudo, trazer risco de infecção ou alteração de imunidade com sua aplicação. Pacientes sexualmente ativos ou que apresentam previamente o vírus opodem beneficiar-se da proteção contra HPV. A vacina é indicada preferentemente antes do início da vida sexual dos adolescentes.	Sim: vacina HPV 6, 11, 16, 18 para meninas de 9 a 14 anos e meninos de 11 a 14 anos.	Sim

Difteria, tétano e coqueluche (tríplice bacteriana adulto [dTpa]), Difteria e tétano (dupla adulto [dT])	Dose de reforço a cada 10 anos. Iniciar ou completar esquema de 3 doses conforme histórico vacinal. Indicada dose de reforço no início da adolescência com vacina combinada dTpa. Em casos de ferimentos graves, deve-se reduzir o intervalo para 5 anos. Na impossibilidade de uso da vacina dTpa, a apresentação dT deve ser indicada. Na falta de dTpa, dTpa-VIP (com componente poliomielite inativada) pode ser recomendado.	A proteção oferecida por essas vacinas na infância não é suficiente para que os adolescentes continuem protegidos.	Jovens têm sido identificados como "reservatórios" do agente da coqueluche (*pertussis*), podendo apresentar a doença de forma subclínica (tosse prolongada) e ser um vetor de transmissão da doença, principalmente para suscetíveis com alto risco de complicações, como os lactentes. Considerar antecipar reforço com dTpa para 5 anos após a última dose de vacina contendo componente *pertussis* para adolescentes contactantes de lactentes. Para adolescentes que pretendem viajar para países nos quais a poliomielite é endêmica, recomenda-se a vacina dTpa combinada à pólio inativada (dTpa-VIP). A vacina é recomendada mesmo para aqueles que tiveram coqueluche, já que a proteção conferida pela infecção não é permanente.	dTpa: sim, para gestantes e puérperas até 45 dias após o parto. dT: sim para todos.	dTpa: sim. dT: não.
Varicela	2 doses para indivíduos suscetíveis. Para menores de 13 anos: intervalo de 3 m. A partir de 13 anos: intervalo de 1 a 2 m.	A varicela pode apresentar formas graves e complicações clínicas durante a adolescência.	Casos de histórico de doença prévia (diagnosticada) não necessitam de vacinação. Até 12 anos, considerar aplicar a vacina combinada quádrupla viral (SCRV). Não vacinar na gestação; pode ser aplicada no puerpério e durante a amamentação. O uso em imunossuprimidos deve ser avaliado caso a caso.	Não	Sim (varicela e SCRV)
Influenza (gripe)	Dose única anual.	Indicada inclusive para jovens saudáveis para prevenir complicações da doença.	Necessária revacinação anual, mesmo em casos de mesmas cepas virais presentes em anos anteriores, a fim de manter níveis de anticorpos protetores. A vacina *influenza* 4V é preferível à vacina *influenza* 3V, por conferir maior cobertura das cepas circulantes. Na impossibilidade de uso da vacina 4V, utilizar a vacina 3V.	Sim, vacina 3V para grupos de risco.	Sim, 3V e 4V.
Meningocócica conjugada ACWY	Para não vacinados: 2 doses com intervalo de 5 anos. Para vacinados na infância: reforço aos 11 anos ou 5 anos após a última dose.	Adolescentes são considerados grupo de risco para a meningite meningocócica, além de serem os principais disseminadores da infecção (portadores sadios).	Na indisponibilidade da ACWY, substituir pela meningo C.	Sim, MenACWY entre 11 e 12 anos (independentemente de dose prévia de MenC).	Sim

(*continua*)

Tabela 48.1 Calendário de vacinação do adolescente. (*continuação*)

Vacina	Esquema	Justificativa	Observações	Disponibilização (rede)	
				Pública	Privada
Meningocócica B	Para não vacinados na infância: 2 doses com intervalo de 1 a 2 m. Não se conhece a duração da proteção conferida e, consequentemente, há a necessidade de dose(s) de reforço como rotina.	Adolescentes são considerados grupo de risco para a meningite meningocócica, além de serem os principais disseminadores da infecção (portadores sadios).	Para grupos de alto risco: portadores de asplenia anatômica ou funcional, deficiência de complemento ou pessoas em uso de biológicos que interferem na via do complemento, é recomendada 1 dose de reforço 1 ano após o fim do esquema de doses básico para cada faixa etária e revacinar a cada 3 anos.	Não	Sim
Febre amarela	Dose única. Não há consenso sobre a duração da proteção conferida pela vacina. De acordo com o risco epidemiológico, uma 2ª dose por ser considerada, em especial para aqueles vacinados antes dos 2 anos, pela maior possibilidade de falha vacinal primária.	A febre amarela pode apresentar formas clínicas de gravidade, inclusive com risco de manifestações hemorrágicas.	Contraindicada em imunodeprimidos, gestantes (exceto quando os riscos de adquirir a doença superam os riscos potenciais da vacinação) e nutrizes até que o bebê complete 6 meses (se a vacinação não puder ser evitada, suspender o aleitamento materno por 10 dias). O uso em imunodeprimidos deve ser avaliado caso a caso. Vacina obrigatória para cumprir exigências sanitárias de determinadas viagens internacionais. Deve ser aplicada 10 dias antes da possível exposição/viagem.	Sim	Sim
Dengue	Recomendada apenas para adolescentes soropositivos. Esquema de 3 doses com intervalos de 6 m (0-6-12 m).		Licenciada para pessoas entre 9 e 45 anos. Contraindicada para adolescentes soronegativos, imunodeprimidos, gestantes e nutrizes.	Não	Sim
Covid-19	mRNA (Pfizer): 2 doses com intervalo de 8 semanas (3 a 8). Vírus inativado (Coronavac – Instituto Butantan/Sinovac): 2 doses com intervalo de 4 semanas (2 a 4).		Imunossuprimidos: esquema primário de 3 doses. Recomendado intervalo de 15 dias com outras vacinas. Pessoas que já tiveram covid-19 devem ser vacinadas após recuperação da doença e 4 semanas após início dos sintomas ou resultado positivo no exame RT-PCR.	Sim	Não

ACWY: vacina meningocócica quadrivalente conjugada; covid-19: coronavírus; dT: vacina dupla bacteriana do tipo adulto (difteria e tétano); dTpa: vacina tríplice bacteriana acelular do tipo adulto; HPV: papilomavírus humano; IST: infecção(ões) sexualmente transmissível(is); m: mês(es); meningo C: vacina meningocócica C conjugada; mRNA: RNA mensageiro; SCR: vacina sarampo, caxumba e rubéola. (Fonte: adaptada de SBIm.[8])

produto aplicado (com exceção das vacinas de vírus vivo atenuado, como tríplice viral, varicela e febre amarela). Em razão da dificuldade do adolescente em comparecer várias vezes à sala de vacinação, a aplicação simultânea é um recurso prático e de otimização de tempo disponível.

Há risco de as vacinas provocarem a própria doença ou reações graves?

Não. Entre as vacinas indicadas para adolescentes, apenas as vacinas de vírus vivo atenuado (tríplice viral, varicela e febre amarela) podem (raramente) causar efeitos relacionados com o vírus da vacina, mas, quando isso ocorre, a manifestação costuma ser de forma leve e de curta duração. Entre os raros efeitos adversos que vacinas contra covid-19 do tipo mRNA podem apresentar em adolescentes, observam-se miocardite e pericardite; entretanto, quando ocorrem, são manifestações autolimitadas de boa evolução clínica. É importante destacar que o risco de miocardite pela doença covid-19 pode ser até 40 vezes maior do que pela vacina (1 caso por 1 milhão de doses aplicadas).

Após ser aplicada a vacina, posso ir à aula, passear, praticar esportes ou ir a festas?

Sim, as vacinas indicadas não interferem no dia a dia; podem raramente causar efeitos adversos locais (dor na área da aplicação, sensibilidade local) ou sintomas gerais, como dor de cabeça e febre (de forma não persistente e leve). Assim, não são um impedimento para as práticas diárias dos jovens.

Vacinas podem alterar a imunidade, o crescimento ou causar alterações de peso?

Não, as vacinas utilizam um processo de *imunização ativa*: por meio da vacina, o organismo recebe componentes dos agentes causadores da doença (vírus ou bactérias inativados ou atenuados) que estimulam uma resposta imune com o surgimento de anticorpos. Estes, por sua vez, serão neutralizadores de uma possível agressão futura desse agente. Não ocorrem debilitação da imunidade, alteração do crescimento ou do metabolismo do adolescente.

Vale a pena fazer rapidamente todas as vacinas indicadas ou devo esperar?

São poucas as vacinas indicadas para os jovens (atualmente oito a nove), mas todas são importantes, pois, já no início da adolescência, ou o indivíduo é suscetível às doenças por não ter proteção prévia (ausência de anticorpos) ou seus anticorpos podem estar em nível inferior ao necessário para sua proteção. Portanto, quanto mais cedo as vacinas forem aplicadas no início da adolescência, mais segurança será oferecida à saúde do jovem até o período adulto.

Se ocorrer um atraso na aplicação de doses de uma vacina, perde-se o efeito da anterior?

Não, a dose anterior da vacina segue válida. Entretanto, quanto maior o intervalo entre as doses, maior o risco de a proteção (anticorpos) diminuir. Em caso de exposição ao agente causador da doença, é também maior o risco de a dose da vacina aplicada não ser suficiente para evitar a doença.

As vacinas indicadas para adolescentes são realmente necessárias?

Essa é uma pergunta muito frequente e deve ser respondida considerando-se que as vacinas foram, indiscutivelmente, um dos maiores avanços na área da saúde. Embora a adolescência seja conhecida como um dos períodos mais saudáveis da vida, os jovens estão expostos a inúmeras doenças preveníveis. Algumas dessas doenças podem significar risco de morte (como a doença meningocócica), outras podem significar patologias crônicas para toda a vida (como hepatite B e HPV) ou simplesmente interferir nas atividades diárias (como *influenza*/gripe). Outrossim, além de proteger os adolescentes, as vacinas evitam a transmissão da doença para outras faixas etárias.

A vacinação contra HPV pode ser um fator de estímulo para atividade sexual dos jovens?

Não, vários estudos têm avaliado se o recebimento da vacina contra o HPV reduz a inibição da atividade sexual. Os dados mostram que o recebimento da vacina não altera a atividade sexual. Um estudo prospectivo avaliou meninas que receberam a vacinação completa para HPV e não encontrou aumento na procura de atendimento médico para desfechos relacionados à atividade sexual, incluindo gravidez, teste ou diagnóstico de infecções sexualmente transmissíveis (ISTs) e aconselhamento contraceptivo. O recebimento da vacina não altera o comportamento sexual do receptor da vacina, como número de parceiros sexuais ou ISTs. Além disso, Mather et al.[9] demonstraram que as mulheres vacinadas apresentaram atitudes mais positivas em relação à prática de sexo seguro.

CONSIDERAÇÕES FINAIS

Sempre que o tema discutido envolver adolescentes, o enfoque deve ser o mais abrangente, multidisciplinar e integral possível. Exatamente por suas peculiaridades, a adolescência será um desafio constante. Apenas com muita informação, entendimento e comunicação será possível atingir metas na adolescência, especialmente quando o principal objetivo é proteger e promover a saúde dos jovens. Para que esse objetivo seja atingido, é preciso considerar as características socioculturais e identificar aspectos gerais da adolescência e puberdade considerando um contexto social maior. Os jovens e seus familiares devem ter acesso à informação adequada e atualizada, assim como contatos regulares com serviços de saúde devem ser estimulados.

REFERÊNCIAS BIBLIOGRÁFICAS

1. Feijó RB. Adolescent immunization: understanding challenges and framing solutions (artigo comentado). Revista Imunizações (Sociedade Brasileira de Imunizações). 2018; 11(1):20-4.
2. American Academy of Pediatrics. Committee on Infectious Disease. Bernstein H, Bocchini JA. The Need to Optimize Adolescent Immunization. Pediatrics. 2017;139(3):e20164186.
3. Reiter PL, McRee AL, Gottlieb SL, Brewer NT. Correlates of receiving recommended adolescent vaccines among adolescent females in North Carolina. Hum Vaccin. 2011;7(1): 67-73.
4. Stokley S, Cohn A, Dorell C, Hariri S, Yankey D, Messonnier N et al. Adolescent vaccination-coverage levels in the United States: 2006-2009. Pediatrics. 2011;128(6):1078-86.
5. Clements CJ. Mass psychogenic illness after vaccination. Drug Saf. 2003;26(9):599-604.
6. Khiem HB, Huan le D, Phuong NT, Dang DH, Hoang DH, Phuong le T et al. Mass psychogenic illness following oral cholera immunization in Ca Mau City, Vietnam. Vaccine. 2003;21(31):4527-31.
7. Marchetti RL, Gallucci-Neto J, Kurcgant D, Proença IGF, Valiengo LCL, Fiore LA et al. Immunization stress-related responses presenting as psychogenic non-epileptic seizures following HPV vaccination in Rio Branco, Brazil. Vaccine. 2020;38(43): 6714-20.
8. Sociedade Brasileira de Imunizações. Calendário de vacinação do adolescente. [Internet] [cited 2022 oct 4]. Disponível em: https://sbim.org.br/calendarios-de-vacinacao.
9. Mather T, McCaffery K, Juraskova I. Does HPV vaccination affect women's attitudes to cervical cancer screening and safe sexual behaviour? Vaccine. 2012;30(21):3196-201.

BIBLIOGRAFIA

Brasil. Ministério da Saúde. Secretaria de Atenção à Saúde. Departamento de Ações Programáticas e Estratégicas. Proteger e cuidar da saúde de adolescentes na atenção básica. 2. ed. Brasília: Ministério da Saúde; 2018. 233 p.

Centers for Disease Control and Prevention Recommended Child and Adolescent Immunization Schedule for ages 18 years or younger: United States, 2022. CDC [Internet] [Cited 2022 oct 4]. Disponível em: https://www.cdc.gov/vaccines/schedules/hcp/imz/child-adolescent.html.

Dempsey AF, Freed GL. Health care utilization by adolescents on Medicaid: implications for delivering vaccines. Pediatrics. 2010;125(1):43-9.

de Vries M, Çoban FR, Claassen L, Wierik MJM, Timmermans DRM, Timen A. Information needs during an emerging outbreak of meningococcal W135 disease in the Netherlands: a study among teenagers, their parents and healthcare professionals. BMC Public Health. 2021; 21(1):1540.

Elster A, Kuznets N. AMA guidelines for adolescent preventive services (GAPS). Baltimore: Williams & Wilkins; 1994.

Feijó RB, Oliveira EA. Comportamento de risco na adolescência. J Pediatr. 2001;77(Supl.2):S125-34.

Feijó RB. Vacinação do adolescente. Revista Imunizações (Sociedade Brasileira de Imunizações). 2017; 1:36-9.

Freitas AC, Okano V, Pereira JCR. Pertussis booster vaccine for adolescents and young adults in São Paulo, Brazil. Rev Saúde Pública. 2011;45(6): 1062-71.

Gamble HL, Klosky JL, Parra GR, Randolph ME. Factors influencing familial decision-making regarding human papillomavirus vaccination. J Pediatr Psychol. 2010;35(7):704-15.

Gold MS, McIntyre P. Human papillomavirus vaccine safety in Australia: experience to date and issues for surveillance. Sex Health. 2010;7(3): 320-4.

Hammer LD, Curry ES, Harlor AD, Laughlin JJ, Leeds AJ, Lessin HR et al. Increasing immunization coverage. Pediatrics. 2010;125(6):1295-304.

Huang WT, Hsu CC, Lee PI, Chuang JH. Mass psychogenic illness in nationwide in-school vaccination for pandemic influenza A(H1N1) 2009, Taiwan, November 2009-January 2010. Euro Surveill. 2010;15(21):19575.

Kharabsheh S, Al-Otoum H, Clements J, Abbas A, Khuri-Bulos N, Belbesi A et al. Mass psychogenic illness following tetanus-diphtheria toxoid vaccinations in Jordan. Bull World Health Organ. 2001;79(8):764-70.

LoMurray K, Sander M. Using the North Dakota immunization information system to determine adolescent vaccination rates and uptake. Public Health Rep. 2011;126(Suppl 2):78-86.

Macedo LEN, Ferreira VM, Feitosa CA, Nunes APB, Campos LC, Sáfadi MAP. Impact of meningococcal C conjugate vaccination programs with and without catch-up campaigns in adolescents: Lessons learned from Bahia, Brazil. Hum Vaccin Immunother. 2018; 14(5):1131-7.

Peiró EF, Yáñez JL, Carramiñara I, Rullán JV, Castell, J. Estudio de un brote de hysteria después de la vacinación de hepatitis B. Med Clin. 1996;107(1):1-3.

Rand CM, Shone LP, Albertin C, Auinger P, Klein JD, Szilagyi PG. National health care visit patterns of adolescents: implications for delivery of new adolescent vaccines. Arch Pediatr Adolesc Med. 2007;161(3):252-9.

SeyedAlinaghi S, Karimi A, Mojdeganlou H, Alilou S, Mirghaderi SP, Noori T et al. Impact of COVID-19 pandemic on routine vaccination coverage of children and adolescents: A systematic review. Health Sci Rep. 2022;5(2):e00516. https://doi.org/10.1002/hsr2.516.

Silveira MBV, Perez DA, Yamaguti A, Saraiva EZ, Borges MG, Moraes-Pinto MI. Immunization status of residents in pediatrics at the Federal University of São Paulo, Brazil. Rev Inst Med Trop. 2011;53(2):73-6.

Sociedade Brasileira de Imunizações. Calendário de Vacinação SBIm Adolescentes 2021-2022. [Internet cited 2022 oct 4]. Disponível em: https://sbim.org.br/images/calendarios/calend-sbim-adolescente.pdf.

Sociedade Brasileira de Pediatria. Calendário de Vacinação da SBP 2021. [Internet cited 2022 oct 4]; Disponível em: https://www.sbp.com.br/fileadmin/user_upload/23107b-DocCient-Calendario_Vacinacao_2021.pdf.

Sociedade Brasileira de Pediatria. Desafios da Cobertura Vacinal em Pediatria. Documento Científico n. 17; 2021. SBP [Internet 2022 oct 4]. Disponível em: https://www.sbp.com.br/imprensa/detalhe/nid/desafios-da-cobertura-vacinal-em-pediatria/.

Yasamy MT, Bahramnezhad A, Ziaaddini H. Postvaccination mass psychogenic illness in an Iranian rural school. East Mediterr Health J. 1999;5(4): 710-6.

49

Vacinação do Homem Adulto

Isabella Ballalai • Rodrigo Schrage Lins

INTRODUÇÃO

Todo adulto deve estar com as vacinas em dia. Há alguns anos, a Sociedade Brasileira de Imunizações (SBIm) criou o calendário de vacinação da mulher com o intuito de orientar em relação às diferentes vacinas indicadas para esse grupo antes, durante e depois da gravidez. Em 2012, a SBIm publicou o calendário de vacinação do homem, uma maneira de apresentar a esse grupo as vacinas indicadas a ele.

O principal objetivo de vacinar o homem é protegê-lo de doenças infecciosas potencialmente graves. Semelhantemente ao que ocorre com mulheres, vacinar homens visa também proteger crianças e adultos que convivem com eles.

As imunizações específicas para o homem são determinadas por fatores como idade, estilo de vida, condições de alto risco, tipo e locais de viagem e vacinas anteriores. Ao longo de sua vida adulta, o homem precisa de vacinas para obter e manter a proteção contra *influenza*, tétano, difteria, coqueluche, sarampo, caxumba, rubéola, varicela, papilomavírus humano (HPV), doença meningocócica, doença pneumocócica, febre amarela, herpes-zóster, hepatites A e B.

Dependendo de seu passado vacinal (ou de infecções), o homem adulto deverá atualizar seu calendário vacinal ou iniciar sua vacinação, quando não foi vacinado anteriormente ou desconhece seu passado vacinal. Além disso, é importante atualizar os esquemas de doses (quando não completos) e receber os reforços quando indicados.

PRINCIPAIS VACINAS INDICADAS PARA O HOMEM ADULTO

Sarampo, caxumba e rubéola: vacina tríplice viral

A vacina tríplice viral é indicada para todo adulto que não tenha recebido pelo menos duas doses dessa vacina na vida após a idade de 1 ano. Para definir o número de doses necessárias, não se considera a possível aplicação da vacina contra o sarampo antes dos 9 meses. Caso não tenha recebido nenhuma dose na vida, serão necessárias duas doses com intervalo mínimo de 1 mês entre elas. Caso tenha recebido apenas uma dose da vacina depois de 1 ano, o adulto deverá receber uma única dose adicional.

Para adultos com esquema completo, não há evidências que justifiquem uma terceira dose como rotina, podendo ser considerada em situações de risco epidemiológico, como surtos de caxumba e/ou sarampo, a serem definidos pelas autoridades sanitárias.

> A vacina é contraindicada para imunodeprimidos, haja vista que é produzida com o vírus vivo atenuado.

Hepatite B

É recomendada para todos os adultos não vacinados. Não está indicada triagem sorológica rotineira para definir a necessidade de vacinação.

O esquema básico de doses, composto de três doses (0-1-6 meses), deve ser completado. Se tiver ocorrido interrupção do esquema ou atraso na aplicação das doses, não se deve recomeçar, mas aplicar apenas as doses que faltam.

Homens de alto risco para a infecção pelo vírus da hepatite B (HBV) devem realizar sorologia (anti-Hbs) de rotina 30 a 60 dias após a terceira dose. Homens imunodeprimidos ou nefropatas crônicos devem receber quatro doses dobradas da vacina (0-1-2-6 meses) e realizar sorologia anual para verificação da imunidade. Caso ocorra perda da imunidade, devem receber dose de reforço. Homens que têm relação sexual com homens apresentam risco maior para a infecção pelo HBV.

> Deve-se dar preferência à vacina combinada hepatite A e B quando ambas forem recomendadas.

Hepatite A

É recomendada para todos os adultos não vacinados. Não está indicada triagem sorológica para definir a necessidade da vacinação. No entanto, essa triagem deve ser considerada para os maiores de 60 anos.

O esquema básico de duas doses (0-6 meses) deve ser completado. Caso seja utilizada a vacina combinada contra as hepatites A e B, são necessárias três doses (0-1-6 meses). Se houver interrupção do esquema vacinal ou atraso entre as doses, não se deve recomeçar o esquema, é necessário apenas aplicar as doses que faltam.

Os *kits* comumente utilizados para sorologia de hepatite A não são sensíveis para a detecção do nível de anticorpos gerados pela aplicação da vacina contra hepatite A; portanto, não se indica essa dosagem após a vacinação. A vacina é praticamente 100% eficaz e não há relato de falha vacinal.

> Homens que têm relação sexual com homens apresentam risco maior para a infecção pelo vírus da hepatite A (HAV). A vacina não é contraindicada para imunodeprimidos.

Influenza

A vacinação anual contra a *influenza* (gripe) é recomendada para todos os adultos.

Homens com doenças crônicas de base e/ou imunodeprimidos, além daqueles com mais de 60 anos, são considerados grupos de maior risco para as complicações da doença. Para imunodeprimidos e em situação epidemiológica de risco, pode ser considerada uma segunda dose, a partir de 3 meses após a dose anual.

Desde que disponível, a vacina *influenza* 4V é preferível à vacina *influenza* 3V; isso porque a 4V confere maior cobertura das cepas circulantes. Na impossibilidade de uso da vacina 4V, utilizar a vacina 3V.

Se disponível, a vacina utilizada na última temporada no hemisfério Norte poderá ser recomendada aos viajantes internacionais e brasileiros residentes nos estados do Norte do país, no período pré-sazonal de *influenza*.

Febre amarela

É recomendada uma dose da vacina para imunização contra a doença em todo o território nacional. Se recebeu uma dose antes dos 5 anos, está indicada uma dose de reforço. Caso tenha recebido uma dose após os 5 anos, não é necessário tomar doses adicionais. Em caso de viagem, a administração deve ser realizada no mínimo 10 dias antes, se primovacinação.

A vacina está contraindicada para imunodeprimidos, dado que é uma vacina de vírus vivo atenuado.

Varicela

É recomendada para todos os adultos não vacinados e suscetíveis à doença. Para adultos, são necessárias duas doses com intervalo de 1 a 3 meses.

Adultos que tenham recebido uma dose da vacina, mesmo que há mais de 3 meses, devem receber apenas mais uma dose. Homens suscetíveis e que convivem com crianças apresentam maior risco para a infecção.

Herpes-zóster

Duas vacinas para herpes-zóster estão licenciadas no Brasil. Uma vacina inativada (VZR) e uma de vírus vivo atenuado (VZA). A imunização para herpes-zóster está indicada a partir dos 50 anos como rotina. A VZR é indicada também para pacientes imunodeprimidos a partir dos 18 anos; para imunodeprimidos, a VZA está contraindicada por se tratar de vírus vivo atenuado. De modo geral, para todas as populações, A VZR é preferível porque confere eficácia e duração de proteção maiores.

Os esquemas são:

- VZA – dose única
- VZR – duas doses com intervalo de 2 meses entre elas.

A imunização também está indicada para aqueles com quadro prévio de herpes-zóster, devendo ocorrer da seguinte maneira: após a resolução do quadro, se for a VZR; ou 1 ano após a resolução, se for a VZA.

Difteria, tétano e coqueluche: vacina tríplice bacteriana do tipo adulto

Reforço a cada 10 anos com a vacina tríplice bacteriana do tipo adulto (dTpa) é recomendado para todos os adultos. Na impossibilidade de vacina dTpa, adultos devem receber reforços com a vacina dupla do tipo adulto (dT).

O uso da vacina dTpa é altamente recomendado para homens adultos que convivem com crianças menores de 1 ano, bem como para os maiores de 60 anos e imunodeprimidos, assim como para os pneumopatas e cardiopatas crônicos.

O número de doses dependerá da história vacinal contra o tétano (Tabela 49.1).

Doença meningocócica

No Brasil, a maior taxa de incidência da doença meningocócica ocorre no 1º ano de vida. No entanto, durante surtos, não raramente, adultos (sobretudo jovens) são os mais atingidos. Quando a situação epidemiológica justificar, o adulto deve se vacinar contra a doença meningocócica com a vacina conjugada quadrivalente (MenACWY) e meningocócica B (MenB).

Para adultos, é recomendada dose única da vacina MenACWY e duas doses da vacina MenB, com intervalo de 1 a 2 meses. Em caso de surtos ou aumento da incidência da doença, dose de reforço deve ser considerada se a última dose tiver sido administrada há mais de 5 anos.

Papilomavírus humano

As infecções genitais causadas pelo HPV são infecções sexualmente transmissíveis (ISTs) mais frequente do planeta. As verrugas genitais afetam homens e mulheres e, em 90% dos casos, estão associadas aos tipos 6 e 11 de HPV. Os HPVs tipos 16 e 18 estão relacionados com 90% dos cânceres anais, 72% dos cânceres de orofaringe e 40% dos cânceres de pênis. A SBIm recomenda a vacina HPV quadrivalente para homens não vacinados anteriormente. Para aqueles imunodeprimidos por doença, o SUS, por intermédio dos CRIE, disponibiliza a vacina para homens de até 45 anos. Homens que fazem sexo com homens (HSH) apresentam alto risco para infecções e lesões pelo HPV e, portanto, são também considerados grupos prioritários para a vacinação.

ATUALIZAÇÃO DO CALENDÁRIO DE IMUNIZAÇÃO DO HOMEM ADULTO

O homem adulto deve ter recebido todas as vacinas indicadas no calendário de vacinação da SBIm. O número de doses que deverá receber corresponderá sempre ao esquema indicado para a sua idade.

CONSIDERAÇÕES FINAIS

A vacinação do homem adulto é recomendada e traz benefícios para ele e seus contactantes. Adultos com comorbidades merecem atenção especial e podem precisar de vacinas não indicadas na rotina.

BIBLIOGRAFIA

Sociedade Brasileira de Imunizações. Calendário de vacinação do adulto 2022-2023. [Internet cited 2022 oct 5]. Disponível em: http://www.sbim.org.br/.

Tabela 49.1 Calendário de imunização do adulto.

Vacinas	Esquemas e recomendações	Comentários	Rede pública	Rede privada
Tríplice bacteriana acelular do tipo adulto (difteria, tétano e coqueluche): dTpa ou dTpa-VIP Dupla adulto (difteria e tétano): dT	Atualizar dTpa independentemente de intervalo prévio com dT ou TT *Com esquema de vacinação básico completo*: reforço com dTpa a cada 10 anos *Com esquema de vacinação básico incompleto*: 1 dose de dTpa a qualquer momento e completar a vacinação básica com dT (dupla bacteriana do tipo adulto) de forma a totalizar três doses de vacina contendo o componente tetânico *Não vacinados e/ou histórico vacinal desconhecido*: uma dose de dTpa e duas doses de dT no esquema 0-2-4 a 8 meses *Indivíduos que pretendem viajar para países nos quais a poliomielite é endêmica*: recomenda-se a vacina dTpa combinada à pólio inativada (dTpa-VIP). A dTpa-VIP pode substituir a dTpa	dTpa é recomendada mesmo para aqueles que tiveram a coqueluche, pois a proteção conferida pela infecção não é permanente O uso da vacina dTpa, em substituição à dT, objetiva, além da proteção individual, reduzir a transmissão da *Bordetella pertussis*, sobretudo para suscetíveis com alto risco de complicações, como os lactentes Considerar antecipar reforço com dTpa para 5 anos após a última dose de vacina contendo o componente *pertussis* em adultos contactantes de lactentes	Sim: dT e dTpa para gestantes, puérperas e profissionais da saúde	Sim: dTpa e dTpa-VIP
Influenza (gripe)	Dose única anual Para imunodeprimidos e em situação epidemiológica de risco, pode ser considerada uma 2ª dose, a partir de 3 m após a dose anual	Desde que disponível, a 4V é preferível à 3V, por conferir maior cobertura das cepas circulantes. Na impossibilidade de uso da 4V, utilizar a 3V Se disponível, a vacina utilizada na última temporada no hemisfério Norte poderá ser recomendada aos viajantes internacionais e brasileiros residentes nos estados do Norte do país, no período pré-sazonal de *influenza*	Sim: 3V para adultos pertencentes a grupos de risco	Sim: 3V e 4V
Pneumocócicas	A vacinação entre 50 e 59 anos com VPC13 fica a critério médico	Esquema sequencial de VPC13 e VPP23 é recomendado para adultos portadores de algumas comorbidades	Não	Sim

(*continua*)

Tabela 49.1 Calendário de imunização do adulto. (*continuaçào*)

Vacinas	Esquemas e recomendações	Comentários	Rede pública	Rede privada
Herpes-zóster	Rotina a partir de 50 anos *Vacina atenuada (VZA)*: dose única *Vacina inativada (VZR)*: 2 doses com intervalo de 2 m (0 a 2)	VZR é preferível pela maior eficácia e duração da proteção Vacinação recomendada mesmo aos que já desenvolveram a doença. Intervalo entre quadro de HZ e vacinação: VZA – 1 ano VZR – após resolução do quadro, há a perda de oportunidade vacinal VZR recomendada para vacinados previamente com VZA, respeitando intervalo mínimo de 2 m entre elas Uso em imunodeprimidos: VZA é contraindicada; VZR é recomendada (consulte os calendários de vacinação da SBIm para pacientes especiais)	Não	Sim: VZR e VZA
Tríplice viral (sarampo, caxumba e rubéola)	Duas doses acima de 1 ano, com intervalo mínimo de 1 mês entre elas Para adultos com esquema completo, não há evidências que justifiquem uma terceira dose como rotina, podendo ser considerada em situações de risco epidemiológico, como surtos de caxumba e/ou sarampo	Uso em imunodeprimidos deve ser avaliado pelo médico	Sim: duas doses até 29 anos; uma dose entre 30 e 59 anos	Sim
Hepatites A, B ou A e B	Hepatite A: duas doses, no esquema 0 a 6 meses Hepatite B: três doses, no esquema 0-1-6 meses Hepatite A e B: três doses, no esquema 0-1-6 meses	Adultos não vacinados anteriormente e suscetíveis devem ser vacinados para as hepatites A e B A vacina combinada (hepatites A e B) é uma opção e pode substituir a vacinação isolada para esses tipos de hepatite	Sim: para hepatite B Não: para hepatite A e hepatites A+B	Sim
HPV	Três doses: 0-1-2 a 6 m	Adultos mesmo que previamente infectados podem ser vacinados	Não	Sim
Varicela (catapora)	*Para suscetíveis:* duas doses com intervalo de 1 a 2 meses	Uso em imunodeprimidos deve ser avaliado pelo médico	Não	Sim

Meningocócicas conjugadas ACWY ou C	1 dose. A indicação da vacina, assim como a necessidade de reforços, depende da situação epidemiológica	Na indisponibilidade da vacina meningocócica conjugada ACWY, substituir pela vacina meningocócica C conjugada	Não	Sim
Meningocócica B	Indicação depende da situação epidemiológica Duas doses com intervalo de 1 a 2 meses. Não se conhece a duração da proteção conferida e, consequentemente, a necessidade de dose(s) de reforço	Em grupos de alto risco: portadores de asplenia anatômica ou funcional, deficiência de complemento ou pessoas em uso de biológicos que interferem na via do complemento é recomendada uma dose de reforço 1 ano após o fim do esquema de doses básico para cada faixa etária e revacinar a cada 3 anos Licenciada até os 50 anos; o uso acima dessa idade é *off label*	Não	Sim
Febre amarela	*Recomendação do PNI*: se recebeu a primeira dose antes dos 5 anos, é indicada uma segunda dose. Se aplicada a partir dos 5 anos, não é indicada segunda dose *Recomendação da SBIm*: como não há consenso sobre a duração da proteção conferida pela vacina, uma segunda dose em outras idades pode ser considerada pela possibilidade de falha vacinal, conforme o risco epidemiológico	Contraindicada para nutrizes até que o bebê complete 6 meses; se a vacinação não puder ser evitada, suspender o aleitamento materno por 10 dias Uso em imunodeprimidos e gestantes deve ser avaliado pelo médico	Sim	Sim
Dengue	Licenciada para adultos até 45 anos Recomendada apenas para adultos soropositivos para dengue Esquema de três doses com intervalo de 6 meses (0-6-12 meses)	Contraindicada para adultos imunodeprimidos, gestantes e nutrizes	Não	Sim

ACWY: vacina meningocócica conjugada ACWY; dT: dupla bacteriana do tipo adulto; dTpa: tríplice bacteriana acelular do tipo adulto; HZ: herpes-zóster; PNI: Programa Nacional de Imunização; SBIm: Sociedade Brasileira de Imunizações; TT: toxoide tetânico; VIP: vacina poliomielite inativada; VPC13: vacina pneumocócica 13 valente; VPC23: vacina pneumocócica polissacarídica 23 valente; VZA: vacina zoster atenuada; VZR: vacina zoster inativada. (Fonte: Sociedade Brasileira de Imunizações. Calendário de vacinação do adulto 2022-2023. [Internet cited 2022 oct 5]. Disponível em: http://www.sbim.org.br/http://www.sbim.org.br/.)

50

Vacinação da Mulher Adulta

Isabella Ballalai • Cecilia Maria Roteli Martins

INTRODUÇÃO

Vacinas são importantes instrumentos de prevenção e devem integrar o planejamento de saúde de todos, homens e mulheres, do nascimento à terceira idade. No entanto, algumas condições associadas ao gênero feminino fazem a atenção à vacinação da mulher merecer um planejamento diferenciado.

A vacinação da mulher, além de protegê-la de infecções potencialmente graves, reduz riscos para o feto e o lactente. Infecções durante a gestação podem causar aborto, parto prematuro, malformações no feto e morte fetal ou neonatal; outrossim, a transmissão vertical de infecções durante o parto pode ser causa de infecção no recém-nascido (RN). Rubéola, varicela, hepatite B, tétano, *influenza*, entre outras, são infecções que não raramente levam a esses desfechos e que podem ser evitadas com a vacinação. Além disso, a mãe, muitas vezes, é fonte de infecção para o lactente que ainda não pode receber os imunizantes (como no caso da varicela e da *influenza*) ou precisa de alguns meses para se proteger por meio de vacinas (como no caso da coqueluche).

Ademais, mulheres portadoras de doenças de base ou idosas merecem atenção especial, já que os riscos de doenças infecciosas, nessas situações, muitas vezes são maiores e implicam a recomendação especial de vacinas.

Hoje, percebe-se a importância da imunização de mulheres em diferentes fases da vida: na infância, adolescência, idade adulta, gestação, puerpério e terceira idade. Atualmente, estão incorporadas ao Programa Nacional de Imunizações (PNI) todas as vacinas consideradas de evidentes custo-efetividade e custo-benefício para a saúde pública. Outras, ainda não incluídas na rotina, estão disponíveis gratuitamente para os grupos de maior risco nos Centros de Referência para Imunobiológicos Especiais (CRIEs), modelo que também é referência mundial. Vacinas não contempladas na rede pública são oferecidas nas clínicas privadas de vacinação, que, com foco na proteção individual, complementam esse quadro ao disponibilizar para a população em geral vacinas ainda não oferecidas pela rotina do programa público.

ABORDAGEM

O papel do médico na vigilância e na prevenção das doenças infecciosas é muito importante; desse modo, orientações sobre vacinas devem fazer parte de sua rotina. Portanto, em toda consulta médica, seja ela de rotina, seja de emergência, deve-se verificar a vacinação e orientar o paciente, por escrito, em relação às vacinas que precisam ser administradas.

Levantamentos de órgãos internacionais, realizados durante a consulta médica, mostram que cerca de 76% dos pacientes não completam os calendários básicos de imunização e que apenas 7% recebem a orientação adequada.

Nos consultórios, a avaliação da história vacinal acarreta resultados que vão além da manutenção da saúde do indivíduo. Essa atitude possibilita diminuir os custos sociais ocasionados por doenças que poderiam ter sido evitadas pela imunização.

Entende-se que os ginecologistas e obstetras, por serem os especialistas mais consultados por mulheres (hoje considerados os clínicos da mulher), indo, não raramente, além da atuação restrita à ginecologia, têm mais oportunidades de abordagem e orientação sobre imunizações do que outros especialistas. A vacinação deve estar inserida no contexto da ginecologia e obstetrícia sob o mesmo prisma da assistência global, uma vez que esse é o procedimento médico que possibilita maior impacto na redução de doenças infecciosas e óbitos decorrentes dessas.

Melhor momento para vacinar a mulher

O melhor momento para recomendar a vacinação da mulher é na primeira oportunidade para isso. Isso porque, ao longo da vida: reforços de algumas vacinas são necessários; vacinas não recebidas na infância ou na adolescência podem ainda estar indicadas; vacinas específicas para adultos e/ou idosos são recomendadas. Calendários específicos para cada etapa da vida da mulher (adolescente, adulta, idosa e gestante) devem nortear a prescrição. Com relação ao ciclo reprodutivo, atenção especial deve ser dada desde o planejamento da gravidez até o puerpério. A abordagem "pré-concepcional" permite que a mulher que pretende engravidar seja imunizada com as vacinas de vírus vivos atenuados (varicela, febre amarela, rubéola, caxumba, sarampo) contraindicadas durante a gestação. Algumas vacinas são especialmente recomendadas para a gestante com o objetivo de proteger a mulher grávida de riscos infecciosos para ela, protegendo o feto e o futuro bebê em seus primeiros meses de vida. A vacinação no puerpério imediato (estratégia *Cocoon*, do inglês, "casulo") é mais uma oportunidade para colocar o calendário vacinal da mulher em dia e proteger seu bebê.

Muitas infecções imunopreveníveis apresentam-se de forma mais grave na idade adulta, portanto, todo o esforço deve ser feito para que seja concluída a imunização da mulher de acordo com as recomendações do PNI, da Sociedade Brasileira de Imunizações (SBIm) e da Federação Brasileira das Associações de Ginecologia e Obstetrícia (Febrasgo).

PRINCIPAIS INFECÇÕES IMUNOPREVENÍVEIS DE RISCO PARA A MULHER ADULTA

Hepatite B

Doença de distribuição universal que se destaca como uma das mais frequentes causas de cirrose e câncer hepático. Considera-se o vírus da hepatite B (HBV) 100 vezes mais contagioso do que o da imunodeficiência humana (HIV). Ao contrário deste, que pouco resiste ao meio ambiente, aquele se mantém viável em instrumentos e superfícies contaminadas por dias.

De acordo com o boletim epidemiológico do Ministério da Saúde (MS) publicado em julho de 2021, com dados referentes ao período de 1999 a 2020, a distribuição dos casos acumulados de hepatite B detectados no momento da gestação, segundo faixa etária, escolaridade e raça/cor, mostra que a maioria dessas pessoas tinha idade entre 20 e 29 anos (50,3%), com nível de escolaridade entre a 5ª e a 8ª séries incompletas (21,5%) e autodeclarada branca (45,2%).

A transmissão vertical, definida como contágio da mãe para o filho desde a concepção até os 5 anos, assume grande importância na epidemiologia da doença. Dentre aqueles que contraem a infecção na idade adulta, apenas 5 a 15% evoluem para a forma crônica; todavia, em neonatos filhos de mães portadoras do HBV, o risco de isso ocorrer atinge aproximadamente 90%. Embora a transmissão vertical do HBV esteja mais associada a regiões de alta endemicidade do HBsAg (do inglês, *hepatitis B virus surface antigen*), dados epidemiológicos mostram que 30 a 40% dos portadores desse marcador em países industrializados, regiões consideradas de baixa endemicidade, adquiriram a infecção antes dos 5 anos.

O MS adota a vacinação universal (sem limite de idade) contra a hepatite B, bem como a vacinação de gestantes não vacinadas anteriormente.

As recomendações da SBIm e da Febrasgo quanto à vacina para hepatite B são:

- Rotineira para todas as faixas etárias
- Especialmente para gestantes não vacinadas anteriormente
- Especialmente para aquelas com comorbidades que aumentam o risco.

Hepatite A

O Brasil é considerado um país de endemicidade intermediária para a hepatite A. De acordo com a Organização Mundial da Saúde (OMS), em países como o Brasil, grande número de adultos permanece suscetível a essa doença. De acordo com o boletim epidemiológico do MS, publicado em julho de 2021, dos casos acumulados de hepatite A no país, aqueles ocorridos na faixa etária de 0 a 9 anos correspondem a 52,8%. Embora a taxa de incidência de hepatite A tenha permanecido mais elevada em menores de 10 anos, houve redução em todos os grupos etários até o ano de 2016. Entretanto, nos anos de 2017 e 2018, as maiores taxas foram entre os indivíduos na faixa etária de 20 a 39 anos, principalmente entre os homens e na região Sudeste, onde os casos estavam possivelmente relacionados à transmissão fecal-oral por práticas sexuais desprotegidas. No período de 2000 a 2019, do total de óbitos que tiveram como causa básica a hepatite A, 480 (55,2%) ocorreram no sexo masculino e 389 (44,8%) no sexo feminino. Em 2019, a faixa etária mais frequente entre os óbitos que tiveram como causa básica a hepatite A foi a dos indivíduos com 60 anos ou mais; em quase todos os anos, o coeficiente de mortalidade nessa faixa foi o mais alto, ficando em segundo lugar somente em 2016, estando abaixo do grupo etário de 50 a 59 anos.

A vacina hepatite A é inativada, não havendo evidências de riscos teóricos para a gestante e o feto. Deve ser preferencialmente aplicada fora do período da gestação, mas não está contraindicada nesse período. As hepatites virais ocupam o primeiro lugar entre as causas de icterícia no ciclo gravídico puerperal. Além disso, durante a gestação, a hepatite está relacionada a complicações, parto prematuro e aborto espontâneo. A transmissão vertical é incomum, mas a infecção em estágio próximo ao parto implica a necessidade de tratamento do RN com imunoglobulina. Assim, considerando-se que no Brasil situações de risco aumentado de exposição ao vírus são frequentes, a vacinação de gestantes não previamente vacinadas deve ser considerada.

O MS apregoa que sejam vacinadas: adolescentes e adultas não vacinadas anteriormente contra a hepatite A, grupos de risco de acordo com as recomendações do manual dos CRIEs e gestantes não vacinadas anteriormente.

As recomendações da SBIm e da Febrasgo quanto à vacina da hepatite A são:

- Rotineira para mulheres com menos de 60 anos
- Se sorologia negativa, para maiores de 60 anos
- A critério médico (risco epidemiológico) para gestantes.

Papilomavírus humano

De acordo com o Instituto Nacional do Câncer (Inca), o câncer cervical é o segundo tumor mais frequente na população feminina, ficando atrás apenas do câncer de mama. Por ano, faz cerca de 4.800 vítimas fatais e causa cerca de 18.430 novos casos. A melhor época para vacinar contra o papilomavírus humano (HPV), sem dúvida, é dos 9 aos 14 anos, ou seja, antes da exposição ao vírus; no entanto, mulheres previamente expostas e mais velhas podem beneficiar-se com a vacinação.

A vacinação de mulheres adultas, inclusive maiores de 45 anos, é considerada segura e eficaz por órgãos regulatórios de muitos países. No Brasil, a vacina HPV quadrivalente (tipos 6, 11, 16 e 18) está licenciada para mulheres de até 45 anos.

Desde 2007, as vacinas contra o HPV estão sendo administradas em adolescentes nos programas de imunizações em todo o mundo, promovendo a prevenção de neoplasias cervicais e lesões clínicas induzidas pelo vírus; nesse público-alvo, principalmente entre 9 e 12 anos, não há questionamento quanto à efetividade e segurança da vacinação.

No Brasil, o PNI iniciou a vacinação de meninas de 9 a 14 anos em 2014; no entanto, ainda é baixa a cobertura vacinal, principalmente para a segunda dose da vacina. Na atualidade, há gerações de mulheres adultas que não foram beneficiadas com a vacinação contra o HPV. A partir de 2021, no Brasil, a vacinação contra HPV foi estendida para as mulheres imunocomprometidas de até 45 anos, por meio dos CRIEs.

Há evidências científicas para a vacinação além dos 14 anos. Com relação às adultas jovens (até os 26 anos) que não foram vacinadas, embora estejam fora do programa de gratuidade, não há mais discussão científica sobre vacinar ou não, pois a vacina apresenta evidente benefício, sendo recomendada para essa faixa etária. Estudos indicam benefícios para vacinar mulheres com mais de 25 anos, que não foram vacinadas anteriormente, até os 45 anos. Além disso, a proteção da vacina parece ser maior quando administrada em soronegativas para os tipos virais vacinais.

Outros estudos demonstram benefícios em vacinar rotineiramente mulheres de até 30 anos. Alguns programas nacionais de imunizações, inclusive, convocam mulheres dessa faixa etária para vacinação. Porém, alguns dados disponíveis na literatura médica demonstram também haver benefícios em vacinar mulheres de até 45 anos, as quais devem ser avaliadas individualmente e orientadas quanto à possibilidade de vacinação.

É importante que benefícios e restrições da vacinação contra o HPV para cada faixa etária sejam compartilhados também com mulheres adultas, inclusive as maiores de 45 anos, pois é direito da mulher ser informada para que tenha a oportunidade de optar por essa prevenção.

Atualmente existem três vacinas aprovadas pela Agência Nacional de Vigilância Sanitária (Anvisa) para uso no Brasil:

- Quadrivalente Gardasil® (HPV4), única hoje disponível no país
- Nonavalente Gardasil®9 (HPV9), ainda não disponível e com expectativa de chegar ao país em 2022/23
- Bivalente Cervarix® (HPV2), sem previsão de retomada da comercialização no país, segundo o laboratório produtor.

As recomendações da SBIm e da Febrasgo quanto à vacina HPV são:

- Rotineira para mulheres até 45 anos
- A critério médico para maiores de 45 anos
- Contraindicar ou pausar o esquema de doses durante a gestação.

Sarampo, caxumba e rubéola

O sarampo, antes de ser doença controlada no Brasil, era uma das maiores causas de mortalidade infantil. Graças a campanhas de vacinação para crianças, adolescentes e adultos, à vacinação de rotina (inicialmente com a vacina sarampo aos 9 meses e, desde 2003, com a vacina tríplice viral aos 12 meses e aos 4 anos) e à extensão dessa recomendação para adolescentes e adultos, o sarampo foi eliminado do Brasil em 2016. Contudo, em 2018, com a queda da cobertura vacinal e a importação do vírus, o sarampo voltou a causar surtos no país e, em 2019, o Brasil perdeu a certificação de "país livre do vírus do sarampo". Apesar da taxa de incidência ser maior entre crianças pequenas, casos e óbitos em todas as faixas etárias são registrados, desde então.

A rubéola é a enfermidade de distribuição universal que ocorre com maior frequência na infância, podendo também atingir adolescentes e adultos. O diagnóstico presuntivo é clínico, como vem acontecendo no Brasil, mas o de certeza, necessariamente, é obtido pela pesquisa de imunoglobulinas M (IgM) e G (IgG) específicas. Em 2015, a rubéola e a síndrome da rubéola congênita foram eliminadas no país. No entanto, com a queda da cobertura vacinal da vacina tríplice viral, assim como aconteceu com o sarampo, a rubéola voltará a causar danos à população brasileira.

Diante disso, a vigilância epidemiológica faz-se fundamental para o controle e a erradicação do sarampo e da rubéola; para tanto, a notificação de quadros exantemáticos, no Brasil, é compulsória.

A parotidite é uma enfermidade sistêmica benigna que acarreta aumento unilateral ou bilateral da parótida. Complicações como orquite e meningoencefalite são mais frequentes no adulto do que na criança. Em mulheres pós-púberes, pode acarretar inflamação dos ovários. Surtos de caxumba ocorrem esporadicamente, em sua maioria entre adolescentes e jovens, inclusive em vacinados com a tríplice viral, sendo a taxa de incidência maior entre os não vacinados. Em situações de surto, uma terceira dose da vacina é recomendada.

O MS recomenda a vacina tríplice viral para adolescentes e adultas (até 59 anos) não vacinadas anteriormente.

As recomendações da SBIm e da Febrasgo quanto à vacina tríplice viral são:

- Rotineira para menores de 60 anos, não ou parcialmente vacinadas anteriormente
- A critério médico (suscetíveis ou contactantes próximos) para maiores de 60 anos
- Contraindicar ou pausar o esquema de doses durante a gestação.

Influenza

Durante os meses de outono e inverno, 10% da população, em geral, apresenta infecção respiratória pelo vírus da *influenza*. Doença leve a moderada e autolimitada na maioria das vezes, gera, contudo, absenteísmo elevado nas empresas e escolas. Ademais, é causa de cerca de 5 a 6 mil casos de síndrome respiratória aguda grave (SRAG) e, em média, de mil óbitos anuais no país.

Além de idosos, pessoas com comorbidades, crianças menores de 6 anos, entre outros, gestantes são também consideradas de alto risco para SRAG e óbito por *influenza*. Diante disso, a vacinação é o modo mais eficaz para prevenir a infecção pelos vírus da *influenza*. As vacinas são produzidas conforme as orientações da OMS quanto às cepas circulantes em cada hemisfério, para o inverno de cada ano.

O MS, durante as campanhas nacionais de vacinação contra a gripe, vacina os grupos considerados de maior risco, entre eles as gestantes.

As recomendações da SBIm e da Febrasgo quanto à vacina *influenza*, se possível a quadrivalente, são:

- Rotineira para todas as faixas etárias
- Especialmente para gestantes
- Especialmente para aquelas com comorbidades que aumentam o risco.

Febre amarela

O MS recomenda a vacinação contra a febre amarela, em todo o território nacional, para pessoas a partir dos 9 meses. Para maiores de 5 anos, é necessária uma única dose; no entanto, para pessoas de qualquer idade que receberam uma única dose da vacina contra febre amarela antes dos 5 anos, está indicada uma dose de reforço. Durante a epidemia de febre amarela de 2017/2018, dose fracionada da vacina foi aplicada. Essa dose é considerada válida, sem a necessidade de reforços extras.

Algumas viagens internacionais podem exigir dose única da vacina febre amarela, aplicada no mínimo 10 dias antes da viagem. Nesses casos, não será aceita a dose fracionada.

O MS recomenda a vacinação de adolescentes e adultas, não vacinadas anteriormente ou que receberam uma única dose da vacina antes dos 5 anos.

As recomendações da SBIm e da Febrasgo quanto à vacina da febre amarela são:

- Rotineira para menores de 60 anos
- A critério médico (epidemiologia ou viagem) para as maiores de 60 anos
- Contraindicar durante a gestação, exceto se o risco epidemiológico for alto.

Doença meningocócica

Neisseria meningitidis é o principal agente causador de meningite bacteriana no Brasil. Os sorogrupos A, B, C, Y e W são responsáveis por quase todos os casos no mundo. A doença meningocócica pode acometer indivíduos de todas as faixas etárias, atingindo em especial crianças menores de 5 anos, adolescentes e jovens adultos. O sorogrupo C ainda é o mais incidente no país, seguido dos sorogrupos B, W e Y. Cerca de 20 a 30% dos adolescentes e adultos jovens (até 24 anos) apresentam colonização pelos principais sorogrupos e são considerados as principais fonte de transmissão na comunidade.

O MS adota a vacina meningocócica C conjugada (MenC) para adolescentes e adultas de grupos de risco conforme as recomendações do manual dos CRIEs, incluindo a vacinação de gestantes não vacinadas anteriormente.

As recomendações da SBIm e da Febrasgo quanto às vacinas meningocócicas são:

- MenACWY e MenB rotineiras para mulheres de até 19 anos
- A critério médico (risco epidemiológico) para maiores de 19 anos
- Especialmente para aquelas com comorbidades que aumentam o risco.

Varicela e herpes-zóster

Estima-se que cerca de 98% da população com mais de 40 anos tenha histórico de varicela. Para mulheres suscetíveis, principalmente gestantes, a doença pode ser mais grave. Durante a gestação, a infecção pelo varicela-zóster (VVZ) traz riscos de desfechos como aborto, prematuridade, entre outros; para o feto e o bebê, há risco de síndrome da varicela congênita (a depender da idade gestacional, por ocasião da infecção na gestante) e varicela nos primeiros dias de vida, respectivamente. Ademais, estudos alemães e norte-americanos demonstraram que 3 a 9% das mulheres em idade fértil não apresentam IgG específica para varicela. A mortalidade por pneumonia secundária à varicela é de 10 a 20% na população geral e de 45% durante a gestação. Cerca de 10% dos fetos de mães com varicela na gestação desenvolvem infecção intrauterina. Quando essa infecção ocorre nos últimos 17 dias de gestação, 24% dos RNs apresentarão varicela clínica. Se a mãe apresenta varicela 5 dias antes ou 2 dias após o parto, o RN recebe apenas o vírus por via hematogênica e não recebe os anticorpos maternos. Além disso, a síndrome da varicela congênita pode ocorrer quando a gestante se infecta da 8ª à 20ª semana de gestação e causa graves malformações no feto. A vacina é contraindicada durante a gestação e, portanto, deve fazer parte do planejamento evitar a gravidez nos 30 dias que seguem a vacinação.

Em contrapartida, mulheres com história de varicela estão sob risco de desenvolver um quadro de herpes-zóster. Nos EUA, onde aproximadamente 99,5% dos adultos com 40 anos ou mais já foram infectados pelo VVZ (soroprevalência semelhante à do Brasil), o Centers for Disease Control and Prevention (CDC) estima que uma a cada três pessoas desenvolverão o herpes-zóster ao longo da vida. A idade é o principal fator de risco para o desenvolvimento da doença, havendo um aumento substancial na incidência e na gravidade do quadro a partir dos 50 anos e, ainda mais, a partir dos 60 anos. Nos EUA, do 1 milhão de casos novos por ano, cerca de 70% ocorrem em adultos com 50 anos ou mais; aos 85 anos, a estimativa é a de que aproximadamente 50% dos indivíduos desenvolverão quadro de herpes-zóster.

A vacina contra herpes-zóster de vírus vivo atenuado, disponível no Brasil desde 2015, é licenciada pela Anvisa em dose única para maiores de 50 anos e contraindicada para pessoas imunodeprimidas e gestantes. Já a vacina herpes-zóster recombinante (VZR), inativada e adjuvantada, licenciada pela Anvisa em esquema de duas doses, está disponível no país desde junho de 2022; é indicada para maiores de 50 anos, bem como para pessoas com 18 anos ou mais imunodeprimidas ou em outras situações de risco para herpes-zóster. Não há experiência de uso em gestantes até o momento, portanto, a vacinação não está recomendada como rotina. Vacinas inativadas, recombinantes e de subunidade não representam quaisquer riscos para nutrizes ou seus bebês, de modo que, quando indicadas, podem ser usadas nessas situações.

O MS não oferece essa vacina em seus calendários.

As recomendações da SBIm e da Febrasgo quanto às vacinas herpes-zóster são:

- Rotineira para mulheres com 50 anos ou mais
- Especialmente para aquelas com 18 anos ou mais com comorbidades (inclusive as que cursam com imunossupressão) que aumentam o risco para a doença
- A critério médico (risco para o herpes-zóster) para gestantes.

Difteria, tétano e coqueluche

Tétano

O tétano acidental é doença potencialmente grave em qualquer faixa etária.

A vacinação de gestantes com a vacina dupla do tipo adulto (dT) é estratégia antiga que possibilitou eliminar o tétano neonatal na região das Américas em 2017.

Difteria

Segundo a Organização Pan-americana das Saúde (OPAS), no Brasil, entre 2019 e 2020, foram notificados 59 casos suspeitos de difteria, dos quais 5 (8,4%) foram confirmados, sem óbitos notificados. Em 2021, entre a semana epidemiológica (SE) 1 e 24, três países notificaram casos confirmados de difteria: o Brasil com um caso confirmado; a República Dominicana com 13 casos confirmados, incluindo 10 mortes; e o Haiti com 12 casos confirmados, incluindo duas mortes. A ocorrência de casos confirmados é considerada um risco para o restante dos países e territórios da região das Américas.

Coqueluche

O cenário epidemiológico da coqueluche no Brasil, desde a década de 1990, apresentou importante redução na incidência de casos, visto que houve ampliação de coberturas vacinais. No entanto, a partir de meados de 2011, observou-se aumento súbito e progressivo de casos da doença no país; no ano de 2014, registrou-se maior pico do número de casos, resultando em uma incidência de 4,2/100 mil habitantes, e o nível epidêmico se manteve até o início do ano de 2015. No período de 2018 a 2019, foram notificados no Sistema de Agravos de Notificação (Sinan) 3.676 casos confirmados de coqueluche, dos quais: 59,2% ocorreram nos menores de 1 ano, e a incidência foi de 33,4/100 mil habitantes nessa mesma faixa etária. Ressalta-se que, entre os menores de 1 ano, 74% eram menores de 6 meses, grupo mais suscetível à doença, uma vez que não receberam o esquema vacinal completo (ao menos três doses).

A estratégia da vacinação das gestantes contra a coqueluche visa à proteção do lactente nos seus primeiros meses de vida, por transferência de anticorpos via transplacentária. Além desse cuidado, também é recomendada a vacinação de todas as pessoas que convivem com o lactente, até que ele possa completar seu esquema de doses contra a coqueluche.

A suscetibilidade da população adulta para a coqueluche justifica a recomendação da substituição da vacina dT pela tríplice bacteriana acelular do tipo adulto (dTpa), sobretudo para gestantes e adultos que convivem com lactentes.

Duas vacinas estão disponíveis: dT e dTpa.

As recomendações da SBIm e da Febrasgo quanto às vacinas dT e dTpa são:

- dTpa rotineira a cada 10 anos
- dT + dTpa para mulheres não vacinadas ou incompletamente vacinadas (menos de três doses ao longo da vida e considerando as doses recebidas na infância) contra o tétano e a difteria
- dTpa a cada gestação.

Covid-19

Gestantes e puérperas até 45 dias após o parto apresentam maior risco para o desenvolvimento das formas graves de covid-19, hospitalização, necessidade de ventilação mecânica e até óbito quando comparadas a mulheres não grávidas da mesma idade. Além disso, a covid-19 está associada a risco aumentado para os desfechos obstétricos desfavoráveis decorrentes da doença, como parto prematuro e óbito fetal.

A mortalidade por covid-19 em gestantes foi maior no Brasil quando comparada a de outros países. Em 2021, até a SE 48, dos 1.635.448 casos de SRAG hospitalizados, 15.390 (0,9%) foram gestantes. Do total de gestantes hospitalizadas por SRAG, 10.028 (65,7%) foram confirmados para covid-19 e 959 (6,3%) para outros vírus respiratórios. Do total de casos de SRAG notificados em gestantes (15.390) com início de sintomas até a SE 48, 1.114 (7,4%) evoluíram para óbito. Do total dos óbitos por SRAG, 93,3% (1.067) foram confirmados para covid-19.

Quanto à vacinação contra covid-19, os ensaios clínicos de fase 3 tiveram início no 1º semestre de 2020 e não incluíram gestantes e puérperas. Assim, os dados de segurança ficaram limitados a estudos em animais e alguns relatos de vacinação inadvertida, que não demonstraram maior risco de eventos adversos para esse grupo. Mesmo com a ausência de dados de segurança e eficácia de ensaios clínicos de fase 3, o Colégio Americano de Obstetras e Ginecologistas (ACOG), a Sociedade de Medicina Materno-Fetal (SMFM), a Febrasgo e a SBIm emitiram parecer indicando o risco-benefício da vacinação para gestantes.

No Brasil, o início da vacinação contra covid-19 ocorreu em 18 de janeiro de 2021. As gestantes e puérperas não foram contempladas nas primeiras edições do Plano Nacional de Operacionalização (PNO); foram incluídas como população prioritária após amplas discussões sobre riscos e benefícios da Câmara Técnica Assessora em Imunizações e Doenças Transmissíveis na 6ª edição do PNO. As determinações para vacinação de gestantes foram estabelecidas na nota técnica de 15 de março de 2021.

O MS, a Febrasgo e a SBIm recomendam a vacinação de adolescentes e adultas, inclusive gestantes e puérperas, de acordo com o preconizado no país pelo MS.

CALENDÁRIOS DE VACINAÇÃO DA MULHER

A mulher adulta pode ser suscetível a doenças infecciosas imunopreveníveis por diversos motivos, como:

- Ter escapado da infecção natural, o que não é raro hoje, pois a maior parte dessas infecções está controlada graças à imunização rotineira na infância
- Não ter recebido vacinas hoje recomendadas, já que muitas destas, há cerca de 10 a 15 anos, não estavam disponíveis
- Ter voltado a ser suscetível, apesar do passado de infecção, o que ocorre, não raramente, quando a doença não confere imunidade permanente, por exemplo, tétano, coqueluche, difteria, doença meningocócica, entre outras
- Ter voltado a ser suscetível, apesar de vacinada, já que, para muitas doenças infecciosas, a imunidade conferida por vacina não é permanente e implica doses de reforço
- Ter recebido esquema de imunização incompleto
- Para se colocar em dia com as recomendações específicas para cada faixa etária (calendário do adulto e do idoso) e para situações clínicas

que aumentem seu risco para determinadas doenças infecciosas (calendários de vacinação especiais)
- Coberturas vacinais estarem muito baixas, principalmente após a pandemia, o que faz com que patógenos voltem a circular, com risco de aparecimento de doenças imunopreveníveis já extintas.

A mulher adulta deve estar em dia com as recomendações dos calendários de vacinação do PNI, da SBIm e da Febrasgo, devendo-se considerar os seguintes pontos:

- O número de doses que deverá receber corresponderá sempre ao esquema indicado para a sua idade
- Caso não tenha recebido determinada vacina indicada para uma faixa etária anterior que não esteja mais indicada para a sua idade (salvo indicações especiais), não será necessária a aplicação da vacina em questão
- Mulheres adultas sem comprovação de vacinação serão consideradas não vacinadas e deverão, portanto, receber todas as vacinas indicadas para sua idade
- Mulheres que iniciaram esquema de doses e não o completaram devem dar continuidade à imunização de onde pararam, sem a necessidade de recomeçar; portanto, doses recebidas sempre são doses válidas.

Vacinação na pré-concepção

A vacinação nessa fase permite atualizar o calendário de vacinação da mulher e prepará-la para uma gravidez sem riscos para as infecções imunopreveníveis para o binômio mãe e filho.

As doenças infecciosas alteram a saúde da mulher, podendo influenciar de forma negativa a sua função reprodutora. Quando associadas à gravidez, assumem especial importância e colocam três questões particulares que preocupam: o tratamento da doença da mãe; o efeito da infecção no curso da gravidez; e a influência sobre o feto não apenas da doença materna, mas também da terapêutica necessária. A infecção materna tem um grande potencial de envolvimento fetal e pode ser causa de aborto, morte fetal, malformação congênita, atraso de crescimento intrauterino, ruptura prematura de membranas, parto prematuro e infecção neonatal.

Sendo assim, prevenir as complicações na gestação deve fazer parte da avaliação e do aconselhamento pré-concepcional, sendo a vacinação da mulher, na verdade do casal, considerada estratégia importante nesse processo.

Vacinação na gestação

A vacinação da gestante deve levar em conta os riscos infecciosos para ela, os riscos para o feto (contraindicações ou recomendações específicas), as características das vacinas e a situação epidemiológica.

São recomendações para a imunização de gestantes:

- Vacinas atenuadas estão contraindicadas (tríplice viral, varicela, herpes-zóster atenuada e dengue) durante a gestação, visto o risco teórico para o feto; a vacina contra febre amarela normalmente é contraindicada em gestantes, porém, em situações em que o risco da infecção supera os riscos potenciais da vacinação, pode ser recomendada durante a gravidez
- Vacinas inativadas não apresentam evidências de riscos teóricos para a gestante e o feto
- Vacina HPV está contraindicada para gestantes por falta de dados de segurança para esse grupo populacional
- Vacinação não é contraindicada no 1º trimestre de gestação
- Vacinação de gestantes contra a covid-19 deve seguir as recomendações do MS para esse grupo
- Gestantes não vacinadas anteriormente contra a hepatite B devem receber essa vacina no esquema 0-1-6 meses, podendo a terceira dose ser aplicada após o parto, se necessário
- Vacina dTpa deve ser aplicada a cada gestação, a partir da 20ª semana de gestação, independentemente do intervalo de tempo entre as gestações ou do passado vacinal da mulher; a estratégia é incrementar a taxa de anticorpos contra a coqueluche, com o objetivo de proteger o lactente nos seus primeiros meses
- Para gestantes que pretendem viajar a países nos quais a poliomielite é endêmica, em situações de surto ou na falta de dTpa, recomenda-se a vacina dTpa combinada à poliomielite inativada (dTpa-VIP)
- Gestantes que não receberam três doses da vacina dT durante a vida, além da vacina dTpa, devem receber uma ou duas doses da dT

- Vacina *influenza* é altamente recomendada para gestantes, grupo considerado de risco para quadros graves e óbitos pela doença
- Vacinas inativadas recomendadas para pessoas em situações especiais de risco devem ser incluídas no rol de vacinas para a gestante
- Em situações de exposição ao vírus da varicela, imunoglobulina humana antivaricela-zóster é recomendada para gestantes e está disponível nos CRIEs
- Imunoglobulina humana anti-hepatite B deve ser recomendada para o recém-nascido de mulheres portadoras do HBV e está disponível nos CRIEs
- Mulheres não vacinadas na gestação devem ser vacinadas no puerpério, o mais precocemente possível, visto que a mãe é apontada na literatura como a fonte de infecção mais comum para o lactente.

Vacinação no puerpério e na lactação

O puerpério é excelente oportunidade para atualizar a vacinação de mulheres. Essa estratégia, além de proteger a mulher, permite a proteção do lactente, por transferência de anticorpos pelo leite materno; ademais, a vacinação evita que a mãe adoeça e/ou possa ser uma fonte de infecção para ele.

Apenas duas vacinas estão contraindicadas durante a lactação: a febre amarela para aquelas amamentando lactentes menores de 6 meses e a dengue, independentemente da idade do lactente.

Uso de imunoglobulinas para imunização passiva da mulher

As imunoglobulinas humanas específicas são direcionadas especialmente para a proteção contra determinados microrganismos ou toxinas de doenças como tétano, hepatite B, raiva, varicela. São obtidas de doadores humanos selecionados, que apresentam alto título sérico de anticorpos contra a doença específica, em geral pessoas recentemente vacinadas contra as respectivas doenças das quais deseja se proteger. As imunoglobulinas de uso médico são constituídas, em essência, por IgG, que, em circunstâncias habituais, têm sua concentração sérica reduzida à metade (meia-vida) em 21 a 28 dias, sendo a duração da proteção variável.

As imunoglobulinas para a imunização passiva estão disponíveis no Brasil para gestantes e outros grupos especiais nos CRIEs conforme o preconizado em seu manual, a saber:

- Imunoglobulina humana anti-hepatite B (IGHAHB): na pós-exposição para indivíduos suscetíveis nas seguintes situações:
  - Prevenção da infecção perinatal pelo HBV
  - Vítimas de acidentes com material biológico positivo ou fortemente suspeito de infecção por HBV
  - Comunicantes sexuais de casos agudos de hepatite B
  - Vítimas de violência sexual
  - Imunodeprimidos após exposição de risco, mesmo que previamente vacinados
- Imunoglobulina humana antivaricela-zóster (IGHAVZ): na pós-exposição, respeitando-se três condições: suscetibilidade, contato significativo e condição especial de risco, como definidas a seguir:
  - O comunicante precisa ser suscetível, isto é:
    - Pessoas imunocompetentes e imunodeprimidas sem história bem-definida da doença e/ou de vacinação anterior
    - Pessoas com imunodepressão celular grave, independentemente de história anterior de varicela
  - Contato significativo com o VVZ, isto é:
    - Contato domiciliar contínuo: permanência com o doente durante pelo menos 1 hora em ambiente fechado
    - Contato hospitalar: pessoas internadas no mesmo quarto do doente ou que tenham mantido com ele contato direto prolongado, de pelo menos 1 hora
  - O suscetível precisa ser pessoa com risco especial de varicela grave, isto é:
    - Crianças ou adultos imunodeprimidos
    - Menores de 1 ano em contato hospitalar com VVZ
    - Gestantes
    - RNs de mães nas quais o início da varicela ocorreu nos 5 últimos dias de gestação ou até 48 horas depois do parto
    - RNs prematuros, com 28 ou mais semanas de gestação, cuja mãe nunca teve varicela
    - RNs prematuros, com menos de 28 semanas de gestação (ou com menos de 1.000 g ao nascimento), independentemente de história materna de varicela.

Tabela 50.1 Recomendações para a vacinação da mulher adulta.

Vacina	Tipo	Considerações	Número de doses do esquema vacinal completo	Esquema de doses	Intervalo recomendado antes de engravidar	Gestação	Lactação	Contraindicada para imunodeprimidas
HPV	Inativada	Considerar mulheres até 45 anos	Três	0-1-6 meses	Não	Contraindicada	Sem contraindicação	Sim
Tríplice viral	Atenuada	Não vacinadas anteriormente	Duas	0-1 mês	1 mês	Contraindicada	Sem contraindicação	Sim
Febre amarela	Atenuada	Não vacinadas anteriormente ou com dose única aplicada antes dos 5 anos	A depender da idade de início da vacinação	Uma dose	1 mês	Contraindicada	Sem contraindicação	Sim
Tríplice bacteriana acelular do tipo adulto (dTpa)	Inativada	A cada 10 anos	A cada 10 anos	Uma dose a cada 10 anos	Não	A cada gestação	Recomendada	Não
Dupla do tipo adulto (dt)	Inativada	Se não recebeu três doses de vacina difteria e tétano ao longo da vida	Três	A depender do histórico vacinal, uma ou duas doses após dTpa	Não	A depender do histórico vacinal	A depender do histórico vacinal	Não
Influenza (gripe)	Inativada	–	Dose anual	Dose anual	Não	Recomendada	Recomendada	Não
Hepatite B	Inativada	Não vacinadas anteriormente	Três	0-1-6 meses	Não	Recomendada	Sem contraindicação	Não
Hepatite A	Inativada	Não vacinadas anteriormente	Duas	0-6 meses	Não	A critério médico	Sem contraindicação	Não
Hepatites A e B combinadas	Inativada	Substituindo as vacinas separadas	Três	0-1-6 meses	Não	A critério médico	Sem contraindicação	Não
Pneumocócica 13 valente (VPC13)	Inativada	A vacinação entre 50 e 59 anos fica a critério médico	Uma	Dose única	Não	A critério médico	Sem contraindicação	Sim

(*continua*)

Tabela 50.1 Recomendações para a vacinação da mulher adulta. (*continuação*)

Vacina	Tipo	Considerações	Número de doses do esquema vacinal completo	Esquema de doses	Intervalo recomendado antes de engravidar	Gestação	Lactação	Contraindicada para imunodeprimidas
Pneumocócica 23 valente (VPP23)	Inativada	Rotina a partir de 50 anos	Duas	Primeira dose: 6 m após a VPC13; 0 a 5 anos	Não	A critério médico	Sem contraindicação	Sim
Herpes-zóster inativada	Inativada	Rotina a partir de 50 anos	Duas	0-2 meses	Não	A critério médico	Sem contraindicação	
Varicela	Atenuada	Suscetíveis	Duas	0-3 meses	1 mês	Contraindicada	Sem contraindicação	Sim
Meningocócica conjugada (C ou ACWY)	Inativada	Em situações de risco	Uma	Dose única	A ser considerado na gestação em situação de risco	Em situações especiais de risco	Sem contraindicação	Não
Meningocócica B	Inativada	Em situações de risco	Duas	0-1 mês	A ser considerado na gestação em situação de risco	Em situações especiais de risco	Sem contraindicação	Não

dT: dupla do tipo adulto (dt); dTpa: tríplice bacteriana acelular do tipo adulto (dTpa); HPV: papiloma vírus humanos; m: mês(es); MenC: meningocócica C; MenACWY: meningocócica ACWY; VPC13: pneumocócica conjugada 13 valente; VPC23: pneumocócica polissacarídica 23 valente.

CONSIDERAÇÕES FINAIS

A vacinação de mulheres ao longo da vida aumenta a expectativa e a qualidade de vida, evitando doença, hospitalizações, sequelas e óbitos. Além disso, para aquelas que desejam engravidar, significa maior proteção para ela e para o feto, com menor risco de complicações na gestação e maior proteção para o lactente.

BIBLIOGRAFIA

Ministério da Saúde. Secretaria de Vigilância em Saúde. Informe Epidemiológico [Internet cited 2022 oct 6]. Disponível em:: https://www.gov.br/saude/pt-br/assuntos/saude-de-a-a-z/c/coqueluche/arquivos/informe-epidemiologico-da-coqueluche-brasil-2018-a-2019.pdf.

Drolet M, Bénard É, Pérez N, Brisson M; HPV Vaccination Impact Study Group. Population-level impact and herd effects following the introduction of human papillomavirus vaccination programmes: updated systematic review and meta-analysis. Lancet. 2019;394(10197):497-509.

Saslow D, Andrews KS, Manassaram-Baptiste D, Smith RA, Fontham ETH. Human papillomavirus vaccination 2020 guideline update: American Cancer Society guideline adaptation. CA Cancer J Clin. 2020;70(4):274-80.

Lei J, Ploner A, Elfstrom M, Wang J, Roth A, Fang F et al. HPV vaccination and the risk of invasive cervical cancer. N Engl J Med. 2020; 383(14):1340-8.

Brasil. Ministério da Saúde. Plano Nacional de Operacionalização da vacinação contra a COVID-19. Secretaria de Vigilância em Saúde [Internet cited 2022 oct 6]. Disponível em: https://www.conasems.org.br/wp-content/uploads/2021/04/PLANONACIONALDEVACINACAOCOVID19_ED06_V3_28.04.pdf.

https://www.gov.br/saude/pt-br/centrais-de-conteudo/publicacoes/boletins/epidemiologicos/especiais/2022/boletim-epidemiologico-de-hepatites-virais-2022-numero-especial/view.

51

Vacinação de Idosos

Isabella Ballalai • Maisa Kairalla

INTRODUÇÃO

Doenças infecciosas são uma importante intercorrência clínica frequentemente relacionada com hospitalização e morte de idosos. Hoje, algumas dessas infecções podem ser prevenidas por vacinas e algumas são especialmente recomendadas para o indivíduo com mais de 60 anos e são motivo de atenção da Organização Mundial da Saúde (OMS), do Ministério de Saúde (MS) e das Sociedades Brasileiras de Imunizações (SBIm) e de Geriatria e Gerontologia (SBGG).

Ano a ano, tem-se observado no Brasil um progressivo e proporcional crescimento da população com idade a partir de 60 anos, o que requer políticas públicas específicas e estratégias adequadas de atenção à saúde que garantam o envelhecimento saudável e sustentável. Nesse sentido, as imunizações devem ser fortemente consideradas e encorajadas.

Em 1999, o MS, atendendo às recomendações da OMS, por ocasião do Ano Internacional do Idoso, iniciou campanhas de vacinação contra *influenza* para idosos. Com essa iniciativa, o Programa Nacional de Imunizações (PNI) estende suas ações à população idosa, dando continuidade ao processo de universalização do atendimento. O PNI foi responsável pela implantação da vacina para *influenza* no Brasil, inicialmente para pessoas com 65 anos ou mais, em campanha anual no 1º quadrimestre do ano de 1999, quando também foram oferecidas as vacinas difteria e tétano (dT) e pneumocócica 23-valente (VPP-23). Nessa época, a população com mais de 65 anos era de 8,6 milhões e a meta era vacinar 70% dos indivíduos dessa faixa etária. A cobertura vacinal alcançada foi de 87,3%, atingida por 88,4% dos municípios brasileiros. No ano de 2000, o PNI estendeu o benefício da vacina contra *influenza* para pessoas com mais de 60 anos.

O calendário de vacinação do idoso do PNI contempla a vacina para *influenza* e a dupla do tipo adulto (dT). A SBIm complementa as recomendações do PNI, incluindo em seu calendário de vacinação do idoso as vacinas licenciadas e recomendadas para pessoas com mais de 60 anos, considerando as doenças infecciosas de impacto para esse grupo e as vacinas eficazes, seguras e licenciadas no país para essa faixa etária.

No momento histórico atual, em que a pandemia da covid-19 escancara inequivocadamente os benefícios da imunização em idosos, os dados são claros em demonstrar a eficácia na queda de mortalidade e de casos graves. Fato consolidado pela campanha que demonstra a necessidade de iniciar a vacinação com esse grupo etário mais vulnerável, inclusive a necessidade de doses de reforços das vacinas.

Os objetivos em comum dos diferentes calendários de vacinação voltados para a população geriátrica são:

- Proteger de doenças infecciosas potencialmente graves
- Reduzir a suscetibilidade e o risco de quadros infecciosos graves pela presença de comorbidades
- Prevenir a descompensação de doenças crônicas de base causada por doenças infecciosas
- Melhorar a qualidade e a expectativa de vida.

CARACTERÍSTICAS DA POPULAÇÃO IDOSA

A Assembleia Mundial sobre o Envelhecimento, ocorrida em 1982 e promovida pela Organização das Nações Unidas (ONU), aprovou o Plano de Ação Internacional de Viena e definiu a população idosa como o grupo de pessoas com idade a partir de 60 anos. Porém, em 1985, a ONU adotou, para países desenvolvidos, a idade de 65 anos como marco cronológico para estudos populacionais de idosos, ao passo que, para países em desenvolvimento, onde a expectativa média de vida é menor, manteve-se a idade de 60 anos, como é o caso do Brasil.

A população idosa (60 anos ou mais) cresce rapidamente em todo o mundo. A OMS estima que, entre os anos de 2000 e 2050, a proporção de idosos dobrará de 11 para 22% da população mundial, o que, em números absolutos, significa que a população com mais de 60 anos vai de 605 milhões para 2 bilhões de pessoas. Nesse mesmo período, o número de pessoas com mais de 80 anos quase quadruplicará, chegando a 395 milhões (Figura 51.1).

Antes da pandemia da covid-19, estimativas da OMS apontavam que, em 2025, o Brasil seria o sexto país do mundo com a maior população de idosos. De acordo com o Instituto Brasileiro de Geografia e Estatística (IBGE), em 2040, indivíduos com 60 anos ou mais representarão mais de 23% dos brasileiros, cerca de 55 milhões de pessoas. Após 2030, o grupo de idosos brasileiros será maior que o grupo de crianças com até 14 anos; em 2055, a parcela de idosos na população total será maior que a de crianças e jovens com até 29 anos (Figura 51.2). Após a pandemia, há outro cenário, que já demonstra a diminuição da expectativa de vida de 3 a 4 anos.

Porcentagem do total da população com 60 anos ou mais em 2012.

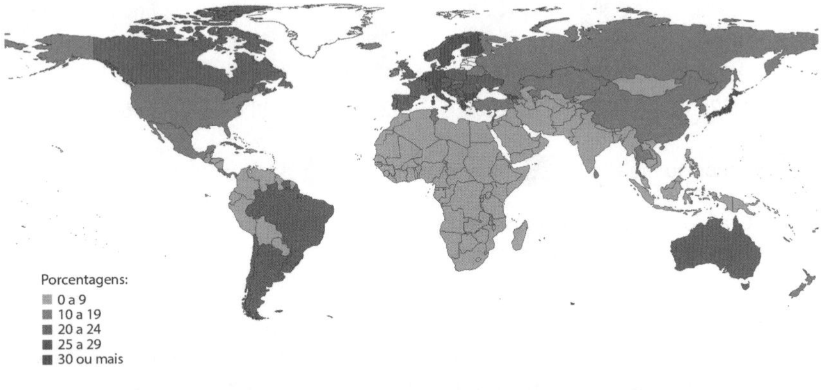

Porcentagem do total da população com 60 anos ou mais em 2050.

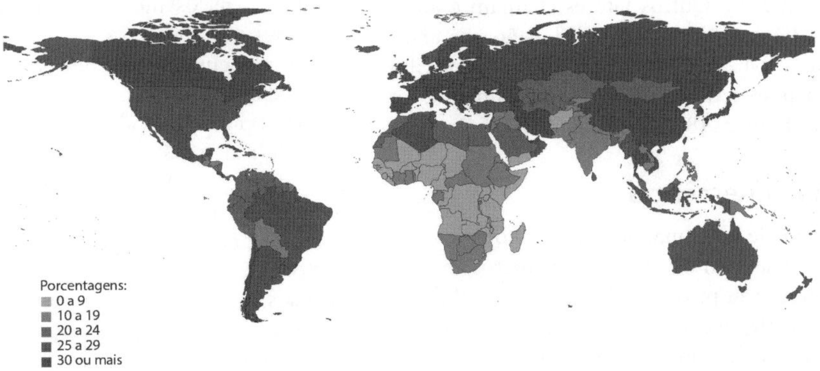

Figura 51.1 Tendência para o envelhecimento da população do mundo. (Adaptada de WHO, 2012.[1])

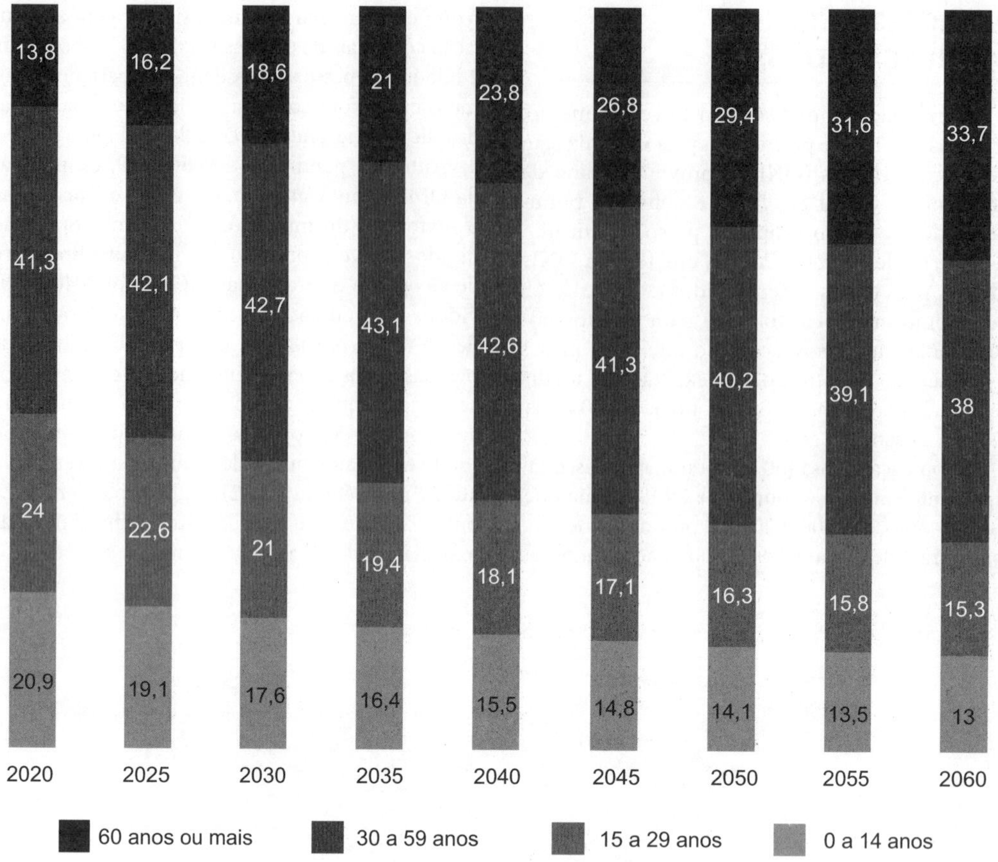

Figura 51.2 Gráfico de distribuição percentual da população projetada, por grupos de idade (Brasil – 2020-2060). (Adaptada de IBGE, 2013.[2])

Uma característica do envelhecimento da população brasileira é a tendência epidemiológica denominada "feminização" – o sexo feminino representou 55,34% da população idosa em 2000 e 55,7% em 2012. Outros fatores chamam a atenção: 84,3% dos idosos no Brasil estão nas áreas urbanas e 64,2% estão inseridos no domicílio como a pessoa de referência (especialmente no caso dos homens [80,5%]) (Figura 51.3).

Imunossenescência

A capacidade funcional do sistema biológico dos indivíduos aumenta durante os primeiros anos de vida, atinge seu pico no início da idade adulta e, naturalmente, declina nos anos seguintes. A taxa de declínio é determinada, pelo menos em parte, pelo estilo de vida e ambiente ao longo da vida. Os fatores incluem alimentação, prática de atividades físicas, exposição a riscos à saúde (como tabagismo e consumo de álcool ou outras substâncias tóxicas). Entretanto, é a imunossenescência que torna os indivíduos mais vulneráveis a infecções.

Imunossenescência pode ser definida como um declínio progressivo da função imune que ocorre ao longo da vida; é fisiologicamente estabelecida e não decorre de doença de base, desnutrição, exposição a agente tóxico ou desordem genética. Embora as alterações na imunidade humoral não sejam tão proeminentes como as que ocorrem na imunidade celular, os títulos de diversos anticorpos específicos apresentam-se reduzidos em idosos, gerando consequente redução na resposta imune às vacinas; no entanto, é de suma importância destacar que não se trata

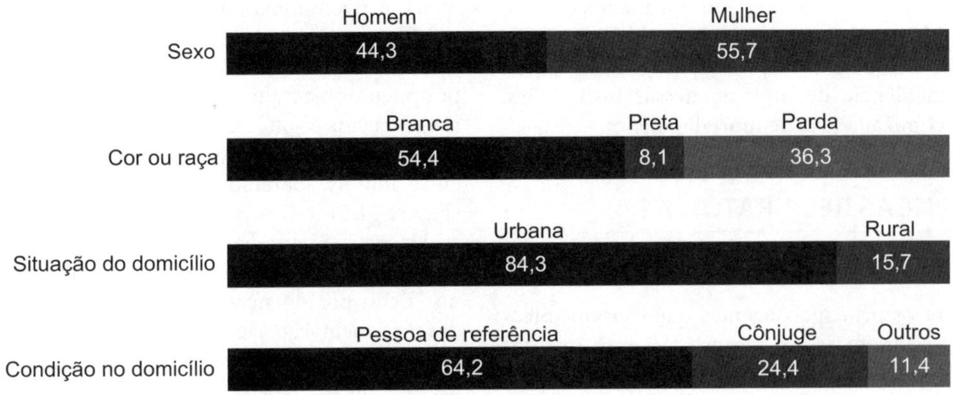

Figura 51.3 Gráfico de distribuição percentual das pessoas com 60 anos ou mais, conforme o sexo, a cor ou a raça, a situação do domicílio e a condição no domicílio (2012). (Adaptada de IBGE, 2013.[2])

de imunodeficiência e que a imunização, mesmo com vacinas atenuadas, deve ser amplamente indicada, ainda mais nos idosos frágeis em que as infeções são mais graves.

A elevada taxa de mortalidade por doenças infecciosas associadas ao envelhecimento parece ser decorrente de diversos fatores, os quais, no geral, incluem menor capacidade de reserva funcional, alterações nos mecanismos de defesa (disfunção imunológica e alterações intrínsecas à fisiologia do envelhecimento) e concomitância de doenças crônicas degenerativas. Doenças crônicas debilitantes associadas ao envelhecimento são fatores preponderantes a se relacionar com o aumentado risco de morbidade e mortalidade nessa população. Comumente, essa associação produz variações na expressão biológica de outras doenças e manifestações atípicas, dificultando a visualização do processo infeccioso, retardando o diagnóstico e, consequentemente, o tratamento.

DOENÇAS INFECCIOSAS NA TERCEIRA IDADE

Pessoas idosas estão entre as mais vulneráveis aos agravos infecciosos, o que acarreta altos coeficientes de hospitalização, piora da funcionalidade com dependência para as atividades da vida diária e óbitos. Além disso, doenças infecciosas em adultos mais velhos têm, com frequência, apresentações atípicas, dificultando o diagnóstico. O tratamento costuma ser mais complicado, em função das frequentes doenças crônicas concomitantes. Diante disso, promover a prevenção durante o processo de envelhecimento, o que inclui a imunização, é um pilar para o envelhecimento saudável e independente.

Entre as infecções imunopreveníveis que acometem o idoso, destacam-se: *influenza*, doença pneumocócica e herpes-zóster, tétano, difteria e *pertussis*. Infecções sexualmente transmissíveis (ISTs) devem ser consideradas nessa faixa etária naqueles idosos sexualmente ativos.

Surtos de doenças infecciosas em instituições de longa permanência (ILPI) para idosos são relatados na literatura. As ILPIs representam um ambiente propício para a aquisição e disseminação de infecções: residentes suscetíveis que compartilham as fontes de ar, comida, água e cuidados de saúde em um ambiente institucional que, muitas vezes, encontra-se lotado. Ademais, visitantes, funcionários e moradores circulam constantemente dentro e fora da instituição, trazendo patógenos que podem ser transmitidos nesses ambientes.

Surtos de infecções respiratórias e gastrintestinais predominam nesse cenário, mas focos de infecção de tecidos moles e pele e infecções causadas por bactérias resistentes a antimicrobianos também ocorrem com certa frequência. A literatura mostra vários exemplos: um surto de *influenza* A em uma unidade com 37 leitos localizada em Honolulu, no Havaí, afetou 28% dos residentes expostos, apesar de 92% terem recebido a vacina contra *influenza* da sazonalidade;

dos 11 idosos infectados, 6 foram a óbito, ou seja, 55%.[3] Durante a pandemia da covid-19, as ILPIs foram alvo de grande preocupação, em razão da alta incidência de infecção nessas instituições, bem como alta taxa de mortalidade.

DOENÇAS RESPIRATÓRIAS

Influenza

Dentre os principais agentes que causam infecções respiratórias em idosos, destacam-se o vírus da *influenza* e o *Streptococcus pneumoniae*. A vacinação é a medida mais eficaz para prevenir a *influenza* e reduzir a morbimortalidade nesse grupo populacional. Nas últimas décadas, essa medida tem sido usada com sucesso para reduzir os impactos da enfermidade na população de idosos.

A *influenza* é apontada na literatura médica como uma das infecções mais comumente relacionadas com surtos em ILPIs causados pelos vírus *influenza* A e B. Isso ocorre devido ao número de idosos residentes nessas instituições.

Embora sejam mais comuns nos meses de inverno, surtos de *influenza* podem ocorrer a qualquer momento durante o ano, apesar do uso da vacina, refletindo as limitações antigênicas da vacina para uma determinada cepa (não coincidência de cepas vacinais e circulantes) e as respostas imunológicas diminuídas nos idosos. No entanto, é importante, a exemplo de sucesso, salientar que a cobertura vacinal de 80% entre residentes de ILPIs tem sido correlacionada a uma diminuição de 14% para o risco de um surto.

Doença pneumocócica

A infecção pelo *Streptococcus pneumoniae* (pneumococo) é a principal causa de morbimortalidade no mundo e o principal agente etiológico da pneumonia em idosos. Essa população, em especial os portadores de doenças crônicas, é mais vulnerável a complicações graves da doença pneumocócica.

O pneumococo é o principal agente etiológico da pneumonia adquirida na comunidade e que requer hospitalização (30 a 50% dos casos). O risco de disseminação de bacteriemia é de 30% na população geral, sendo mais frequente em idosos, nos quais há um alto índice de casos fatais. A pneumonia pneumocócica, quando adquirida em hospitais, apresenta mortalidade de cerca de 50%. No Brasil, a taxa de hospitalização por pneumonia é alta antes de 2 anos, diminui ao longo da vida e volta a crescer a partir dos 60 anos (Figura 51.4). Já a letalidade atinge maiores taxas entre adultos, sobretudo nos maiores de 60 anos (Figura 51.5).

De acordo com dados norte-americanos, entre 50 e 70 mil pessoas morrem todos os anos, nos EUA, por doenças que poderiam ser evitadas pela vacinação. Dessas, 95% eram idosos, que faleceram por complicações de infecções causadas por pneumococos (pneumonia) e *influenza*. Os idosos portadores de doenças crônicas, como diabetes, asma, doença coronariana e neoplasias, podem ter seus quadros clínicos descompensados por uma infecção. Assim, além da maior suscetibilidade às infecções e maior tendência para quadros graves, as infecções podem agravar doenças de base, provocando aumento do tempo de hospitalização e piora funcional.

HERPES-ZÓSTER

Também chamado "cobreiro", é uma doença conhecida pela dor que geralmente causa, denominada "neuralgia pós-herpética" (NPH), sua principal complicação, que piora muito a qualidade de vida principalmente entre idosos e apresenta duração de meses a anos. A incidência do herpes-zóster aumenta com o envelhecimento, mais de dois terços dos casos ocorrem após os 50 anos e está muito relacionada com imunossenescência e doenças crônicas, tendo como grande exemplo o diabetes melito. Calcula-se que 10 a 20% da população global apresentarão a doença, chegando a 50% entre os que atingem os 85 anos.

A NPH é de aproximadamente 80% entre indivíduos maiores de 70 anos.

INFECÇÕES SEXUALMENTE TRANSMISSÍVEIS

A mudança do perfil epidemiológico e a observação do aumento no número de casos de síndrome da imunodeficiência adquirida (AIDS) acima dos 60 anos indicam a necessidade de reestruturar conceitos até então vigentes, por muitas vezes preconceituosos em relação à sexualidade após

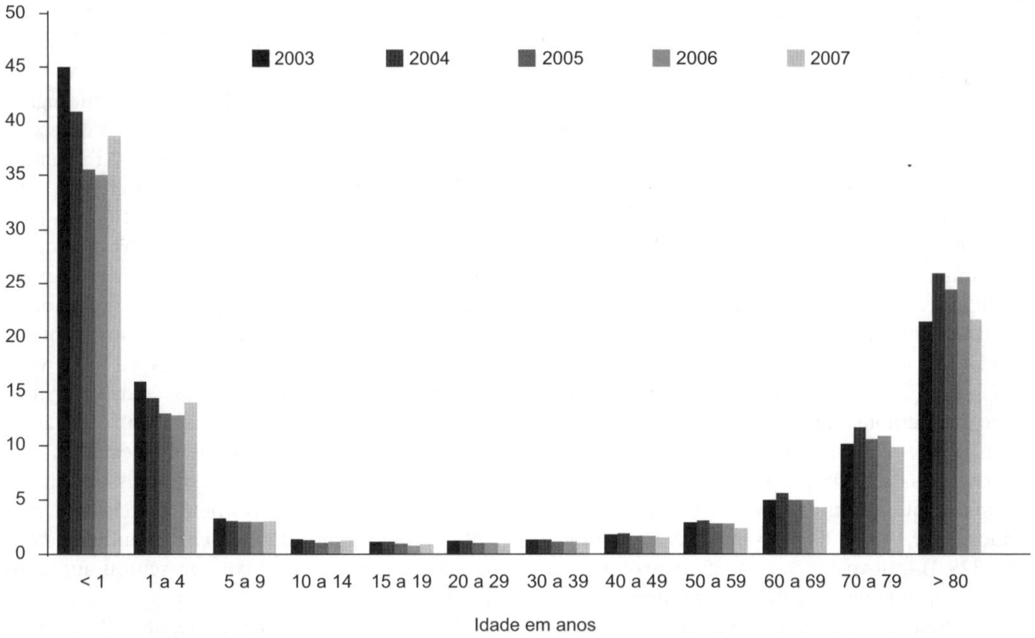

Figura 51.4 Incidência de hospitalização por pneumonia, por ano e por grupo etário (Brasil, todas as idades). (Fonte: http://tabnet.datasus.gov.br/cgi/tabcgi.exe?sih/cnv/miuf.def.[4])

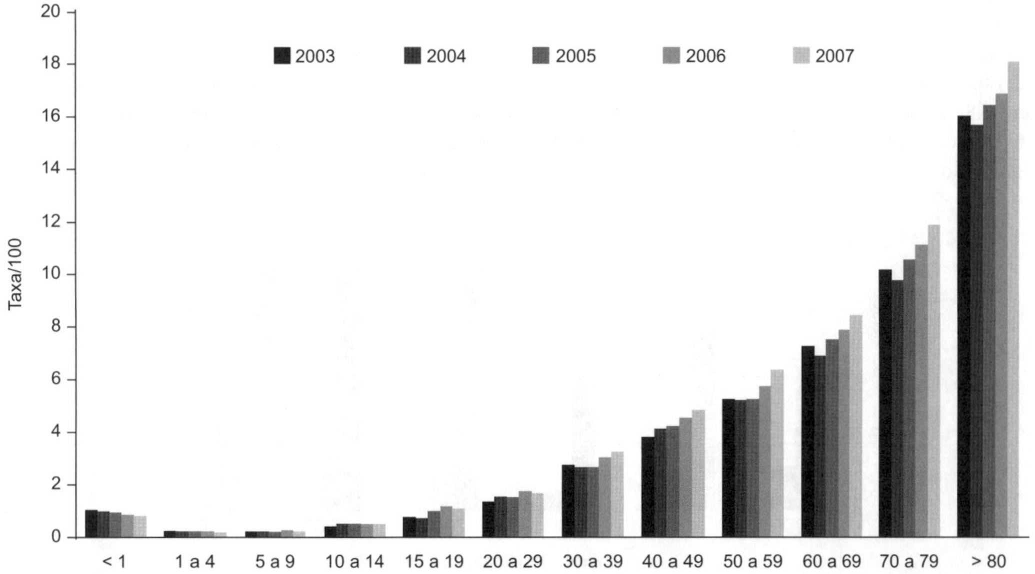

Figura 51.5 Letalidade por pneumonia em pacientes hospitalizados/ano por faixa etária (Brasil). (Fonte: http://tabnet.datasus.gov.br/cgi/tabcgi.exe?sih/cnv/miuf.def.[4])

os 60 anos. O acesso a informações e a transformação cultural possibilitaram modificações comportamentais relacionadas com a sexualidade do idoso, por isso é importante que haja discussões sobre a melhor forma de fornecer orientações preventivas das ISTs nessa faixa etária.

Houve uma mudança no padrão sexual dos homens com mais de 60 anos em decorrência dos medicamentos para tratamento de disfunção erétil, disponíveis no mercado a partir da década de 1990, proporcionando-lhes atividade sexual mais intensa. Entre as mulheres, há mais liberdade de expressão de vontades e sentimentos, além do tratamento dos sintomas da menopausa, promovendo a vida sexual mais ativa.

Godoy et al.[5] realizaram um estudo interessante que demonstra a preocupação com as DSTs entre os idosos. Nesse estudo, foram avaliados todos os casos de AIDS em pessoas com idade igual ou maior que 60 anos, diagnosticados e registrados entre 1995 e 2005 no Brasil. Nesse período, dos 329.014 novos casos, 7.955 ocorreram em idosos, representando 2,42% do número total de casos. Embora seja uma porcentagem pequena, o crescimento anual foi contínuo, ao passo que, em indivíduos com menos de 60 anos, observou-se certa estabilização. Nota-se que, em relação à categoria de exposição nos idosos, o maior número de casos (4.110, ou 51,66%) decorreu de relação sexual heterossexual. A via sexual foi a principal responsável pela transmissão do vírus. Quando somadas as categorias referentes à exposição sexual, observam-se 62,73% dos casos. Destaca-se que, em 2.825 notificações (35,51%), os dados relativos ao tipo de exposição estavam incompletos e foram ignorados.

Outro estudo, realizado em Diamantina (Minas Gerais), no período de 1999 a 2004, revelou 386 casos notificados de AIDS em idosos.[6] A distribuição desses casos por ano e faixa etária pode ser vista na Figura 51.6.

De acordo com o Boletim Epidemiológico HIV-AIDS publicado em 2013, a taxa de detecção (por 100 mil habitantes) de casos de AIDS entre indivíduos com 60 anos ou mais, que em 2001 era de 4,8, em 2012, atingiu 8,7. Em 2010, essa taxa foi de 10,8 entre homens e de 5,9 entre as mulheres, já em 2020 de 9,4 entre homens e de 4,5 entre mulheres.[7] A avaliação do perfil de mortalidade por AIDS conforme a faixa etária mostra que a taxa de mortalidade nos últimos 10 anos vem diminuindo em diversos grupos etários, principalmente entre os mais jovens. Dentre as faixas etárias que apresentaram aumento, destacam-se a de 55 a 59 anos e a de 60 anos ou mais – aumento de 22,7 e 33,3%, respectivamente; é relevante ressaltar, ainda, o fato de que, entre mulheres com 60 anos ou mais, essa taxa apresentou aumento de 81,3%.

A coinfecção do vírus da hepatite B (VHB) e HIV ocorre em número considerável e é explicada pelas vias de transmissão comuns a esses dois vírus, basicamente sexual, vertical e parenteral. Em São Paulo, segundo o Centro de Investigações Epidemiológicas (CIE), essa coinfecção está presente em todas as faixas etárias e ocorre em 86% das mulheres e 14% dos homens (Figura 51.7).

Diante desse fenômeno, da mudança de comportamento sexual dos maiores de 60 anos e do crescente número de DSTs nessa faixa etária, vacinar o idoso contra hepatite B parece ser recomendável.

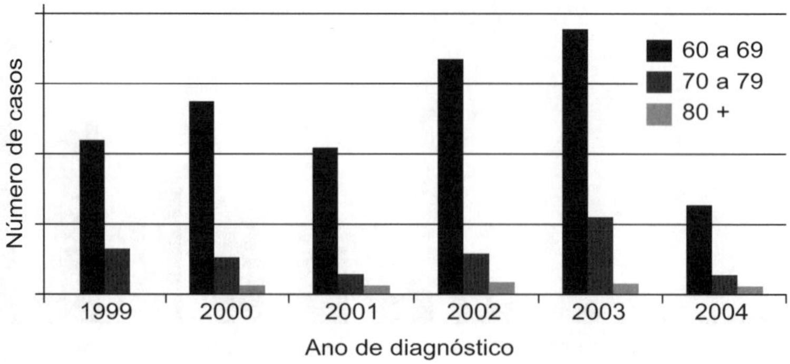

Figura 51.6 Incidência de casos notificados de AIDS em idosos no estado de Minas Gerais, por faixa etária, conforme o ano de diagnóstico, 1999-2004. (Adaptada de Ribeiro et al.[6])

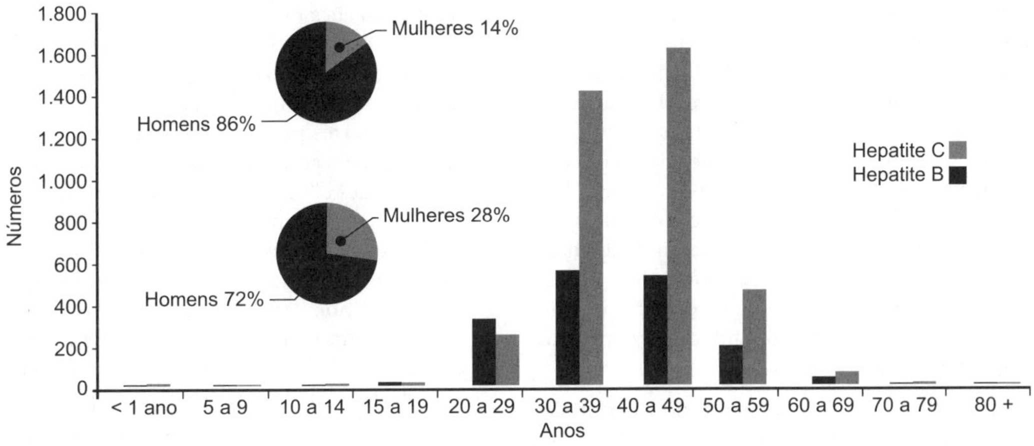

Figura 51.7 Número de casos de coinfecção de hepatites virais B e C/HIV, de acordo com faixa etária e distribuição percentual por sexo no estado de São Paulo (2007-2012). (Fonte: Centro de Vigilância Epidemiológica.[8])

ABORDAGEM

Tanto a população geriátrica quanto seus familiares devem ser adequadamente orientados quanto à necessidade da utilização de vacinas, um recurso simples e de comprovado custo-benefício, para a proteção de pessoas a partir de 60 anos.

Para os idosos, existem indicações bem-definidas de vacinação, resultando em significativo benefício na redução de morbidade e/ou mortalidade. Para a definição das vacinas do calendário de vacinação do idoso, considera-se a possível suscetibilidade do indivíduo, os riscos de complicações decorrentes da doença infecciosa, a imunogenicidade da vacina para essa faixa etária e o custo-benefício em termos de saúde pública e individual.

É preciso considerar também que muitos indivíduos com mais de 60 anos encontram-se em franca atividade profissional, com responsabilidades e participação na renda familiar. Desse modo, seu adoecimento pode acarretar, além de absenteísmo no trabalho e prejuízo financeiro, a transmissão de doenças infecciosas à família. Essa situação pode prejudicar o idoso ainda mais no trabalho, pois pode obrigá-lo a ausentar-se também para o acompanhamento de um familiar doente.

Outro aspecto muito importante é a comum proximidade dos avôs e netos. Crianças são importantes agentes transmissores de doenças infecciosas e podem contaminar os idosos com os quais convivem.

As infecções nos pacientes idosos geralmente duram por mais tempo e podem desencadear complicações. A gravidade das infecções e das complicações aumenta com a idade. Forma-se, assim, um ciclo de transmissão de doenças, em que o idoso pode ser prejudicado de diversas maneiras.

Outrossim, a mudança nos padrões da sexualidade e o aumento da incidência de DSTs entre os maiores de 60 anos também devem ser considerados na definição da gama de vacinas a serem prescritas para esse grupo.

VACINAÇÃO DE ADULTOS COM 60 ANOS OU MAIS

A imunização do idoso é uma das maiores armas para evitar doenças infecciosas imunopreveníveis. A sustentabilidade do processo de envelhecimento deve ter como base a prevenção para que esse grupo tenha maior expectativa de vida e maior tempo possível de qualidade de vida, com autonomia e independência. Nesse contexto, a estratégia para proteger idosos deve incluir a vacinação também de seus contactantes (inclusive profissionais da saúde e cuidadores), que são, muitas vezes, a fonte da infecção.

A OMS, de acordo com as observações da ocorrência de doenças imunopreveníveis e suas graves consequências na terceira idade, preconiza a vacinação do idoso com ênfase em três vacinas: *influenza*, pneumocócicas e dT. Salienta ainda que outras enfermidades imunopreveníveis podem ser evitadas, como hepatites A e B, herpes-zóster, febre amarela, sarampo, rubéola, caxumba e coqueluche.

As vacinas são uma estratégia de saúde pública subutilizada. As atuais taxas de coberturas vacinais são baixas em idosos e a carga de doenças imunopreveníveis infecciosas aumentam consideravelmente com o aumento do envelhecimento populacional. Nesse ponto, é importante trazer as seguintes considerações:

- Infecções do sistema respiratório inferior são a quarta causa de morte nos países desenvolvidos, sendo três vezes mais frequentes em indivíduos acima dos 60 anos
- O tétano ainda ocorre em muitos países, especialmente em pessoas com idade superior aos 50 anos
- A morbilidade por *pertussis* parece ser substancial nos idosos
- O risco de emergência de herpes-zóster aumenta com a idade e ocorre em 20 a 25% da população com mais de 60 anos e em 50% dos maiores de 80 anos.

Vacina contra influenza

O vírus da *influenza* é responsável por 75% das infecções agudas do sistema respiratório em idosos. Não é à toa que todos os esforços são direcionados para atingir coberturas vacinais para essa infecção entre os maiores de 60 anos. Na literatura, há diversos estudos que demonstram os benefícios da vacina contra *influenza*:

- Cruz et al.:[9] o efeito protetor pode variar com a capacidade imunitária do indivíduo, a imunogenicidade da vacina e a coincidência antigênica entre a vacina e as cepas circulantes na comunidade
- Nichol et al.:[10] em 2003, durante duas temporadas de *influenza*, os autores observaram que a vacinação contribuiu para reduzir o risco de hospitalização por doença cardíaca e acidente vascular encefálico (AVE), pneumonia e *influenza*, bem como óbitos por todas as causas, demonstrando, assim, os benefícios alcançados com a vacinação em idosos
- Gross et al.:[11] os autores referem que a vacina contra *influenza* reduz de 32 a 45% as hospitalizações por pneumonias; 31 a 65% as mortes hospitalares por pneumonia e *influenza*; 43 a 50% as mortes hospitalares decorrentes de todas as condições respiratórias; e 27 a 30% as mortes por qualquer causa. Referem, ainda, a redução de mais de 50% nas doenças relacionadas com a *influenza* nos idosos vacinados e que a vacina tem bom custo-benefício
- Nichol et al.:[12] nesse estudo, foi publicado o efeito da vacinação contra a gripe em idosos durante 10 anos, em três regiões norte-americanas. Os autores demonstraram que a vacinação foi associada a uma diminuição média de 27% no risco de hospitalização por pneumonia ou *influenza* no inverno e a uma redução de 48% no risco de morte por qualquer causa. Essa redução no risco de morte resulta da associação da *influenza* ao infarto do miocárdio e ao AVE.

Outro grupo importante para a avaliação dos resultados da vacinação são os idosos portadores de doenças crônicas, que normalmente apresentam menor indução dos níveis de anticorpos. Mesmo nesse grupo, a vacina oferece proteção satisfatória contra complicações e hospitalizações, entre 30 e 70%. Nos indivíduos que residem em ILPIs, a proteção contra hospitalização por pneumonia situa-se entre 50 e 60%, sendo maior para a ocorrência de óbitos (80%).

Para todos os idosos, é recomendada dose única anual da vacina contra *influenza*. Estimativas indicam que a vacina reduz a mortalidade em até 50% entre a população idosa. Além disso, reduz em 19% o risco de hospitalização por doença cardíaca e em até 23% o risco de doenças cerebrovasculares. No Brasil, as campanhas de vacinação dos idosos ocorrem nos meses de outono (abril/maio), período que antecede a maior sazonalidade da gripe.

Vacinas pneumocócicas

A SBIm e SBGG, por meio do calendário de vacinação do idoso, recomendam:

- Aos indivíduos que não receberam vacinas pneumocócicas: iniciar com uma dose da vacina pneumocócica conjugada 13-valente (VPC-13) seguida de uma dose de VPP-23 após 2 a 6 meses; depois de 5 anos da segunda dose, é recomendada uma dose de reforço com VPP-23

- Aos indivíduos que já receberam a VPP-23, recomenda-se um intervalo de 1 ano para a aplicação de VPC-13 e de 5 anos para a aplicação da segunda dose de VPP-23, com intervalo mínimo de 2 meses entre os dois tipos de vacina
- Aos que já receberam duas doses de VPP-23, recomenda-se uma dose de VPC-13, com intervalo mínimo de 1 ano após a última dose de VPP-23; se a segunda dose de VPP-23 foi aplicada antes dos 65 anos, está recomendada uma terceira depois dessa idade, com intervalo mínimo de 5 anos da última dose.

Vacina tríplice bacteriana do tipo adulto

A população idosa apresenta vulnerabilidade aos acidentes, e os cuidados com suas lesões são, não raras vezes, inadequados, colocando-os em risco na presença do bacilo tetânico. Um estudo brasileiro verificou que, de 133 casos da doença, 34 (25,8%) tinham mais de 50 anos. Isso se deve, provavelmente, à boa cobertura vacinal na população jovem.

Atualmente, está à disposição no Brasil a vacina tríplice bacteriana acelular do adulto (dTpa), que deve ser preferida à vacina dupla (difteria e tétano) sempre que possível, por permitir a imunização contra a coqueluche. O Centers for Disease Control and Prevention (CDC), nos EUA, recomenda a vacinação de maiores de 60 anos, principalmente para aqueles que convivem com lactentes. A SBIm e SBGG recomendam a vacinação de todos com 60 anos ou mais.

O esquema de doses a ser adotado depende do estado de imunização do indivíduo:

- Idosos que tomaram três doses da vacina ao longo da vida devem receber as doses de reforço a cada 10 anos com a vacina tríplice bacteriana acelular do adulto (dTpa)
- Idosos com esquema básico de vacinação incompleto (duas doses ou menos ao longo da vida) devem completar o esquema com a quantidade de doses necessárias (três), sendo uma delas (de preferência a primeira) com dTpa
- Idosos não imunizados ou sem história conhecida devem receber três doses consecutivas, sendo uma (de preferência a primeira) com dTpa, seguida de duas doses da dT, 2 e 4 meses (com 2 meses de intervalo); um reforço é recomendado a cada 10 anos, em data de fácil memorização.

Vacina contra hepatite B

A prevenção da hepatite B é uma das prioridades da OMS e do Ministério da Saúde. A hepatite B é uma doença de transmissão sexual e hematológica, torna-se crônica em 5 a 15% dos casos em adultos e pode ser causa de cirrose e câncer hepático. A vacinação universal é recomendada pela SBIm e SBGG e compreende a aplicação de três doses da vacina no esquema 0-1-6 meses, inclusive para indivíduos maiores de 60 anos.

A eficácia de proteção da vacinação contra hepatite B está diretamente relacionada com o desenvolvimento do anti-HB e muda com a idade: é de cerca de 90 a 95% em adultos jovens, ao passo que em idosos varia de 15 a 65%.

Vacina tríplice viral contra sarampo, rubéola e caxumba

A maioria dos adultos brasileiros com mais de 60 anos provavelmente é imune ao sarampo e à caxumba. Em casos de surtos, pessoas sem comprovação sorológica de infecção passada ou que não tenham recebido pelo menos duas doses da vacina tríplice viral na vida devem ser vacinadas, independentemente da idade, desde que não sejam imunodeprimidas ou gestantes.

Vacinas contra varicela e herpes-zóster

Entre a população adulta, 90 a 95% já tiveram varicela. Geralmente, a história clínica é suficiente, não sendo prática rotineira a realização de sorologia específica para confirmar o passado de infecção. Duas doses da vacina varicela são recomendadas para indivíduos que não tiveram a doença, principalmente se convivem com crianças ou imunodeprimidos. A vacina é contraindicada em imunodeprimidos ou gestantes.

A vacina herpes-zóster está licenciada para indivíduos maiores de 50 anos com história de varicela, estando disponível, no Brasil, somente na rede privada. Recomendada pela SBIm e pela SBGG para todas as pessoas com mais de 60 anos, é aplicada em dose única, considerada eficaz e segura, não havendo relato de eventos adversos graves.

A vacina herpes-zóster inativada, licenciada e em uso nos EUA e em muitos países da Europa desde 2017, chegou ao Brasil em abril de 2022. Trata-se da vacina herpes-zóster recombinante (VZR), constituída da glicoproteína E do vírus varicela-zóster (VVZ) combinada a um adjuvante, portanto inativada e não contraindicada para imunodeprimidos. Como já acontece nos EUA, onde a vacina é recomendada para idosos, deve ser aplicada em duas doses, com intervalo de 2 meses entre elas. Se necessária a flexibilização do intervalo das doses, é possível estender a segunda dose até 6 meses após a primeira.

Vacina contra febre amarela

É recomendada para todos os indivíduos que vivem em áreas de risco para a doença ou que se dirigem para essas áreas. Hoje, no Brasil, o esquema de vacinação recomendado pelo Ministério da Saúde é de dose única; uma segunda dose deve ser aplicada caso a pessoa tenha recebido sua última dose antes de completar 5 anos de idade. No entanto, a SBIm e SBGG, com base em estudos publicados pela Fiocruz, recomendam considerar a aplicação de uma segunda dose em situações epidemiológicas de risco para a doença.

Hoje, todo território nacional é considerado área de vacinação, no entanto, a decisão de vacinar pessoas com 60 anos deve considerar seu risco-benefício de acordo com o cenário epidemiológico e a avaliação médica. Como o Brasil é considerado de risco para a febre amarela, muitos países exigem o certificado internacional de vacinação contra a doença para viajantes, independentemente da idade, provenientes do Brasil. Nesses casos, a dose única é aceita, exceto se realizada com vacina fracionada, o que ocorreu nos anos 2017 e 2018 durante a epidemia de febre amarela no país.

Como todas as vacinas constituídas de vírus vivos atenuados, a vacina para febre amarela não deve ser administrada, em princípio, em pessoas: com imunodeficiência congênita ou adquirida; acometidas por neoplasia maligna; em tratamento com corticosteroide em esquemas imunodepressores ou submetidas a outras terapêuticas imunodepressoras (quimioterapia antineoplásica, radioterapia etc.). Nesses casos, e em outras situações de contraindicações estabelecidas, países que exigem a vacinação do viajante também aceitam o atestado internacional de contraindicação da vacina.

Vacinas meningocócicas

Não há risco especial para os idosos, mas, em situações de surto, a vacinação pode ser recomendada. Para esses casos, existem três vacinas: meningocócica C conjugada, meningocócica ACWY e a meningocócica B.

Vacina contra hepatite A

Na população com mais de 60 anos, graças ao passado epidemiológico, há grande possibilidade de encontrar indivíduos com anticorpos contra hepatite A. Em uma pesquisa realizada no Rio de Janeiro entre funcionários de uma empresa, 100% dos indivíduos com mais de 60 anos eram imunes a essa infecção, diferentemente do que ocorre em outras faixas etárias. Para esse grupo, portanto, a vacinação não é prioritária. A sorologia pode ser solicitada para que haja definição da necessidade ou não de vacinar. Para contactantes de indivíduos afetados pela hepatite A ou durante surto da doença, a vacinação pós-exposição deve ser recomendada.

Idosos estavam entre os primeiros grupos beneficiados pela vacinação contra covid-19 no Brasil e no mundo. A recomendação de vacinas para esse grupo etário, no Brasil, é estabelecida pelo Ministério da Saúde e inclui, além das doses de primovacinação, os reforços recomendados ao longo do tempo, que objetivam a manutenção da proteção, principalmente de formas graves e óbitos, inclusive frente a novas variantes.

CONSIDERAÇÕES FINAIS

Em todo o mundo, a expectativa de vida aumentou muito durante as últimas décadas do século XX e persiste durante o século XXI. Porém, ao celebrar os anos a mais de vida, é preciso reconhecer que maior longevidade sem qualidade de vida é um prêmio vazio, ou seja, a expectativa de saúde é mais importante do que a expectativa de vida. A prevenção de doenças infecciosas insere-se nesse contexto ao possibilitar a redução da morbimortalidade e a melhora da qualidade de vida.

A imunossenescência provoca o aumento da suscetibilidade às infecções, o que resulta em maior morbimortalidade entre os idosos em comparação aos adultos mais jovens. A vacinação contra patógenos infecciosos de impacto importante na saúde dos idosos representa uma estratégia preventiva que deve ser enfatizada, agora e no futuro. Sabe-se que a imunossenescência também é responsável por uma resposta imunológica menor às vacinas, por isso a estratégia de vacinar crianças, adolescentes que convivem com os idosos deve ser fortemente considerada.

REFERÊNCIAS BIBLIOGRÁFICAS

1. World Health Organization. Good health adds life to years: global brief for World Health Day 2012. Genebra: WHO, 2012.
2. Instituto Brasileiro de Geografia e Estatística (IBGE). Síntese de indicadores sociais: uma análise das condições de vida da população brasileira, 2013. Estudos e Pesquisas. Informação Demográfica e Socioeconômica. nº 32. Brasília: Ministério do Planejamento, Orçamento e Gestão, 2013.
3. Morens DM, Rash VM. Lessons from a nursing home outbreak of influenza A. Infect Control Hosp Epidemiol 1995;16:275-80.
4. Godoy VS, Ferreira MD, Silva EC, Gir E, Canini SMS. O perfil epidemiológico da AIDS em idosos utilizando sistemas de informações em saúde do Datasus: realidades e desafios. DST J. Bras. 2008; 20(1):7-11.
5. Ribeiro LCC, Jesus MVN. Avaliando a incidência dos casos notificados de AIDS em idosos no estado de Minas Gerais no período de 1999 a 2004. Cogitare Enferm. 2006;11(2):113-6. Disponível em: https://revistas.ufpr.br/cogitare/article/view/6852/4866
6. Ministério da Saúde. Secretaria de Vigilância em Saúde. Departamento de DST, AIDS e Hepatites Virais. Boletim Epidemiológico – AIDS e DST Ano II – nº 1 – até semana epidemiológica 26a – dezembro de 2021. Disponível em: http://antigo.aids.gov.br/pt-br/pub/2021/boletim-epidemiologico-hivaids-2021. Acesso em: 17/01/2023.
7. Cruz AM, Bravo J, Rojas V. Conocimientos, creencias y prácticas respecto a las infecciones respiratorias agudas en adultos mayores de 65 años. Cad Saúde Pública. 1999;15(4):851-7.
8. Nichol KL, Nordin J, Mullooly J, Lask R, Fillbrandt K, Iwane M. Influenza vaccination and reduction in hospitalizations for cardiac disease and stroke among the elderly. N Engl J Med. 2003;348:1322-32.
9. Gross PA, Hermogenes AW, Sacks HS, Lau J, Levandowski RA. The efficacy of influenza vaccine in elderly persons. A meta-analysis and review of the literature. Ann Intern Med. 1995;123(7):518-27.
10. Nichol KL, Nordin JD, Nelson DB, Mullooly JP, Hak E. Effectiveness of influenza vacine in the community-dwelling elderly. N Engl J Med. 2007;357:1373-81.

BIBLIOGRAFIA

Centers for Disease Control and Prevention. Recommended adult immunization schedule. CDC [Internet cited 2022 oct 26]. Disponível em: http://www.cdc.gov/vaccines/schedules/downloads/adult/adult-combined-schedule.pdf.

Chen WH, Kozlovsky BF, Effros RB, Grubeck-Loebenstein B, Edelman R, Sztein MB. Vaccination in the elderly: an immunological perspective. Trends Immunol. 2009;30(7):351-9.

Ginaldi L, Loreto MF, Corsi MP, Modesti M, De Martinis M. Immunosenescence and infectious diseases. Microbes Infect. 2001;3(10):851-7.

Sociedade Brasileira de Imunizações. Calendário de vacinação do idoso. SBIm [Internet cited 2022 oct 26]. Disponível em: http://www.sbim.org.br.

Strausbaugh LJ, Sukumar SR, Joseph CL. Infectious disease outbreaks in nursing homes: an unappreciated hazard for frail elderly persons. Clin Infect Dis. 2003; 36(7):870-6.

52

Vacinação de Pessoas Não Imunodeprimidas com Doenças Crônicas e seus Contactantes

Solange Dourado de Andrade

INTRODUÇÃO

Apesar de não categorizadas entre as patologias imunodepressoras, doenças como diabetes, insuficiência renal, entre outras, carregam algum grau de comprometimento imune. Desde inadequada resposta inata a infecções, ao subsequente não desencadeamento da cascata imune de forma apropriada, colocam pessoas portadoras dessas patologias sob risco maior de infecções do que a população em geral. Soma-se a isso a ação de diversos fármacos utilizados para controle desses agravos, o que acumula fatores diversos na gênese da alteração imunológica.

O longo tempo de desenvolvimento dos agravos crônicos cursa muitas vezes com exacerbações ou períodos, sejam eles transitórios ou não, de descompensação do quadro clínico. Essas ocasiões podem ser desencadeadas por quadros infecciosos como *influenza* ou mesmo herpes-zóster, em especial nas idades mais avançadas. Nessas circunstâncias, desfechos mais graves, como infarto agudo do miocárdio e acidente vascular encefálico, podem se apresentar alterando o curso da doença para um patamar de maior gravidade e com possíveis sequelas.

Pessoas nessas situações, ou seja, portadores de doenças crônicas (PDC), beneficiam-se com uso de medidas preventivas contra agravos infecciosos transmissíveis. A vacinação tem papel de destaque entre essas medidas e pode representar ganhos em qualidade de vida e aumento de sobrevida.

De modo geral, em PDCs, quando não houver imunodepressão, não existe contraindicação formal para aplicar vacinas vivas ou não vivas. A ocorrência de eventos adversos, tampouco, não parece ser mais importante nessa população. Anafilaxia a doses anteriores ou componentes das vacinas contraindica novas doses.

O Programa Nacional de Imunizações (PNI), por meio dos Centros de Referência de Imunobiológicos Especiais (CRIEs), disponibiliza de forma gratuita várias vacinas para esses pacientes. A Sociedade Brasileira de Imunizações (SBIm), por meio de seus calendários especiais, recomenda um leque maior de vacinas, encontradas na rede privada, em clínicas de imunização.

IMUNIZAÇÃO DE PORTADORES DE DOENÇAS CRÔNICAS

A imunização de PDCs é norteada pela necessidade de proteção desses indivíduos, evitando-se adoecimentos por doenças infecciosas que possam comprometer a evolução do quadro.

São abordadas, a seguir, as principais doenças crônicas e indicações de imunobiológicos para cada situação.

Diabetes melito

A hiperglicemia no paciente diabético provoca uma gama de alterações imunológicas que cursam com disfunção da resposta imune. São observadas alterações no sistema circulatório, no trato gastrintestinal, no fígado e no pâncreas. O incremento da permeabilidade intestinal predispõe a risco aumentado de infecções. Há distúrbios nas funções celulares envolvendo células T e neutrófilos, cujas atividades estão reduzidas comprometendo a imunidade celular (Figura 52.1). Nesses pacientes, a imunidade humoral também se encontra comprometida.

Esses pacientes, quando acometidos por quadros respiratórios, apresentam maior risco de evolução grave e complicações com destaque para a *influenza*. Entre infecções bacterianas, o pneumococo é o principal agente de quadros graves em diabéticos. A imunização com vacina pneumocócica conjugada (PNM) 13-valente pode ser realizada em serviços privados, seguida da PNM 23-valente (para os maiores de 2 anos) em duas doses com intervalo de 5 anos, essa última disponível nos CRIEs.

Pacientes adultos com diabetes apresentam duas vezes mais risco de infecção pelo vírus da hepatite B (VHB) do que adultos não diabéticos. Isso ocorre por conta de: exposição percutânea durante monitoramento dos níveis de glicose, uso de insulina ou mesmo exposição durante atendimento hospitalar por intercorrências. Para adultos ou crianças não vacinadas é indicada vacinação com esquema completo, composto de três doses no intervalo total de 6 meses.

As vacinas *influenza*, PNM-23 (maiores de 2 anos) e *Haemophilus influenzae tipo b* (Hib) estão disponibilizadas nos CRIEs para pessoas com

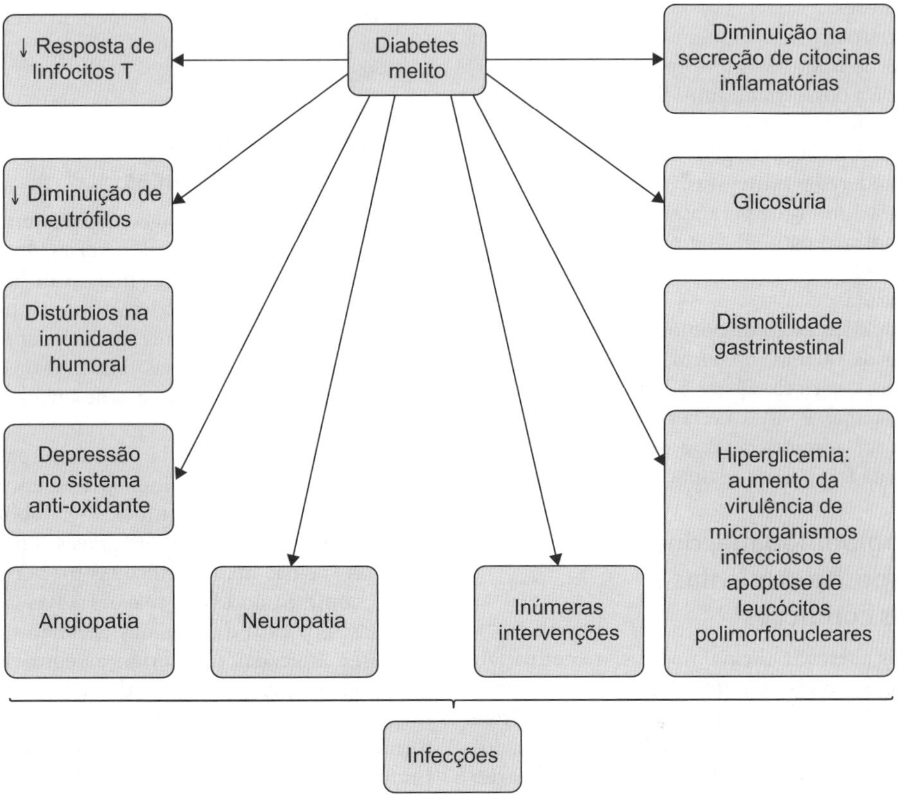

Figura 52.1 Fisiopatologia das infecções associadas a diabetes melito. (Fonte: Casqueiro et al., 2012.)

diabetes. Vacinas PNM-13 e herpes-zóster (a depender da faixa etária) estão disponíveis na rede privada e são indicadas para essa população.

Portadores de doença renal crônica

Durante a evolução da doença renal, os pacientes experimentam diversas fases ou etapas do comprometimento da função urinária. Em estágios menos avançados, pouca repercussão pode ser percebida no metabolismo e no organismo de modo geral. À medida que a doença evolui e novas medidas mais invasivas são necessárias, aumentam as exposições de risco a infecções. Em contrapartida, a resposta imune fica comprometida e não consegue mais ser tão protetiva.

Pacientes renais crônicos que são submetidos a diálise apresentam mecanismos alterados de resposta imune, o que os deixa vulneráveis particularmente para infecções virais, como as infecções por VHB. A soroconversão pós-vacinal nessa fase é mais baixa, sendo, portanto, indicada vacinação com esquema mais intensivo de até quatro doses.

A alternativa é o esquema de três doses com volume dobrado. Sempre que possível, é recomendada a dosagem de anti-Hbs 40 a 60 dias após completado o esquema vacinal, para verificar o nível de proteção. Dosagens acima de 10 mUI/mℓ são consideradas protetoras. A repetição anual da sorologia é indicada para assegurar níveis protetores contra hepatite B. Sempre que os níveis caírem abaixo de 10 mUI/mℓ, uma nova dose deve ser aplicada.

Nos CRIEs estão disponibilizadas para os nefropatas as vacinas *influenza*, PNM-23 (maiores de 2 anos), varicela-zóster e Hib. Na rede privada, as vacinas PNM-13 e herpes-zóster também podem ser administradas, a depender, para esta última, da faixa etária e situação imunológica.

Hemoglobinopatia, doenças de depósito, asplenias e outras condições

Entre as alterações hematológicas, a anemia falciforme é a mais comum no Brasil. A esplenomegalia decorrente do agravamento do quadro e seguidas tromboses propiciam destruição funcional do órgão e acaba por evoluir com indicação de esplenectomia anatômica (retirada do baço). Quando programada, é possível a aplicação de vacinas contra infecções bacterianas por germes capsulados (pneumococo, meningococo e Hib), 15 dias antes do procedimento para garantir resposta imune em tempo hábil.

Outras condições podem levar à esplenectomia não programada, como acidentes, quando a remoção do órgão se dá para salvar a vida do paciente após ruptura esplênica, por exemplo. Nesses casos, a vacinação está indicada, mesmo com prejuízo de resposta, para todas as bactérias capsuladas já mencionadas anteriormente.

Doenças de depósito também evoluem e comprometem o baço, cursando com hiperesplenismo e subsequente indicação cirúrgica de remoção. Do mesmo modo, a cirurgia se impõe nas anemias hemolíticas, cuja esplenectomia é conduta terapêutica para controlar sucessivas hemólises apresentadas pelo paciente. As vacinas disponíveis na rede pública para esse grupo de pacientes são *influenza*, hepatites A e B, PNM-23 (maiores de 2 anos), meningo C e Hib, independentemente da faixa etária. Na rede privada, estão disponíveis as vacinas PNM-13, bem como meningos ACWY e B, todas indicadas para ampliar a proteção desses pacientes.

Cardiopatias crônicas e pneumopatias crônicas

O comprometimento cardíaco e as pneumopatias ocorrem juntos e são grandes causas de morbidade, em especial em idades mais avançadas. No entanto, mesmo na pediatria, vários são os agravos cardíacos e pulmonares que atingem crianças e adolescentes de várias faixas etárias, comprometendo o crescimento e o desenvolvimento saudáveis.

A imunização adequada para esses pacientes assegura evolução com menos intercorrências infecciosas e, por conseguinte, evita sobretudo internações e evoluções mais graves. Por vezes, algumas vacinas mais purificadas proporcionam maior conforto ao evitar reações adversas mais intensas. É o caso das vacinas acelulares contra *pertussis*, indicadas para crianças com risco de descompensação por conta da febre. Crianças menores de 7 anos recebem vacina DTPa, conforme a composição do calendário básico de imunização preconizado pelo PNI. Essa vacina está disponível nos CRIEs, assim como as vacinas *influenza*, PNM-23 (acima de 2 anos) e Hib, indicadas para esse grupo com alterações cardíacas. Na rede privada, as vacinas PNM-13 complementam a proteção. Já para os maiores de 50 anos, a vacina herpes-zóster está indicada, caso não haja imunossupressão.

Nas pneumopatias, as vacinas disponibilizadas nos CRIEs são: *influenza*, PNM-23 (acima de 2 anos) e Hib. Na rede privada, para esses indivíduos, as vacinas PNM-13, meningos ACWY e B e herpes-zóster (acima de 50 anos) são indicadas.

Hepatopatias

Portadores de hepatopatias estão sob risco de manifestar quadros mais graves se acometidos por hepatites virais. As vacinas de hepatite A e hepatite B estão particularmente indicadas para esses indivíduos. São vacinas já incluídas na rotina do PNI, nos calendários vacinais básicos de crianças, adolescentes e adultos. Pessoas com esquemas vacinais incompletos devem completá-los o mais breve possível.

As demais vacinas encontradas nos CRIEs para os portadores de doenças hepáticas são: *influenza*, PNM-23 (acima de 2 anos) e meningo C. Ampliação da proteção pode ser feita por meio das vacinas PNM-13, meningos ACWY e B, bem como herpes-zóster, disponibilizadas na rede privada.

Outras condições

Na Tabela 52.1 são listadas as patologias mencionadas acima e outras, como síndromes congênitas e neuropatias, para as quais são indicadas vacinas além das que constam no calendário básico do PNI, de rotina para todas as faixas etárias.

Tabela 52.1 Vacinas indicadas conforme a condição clínica.

Condição clínica	Vacinas a acrescentar ao esquema de rotina	
	Disponíveis nos CRIEs	Disponíveis na rede privada
Trissomias (síndrome de Down e outras)	INF, PNM-23, VZ, Hib, HA, meningo C	PNM-13, meningos ACWY e B, herpes-zóster*
Pneumopatias crônicas: 1. Doença pulmonar obstrutiva crônica (DPOC) 2. Pneumonite alveolar 3. Doença respiratória resultante de exposição ocupacional ou ambiental 4. Bronquiectasias 5. Bronquite crônica 6. Sarcoidose 7. Neurofibromatose de Wegener 8. Doença pulmonar crônica do lactente (antiga displasia broncopulmonar)	INF, PNM-23, Hib	PNM-13, meningos ACWY e B, herpes-zóster*
Asma persistente moderada ou grave	INF, PNM-23, Hib	PNM-13, meningos ACWY e B
Fibrose cística	INF, PNM-23, HA, HB, Hib	PNM-13, meningos ACWY e B
Cardiopatias crônicas	INF, PNM-23, Hib	PNM-13, meningos ACWY e B, herpes-zóster*
Cardiopatia ou pneumopatia crônica em crianças com risco de descompensação precipitada por febre	DTPa**	dTpa***
Uso crônico de ácido acetilsalicílico	INF, VZ (suspender ácido acetilsalicílico por 6 semanas após a vacina contra varicela)	–
Fístula liquórica	PNM-23, Hib, meningo C, INF	PNM-13, meningos ACWY e B
DVP	Pneumo 23, Hib, Meningo C, INF	PNM-13, meningos ACWY e B

(continua)

Tabela 52.1 Vacinas indicadas conforme a condição clínica. (*continuação*)

Condição clínica	Vacinas a acrescentar ao esquema de rotina	
	Disponíveis nos CRIEs	Disponíveis na rede privada
Hepatopatia crônica	INF, HA, HB, PNM-23, meningo C	PNM-13, meningos ACWY e B, herpes-zóster*
Asplenias, doenças de depósito, tais como Gaucher, Niemann-Pick, mucopolissacaridoses tipos I e II, glicogenoses	INF, HA, HB, PNM-23, meningo C, Hib	PNM-13, meningo ACWY, herpes-zóster*
Diabetes melito	INF, PNM-23, Hib	PNM-13, meningos ACWY e B, herpes-zóster*
Nefropatia crônica/síndrome nefrótica	INF, PNM-23, VZ*, Hib	PNM-13, meningos ACWY e B, herpes-zóster*
Doença neurológica crônica incapacitante	DTPa**, INF, PNM-23, meningo C, Hib	dTpa***, PNM-13, meningo ACWY e B, herpes-zóster*
Doença convulsiva crônica	DTPa**, INF	dTpa***
Implante coclear	INF, PNM-23, meningo C, Hib	PNM-13, meningos ACWY e B
Doenças dermatológicas crônicas graves, como epidermólise bolhosa, psoríase, dermatite atópica grave, ictiose e outras assemelhadas	VZ*	Herpes-zóster*

*Se não houver condição que contraindique o uso de vacinas vivas. **Se menor de 7 anos. ***Se maior de 7 anos. DTPa: difteria, tétano e *pertussis* acelular infantil; dTpa: difteria, tétano e *pertussis* acelular adulto; HA: hepatite A; HB: hepatite B; Hib: *Haemophilus influenzae* tipo b; INF: influenza; Meningo: meningocócica; PNM: pneumocócica; VZ: varicela-zóster. (Adaptada do Manual do CRIE e Guia Calendário de Vacinação Pacientes Especiais [SBIM].)

CONTACTANTES

A família, equipe de saúde e profissionais de apoio são considerados contactantes de PDCs. O adoecimento de um profissional, em especial com quadro infeccioso, representa risco para o paciente e pode ser evitado com vacinação prévia, quando se trata de doença imunoprevenível.

As vacinações indicadas para contactantes são: varicela, tríplice viral, *influenza*, *pertussis* e covid-19. Para vacinação contra varicela são indicadas duas doses, independentemente da idade, para pessoas suscetíveis. Para tríplice viral, recomendam-se duas doses, independentemente da idade, para suscetíveis. Quanto à *pertussis* acelular em adultos, é indicada uma dose como parte do esquema que inclui vacinas contra difteria e tétano realizadas a cada 10 anos. *Influenza* deve ser aplicada a cada ano, previamente à estação de inverno. A vacinação contra covid-19 deve seguir as orientações das autoridades de saúde, não havendo até o momento uma previsibilidade de frequência.

Na rede pública, essas vacinas estão disponibilizadas para contactantes nos CRIEs. Na rede privada, em clínicas de vacinação.

CONSIDERAÇÕES FINAIS

A imunização dos PDCs é indicada tão logo seja feito o diagnóstico da patologia de base. A programação de calendário vacinal ampliado e protetivo deve focar na prevenção de riscos inerentes a cada situação clínica. Um ambiente com contactantes domiciliares imunizados é desejável e reduz exposições a quadros infecciosos transmissíveis.

São diversos os protocolos sugeridos para esse complexo tema. O profissional deve estar atento para atualizações e novos imunobiológicos disponíveis.

BIBLIOGRAFIA

Brasil. Ministério da Saúde. Secretaria de Vigilância em Saúde. Secretaria de Vigilância em Saúde. Manual dos Centros de Referência para Imunobiológicos Especiais. 5. ed. Brasília: MS; 2019.

Casqueiro J, Casqueiro J, Alves C. Infections in patients with diabetes mellitus: A review of pathogenesis. Indian J Endocrinol Metab. 2012;16(Supp 1):S27-36.

Centers for Disease Control and Prevention. The Pink Book: Course Textbook. 14th ed. 2021. Disponível em: https://www.cdc.gov/vaccines/pubs/pinkbook/index.html.

Daryabor G, Atashzar MR, Kabelitz D, Meri S, Kalantar K. The Effects of Type 2 Diabetes Mellitus on Organ Metabolism and the Immune System. Front Immunol. 2020;11:1582.

Girndt M, Kohler H. Hepatite B virus infection in hemodialysis patients. Semin Nephrol. 2002;22(4): 340-50.

Johnson DW; Fleming SJ. The Use of Vaccines in Renal Failure. Clin Pharmacokinet. 1992;22(6): 434-46.

Reilly ML, Schillie SF, Smith E, Poissant T, Vonderwahl CW, Gerard K et al. Increased risk of acute hepatitis B among adults with diagnosed diabetes mellitus. J Diabetes Sci Technol. 2012;6(4):858-66.

Plotkin SA, Orestein WA, Offit P. Vaccines. 7. ed. Philadelphia: Inklink; 2017.

Sociedade Brasileira de Imunizações. Calendários de vacinação pacientes especiais 2021-2022. SBPIm [Internet cited 2022 oct 26]. Disponível em: https://sbim.org.br/images/calendarios/calend-sbim-pacientes-especiais.pdf.

Sociedade Brasileira de Pediatria. Departamento Científico de Imunizações. Imunização de crianças e adolescentes em situações especiais. SBP; 2020 [Internet cited 2022 oct 26]. Disponível em: https://www.sbp.com.br/fileadmin/user_upload/22721 c-DocCient-Imun_de_crc_e_adl_em_situacoes_especiais.pdf.

Schroth RJ, Hitchon CA, Uhanova J, Noreddin AM, Taback SP, Moffatt M, Zacharias JM. Hepatitis B vaccination for patients with chronic renal failure. Cochrane Database Syst Rev. 2004; 2004(3): CD003775.

Zimmerman RK, Middleton DB, Kimmel SR. Vaccines for persons at high risk. J Fam Pract. 2007;56(2):538-46.

53

Vacinação de Pacientes Imunodeprimidos

Tânia Cristina de Mattos Barros Petraglia

INTRODUÇÃO

O acesso a uma série de novos tratamentos e o aumento da expectativa de vida, principalmente para doenças que envolvem vários graus de imunocomprometimento, refletem no incremento no número de indivíduos portadores de doenças que recebe quimioterapia e radioterapia para neoplasias, além de outros fármacos imunossupressores, também utilizados para o tratamento de doenças reumatológicas, dermatológicas e autoinflamatórias, o que gera uma demanda para imunização além dos calendários básicos oficiais.

A imunização de pacientes que vivem com doenças crônicas, notadamente os imunocomprometidos, é um assunto amplo e complexo, pois inúmeras variáveis estão envolvidas, como: resposta do hospedeiro ao imunógeno; diferentes graus de imunocomprometimento, levando, às vezes, a uma resposta imunológica inadequada; ou, ainda, risco aumentado para a aplicação de vacinas virais atenuadas. Os dados de literatura ainda são insuficientes para muitas situações que envolvem esses pacientes, o que gera dúvidas e controvérsias na condução para vacinação.

Estudos de imunogenicidade e eficácia para vacinas são realizados, em geral, tendo como base indivíduos imunocompetentes, e poucos dados estão disponíveis para pacientes imunocomprometidos, tanto para a resposta quantitativa como qualitativa às vacinas. Assim, mais estudos de imunogenicidade e eficácia das vacinas nessas situações ainda são necessários.

A utilização de vacinas inativadas em pacientes imunodeprimidos geralmente não oferece risco adicional para eventos adversos, mas, para muitas situações, não é possível quantificar o benefício. Com relação à aplicação de vacina viral atenuada, há riscos de eventos adversos decorrentes da replicação viral aumentada; sendo assim, seu uso deve ser analisado criteriosamente, com base nas recomendações de protocolos da literatura.

Dessa maneira, não há restrição ao uso de vacinas inativadas em imunocomprometidos, mas a atualização da vacinação do paciente deve ser realizada, preferencialmente, até 2 semanas antes do início da terapia imunossupressora, e, diante da possibilidade de uso de uma vacina viral atenuada, recomenda-se aplicar 4 semanas antes. Na impossibilidade de vacinação prévia ao início da terapia, a rigor, não há restrição para o uso das vacinas inativadas durante o tratamento, mas os benefícios ficam afetados e a vacina deverá ser repetida após o período de imunossupressão. O prazo ideal para vacinação após suspender uma terapia imunossupressora é variável, de acordo com a situação clínica e o tipo de tratamento instituído.

No Brasil, a imunização de indivíduos portadores de doenças especiais é disponibilizada pelo Ministério da Saúde (MS), por meio dos Centros de Referência para Imunobiológicos Especiais (CRIE). As normas para imunização estão publicadas no manual do CRIE. Como todo protocolo, o manual sofre atualizações ao longo do tempo, contemplando aquisições de novos conhecimentos, e o país tem avançado muito nos últimos anos, com novas incorporações de imunobiológicos, tanto nos calendários básicos como na vacinação de pacientes com comorbidades e seus contactantes. A Sociedade Brasileira de Imunizações (SBIm) tem um calendário específico para vacinação de pacientes especiais.

O Red Book da Academia Americana de Pediatria também oferece uma boa fonte de consulta para essa demanda especial.

IMUNODEFICIÊNCIAS

Podem ser classificadas como primárias ou secundárias. As de causas primárias são relacionadas com imunodeficiências congênitas (erros inatos da imunidade), tanto da imunidade inata como da adquirida, e correspondem a uma ampla variedade de condições clínicas.

As imunodeficiências secundárias, por sua vez, podem ser causadas pela própria doença de base e estão relacionadas com infecções, malignidades, doenças crônicas e seus tratamentos com o uso de fármacos que levam a diferentes graus de imunocomprometimento.

Em seguida, serão discutidas as principais situações clínicas relacionadas com o tema central.

Vacinação para erros inatos da imunidade

As doenças relacionadas com os erros inatos da imunidade variam de acordo com alterações específicas como: as alterações da imunidade inata ou adaptativa, os macrófagos, o complemento, a imunidade celular, a imunidade humoral ou sua combinação. A natureza da imunodeficiência norteará as contraindicações para vacinação.

As imunodeficiências congênitas podem ser divididas em:

- Deficiência da imunidade humoral (células B)
- Deficiência da imunidade celular (células T)
- Deficiências combinadas da imunidade celular (células T) e humoral (células B)
- Deficiências do complemento
- Deficiências da função fagocítica.

Imunodeficiências humorais podem estar ligadas desde à falta de produção total de anticorpos até a uma deficiência isolada de subclasse de imunoglobulina e necessitam de proteção contra pneumococo, meningococo, *Haemophilus influenzae* tipo b (Hib), influenza, hepatites A e B, além de vacinação com tríplice viral e varicela, caso não haja administração de imunoglobulina regularmente. A vacina de poliomielite oral (VOP) deve ser substituída pela vacina de poliomielite inativada (VIP). Imunodeficiências ligadas à imunidade humoral e de complemento causam uma suscetibilidade aumentada para germes capsulados, ao passo que a deficiência de células T, para patógenos intracelulares. Alteração da imunidade celular pode ser isolada ou associada à alteração da imunidade humoral. Alterações na imunidade celular contraindicam vacinas atenuadas. Defeitos na fagocitose, por exemplo, contraindicam o uso da vacina BCG (bacilo Calmette-Guérin).

Ainda que não haja consenso na literatura, sobretudo em relação à contraindicação para as vacinas atenuadas, a análise do tipo e da gravidade de imunodeficiência orienta a indicação de imunobiológicos: vacinas atenuadas não devem ser administradas no caso de imunodeficiência grave, e as inativadas devem ser recomendadas mesmo que não apresentem respostas imunológicas totalmente satisfatórias, pois ainda assim podem beneficiar o paciente (Tabela 53.1).

Vacinação de indivíduos em uso de fármacos imunossupressores

Corticoide

É considerado alto grau de imunossupressão quando administradas doses diárias de corticoide $\geq$ 20 mg ou $\geq$ 2 mg/kg/dia para pacientes com peso < 10 kg por 14 dias ou mais, o que contraindica o uso de vacinas vivas atenuadas nesse período. O intervalo entre a suspensão do corticoide em dose imunossupressora e o uso de vacinas vivas atenuadas é de 1 mês.

As seguintes circunstâncias permitem a aplicação de vacinas vivas atenuadas durante a terapia:

- Crianças que recebem < 2 mg/kg/dia de prednisona, ou seu equivalente, ou < 20 mg/dia se pesarem 10 kg ou mais

Tabela 53.1 Vacinação nos erros inatos do metabolismo para todas as faixas etárias pertinentes.

Imunodeficiência	Vacinas recomendadas	Vacinas contraindicadas	Disponibilizadas pelo CRIE
Deficiências da imunidade humoral grave	Pneumocócica conjugada e polissacarídica, Hib, meningocócica conjugada, hepatites A e B, influenza, varicela, VIP e demais vacinas da rotina para a idade	Pelo MS apenas BCG e VOP. O Red Book não recomenda as vivas atenuadas	Sim, exceto pneumocócica conjugada 13, meningocócicas B e ACWY
Deficiência de IgA e subclasses de imunoglobulina	Pneumocócica conjugada e polissacarídica, Hib, meningocócica conjugada, hepatites A e B, influenza, varicela, VIP e demais vacinas da rotina para a idade	VOP, BCG e febre amarela pelo Red Book	Sim, exceto pneumocócica conjugada 13, meningocócicas B e ACWY
Imunodeficiências combinadas celular e humoral	Pneumocócica conjugada e polissacarídica, Hib, meningocócica conjugada, hepatites A e B, influenza, VIP e demais vacinas da rotina para a idade	Não aplicar vacinas atenuadas	Sim, exceto pneumocócica conjugada 13, meningocócicas B e ACWY
Defeitos da fagocitose (doença granulomatosa crônica)	Pneumocócica conjugada e polissacarídica, Hib, meningocócicas, hepatites A e B, influenza, VIP e demais vacinas da rotina para a idade	Bacterianas vivas. BCG e febre tifoide oral	Sim, exceto pneumocócica conjugada 13, meningocócicas B e ACWY
Deficiências do complemento e de lectina fixadora de manose	Pneumocócica conjugada e polissacarídica, meningocócicas, Hib, hepatites A e B, influenza, VIP e demais vacinas da rotina para a idade	Nenhuma	Sim, exceto pneumocócica conjugada 13, meningocócicas B e ACWY

Observações: 1. Para lactentes com doença de base, o esquema preconizado para a vacina pneumocócica conjugada é o 3+1 (três doses no primeiro ano de vida, aos 2, 4 e 6 meses, e um reforço aos 12 meses), mesmo que a vacina utilizada seja a pneumocócica conjugada 10-valente. O esquema ideal para todas as faixas etárias é iniciar com uma vacina conjugada e seguir, a partir de 2 anos, com a vacina pneumocócica polissacarídica 23 (duas doses com o intervalo de 5 anos). O intervalo mínimo entre uma vacina conjugada e a polissacarídica é de 2 meses e entre a polissacarídica e uma conjugada é de 1 ano. 2. Vacina meningocócica B não está disponível nos CRIE. 3. Vacina meningocócica conjugada ACWY só está disponível para adolescentes, de acordo com o calendário nacional de vacinação. Adaptada do manual dos CRIE, MS (2019) e Red Book (2021). BCG: bacilo de Calmette-Guérin; Hib: *Haemophilus influenzae* tipo b; MS: Ministério da Saúde; VIP: vacinada da poliomielite inativada.

- Indivíduos que recebem corticoide em doses fisiológicas, como na hiperplasia suprarrenal congênita
- Aplicação de corticosteroide tópico de baixa potência em áreas localizadas da pele
- Administração por aerossolização
- Aplicação na conjuntiva
- Injeções intra-articulares.

Imunossupressores biológicos

Biológicos são produtos à base de anticorpos monoclonais, proteínas de fusão celular, anti-interleucinas e bloqueadores da coestimulação do linfócito T, que inativam ou bloqueiam alvos específicos, como células, citocinas e outros mediadores imunes. São utilizados para tratar condições imunomediadas, incluindo artrite idiopática juvenil, artrite reumatoide, doença inflamatória intestinal, dentre outras. Seus efeitos imunomoduladores podem durar semanas a meses após a descontinuação do uso. Esses produtos são frequentemente usados combinados a outras drogas imunossupressoras, como metotrexato ou corticosteroides.

As vacinas anti-influenza e pneumocócicas estão indicadas nessas situações, embora a eficácia possa ser prejudicada dependendo do grau de imunossupressão desencadeado pela própria doença de base ou pelos fármacos imunossupressores utilizados para o tratamento. O uso de bloqueador de TNF (do inglês, *tumor necrosis factor*) não alterou a resposta às vacinas para influenza e pneumocócica 23, porém o metotrexato desencadeou uma menor resposta à vacina pneumocócica 23, embora os resultados sejam diversos em diferentes trabalhos.

O MS recomenda o uso da vacina contra a hepatite A para pacientes com doença imunodepressora ou imunodepressão por drogas, assim como as vacinas Hib, influenza e a hepatite B. A vacina meningocócica conjugada tem também seu uso justificado, assim como a vacina contra o papilomavírus humano (HPV, do inglês, *human papilomavirus*). Nos CRIE, não são disponibilizadas as vacinas pneumocócica conjugada 13-valente, herpes-zóster e as meningocócicas B e ACWY para essas situações.

A vacina varicela é indicada para suscetíveis até 4 semanas antes do início da imunossupressão. Vale salientar que a vacina herpes-zóster atenuada é contraindicada no caso de imunossupressão grave, seja por doença, seja por uso de fármacos, porém pode ser indicada se houver uso em baixas doses de medicamentos como metotrexato e corticosteroide. A vacina herpes-zóster recombinante não apresenta essa restrição e está indicada para pacientes imunocomprometidos.

Não há consenso na literatura para o início da vacinação com agentes vivos atenuados após o término de terapia com agentes biológicos. Entre os diversos guias internacionais, os intervalos variam de 4 a 5 meias-vidas dos agentes biológicos até 12 meses. Agentes depletores de linfócitos, como alentuzumabe e rituximabe, podem causar imunossupressão prolongada. Sendo assim, as vacinas inativadas e vivas devem ser suspensas pelo menos 6 meses após a terapia com anticorpos anticélulas B; alguns especialistas recomendam mais de 6 meses após os anticorpos anticélulas B.

Para as demais classes de biológicos, o manual dos CRIE recomenda manter o intervalo de 3 meses entre o término do tratamento e o uso de vacinas vivas atenuadas. A SBIm recomenda cinco meias-vidas ou 3 meses, o que acontecer primeiro.

Com relação à vacinação de bebês de mulheres que utilizaram agentes biológicos durante a gestação, não há consenso na literatura sobre o intervalo ideal para aplicar vacinas vivas atenuadas. A maioria das fontes consultadas indica a vacinação com vacinas vivas atenuadas a partir de, pelo menos, 6 meses de vida. As vacinas inativadas estão liberadas dentro dos prazos habituais dos calendários de vacinação. O manual do CRIE libera a vacina contra rotavírus nessa situação.

Imunossupressores não biológicos

Como exemplos, podem ser citados vários medicamentos, que, a depender da dose utilizada, podem funcionar como imunossupressores potentes: metotrexato, ciclosporina, tacrolimo, micofenolato de mofetila, azatioprina, leflunomida, 6-mercaptopurina etc. O manual do CRIE recomenda o intervalo de 3 meses após a suspensão desses fármacos para a utilização de vacinas atenuadas.

A Tabela 53.2 descreve as vacinas recomendadas nas situações em que indivíduos fazem uso de fármacos imunossupressores.

Vacinação de pessoas vivendo com HIV/AIDS

Em geral, crianças, adolescentes e adultos HIV-positivos podem receber todas as vacinas preconizadas pelos calendários oficiais o mais precocemente possível, desde que não apresentem sinais clínicos ou imunológicos de imunodeficiência grave, de maneira que se beneficiem da

Tabela 53.2 Vacinas recomendadas para indivíduos em uso de medicamentos imunossupressores.

Antes do tratamento	DTP/dT/DTPa/dTpa, VIP, hepatites A e B, tríplice viral, varicela, febre amarela, Hib, influenza, meningocócicas, HPV, pneumocócicas, herpes-zóster atenuada ou recombinante. As vacinas atenuadas são contraindicadas na vigência de imunossupressão
Durante o tratamento	DTP/dT/DTPa/dTpa, VIP, hepatites A e B, Hib, influenza, meningocócicas, HPV, pneumocócicas, herpes-zóster recombinante

Observações: 1. Para lactentes com doença de base, o esquema preconizado para a vacina pneumocócica conjugada é o 3+1 (três doses no primeiro ano de vida, aos 2, 4 e 6 meses, e uma dose de reforço aos 12 meses), mesmo que a vacina utilizada seja a pneumocócica conjugada 10-valente. O esquema ideal para todas as faixas etárias é iniciar com uma vacina conjugada e seguir, a partir de 2 anos, com a vacina pneumocócica polissacarídica 23 (duas doses com o intervalo de 5 anos). O intervalo mínimo entre uma vacina conjugada e a polissacarídica é de dois meses e entre a polissacarídica e uma conjugada é de 1 ano. 2. Vacina meningocócica B não está disponível nos CRIE. 3. CRIE oferecem apenas a vacina meningocócica conjugada C. ACWY de acordo com o calendário nacional de vacinação. 4. Vacina HPV é oferecida nos CRIE para mulheres e homens de 9 a 26 anos. 5. CRIE não oferecem a vacina dTpa e a pneumocócica 13 conjugada. 6. Vacinas atenuadas são contraindicadas durante o tratamento. dT: vacina dupla bacteriana do adulto; DTP: vacina tríplice bacteriana; DTPa: vacina tríplice bacteriana acelular do adulto; dTpa: vacina tríplice bacteriana acelular adulto; Hib: *Haemophilus influenzae* tipo b; HPV: papilomavírus humano; VIP: vacina poliomielite inativada. (Baseada no Manual dos CRIE, 2019 e nos calendários de vacinação de pacientes especiais, SBIm 2022-2023.)

imunização enquanto ainda não há deterioração do sistema imunológico. No caso de imunocomprometimento grave, a vacinação deve ser adiada até que haja uma reconstituição imune satisfatória.

Vacinação de crianças expostas ao HIV

As crianças expostas ao HIV recebem todas as vacinas do calendário, exceto a VOP, que deve, preferencialmente, ser substituída pela VIP. A vacina anti-influenza é indicada a partir dos 6 meses; assim como todas as vacinas especiais, devem ser aplicadas na faixa etária apropriada, até que seja excluída a infecção, quando a criança passa a ser considerada apenas contato de imunodeprimido. Cabe ressaltar que, para qualquer criança com doença de base, o esquema preconizado para a vacina pneumocócica conjugada é o 3+1 (três doses no primeiro ano de vida, aos 2, 4 e 6 meses, e um reforço aos 12 meses), mesmo que a vacina utilizada seja a pneumocócica conjugada 10-valente. Os CRIE também recomendam esse esquema, que visa melhor proteção individual para portadores de doenças crônicas.

Vacinação de crianças com HIV/AIDS

Todas as vacinas do calendário básico estão indicadas, porém a VOP é substituída pela VIP.

A vacina BCG está indicada, desde que o bebê esteja assintomático e não haja diagnóstico da síndrome de imunodeficiência adquirida.

Para a vacina hepatite B, é recomendável dosar os anti-HBs 30 a 60 dias após completar o esquema, para avaliar se títulos protetores foram atingidos. Repetir a dosagem anualmente e aplicar reforço em dose dobrada da vacina monovalente, sempre que anti-HBs for < 10 mUI/mℓ. Hepatite A está recomendada a partir de 12 meses em duas doses com intervalo de 6 meses.

O esquema preconizado para a vacina pneumocócica conjugada é o 3+1 (três doses no primeiro ano de vida, aos 2, 4 e 6 meses, e um reforço aos 12 meses), mesmo que a vacina utilizada seja a pneumocócica conjugada 10-valente. O esquema ideal para todas as faixas etárias é iniciar com uma vacina conjugada e seguir, a partir de 2 anos, com a vacina pneumocócica polissacarídica 23 (duas doses com o intervalo de 5 anos). O intervalo mínimo entre uma vacina conjugada e a polissacarídica é de 2 meses e entre a polissacarídica e uma conjugada é de 1 ano. No CRIE, a vacina pneumocócica conjugada 13-valente está indicada a partir de 5 anos para os não vacinados com a pneumocócica conjugada 10-valente.

Com relação à vacina contra influenza, está indicada a partir de 6 meses de vida.

Após o esquema primário com a vacina meningocócica conjugada C ou ACWY, é necessária uma dose de reforço a cada 5 anos. A vacina meningocócica B também é recomendada, de acordo com os esquemas para a faixa etária.

Para a vacina Hib, a recomendação é: caso não vacinado, recomendam-se duas doses, com intervalo de 2 meses a partir de 12 meses de vida; reforço aos 15 meses. A vacina varicela deve ser aplicada aos 12 meses em crianças nas categorias clínicas N, A e B com CD4 ≥ 15%, em duas doses com intervalo de 3 meses. A vacina tetraviral não está recomendada nessa situação.

Tríplice viral está recomendada aos 12 e 15 meses. O esquema para imunização contra HPV é: 3 doses, independentemente da faixa etária, a partir de 9 anos de idade.

Considerar a vacinação contra febre amarela, segundo a Tabela 53.3.

Vacinação de adolescentes a partir dos 13 anos, adultos e idosos com HIV/AIDS

A Tabela 53.4 descreve as vacinas recomendadas para essas faixas etárias e suas peculiaridades.

Vacinação de indivíduos com neoplasias

Como nas demais situações que envolvem imunossupressão, as vacinas devem ser indicadas

Tabela 53.3 Recomendações para vacinação contra febre amarela em crianças com menos de 13 anos infectadas pelo HIV, de acordo com alteração imunológica e regiões de risco.

Alteração imunológica	Risco da região		
	Alto risco	Médio risco	Baixo risco
Ausente	Indicar vacinação	Oferecer vacinação	Não vacinar
Moderada	Oferecer vacinação	Não vacinar	Não vacinar
Grave	Não vacinar	Não vacinar	Não vacinar

Fonte: Brasil. Ministério da Saúde. Fundação Nacional de Saúde. Recomendações para vacinação em pessoas infectadas pelo HIV. Brasília; 2002.

Tabela 53.4 Imunização de adolescentes ≥ 13 anos e adultos vivendo com HIV/AIDS.

Vacinas preconizadas	Esquema/dose	Observações
dT	dT: 3 doses (0-2-4 meses) com reforço a cada 10 anos, ou completar esquema anterior	Na rede particular, uma das doses pode ser substituída pela dTpa
Hepatite B	4 doses dobradas (0-1-2 a 6 a 12 meses)	Disponível nos CRIE
Influenza	Anualmente em dose única	Disponível nos CRIE a trivalente. A tetravalente disponível na rede privada
Pneumocócica conjugada 13-valente	Em dose única	Disponível nos CRIE para quem não recebeu a pneumocócica 10-valente
Pneumocócica polissacarídica 23-valente	2 doses com intervalo de 5 anos	Disponível nos CRIE
Hepatite A	2 doses com intervalo de 6 meses	Disponível nos CRIE
Hib	2 doses com intervalo de 2 meses, ou completar esquema anterior	Disponível nos CRIE
Meningocócica conjugada C ou ACWY	2 doses com intervalo de 2 meses e reforço a cada 5 anos	Disponível nos CRIE apenas a meningocócica conjugada C. ACWY de acordo com o calendário nacional de vacinação
Meningocócica B	2 doses com intervalo de 1 a 2 meses entre elas, até 50 anos	Não disponível nos CRIE
Tríplice viral	Indicar uso se CD4 ≥ 20%	Avaliar uso se CD4 = 15 a 19% Contraindicar se CD4 < 15%
Varicela	Indicar uso se CD4 ≥ 20%	Avaliar uso se CD4 = 15 a 19% Contraindicar se CD4 < 15%
Herpes-zóster	1 dose para maiores de 50 anos, na ausência de imunossupressão, se CD4 ≥ 20%	Avaliar uso se CD4 = 15 a 19% Contraindicar se CD4 < 15%
Febre amarela	Ver Tabela 53.5	–
HPV 6, 11, 16, 18	Indicada a partir de 9 anos	Disponível nos CRIE para indivíduos de 9 a 45 anos

Observações: 1. O esquema recomendado para essas faixas etárias é iniciar com a vacina pneumocócica conjugada 13, seguida da vacina pneumocócica polissacarídica 23. O intervalo mínimo entre a vacina conjugada e a polissacarídica é de 2 meses e entre a polissacarídica e a conjugada é de 1 ano. O intervalo entre 2 doses da vacina pneumocócica polissacarídica 23 é de 5 anos. 2. Vacina meningocócica B não está disponível nos CRIE. CRIE: Centros de Referência para Imunobiológicos Especiais; dT: vacina dupla bacteriana do adulto; dTpa: vacina tríplice bacteriana acelular do adulto; Hib: *Haemophilus influenzae* tipo b.

Tabela 53.5 Recomendações para vacinação contra febre amarela em adultos e crianças com 13 anos ou mais infectadas pelo HIV, conforme o número de linfócitos $TCD4^+$ e regiões de risco.

Contagem de LT $CD4^+$ em células/mm^3	Risco da região		
	Alto risco	Médio risco	Baixo risco
≥ 350	Indicar vacinação	Oferecer vacinação	Não vacinar
200 a 350	Oferecer vacinação	Não vacinar	Não vacinar
< 200	Não vacinar	Não vacinar	Não vacinar

Fonte: Manual dos CRIEs, 2019.

antes do início do tratamento, nos prazos já discutidos previamente. Durante a quimioterapia e/ou radioterapia, não é recomendado o uso de vacinas vivas atenuadas. Se vacinas inativadas forem aplicadas durante o tratamento, devem ser repetidas após o término do tratamento, pois durante o período de imunossupressão uma boa resposta imunológica não poderá ser assegurada. Após 3 meses do término da terapia imunodepressora, o paciente pode receber vacinas inativadas e vivas atenuadas, porém esse prazo passa para 6 meses caso tenham sido utilizados anticorpos anticélulas B, como rituximabe.

Apesar de os CRIE oferecerem um excelente esquema de vacinação, outras vacinas podem ser complementadas nos serviços privados de vacinação, como a vacina meningocócica conjugada ACWY e a vacina meningocócica B, cujos esquemas variam de acordo com a idade do início da vacinação.

A revacinação pós-quimioterapia é um assunto ainda mais controverso, com poucos dados de literatura; porém, crianças, mesmo que tenham recebido todo o esquema vacinal previamente ao início da terapia imunossupressora, podem receber doses de reforços das seguintes vacinas: sarampo, caxumba, rubéola, difteria, tétano, Hib, poliomielite e hepatite B, pelo menos. Em um trabalho sobre diversas neoplasias em crianças, foi constatado que 93% delas eram soronegativas para pelo menos uma dessas doenças citadas.

As vacinas indicadas para indivíduos portadores de neoplasia estão listadas na Tabela 53.6.

Vacinação de indivíduos transplantados de órgão sólido

Os candidatos ao transplante de órgão sólido apresentam risco maior para as doenças imunopreveníveis, principalmente pela disfunção orgânica na fase de doença avançada, imunossupressão pela doença de base e depois do transplante em razão do uso de fármacos imunossupressores para evitar a rejeição ao órgão transplantado. O ideal é a vacinação precoce, antes da deterioração do sistema imune por todos os fatores citados. Comumente, para a maioria das vacinas estudadas, a imunogenicidade é melhor quando a vacinação ocorre antes do transplante.

Embora não esteja determinado o tempo ideal para reiniciar a vacinação pós-transplante, considera-se pelo menos de 6 a 12 meses. O período de aproximadamente 2 meses após o transplante é considerado o de maior imunossupressão.

Todas as vacinas inativadas são indicadas no pré e no pós-transplante; e as atenuadas, no pré-transplante, dependendo do estado imunológico do paciente. Contudo, estão contraindicadas no pós-transplante.

As vacinas recomendadas para essa categoria estão listadas na Tabela 53.7.

Vacinação para indivíduos transplantados de células-tronco hematopoéticas

Muitos fatores alteram a resposta imunológica desencadeada pela vacinação em indivíduos transplantados, como a imunidade do doador, o tipo e

Tabela 53.6 Vacinas recomendadas para indivíduos com neoplasias.

Antes do tratamento	DTP/dT/DTPa/dTpa, VIP, hepatites A e B, tríplice viral, varicela, febre amarela, Hib, influenza, meningocócicas, HPV, pneumocócicas, herpes-zóster atenuada ou recombinante. As vacinas atenuadas são contraindicadas na vigência de imunossupressão
Durante o tratamento	DTP/dT/DTPa/dTpa, VIP, hepatites A e B, Hib, influenza, meningocócicas, HPV, pneumocócicas, herpes-zóster recombinante

Observações: 1. Para lactentes com doença de base, o esquema preconizado para a vacina pneumocócica conjugada é o 3+1 (três doses no primeiro ano de vida, aos 2, 4 e 6 meses, e um reforço aos 12 meses), mesmo que a vacina utilizada seja a pneumocócica conjugada 10-valente. O esquema ideal para todas as faixas etárias é iniciar com uma vacina conjugada e seguir, a partir de 2 anos, com a vacina pneumocócica polissacarídica 23 (duas doses com o intervalo de 5 anos). O intervalo mínimo entre uma vacina conjugada e a polissacarídica é de 2 meses e entre a polissacarídica e uma conjugada é de 1 ano. 2. Vacina meningocócica B não está disponível nos CRIE. 3. CRIE oferecem a vacina pneumocócica conjugada 13-valente para quem não recebeu a pneumocócica 10 a partir de 5 anos. 4. CRIE oferecem apenas a vacina meningocócica conjugada C. A vacina ACWY é disponibilizada de acordo com o calendário nacional de vacinação. 5. Vacina HPV é oferecida nos CRIE para indivíduos de 9 a 45 anos. 6. CRIE não oferecem a vacina dTpa. 7. Vacinas atenuadas são contraindicadas durante o tratamento; no pré-tratamento, podem ser contraindicadas, a depender das condições clínicas e imunológicas. 8. As neoplasias hematológicas cursam com mais imunodepressão do que os tumores sólidos. dT: vacina dupla bacteriana do adulto; DTP: vacina tríplice bacteriana; DTPa: vacina tríplice bacteriana acelular do adulto; dTpa: vacina tríplice bacteriana acelular adulto; Hib: *Haemophilus influenzae* tipo b; HPV: papilomavírus humano; VIP: vacina poliomielite inativada.

Tabela 53.7 Vacinas recomendadas para indivíduos transplantados de órgãos sólidos.

Antes do tratamento	DTP/dT/DTPa/dTpa, VIP, hepatites A e B, tríplice viral, varicela, febre amarela, Hib, influenza, meningocócicas, HPV, pneumocócicas, herpes-zóster atenuada ou recombinante. As vacinas atenuadas são contraindicadas na vigência de imunossupressão
Durante o tratamento	DTP/dT/DTPa/dTpa, VIP, hepatites A e B, Hib, influenza, meningocócicas, HPV, pneumocócicas, herpes-zóster recombinante

Observações: 1. Para lactentes com doença de base, o esquema preconizado para a vacina pneumocócica conjugada é o 3+1 (três doses no primeiro ano de vida, aos 2, 4 e 6 meses, e um reforço aos 12 meses), mesmo que a vacina utilizada seja a pneumocócica conjugada 10-valente. O esquema ideal para todas as faixas etárias é iniciar com uma vacina conjugada e seguir, a partir de 2 anos, com a vacina pneumocócica polissacarídica 23 (duas doses com o intervalo de 5 anos). O intervalo mínimo entre uma vacina conjugada e a polissacarídica é de 2 meses e entre a polissacarídica e uma conjugada é de 1 ano. 2. Vacina meningocócica B não está disponível nos CRIE. 3. CRIE oferecem a vacina pneumocócica conjugada 13-valente para quem não recebeu a pneumocócica 10, a partir de 5 anos. 4. CRIE oferecem apenas a vacina meningocócica conjugada C com reforços a cada 5 anos. A vacina ACWY é oferecida de acordo com o calendário nacional de vacinação apenas. 5. Vacina HPV é oferecida nos CRIE para indivíduos de 9 a 45 anos. 6. CRIE não oferecem a vacina dTpa. 7. Vacinas atenuadas são contraindicadas após o transplante. 8. A vacinação do doador deve ser preconizada para evitar transmissão de doença imunoprevenível para o receptor do órgão. dT: vacina dupla bacteriana do adulto; DTP: vacina tríplice bacteriana; DTPa: vacina tríplice bacteriana acelular do adulto; dTpa: vacina tríplice bacteriana acelular adulto; Hib: *Haemophilus influenzae* tipo b; HPV: papilomavírus humano; VIP: vacina poliomielite inativada.

tempo após o transplante, bem como o tratamento imunossupressor associado. No transplante alogênico (doador externo), há imunocomprometimento por diversos fatores, como quimioterapia, protocolos de supressão de células T, doença enxerto contra hospedeiro, imunodeprimindo ainda mais o paciente. No transplante autólogo (doador é o próprio indivíduo), há quimioterapia com ou sem radioterapia, porém não há terapia imunossupressora posterior à infusão de células.

No período de 30 dias após o transplante, ocorre neutropenia, com infecções bacterianas e fúngicas, assim, a imunização não é recomendada. Entre 30 e 100 dias pós-transplante, são encontradas infecções por citomegalovírus, varicela-zóster, pneumococo e Hib, aumentando o risco na presença de doença enxerto contra hospedeiro. No período considerado tardio, que ocorre após 100 dias do transplante, os riscos são os mesmos do período de 30 a 100 dias. A recuperação imunológica é paulatina, ainda encontrando-se alterações da imunidade celular e de subclasses de imunoglobulina G, como IgG 2 e 4, até 2 anos pós-transplante. A imunocompetência é restabelecida após 2 anos do transplante, na ausência de doença-enxerto-hospedeiro e de terapia imunossupressora. A vacinação dos doadores nos transplantes alogênicos deve ser completada pelo menos 15 a 20 dias antes do transplante, de forma que haja tempo hábil para transferência de imunidade; essa imunidade de adoção é transitória.

Não há calendário de consenso para vacinação de pacientes transplantados de medula, pois estudos de imunogenicidade e eficácia das vacinas utilizadas ainda são poucos. Os serviços seguem protocolos diversos, assim como os órgãos governamentais em seus manuais, tanto para o início da vacinação pós-transplante como em relação ao número de doses aplicadas. Os diversos serviços iniciam a vacinação de 3 a 6 meses pós-transplante, em geral.

Se houver contato do transplantado com um caso de varicela, há necessidade de bloqueio com imunoglobulina humana hiperimune antivaricela zóster (IGHAVZ) em um período de até 96 horas após o contato. A IGHAVZ é dispensada pelos CRIE.

A vacinação dos contactantes deve ser realizada para influenza, varicela, tríplice viral; a VOP deve ser substituída pela VIP. A vacina de rotavírus pode ser utilizada nos contatantes, pois a exposição ao vírus atenuado é preferível à do selvagem.

Todas as vacinas estão liberadas nos CRIE, inclusive a vacina tríplice bacteriana acelular (DTPa), a vacina tríplice bacteriana acelular do tipo adulto (dTpa) e a pneumocócica 13-valente, até a presente data (Tabela 53.8), exceto as vacinas meningocócicas ACWY e B, que estão disponíveis exclusivamente em clínicas privadas. A Sociedade Brasileira de Imunizações ainda recomenda a vacina herpes-zóster recombinante 6 meses após o transplante.

Vacinação de contactantes

A importância de vacinar os contactantes de imunocomprometidos reside em vários aspectos, sobretudo no que concerne à proteção do paciente em relação à exposição desnecessária a situações de risco, principalmente quando ele não está

Tabela 53.8 Imunização no transplante de células-tronco hematopoéticas.

Vacinas	Esquema vacinal	Observações
DTP, DTPa, dT, dTpa	Três doses, reforço a cada 10 anos. Uso de acordo com a faixa etária, e a dTpa deverá ser usada apenas como reforço ou substituir uma das três doses do esquema primário	Intervalo mínimo entre doses de 30 dias. Pode ser iniciada 3 meses pós-transplante
Hib	Três doses	Intervalo mínimo entre doses de 30 dias. Pode ser iniciada 3 meses pós-transplante
Hepatite B	Três doses	Pode ser iniciada 4 meses pós-transplante
Poliomielite inativada	Três doses	Intervalo mínimo entre doses de 30 dias, preferencialmente 2 meses. Pode ser iniciada 3 meses pós-transplante
Pneumocócica conjugada (10- ou 13-valente, preferencialmente)	Três doses	Pode ser iniciada 4 meses pós-transplante
Pneumocócica 23	Duas doses a partir de 2 anos com intervalo de 5 anos	Pode ser iniciada 12 meses pós-transplante
Hepatite A	Duas doses (0, 6 meses)	Pode ser iniciada 4 meses pós-transplante
Influenza	Uma ou duas doses conforme a faixa etária e reforço anual	Pode ser iniciada 4 a 6 meses pós-transplante
Tríplice viral	Duas doses, com intervalo mínimo de 30 dias	Pode ser iniciada 12 a 24 meses pós-transplante
Varicela-zóster	Duas doses, com intervalo de 30 a 90 dias	Pode ser iniciada 24 meses pós-transplante
Meningocócica conjugada	Duas doses com intervalo de 2 meses. Doses subsequentes de acordo com esquema preconizado para a idade, mas pelo menos um reforço 5 anos após o esquema primário	Pode ser iniciada 6 meses pós-transplante, embora sem dados disponíveis
HPV	3 doses	Pode ser iniciada 8 meses pós-transplante, embora sem dados disponíveis

dT: vacina dupla bacteriana do adulto; DTP: vacina tríplice bacteriana; DTPa: vacina tríplice bacteriana acelular; dTpa: vacina tríplice bacteriana acelular do adulto; Hib: *Haemophilus influenzae* tipo b; HPV: papilomavírus humano.

liberado para imunização ativa ou mesmo tendo sido vacinado; porém, não há segurança quanto à adequação da resposta imunológica. Além da indicação do uso de algumas vacinas não liberadas pelo serviço público, tanto para a criança como para o adulto contactante de pacientes com doenças especiais, ainda existe a necessidade de troca de esquema vacinal do contactante, quando há risco para o imunocomprometido.

Para os contatantes de imunocomprometidos, as vacinas tríplice viral, varicela e influenza estão indicadas; a VOP deve ser substituída pela VIP. No caso de aparecimento de *exantema* após uso da vacina para varicela, o receptor deverá ser afastado do imunodeprimido até que o *exantema* desapareça. A dTpa pode ser aplicada no serviço privado.

CONSIDERAÇÕES FINAIS

O surgimento de novas vacinas e a melhor compreensão de antigas vacinas, podem possibilitar a incorporação de mudanças importantes nas indicações da vacinação de indivíduos imunocomprometidos e seus contactantes.

BIBLIOGRAFIA

American Academy of Pediatrics. Red Book: 2021-2024 Report of the Committee on Infectious Diseases. 32 ed. APP; 2021.

Brasil. Ministério da Saúde. Fundação Nacional de Saúde. Recomendações para imunização ativa e passiva de doentes com neoplasias. Brasília; 2002.

Brasil. Ministério da Saúde. Secretaria de Vigilância em Saúde. Secretaria de Vigilância em Saúde. Manual dos Centros de Referência para Imunobiológicos Especiais. 5. ed. Brasília; 2019.

British HIV Association. Immunization guidelines for HIV-infected adults. BHIVA; 2006 [Internet cited 2022 oct 8]. Disponível em: http://www.bhiva.org/pdf/2006/Immunisation506.pdf.

Centers for Disease Control and Prevention. The Pink Book. 14. ed. CDCP; 2021.

Duchini A, Goss JA, Karpen A, Pockros PJ. Vaccinations for adult solid-organ transplant recipients: Current recommendations and protocols. Clin Micro Rev. 2003;16(3):357-64.

Esposito S, Cecinatib V, Bresciaba L. Vaccinations in children with cancer. Vac. 2010;28:3278-84.

Furer V, Rondaan C, Heijstek MW, Agmon-Levin N, Assen SV, Bijl M et al. 2019 update of EULAR recommendations for vaccination in adult patients with autoimmune inflammatory rheumatic diseases. Ann Rheum Dis 2020;79:39-52. doi:10.1136/annrheumdis-2019-215882.

Gertosio C, Licari A, Silvestri AD, Rebuffi C, Chiappini E, Marseglia GL. Efficacy, immunogenicity, and safety of available vaccines in children on biologics: A systematic review and meta-analysis. Vaccine. 2022; 40(19):2679-95.

Isakov LD, Kumar D. Vaccination of solid organ transplant candidates and recipients: Guidelines from the American society of transplantation infectious diseases community of practice. Clin Transplant. 2019;33(9):e13563.

Ljungman P, Cordonnier C, Einsele H et al. Guidelines for Preventing Infectious Complications among HCT Recipients. Vaccination of HCT Recipients. Biol Blood Marrow Transplant. 2009;1203-09.

Machado CM. Reimmunization after bone marrow transplantation: Current recommendations and perspectives. Braz J Med Bio Res. 2004;37(1): 151-8.

Miller PDE, Patel SR, Skinner R, Dignan F, Richter A, Jeffery K et al. Joint consensus statement on the vaccination of adult and paediatric haematopoietic stem cell transplant recipients: Prepared on behalf of the British society of blood and marrow transplantation and cellular therapy (BSBMTCT), the Children's cancer and Leukaemia Group (CCLG), and British Infection Association (BIA). Available from: https://www.journalofinfection.com/action/showPdf?pii=S0163-4453%2822%2900646-6.

Palazzo M, Shah GL, Copelan O, Seier K, Devlin SM, Maloy M et al. Revaccination after Autologous Hematopoietic Stem Cell Transplantation Is Safe and Effective in Patients with Multiple Myeloma Receiving Lenalidomide Maintenance. Transplantation. 2018; 24(4):871-6.

Papp KA, Haraoui B, Cumar D, Marshal JK, Bissonete R, Bitton A et al. Vaccination Guidelines for Patients with Immune-Mediated Disorders on Immunosuppressive Therapies–Executive Summary. J Can Assoc Gastroenterol. 2019;2(4):149-52.

Plotkin SA, Orestein WA, Offit P. Vaccines. 7. ed. Philadelphia: Inklink; 2017.

Sociedade Brasileira de Imunizações. Reumatologia Guia de Imunização SBIm/SBR. SBIm; 2014 [Internet cited 2022 oct 8]. Disponível em: guia-reumato-sbim-sbr-141014-141205a-web.pdf.

Sociedade Brasileira de Imunizações. Calendários de vacinação pacientes especiais 2021-2022. SBIm [Internet cited 2022 oct 8]. Disponível em: https://sbim.org.br/images/calendarios/calend-sbim-pacientes-especiais.pdf.

Sociedade Brasileira de Pediatria. Departamento Científico de Imunizações. Imunização de crianças e adolescentes em situações especiais. SBP; 2020. [Internet cited 2022 oct 8]. Disponível em: https://www.sbp.com.br/fileadmin/user_upload/22721 c-DocCient-Imun_de_crc_e_adl_em_situacoes_especiais.pdf.

Valim V, Pinto AD, Rocha PCM, Miyamoto ST, Serrano EV, Duque RH et al. Safety and efficacy of primary yellow fever vaccination in autoimmune disease: a prospective controlled study. Annals of the Rheumatic Diseases. 2019; 78:2110.

Zimmerman RK, Middleton DB, Kimmel SR. Vaccines for persons at high risk. J Fam Pract. 2007;56(2):538-46.

54

Vacinação de Viajantes

Alejandro Claudio Lepetic • Lessandra Michelin • Isabella Ballalai

INTRODUÇÃO

O número de viagens nacionais e internacionais em razão de turismo, estudo e trabalho tem crescido muito nos últimos anos, sendo relatado como um fator de risco para aquisição de enfermidades e, por isso, motivo de preocupação para a saúde pública no que se refere à reintrodução de doenças infecciosas. Assim, os viajantes podem ser disseminadores de doenças localmente prevalentes. É preciso lembrar que a transmissão de doenças também ocorre nas escalas de viagem e durante o período em que os viajantes estão em trânsito, o que significa um grande desafio para o controle da saúde pública. Além do turismo, outros viajantes internacionais podem causar preocupação, como os imigrantes, em busca de melhores condições de trabalho ou de vida, e refugiados de guerras, já que, na urgência no expatriamento, muitas vezes não há tempo para planejar a prevenção de doenças.

Segundo a Organização Mundial do Turismo (OMT), as chegadas de turistas internacionais cresceram 5% em 2018, atingindo a marca de 1,4 bilhão de dólares, o que impactou a economia de diversos países impulsionada por: aumento de viagens da crescente classe média em economias emergentes, avanços tecnológicos, novos modelos de negócios, viagens com custos acessíveis e facilitação de vistos. Com a pandemia de covid-19, houve, em 2020, um decréscimo de 73% nas viagens internacionais, ficando restritas a situações emergenciais ou de negócios. A primeira edição de 2022 do Barômetro Mundial de Turismo da OMT indica que o aumento das taxas de vacinação contra SARS-CoV-2, combinado à flexibilização das restrições de viagem e protocolos transfronteiriços com informações mais claras, são os principais fatores identificados por especialistas para a recuperação efetiva do turismo internacional, o qual teve recuperação moderada durante o 2º semestre de 2021, sendo que as chegadas internacionais em dezembro ficaram 65% abaixo dos níveis de 2019. Especialistas da OMT acreditam que chegadas internacionais retornem aos níveis de 2019 apenas em 2024 ou depois, mas assim mesmo há estimativas de crescimento, principalmente em turismo profissional. De janeiro a julho de 2022, o número de viagens internacionais triplicou em relação ao mesmo período de 2021, cerca de 172%, o que significa uma recuperação de quase 60% dos níveis pré-pandemia. Em 2021, em razão da pandemia de coronavírus, o número estimado de passageiros regulares embarcados pelo setor aéreo global foi de pouco mais de 2,2 bilhões de pessoas. Isso representou uma perda de 50% no tráfego aéreo global de passageiros em comparação a 2019. Em 2022, Europa e Oriente Médio mostraram recuperação mais rápida que outros destinos, com chegadas alcançando 74 e 76% dos níveis de 2019, respectivamente. A estimativa é de que 474 milhões de turistas tenham viajado internacionalmente entre janeiro e setembro de 2022, em comparação aos 175 milhões no mesmo período em 2021.

Mais um ponto importante relacionado com a pandemia da covid-19 é a queda das coberturas vacinais de rotina. Entre janeiro e dezembro de 2020, 30 milhões de crianças perderam a terceira dose da vacina tríplice bacteriana (DTP) e 27,1 milhões a primeira dose da vacina contra sarampo. As máximas reduções ocorreram nos períodos de *lockdown*. De acordo com o relatório publicado pela Organização Mundial da Saúde (OMS), 90% dos 105 países avaliados relataram pelo menos alguma interrupção nos serviços essenciais de saúde. A pandemia colocou em risco os esforços feitos pelo programa de erradicação da poliomielite. Nesse novo cenário, a transmissão de doenças imunopreveníveis pode ser facilitada pelas baixas coberturas. Finalmente, importante reconhecer que as medidas de isolamento também provocaram mudanças nos padrões de transmissão de muitas doenças. A retomada das viagens será um grande desafio no contexto dessa mudança epidemiológica e econômica, especialmente nos países em desenvolvimento.

Segundo o Centers for Disease Control and Prevention (CDC), 43 a 79% dos viajantes relatam algum problema de saúde associado à viagem. A desinformação coloca a saúde do indivíduo em risco. Mesmo em países onde a consulta ao viajante é oferecida, procurar atendimento médico voltado às orientações para viagem está longe de ser uma prática. Em um estudo realizado por Bechini et al. sobre compreensão de atitudes, comportamentos e práticas relacionadas com os riscos, para a saúde, de viagens a destinos não europeus, constatou-se que aproximadamente 79% dos entrevistados relataram ter se informado, antes da partida, sobre riscos à saúde relacionados com viagens. As fontes de informação mais utilizadas foram a internet (52%) e os profissionais de saúde (42%). Grupos etários mais velhos foram positivamente associados à busca de informações de saúde antes da viagem (OR = 2,44, intervalo de confiança [IC] 95%: 1,18 a 5,01, na faixa etária de 25 a 34 anos; e OR = 14,6, IC 95%: 1,77 a 119,5, para indivíduos acima de 65 anos). Viajantes que visitavam amigos e parentes eram menos propensos a buscar informações de saúde (OR = 0,49; IC 95%: 0,26 a 0,95). Nesse mesmo estudo, cerca de 13,9% dos participantes tinham dúvidas sobre a prática da vacinação. Aqueles que buscaram informações nas redes sociais tiveram maior probabilidade de recusar a vacinação (OR = 3,24; IC 95%: 1,02 a 10,19). Em uma época de infodemia, em que há imensa oferta de dados de diferentes fontes, esforços devem ser feitos para garantir que os viajantes possam encontrar informações corretas e confiáveis, percebam os riscos a que estão expostos segundo o grupo em que estão classificados, bem como tipo de viagem e itinerário, a fim de que realizem imunizações necessárias e fiquem protegidos adequadamente antes de iniciarem a viagem.

GRUPOS ESPECÍFICOS DE VIAJANTES

Crianças

O número de bebês e crianças que viajam ou passam a viver fora de seus locais de origem tem aumentado drasticamente nos últimos anos. As questões relativas à saúde do viajante infantil são complexas, pois refletem inúmeras particularidades ligadas às atividades e características próprias da infância, além de diferentes riscos de exposição, de acordo com cada idade. Assim, alguns aspectos são comuns aos viajantes infantis e adultos, mas as crianças podem apresentar problemas específicos em razão das variações do estado imunitário e do comportamento frente aos riscos, visto que também acompanham suas famílias em peregrinações, experiências de estudo no exterior e trabalho dos pais, além de visitas a familiares. Outra questão importante é que muitas vacinas e medicamentos profiláticos indicados para viajantes podem não ser recomendados para uso pediátrico, ou não apresentam formulações facilmente administráveis nessa faixa etária.

Em pediatria, apesar dos dados de incidência de doenças relacionadas com viagens serem limitados, alguns estudos de morbimortalidade têm sido relatados. As doenças mais comumente relatadas no viajante infantil são diarreia, malária e traumas como acidentes com veículos motores aquáticos. Crianças que visitam suas famílias e amigos em países em desenvolvimento ou cujas condições de saneamento são precárias correm alto risco para algumas doenças infecciosas, sobretudo porque, nessas situações, a tendência é haver menos preocupações com cuidados preventivos, por estarem se dirigindo a ambientes familiares.

Todo viajante deve estar em dia com a rotina de vacinação de seu local de origem, pois muitas doenças podem ser raras nele, porém muito comuns em outras partes do país ou do mundo. Os calendários de vacinação de outros países podem ser diferentes do Programa Nacional de Imunizações (PNI), mas coincidem, em geral, com o Calendário de Vacinação da Criança da Sociedade Brasileira de Imunizações (SBIm) e da Sociedade Brasileira de Pediatria (SBP). Sendo assim, antes da viagem, é preciso estar informado a respeito de quais são as doenças prevalentes e quais as vacinas indicadas nos destinos, a fim de adequar a vacinação da criança viajante.

Na prática da medicina do viajante, sempre deve ser contemplado o uso de esquemas vacinais acelerados utilizando janelas mais curtas para as crianças que viajam durante o 1º ano de vida a outras regiões ou países. Caso ainda não tenham sido imunizadas, as crianças devem receber (conforme indicado para a faixa etária e segundo o risco de exposição) as vacinas para: vírus da hepatite A (VHA); vírus da hepatite B (VHB); difteria, tétano, coqueluche; *Haemophilus influenzae* tipo b (Hib); poliomielite; rotavírus; *Streptococcus pneumoniae*; *Neisseria meningitidis* (preferencialmente as vacinas meningocócicas B e ACWY); gripe; tríplice viral (sarampo, rubéola, caxumba); varicela; e papilomavírus humano (HPV). Para completar a série vacinal antes da viagem, as doses da vacina podem ser administradas nas idades mínimas e intervalos de dose no limite permitido. Os pais devem ser informados de que bebês e crianças que não receberam todas as doses recomendadas podem não estar totalmente protegidos. Assim, outras medidas de prevenção além das vacinas devem ser consideradas para reduzir a exposição a patógenos, levando em conta diferentes mecanismos de transmissão.

Nesse sentido, é muito importante ressaltar que a prevenção de doenças relacionadas com viagens não se limita apenas à aplicação de vacinas. Ainda existem muitas doenças, algumas de alta letalidade, contra as quais não há vacinas, além de outras que, mesmo sendo imunopreveníveis, requerem algumas medidas preventivas ou mudanças de comportamento por parte do viajante para que haja uma melhor proteção. Além dos cuidados de higiene, com a água e com os alimentos que serão ingeridos, crianças com condições de saúde crônicas e complexas são um grupo heterogêneo de viajantes vulneráveis. Preencher a lacuna de conhecimento sobre a melhor forma de ajudar esses viajantes requer uma abordagem multifacetada, sendo necessários cuidados especiais para doenças crônicas mais comuns da infância, como asma, alergias alimentares e autismo.

Adolescentes

Em 2019, cerca de 365 mil estudantes brasileiros fizeram intercâmbio para fora do país. A busca pelo aprendizado de um novo idioma e por diferentes culturas tem movimentado o mercado de intercâmbio. Segundo a Associação Brasileira de Organizadores de Viagens Educacionais e Culturais (Belta), os jovens, a cada ano, querem viajar mais cedo. As viagens curtas em grupos para Disney, programas de férias (*summer camps*) e *high school* são os mais procurados, pois oferecem assistência e supervisão. A preocupação com a saúde desses viajantes deve fazer parte da rotina do pediatra, que, para isso, precisa estar informado sobre as diversas situações de risco a que se submetem os pacientes nas mais diferentes regiões do mundo, principalmente quanto à exposição a infecções de transmissão respiratória em alojamentos e a riscos de infecções sexualmente transmissíveis (ISTs). Uma boa opção é o encaminhamento dos jovens para um serviço de medicina do viajante, público ou privado, com o objetivo de auxiliar nesse atendimento direcionado.

Estudo de Liu et al. avaliou o impacto da covid-19 no comportamento de viagem de adolescentes. A fase da pandemia e a percepção dos adolescentes quanto à gravidade da doença e sua transmissão impactaram significativamente a intenção de viajar. Em razão de preocupações de segurança e saúde, adolescentes relutaram viajar de transporte público. Do ponto de vista da adesão às vacinas, apesar de saberem o quanto as vacinas contra SARS-CoV-2 impactaram positivamente na gravidade da doença, observaram-se problemas de hesitação vacinal no grupo de adolescentes, muitas vezes decorrentes de orientação parental ou do grupo de amigos. Middleman et al. demonstraram que, para adolescentes menores de 18 anos, são as atitudes dos pais que mais influenciam a probabilidade de vacinação com a vacina covid-19. Pesquisas apresentadas no Comitê Consultivo sobre Práticas de Imunização (ACIP, do inglês, *Advisory Committee on Immunization Practices*), em maio de 2021, indicaram que 46 a 60% dos pais planejam vacinar seus filhos adolescentes; pais relataram uma intenção semelhante ou um pouco menor de vacinar seus filhos *versus* vacinar-se. Curiosamente, mais da metade dos adolescentes pesquisados relatou que, se seus colegas fossem vacinados, eles também se vacinariam.

Na revisão apresentada por Maltezou e Pavli, é descrita uma pesquisa, realizada com 784 viajantes dos EUA para destinos internacionais, cujo resultado mostrou que mais da metade dos adolescentes de 10 a 19 anos relatou pelo menos um problema de saúde durante viagem realizada. Isso também foi observado em estudo prospectivo de morbidade, que avaliou adolescentes de 12 a 18 anos após uma viagem da Holanda para a Ásia, África ou América Latina; a pesquisa apresentou, dentre os adolescentes, taxas de doença significativamente mais altas em comparação a crianças mais novas e seus pais (11,2; 7 e 4,4 doenças por pessoa-mês de viagem, respectivamente [com $p < 0{,}05$]). Isso é atribuído ao fato de que os adolescentes não são rigorosamente supervisionados e engajam-se com mais frequência em comportamentos de risco. Em um estudo finlandês de viajantes internacionais, infecções (59,9%) e lesões por trauma (14%) foram as categorias mais diagnosticadas em adolescentes. Embora adolescentes e adultos jovens constituam 25% da população sexualmente ativa, quase 50% de todas as novas doenças sexualmente adquiridas ocorrem nessas faixas etárias. Considerando isso, durante as consultas pré-viagem, os adolescentes e seus pais/responsáveis devem ser orientados a ter cuidado para evitar o uso inseguro de álcool e outras substâncias ilícitas durante viagens, bem como discutir o comportamento sexual de adolescentes, além de outros comportamentos de alto risco, mesmo na ausência dos pais.

Segundo relatório de 2022 da OMS, crianças mais velhas (5 a 9 anos) tiveram uma das maiores quedas na mortalidade desde 1990 (60%), com taxa anual de redução de 3,1%. Para adolescentes jovens (10 a 14 anos), a taxa de mortalidade caiu de 10 óbitos por 1.000 crianças de 10 anos para 3 óbitos por 1.000, uma taxa anual de redução de 1,9%. Aproximadamente 569 mil adolescentes mais velhos (15 a 19 anos) e 762 mil adultos jovens (20 a 24 anos) morreram em 2020. Lesões (incluindo acidentes de trânsito e afogamento), violência, automutilação e condições maternas (complicações na gravidez) são as principais causas de morte entre adolescentes e adultos jovens, mesmo em viagens. Infecções correspondem a 1%, muitas preveníveis com vacinas. De fato, as lesões estão entre as principais causas de morte e incapacidade vitalícia entre aqueles com idade entre 15 e 24 anos, devendo ser orientados quanto a cuidados durante viagens; além disso, durante orientações e consultas pré-viagens, deve-se aproveitar a oportunidade para atualizar o calendário vacinal.

O assessoramento pré-viagem para viajantes adolescentes foi identificado como algo a ser aprimorado, já que menos da metade deles visitando destinos de alto risco procuraram uma consulta de prevenção. Portanto, médicos que acompanham adolescentes, ao saber da programação de viagem, devem discutir com os pais diretrizes sobre gerenciamento de riscos e imunizações e, sempre que houver dúvidas e riscos importantes, orientá-los sobre a necessidade de consulta especializada.

Maiores de 60 anos

O número de idosos que fazem viagens de turismo e de estudos havia aumentado na época pré-pandêmica, o que ocorreu novamente em 2022, com o fim da pandemia do coronavírus. Estima-se que 15 a 30% dos viajantes internacionais têm idade acima dos 60 anos. Em 2050, a estimativa é de que haverá 1,5 bilhão de pessoas acima de 65 anos, e, segundo revisão de Ecarnot et al., os idosos podem estar em maior risco de infecção e mais propensos a experimentar um curso grave e/ou complicado da doença. O *Geosentinel Surveillance Network* publicou dados relacionados com 7.034 viajantes de 60 anos ou mais, comparados a uma população de adultos mais jovens, e identificou maior morbilidade com relação a infecções do sistema respiratório inferior, edema pulmonar pela altitude, embolismo pulmonar, picadas de insetos, malária grave, infecções por riquétsias, úlcera gástrica, refluxo gastroesofágico, trauma, infecção urinária e doenças cardiovasculares. Em uma série publicada, 79,2% dos viajantes idosos (267 de 337 pacientes) apresentaram ao menos uma condição de saúde preexistente a viagens.

As respostas às vacinas em indivíduos mais velhos geralmente não geram proteção suficiente e exibem eficácia reduzida, como demonstrado na imunização contra hepatites A e B. Em contrapartida, independentemente do período no qual há influência da imunossenescência, a resposta a doses de reforço realizadas previamente parece não ser abalada. Assim, é necessário verificar o calendário de vacinação para diminuir riscos de doenças imunopreveníveis e suas complicações durante viagens.

Indivíduos com mais de 60 anos são de maior risco para complicações e óbitos após infecções como *influenza*, doença pneumocócica, encefalite japonesa, hepatite A, febre tifoide e febre amarela quando comparados à população em geral.

Contudo, parecem ser mais cuidadosos com a saúde e se expõem menos a riscos. Calendário vacinal de rotina em dia, orientações sobre vacinas específicas para o itinerário, bem como sobre transporte de medicamentos, alimentação, cuidados com vetores e exposições ao risco são informações muito importantes. É preciso aconselhar os viajantes maiores de 60 anos a: manterem-se hidratados, usarem roupas folgadas e caminharem com moderação, além de se alongarem em intervalos regulares durante viagens de longa distância; pesquisar os serviços de emergência nos destinos; alertar os companheiros de viagem e guias sobre alergias graves; verificar datas de validade das prescrições e levar suprimentos extras de todas as terapias de autocuidado na bagagem de mão (anti-histamínicos, inaladores, corticosteroides, autoinjetores de epinefrina, nebulizadores).

Trabalhadores

A Global Business Travel Association (GBTA) estima que, embora a indústria global de viagens de negócios continue seu progresso para voltar aos níveis de gastos pré-pandêmicos de US$ 1,4 trilhão, a recuperação atingiu alguns ventos contrários. As mudanças nas condições macroeconômicas estão afetando o tempo, a trajetória e o ritmo da recuperação das viagens de negócios, tanto globalmente quanto por região, levando à previsão de recuperação total para 2026, em vez de 2024, conforme previsto anteriormente. Em 2020, viagens a trabalho tiveram uma queda de 53%, mas em 2021 já correspondiam a 14% dos gastos globais; em 2022, as viagens de negócios se recuperaram para 83% do total pré-pandêmico.

Viagens profissionais têm características específicas, como importância econômica, responsabilidade da empresa com a saúde do empregado, e importância do trabalhador como vetor e propagador de uma doença infecciosa. Nesse contexto, as vacinas podem ser consideradas um eficiente "equipamento" de proteção individual e coletiva, pois produzem intervenção eficaz nos riscos de aquisição e disseminação de doenças.

Os trabalhadores viajantes podem ser classificados da seguinte maneira:

- Segundo a duração da viagem:
  - Encarregado de uma missão (viaja sem a família)
  - Expatriado (muda-se com família, o que requer atenção especial ao calendário vacinal de todos)
- Segundo a natureza da viagem:
  - Executivo em reuniões
  - No campo de trabalho (obras etc.)
  - "Navegante"
  - Exposto a catástrofes ambientais ou guerras
  - Isolado em locais (p. ex., plataforma de petróleo).

A classificação do trabalhador, segundo os critérios citados, possibilita definir os riscos implicados na viagem, sejam eles inerentes à atividade, sejam ao meio ambiente (surtos, epidemias, endemias, clima, altitude, fuso horário, estrutura, local de saúde etc.). Além disso, no caso das expatriações, não é raro que o trabalhador seja enviado em missão para outra região ou para fora do país acompanhado de sua família – todos sob responsabilidade do empregador. Essa situação pode ampliar a necessidade de cuidados preventivos que devem levar em consideração cada um dos componentes desse grupo de viajantes. A população de viajantes expatriados apresenta riscos especiais, assim, conforme eles se adaptam aos novos locais, relaxam as medidas de prevenção. O impacto das mudanças de cultura requer especial atenção, sendo importante, para viajantes, considerar o risco de exposição a patógenos endêmicos.

Trabalhadores que têm contato frequente com turistas, como funcionários de aeroportos ou de agências de viagem, taxistas, profissionais de hotelaria, de restaurantes, do sexo, entre outros, além de correrem riscos de ser infectados por agentes patogênicos trazidos de fora, também podem transmitir doenças para turistas. Logo, esses trabalhadores requerem vacinação e outros cuidados segundo seu risco ocupacional. Um fator importante a considerar para trabalhadores em obras em áreas remotas é o potencial contato com populações que vivem isoladas, sendo necessárias medidas de prevenção para evitar transmitir doenças a essas populações.

CONSULTA PRÉ-VIAGEM

A consulta pré-viagem tem como foco preparar os viajantes para os problemas de saúde que possam surgir durante viagens. O preparo é feito por meio de uma avaliação de risco individual, de maneira a fornecer medidas de gestão desse risco, incluindo imunizações, profilaxia da malária e outros medicamentos, conforme indicado. As consultas pré-viagem exigem atenção ao histórico de saúde do viajante e devem considerar o itinerário, a duração e o objetivo da viagem, bem como as atividades que determinam os riscos à saúde. As orientações devem ser personalizadas, destacando as prováveis exposições, além de ser relevante lembrar o viajante de riscos onipresentes, como lesões, infecções transmitidas por alimentos e água, doenças transmitidas por vetores, infecções do trato respiratório e infecções transmitidas por materiais biológicos, além de ISTs.

Avaliação do risco de doenças imunopreveníveis é fundamental. Toda consulta pré-viagem é uma oportunidade para avaliar as vacinas de rotina do indivíduo, incluindo aquelas que devem ser aplicadas independentemente da viagem. O tempo entre a consulta e a viagem é um fator crítico para o êxito da implementação das medidas de prevenção. Dependendo da complexidade da viagem, o tempo mínimo ideal para fazer a consulta é de 14 a 30 dias antes da partida. Para viagem de alto risco, com itinerários longos e/ou complexos, o ideal é fazer a consulta com, no mínimo, 2 meses. Essas janelas de tempo permitem cumprir a maioria dos esquemas de vacinação, promovendo adequado planejamento para doses subsequentes, o que minimiza a possibilidade de ter eventos adversos no início da viagem. Outrossim, importante lembrar que as vacinas precisam de pelo menos 10 a 15 dias para gerar a resposta imunológica efetiva, com exceção dos reforços, para os quais o tempo pode ser menor.

Quanto mais curto é o tempo entre a consulta e a partida, mais desafiador é implementar medidas preventivas. A maioria dos esquemas com mais de uma dose requer intervalo superior a 30 ou 60 dias para a conclusão. Atualmente, há opções de esquemas acelerados ou abreviados para otimizar o desenvolvimento da imunidade em várias doenças imunopreveníveis. Como regra, sempre que possível, esses programas devem ser iniciados de forma que se complete o esquema de vacinação antes da partida, já que a possibilidade de implementar esquemas acelerados deve ser avaliada quanto à eficácia e à necessidade de doses extras. É necessário considerar que esquemas acelerados, os quais requerem doses de reforço 1 ano após do esquema inicial, apresentam um maior risco de falta de aderência. É relevante lembrar também que, antes de indicar vacinas vivas, deve-se avaliar a possibilidade de imunossupressão, bem como potenciais precauções e contraindicações. O roteiro básico de consulta pré-viagem é apresentado na Tabela 54.1.

As imunizações que devem ser avaliadas segundo possibilidade de exposição estão descritas na Tabela 54.2. É crucial sempre lembrar que, para expatriados, temos de considerar as vacinas da

Tabela 54.1 Roteiro resumido de consulta pré-viagem.

Abordagem	Especificações
Histórico médico	Idade, sexo, comorbidades, alergias, uso de medicamentos, gestação, necessidade especial
Histórico de viagem	Uso de quimioprofilaxia, alterações com altitude ou movimento, doenças em viagens prévias
Imunizações	Calendário de rotina para faixa etária, sugestão de vacinas por exposição
Detalhes da viagem	Itinerário, duração de viagem, local detalhado
Objetivo da viagem	Detalhamento de objetivo principal (negócios, turismo, aventura, visita a familiares, imigração, educação, turismo médico, adoção etc.)
Deslocamento	Detalhamento de transportes que serão utilizados (carro, trem, navio, avião, bicicleta etc.)
Situações de segurança	Necessidade de quimioprofilaxia, equipamentos especiais, seguro de saúde, exposição a animais e vetores, transporte de medicamentos etc.
Hábitos e conduta do viajante	Importante conversar e compreender o estilo do viajante com relação a: aderência a medidas de prevenção, flexibilidade do itinerário, conduta sexual, uso potencial de drogas, contato com animais silvestres, entre outros; esses dados indicarão o nível de risco na viagem

Tabela 54.2 Imunizações a serem avaliadas durante a consulta pré-viagem.

Vacina	Comentário
Vacinas de rotina	
Difteria-tétano-coqueluche	Rotina durante a infância com DTP, adultos com dTpa (três doses) e reforço a cada 10 anos
Febre amarela	Transmissão por mosquito. Dose única em adultos. Crianças duas doses*
Hepatite A	Transmissão fecal-oral. Duas doses com intervalo de 6 meses ou combinada com HBV
Hepatite B	Transmissão sexual/sangue. Rotina com três doses (0-1-6 meses). Vacinados: avaliar anti-HBs
Hib	Transmissão respiratória/contato. Rotina em crianças ou no esquema duas doses (0-2 meses)
HPV	Transmissão sexual. Em crianças/adolescentes de 9 a 14 anos: duas doses (0-6 meses); ≥ 15 anos (0-2-6 meses)
Influenza	Transmissão respiratória/contato. Dose anual a partir dos 6 meses de idade
Meningococo ACWY/C	Transmissão respiratória/contato. Esquemas variam conforme faixa etária e vacina realizada
Meningococo B	Transmissão respiratória/contato. Crianças 2 a 23 meses: duas doses + uma dose de reforço; ≥ 2 anos (0-2 meses)
Pneumococo 10/13	Transmissão respiratória/contato. Esquemas variam conforme faixa etária e vacina realizada
Pneumococo 23	Transmissão respiratória/contato. Crianças ≥ 2 anos, adolescentes, adultos em risco.** uma dose + um reforço em 5 anos
Poliomielite	Transmissão fecal-oral. Esquemas variam conforme faixa etária e vacina realizada
Rotavírus	Transmissão fecal-oral. Recomendada apenas para bebês entre 2 e 8 meses. A vacina deve ser aplicada a partir de 6 semanas de vida até os 7 meses e 29 dias (duas ou três doses, dependendo da vacina)
Sarampo-rubéola-caxumba	Transmissão respiratória/contato. Esquema de duas doses (0-2 meses) para crianças ≥ 1 ano de vida
Varicela	Transmissão respiratória/contato. Esquema de duas doses (0-2 meses) para crianças ≥ 1 ano de vida
Zóster	Transmissão por contato. Esquemas variam conforme faixa etária e vacina realizada
Vacinas para situações de risco	
Cólera	Transmissão fecal-oral. Esquemas variam conforme faixa etária e vacina (oral) realizada
Covid-19	Transmissão respiratória/contato. Esquemas variam conforme faixa etária e vacina realizada
Encefalite japonesa	Transmissão por mosquito. Esquemas com duas doses a partir de 2 meses
Encefalite por carrapato	Transmissão por carrapato. Esquemas com três doses a partir de 1 ano
Febre tifoide	Transmissão fecal-oral. Esquemas variam conforme faixa etária e vacina realizada
Raiva	Transmissão por mordedura. Esquemas profiláticos usados em risco de exposição pré e pós-mordedura

*Febre amarela: em crianças, indicada aos 9 meses e aos 4 anos. **Risco de doença pneumocócica e uso de vacina pneumocócica polissacarídica 23-valente: indicada para pessoas com diabetes, doenças cardíacas e respiratórias graves, asplenia, imunossupressão e como rotina em esquema sequencial, após vacina conjugada 13-valente, em pessoas a partir de 60 anos. Não é recomendada como rotina para crianças, adolescentes e adultos saudáveis. Anti-Hbs: anticorpo de superfície da hepatite B; DTP: vacina tríplice bacteriana; dTpa: vacina tríplice bacteriana do tipo adulto; HBV: vacina hepatite B; Hib: *Haemophilus influenzae B*; HPV: papilomavírus humano; R: reforço.

rotina no local onde eles irão residir, de acordo com sua idade e o risco epidemiológico, considerando doenças endêmicas, hiperendêmicas, epidêmicas e emergentes.

AVALIAÇÃO DE RISCOS PARA OS VIAJANTES

O Regulamento Sanitário Internacional (RSI) de 2005 define o conceito de risco para a saúde pública como a probabilidade de que se produza um evento que possa afetar adversamente a saúde de populações humanas, considerando, em particular, a propagação entre países, ou que represente um perigo grave e imediato. A percepção de risco é muito importante, mas somente avaliar estatísticas de incidência ou prevalência de doenças no destino não é suficiente para definir a necessidade de proteção. Outros aspectos são importantes como os descritos abaixo.

Principais fatores que determinam os riscos para viajantes são:

- Destino e roteiro
- Condições meteorológicas (clima e fuso horário), altitude, entre outras
- Estação do ano em que a viagem vai ocorrer
- Meio de transporte
- Condições de hospedagem
- Duração e finalidade da viagem
- Padrões de higiene dos alimentos e o saneamento básico no local de destino
- Comportamento do viajante
- Saúde subjacente do viajante
- Gravidez e intenção de engravidar durante a viagem.

Os destinos são classificados como de alto e de baixo risco e apresentam as seguintes características:

- Alto risco:
  - Característica do local: áreas rurais, países subdesenvolvidos, destinos tropicais
  - Tempo de permanência: superior a 4 semanas
  - Atividade a desenvolver: quando implica maior exposição à natureza e/ou contato com a população local
  - Difícil acesso ao sistema de saúde local
- Baixo risco
  - Característica do local: áreas urbanas, países desenvolvidos, hospedagem em locais com adequadas condições de higiene e saneamento
  - Tempo de permanência: inferior a 4 semanas
  - Atividade a desenvolver: quando não traz risco adicional
  - Fácil acesso ao sistema de saúde local.

Além dessa classificação, existem alternativas que misturam viagens de baixo risco com situações de risco incrementado. Dentro dessa categoria, estão: viajantes a centros urbanos com passeios ecológicos curtos em áreas de alta transmissão; e viajantes frequentes, com estadias ultracurtas, a destinos de alto risco, que constituem um grupo de especial interesse pela falta de percepção de risco atribuído à curta estadia. Esses últimos devem ser avaliados sob o conceito de risco acumulativo ao longo do ano para planejar uma estratégia de prevenção mais adequada.

VIAGENS DE NAVIO

Alguns motivos levam a enfatizar a viagem de navio quando se fala em riscos:

- Navios de cruzeiro transportam cerca de 3 mil passageiros e mil tripulantes
- Período médio de permanência é de 7,3 dias por pessoa embarcada
- Concentração de pessoas contribui para a propagação de doenças, seja por transmissão interpessoal, seja por meio de superfícies, água ou alimentos contaminados
- Surtos de doenças: entre 1970 e 2003, foram registrados mais de 100 surtos de doenças em viagens de navio, segundo a OMS; esse número é subestimado, já que muitos surtos não são notificados
- Itinerários "internacionais" reúnem pessoas de diversos países, o que facilita ainda mais a transmissão de doenças, seja durante o convívio na embarcação, seja durante as visitas aos portos
- Muitas dessas pessoas podem vir de países sem programas de vacinação de rotina; portanto, podem ser fontes de preocupação à saúde pública
- Ansiedade e estresse gerados pela viagem podem agravar condições crônicas em grupos especiais, como gestantes e idosos, que são mais suscetíveis a complicações em decorrência de doenças infecciosas.

Segundo a Associação Brasileira de Cruzeiros Marítimos (CLIA Brasil), o país é um dos maiores mercados consumidores de cruzeiros no mundo. A entidade afirma que o impacto econômico total do setor de cruzeiros marítimos na temporada 2019/2020 foi de aproximadamente R$ 2,2 bilhões (7,6% superior ao resultado da temporada 2018/2019), com geração de mais de 33 mil empregos e movimentação superior a R$ 296 milhões em tributos. Em 2021, a Agência Nacional de Vigilância Sanitária (Anvisa) estabeleceu um protocolo sanitário para o embarque, desembarque e transporte de viajantes em embarcações de cruzeiros marítimos, por meio da RDC 574/2021, no qual a embarcação deve ter um programa de monitoramento constante da situação de saúde dos viajantes a bordo, incluindo a realização de testagem de passageiros e tripulantes para vírus respiratórios durante a operação. Estima-se que, em 2022, com a população corretamente vacinada para covid-19, o transporte de cruzeiros será retomado com segurança.

Pessoas de diversas localidades, portos em várias cidades e até mesmo países, diferentes padrões de saúde pública (saneamento, controle de doenças, qualidade de vida etc.) favorecem a exposição a diversos riscos e facilitam a introdução de doenças transmissíveis pelos passageiros e membros da tripulação. Os surtos em navios de cruzeiro mais frequentemente documentados estão associados a infecções respiratórias (gripe e legionelose), infecções gastrintestinais (sobretudo por norovírus), rubéola e varicela. Antes de embarcar, deve-se atualizar os calendários de imunização da faixa etária.

ABORDAGEM DOS VIAJANTES COM RISCO DE DOENÇAS IMUNOPREVENÍVEIS

Durante a consulta médica, as vacinas devem ser definidas com base nas informações obtidas e, para isso, é preciso:

- Levantar o histórico vacinal do paciente
- Definir o perfil do indivíduo: idade, doenças crônicas e imunodeficiências podem levar a riscos específicos e, por conseguinte, à necessidade de vacinas específicas, assim como contraindicações
- Apurar o tipo de atividade a ser exercida durante a viagem: os riscos inerentes à atividade e os riscos específicos (tétano, raiva, febre tifoide, entre outros)
- Conhecer a situação epidemiológica do destino (doenças endêmicas, surtos ou epidemias): qual é a incidência da doença e qual é a possibilidade de que o indivíduo seja acometido pela doença
- Avaliar impacto da doença na saúde do indivíduo e risco coletivo de transmissão: quais seriam as consequências de pegar a doença
- Avaliar o local de viagem: definirá as vacinas específicas (obrigatórias ou não) a recomendar. Atenção é necessária para exigências e regulações no local de destino incluindo paradas intermediárias. Observar quais são as exigências para entrada e saída dos países (protocolos de imunização para covid-19, febre amarela, doença meningocócica, poliomielite)
- Considerar o tempo necessário para a implementação adequada dos esquemas de vacinação prévios ao ingresso em locais de exposição e tipo de vacinas solicitadas
- Avaliar situações especiais, incluindo gravidez e comorbidades
- Conhecer o padrão de conduta do viajante e o estilo da viagem
- Investigar disponibilidade do imunizante no país de residência e em paradas do itinerário, caso necessite completar doses: mais aplicável para expatriados e viagens longas
- Adotar outras medidas preventivas alternativas e adicionais, como: profilaxia antiviral para *influenza* em viajantes de alto risco quando a partida e a chegada ao destino de risco ocorrem antes de 10 dias da administração da vacina.

Em resumo, o programa personalizado de imunização do viajante requer planejamento adequado. É importante enfatizar que a vacinação responde à proteção direta do indivíduo e implica proteção também da comunidade, tanto no trânsito quanto nos destinos elegidos, impedindo a exportação de doenças.

No contexto da vacinação do viajante, é preciso considerar mais uma classificação das vacinas:

1. Vacinas de rotina: aquelas incluídas nos calendários básicos de vacinação, indicadas independentemente de viagens, para crianças, adolescentes e adultos.
2. Vacinas recomendadas: aquelas indicadas para situações de risco em razão das características do viajante, do local a ser visitado, ou ambos. Incluem-se nesse grupo as vacinas contra

covid-19, febre tifoide, raiva, encefalite japonesa e diarreia do viajante.

3. Vacinas sujeitas a requerimentos oficiais: algumas vacinas, dependendo do local, são obrigatórias para viajantes por determinação legal pelos governos dos países de destino. Nessa categoria estão vacinas de rotina no Brasil, mas que são exigidas para ingresso em alguns países, como a vacina contra febre amarela e, em tempos recentes, a imunização contra o meningococo com vacina quadrivalente ACWY para os que se dirigem à Arábia Saudita, além da vacina para covid-19.

VACINAÇÃO DO VIAJANTE ESPECIAL

Gestantes

A preocupação com a saúde de gestantes que viajam é duplicada. Em geral, viagens no 1º trimestre da gestação não são recomendadas por causa do risco de abortos e para evitar a exposição a patógenos no momento de maior vulnerabilidade pela etapa do desenvolvimento fetal. Também não são indicadas viagens durante o 3º trimestre pelo risco de partos prematuros e as complicações obstétricas. O 2º trimestre é considerado o período de menor risco para viajar. Antes de decidir qualquer viagem, as gestantes devem se aconselhar com seus obstetras para obter as recomendações sobre medidas de prevenção ou orientações a respeito de eventuais tratamentos, além disso, devem ser analisados os riscos da vacinação durante a gravidez. De modo geral, as vacinas inativadas são seguras durante a gestação e devem ser indicadas de acordo com a epidemiologia do local de destino. Vacinas de vírus e bactérias vivos são contraindicados na gravidez pelo risco teórico de complicações ao feto. A vacina contra febre amarela pode ser considerada na gestação se a viajante for para região de alto risco de aquisição de doença, e se a viagem não puder ser adiada. Estudo com grávidas que receberam inadvertidamente vacina febre amarela no Brasil não mostrou aumento de incidência de aborto, complicações ou malformações nos conceptos. Sempre se deve analisar risco-benefício quando uma gestante planeja uma viagem para um destino de alto risco.

Pacientes crônicos

Pacientes que sofrem de doença crônica, quando viajam, precisam ser orientados sobre a necessidade de uma consulta médica pré-viagem. Devem ser informados sobre as medicações que precisam levar, necessidade ou não de laudo médico e prescrições traduzidas e juramentadas, entre outros cuidados que possam ser necessários. No que diz respeito à vacinação, esse grupo, de acordo com suas especificações, pode apresentar riscos especiais para infecções, principalmente pacientes cardiopatas, pneumopatas e diabéticos, além de imunossuprimidos por doenças ou uso de medicamentos, bem como aqueles que vivem com HIV (do inglês, *human immunodeficiency vírus*) e transplantados. A *influenza* é uma das doenças mais frequentes em viajantes (1%, por mês de estadia). Toda vez que esses viajantes visitam um destino com circulação de vírus *influenza*, devem considerar a vacinação para cepas circulantes no destino. Quando existem limitações para imunizar os viajantes com a vacina pelo tempo pré-viagem, uma opção é administrar profilaxia antiviral desde o ingresso na área de risco, vacinar o viajante com a vacina local e continuar com a profilaxia até transcorridos os primeiros 10 dias após a vacinação.

Maiores de 60 anos

Comumente, essa população está com suas vacinas em atraso. Devem, portanto, ser incentivados a se vacinar o mais cedo possível antes da viagem. Além disso, os maiores de 70 anos têm maior risco de evento adverso grave após vacinas vivas, como a vacina contra febre amarela, dessa maneira, a indicação deve ser criteriosa e restrita aos que irão para regiões endêmicas, levando em conta o risco-benefício. Importante lembrar que existe a possibilidade de estender um certificado de isenção oficial para a vacina de febre amarela; casos nos quais a vacina é indicada por uma exigência administrativa, mas não pelo risco de exposição, deve se considerar essa opção.

VACINAS ESPECIALMENTE INDICADAS PARA VIAJANTES

Febre amarela

De acordo com as Normas Internacionais de Saúde, a imunização contra febre amarela é pré-requisito para entrar em diversos países, seja pelo risco de contrair a doença no destino (certos países da América do Sul e da África), seja por precaução das autoridades de países que reúnem condições ambientais para propagação da doença – para não importá-la de viajante infectado proveniente de regiões endêmicas, que ocorreria se o tempo de trânsito for maior que 12 horas em um país considerado zona de transmissão. A comprovação de imunização deve ser registrada no Certificado Internacional de Vacinação. Para saber os locais autorizados para sua emissão, é preciso consultar o *site* da Saúde e Vigilância Sanitária (https://www.gov.br/pt-br/servicos/obter-o-certificado-internacional-de-vacinacao-e-profilaxia).

Recomendação. Crianças de 9 meses a 4 anos: duas doses; crianças acima de 4 anos, adolescentes e adultos: uma dose (se risco epidemiológico, uma segunda dose pode ser considerada, em especial para aqueles vacinados antes dos 2 anos, pela maior possibilidade de falha vacinal primária). Vários países que enfrentaram surtos de febre amarela utilizaram estratégias de vacinação com dose fracionada, que foi demonstrada ser efetiva para proteger a população nessa situação. Importante saber que a vacinação com dose fracionada não é aceitável para viajantes internacionais. Indivíduos vacinados com uma dose fracionada devem ser revacinados com uma única dose para obter o certificado de vacinação internacional.

Sarampo

Todos os viajantes que não comprovem o recebimento de pelo menos duas doses de vacina após 1 ano devem receber a vacina tríplice viral (SCR). Essa, além de proteger contra o sarampo, protege contra rubéola e caxumba, doenças que também estão ocorrendo atualmente em vários países. Algumas instituições e universidades nos EUA, Canadá e Reino Unido, entre outros países, têm requerimentos especiais para estrangeiros que desejam cursar estudos nelas, muitas vezes sendo necessário comprovar a imunização com testes sorológicos.

Recomendação. Duas doses acima de 1 ano, com intervalo mínimo de 1 mês entre elas. Para pacientes com esquema completo, não há evidências que justifiquem uma terceira dose como rotina, podendo ser considerada em situações de risco epidemiológico, como viagens para regiões com surtos. Indivíduos com esquema incompleto ou não documentado deverão completar o esquema ou procurar a confirmação de imunidade pela sorologia.

Poliomielite

Desde 1988, a OMS assumiu o objetivo de erradicar a poliomielite do mundo. A incidência da doença caiu 99% – de 350 mil casos estimados em 1987 a 33 casos notificados em 2018, e 176 em 2019. A maioria da população mundial reside, hoje, em áreas consideradas livres da poliomielite, porém a doença permanece endêmica em alguns países e ainda são registradas epidemias em vários países africanos subsaarianos, além de surtos na Europa e detecção de circulação do vírus pólio selvagem tipo 1 em vários países. Os vírus da pólio selvagem 2 e 3 foram erradicados no mundo nos anos 1999 e 2019, respectivamente, mas ainda continuam a transmissão do vírus pólio 1 selvagem e a dos vírus pólio Sabin derivados (VDPV tipo 1 e VDPV tipo 2). Como o Brasil eliminou a poliomielite por vírus selvagem em 1989, todo viajante, mesmo adulto, deve estar completamente imunizado contra a poliomielite se for para países onde ainda ocorrem transmissão comunitária do vírus pólio 1 selvagem (Afeganistão e Paquistão) ou surtos causados por VDPV tipo 1 e VDPV tipo 2. Esse último é responsável por 90% dos casos de paralisia. Também devem ser vacinados os indivíduos que visitam países onde existe documentada a circulação do vírus selvagem pelo isolamento ambiental, mesmo que não tenham relatado casos (Síria e Israel). O CDC também recomenda uma dose única de reforço para indivíduos adultos com alto risco de exposição (trabalhadores da saúde, pessoas em campos de refugiados ou outras situações humanitárias) que visitam países fronteiriços nos quais existe transmissão do vírus selvagem ou evidência histórica de transmissão por meio da fronteira. É importante recordar que se considera zona ativa de transmissão países com casos de pólio selvagem recente ou endêmico, ou com demonstrada circulação de VDPV nos últimos 12 meses. Em 2014, a OMS declarou que a propagação da poliomielite significava uma emergência de saúde pública internacional, englobando a doença nas Regulações de Saúde Internacionais. Assim, a vacinação contra poliomielite é uma exigência para todo residente e para visitantes com estadias superiores a 4 semanas ao sair de qualquer país que exporte casos, ou com transmissão comunitária de vírus pólio selvagem. Em 2015, a medida estendeu-se para países com surtos de pólio causados por VDPV 1 ou 2. Nesses casos, o viajante precisa demonstrar que recebeu uma dose da vacina poliomielite oral (VOP) ou vacina poliomielite inativada (VIP) idealmente entre 4 semanas e 12 meses prévios à data de saída. As recomendações são revisadas a cada 3 meses. Detalhes sobre a imunização de viajantes para áreas de risco, ou que retornam dessas áreas, podem ser consultadas na Nota Informativa de 2021 do Ministério da Saúde (nota informativa nº 315/2021-CGPNI/DEIDT/SVS/MS).

Recomendação. A cobertura da vacina contra pólio apresenta uma grave queda no Brasil, o que coloca o país em risco de reintrodução da doença. A VIP é recomendada com esquema de três doses administradas aos 2-4-6 meses de vida e dois reforços administrados com 15 a 18 meses e outro com 4 a 5 anos. Reforços podem ser realizados com VOP bivalente (vacina viva oral somente para crianças, disponível em rede pública), porém a orientação é realizar imunização com VIP sempre que possível. A formulação dTpa-VIP pode ser aplicada em crianças a partir de 3 anos, adolescentes e adultos. Adultos não vacinados devem receber duas doses de vacina VIP com intervalo de 1 a 2 meses, com um reforço entre os 6 e 12 meses após a segunda dose. Caso o adulto tenha recebido o esquema completo previamente, é requerida uma dose de reforço apenas. Se não houver tempo para administração do esquema regular recomendado, os intervalos podem ser encurtados, para um intervalo mínimo de 30 dias entre as três doses. Duas doses de VIP conferem proteção de 90% após a segunda dose e 99% após a terceira dose contra os três poliovírus (1, 2 e 3).

Raiva

Doença de curso fatal cuja transmissão principal se dá por animais silvestres e alguns domésticos infectados, responsáveis por 99% dos contágios no mundo. Morcegos, macacos, cachorros, gatos e raposas são os principais transmissores. As áreas de maior ocorrência são os continentes africano e asiático, mas no Brasil ainda ocorrem casos isolados em variados estados. Crianças menores de 15 anos são os indivíduos mais suscetíveis ao contágio. A vacina raiva pré-exposição deve ser indicada àqueles que vão para as áreas descritas, em que se espera maior contato com animais locais, viajantes mochileiros, veterinários e pesquisadores.

Recomendação de profilaxia pré-exposição. Três doses (0-7-28 dias) intramuscular profunda e controle sorológico após 14 dias. O documento de posição da OMS do ano 2018 inclui esquemas abreviados de duas doses para pré-exposição com vacinas inativadas em cultivos celulares ou embrionadas, com intervalo de 0 a 7 dias, mas só para adultos imunocompetentes com menos de 50 anos. A vacinação pré-exposição sempre deverá ser considerada quando a disponibilidade de assistência médica, acesso à imunoglobulina humana específica ou às vacinas não forem possíveis ou houver demora para estabelecer profilaxia adequada pós-exposição. Não devem ser esquecidas as recomendações para manejo da ferida: desinfeção, profilaxia antibiótica dentro das 6 horas para feridas extensas, além de associar a avaliação da profilaxia contra o tétano.

Diarreia do viajante

Situação clínica frequentemente referida pelos viajantes, sobretudo por aqueles que viajam de zonas mais desenvolvidas para outras menos desenvolvidas. Considerando-se a dimensão territorial do Brasil e a heterogeneidade das condições sanitárias e epidemiológicas (apesar da escassa literatura sobre a incidência da diarreia do viajante em viagens nacionais), pode-se imaginar que o brasileiro, em viagens dentro e fora do país, apresente riscos semelhantes aos do viajante estrangeiro. A diarreia do viajante aguda tem início súbito, descrevendo-se basicamente duas formas de apresentação: diarreia aquosa, que afeta cerca de 60% dos viajantes – o agente mais comum em todo o mundo é a *Escherichia coli* enterotoxigênica (ETEC); e diarreia disentérica, muito mais rara, que afeta até 15% dos viajantes – resulta de uma infecção intestinal mais grave, com invasão da parede do intestino, causada por algumas bactérias (p. ex., *Shigella* spp., *Salmonella* spp., *Campylobacter* spp.) e também por parasitas (p. ex., *Entamoeba histolytica*, *Giardia* e *Cryptosporidium* sp.). Como prevenção, além de medicamentos, o que está disponível para áreas de risco é a vacina contra cólera; porém, sua relativa baixa eficácia e a curta duração da proteção, sempre deve ser ressaltada a necessidade de manter as medidas higiênicas com água e alimentos.

Recomendação. Vacina contra cólera – eficácia = 50 a 86%.

- Vacina inativada oral (Dukoral®). Esquema de vacinação: crianças entre 2 e 5 anos – três doses com intervalo de 7 dias; crianças acima de 5 anos e adultos: duas doses com intervalo de 7 dias
- Vacina inativada oral (Shanchol®). Esquema de vacinação: crianças acima de 1 ano e adultos: duas doses com intervalo de 14 dias; reforço após 2 anos
- Vacina inativada oral (Euvichol®). Esquema de vacinação: crianças acima de 1 ano e adultos: duas doses com intervalo de 14 dias.

Infecções sexualmente transmissíveis

As chamadas infecções sexualmente transmissíveis (ISTs) são um problema de saúde pública devido a baixa aderência às medidas de prevenção (uso inadequado e inconsistente dos preservativos). Nesse cenário, é importante destacar algumas situações de maior risco: viagens de escolares/universitários, viagens para solteiros e o turismo sexual, que claramente não é declarado. Além disso, pode existir um risco aumentado de contrair hepatite B em viajantes que se submetem a tratamento de acupuntura, tatuagens e *body piercing* em locais que não asseguram as condições de assepsia tampouco o uso de materiais descartáveis. As situações de potencial exposição podem estar ligadas também ao consumo de drogas e álcool, que podem ser barreiras para implementar medidas para o sexo seguro. Durante a consulta pré-viagem, o médico deve: verificar a vacinação contra hepatite B e HPV; orientar quanto ao uso correto de preservativos; recomendar procurar imediatamente assistência médica em caso de aparecimento de qualquer lesão genital, exposição a situações de risco de aquisição de IST, mesmo que não apresente nenhuma manifestação clínica, e no caso de violência sexual. Tem sido descrita a transmissão do VHA pela via sexual em homens que fazem sexo com homens e bissexuais (Argentina, Holanda, Brasil, entre outros países), desse modo, a imunização para essa doença deve também ser verificada.

Recomendação para vacina contra hepatite B. Esquema com três doses (0-2-6 meses). Esquema acelerado pode ser realizado com 0, 7, 21 a 30 dias e uma dose de reforço após 12 meses. Se houver tempo, dosar anticorpo de superfície da hepatite B (anti-HBs) após 15 dias da terceira dose.

Recomendação para vacina contra hepatite A. Esquema similar ao já descrito. O viajante deve receber ao menos uma dose 14 dias antes da partida. Completar a segunda dose em tempo disponível prévio à viagem. A vacina combinada de hepatites A e B pode ser utilizada em pessoas com 16 anos ou mais em esquema acelerado (0-7-21 dias com uma dose de reforço após 12 meses da primeira dose).

Recomendação para vacina HPV. Nove a 14 anos – duas doses (0-6 meses), ≥ 15 anos: 3 doses (0-2-6 meses).

Doença meningocócica

A incidência da doença meningocócica invasiva (DMI) no regresso de viagens é estimada em 0,4 a 3 casos por milhão de viajantes/ano. A vacinação contra a doença meningocócica está indicada nas seguintes situações:

- Viajantes à Meca (Arábia Saudita) e outras peregrinações – requer a vacinação com vacina ACWY conjugada para os peregrinos)
- Visitantes a áreas endêmicas, hiperendêmicas e com surtos
- Viagens de estudos de intercâmbio e em universidades internacionais
- Missões militares.

Surtos são frequentes entre os peregrinos em Hajj e seus contactantes, e esse fato levou o governo da Arábia Saudita a exigir a vacinação contra os tipos A, C, W e Y para obter o visto de entrada no país. Apesar de a doença meningocócica raramente atingir os viajantes, as autoridades de saúde revelam que o impacto dessa infecção pode ser tão devastador, tanto para os viajantes como para qualquer outro indivíduo. Isso porque a doença tem seu curso clínico rápido e há uma estreita janela para o diagnóstico, o que aumenta o potencial risco para complicações e óbitos, particularmente para viajantes em regiões remotas, onde o acesso a serviços médicos adequados e a antibióticos é limitado. Além disso, do ponto de vista da saúde pública, há também a preocupação de que viajantes possam transmitir a infecção no retorno. A doença meningocócica, entre os viajantes, pode ocorrer em qualquer parte do mundo e, tendo em vista a grande variedade na distribuição geográfica dos sorogrupos de *Neisseria meningitidis*, é recomendada uma cobertura vacinal ampla para o maior número possível de sorogrupos com uso de vacinas conjugadas ACWY (com possibilidade também de prevenir o estado de portador) e as vacinas proteicas meningocócicas B.

Recomendação para vacina meningocócica B com quatro componentes (4CMenB). Dois a 23 meses - duas doses + reforço (0-2 meses e reforço no 2º ano de vida, com intervalo entre doses dependendo da faixa etária); 2 a 50 anos - duas doses (0, 1 mês).

Recomendação para vacina meningocócica B com dois fHbp (do inglês, *factor H binding protein*). Dez a 25 anos. Em dois esquemas possíveis - duas doses (0 e 6 meses) e 3 doses (0-1-6 meses).

Recomendação para vacina meningocócica ACWY. Quatro vacinas meningocócicas conjugadas estão licenciadas: menACWY-CRM a partir de 2 meses; vacinas menACWY-TT (uma a partir de 6 semanas de idade e outra a partir de 12 meses); e menACWY-D a partir dos 9 meses. Os esquemas de doses diferem entre as vacinas, mas, após 2 anos, a primovacinação é com uma dose de qualquer uma das vacinas. Para todas elas, são recomendados dois reforços: entre 5 e 6 anos, e aos 11 anos (ou 5 anos após a última dose), tendo em vista a queda dos títulos de anticorpos protetores. Não existem dados de estudos de intercambialidade entre as vacinas meningocócicas conjugadas. Crianças completamente vacinadas com menC podem se beneficiar com o uso da vacina menACWY conjugada.

Influenza

Vacinação contra a *influenza* é recomendada para o viajante quando este, desde que maior de 6 meses, desloca-se durante o período usual de circulação do vírus da *influenza*, em geral entre o final do outono e o início da primavera. Na região tropical, a circulação do vírus pode se dar durante todo o ano, com mais frequência no período das chuvas.

Recomendação. Uma dose anual. Quando administrada pela primeira vez em crianças menores de 9 anos, aplicar duas doses com intervalo de 30 dias. Se a formulação da vacina utilizada na temporada no hemisfério norte (HN) estiver disponível no Brasil, viajantes internacionais com destino aos países do HN, mesmo que vacinados com a formulação do hemisfério sul durante a última sazonalidade no país, podem ser vacinados.

Febre tifoide

Doença de potencial gravidade, prevalente em países em desenvolvimento, particularmente naqueles cujas condições sanitárias são precárias, o que favorece a transmissão entre humanos da bactéria *Salmonella enterica*, sorotipos *typhi* e *paratyphi*. O risco para viajantes é menor do que para os residentes e varia de acordo com a região do mundo a ser visitada. Países da América Latina, África e Ásia (sobretudo o Sudeste Asiático) são considerados de risco intermediário; entretanto, o subcontinente indiano é, sem dúvida alguma, a região de maior incidência, com cerca de 27 a 81 casos por 100 mil viajantes, em contraste com o México, com 0,13 caso por 100 mil viajantes. A vacinação não deve ser uma causa para relaxar as medidas higiênicas e dietéticas. A priorização dessa vacina vai depender dos hábitos do viajante e estilo da viagem, do destino e tempo de estadia (em geral, mais de 3 semanas).

Recomendação 1. Vacina febre tifoide inativada, administrada como uma dose intramuscular ou subcutânea. Pode ser administrada a pessoas com 2 anos ou mais. Recomenda-se uma dose pelo menos 2 semanas antes da viagem. Doses repetidas são recomendadas a cada 2 anos para pessoas que permanecem em risco.

Recomendação 2. Vacina febre tifoide oral, administrada a pessoas com 6 anos ou mais. Uma cápsula é tomada a cada 2 dias, para um total de três ou quatro cápsulas, segundo indicações de bula no país. A última dose deve ser tomada pelo menos 1 semana antes da viagem. Cada cápsula deve ser engolida inteira (não mastigada) cerca de 1 hora antes das refeições com água fria ou morna. Uma vacina de reforço é necessária a cada 5 anos para as pessoas que permanecem em risco. Importante: as cápsulas de vacina com bactéria viva contra a febre tifoide devem ser armazenadas em geladeira (não congeladas). Observar interações com o uso de profilaxia antibiótica e antimaláricos, pois podem interferir na resposta imune.

Hepatite A

Doença transmitida pela via fecal-oral, prevalente nos países com condições sanitárias precárias. A prevenção pode ser feita com a vacina monovalente inativada, indicada preferencialmente para viajantes com destino a países em desenvolvimento. No entanto, pela alta eficácia, deve ser considerada para todos os viajantes. Atualmente, faz parte da recomendação de rotina do calendário de crianças, adolescentes e alguns grupos de risco em adultos. Em caso de ausência de confirmação da doença ou vacinas prévias, efetuar um teste sorológico para definir a vacinação. Quando não houver tempo, a vacinação pode ser recomendada e depois completada segundo o teste sorológico.

Recomendação para vacina hepatite A. Duas doses (0 a 6 meses); foi demonstrada alta eficácia após a primeira dose (superior a 90% após 10 dias da primeira aplicação).

Vacina contra hepatites A e B

Para crianças a partir de 12 meses não vacinadas para hepatite B no 1º ano de vida, a vacina combinada hepatites A e B na formulação adulto pode ser considerada para substituir a vacinação isolada (A ou B), com esquema de duas doses (0 a 6 meses). A partir de 16 anos: três doses, aos 0-1-6 meses.

Na atualidade, é raro o uso de gamaglobulina humana. Em certas populações com risco aumentado, pode ser utilizada a gamaglobulina humana inespecífica em dose de 0,02 mℓ/kg até uma dose máxima de 5 mℓ, intramuscular, considerando que há proteção desde o momento da administração.

Encefalite japonesa

É uma doença transmitida pela picada de mosquito do gênero Culex, sendo mais frequente na Ásia e áreas do Pacífico Ocidental, em especial em regiões rurais relacionadas com o cultivo de arroz, bem como em zonas alagadas e com sistemas de irrigação artificial. Em algumas circunstâncias, são envolvidas na transmissão áreas urbanas ou semiurbanas, dependendo das condições climáticas. O padrão de transmissão é sazonal, com picos de casos em humanos no verão e nos meses do outono. A maioria dos infectados permanece sem sintomas e só 1% desenvolve sintomas neurológicos. A encefalite é um evento raro, mas com graves consequências, com letalidade de 20 até 30% e sequelas em 30 até 50% dos sobreviventes.

Quanto ao risco, a infecção pode ocorrer em todas as idades, contudo, os casos mais graves ocorrem em adultos. A incidência normalmente é baixa e não supera um caso por cada milhão de viajantes. O maior risco é observado nos seguintes grupos, os quais requerem vacinação e orientação:

- Expatriados e suas famílias que residem em áreas de transmissão ou durante surtos
- Viajantes por trabalho relacionado com engenharia, represas, agricultura que vão se expor nas áreas de transmissão
- Viajantes frequentes a áreas de risco mesmo por períodos curtos quando se assume o conceito de risco acumulativo
- Turistas com estadias prolongadas por mais de 3 semanas nas áreas de transmissão.

As medidas de prevenção não podem deixar de lado a proteção contra a picada dos mosquitos utilizando todos os elementos para reduzir o risco de exposição. Não é simples vacinar os viajantes contra a encefalite japonesa por causa da baixa disponibilidade da vacina. Em geral, para aqueles casos que precisam da vacina, principalmente expatriados e suas famílias, são necessárias consultas com centros de vacinação, as quais devem ser programadas no destino, em cidades próximas às áreas de transmissão e centros locais, a fim de obter a vacinação antes de se estabelecer no destino. O uso e a recomendação de esquema vacinal variam de acordo com o tipo de vacina, idade do viajante e recomendações locais para as doses de reforço, lembrando que, em alguns países, a vacina faz parte do calendário oficial de imunizações.

Recomendação para vacina inativada (Ixiaro®). Deve ser considerada para utilização em pessoas em risco de exposição à encefalite japonesa em razão de viagem ou de atividade profissional. Para crianças com idades entre os 2 meses e 3 anos, são duas doses (0,25 mℓ), com intervalo de 4 semanas; um reforço deve ser administrado se o risco persistir 1 ano após o esquema primário. Em pessoas de 3 anos ou mais, incluindo idosos de 65 anos, é utilizado o mesmo esquema, porém a dose é de 0,5 mℓ. Adultos viajantes com idades entre 18 e 65 anos podem receber o esquema acelerado, no qual a segunda dose é administrada 7 dias após a primeira. Se a exposição for contínua, uma dose de reforço pode ser feita em adultos (18 a 65 anos) 2 anos após a primeira, e uma segunda dose após 10 anos.

Encefalite por carrapato

TBE (*Tick-borne encephalitis*) é causada por um vírus. Geralmente é transmitida por picadas de carrapatos que estão infectados com o vírus, em regiões do Leste Europeu, China, Rússia e Japão. O leite não pasteurizado de animais infectados, especialmente cabras, é uma fonte menos comum de infecção. Pessoas afetadas geralmente desenvolvem uma doença semelhante à gripe que dura cerca de 1 semana. Isso pode progredir para encefalite ou meningite. Na prevenção da transmissão da doença, são fatores cruciais reduzir a exposição a picaduras dos carrapatos e a remoção precoce do corpo, já que o risco se incrementa quando os carrapatos permanecem alimentando-se de sangue mais de 48 horas, por conta da regurgitação, que incrementa o risco de inoculação do vírus. As medidas para evitar as picadas dos carrapatos incluem o uso de roupas adequadas e impregnadas com permetrina a 0,5%, botas para *trekking*, repelentes para pele com N,N-dietil-m-toluamida (DEET) a 25%. Os carrapatos presos na pele não devem ser removidos com pressão, para evitar a regurgitação no processo. Os carrapatos podem ser levados nas roupas e equipamentos que estiveram em contacto com o chão.

Os viajantes de maior risco são:

- Novos residentes em áreas de transmissão
- Turismo e atividades com exposição na natureza, incluindo *trekking*, caminhadas na floresta, caça e *camping*, em que haja risco de alta exposição a picadas de carrapatos.

Recomendação. Na maioria dos países que têm áreas endêmicas, a vacina está incluída nos programas de rotina. Para o viajante, não é fácil conseguir a vacina fora desses países. Em geral, para novos residentes, aconselha-se a vacinação no local da nova residência. Existem cinco diferentes fornecedores de diversas vacinas para prevenção da TBE: Pfizer (Áustria), GSK (Alemanha), IPVE (Rússia), Microgen (Rússia) e CIBP (China). As vacinas desenvolvidas pela Pfizer e GSK são as mais utilizadas, tendo processo similar de produção; as principais diferenças estão associadas às cepas virais e aos diferentes estabilizadores utilizados. Importante seguir as recomendações das bulas e de uso aprovadas em cada país.

Vacina Pfizer (Tiovac® e Tiovac Junior®). Foi aprovada nos EUA em 2021 e está disponível em vários países europeus, conhecida como FSME IMMUN. Tiovac® é usada após 16 anos (0,5 mℓ) e Tiovac Junior® (0,25 mℓ) de 1 a 16 anos. Esquema sugerido: três doses, sendo a segunda administrada 1 a 3 meses após a primeira e a terceira, 5 a 12 meses após a segunda. O indivíduo deve receber doses de reforço se continuar em risco de infecção. O primeiro reforço é recomendado após 3 anos para crianças, 5 anos para adultos com mais de 50 anos e 3 anos para adultos a partir dos 50 anos. Esquema acelerado: a segunda dose da vacina da Pfizer pode ser administrada 2 semanas após a primeira dose, o que confere proteção um pouco menor quando comparada ao esquema regular.

Vacina da GSK (Encepur®). Também tem uma apresentação para adultos e outra para crianças. Está disponível em vários países europeus. Dose 0,25 mℓ de 1 a 11 anos; e 0,5 mℓ para pessoas acima de 12 anos. Esquema sugerido: três doses, sendo a segunda administrada 1 a 3 meses após a primeira e a terceira, 5 a 12 meses após a segunda. O indivíduo deve receber doses de reforço se continuar em risco de infecção. O primeiro reforço é recomendado após 3 anos para crianças, 5 anos para adultos com menos de 50 anos e 3 anos para adultos a partir dos 50 anos. O esquema acelerado que pode ser seguido é 0, 7 e 21 dias; nesse caso, o reforço para crianças é administrado 12 até 18 meses após o término do esquema vacinal de base, em adultos com 50 anos ou menos, após 5 anos, e em adultos de 50 anos ou mais, aos 3 anos.

BIBLIOGRAFIA

Angelo KM, Kozarsky PE, Ryan ET, Chen LH, Sotir MJ. What proportion of international travellers acquire a travel-related illness? A review of the literature. J Travel Med. 2017;24(5).

Baker RE, Mahmud AS, Miller IF, Rajeev M, Rasambainarivo F et al. Infectious disease in an era of global change. Nat Rev Microbiol. 2022;20(4):193-205.

Becker AE, Grantz KH, Hegde ST, Bérubé S, Cummings DAT, Wesolowski A. Development and dissemination of infectious disease dynamic transmission models during the covid-19 pandemic: What can we learn from other pathogens and how can we move forward? Lancet. 2021;3(1):E41-50.

Bechini A, Zanobini P, Zanella B, Ancillotti L, Moscadelli A, Bonanni P et al. Travelers' Attitudes, Behaviors, and Practices on the Prevention of Infectious Diseases: A Study for Non-European Destinations. Int J Environ Res Public Health. 2021;18(6):3110.

Centers for Disease Control and Prevention. Travelers' Health. CDC Yellow Book; 2020 [cited 2022 oct 11]. Disponível em: https://wwwnc.cdc.gov/travel/yellowbook/2020/table-of-contents.

Chehab H, Fischer PR, Christenson JC. Preparing Children for International Travel. Pediatr Rev. 2021;42(4):189-202. doi: 10.1542/pir.2018-0353.

Comité asesor de vacunas (CAV-AEP). Encefalitis Centroeuropea. Manual de vacunas en línea de la AEP (internet) Madrid. AEP; Oct/2020 [cited 2022 oct 11]. Disponível em: http://vacunasaep.org/documentos/manual/cap-22.

Ecarnot F, Maggi S, Michel J-P, Veronese N, Rossanese A. Vaccines and Senior Travellers. Front Aging. 2021;2:677907.

European Centre for Disease Prevention and Control. Travellers' Health. ECDC [cited 2022 oct 11]. Disponível em: https://www.ecdc.europa.eu/en/travellers-health.

Farley, JK. Post travel evaluation. Traveler´s Health. Chapter 11. CDC [cited 2022 oct 11]. Disponível em: https://wwwnc.cdc.gov/travel/yellowbook/2020/posttravel-evaluation/general-approach-to-the-returned-traveler.

Freedman DO, Chen LH. Vaccines for International Travel. Mayo Clin Proc. 2019;94(11):2314-39.

WHO. International Health Regulations. 2nd ed. WHO; 2005 [cited 2022 oct 11]. Disponível em: https://www.gov.br/anvisa/pt-br/assuntos/paf/regulamento-sanitario-internacional/arquivos/7179json-file-1.

Causey K, Fullman N, Sorensen RJD, Galles NC, Zheng P, Aravkin A et al. Estimating global and regional disruptions to routine childhood vaccine coverage during the pandemic in 2020: a modelling study. Lancet. 2021;398(10299):522-34.

Liu J, Cao Q, Pei M. Impact of covid-19 on adolescent travel behavior. J Transp Health. 2022;24:101326.

Maltezou HC, Pavli A. Adolescents traveling to high-risk destinations: review and considerations for clinicians. Int J Travel Med Glob Health. 2018;6(4):141-8.

Mazareanu E. Global air traffic – scheduled passengers 2004-2022. Statista [cited 2022 oct 11]. Disponível em: https://www.statista.com/statistics/564717/airline-industry-passenger-traffic globally/.

Gershman MD, Jentes ES, Stoney RT, Tan KR, Arguin PM. CDC Yellow Book 2020. Health Information for International Travel. Chapter 2. Yellow fever & Malaria Prophylaxis Information by Country. Online version. Centers for Diseases Control and Prevention [cited 2022 oct 11]. Disponível em: https://wwwnc.cdc.gov/travel/yellowbook/2020/preparing-international-travelers/yellow-fever-vaccine-and-malaria-prophylaxis-information-by-country.

Middleman AB, Klein J, Quinn J. Vaccine Hesitancy in the Time of covid-19: Attitudes and Intentions of Teens and Parents Regarding the covid-19 Vaccine. Vaccines (Basel). 2021;10(1):4.

Murray HW. The Pretravel Consultation: Recent Updates. Am J Med. 2020;133(8):916-23.e2.

Ministério da Saúde. Nota Informativa 315/2021. Vacinação contra poliomielite de viajantes internacionais, provenientes ou que se deslocam para áreas com circulação de poliovírus selvagem e derivado vacinal. SBIm [cited 2022 oct 11]. Disponível em: https://sbim.org.br/informes-e-notas-tecnicas/11-outras-entidades/1624-ms-svs-deidt-pni-vacinacao-contra-a-poliomielite-de-viajantes-internacionais-provenientes-ou-que-se-deslocam-para-areas-com-circulacao-de-poliovirus-selvagem-ou-derivado-vacinal-09-12-2021.

UNWTO. World Tourism Barometer 2022. Disponível em: https://www.unwto.org/taxonomy/term/347. Acesso em 16 de junho de 2022.

WHO. Rabies Vaccines: WHO position paper – April 2018.

Weekly Epidemiological Record; 2018;93(16):201-20. Disponível em: https://www.who.int/publications/i/item/who-wer9316.

Wos M, Korzenlewski K. The older traveler. Int Marit Health. 2018;69(4):269-85.

55

Vacinação Ocupacional

Isabella Ballalai • Lessandra Michelin

PROGRAMA DE VACINAÇÃO VOLTADO PARA TRABALHADORES

O Programa de Controle Médico de Saúde Ocupacional (PCMSO) é a diretriz do governo federal para a saúde do trabalhador, e seus pressupostos são: coibir as doenças profissionais, preservar a saúde do trabalhador, diminuir a incidência de acidentes e, por conseguinte, reduzir os custos operacionais, aumentando a eficiência e a qualidade do trabalho. Normas que fundamentam essa diretriz estão contidas na Consolidação das Leis do Trabalho (CLT de 1º de maio de 1943) e na Portaria do Ministério do Trabalho (MTB) nº 3.214 de 8 de junho de 1978, por meio da Norma Regulamentadora (NR) número 7.

O PCMSO pressupõe a avaliação de riscos a que estão sujeitos os trabalhadores, não somente relativos a acidentes, mas também a infecções e intoxicações, bem como outros riscos a que estão expostos na sua jornada de trabalho. A equipe do programa precisa definir as estratégias e os cuidados necessários para proteger o trabalhador, e isso está regulamentado pela NR 9, a qual estabelece como obrigatória a prática do Programa de Prevenção de Riscos Ambientais (PPRA). Dentre esses riscos, está o biológico, relacionado com a exposição e possibilidade de dano ocupacional decorrente de uma infecção adquirida no ambiente de trabalho. Isso fica ainda mais claro na NR 32, aprovada pela Portaria nº 485 de 11 de novembro de 2005, que expande a análise do risco biológico para microrganismos geneticamente modificados ou não, cultura de células, parasitas, toxinas e príons. Assim, a medicina ocupacional da instituição fica responsável por organizar também um programa de imunização focado na prevenção de doenças infecciosas a que o trabalhador pode estar exposto durante sua jornada de trabalho, além de complementar as estratégias de prevenção com uso de equipamentos de proteção individual (EPI), avaliações laboratoriais e outros cuidados.

Ao longo das últimas duas décadas, foram inúmeros os estudos realizados com o objetivo de aferir as vantagens da vacinação em empresas, tanto do ponto de vista social como do econômico. Esses estudos consideraram os custos de um programa de vacinação, bem como o prejuízo decorrente do absenteísmo e, mais recentemente, do presenteísmo – nesse último caso, o conceito caracteriza um empregado que vai para o trabalho sentindo-se mal, em condições que comprometem seu desempenho e produtividade, e cria o risco de infecção dos companheiros, quando o mal-estar decorre de uma doença contagiosa.

O primeiro Calendário de Vacinação Ocupacional foi criado pela Sociedade Brasileira de Imunizações (SBIm) em 2003, e sua versão atualizada (2021/2022) reforça seu objetivo: enfatizar o risco de doenças imunopreveníveis relacionadas a cada atividade profissional, partindo-se do princípio de que, independentemente das recomendações de vacinas para todos os adultos, algumas vacinas poderão ser especificamente recomendadas em razão do risco ocupacional para o indivíduo e sua clientela e/ou pelo risco de disseminação de doenças na comunidade.

As áreas de atuação contempladas nesse calendário são:

- Profissionais da área da saúde
- Profissionais que lidam com alimentos e bebidas
- Militares, policiais e bombeiros
- Profissionais que lidam com dejetos e águas contaminadas, incluindo os coletores de lixo
- Profissionais que trabalham com crianças
- Profissionais que entram em contato frequente ou ocasional com animais
- Profissionais do sexo
- Profissionais administrativos
- Profissionais que viajam muito – agrupando profissionais da aviação e parte das atividades relacionadas aos aquaviários
- Profissionais receptivos de estrangeiros
- Manicures, pedicures, podólogos e tatuadores
- Profissionais que trabalham em ambientes de confinamento
- Profissionais e voluntários em campos de refugiados, situações de catástrofe e ajuda humanitária
- Atletas profissionais.

Até hoje, poucas empresas adotam a vacinação rotineira de seus colaboradores como forma de prevenir os inconvenientes e gastos gerados por doenças infecciosas. A maioria das empresas limita-se a oferecer campanhas de vacinação contra a *influenza*, com o intuito de prevenir os surtos anuais da doença. Porém, a NR 32 chama a atenção para a necessidade de ampliar a indicação de vacinas para o trabalhador, oficializando a indicação de vacinas na prevenção de "doenças ocupacionais" para a área da saúde. Nesse sentido, a comissão de Seguridade Social e Família aprovou o Projeto de Lei nº 4.137/2012 do Senado que obriga a realização de ações de vacinação necessárias para proteger o trabalhador exposto ao risco de doença infecciosa em seu ambiente de trabalho. A proposta, hoje, tramita em caráter conclusivo e aguarda ser analisada pelas comissões de Trabalho, de Administração e Serviço Público, de Constituição e Justiça e de Cidadania.

CARACTERÍSTICAS DO GRUPO

As doenças, suas complicações e sequelas desencadeiam consideráveis ônus para a sociedade, seja pelo componente social, seja pela dimensão econômica. Seus custos são objeto de estudo da economia da saúde, com o propósito de estimar o impacto para a sociedade, o governo, o empregador ou para a operadora de plano de saúde.

Os elementos diretamente resultantes das intervenções em saúde são identificados e quantificados de forma fácil, por exemplo as diárias hospitalares, os exames complementares, os medicamentos, as próteses e os honorários médicos. Os custos indiretos, também chamados "custos sociais", resultam da perda de produtividade associada ao absenteísmo, à improdutividade no trabalho ou à mortalidade precoce. Esses fatores são, muitas vezes, menosprezados pelos empregadores, que não identificam a sua relevância para a economia e a produtividade.

Segundo a Organização Internacional do Trabalho (OIT) e a Organização Mundial da Saúde (OMS), anualmente são registrados 2,78 milhões de óbitos relacionados com o trabalho, dos quais 2,4 milhões estão relacionados com doenças ocupacionais. A elevada demanda de trabalho, a falta de apoio da direção, os problemas ergonômicos, a falta de controle dos níveis de exposição a riscos ocupacionais, entre outros fatores, provocam estresse mental e aumentam os riscos de desenvolver doenças ocupacionais e sofrer acidentes de trabalho, levando ao absenteísmo dos trabalhadores na empresa. O tamanho do impacto econômico do absenteísmo pode ser estabelecido a partir da quantidade de benefícios previdenciários acidentários (auxílio doença por acidente do trabalho – B91), que tem uma taxa média de 225.499 benefícios por ano, com uma variação de 79.328 benefícios por ano durante o período de 2000 até 2020; apenas no ano de 2020, foram concedidos 72.328 benefícios por afastamentos decorrentes de acidentes do trabalho e que geraram uma despesa de 1,7 bilhão de reais.

O conceito de risco biológico em ambiente de trabalho foi muito discutido durante a pandemia de covid-19, assim, a imunização para proteção do trabalhador e os conceitos de surtos ocupacionais receberam outra importância nas empresas.

Nesse cenário, as preocupações com a prevenção de doenças infecciosas vão além da questão da saúde do trabalhador, pois estão relacionadas não só com o aspecto da saúde do indivíduo com potencial risco de adoecer em razão de sua possível maior exposição aos agentes infecciosos, mas também com o fato de o profissional (na execução de suas atividades laborativas), muitas vezes, ser fonte de contágio para sua clientela.

Todo esse conjunto impacta também na economia. Em janeiro de 2022, 62% da população global (mais de 4,7 bilhões de pessoas) recebeu pelo menos uma dose da vacina covid-19. Análise do *Global Dashboard for Vaccine Equity - UNDP Data Futures Platform* sugere que a taxa de recuperação econômica deverá ser mais rápida para países com taxas de vacinação mais altas, com cerca de US$ 7,93 bilhões de aumento no produto interno bruto (PIB) global para cada milhão de pessoas vacinadas, ao passo que será mais lenta e incerta para países com baixas e médias taxas de vacinação de trabalhadores.

OBJETIVOS DA VACINAÇÃO DE TRABALHADORES

Os objetivos básicos da imunização dos trabalhadores são prevenir:

- Doenças diretamente relacionadas a condições e ambientes de trabalho (riscos ocupacionais)
- Doenças frequentemente encontradas na comunidade e que podem afetar a saúde do trabalhador e comprometer seu desempenho profissional
- Transmissão involuntária de doenças infecciosas de trabalhadores para sua clientela.

Portanto, a vacinação dos trabalhadores tem como finalidade não só protegê-los, mas também as pessoas por eles assistidas. Desse modo, o médico do trabalho coordenador do PCMSO deve, na definição das vacinas indicadas para cada área de atividade dentro da empresa, levar em consideração:

- Risco biológico da função
- Riscos individuais (doenças crônicas, idade, entre outras)
- Riscos do ambiente (situação epidemiológica local, ocorrência de surto)
- Riscos para a clientela, já que o trabalhador pode ser o veículo de transmissão
- Vacinas recomendadas pelo Programa Nacional de Imunizações (PNI) para o adulto.

Abordagem dos trabalhadores

A SBIm estabelece, em seu Calendário de Vacinação Ocupacional, as recomendações para imunizar trabalhadores das diversas áreas, considerando os riscos especiais para as diferentes doenças imunopreveníveis conforme as várias áreas de atuação profissional. As vacinas do calendário devem ter seu acesso facilitado pela empresa, pois são necessárias para proteger contra doenças a que os colaboradores estão sujeitos em suas atividades, ou que possam colocar sua clientela em risco, devendo estar relacionadas no PCMSO, segundo o item 7.3.2 da NR 7. O empregador também poderá optar por uma estratégia mais abrangente, voltada para a saúde do indivíduo e de sua família, e oferecer os imunobiológicos recomendados para a faixa etária e/ou de acordo com as comorbidades, além dos imunobiológicos relacionados com o risco ocupacional. Nesse caso, o objetivo visa a: qualidade de vida, economia nos gastos com planos de saúde, absenteísmo e aposentadorias precoces.

A fim de divulgar a importância da imunização como importante forma de proteção à saúde do trabalhador, diversas estratégias podem ser utilizadas, como as descritas na Tabela 55.1. Palestras em dias comemorativos ou durante a Semana Interna de Prevenção de Acidentes do Trabalho (SIPAT), bem como rotinas de imunização para setores específicos e vigilância ativa de calendário vacinal, podem ser úteis com o auxílio de Comissões Internas de Prevenção de Acidentes (Cipa) e Comissão de Saúde do Trabalhador (Comsat). A elaboração de campanhas de vacinação é a estratégia que possibilita divulgar a vacinação, estimular a adesão dos colaboradores e melhorar a cobertura vacinal da empresa em menor tempo. É importante lembrar que, para o êxito de uma campanha de vacinação, são necessários alguns cuidados estratégicos que possibilitem segurança, respeito à cadeia de frio e maior adesão dos funcionários.

Classificação das vacinas para o trabalhador

As vacinas para o trabalhador podem ser classificadas conforme descrito a seguir:

- Vacinas gerais: o médico do trabalho deve procurar incentivar os trabalhadores, independentemente de seus riscos ocupacionais, a manter sua imunização em dia
  - Vacinas básicas: as recomendadas para todo adulto no calendário de vacinação do adulto e do idoso do PNI – tríplice viral,

Tabela 55.1 Estratégias para adesão à imunização em ambiente ocupacional.

Estratégias	Comentários
Conscientização sobre doenças imunopreveníveis	Sensibilização por meio de palestras, *workshops*, cartilhas, cartazes, *webinars*, divulgação em *sites* da empresa e redes sociais com materiais a serem compartilhados pelos trabalhadores
Rotina de imunização	Programa de vacinação ocupacional vinculado ao PPRA e PCMSO, com avaliação por indicadores específicos de adesão e esquemas completos
Vigilância de carteiras de imunização	Busca ativa da atualização da carteira de vacinação com auxílio da CIPA e da Comsat
Dias de imunização	Organizar dias comemorativos para motivar a aplicação de vacinas segundo estratificação de risco ocupacional; organizar a imunização em centros específicos referendados, clínicas parceiras ou mesmo com aplicação na empresa
Campanhas internas de imunização	Organizar campanhas para funcionários e familiares sempre que houver baixa taxa de adesão a vacinas específicas ou para interromper a transmissão de agentes infecciosos durante surtos, a fim de minimizar riscos a funcionários e terceiros

(Adaptada de Guia de Imunizações SBIM/ANAMT 2019/2020. Cipa: Comissão Interna de Prevenção de Acidentes; Comsat: Comissão de Saúde do Trabalhador.)

febre amarela, hepatite B, dupla do tipo adulto (dTp); profissionais da saúde têm o direito de receber tríplice bacteriana acelular do tipo adulto (dTpa) como uma dose e reforço a cada 10 anos, além de *influenza* anual

- Outras vacinas: as recomendadas para todo adulto nos calendários de vacinação do adulto e do idoso da SBIm – hepatite A, dTpa, *influenza*, pneumocócicas, meningocócicas ACWY e B, papilomavírus humano (HPV), varicela, herpes-zóster
- Vacinas especiais: recomendadas pelo Ministério da Saúde (MS) e/ou SBIm para gestantes e grupos com comorbidades que apresentem riscos especiais para determinadas doenças infecciosas
- Vacinas específicas: relacionadas com os riscos específicos de cada profissão, considerando os riscos de exposição da atividade; os riscos de transmissão para sua clientela; suas necessidades individuais; a situação epidemiológica do local; a ocorrência de surtos na comunidade; a necessidade de viajar a trabalho.

Proteção da clientela atendida pelo trabalhador

A vacinação também pode ser indicada segundo riscos a que estão sujeitos os clientes ou consumidores de determinada empresa, evitando o contágio de terceiros. Exemplos: vacinas indicadas a profissionais de saúde como *influenza*, para evitar contágio de pacientes; varicela em unidades de imunodeprimidos e pediatria; coqueluche para área de neonatologia, geriatria e doenças respiratórias crônicas. Outro exemplo a que se deve estar atento é a prevenção de hepatite A no grupo de profissionais que manipulam alimentos.

É importante lembrar que as vacinas devem ser aplicadas por serviços reconhecidos pelo MS ou pela Agência Nacional de Vigilância Sanitária (Anvisa) e vigilância sanitária local, para que o trabalhador receba atestado de vacinação reconhecido em todo o território nacional e que seu histórico vacinal possa constar em seu prontuário médico.

Implementação de imunização no Programa de Controle Médico de Saúde Ocupacional

É responsabilidade do médico do trabalho coordenador do PCMSO incluir as recomendações de vacinas específicas para cada grupo de trabalhador e definir a estratégia para que os trabalhadores sejam vacinados. Cabe ao médico examinador, durante os exames clínicos ocupacionais, avaliar o histórico vacinal e fazer as recomendações necessárias, de acordo com o previsto no PCMSO da empresa, bem como anotar o histórico vacinal do trabalhador em seu prontuário médico e informar sobre as vantagens e as desvantagens da vacinação; caso o trabalhador não concorde em ser vacinado, deve-se fazê-lo assinar documento em que se declara ciente da indicação e dos riscos decorrentes de sua recusa.

Em decorrência da exposição ocupacional ao risco biológico, alguns exames podem ser necessários para verificar sorologia prévia ou proteção vacinal. É relevante lembrar que não está recomendada a realização de sorologias de rotina para verificar soroconversão após a aplicação de uma vacina, já que não é possível avaliar a resposta imune para a maioria dos imunobiológicos com exames disponíveis no mercado, com exceção da avaliação do anti-HBs (do inglês, *hepatitis B vírus surface antigen*), recomendado a profissionais da saúde que se expõem a risco biológico.

A imunização para hepatite B pré-exposição ocupacional, em colaborador imunocompetente, é realizada com esquema de três doses (0-1-6 meses), na dose usual. A Tabela 55.2 mostra a condução para avaliação de anti-HBs e recomendação de doses vacinais ou uso de imunoglobulina em situações pós-exposição ocupacional.

Embora algumas categorias profissionais não apresentem risco ocupacional aumentado para o vírus *influenza*, a indicação da vacina para todas as categorias profissionais é justificada, por ser a maior causa de absenteísmo no trabalho e pela grande frequência com que desencadeia surtos em empresas.

Os tipos de exames relacionados com o PCMSO encontram-se na Tabela 55.3.

Tabela 55.2 Recomendações para avaliação quanto à profilaxia pós-exposição ocupacional a risco biológico.

Situação vacinal e sorológica do profissional de saúde exposto	Paciente-fonte		
	AgHBs positivo	AgHBs negativo	AgHBs desconhecido ou não testado
Não vacinado	IGHAHB + iniciar vacinação	Iniciar vacinação	Iniciar vacinação*
Com vacinação incompleta	IGHAHB + completar vacinação	Completar vacinação	Completar vacinação*
Previamente vacinado			
Com resposta vacinal conhecida e adequada (≥ 10 UI/mℓ)	Nenhuma medida específica	Nenhuma medida específica	Nenhuma medida específica
Sem resposta vacinal após a primeira série (3 doses)	IGHAHB + 1ª dose da vacina contra hepatite B ou IGHAHB (2 ×)**	Iniciar nova série de vacina (3 doses)	Iniciar nova série (3 doses)*
Sem resposta vacinal após a segunda série (6 doses)	IGHAHB (2 ×)**	Nenhuma medida específica	IGHAHB (2 ×)**
Com resposta vacinal desconhecida	Testar o profissional de saúde: Se anti-HBs ≥ 10 UI/mℓ: nenhuma medida específica Se anti-HBs ≤ 10 UI/mℓ: IGHAHB + 1ª dose da vacina contra hepatite B	Testar o profissional de saúde: Se resposta vacinal adequada: nenhuma medida específica Se resposta vacinal inadequada: aplicar segunda série de vacinação	Testar o profissional de saúde: Se resposta vacinal adequada: nenhuma medida específica Se resposta vacinal inadequada: aplicar segunda série de vacinação*

*O uso associado de imunoglobulina hiperimune anti-hepatite B está indicado se o paciente-fonte tiver alto risco para infecção pelo vírus da hepatite B (VHB), como nos seguintes casos: usuários de drogas injetáveis; pacientes em programas de diálise; contatos domiciliares e sexuais de portadores de AgHBs; pessoas que fazem sexo com pessoas do mesmo sexo; heterossexuais com vários parceiros e relações sexuais desprotegidas; história prévia de doenças sexualmente transmissíveis; pacientes oriundos de áreas geográficas de alta endemicidade para hepatite B; indivíduos privados de liberdade e de instituições de atendimento a pacientes com deficiência mental. **IGHAHB (2 ×): duas doses de imunoglobulina hiperimune para hepatite B com intervalo de 1 mês entre elas; essa opção deve ser indicada para aqueles que já receberam duas séries de 3 doses da vacina, mas não apresentaram resposta vacinal ou apresentem alergia grave à vacina. AgHBs: antígeno de superfície do vírus da hepatite B; IGHAHB: imunoglobulina humana contra a hepatite B. (Adaptada de Manual dos Centros de Referência para Imunobiológicos Especiais, Ministério da Saúde, 2019.)

Tabela 55.3 Tipos de exames médicos a serem realizados no PCMSO.

Tipo de exame	Momento a ser realizado	Comentários
Exame médico admissional	Antes que o trabalhador assuma sua função	Definir riscos individuais e ocupacionais, com base em clientela, idade, sexo, comorbidades e epidemiologia local; avaliar o passado vacinal, e, caso não haja histórico comprovado de vacinação, aplicar todas as vacinas indicadas considerando o indivíduo como não vacinado
Exame médico periódico	Segundo a recomendação da NR 7 (semestral, se risco biológico)	Reavaliar histórico vacinal e indicar vacinas não recebidas. Indicar reforços e novas vacinas do programa segundo riscos individuais e ocupacionais
Exame médico de retorno ao trabalho	Realizado no 1º dia de retorno ao trabalho após afastamento por período igual ou superior a 30 dias devido a doença, acidente ou parto	Revisar vacinas realizadas e reforços pendentes, reavaliar riscos individuais e ocupacionais e indicar vacinas não recebidas anteriormente
Exame médico de mudança de riscos ocupacionais	Antes de ocorrer a mudança de função na qual o trabalhador estará exposto a risco diverso da função anterior	Avaliar as indicações de vacinas para a nova função segundo risco ocupacional
Exame médico demissional	Até a data da homologação	Orientar quanto à necessidade de dar seguimento aos esquemas vacinais iniciados e de reforços

NR: norma regulamentadora. (Adaptada de Guia de Imunizações SBIM/ANAMT 2019/2020.)

Todas as vacinas recomendadas – realizadas, recusadas ou com esquema incompleto – devem ser registradas na carteira de vacinação ocupacional e no prontuário de saúde ocupacional, a fim de que a documentação sirva para acompanhamento médico e avaliação de aptidão, caso a negativa coloque em risco a vida do funcionário, de outros colaboradores, da comunidade em que vive ou a reputação do empregador.

Atestado de saúde ocupacional

O atestado de saúde ocupacional (ASO), regulamentado pelo item 7.5.19.1 da NR 7, é emitido pelo médico do trabalho após a avaliação criteriosa de saúde do trabalhador. Esse atestado está previsto no e-social como obrigatoriedade: o empregador deve fornecer informações sobre seu empregado de forma unificada. No atestado, é importante documentar imunizações indicadas ao trabalhador, devendo constar, no mínimo:

- Razão social e Cadastro Nacional da Pessoa Jurídica (CNPJ) ou Cadastro das Atividades Econômicas das Pessoas Físicas (CAEPF) da organização
- Nome completo do empregado, número do cadastro de pessoa física (CPF) e sua função
- Descrição dos perigos ou fatores de risco identificados e classificados no programa de gerenciamento de riscos (PGR) que necessitem de controle médico previsto no PCMSO, ou a sua inexistência
- Indicação e data de realização dos exames ocupacionais clínicos e complementares a que foi submetido o empregado
- Definição de apto ou inapto para a função do empregado
- Nome e número de registro profissional do médico responsável pelo PCMSO, se houver
- Data, número de registro profissional e assinatura do médico que realizou o exame clínico.

VACINAÇÃO ESPECÍFICA PARA ÁREAS DE ATUAÇÃO

Para obter o melhor resultado em um programa de imunização, é preciso atenção a detalhes imprescindíveis, como a qualidade da vacina, seu transporte e manuseio, sua conservação, a técnica de aplicação, bem como a comunicação adequada com o público-alvo. Vale lembrar, ainda, que, por mais simples que sejam os calendários de imunização, frequentemente surgem situações específicas que exigem algum tipo de adaptação. Logo, a flexibilidade na utilização dos esquemas vacinais é importante e exige entendimento dos mecanismos imunológicos e das características de cada vacina.

Vacinas que podem ser especialmente indicadas para o trabalhador

Vacinação dos trabalhadores lotados em serviços de saúde

Profissionais da área da saúde são: médicos, enfermeiros, técnicos e auxiliares de enfermagem, patologistas e técnicos de patologia, dentistas, fonoaudiólogos, fisioterapeutas, pessoal de apoio, manutenção e limpeza de ambientes hospitalares, maqueiros, motoristas de ambulância, técnicos de radiologia e outros profissionais lotados ou que frequentam assiduamente os serviços de saúde, como representantes da indústria farmacêutica e outros.

De acordo com o calendário de vacinação ocupacional da SBIm, são vacinas específicas (altamente recomendadas) para:

- Todos os profissionais: hepatite B, tríplice viral (sarampo, caxumba e rubéola), *influenza*, varicela (para os suscetíveis) e covid-19
- Grupos específicos:
  - Profissionais da lavanderia, da cozinha e manipuladores de alimentos – hepatite A
  - Profissionais da neonatologia, pediatria, geriatria – dTpa
  - Profissionais da bacteriologia ou que exercem ajuda humanitária/situações de catástrofes – meningocócica conjugada ACWY e meningocócica B.

Com relação à vacina hepatite A, é importante levar em consideração os levantamentos de soroprevalência na população brasileira em geral e os estudos os quais demonstram que, entre os acadêmicos de medicina, encontram-se altos níveis de suscetibilidade à hepatite A, variando de 62 a 80% conforme a faixa etária, sendo importante também a recomendação da vacina contra hepatite A para acadêmicos das áreas da saúde.

A NR 32 fixa claramente a obrigatoriedade do empregador de disponibilizar todas as vacinas registradas no país que possam, segundo critérios de exposição a riscos, estar indicadas para o trabalhador e estabelecidas no PCMSO. A todo trabalhador lotado nos serviços de saúde, deve ser fornecida gratuitamente imunização, independentemente de estarem ou não incluídas no PNI. Caberá ao médico do trabalho e à comissão de Controle de Infecção Hospitalar, em conjunto, definir no PCMSO as vacinas indicadas para cada trabalhador, considerando riscos biológicos a que está exposto. É oportuno lembrar que, segundo a NR 32, essa recomendação deve ser extensiva aos servidores públicos civil e militar, autônomos, trabalhadores avulsos, cooperados, celetistas e informais.

> *NR 32 – item 32.4.22.6 Sempre que houver vacinas eficazes contra os agentes biológicos a que os trabalhadores estão, ou poderão estar, expostos, o empregador deve disponibilizá-las gratuitamente aos trabalhadores não imunizados.*

A vacinação deve ser gratuita para o trabalhador (NR 32 item 32.2.4.17.1). Essa gratuidade segue a mesma lógica da aplicada no exame clínico e nos exames complementares obrigatórios segundo a NR 7. A mesma situação ocorre com a gratuidade dos equipamentos de EPIs. A presença dos agentes biológicos transmissores de doenças no ambiente de trabalho obriga o empregador a prover os meios de proteção para que o trabalhador não se acidente ou, caso se acidente, não sofra as consequências de uma possível contaminação por microrganismos que provoquem doenças evitáveis por vacinas.

Parte das vacinas a serem aplicadas nos trabalhadores dos serviços de saúde está disponível gratuitamente nos postos de vacinação das unidades de saúde do Sistema Único de Saúde (SUS) e outras apenas na rede privada. O empregador deverá implementar a vacinação por meio da parceria com clínicas especializadas em vacinação e devidamente licenciadas, com registro na Anvisa para isso, conforme a Portaria Conjunta Anvisa/Funasa nº 1, de 2 de agosto de 2000.

> *NR32 – Art. 4º O cumprimento das vacinações será comprovado por meio de atestado de vacinação emitido pelos serviços públicos de saúde ou por médicos em exercício de atividades privadas, devidamente credenciadas para tal fim pela autoridade de saúde competente, conforme o disposto no art. 5º da Lei nº 6.529/1975.*

O item 32.2.4.17.2 da NR 32 deixa bem claro que outras vacinas além das citadas na própria

NR (hepatite B, tétano e difteria) devem ser disponibilizadas gratuitamente pelo empregador. O médico coordenador do PCMSO precisa definir o programa de vacinação do trabalhador lotado em serviços de saúde, considerando as recomendações na literatura médica, os riscos de cada atividade, as características do ambiente de trabalho e da clientela atendida (o profissional pode ser o veículo de transmissão dos agentes infecciosos).

O controle da eficácia da vacina previsto no item 32.2.4.17.3 da NR 32 se aplica exclusivamente à hepatite B. O MS não recomenda sorologia previamente à vacinação porque essa medida encarece o processo e diminui a adesão da população. Porém, para os trabalhadores da área de saúde, de alto risco para a infecção pelo VHB, torna-se obrigatória a titulação de anticorpos anti-HBsAg de 30 a 60 dias após a última dose do esquema vacinal. O trabalhador de saúde, no caso de acidente perfurocortante, só será considerado imunizado contra hepatite B se apresentar resultado positivo e nível protetor de anti-HBsAg após a vacinação, caso contrário, deverá seguir protocolo de prevenção pós-exposição (Tabela 55.2).

A NR 32 valoriza o "direito de saber", muito praticado nos países desenvolvidos:

> *O empregador deve assegurar que os trabalhadores sejam informados das vantagens e dos efeitos adversos, assim como dos riscos a que estarão expostos por falta ou recusa de vacinação, devendo, nesses casos, guardar documento comprobatório e mantê-lo disponível à inspeção do trabalho.*

O texto da NR 32 é autoexplicativo e inova ao solicitar que o trabalhador ateste ter sido informado e esclarecido das vantagens e dos efeitos colaterais das vacinas, bem como da falta ou recusa da vacinação. Esse documento salvaguardará o empregador de possíveis questionamentos judiciais em caso de contaminação acidental e deverá ficar à disposição da inspeção do MTB, e o trabalhador deverá receber uma cópia dele.

Vacinação dos profissionais que lidam com alimentos e bebidas

Profissionais que trabalham em empresas de alimentos e bebidas, cozinheiros, garçons, atendentes, pessoal de apoio, manutenção e limpeza, entre outros.

De acordo com o calendário de vacinação ocupacional da SBIm, são vacinas específicas (altamente recomendadas) para esse grupo de trabalhadores: hepatite A, *influenza* (anual), dT e covid-19.

Vacinação dos profissionais que trabalham com crianças

São os professores e outros profissionais que trabalham em escolas, creches e orfanatos. A literatura aponta riscos ocupacionais identificados nesse grupo de trabalhadores. Os principais riscos são: hepatite A, citomegalovirose, varicela, *influenza*, tuberculose, infecção estreptocócica, doença diarreica, escabiose, pediculose e infecção herpética. De acordo com o calendário de vacinação ocupacional da SBIm, são vacinas específicas (altamente recomendadas) para trabalhadores da educação e envolvidos com os cuidados com crianças: hepatite A, tríplice viral (sarampo, rubéola, caxumba), varicela, *influenza* (anual), dTpa (para aqueles que trabalham com lactentes) e covid-19.

Vacinação dos profissionais que lidam com dejetos, lixo e águas contaminadas

Profissionais que lidam com dejetos e/ou águas potencialmente contaminadas: mergulhadores, salva-vidas, guardiões de piscinas, manipuladores de lixo e/ou esgotos e/ou águas pluviais e profissionais da construção civil.

Segundo o calendário de vacinação ocupacional da SBIm, são vacinas específicas (altamente recomendadas) para esse grupo de trabalhadores: hepatite A e B, dT, *influenza* (anual), febre tifoide (a depender da situação epidemiológica da localidade) e covid-19.

Vacinação dos profissionais que entram em contato frequente ou ocasional com animais

São profissionais que entram em contato frequente ou ocasional com determinados animais: veterinários, assistentes e pessoal de apoio em clínicas/hospitais veterinários, bem como frequentadores e visitantes de cavernas.

A vacina específica (altamente recomendada) para esse grupo de trabalhadores, de acordo com o calendário de vacinação ocupacional da SBIm, é a raiva. O esquema de doses da vacina de raiva na pré-exposição é de três doses: a segunda, 7 dias depois da primeira, e a terceira, 14 a 21 dias após a segunda. Segundo a Comissão de Peritos em Raiva da OMS, uma vez verificada a resposta imunitária ao esquema inicial, os pacientes deverão receber reforços de vacina a intervalos de 1 a 3 anos, enquanto permanecerem sob risco. Além da raiva, estão recomendadas: dT, *influenza* (anual) e covid-19.

Vacinação dos profissionais do sexo

Esses profissionais são considerados de risco para infecções sexualmente transmissíveis (ISTs) e outras doenças infecciosas.

Para esse grupo, conforme as recomendações da SBIm, são altamente recomendadas as vacinas tríplice viral (sarampo, rubéola, caxumba), varicela, hepatites A e B, HPV e *influenza* (anual) e covid-19.

Vacinação dos profissionais administrativos

Profissionais administrativos são aqueles que trabalham em escritórios, fábricas e outros ambientes geralmente fechados.

Conforme o calendário de vacinação ocupacional da SBIm, são vacinas específicas (altamente recomendadas) para esse grupo de trabalhadores: *influenza* e covid-19.

Vacinação dos profissionais que viajam muito

São profissionais que viajam muito: aqueles que, por viajarem muito dentro e fora do país, expõem-se a riscos de adquirir doenças infecciosas endêmicas nos destinos. Profissionais da aviação: pilotos e comissários de bordo.

Vacinas específicas (altamente recomendadas) para esse grupo de trabalhadores, conforme o calendário de vacinação ocupacional da SBIm: tríplice viral (sarampo, rubéola, caxumba), varicela, hepatites A e B, tríplice bacteriana acelular do tipo adulto combinada com poliomielite inativada (dTpa-VIP), meningocócica conjugada ACWY e meningocócica B, febre amarela, *influenza* (anual – avaliar hemisfério de viagens frequentes), covid-19, febre tifoide (a indicação deve ser analisada de acordo com o tempo de permanência em região de risco para a doença, no caso de o risco de infecção permanecer ou retornar, está indicada outra dose após 3 anos). Dependendo do destino, outras vacinas podem estar recomendadas (ver Capítulo 54).

Vacinação de manicures, pedicures, podólogos e tatuadores

A SBIm lista como vacinas específicas (altamente recomendadas) para esse grupo de trabalhadores com elevado risco biológico: *influenza* (anual), hepatite B, dTp (tétano e difteria) e covid-19.

Vacinação dos profissionais receptivos de estrangeiros

São os operadores e guias de turismo, profissionais da hotelaria; transporte público, seguranças de estabelecimentos como estádios, ginásios, boates, entre outros.

De acordo com o calendário de vacinação ocupacional da SBIm, são vacinas específicas (altamente recomendadas) para esse grupo de trabalhadores: tríplice viral (sarampo, rubéola, caxumba), hepatite A (para aqueles que preparam ou servem alimentos – proteção da clientela), dTp (difteria e tétano), varicela, meningocócica conjugada ACWY e meningocócica B, *influenza* (anual) e covid-19.

Vacinação de militares, policiais e bombeiros

São os profissionais que atuam em missões, quando há a possibilidade de surtos, na dependência de risco epidemiológico. Conforme o calendário de vacinação ocupacional da SBIm, são vacinas específicas (altamente recomendadas) para esse grupo de trabalhadores: tríplice viral (sarampo, rubéola, caxumba), varicela, hepatites A e B, dTpa-VIP, meningocócica conjugada ACWY e meningocócica B, febre amarela, *influenza* (anual – avaliar hemisfério de viagens frequentes), febre tifoide (a indicação deve ser analisada de acordo com o tempo de permanência em região de risco para a doença) e raiva (avaliar necessidade de profilaxia pré-exposição). Dependendo do destino ou da exposição, outras vacinas podem ser recomendadas (ver Capítulo 54).

Vacinação dos profissionais que trabalham em ambientes de confinamento

São os agentes penitenciários e carcerários, trabalhadores de asilos, orfanatos e hospitais psiquiátricos, trabalhadores de plataformas marítimas e embarcações radares para exploração de petróleo.

São vacinas específicas (altamente recomendadas) para esse grupo de trabalhadores, conforme orientações da SBIm: tríplice viral (sarampo, rubéola, caxumba), hepatite A, tríplice bacteriana acelular do tipo adulto (dTpa), varicela, influenza (anual) e covid-19.

Vacinação de profissionais e voluntários em campos de refugiados, situações de catástrofe e ajuda humanitária

Para esse grupo de trabalhadores, o calendário de vacinação ocupacional da SBIm apresenta a recomendação das seguintes vacinas específicas (altamente recomendadas): tríplice viral (sarampo, rubéola, caxumba), varicela, hepatites A e B, tríplice bacteriana acelular do tipo adulto combinada com poliomielite inativada (dTpa-VIP), poliomielite inativada (VIP), meningocócica conjugada ACWY e meningocócica B, febre amarela, influenza (anual - avaliar hemisfério de viagens frequentes), covid-19, febre tifoide (a indicação deve ser analisada de acordo com o tempo de permanência em região de risco para a doença) e raiva (avaliar necessidade de profilaxia pré-exposição). Dependendo do destino ou exposição, outras vacinas podem estar recomendadas (ver Capítulo 54).

Vacinação de atletas profissionais

Esses profissionais recebem alto investimento e têm obrigação de apresentar resultados; vivem situações de confinamento e viajam frequentemente. Além disso, passam por fases de treinamento intenso com prejuízo da resposta imunológica. Outrosssim, esportes coletivos facilitam a transmissão interpessoal de doenças, com maior risco para surtos.

De acordo com o calendário de vacinação ocupacional da SBIm, são vacinas específicas (altamente recomendadas) para esse grupo: tríplice viral (sarampo, rubéola, caxumba), varicela, hepatites A e B, dTpa-VIP, meningocócica conjugada ACWY e meningocócica B, febre amarela, *influenza* (anual - avaliar hemisfério de viagens frequentes), covid-19, febre tifoide (a indicação deve ser analisada conforme o tempo de permanência em região de risco para a doença) e raiva (avaliar necessidade de profilaxia pré-exposição). Dependendo do destino ou da exposição e de viagens para áreas de risco, outras vacinas podem estar recomendadas (ver Capítulo 54).

Vacinação de "cuidadores"

São pessoas que trabalham em estabelecimentos de longa permanência e/ou que prestam cuidados domiciliares a lactentes e/ou pessoas de qualquer idade doentes e/ou com deficiências de desenvolvimento

Segundo o calendário de vacinação ocupacional da SBIm, são vacinas específicas (altamente recomendadas) para esse grupo de trabalhadores: hepatite B, *influenza*, *pertussis*, tríplice viral, varicela (se suscetível) e covid-19.

CONSIDERAÇÕES FINAIS

A vacinação de trabalhadores deve ser inserida nas recomendações do PCMSO da empresa e tem como objetivos principais prevenir doenças relacionadas diretamente às condições e a ambientes de trabalho, às que interferem diretamente na capacidade produtiva dos trabalhadores e àquelas frequentemente encontradas na comunidade e que podem afetar o trabalhador e seu ambiente de trabalho.

BIBLIOGRAFIA

Brasil. Ministério da Saúde. Secretaria de Vigilância em Saúde. Departamento de Imunização e Doenças Transmissíveis. Manual dos Centros de Referência para Imunobiológicos Especiais (CRIES). 5. ed. Brasília: Ministério da Saúde; 2019. p.93-100.

Como reduzir absenteísmo no trabalho. On safety news [Internet cited 2022 oct 13]. Disponível em: https://onsafety.com.br/o-que-e-e-como-reduzir-o-absenteismo-no-trabalho/

Covid-19: What employers need to know about vaccination and prevention, 2022. International Organization of Employers [Internet cited 2022 oct 13]. Disponível em: https://www.ioe-emp.org/index.php?eID=dumpFile&t=f&f=156453&token=ca238fc86199a349e9372736cba8536647883e12.

Gerência de Vigilância das Doenças Imunopreveníveis e de Transmissão Hídrica e Alimentar –

GEVITHA/DIVEP/SVS/SES-DF. Instrução Normativa do Distrito Federal para o Calendário Nacional de Vacinação 2021 [Internet cited 2022 oct 13]. Disponível em: https://www.saude.df.gov.br/wp-conteudo/uploads/2018/03/Instrucao-Normativa-2021-1.pdf

International Labour Organization, 2021. WHO/ILO joint estimates of the work-related burden of disease and injury, 2000-2016: global monitoring report. ILO [Internet cited 2022 oct 12]. Disponível em: https://www.ilo.org/wcmsp5/groups/public/---ed_dialogue/---lab_admin/documents/publication/wcms_819788.pdf.

Ministério do Trabalho. Norma Regulamentadora nº 7. Programa de Controle Médico de Saúde Ocupacional – PCMSO. Última modificação: Portaria SEPRT 6.734, de 9 de março de 2020. Início de vigência: 03 de janeiro de 2022 – Portaria SEPRT 8.873, de 23 de julho de 2021. [Internet cited 2022 oct 13]. Disponível em: https://www.gov.br/trabalho-e-previdencia/pt-br/composicao/orgaos-especificos/secretaria-de-trabalho/inspecao/seguranca-e-saude-no-trabalho/normas-regulamentadoras/nr-07_atualizada_2020.pdf.

Projeto de Lei nº 4.137-A, de 2012 do Senado Federal. Altera a Consolidação das Leis do Trabalho (CLT), aprovada pelo Decreto-Lei nº 5452, de 1º de maio de 1943, para tornar obrigatória a promoção de ações de imunização necessárias à proteção dos trabalhadores expostos ao risco de doenças infectocontagiosas. Câmara [Internet cited 2022 oct 13]. Disponível em: https://www.camara.leg.br/proposicoesWeb/prop_mostrarintegra;jsessionid=E8BA67C1695AC8BA2B3636A3CBAB998A.node2?codteor=1014325&filename=Avulso+-PL+4137/2012.

Santos NCC, Velasque LS, Silva BRM. Profile of hepatitis carriers in the State of Rio de Janeiro, from 2010 to 2018. Res Soc Develop. 2021;10(4):e28810414212.

Sociedade Brasileira de Imunizações. Calendário de vacinação SBIM Ocupacional 2021/2022. SBIm [Internet cited 2022 oct 13]. Disponível em: https://sbim.org.br/images/calendarios/calend-sbim-ocupacional.pdf.

Sociedade Brasileira de Imunizações. Guias de Imunizações SBIM. Medicina do Trabalho – SBIm e Anamt – 2018/2019. Atualizado em: 28/07/2021. SBIm [Internet cited 2022 oct 13]. Disponível em: https://sbim.org.br/publicacoes/guias/523-guia-medicina-do-trabalho.

Souza FO, Araújo TM. Occupational exposure and hepatitis B vaccination among health care workers. Rev Bras Med Trab. 2018;16(1):36-43.

WHO. Summary of WHO Position Papers – Immunization of Health Workers. Acesso em 15 de abril de 2022. CDN/WHO [Internet cited 2022 oct 13]. Disponível em: https://cdn.who.int/media/docs/default-source/immunization/immunization_schedules/immunization-routine-table4.pdf?sfvrsn=714e38d6_4&download=true.

56

Vacinas e Bioterrorismo

Guido Carlos Levi • Esper Georges Kallás

INTRODUÇÃO

O bioterrorismo pode ser definido como o uso deliberado de microrganismos e/ou toxinas como armas. Com os atentados às Torres Gêmeas ocorridos em 2001 nos Estados Unidos, o bioterrorismo deixou de ser uma ameaça remota. De fato, tentativas de utilização de agentes infecciosos como armas não são novidade. Muito antes das primeiras identificações por microrganismos, o uso de excrementos, fômites, cadáveres e carcaças animais para contaminar reservas de água de exércitos e populações civis é relatado desde a Antiguidade. No século XIV, durante o cerco de Kaffa, cadáveres de pessoas mortas pela peste foram catapultados para dentro da cidade. Em 1763, um comandante das forças britânicas na América do Norte ofereceu para os nativos americanos cobertores e um lenço usados no hospital que tratou pessoas infectadas por varíola, com a finalidade de "reduzir" as tribos indígenas hostis aos britânicos, causando uma epidemia da doença entre as tribos do Vale do Rio Ohio.

Na Primeira Guerra Mundial, carneiros romenos que seriam exportados para a Rússia foram contaminados pelos alemães com *Bacillus anthracis* e *Burkholderia mallei*, o mesmo tendo ocorrido com cavalos franceses e mulas argentinas destinados às tropas aliadas. Na Segunda Guerra Mundial, numerosas cidades da China e Mongólia sofreram tentativas japonesas de contaminação aérea e de reservas aquáticas por agentes biológicos diversos. Tropas aliadas testaram bombas com esporos de *B. anthracis* em uma ilha escocesa, a qual permaneceu contaminada por décadas. Os Estados Unidos iniciaram um programa de armas biológicas em 1942, mas todos os registros de seu desenvolvimento e uso foram destruídos em 1972.

Apesar dessas e de dezenas de outras situações, somente após os ataques com *B. anthracis* enviados na forma de pó branco pelo correio dos Estados Unidos em 2001, é que a ameaça do bioterrorismo ganhou destaque e tornou-se uma preocupação importante, tanto em relação aos possíveis agentes e às consequências de sua utilização, quanto ao desenvolvimento de agentes imunizantes protetivos.

O Centers for Disease Control and Prevention (CDC) classificou os possíveis agentes de bioterrorismo em quatro categorias:

1. Agentes de risco para a segurança nacional em virtude da facilidade de disseminação ou transmissão inter-humana: vírus da varíola, *B. anthracis*, *Yersinia pestis*, *Francisella tularensis* e a toxina do *Clostridium botulinum*.
2. Agentes com potencial para causar um importante impacto de saúde pública em virtude da alta mortalidade: *Coxiella burnetti*, *Brucella*, *Salmonella*, *Shigella*, *Vibrio cholerae* e enterotoxina B do *Staphylococcus aureus*.
3. Agentes com potencial para causar pânico: hantavírus e *Mycobacterium tuberculosis* multirresistente.
4. Agentes que requerem atenção especial e preparação específica.

De todos esses agentes, dois merecem atenção especial: o antraz, pela efetiva utilização e pelo risco altíssimo – caso seja empregado em larga escala –, e o vírus variólico, pelo potencial devastador, apesar de, no passado, ter sido causador de uma doença considerada erradicada após uma campanha mundial de vacinação bem-sucedida: a varíola. Outras patologias, como a tularemia, a peste e o botulismo, também receberam análises mais aprofundadas, mas sem o mesmo destaque nos meios científicos e na mídia dado à varíola e ao antraz.

VARÍOLA

Quando a varíola e sua prevenção vacinal pareciam assuntos relegados aos textos de história da medicina, a ameaça do emprego do vírus variólico como arma de bioterrorismo trouxe à tona novamente, neste século, o interesse pelo assunto, em particular para as novas gerações que nunca vivenciaram a doença.

A varíola é conhecida desde a Antiguidade. Como não existem reservatórios animais nem portadores humanos, sua persistência sempre dependeu da transmissão contínua entre seres humanos, por isso especula-se que deve ter emergido após os primeiros assentamentos agrícolas, por volta de 10 mil anos a.C. Existem descrições de doença compatível com a varíola na China, em cerca de 1700 a.C., e na Índia antiga. No entanto, as evidências mais seguras vêm de múmias da 18ª dinastia egípcia (1580-1350 a.C.), e a cabeça mumificada do faraó Ramsés V (em torno de 1160 a.C.) mostra lesões compatíveis com as causadas pela varíola. No quarto século d.C., surgem descrições registradas na China; no sexto século d.C., era comum no norte da África, de onde teria alcançado a Europa pela França. Nesse continente, causou violentas epidemias – no final do século XVIII, morriam cerca de 400 mil europeus por ano em virtude dessa patologia. Sua introdução no Novo Mundo também foi catastrófica, com a morte de milhões de nativos.

Na metade do século XVI, o mundo todo já conhecia a infecção, e, não fosse o surgimento de uma vacina altamente eficiente, as epidemias seriam recorrentes até hoje.

A varíola é causada por um ortopoxvírus da família Poxviridae. Ao microscópio óptico, apresenta granulações finais, que são os corpúsculos de Paschen. Ao microscópio eletrônico, tem forma cilíndrica, assemelhando-se a um pequeno tijolo de 230 por 300 nm.

Pode permanecer viável por muitos meses no meio ambiente. Na maioria das vezes, o contágio ocorre pela inalação de gotículas contendo o vírus em suspensão, eliminadas pela mucosa oral, nasal ou faríngea dos indivíduos infectados. As lesões cutâneas também são fontes de infecção; embora menos comuns, as infecções aéreas a distância ou pelo manuseio de roupas, lençóis e cobertores contaminados também podem ocorrer.

O período de incubação da doença é de 7 a 14 dias. O início dos sintomas é abrupto, com febre muito alta, calafrios, cefaleia e dores nas costas, com duração de 2 a 4 dias. A seguir, surge a erupção, apresentando máculas na face, as quais evoluem rapidamente para pápulas e vesículas, que contêm líquido límpido e são cercadas por halo eritematoso regular. Em torno do sexto dia, as vesículas evoluem para pústulas, geralmente umbelicadas e com centro mais escuro. As lesões são uniformes e de mesmo estágio evolutivo, profundas, endurecidas e com característica de distribuição centrífuga (ao contrário da varicela, que tem lesões de diversos estágios evolutivos, superficiais e de distribuição centrípeta).

Nos casos de boa evolução, as lesões transformam-se em crostas, a febre regride e o estado geral melhora. Com a queda das crostas, algumas áreas podem permanecer hipopigmentadas por longo tempo, havendo, com frequência, cicatrizes profundas, mais comuns na face. Existem formas hipertóxicas e hemorrágicas de extrema gravidade, e outras mais leves, com erupção abortiva, em indivíduos com imunidade parcial obtida por vacinação.

Quanto à varíola minor, ou alastrim, a evolução é benigna, duração mais curta e baixíssima letalidade. Alguns pesquisadores sugeriram tratar-se de entidade mórbida diversa, causada por um vírus diferente do da varíola. No entanto, a vacina antivariólica protege tanto contra a forma major da doença quanto contra o alastrim.

O diagnóstico da varíola é basicamente clínico. Se for necessário o diagnóstico laboratorial para confirmação etiológica, poderá ser feito por microscopia eletrônica, cultivo do vírus em ovo embrionado ou cultura de tecidos, ou, ainda, reação em cadeia da polimerase (PCR) em tempo real para detectar o DNA viral. Testes sorológicos têm utilidade limitada.

A letalidade da doença apresenta estreita relação com a situação vacinal prévia. Em análise de 680 casos de varíola importada na Europa e no

Canadá de 1950 a 1971, Mackl encontrou 52% de mortalidade em não vacinados e somente 1,4% em indivíduos imunizados 1 a 10 anos antes da exposição. Para avaliar o impacto de uma epidemia no momento em que boa parte da população mundial está desprovida de imunidade, calcula-se que a letalidade poderia ser superior a 25%.

A vacina

Tentativas de proteção contra a varíola remontam à Antiguidade, com a inoculação de material obtido pela remoção das cascas das pústulas, que eram moídas e aplicadas por esfregaço na pele ou por inoculação nas narinas. O método, denominado variolização, não era desprovido de riscos. Como, no entanto, as fatalidades ligadas a sua utilização eram 10 vezes menos frequentes que após a infecção natural, seu uso persistiu por séculos. Após o início da utilização de cowpox como vacina, o uso desse método reduziu-se até ser proibido em 1840, embora, na segunda metade do século XX, ainda fosse realizado em populações remotas da Ásia e África Ocidental.

Deve-se a Edward Jenner o desenvolvimento do primeiro método seguro de vacinação. Em 1796, o médico demonstrou que a proteção contra a varíola poderia ser obtida mediante inoculação de material extraído de lesão pustular humana de varíola bovina (cowpox, a qual, hoje, sabe-se ser causada por um ortopoxvírus bastante próximo do vírus variólico). Jenner deu ao material o nome de vaccinia, derivado do termo latino vacca; ao processo, deu o nome de vaccination.

Inúmeras cepas vacinais foram empregadas nos dois séculos seguintes, obtidas por passagens sucessivas em diferentes animais. Acredita-se que o vírus vacinal empregado na segunda metade do século XIX e no século XX tenha se originado da hibridização entre o vírus da variola e o cowpox, ocorrida nos primórdios da vacinação. Outras possibilidades seriam mutações após passagens em diferentes hospedeiros ou hibridização com outros poxvírus.

Após o ano de 1864, passou-se a utilizar vacina obtida pelo crescimento do vírus em flanco de bezerro. No entanto, a substância era viável por 1 a 2 dias, somente. No final da década de 1940, o virologista e bacteriologista Leslie Harold Collier desenvolveu um processo que possibilitou a produção em larga escala de vacina estável. Com isso, a Organização Pan-americana de Saúde (OPAS) decidiu, a partir de 1950, dar início ao programa de erradicação da doença no hemisfério. Em 1959, a Organização Mundial da Saúde (OMS) decidiu empreender uma campanha de erradicação global da varíola.

Em 1967, a doença havia sido erradicada nas Américas, com exceção do Brasil, onde o ultimo caso ocorreu em 1972. No entanto, os resultados em escala mundial ainda eram insatisfatórios. Foi, então, dado início ao programa intensificado de erradicação global, empregando lote somente para a produção da vacina (cepas Lister, Nova York City Board of Health, Temple of Heaven e Patwadanger). Graças a esse esforço concentrado, com o último caso de infecção natural ocorrendo em 1977, na Somália, a Assembleia da OMS reconheceu a erradicação da varíola no mundo em 8 de maio de 1980.

Como já citado, a produção da vacina era feita por cultivo em pele de bezerro. A seguir, o vírus era coletado, purificado e tratado com fenol. Para aplicação por multipuntura, sua reconstituição era feita com solução de glicerina a 50%. Solução salina era empregada se a administração fosse por injetor a ar comprimido.

O método da produção da vacina em cultura de tecidos somente foi aperfeiçoado na fase final de erradicação da varíola, e, assim, não foi utilizado em larga escala. Com a ameaça de reaparecimento da doença pelo bioterrorismo e como os estoques da vacina eram considerados insuficientes, novas vacinas começaram a ser desenvolvidas e manufaturadas por propagação viral em substratos celulares bem caracterizados. A cepa ACAM1000, obtida pela adaptação da vacina de pele de bezerro a crescimento em células diploides humanas, mostrou resultados bastante animadores. No entanto, com a sensação mais recente de redução nos riscos de bioterrorismo, houve também um decréscimo aparente no ímpeto das investigações dessas novas vacinas, faltando em relação a elas dados mais completos de eficácia e segurança.

A vacina é aplicada utilizando-se agulha bifurcada estéril e descartável, com a qual são feitas 15 escarificações rapidamente em uma área de cerca de 5 mm de diâmetro. O local deve ser coberto com curativo não oclusivo.

Após 2 a 5 dias, uma pápula desenvolve-se no local, evoluindo para vesícula em 8 a 10 dias, auge da reação. Pode surgir febre nesse período, menos comum em adultos e nas revacinações.

A seguir, a pústula seca e forma uma crosta que, ao se destacar, pode deixar cicatriz característica.

Uma série de complicações pode acompanhar a vacinação antivariólica. A encefalite pós-vacinal é um evento considerado grave, mais frequente entre crianças menores de 1 ano, ocorrendo em cerca de três vacinados para cada milhão de primovacinações. O eczema vacinal é a disseminação de "pega" em áreas de eczema ou dermatite atópica, podendo ocorrer também em contatos de vacinados. A vaccinia progressiva ocorre em indivíduos imunodeficientes. A lesão não cicatriza, surgem lesões secundárias e a mortalidade é elevada. A vaccinia generalizada caracteriza-se pelo aparecimento de novas lesões em pessoas imunocompetentes. Essas lesões seguem o mesmo curso da "pega" primária, e o prognóstico é bom. Já a inoculação acidental é a complicação mais frequente. É, em geral, inócua e deve-se à transferência do vírus vacinal para outras áreas do corpo, apresentando maior risco quando ocorre acometimento ocular. Finalmente, após recente vacinação de civis nos EUA, em 2003, foram descritos alguns casos de miopericardite, de relação causal com a imunização ainda não bem determinada.

No passado, revacinações eram programadas a cada 3 a 10 anos. No entanto, estudos recentes sugerem que o tempo de imunidade pode ser bem mais prolongado, até por décadas. Como consequência, em situação de suplementos vacinais insuficientes, devem ser imunizados prioritariamente indivíduos que não apresentam vacinação prévia. Com relação a essa mesma eventualidade de escassez vacinal, estão em andamento estudos visando verificar a eficácia de vacina diluída 10 vezes. Aparentemente, os resultados são um pouco inferiores àqueles da vacina não diluída, porém, mesmo assim, são bastante satisfatórios (70% de "pegas"), sugerindo a possibilidade dessa forma de utilização em particular nas revacinações.

Pode-se dividir as contraindicações da vacinação antivariólica em quatro grupos: eczema no indivíduo ou contatantes, doenças ou tratamentos imunossupressivos, gravidez e anafilaxia por antibióticos contidos na vacina (necessário verificar conforme o produto utilizado).

ANTRAZ

O nome antraz vem do grego *anthrakis*, que significa "carvão" (fazendo referência à cor escura das lesões cutâneas). Nos dicionários médicos da língua portuguesa, o termo antraz é definido como infecção estafilocócica que causa um conjunto de furúnculos confluentes; já a infecção pelo *Bacillus anthracis* é denominada carbúnculo. Para ter um termo diferencial e mais próximo do utilizado pela literatura médica e mídia internacionais, o professor Sebastião de Almeida Prado Sampaio sugeriu que se passasse a empregar o termo "antraz", o qual passará a ser utilizado neste capítulo.

O *B. anthracis* é uma bactéria gram-positiva formadora de esporos. Na forma vegetativa, tem curta sobrevivência fora de hospedeiro humano ou animal, mas seus esporos podem sobreviver no meio ambiente por décadas. A germinação dos esporos ocorre em ambientes ricos em aminoácidos, nucleosídios e glicose, como sangue e tecidos.

A doença causada pelo *B. anthracis* é uma zoonose conhecida desde a Antiguidade, acometendo principalmente herbívoros e causando grandes epizootias no passado. A transmissão para seres humanos pode ocorrer por contato de pele lesionada com lesão cutânea, ingestão de carne mal cozida ou inalação de esporos. Casos humanos são pouco frequentes, em geral cutâneos, a maioria em grupos de risco como manipuladores de lã, pele e carcaças animais. Foram descritos alguns surtos de forma gastrintestinal e de forma inalatória acidental, como no acidente de Sverdlosk, em 1979, com 96 casos e 64 mortes, quando a União Soviética ainda cogitava usar o *B. anthracis* como arma biológica.

O período de incubação é curto, em torno de 12 dias para a forma cutânea. Nessa condição, os esporos germinam na pele e liberam a toxina, fazendo surgir uma úlcera arredondada, escura, deprimida e indolor, que evolui para resolução em 1 a 2 semanas sem deixar cicatriz. Geralmente, observam-se linfangite e linfadenopatia dolorosa, podendo ocorrer também febre e sintomas gerais. Sem tratamento, a mortalidade fica em torno de 20%, mas com a terapêutica apropriada rara com índice inferior a 1%.

No tipo gastrintestinal, os esporos podem germinar no trato alto ou baixo. No alto, causam úlcera oral ou esofágica; no baixo, acometem o íleo terminal ou o ceco. Sepse pode estar presente, e a mortalidade nos indivíduos não tratados corresponde a cerca de 50%.

A forma mais preocupante em termos de bioterrorismo é a inalatória. Nela, os esporos chegam aos alvéolos e, por via linfática, alcançam os gânglios mediastinais, onde germinam (até 60 dias após a inalação). Surgem edema, necrose, hemorragia ganglionar e mediastinal, sem broncopneumonia; entretanto, em 50% dos casos, manifesta-se meningite hemorrágica. Os sintomas iniciais são inespecíficos: febre, tosse, dispneia, calafrios, cefaleia, vômitos e dor torácica. Após horas ou dias, o quadro evolui com o aparecimento de febre elevada, choque, cianose e alterações mentais, de modo que, sem tratamento, o óbito ocorre em 100% dos casos em até três dias. A terapêutica antimicrobiana adequada pode reduzir a mortalidade, mas precisa ser iniciada antes que a produção de toxina atinja níveis críticos.

O diagnóstico pode ser feito por hemocultura, bacterioscopia, cultura de lesões cutâneas e imuno-histoquímica de tecidos. A radiologia pode mostrar alargamento torácico, e o exame do líquido cerebrospinal (LCS) pode revelar uma meningite hemorrágica. Métodos sorológicos (ELISA e PCR) estão disponíveis em poucos centros e são úteis somente para confirmação diagnóstica.

O tratamento antimicrobiano deve ser o mais precoce possível. O medicamento de escolha são as quinolonas, mas penicilina, amoxicilina (20% das cepas apresentam resistência) e tetraciclinas são alternativas úteis. Pelo longo prazo em que pode ocorrer germinação dos esporos, essa terapêutica deve ser mantida por, no mínimo, 60 dias.

As pesquisas para a utilização do antraz como arma biológica foram iniciadas há mais de 90 anos. Na década de 1940, o antraz foi utilizado pelo exército japonês na Manchúria; hoje, acredita-se que existam estoques em vários países e talvez até com alguns grupos terroristas. O bacilo apresenta facilidade no crescimento, e a dificuldade está em conseguir sua dispersão. A obtenção desse tipo de aerossol requer acesso a uma biotecnologia mais avançada. No entanto, ocorreram mortes nos EUA, em 2001, pela inalação de material enviado em envelopes pelo correio. Felizmente, não houve atentado maciço, pois, se isso ocorresse, poderia causar uma tragédia similar à de uma bomba de hidrogênio. Calcula-se que a dispersão aérea de 50 quilos de *B. anthracis* devidamente espalhado sobre uma população urbana de 5 milhões causaria 250 mil mortes; 100 quilos na área de Washington causariam entre 130 mil e 3 milhões de óbitos. O custo para o país afetado seria enorme: US$ 26,2 bilhões para cada 100 mil pessoas expostas.

É evidente, portanto, a importância de uma vacina que ofereça prevenção eficiente. Na antiga União Soviética, existem referências de uso de vacina viva atenuada, sem informações mais atuais. Nos EUA, emprega-se a vacina produzida pela Bioport Corp., licenciada pela Food and Drug Administration (FDA) desde 1970. É um produto inativado, constituído por filtrado estéril de cepa toxinogênica atenuada. Reações locais leves são descritas em 30% dos imunizados. Eventos sistêmicos são considerados pouco frequentes e leves, incluindo cefaleia, cansaço, náuseas e calafrios. Até 1999, 590 mil doses haviam sido aplicadas em militares americanos e reações graves foram muito raras.

O esquema vacinal prevê seis doses iniciais: 0-2-4 semanas e 6-12-18 meses, com reforços anuais para manutenção da proteção. Cada dose tem 0,5 mℓ e a aplicação é por via subcutânea (SC). Estão em estudo esquemas com menor número de doses e aplicação intramuscular (IM). A soroconversão é de 85 a 100% em adultos após duas a três doses por via SC ou IM. Em macacos, foi observada proteção contra a forma inalatória, o que ocorreu também em humanos, inclusive para a forma cutânea. As contraindicações são alergia a doses anteriores, gravidez (por precaução, sem evidência de dano) e antraz no passado (risco de reações mais intensas).

Como os estoques atuais são muito reduzidos, a aplicação da vacina restringe-se a pessoas com possível exposição profissional, como militares, profissionais de laboratório, trabalhadores postais e manipuladores de produtos animais.

O esquema vacinal empregado até 2009 era de seis doses de 0,5 mℓ por via SC: 0-2-4 semanas, 6-12-18 meses, com reforços anuais para manutenção de imunidade. No ano de 2009, o Advisory Committee on Immunization Practices (ACIP) modificou essa recomendação para somente cinco doses (excluindo-se a de duas semanas) e mudando a via para IM. No entanto, quando a vacina é empregada junto com antimicrobianos, como componente de esquema pós-exposição, devem ser usadas somente três doses e mantida a via SC. Embora estudos com novas formulações vacinais estejam ainda em fase inicial, não se espera disponibilidade dessas novas vacinas para os próximos anos.

TULAREMIA

Embora esteja em segundo plano quando comparada à varíola e ao antraz, a infecção pela *Francisella tularensis* também é uma preocupação importante no campo do bioterrorismo.

O agente etiológico é um cocobacilo gram-negativo que se desenvolve bem em vertebrados e invertebrados. Entre os vertebrados, é possível encontrar naturalmente infectados mamíferos, aves e artrópodos.

Encontrada principalmente nos EUA, a tularemia já foi registrada em diversos outros países, entre os quais não se inclui o Brasil. Transmitida por picada de carrapatos ou insetos, ou pelo manuseio de órgãos e secreções de animais, principalmente coelhos e lebres, é uma doença que pode se apresentar com quadros clínicos diversos. Pode apresentar manifestações semelhantes à febre tifoide, com febre, prostração e perda de peso. Podem estar presentes sintomas respiratórios, com quadro pneumônico às vezes acompanhado de derrame pleural. Outra apresentação comum é a ulceroglandular, com linfadenopatia satélite característica. Formas menos frequentes são a oculoglandular e a orofaríngea.

Pelo alto nível de contágio, mesmo com baixos inóculos, em particular com o biovar A, esse agente é considerado uma potencial arma de bioterrorismo, seja por contaminação de reservas hídricas, seja por disseminação aérea. Calcula-se que, se houvesse dispersão aérea de 50 kg do agente causador da tularemia em uma área habitada por 500 mil pessoas, o número de óbitos ou incapacitações seria de aproximadamente 155 mil.

A vacina contra essa doença, utilizada até hoje basicamente por profissionais de laboratório que lidam com o agente e profissionais de maior risco (entre eles, caçadores, açougueiros, manipuladores de caça), foi obtida a partir de um trabalho colaborativo entre cientistas dos EUA e da antiga União Soviética. É uma vacina viva, atenuada, aplicada por escarificação. Mostrou-se segura e altamente eficiente, reduzindo em 20 vezes a incidência da doença em funcionários de laboratório em que ocorria a manipulação do agente.

PESTE

A peste foi uma doença presente na Antiguidade, causadora de epidemias responsáveis pelo extermínio de grande proporção da população europeia nos tempos medievais e mesmo modernos.

A *Yersinia pestis* pode ser aerossolizada e é considerada uma séria ameaça para uso em bioterrorismo. O quadro clínico produzido seria de febre, tosse, dor torácica e hemoptise, com evidências de pneumonia grave 1 a 6 dias após a exposição. Sem tratamento, ocorreria rápida evolução, em 2 a 4 dias, para choque séptico acompanhado de alta mortalidade. Aminoglicosídios, tetraciclinas e quinolonas seriam antimicrobianos indicados para tratamento ou mesmo profilaxia.

Os EUA dispunham de vacina de células inteiras inativadas por formaldeído. No entanto, sua produção foi interrompida em 1999. Apresentava eficácia na prevenção ou atenuação da peste bubônica, mas não da doença respiratória. Para essa forma, estão em andamento pesquisas visando à obtenção de vacina protetora.

Outros possíveis agentes de bioterrorismo, como o botulismo, os vírus Marburg e ebola e o vírus do monkeypox, de utilização bem mais remota, não serão analisados neste capítulo por não existirem vacinas protetoras.

É preciso registrar a preocupação profunda causada recentemente pela obtenção de cepas modificadas do vírus da influenza H5N1; as mutações obtidas tornam essa cepa altamente capaz de transmissão aérea, contrariamente às cepas hoje existentes na natureza. Isso poderia permitir o reconhecimento mais rápido de possíveis mutações do vírus circulante e, assim, prevenir uma pandemia de alta letalidade, bem como trabalhar no preparo de uma vacina eficiente. No entanto, a maioria dos cientistas considera que os riscos envolvidos nesse tipo de pesquisa, assim como a publicação de seus resultados, levando em conta a possibilidade de o vírus escaper acidentalmente do laboratório ou de sua utilização com finalidades negativas à humanidade (bioterrorismo), ultrapassam, em muito, seus possíveis benefícios. O financiamento e a aprovação para esse tipo de experimentação devem ser mais ampla e publicamente debatidos.

CONSIDERAÇÕES FINAIS

Apesar de, nos últimos anos, a ameaça de atentados bioterroristas ter recebido menos destaque, esse é um assunto que pode readquirir importância a qualquer momento, sendo útil, portanto, que mesmo pessoas não especialistas na área tenham conhecimentos gerais.

BIBLIOGRAFIA

Advisory Committee on Immunization Practices. Use of anthrax vaccine in the United States. MMWR Recomm Rep. 2000;49(RR-15):1-20.

Bossi P, Bricaire F. Tularemia, a potential biowarfare weapon. Presse Med. 2003;32(24):1126-30.

Breman JG, Henderson DA. Poxvirus dilemmas – monkeypox, smallpox, and biologic terrorism. N Engl J Med. 1998;339(8):556-9.

Christopher GW, Cieslak TJ et al. Biological warfare. A historical perspective. JAMA. 1997;278(5):412-7.

Collier LH. The development of a stable smallpox vaccine. J Hyg (Lond). 1955;53(1):76-101.

Enserink M. Infectious diseases. Controversial studies give a deadly flu virus wings. Science. 2011;334(6060):1192-3.

Fenner F, Henderson DA, Avita I, Jezek Z, Ladnyi ID, World Health Organization. Smallpox and its erradication. Geneva: World Health Organization; 1988.

Franz DR, Jahrling PB, Friedlander AM, McClain DJ, Hoover DL, Bryne WR et al. Clinical recognition and management of patients exposed to biological warfare agents. JAMA. 1997;278(5):399-411.

French GR, Plotkin SA. Miscellaneous limited: use vaccines. In: Plotkin SA, Orenstein WA (editores). Vaccines. 3. ed. Philadelphia: Saunders; 1999. p. 728-31.

Frey SE, Couch RB, Tacket CO, Treanor JJ, Wolff M, Newman FK et al. Clinical responses to undiluted and diluted smallpox vaccine. N Engl J Med. 2002;346(17):1265-74.

Henderson DA, Moss B. Smallpox and vaccinia. In: Plotkin SA, Orestein WA (editores). Vaccines 3. ed. Philadelphia: Saunders; 1999. p. 74-97.

Inglesby TV, Cicero A, Henderson DA. The risk of engineering a highly transmissible H5N1 virus. Biosecur Bioterror. 2012;10(1):151-2.

Inglesby TV, Dennis DT, Henderson DA, Bartlett JG, Ascher MS, Eitzen E et al. Plague as a biological weapon: medical and public health management. Working Group on Civilian Biodefense. JAMA. 2000;283(17):2281-90.

Inglesby TV, Henderson DA, Bartlett JG et al. Anthrax as a biological weapon: medical and public health management. Working Group on Civilian Biodefense. JAMA. 1999;281(18):1735-45.

Joellenbeck LM, Zwanziger LL, Durch JS, Strom BL. The anthrax vaccine: Is it safe? Does it work? Washington: National Academy Press; 2002.

Kallas EG. Bioterrorismo. In: Pignatari ACC, Salomão R. Infectologia. Guias de medicina ambulatorial e hospitalar – UNIFESP/Escola Paulista de Medicina. São Paulo: Manole; 2004.

Levi GC, Kallás EG. Varíola, sua prevenção vacinal e ameaça como agente de bioterrorismo. Rev Assoc Med Bras. 2002;48(4):357-62.

Machado CG. Varíola. In: Amato Neto V, Baldy JLS (editores). Doenças transmissíveis. São Paulo: Sarvier; 1989. p. 875-81.

Mack TM. Smallpox in Europe, 1950-1971. J Infect Dis. 1972;125(2):161-9.

McNeill WH. Plagues and people. Garden City: Anchor Press; 1976.

Meselson M, Guillemin J, Hugh-Jones M, Langmuir A, Popova I, Shelokov A et al. The Sverdlovsk anthrax outbreak of 1979. Science. 1994;266(5188):1202-8.

MMWR. Update: adverse events following civilian smallpox vaccination – United States. 2003;52: 343-5.

Moore ZS, Seward JF. Lane JM. Smallpox. Lancet. 2006;367(9508):425-35.

Rosenthal SR, Merchlinsky M, Kleppinger C, Goldenthal KL. Developing new smallpox vaccines. Emerg Infect Dis. 2001;7(6):920-6.

Silva LJ. Vacinas de uso restrito ou em desuso. III Varíola. Imunizações. 2000;4:13-19.

Silva LJ. Vacinas de uso restrito ou em desuso. IV. Anthrax. Imunizações. 2000; 4:32-6.

Taub DD, Ershler WB, Janowski M, Artz A, Key ML, McKelvey J et al. Immunity from smallpox vaccine persists for decades: a longitudinal study. Am J Med. 2008;121(12):1058-64.

Vaccinia revisited: dose response in previously vaccinated adults. Abstract UL-12. 41st Interscience Conference on Antimicrobial Agents and Chemotherapy; 2001. Chicago: American Society for Microbiology, 2001.

Weltzin R, Liu J, Pugachev KV, Myers GA, Coughlin B, Blum PS et al. Clonal vaccinia virus grown in cell culture as a new smallpox vaccine. Nat Med. 2003;9(9):1125-30.

Wright JG, Quinn CP, Shadomy S, Messonnier N. Use of anthrax vaccine in the United States. Recommendations of the Advisory Committee on Immunization Practices (ACIP), 2009. MMWR. 2010;59(RR06):1-30.

Zinsser H. Rats, lice and history. Nova York: Black Dog & Leventhal Publishers; 1935.

Índice Alfabético

D

E

F

G

H

I

J

L

M

N

O

P

R

S

X

Z

2023/1